鲍曼美容皮肤科学

Baumann's Cosmetic Dermatology

注　意

该领域的理论知识和临床实践在不断变化。随着新的研究与经验不断扩充我们的知识结构，有必要在实践、治疗和用药方面做出适当的改进。建议读者核实与操作相关的最新信息，或查阅每种药物生产厂家所提供的最新产品信息，以确定药物的推荐剂量、服用方法、服用时间以及相关禁忌证。医师根据对患者的了解和相关经验，确立诊断，以此确认每一位患者的用药剂量和最佳治疗方法，并采取适当的安全预防措施，是其职责所在。不论是出版商还是著作者，对于在本出版物使用过程中引起的或与本出版物相关的所有个人或财产的损伤和（或）损失，均不承担任何责任。

出版者

中国整形美容协会新技术与新材料分会推荐用书

鲍曼美容皮肤科学

Baumann's Cosmetic Dermatology

（第3版）

原　著

Leslie S. Baumann　Evan A. Rieder　Mary D. Sun

主　译

杨蓉娅　廖　勇　夏志宽

副主译

杨　森　肖　嵘　林　彤

主　审

高兴华　刘　玮　何　黎　李　利

北京大学医学出版社

Peking University Medical Press

BAOMAN MEIRONG PIFU KEXUE（DI 3 BAN）

图书在版编目（CIP）数据

鲍曼美容皮肤科学 ： 第3版 / （美） 莱斯利・S.鲍曼 (Leslie S. Baumann)，（美） 埃文・A.里德 (Evan A. Rieder)，（美） 玛丽・D.孙 (Mary D. Sun) 原著 ； 杨蓉娅，廖勇，夏志宽主译. -- 北京 ： 北京大学医学出版社，2025. 4. -- ISBN 978-7-5659-3390-5

Ⅰ. R622；R751

中国国家版本馆CIP数据核字第202555WM13号

北京市版权局著作权合同登记号：01-2023-0872

Leslie Baumann

Baumann's Cosmetic Dermatology, Third Edition

978-0-07-179419-0

鲍曼美容皮肤科学（第3版）

主　　译：杨蓉娅　廖　勇　夏志宽

出版发行：北京大学医学出版社

地　　址：（100191）北京市海淀区学院路38号　北京大学医学部院内

电　　话：发行部 010-82802230；图书邮购 010-82802495

网　　址：http：//www.pumpress.com.cn

E-mail：booksale@bjmu.edu.cn

印　　刷：北京金康利印刷有限公司

经　　销：新华书店

责任编辑：李　娜　　**责任校对**：靳新强　　**责任印制**：李　啸

开　　本：889 mm × 1194 mm　1/16　　**印张**：35　　**字数**：1106千字

版　　次：2025年5月第1版　2025年5月第1次印刷

书　　号：ISBN 978-7-5659-3390-5

定　　价：398.00元

谨以此书献给所有致力于美容皮肤科学研究的美容师、护肤专家、医疗服务人员和医生们，他们在为求美者或患者提供服务前，投入了大量的时间、精力和热情来学习护肤知识、美容治疗方法及相关流程。愿同仁们始终秉持专业精神，以高标准要求自己，方能在众多从业者中保持竞争力。让我们相互支持、通力合作，共同推动美容皮肤科学不断向前发展。

译校者名单

主　译　杨蓉娅　廖　勇　夏志宽
副主译　杨　森　肖　嵘　林　彤
主　审　高兴华　刘　玮　何　黎　李　利
译校者　（按姓名汉语拼音排序）

敖俊红（解放军总医院第七医学中心）
白　玉（解放军总医院第七医学中心）
蔡　宏（空军特色医学中心）
陈　瑾（重庆医科大学附属第一医院）
陈柳青（武汉市第一医院）
陈　桐（解放军总医院第七医学中心）
陈晓栋（南通大学附属医院）
范运龙（解放军总医院第七医学中心）
高　琳（西安交通大学附属红会医院）
葛　格（解放军总医院第七医学中心）
葛一平（中国医学科学院皮肤病医院）
顾　华（昆明医科大学第一附属医院）
何　黎（昆明医科大学第一附属医院）
坚　哲（空军军医大学西京医院）
简　丹（中南大学湘雅医院）
蒋　献（四川大学华西医院）
赖　维（中山大学第三医院）
李春英（空军军医大学西京医院）
李东霓（广东省第二人民医院）
李　吉（中南大学湘雅医院）
李　利（四川大学华西医院）
李邻峰（首都医科大学附属北京友谊医院）
李雪莉（河南省人民医院）
李远宏（颜悦医疗美容）
廖　勇（华熙生物药械线医学事务部）
林　彤（中国医学科学院皮肤病医院）
刘华绪（山东第一医科大学附属皮肤病医院）
刘丽红（北京研塑医疗美容诊所）
刘盛秀（安徽医科大学第一附属医院）
刘　玮（空军特色医学中心）
刘振锋（南方医科大学皮肤病医院）
卢　忠（复旦大学附属华山医院）

罗雨潇潇（华熙生物药械线医学事务部）
骆　丹（南京医科大学第一附属医院）
宋为民（杭州颜术时尚医疗美容诊所）
隋志甫（解放军总医院第七医学中心）
孙　艳（中国医科大学附属第一医院）
谈益妹（上海市皮肤病医院）
陶　娟（华中科技大学同济医学院附属协和医院）
陶斯静（杭州智美医疗美容诊所）
田　燕（空军特色医学中心）
王　健（解放军总医院第七医学中心）
王　琳（大连理工大学附属中心医院/大连市中心医院）
王　岩（解放军总医院第七医学中心）
吴　严（中国医科大学附属盛京医院）
吴　艳（北京大学第一医院）
夏志宽（解放军总医院第七医学中心）
肖　嵘（中南大学湘雅二医院）
谢宜彤（解放军总医院第七医学中心）
谢玉霖（解放军总医院第七医学中心）
徐　阳（北京美莱美容整形医院）
许　阳（南京医科大学第一附属医院）
严淑贤（曜影医疗上海曜康门诊）
杨佳曼（解放军总医院第七医学中心）
杨蓉娅（解放军总医院第七医学中心）
杨　森（安徽医科大学第一附属医院）
杨　鑫（解放军总医院第七医学中心）
叶　理（南方医科大学皮肤病医院）
尹　恒（卓正医疗）
尹　锐（陆军军医大学西南医院）
于　波（北京大学深圳医院）
苑凯华（深圳艺星医疗美容医院）
曾维惠（西安交通大学第二附属医院）
张　歌（郑州市第一人民医院）
张　丽（中国医科大学附属第一医院）
张名望（陆军军医大学西南医院）
张　冉（安徽医科大学第一附属医院）
张星月（解放军总医院第七医学中心）
章　伟（上海市皮肤病医院）
赵良森（华熙生物药械线医学事务部）
郑　跃（南方医科大学南方医院）
周国瑜（上海交通大学医学院附属第九人民医院）
周剑峰（广东华商职业学院健康医学院）
祝　贺（解放军总医院第七医学中心）

原著者名单

Lisa Akintilo, MD, MPH
PGY-4 Dermatology Resident
Ronald O. Perelman Department of Dermatology
New York University Grossman School of Medicine
New York, New York

Peter B. Chansky, MD
Resident Physician
Ronald O. Perelman Department of Dermatology
New York University
New York, New York

Alina Goldenberg, MD
Director of Contact Dermatitis Clinic
Dermatologist Medical Group of North County
San Diego, California

Daniel Gutierrez, MD
Assistant Professor
The Ronald O. Perelman Department of Dermatology
NYU Grossman School of Medicine
New York, New York

Kerry Heitmiller, MD
Dermatology Associates of Concord
Concord and Cambridge, Massachusetts

Sharon E. Jacob, MD
Professor
Loma Linda University
Clinical Professor (Medicine and Pediatrics)
University of California, Riverside
Loma Linda, California

Jenny Kim, MD, PhD
Professor, Director of Micrographic Surgery and
Dermatologic Oncology and Cosmetic Dermatology
Division of Dermatology, Department of Medicine
David Geffen School of Medicine
University of California
Los Angeles, California

Elizabeth J. Kream, MD
Resident Physician
Department of Dermatology
University of Illinois College of Medicine
Chicago, Illinois

Helen Liu, BS
Medical Student
Icahn School of Medicine at Mount Sinai
New York, New York

Joseph N. Mehrabi, MD
Resident Physician
Department of Medicine
Maimonides Medical Center
Brooklyn, New York

Krystal Mitchell, MD, MBA
Dermatology Resident
Department of Dermatology
Icahn School of Medicine at Mount Sinai
New York, New York

Gabrielle Pastorek, MFA
Content Developer
Skin Type Solutions Inc
Miami, Florida

Paula Purpera, MSHS, PA-C
Physician Assistant
Baumann Cosmetic and Research Institute
Miami, Florida

Jennifer M. Rullan, MD
Consultant for Scripps Mercy Hospital
Chula Vista, California
Dermatology Institute Private Practice
Chula Vista and Coronado, California

Nazanin Saedi, MD
Dermatology Associates of Plymouth Meeting
Clinical Associate Professor
Thomas Jefferson University
Philadelphia, Pennsylvania

Rachel Sally, BA
Medical Student
NYU Langone School of Medicine
New York, New York

Lana X. Tong, MD, MPH
Dermatologist
Palo Alto Foundation Medical Group
Affiliated with Palo Alto Medical Foundation
Sutter Health
Sacramento, California

Amy R. Vandiver, MD, PhD
Resident Physician
Division of Dermatology
Department of Medicine
David Geffen School of Medicine
University of California
Los Angeles, California

Jordan V. Wang, MD, MBE, MBA
Medical Research Director
Laser & Skin Surgery Center of New York
New York, New York

Edmund M. Weisberg, MS, MBE
Senior Science Writer
Johns Hopkins University
Baltimore, Maryland

Kiyanna Williams, MD
Department of Dermatology
Section Head, Skin of Color Section
Cleveland Clinic
Cleveland, Ohio

Heather Woolery-Lloyd, MD
Director, Skin of Color Division
Dr. Phillip Frost Department of Dermatology and Cutaneous Surgery
University of Miami Miller School of Medicine
Miami, Florida

Joshua Zeichner, MD
Associate Professor
Department of Dermatology
Icahn School of Medicine at Mount Sinai
New York, New York

主译简介

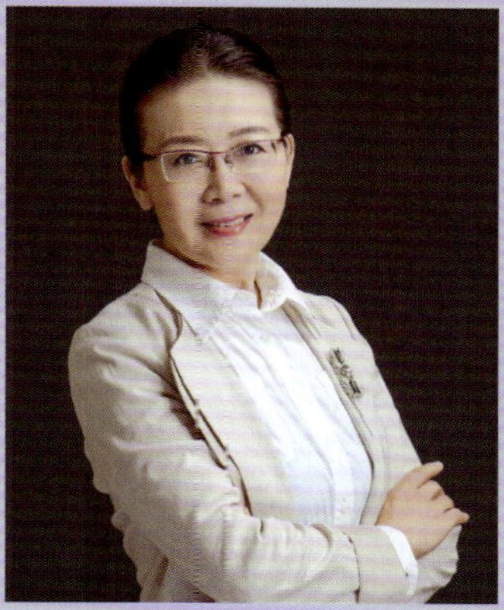

杨蓉娅 博士，主任医师，教授，博士生导师。曾任解放军总医院第七医学中心副院长、皮肤科主任、全军皮肤损伤修复研究所所长，国家临床重点专科（军队项目）、联勤医学重点专科和全军医学重点专科学科带头人，《实用皮肤病学杂志》总编，《中华医学美学美容杂志》副总编。

学术任职：现任中国整形美容协会副会长兼新技术与新材料分会会长，中华预防医学会皮肤病与性病预防与控制专业委员会主任委员，中华医学会医学美学与美容学分会候任主任委员，中华医学会皮肤性病学分会激光技术应用研究协作组首席，全军皮肤病专业委员会主任委员，北京医学会常务理事兼医学美学与美容学分会副主任委员，中华医学美容培训工程委员会常务副主任，全国皮肤病科学和中华医学美容科学首席科学传播专家等。

科研成果：先后承担国家及军队基金课题 22 项，发表学术论文 500 余篇，主编及参编专著 40 部，获得军队和地方医学科技奖及成果奖 19 项，获得国家发明专利及实用新型专利 24 项。

研究方向：真菌感染性皮肤病，激光医学，微创皮肤外科，再生医学材料与皮肤损伤修复，疑难皮肤病诊治与研究等。

专业方向：皮肤激光治疗与美容，皮肤外科与微整形，皮肤损伤修复，皮肤和毛发健康管理，毛孢子菌病、毛霉病、硬皮病、痤疮、皮肤肿瘤、疑难皮肤病的诊治研究等。

所获殊荣：第八、第九、第十、第十一届全国人大代表，第五届“全国十佳优秀科技工作者”，全军首届“杰出专业技术人才奖”，国之名医·卓越建树奖，中国女医师杰出贡献奖，中国首届“五洲女子科技奖·临床创新奖”，解放军总医院优秀教师奖、教学先进个人、优秀研究生导师，北京东城区卫生健康委“最佳先锋奖”，全国妇女创先争优先进个人，全国“三八红旗手”，享受国务院政府特殊津贴、军队优秀专业技术人才一类岗位津贴。获得中央军委授予的荣誉称号 1 次，荣立个人二等功 2 次、三等功 1 次。所带领的团队曾荣获全国妇联授予的“全国三八红旗集体”荣誉称号，解放军总医院“改革强院先进单位”，“四铁”先进科室，荣立集体三等功 4 次，先进党支部、先进基层单位和先进科室 12 次。

主译简介

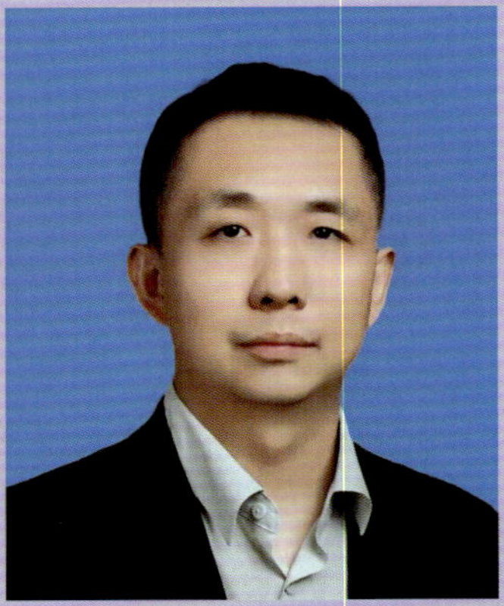

廖　勇　现任华熙生物药械线医学事务部医学总监，原解放军总医院第七医学中心皮肤科主治医师，医学博士。硕士阶段师从廖万清院士，博士阶段师从杨蓉娅教授。长期致力于问题皮肤和面部年轻化综合诊疗方案的制订及临床应用。主研国家自然科学基金和北京市自然科学基金各一项；2016 年入选北京市科技新星人才计划；以第二完成人获得 2018 年度北京医学科技奖。在国内外期刊发表论文 30 余篇，其中 SC1 收录论文 20 篇。《微针治疗操作规范团体标准》（2021 年版）、《微针治疗临床应用中国专家共识》（2022 年版）执笔人。主译、副主译及参编专著 5 部。

担任中华医学美容培训工程委员会委员、中华预防医学会皮肤病与性病预防与控制专业委员会青年委员、中国整形美容协会新技术与新材料分会理事、中国中西医结合学会医学美容专业委员会激光与皮肤美容分会常委、北京医学会皮肤性病学分会青年委员、中国职业安全健康协会医美与整形安全专业委员会委员、中国非公立医疗机构协会整形与美容专业委员会青年委员等。

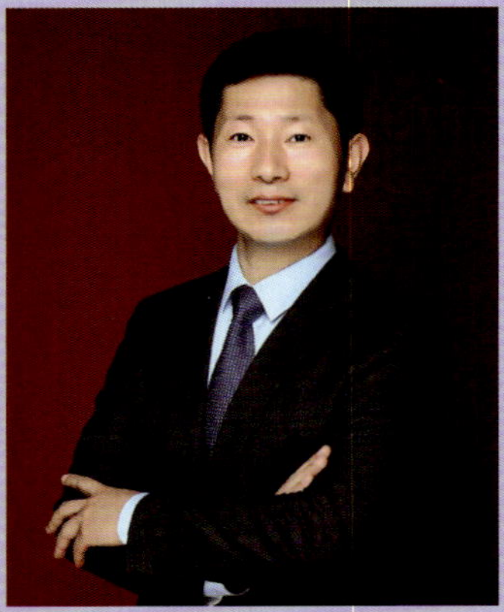

夏志宽　博士，解放军总医院第七医学中心皮肤科主任医师。擅长皮肤病的光电治疗、激光美容与微创抗衰老个性化诊疗。主持国家自然科学基金面上项目 2 项、北京市自然科学基金面上项目 1 项，主研国家级与省部级重大课题等 10 项。主译、参译及参编《光声电能量源美容治疗学》（第 5 版）、《皮肤美容激光实用入门》、《皮肤美容激光与光治疗》（第 4 版）、《现代激光美容》等专著 10 部。执笔或参与制定行业指南、专家共识 11 部。获省部级一等奖、二等奖等共 8 项。发表论文 80 余篇，其中 SCI 收录论文 25 篇，单篇最高影响因子 34.915 分。荣立个人三等功，获解放军总医院优秀医师等荣誉。现任中华医学会医学美学与美容学分会副秘书长、中国医师协会美容与整形医师分会常委、中华医学会皮肤性病学分会激光学组副组长、北京医学会皮肤性病学分会副主任委员等。任《中华医学美学美容杂志》《实用皮肤病学杂志》编委及多个国内外期刊审稿专家。

副主译简介

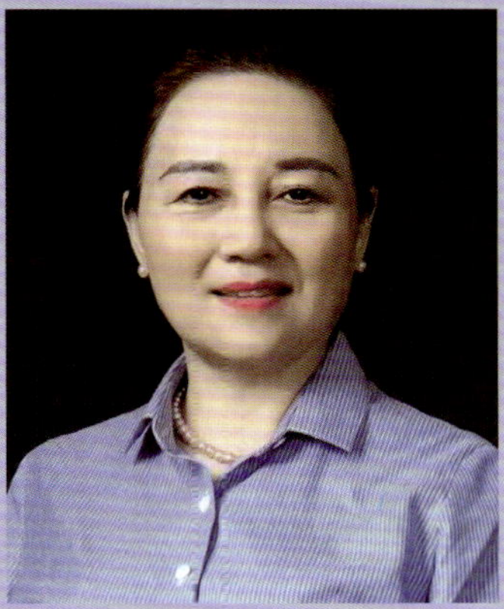

杨　森　国家卫生健康委突出贡献中青年专家，享受国务院政府特殊津贴。担任5届中华医学会医学美学与美容学分会常务委员兼激光美容学组组长、5届中华医学会皮肤性病学分会常务委员兼性病学组副组长、中国整形美容协会激光美容专业委员会常务委员、中国卫生监督协会化妆品科学技术专业委员会常务委员。现任海南博鳌超级医院国际皮肤美容中心首席专家、苏州大学附属第四医院医学美容中心首席专家。

从事皮肤性病及皮肤美容临床、教学和科研工作40年。获国家科学技术进步奖二等奖一项、中华医学科技奖一等奖三项、教育部自然科学奖一等奖一项。荣获2016年中国首届“最美女医师奖”、2017年“全国巾帼建功标兵”、2018年“安徽医师杰出成就奖”，2019年度“中华医学会医学美学与美容学分会突出贡献专家”、“国之名医·卓越建树”等荣誉称号。承担和主持“863”计划、“973”计划、国家自然科学基金项目等多个项目，在SCI期刊发表论文上百篇。先后培养硕士、博士研究生50余人。澳大利亚塔斯马尼亚大学、美国梅奥诊所访问学者。

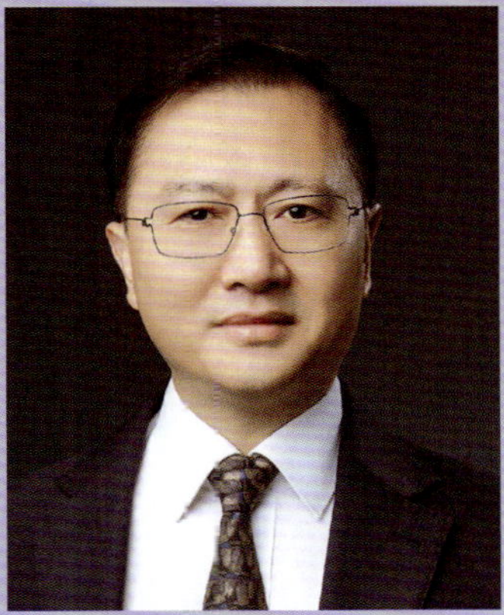

肖　嵘　主任医师，教授，博士生导师，享受国务院政府特殊津贴，中南大学湘雅二医院皮肤科主任兼医学美容中心主任，中南大学皮肤性病研究所所长，中国医师协会皮肤科医师分会常务委员，中华医学会皮肤性病学分会委员兼皮肤美容学组副组长，中华医学会医学美学与美容学分会委员，湖南省医师协会皮肤科医师分会会长，湖南省皮肤性病质量控制中心主任，湖南省医学会医学美学与美容学专业委员会主任委员，湖南省国际医学交流促进会皮肤医学专业委员会主任委员。主持完成国家自然科学基金面上项目及科技部重点项目等课题30余项，发表学术论文200余篇（SCI收录100余篇），获得国家发明专利8项。主编《现代激光美容》《中南大学湘雅二医院皮肤性病科病例精解》，参编专著20余部。担任《中华皮肤科杂志》《中华医学美学美容杂志》《皮肤性病诊疗学杂志》编委。先后获得国家科学技术进步奖二等奖、湖南省自然科学奖一等奖、湖南省科技进步奖一等奖等。

—— 副主译简介

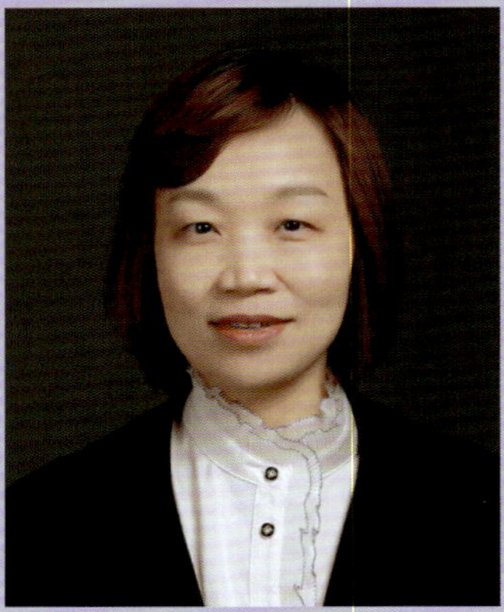

林　彤　中国医学科学院皮肤病医院主任医师，博士研究生导师。先后担任中国整形美容协会医疗美容继续教育分会副会长，中国医师协会皮肤科医师分会常务委员兼激光与物理治疗学组副组长，中国整形美容协会皮肤美容分会常务委员兼激光学组组长，中国整形美容协会激光美容分会常务委员，中华医学会激光医学分会委员兼皮肤激光学组副组长，江苏省医学会激光医学分会主任委员，江苏省医师协会激光医学专业委员会主任委员，江苏省整形美容协会副会长，江苏省整形美容协会专家委员会副主任委员兼面部年轻化分会主任委员，江苏省医师协会皮肤科医师分会副会长，江苏省医学会医学美学与美容学分会副主任委员，中国生物工程学会人工智能分会皮肤标准化学组组长，《中华皮肤科杂志》副总编，《国际皮肤性病学杂志（英文）》编委，《中华医学美学美容杂志》编委，美国激光医学与外科学协会（ASLMS）国际委员会委员等。

译者前言

在全球化进程加速与中国医美产业蓬勃发展的交汇点上，第 3 版《鲍曼美容皮肤科学》的引进恰逢其时。作为主译之一，我很荣幸将这部享誉国际的经典著作呈现给国内同仁。

本书的原著者之一 Baumann 博士是美国从事皮肤分类学研究的领跑者，在皮肤美容和皮肤护理领域久负盛名。她早在 2002 年便撰写了本书的第 1 版，出版后便被翻译成多种语言在世界各地畅销，是当时美容皮肤科学领域的第一部专业著作，成为广大皮肤科医生和医美从业者的必读经典。

第 3 版在保持经典框架的基础上，对皮肤微生态、皮肤衰老与免疫、营养与皮肤等前沿领域的研究成果进行了详细讨论，为读者提供了更全面和深入的视角。值得一提的是，本书的核心理论之一——鲍曼皮肤分型系统（Baumann Skin Typing System）是 Baumann 博士在广泛搜集整理了大量患者资料后创立的，并在不同肤色、人种、年龄和性别的人群中进行了一系列临床检验，充分验证了该皮肤分类方法及解决方案的科学性和适用性。这一创新性的系统将皮肤类型精细划分为 16 种，为皮肤问题的诊断与治疗提供了专业和可操作性的框架。无论是油性皮肤、干性皮肤、敏感性皮肤，或是皮肤色素异常等问题，借助该系统，临床医生和相关从业者可以为患者提供更加科学、精准的指导并制订个性化的治疗方案。这一系统不仅在国际皮肤科学界得到了广泛应用，也可以为中国皮肤科医生和医美从业者提供有价值的参考。

在美容护肤领域，活性成分的选择和使用至关重要。书中对不同成分的功效和作用机制从循证医学角度进行了全面回顾，这种将基础研究与临床实践深度咬合的编撰方式，使其成为一本兼具学术严谨性与临床指导性的权威参考书。

此外，本书对皮肤护理方面的内容阐述尤为细致，涵盖从护肤方案设计到具体成分剖析的方方面面。书中详细介绍了如何根据不同的皮肤类型和具体问题量身定制个性化的护肤方案，如何选择合适的护肤品成分，以及如何通过科学的护肤步骤实现皮肤健康与美观的双重目标。本书还提供了在医疗实践中进行皮肤护理产品销售的实用建议，帮助专业人士更好地与求美者沟通，推荐适合其肤质与需求的护肤产品。

本书凝聚了原著众多专家和学者的心血。在此，也特别感谢参与翻译和审校工作的所有专家，以及北京大学医学出版社各位老师的精心策划与辛勤工作。医学专著的翻译是一项艰苦的再创造工作，尽管我们在翻译过程中力求准确与严谨，但书中难免存在疏漏与不足之处。我们诚挚欢迎广大读者提出宝贵意见，也期待同行专家的批评指正。

本书可为皮肤科医师、医美从业者及护肤品研发人员提供一个了解国际学术前沿的窗口，并启发我们在皮肤科临床实践中探索更多创新的思路和方法。最后，希望本书能为中国美容皮肤科学的发展助力，为从业者提供科学指引，推动行业迈向更高水平。

杨蓉娅
2025 年 3 月

原著前言

首先，我想先披露一下我的财务状况。我是 Skin Type Solutions 的首席执行官，这是一家软件公司，公司的主要业务是根据鲍曼皮肤分型®（Baumann Skin Type®）自动设计护肤方案。本书第 10 章详细介绍了鲍曼皮肤分型，并在关于皮肤类型的章节中提及相关内容。本书第 34 章提到了 Skin Type Solutions 软件，我之所以在书中提及它，是因为在该书出版时，已有超过 100 名皮肤科专家和 240 名医生在他们的诊所中使用了该系统。

同时，我也需要透露，我曾为多家生产美容皮肤科注射医疗器械的公司开展过临床试验，比如艾伯维制药公司（生产 Botox、Juvéderm、Voluma、Kybella 等）、高德美制药公司（生产 Dysport 和 Restylane 系列产品等）、Revance 制药公司（生产 Daxibotulinum Toxin A）、远藤国际制药公司（生产 Qwo）和梅尔茨制药公司（生产 Ulthera）等。

言归正传，接下来我想和大家分享我为什么会在新冠肺炎疫情期间花费数月时间来更新这本畅销书。第 1 版《美容皮肤科学》是由麦格劳 - 希尔出版公司于 2002 年出版的，据我所知是第一本被翻译成多种语言的关于美容皮肤科学的教科书。2002 年，Botox 获得美国食品药品监督管理局（FDA）的批准，而首款透明质酸填充剂直到 2003 年才获得批准。我有幸参与了这些产品的研究试验，因此在 2002 年的第 1 版教科书中，我能够基于自己的见解和经验来深入讨论这些美容治疗方法。这本《美容皮肤科学》（2002 年版）被翻译成多种语言并在世界各地畅销。如果你回顾一下第 1 版，你会发现它非常简洁。当时，Botox 刚被批准用于治疗眉间纹，透明质酸填充剂尚未在美国获得 FDA 的批准，而我们仍在用牛胶原蛋白注射剂，这种注射剂维持时间不长，存在过敏反应的风险，治疗前数周需要进行皮肤测试。从那时起，美容皮肤科学领域经历了飞速的发展，就像我的孩子们一样茁壮成长。当我把第 1 版献给我的家人时，我只有一个年幼的孩子，并且当时我还孕育着另一个小生命。整本书都是由我自己独立撰写的（真令人惊叹，在社交媒体出现之前，我们拥有那么多时间）。

如今距离第 1 版出版已经过去了整整 20 年。时光荏苒，我的孩子们也都长大了，一个已经大学毕业，另一个还在上大学。与此同时，皮肤美容科学领域也迎来了蓬勃发展。目前，美国 FDA 已经批准了 20 余种透明质酸皮肤填充剂和至少 5 种 A 型肉毒毒素。激光、光和射频领域也取得了长足的进步，以至于大多数美容皮肤科诊所都至少配备了其中一种设备。我也变得更加忙碌。虽然这本书的第 2 版主要是由我自己撰写的，但我实在无法独自完成第 3 版。因为这个领域发展得太快，有太多内容需要更新。在过去的 5 年里，麦格劳 - 希尔出版公司的 Karen Edmonson 一直耐心地敦促我着手第 3 版的工作，但我一直抽不出时间。在 2020 年新冠肺炎疫情期间，她再次鼓励我，让我与曾与她合作编写过其他教科书并且文笔出众的 Evan Rieder 博士携手合作。我们还邀请了一位年轻、聪明、有上进心的医学生 Mary Sun 加入我们的团队，她负责协调我们的工作，并激励我们按时完成任务。在新冠肺炎疫情期间，我们三人分工合作，各自负责不同的章节。我们勤勉工作，仔细回顾了所有最新的研究成果，并完全重新撰写了这一版。我对护肤品和药妆品充满热情，所以我自己撰写了大部分关于护肤的章节。我们将这本书的名字更改为《鲍曼美容皮肤科学》，并期待第 4 版的问世（到那时我可能已经年迈，无法再参与其中了！）。

尽管这本书包含了很多详尽的科学解释，但它的表述方式是通俗易懂的，以便那些刚接触美容皮肤科治疗的从业者能够轻松掌握正确的技术，并深入理解相关的科学原理。我撰写此书的初衷是帮助所有医学美容从业者为患者提供更加精准的医疗建议和护理。在本书出版之际，医生开具的护肤品是护肤市场中增长最快的细分领域。为此，我特意增设了章节，详述如何在医疗实践中零售护肤品，以及如何选择最适合医生推荐的护肤品。

我的目标是引导医学美容从业者透过市场营销的表象，深入理解背后的科学原理，并赋能他们助力患者拥有尽可能健康的皮肤。我衷心希望这本书能够帮助包括化妆品化学家、医疗美容师、医师助理、执业护士和医生在内的所有医疗专业人士，深刻理解该领域重要的科学原理。

Leslie S. Baumann, MD

与自己所在领域的传奇人物合作的机会十分难得。因此，当 Baumann 博士为她即将出版的新版著作寻找合著者时，我毫不犹豫地抓住了这个机会。在加入 Baumann 博士的团队前，我有幸编写并编辑过一本教科书，因此我深知这需要付出大量的时间和精力。同时，我也有幸结识了一位充满活力、组织能力强且非常聪明的医学生——Mary Sun。在过去的几年里，她一直是我在多个项目中的得力助手和亲密合作伙伴。我知道，她将成为我们团队中的“黏合剂”，是推动项目前进的关键力量。

自近 20 年前肉毒毒素（Botox）问世（大约也是这本书第 1 版问世之际）以来，美容皮肤科学领域已在诸多方面迅猛发展。最初，仅有少数医生使用这种单一的神经毒素，而现在，医生、护士、医师助理、美容师、化妆品化学家等从业者都在使用各种美容注射剂、设备和外用化妆品。尽管选择范围的扩大和从业者的增多带来了诸许多机遇和挑战，但对准确、循证的信息和实用的患者护理方法的需求却始终未变。在这个营销手段层出不穷、美容治疗效果常常夸大其词的行业里，我们有责任去伪存真，帮助同道们理解并做出最佳实践决策。秉承本书最初的创作理念，《鲍曼美容皮肤科学》为不同背景的读者提供了一个掌握美容皮肤科学背后科学原理的工具，以及帮助患者在美容之路上前行的实用信息。

Evan A. Rieder, MD

致　谢

在此前的两版中，我已表达了对众多人士的感激之情。那些曾帮助过我的良师、家人、同事、员工和朋友，人数众多，无法在此一一列举。但我必须特别感谢一些重要的人。

我的丈夫 Roger Baumann 自 1989 年起便在我的生命中扮演着重要的角色。数十年来，他始终如一地保护我、引导我、激励我，并包容我的不足。若没有他的坚定支持、耐心与协作，我无法取得今天的成就。我最引以为傲的就是我的两个儿子，Robert 和 Max Baumann，他们让我的世界变得更美好。他们对我和我的事业始终给予极大的包容和支持。我们互相学习，共同成长。我为他们感到无比骄傲！

我的责任编辑 Edmund Weisberg 已与我携手合作 20 多年。我们对前两版和此次的新版倾注了无数的心血，希望您阅读这本书时能感受到我们的执着与努力。值得一提的是，若没有麦格劳 - 希尔出版公司 Karen Edmonson 的坚定与决心，促使我完成此书，第 3 版或许无法面世。

我的执行助理 Elizabeth Fernandez 协助我整理了各个章节、获取同意书，还协助我处理了无数的电话和 Zoom 会议，并帮助我合理安排时间以完成这项工作。在过去的 9 年里，她一直为我打理着一切。我的医师助理 Paula Purpera 是一位优秀的作家，她协助我撰写了部分章节，还参与了鲍曼化妆品研究所的研究试验，同时兼顾接诊患者和社交媒体运营账号 @Paulasperfectpout。Paula 和我都对文学、写作、艺术，当然还有患者护理，怀有满腔热情。Amy Koberling 是我的另一位医师助理，她近几年才加入我的诊所，擅长皮肤护理和注射，并在社交媒体 @the_skinenthusiast 上拥有众多粉丝。皮肤科医生 Chloe Goldman 博士作为我团队的新成员，注定会成为业界的明日之星。我很幸运能与众多优秀的同事共事，如 Heather Woollery Lloyd 医生和 Laura Scott 医生，他们让我的工作充满了乐趣。

2019 年，我卖掉了我的医疗诊所，在此衷心感谢 Reuven Porges 医生在我转型期间给予的善意和支持，使整个过程顺利过渡，同时帮助我确保了团队的完整结构和医疗服务的持续稳定。他是我所遇见过的最温和的人之一。

我要感谢 Evan Rieder 和 Mary Sun 的鼎力相助，帮助我完成了第 3 版。我从未想过我们能够做到，但是我们携手完成了这项艰巨的任务！最后，我也要向广大的读者朋友们表示衷心的感谢。自 2002 年第 1 版问世以来，正是由于大家的支持与厚爱，这本书才成为美容皮肤科学领域中最受欢迎的教科书之一。如今，我们为大家带来了全新的版本，希望能够继续为热爱美容皮肤科学的读者们提供宝贵的参考与启示。

Leslie S. Baumann, MD

我感到非常荣幸，能够应邀与美容皮肤科学领域的杰出专家 Baumann 博士共同撰写这本著作。同时，我要向 Mary Sun 表达我的感激之情，她在过去几年的工作中展现出了非凡的活力，同时也是一位富有成效的合作者。此外，我还要感谢纽约大学皮肤病学系挖掘了我的潜力，让我有机会从一名精神科医生转型为一名皮肤科医生。最后，我要特别感谢 Karen Edmonson 和麦格劳 - 希尔出版公司团队的协助，使得这个伟大的项目得以顺利完成。

Evan A. Rieder, MD

我感到无比幸运，能够与 Baumann 博士和 Rieder 博士共同完成这本著作，他们非常慷慨地分享知识并给予我指导。感谢 Karen Edmonson 对我的信任以及对这个项目的支持。同时，我要向 Leah、Christina 以及麦格劳 - 希尔出版公司团队的其他成员表示感谢，他们在工作中展现了出色的能力和专业素养。我还要向那些为这本书付出时间和贡献专业知识的杰出作者们表示敬意和感谢。作为一名医学实习生，我感谢西奈山医学院的顾问和导师对我课外活动的支持。最后，我要衷心感谢我的父母 Michelle 和 John，是你们让一切成为可能。还有我的搭档 David，你是我能找到的最好的“副驾”。

Mary D. Sun, MD, MSCR

目　录

第 1 篇　皮肤科学的基本概念

第 1 章　表皮的基础科学 3
第 2 章　真皮的基础科学 15
第 3 章　脂肪与皮下组织层 25
第 4 章　皮肤微生态 36
第 5 章　内源性老化 41
第 6 章　外源性老化 59
第 7 章　面部解剖与衰老 69
第 8 章　皮肤衰老的免疫学 76
第 9 章　营养与皮肤 88

第 2 篇　皮肤分型

第 10 章　鲍曼皮肤分型系统 113
第 11 章　油性皮肤 136
第 12 章　干性皮肤 148
第 13 章　敏感性皮肤 161
第 14 章　肤色不均 169

第 3 篇　特定的皮肤问题

第 15 章　有色皮肤 185
第 16 章　痤疮（S1 型敏感性皮肤）......195
第 17 章　玫瑰痤疮（S2 型敏感性皮肤）......203
第 18 章　灼烧和刺痛型皮肤（S3 型敏感性皮肤）......209
第 19 章　接触性皮炎（S4 型敏感性皮肤）......213
第 20 章　皮肤色素沉着性疾病 225
第 21 章　皮肤皱纹 235

第 4 篇 医学美容治疗

第 22 章 非手术身体塑形......243
第 23 章 肉毒毒素......253
第 24 章 化学剥脱术......277
第 25 章 皮肤填充剂......300
第 26 章 激光与光设备......321
第 27 章 微针和富血小板血浆......335
第 28 章 硬化疗法......339
第 29 章 线技术提升......346
第 30 章 紧肤治疗......351

第 5 篇 皮肤护理

第 31 章 美容皮肤科学中的心理社会挑战......359
第 32 章 化妆品和药品法规......364
第 33 章 医疗机构中护肤品的销售......374
第 34 章 医疗过程中护肤品的销售......379
第 35 章 护肤方案设计（产品布局）......394
第 36 章 患者手术前后皮肤护理指南......398
第 37 章 抗衰老成分......402
第 38 章 抗炎成分......425
第 39 章 抗氧化剂......440
第 40 章 清洁剂......464
第 41 章 美白成分......471
第 42 章 香料......491
第 43 章 保湿剂......497
第 44 章 防腐剂......507
第 45 章 维 A 酸类化合物......511
第 46 章 防晒剂......524

第 1 篇

皮肤科学的基本概念

第 1 章

表皮的基础科学

概要

要点

- 角质形成细胞具有多种受体，赋予其多种重要功能。
- 涂抹在皮肤表面的护肤品均以特定方式影响角质形成细胞。
- 药妆品中添加的干细胞缺乏活性。

新进展

- 昼夜节律增加了夜间经皮水分丢失（TEWL）。
- 角质形成细胞在白天聚焦于细胞保护，而在夜间则进行细胞修复。
- 药妆品具有调控表皮细胞的能力。
- 可见光导致线粒体和溶酶体受损，进而引发皮肤衰老。

展望

- 大麻二酚（CBD）在护肤品中的新研究。
- 消除脂褐素并修复溶酶体的新疗法。
- 保护线粒体的新方法。
- 更多关于光对角质形成细胞影响的研究。

皮肤由三个主要层次构成，分别是表皮层（epidermis）、真皮层（dermis）和皮下组织（subcutaneous tissue）（**图 1-1**）。表皮层位于皮肤的最外层，对于皮肤美容具有重要意义。表皮层赋予皮肤质地和湿润度，同时也影响着肤色和光线的反射效果。如果表皮层干燥，皮肤就会变得粗糙，并且反射光线效果变差。当患者抱怨皮肤显得“暗淡”或“缺乏光泽”时，问题通常出在表皮层，这也是销售人员向您推荐产品时所针对的那一层结构。这些产品通常是去角质剂，通过去除表皮的最外层，实现即时的皮肤光滑和光线反射效果增强。

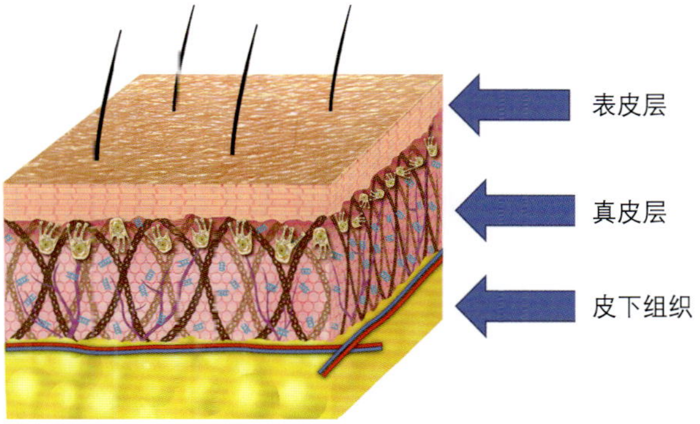

图 1–1 人类皮肤

因此，当患者渴望立竿见影或一夜之间容光焕发的皮肤时，应特别关注表皮层的护理。然而，需要注意的是，表皮层的改变是暂时的，因为角化过程会不断产生新的皮肤细胞，将老旧的细胞送至皮肤表面。因此，最佳的局部护肤方案和护肤流程应同时考虑表皮层和真皮层。表皮层远比本章所述的内容复杂。本章重点讨论了表皮的哪些部分对于提升皮肤的美感、外观和健康至关重要，而关于皮肤病的内容则不在本章讨论之列。

表皮层皮肤细胞：角质形成细胞

角质形成细胞又称角质细胞，是构成表皮层的主要细胞成分。这些表皮层细胞之所以被称为角质形成细胞，是因为它们富含角蛋白，这是一种在表皮、指甲和毛发中发现的蛋白质。有趣的是，角蛋白还存在于鸟类的喙、羽毛和甲壳中。“角蛋白”（keratin）一词源自原始印欧语根词“ker”，意为“角”。在人类表皮总蛋白中，角蛋白占据了30%～80%的比例。

表皮层富含构成丝状细胞骨架的角蛋白丝。角蛋白丝分为两类：Ⅰ型为微酸性（K9-40），Ⅱ型为碱性（K1-8和K71-86）。这两种类型的角蛋白丝必须同时存在才能形成完整的角蛋白纤维[1]。换句话说，酸性型和碱性型必须协同作用才能形成完整的角蛋白纤维结构。角蛋白基因位于染色体12q和17q。已知有100多种皮肤、毛发以及指甲/趾甲相关疾病与角蛋白基因异常存在关联。

角质形成细胞具有多种功能，主要是提供结构支持和物理保护。角质形成细胞产生角蛋白纤维，使皮肤具备坚韧性和抵抗机械应力的能力。此外，它们构筑了一种物理屏障，能有效防止毒素和病原体侵入皮肤。角质形成细胞还表现出免疫调节功能，能够分泌细胞因子，激活朗格汉斯细胞，引发炎症反应，从而保护皮肤免受病原体攻击。这些细胞被双层脂质膜包裹，可有效地防止水分流失，同时抵挡亲水性化合物的渗透。此外，它们还能识别肽类物质，发挥抗原呈递细胞的功能。

角质形成细胞的细胞器

线粒体

线粒体在皮肤健康和美容领域具有非常重要的功能，其通过一系列复杂的步骤，即氧化磷酸化或电子传递链，负责能量供应。线粒体是受内源性和外源性衰老影响的主要细胞器[2]。线粒体功能障碍是导致细胞老化的主要原因之一，因为细胞分裂、分化、合成细胞外基质（extracellular matrix，ECM）和蛋白质，以及进行自我修复，都需要能量供应。举例来说，角质形成细胞的分化过程需要线粒体正常运作，基于线粒体对钙的摄取，Ca^{2+}水平升高会促进角质形成细胞的分化[2]。

线粒体通过将腺苷二磷酸（adenosine diphosphate，ADP）转化为腺苷三磷酸（adenosine triphosphate，ATP）的氧化磷酸化过程产生能量，这一过程发生在复杂的线粒体内膜中。线粒体利用氧气作为电子传递的载体，同时在氧化磷酸化过程中消耗氧气。通过电子传递链的电子流动产生能量，并储存在ATP中，同时产生过多的电子，形成活性氧自由基。这些自由基会损害线粒体膜，并引发线粒体DNA的损伤和突变。线粒体DNA突变干扰了能量产生过程，从而导致更多自由基的生成。当这些自由基引发更多的线粒体DNA突变时，这一循环持续发展，导致突变和受损的线粒体无法高效产生ATP，进而成为细胞老化的原因之一[3]。目前尚未发现能够修复受损线粒体的成分，因此为了延缓衰老进程，需通过使用防晒霜、隔离霜和抗氧化剂等来阻止线粒体损伤。

药妆品成分与线粒体

松果体分泌的褪黑素在调节生物昼夜节律方面发挥着重要作用。此外，褪黑素还影响角质形成细胞的增殖、皮肤色素沉着、炎症和免疫反应等，这些过程均涉及线粒体的功能。褪黑素与线粒体之间存在着一种共生关系，线粒体被视为褪黑素的生物合成和代谢场所。具体而言，褪黑素通过提供电子直接促进ATP的产生，并为线粒体提供抗氧化保护[2]。

辅酶Q_{10}（coenzyme Q_{10}，CoQ_{10}）是一种亲脂性抗氧化剂，在线粒体内参与ATP的产生。CoQ_{10}也被称为泛醌，其在表皮中的含量是在真皮的10倍[2]。然而，值得注意的是，他汀类降胆固醇药物可能导致CoQ_{10}水平下降，并与氧化应激、线粒体功能障碍和皮肤成纤维细胞早衰相关[4]。局部应用CoQ_{10}已被证明能够改善老化皮肤的外观[5]。

维生素A家族包括视黄醇（retinol），通过调控ATP的产生来影响线粒体的代谢适应性。维生素A水平低下与ATP合成减少相关，而增加维生素

A 摄入可导致更高水平的能量产生[6]。这一过程可能通过 c-Raf 激酶和蛋白激酶 C（protein kinase C，PKC）家族介导[7]，因为它们在其调控域中具有高亲和力的视黄醇结合位点[8]，从而在线粒体功能方面发挥关键作用。

美容手术与线粒体

在过去的 10 年中，从事大量光与激光治疗的皮肤科医生开始怀疑，光的波长可能对皮肤产生的影响超出目前的理解范围。众所周知，紫外线和蓝光已被证实可对线粒体造成损伤，而人工可见光则会削弱线粒体功能[9-11]。然而，其他研究结果显示，红光和近红外光能够通过刺激细胞色素 C 氧化酶来增强线粒体活性和 ATP 合成[12-14]。因此，建议每天使用能够防护可见光的防晒霜。需要更多的研究进一步了解不同波长光线对线粒体的影响。

溶酶体

溶酶体是细胞的废物清理系统。一旦溶酶体功能受损，将导致负性代谢物在细胞内积聚。这一情况在遗传缺陷引发的溶酶体蓄积病中表现得尤为明显，如 Tay-Sachs 病和 Gaucher 病。

溶酶体是一种包含酶的细胞器，其主要功能是降解和回收细胞内废物。为了确保酶能够正常发挥功能，不同的酶需要在不同的酸性环境（即不同 pH 值）中工作。因此，溶酶体膜内嵌有一个依赖于 ATP 的离子泵，通过将氢离子转运到溶酶体内来调节酸度。为履行其废物清理职能，溶酶体需要同时具备以下三个要素：正确的酶、合适的 pH 值以及线粒体合成的 ATP 能量。

获得性溶酶体功能障碍往往伴随衰老发生。当溶酶体无法有效分解废物时，一种叫作脂褐素的物质会在细胞内积聚。脂褐素难以被降解，也不受胞吐作用的影响，因此它会在细胞内不断积聚，进而引发自由基生成，干扰其他细胞功能。通过正确染色和显微镜观察，脂褐素通常会呈现出荧光，从而很容易被观察到。脂褐素的积聚程度可用于评估细胞的老化程度[15-16]。同时已知线粒体在脂褐素积聚中也起到一定作用[17]。

研究表明，由自由基引发的氧化应激会导致脂褐素积聚增加。脂褐素的积聚会干扰溶酶体的正常运作，改变酸性环境，并干扰酶的供应[18]。在暴露于蓝光和可见光的角质形成细胞中，脂褐素会生成单线态氧自由基，从而引发 DNA 突变[19-20]。

为阻止因溶酶体损伤或脂褐素积聚而引发的衰老，治疗需达到以下目标之一：①保护溶酶体功能；②促进脂褐素和细胞代谢废物的降解；③减少自由基的形成；④增强溶酶体功能。医学界通常首要关注与严重疾病相关的研究，因为这些问题亟待解决，也能获得更多的关注和资金支持。例如，Gaucher 病是一种由于溶酶体酶缺失引发的严重疾病，可以通过静脉输注缺失的酶来成功治疗[21]。而针对 Tay-Sachs 病，目前正积极开展基因治疗的相关研究。然而，至今还没有遗传学或酶学治疗方法来应对脂褐素和细胞废物的积聚问题。

影响溶酶体和脂褐素的药妆品成分

抗氧化剂已被证明可以延缓脂褐素积聚速度。研究表明，黄烷醇、多酚、儿茶素以及寡聚原花青素等物质具有积极作用。已经成功应用的成分包括葡萄籽提取物、姜黄素、生育酚（维生素 E）、辅酶 Q_{10}、3- 胡萝卜素和二氢槲皮素[22-25]。

角质形成细胞的受体

角质形成细胞曾被普遍认为仅仅在皮肤提供强度方面发挥作用，然而，现在我们了解到它们在感觉、细胞间通讯以及免疫系统激活等多个领域都发挥重要功能。角质形成细胞具有多种不同功能的受体，赋予它们多样化的功能。本章将重点探讨与护肤密切相关的角质形成细胞受体，尽管并未穷尽其全貌。

角质形成细胞的大麻素受体

角质形成细胞存在大麻素受体，包括 CB1 型和 CB2 型，在皮肤炎症和免疫调控等过程中发挥重要作用（**图 1-2**）。大麻二酚（cannabidiol，CBD）通过诱导多种基因的表达来调节角质形成细胞分化的信号通路，并表现出抗氧化和抗炎的特性[26]。CB1 受体可能通过抑制促炎细胞因子的合成，以减少对接触性变应原的局部过敏反应[27]。CB2 受体的激活则减轻炎症反应并促进上皮细胞的再生[28]。Δ-9- 四氢大麻酚可激活 CB1 和 CB2 受体[29]。此外，CB2 受体还可以被丁香酚激活，而丁香酚存在于罗勒、丁香和月桂叶中。尽管市场上已经推出了多种 CBD 护肤产品，但目前尚不清楚哪种产品最为有效，以及如何制订最佳配方以最大程度地提高渗透性。

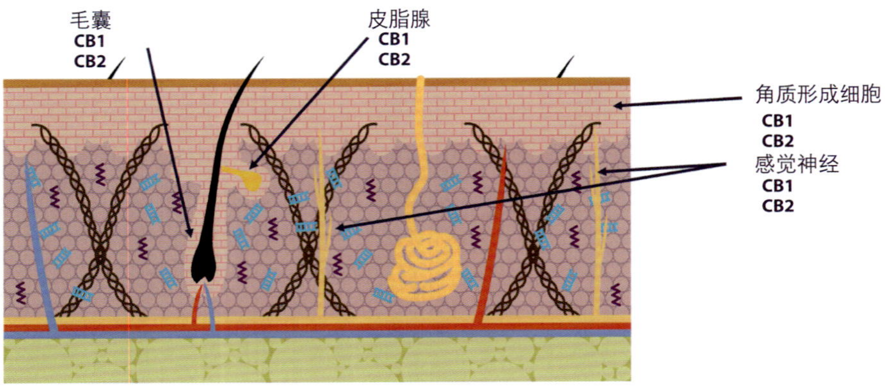

图 1–2 皮肤中的大麻素受体

角质形成细胞的感觉受体

角质形成细胞有多种感觉受体，例如瞬时受体电位通道（transient receptor potential channel，TRP），它们能够感知温度、pH 值、触觉、渗透压、信息素以及热量。当这些 TRP 受体被激活时，它们会释放激素、血管活性肽或神经递质[29]，从而引发一系列皮肤效应，包括疼痛、瘙痒、炎症激活以及对热或冷的感知。

瞬时受体电位通道 1（transient receptor potential vallinoid 1，TRPV1）和 TRPV4 被认为是热感受器，在疼痛和瘙痒的感知中具有重要作用。TRPV1 受体感知辣椒素（辣椒的成分），产生热感，同时也可以被 CBD 和丁香酚激活。值得注意的是，TRPV3 也可以被丁香酚激活。瞬时受体阳离子通道 8（transient receptor potential melastatin 8，TRPM8）则是冷传感器，其活性可被樟脑和薄荷脑所激活[30]。因此，薄荷、薄荷脑和桉树等成分会赋予人们凉感。此外，瞬时受体电位锚定蛋白（transient receptor potential ankyrin，TRPA）则是感知辛辣、刺痛和灼热感的受体，当它与肉桂、大蒜、芥末、洋葱、乳香、姜黄和辣根等成分作用时，会被激活[29]。

按摩油和身体油通常含有上述天然成分，以产生冷或热的感觉。了解这些受体的功能有助于从业者选择将哪些天然成分添加到护肤产品中，以治疗不同的皮肤问题。

角化

表皮类似于一堵坚实的砖墙，其中的“砖块”代表着角质形成细胞。表皮包括基底层和基底上层，基底层存在具有有丝分裂活性的细胞，基底上层为分化细胞。

角质形成细胞“诞生”于真皮 - 表皮连接处（dermal-epidermal junction，DEJ）的表皮基部。它们是由干细胞衍生而来，其中一部分干细胞固定在表皮的基底层，而另一部分干细胞则分布在毛囊中。当干细胞进行分裂时，它们会产生“子细胞”，这些子细胞会缓慢迁移至表皮顶部[31]。角质形成细胞从干细胞分裂、成熟到迁移至皮肤最外层的过程被称为角化。随后，这些角化的细胞会经历凋亡并脱离皮肤表面。

随着角质形成细胞从基底层向皮肤表面迁移，它们会停止产生整合素和层黏连蛋白等蛋白质，并完成最终分化过程。角质形成细胞在解除彼此之间的连接后，被下方较年轻的角质形成细胞推向上方，在表皮内逐渐向上迁移。

随着角质形成细胞靠近皮肤表面，它们会不断成熟并表现出不同的特征（称为分化），表皮的各层就以这些特征来命名。例如，第一层也就是最深的层次被称为基底层，因为它位于表皮的基底部。接着是棘层，因为该层中的细胞具有突起的、多棘的连接结构，将细胞紧密地连接在一起。再上一层是颗粒层，因为这些细胞含有可见的颗粒。最外层则是角质层，由一层扁平的细胞组成，这些细胞没有细胞核和颗粒（**图 1-3** 和**图 1-4**）。角质层被一种名为细胞包膜的蛋白质物质包裹，并“浸泡”在具有保护表皮和锁水功能的脂质中。

随着角质形成细胞进入不同层次的表皮，其组成和功能会根据所处的特定表皮层而发生变化。使用皮肤外用产品可以影响角质形成细胞的活性，如细胞因子的释放。

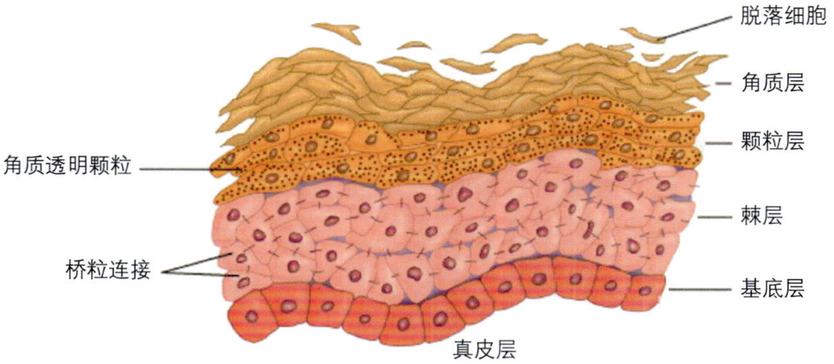

图 1-3 表皮层

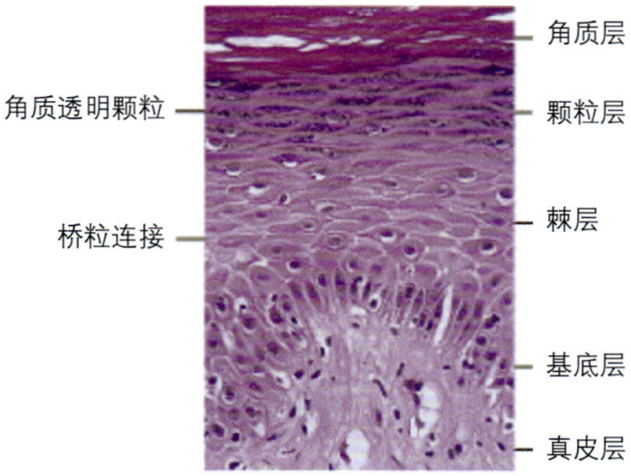

图 1-4 表皮层的组织病理学示意图，展示 4 个层次（图片由 George Ioannides, MD 提供）。

表皮的分层

基底层（基底细胞层）

基底细胞呈立方状，位于表皮与真皮交界处的基底膜上。其功能在于合成基底膜下的细胞外基质，以实现表皮与真皮的隔离[32]。基底细胞通过半桥粒连接下方真皮，通过桥粒连接相邻基底细胞和上方棘细胞。基底层角质形成细胞富含角蛋白 5 和角蛋白 14，这些蛋白负责形成细胞骨架，赋予细胞柔韧性。这种柔韧性使得细胞能够向上迁移，从而参与角化过程。当角蛋白 5 和角蛋白 14 基因发生突变时，会导致一种遗传性水疱性疾病，称为单纯型大疱性表皮松解症。

基底细胞通过不断产生新的角质形成细胞来维持表皮的新陈代谢。在基底层中，约有 10% 的细胞是干细胞，50% 是扩增细胞，而 40% 则是有丝分裂后细胞。通常情况下，干细胞的分裂速度较慢，但在一些情况下，如受到损伤或暴露于生长因子、维 A 酸类化合物和防御素的刺激时，它们会加速分裂。基底细胞产生瞬时扩增细胞，这些细胞负责基底层大部分的细胞分裂，从而形成更多的角质形成细胞。有丝分裂后细胞则经历终末分化，向上迁移，先成为棘层细胞，然后继续上升成为颗粒层细胞，最终成为表皮角质层的一部分（**图 1-5**）。

棘层（棘细胞层）

棘层包含 8～10 层角质形成细胞，这些细胞通过棘状附属物（称为桥粒）相互连接。桥粒作为中间纤维的黏附点，赋予皮肤抗撕裂性，并在伤口愈合过程中发挥重要作用。桥粒是由黏附分子和其他蛋白质组成的复杂结构，在细胞黏附和细胞转运中具有重要功能。

板层颗粒（也称为奥德兰体）首先出现在表皮的棘层。这些板层颗粒包含细胞合成的神经酰胺、

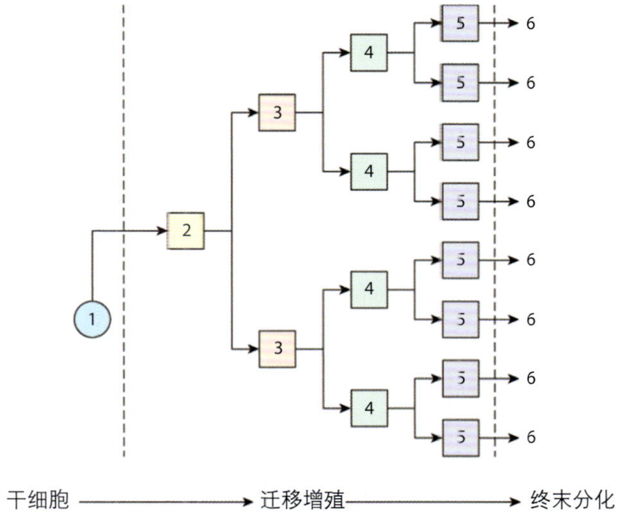

图 1-5 干细胞分裂并产生大量增殖细胞，极大地增加了角质形成细胞的数量。这些细胞进而成为成熟、终末和分化的细胞。数字表示细胞代数。

胆固醇和脂肪酸等脂质。这些脂质被封装成颗粒，然后迁移到表层，并释放其内容物至角质形成细胞之间的空间，滋润并保护这些细胞。板层颗粒在到达目标点之前保护上述物质。此外，板层颗粒含有脱屑所需的水解酶，如蛋白酶、酸性磷酸酶、脂肪酶和糖苷酶。此外，抗菌肽防御素也储存在板层颗粒中[33]。

角蛋白1和角蛋白10最初出现在棘细胞层上层的角质形成细胞中。这些角蛋白形成了一种坚韧的细胞骨架，赋予细胞机械强度。在过度增生的情况下，例如日光性角化病、伤口愈合和银屑病中，角蛋白6和角蛋白16会在棘层表达。棘层角质形成细胞的细胞质含有在基底层中未见的蛋白质，如内披蛋白、角蛋白和兜甲蛋白。这些蛋白质在表皮角质层中相互交联，增强皮肤的强度。

颗粒层（颗粒细胞层）

颗粒层包含3～4层角质形成细胞，其特点是在这些角质形成细胞中可观察到颗粒斑点。这些透明的角质颗粒含有前丝聚蛋白，即丝聚蛋白的前体。丝聚蛋白属于一种纤维聚合蛋白，它与角蛋白细胞骨架结合，形成一种蛋白质支架，使蛋白质和脂质可以附着其上。丝聚蛋白与角蛋白丝相互交联，赋予了角质层强度和结构。丝聚蛋白基因的遗传缺陷可能导致个体易患特应性皮炎（湿疹）、过敏和哮喘三联征，或者可能引发一种皮肤干燥疾病，如寻常性鱼鳞病。

角质细胞外有一层蛋白质包膜，内含内披蛋白、角蛋白、泛角蛋白和兜甲蛋白，这些蛋白质在该层通过依赖 Ca^{2+} 的谷氨酰胺转氨酶（transglutaminase，TGase）进行交联，形成细胞外蛋白质包膜。表皮层中存在四类谷氨酰胺转氨酶：TGase 1或称角质形成细胞TGase、TGase 2或称组织TGase、TGase 3或称表皮TGase以及TGase 5。仅有TGase 1、3和5参与角质细胞包膜层的发育。TGase 2的其他功能包括参与细胞凋亡（程序性细胞死亡）。当 Ca^{2+} 水平增加时，TGase活性上升[34]，导致角质细胞蛋白包膜的形成。

钙是角质形成细胞分化的诱导因子[35-36]，同时也是角质形成细胞增殖的抑制因子[37-38]。研究表明，在低 Ca^{2+} 水平下，角质形成细胞处于增殖阶段；而随着 Ca^{2+} 水平的升高，分化标志物的表达也增加，如角蛋白1、角蛋白10、TGase和丝聚蛋白[37]。

维生素D的活性形式被称为1,25-二羟维生素 D_3 [1,25(OH)$_2$D$_3$]，它在角质形成细胞分化中发挥重要作用。其功能是通过增强 Ca^{2+} 对角质形成细胞的作用、提高谷氨酰胺转氨酶活性以及升高内披蛋白水平来实现的[39]。这些协同作用诱导了角化细胞的蛋白质包膜形成[40-41]（详见**框1-1**）。

颗粒层细胞表现出多重合成代谢特性，包括丝聚蛋白、角化细胞包膜蛋白和高分子量角蛋白的合成。然而，它们也引发了分解代谢事件，如细胞核和细胞器的溶解，这些溶解事件在进入角质层之前已经完成。颗粒层位于表皮细胞中活细胞的最上层，因为该层上方的角质形成细胞不含细胞器。

透明层

在身体的大多数部位，该层的厚度为2～3层细胞，而在手掌和足底则达到8～10层细胞[42]。该层在显微镜下呈现出透明的特征，在常规染色中不易被观察到，因此根据许多皮肤解剖学文献的观点，除了手掌和足底之外，其他部位的皮肤被认为不包含这一层。有些学者则将透明层视为表皮角质层的一部分。本书作者认为，在大多数身体区域，表皮通常由四层结构组成，但在手掌和足底等区域，通常存在五层结构，其中包括透明层。

在透明层中，角质形成细胞尚未失去全部细胞核，细胞器相对稀疏，充满了角质透明素，这是角质透明蛋白的副产物[42]。位于唇红缘的这一层结构由于其透明性，使得红色血管能够显现，为浅色皮肤类型的唇红缘赋予了红色的外观。

框1-1

1,25-二羟维生素 D_3 [1,25(OH)$_2$D$_3$]通过核激素受体维生素D受体（vitamin D receptor，VDR）发挥其作用，促进角质形成细胞的分化，同时抑制其增殖。VDR与两个已知的共激活复合物合作，它们分别是维生素D相互作用蛋白复合物（vitamin D interacting protein complex，DRIP）和p160类固醇受体共激活蛋白家族（SRC/p160）。DRIP参与增殖和早期分化，而SRC/p160复合物则在终末分化中发挥关键作用[11]。未分化的角质形成细胞上的VDR与DRIP结合，诱导生成K1和K10这两个早期分化标志物[12]。随后，VDR上的DRIP被SRC复合物所替代。SRC复合物促使相关基因进行转录，进而推动终末分化过程，包括合成丝聚蛋白和兜甲蛋白等[12]。VDR上的DRIP被SRC复合物所替代，被认为是角质形成细胞进行分化的必需过程。值得注意的是，老年人通常会出现维生素D水平的降低，而这种降低可能与老年人伤口愈合速度减慢相关。

角质层

表皮最外层即角质层（stratum corneum, SC），在皮肤表面形成一层坚实的保护层。角质层中的角质形成细胞是最成熟的，已完成角化过程。这些细胞不含细胞核和细胞器。尽管角质层在皮肤保湿和保护方面发挥着关键作用，但由于这些细胞无法合成蛋白质，并不能对细胞信号作出响应，因此被称为表皮中的“无活性层”[43]。

角质层大约由 15 层细胞构成，但这取决于身体的不同部位[44-45]。例如，手掌和足底的角质层最厚，而唇部的角质层仅有 3 层，这就是为什么唇部容易出现脱水和干裂的原因。

角质层由富含蛋白质的角质细胞构成，它们嵌入在双层脂质层状基质中，形成了一种类似“砖块与水泥”的结构。“砖块”是由角质形成细胞组成，而“水泥”则由从板层颗粒中分泌的物质组成，包括神经酰胺、胆固醇和脂肪酸（**图 1-6**）。这些脂质形成了一个被称为“皮肤屏障”的双层脂质膜。在交叉偏光显微镜下观察，当皮肤屏障完整时，这些脂质形成了马耳他十字花纹（Maltese cross-pattern）的图案（**图 1-7**）。其中一个保护功能是防止经皮水分丢失（transepidermal water loss，TEWL）。

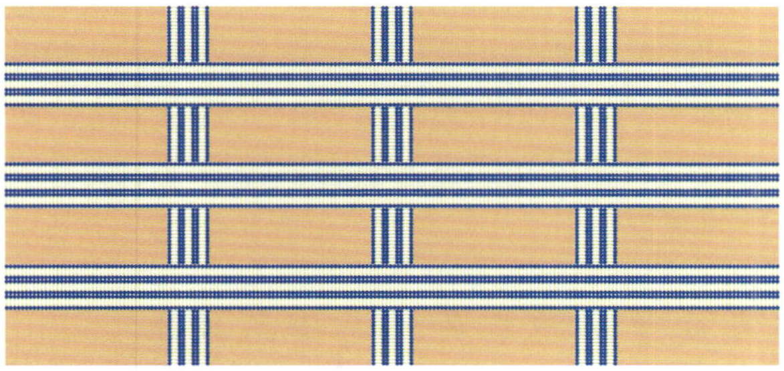

图 1-6　角质形成细胞被多个脂质双分子层包围，形成一种板层结构，类似“砖块与水泥”结构。

图 1-7　双层板层状膜完整时，在交叉偏光显微镜下观察到的马耳他十字图案。

颗粒层合成结构蛋白质——丝聚蛋白，其嵌套在角质透明颗粒内，最终在角质形成细胞内被分解成氨基酸。这些氨基酸汇聚形成一种被称为天然保湿因子（natural moisturizing factor，NMF）的物质。丝聚蛋白的基因缺陷将导致角质层内 NMF 水平下降[46]。在角质层中部，氨基酸浓度最高，因此拥有最强大的保湿能力，而角质层底部保湿效能则相对较弱[47]。板层颗粒将 NMF 和脂质释放到细胞外，在皮肤的保湿性、柔软和柔韧性方面起着关键作用（参见第 12 章“干性皮肤”）。

角质形成细胞的细胞周期

角化是角质形成细胞从基底层开始分化、成熟并迁移至表皮的顶层，最终从皮肤表面脱落的过程。年轻人表皮的角化过程需要 26 ~ 42 天，但由于皮肤厚度、年龄、遗传、护肤产品使用等因素会有所不同[48]。大多数文献引用 28 天作为细胞从基底层迁移至角质层的更替时间[49]。然而，由于研究结果存在差异，并且为了更好地管理患者对新护肤方案何时见效的期望，本书引用了以下数据：对于一个表皮平均厚度为 0.1 mm 的普通人而言，角化过程需要 4 ~ 6 周的时间[50]。这一点非常重要，因为局部皮肤治疗的效果取决于角化时间，治疗痤疮、色素沉着或显著改变表皮需要 4 ~ 6 周才能看到效果（**图 1-8**）。

这一系列事件也被称为“脱屑”，通常以单个细胞或小簇细胞脱落的方式悄然发生。对此过程的干扰可能导致部分脱落的角质形成细胞在皮肤表面

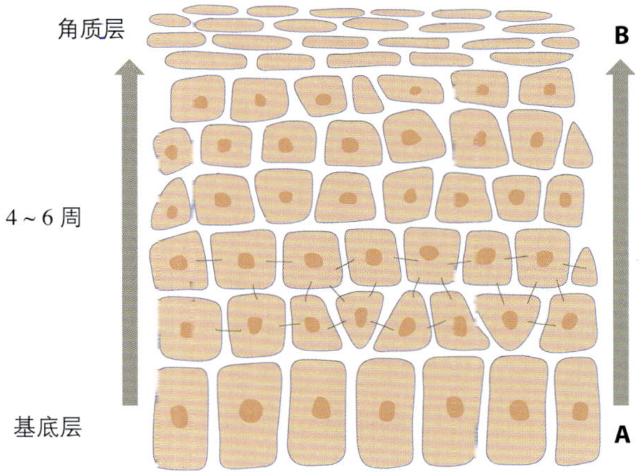

图 1-8　角质形成细胞从基底层迁移至角质层可能需要 4 ~ 6 周的时间。这一过程称为角化。

积聚，由此引发皮肤干燥的临床表现。疾病状态还可能改变角化周期。例如，银屑病显著缩短了角化周期，导致脱屑样皮损形成。随着人年龄的增长，角化时间会延长[51]。这意味着角质层表面的细胞更加老化，其功能可能受损。这种功能受损导致伤口愈合较为迟缓，使皮肤呈现出黯淡和失去活力的外观。

角化过程受到表皮生长因子、维 A 酸类化合物、细胞因子以及亚油酸等脂质的调控[52]，年龄、饮食、遗传以及护肤产品的使用均会影响角化时间。应用去角质剂（例如磨砂膏、微晶磨削、剥脱剂和激光）可以加速角化过程。一些化妆品成分如视黄醇、生长因子、局部防御素和 α- 羟基酸，可以提高角化速度，使表皮角质层表面产生更年轻的角质形成细胞，从而赋予皮肤更加年轻的外观。

表皮层的皮肤干细胞

表皮在生长和脱落的恒定循环中不断自我更新。表皮干细胞（epidermal stem cells，EPSCs）和毛囊维持着这个循环并驱动表皮的愈合。在 p63 基因的调控下，EPSCs 在干性状态、分化状态和衰老状态之间有序转换[53]。这些 EPSCs 分布于毛囊、皮脂腺、汗腺以及毛囊间表皮中，每一部分都具备特定的干细胞群体（stem cells，SCs）。毛囊间表皮干细胞（interfollicular epidermal stem cells，IFE-SCs）和皮脂腺干细胞持续自我更新，而毛囊干细胞则在生长期、退行期和休眠期之间循环，呈现出与毛发生长周期（生长期、休止期和退行期）相似的模式。至今，IFE-SCs 的特性仍未被充分阐明，但毛囊中多种干细胞的功能正逐渐被了解（**图 1-9**）。在皮肤护理科学领域，LGR6⁺ 干细胞的重要性凸显，因为防御素可活化干细胞，促进表皮再生。在伤口愈合过程中，LGR6⁺ 干细胞具有至关重要的功能[54]。

含有干细胞的区域可分为三个微环境，每个微环境均具备特定的生长因子、细胞外基质以及多种细胞类型。这三个微环境分别为表皮基底层、毛囊隆突部以及皮脂腺基底部[55]。新的研究数据揭示了干细胞如何与细胞外基质发生相互作用。例如，干细胞通过整合素与细胞外基质进行相互作用，而胰岛素样生长因子结合蛋白（insulin-like growth factor binding protein，IGFBP）-2 和微小 RNA（miR135b）已被证明在表皮再生能力中发挥关键作用[56-57]。各种原因引起的衰老将导致微环境中干细胞数量或功能的减退[58]，这些老化因素包括干细胞自身的老化、暴露于紫外线和自由基、端粒缩短、炎症、衰老细胞的积聚等[59-62]。在此背景下，活性氧（也称为自由基）影响 EPSCs 的增殖能力，促进其分化，同时降低其干细胞的特性[63]。

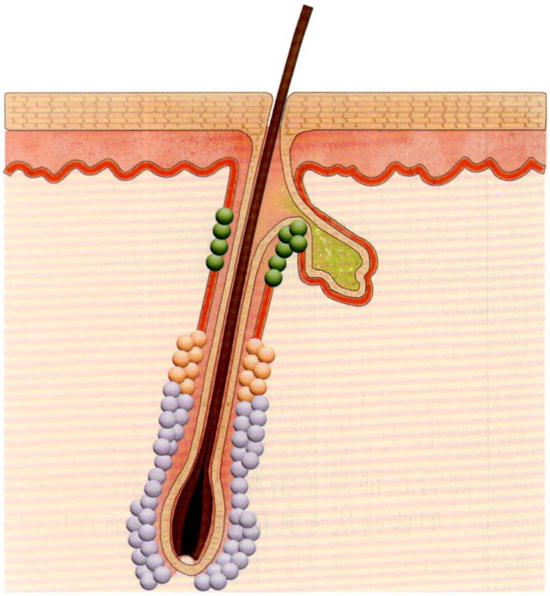

图 1-9 如图所示，毛囊内存在多种干细胞，以不同颜色表示，LGR6⁺ 干细胞用绿色表示。

EPSCs 的增殖和分化能力会受到生物钟的影响[64-65]。生物钟的紊乱可能导致分化增加或 EPSCs 的增加[66]，这类似于衰老过程中所见的变化，即老年皮肤中衰老角质形成细胞水平增加并导致干细胞数量的减少[67]。

与表皮干细胞有关的药妆品成分

围绕表皮干细胞（EPSCs）的微环境进行调控具有多重益处，包括改善皮肤的外观、强度和质地，以及促进伤口愈合。然而，值得注意的是，使用含有干细胞的非处方化妆品并非解决之道。这些消费市场中的护肤品中所含的干细胞在皮肤表皮上并不具备活性。其中一个原因是这些护肤品通常采用植物源性干细胞，通常来自苹果等，对人类皮肤并无实际作用。即便这些干细胞具备一定活性，也需要在严格环境下培养，难以在商业化护肤品中存活。公司之所以在产品中添加苹果干细胞，是因为消费者对干细胞研究和皮肤年轻化有一定认知。然而，用于恢复皮肤活力和治疗慢性伤口的干细胞是在严格受控的实验室条件下培养的，而非在非受控的市场货架上进行销售[68]。

在皮肤病学领域，展现出有效性并得到广泛应用的干细胞主要是成人来源的间充质干细胞（mesenchymal stem cell，MSCs）。MSCs 可分为脂肪来源干细胞（adipose-derived stem cells，ADSCs）和骨髓来源干细胞（bone marrow derived stem cells，BM-MSCs）[69]。这些干细胞无论来自脂肪还是骨髓，都需要从患者体内提取并注射至目标组织中，而非商业销售产品。ADSCs 因易于通过抽脂获得以及附加工序成本较低而更常用 [70]。研究表明，皮下注射 ADSCs 的小鼠，其 I 型前胶原生成增加，胶原蛋白密度增大，血管新生增多，皮肤厚度也增加 [70-71]。尽管目前尚不清楚 ADSCs 究竟如何引发上述效应，但普遍认为其可能通过激活真皮内的成纤维细胞来实现，从而影响真皮而非表皮。另外，在人类研究中，相较于生理盐水对照组，使用羊膜干细胞条件培养基结合微针治疗可以改善毛孔大小、皱纹和色素沉着 [72]。

另一种方法是利用特定成分来刺激干细胞或改善其微环境，从而促进皮肤的更新 [73]。需要特别注意的是，不应刺激皮肤癌细胞使其增殖，因此在干预这些细胞时必须非常谨慎，以避免诱发或增加皮肤癌的风险。尽管没有证据表明本部分所讨论的局部应用护肤品成分曾引发或促进皮肤癌，但最好在使用上述成分前，首先确保无皮肤肿瘤的发生。

药妆品中的成分通过直接影响干细胞或改善其微环境来发挥作用。例如，抗坏血酸（维生素 C）已被证明可以促进细胞外基质的生成，提高整合素的表达水平，并增强 EPSCs 的干细胞性增殖潜能 [67]。另外，源自菌类的灵芝孢子、开花植物红景天、葡萄和浆果中的白藜芦醇以及中药刺五加（又称西伯利亚人参），均已被证明能够增加整合素的表达，并增强 EPSCs 的干细胞性增殖潜能 [67]。

α 和 β 防御素是免疫系统在创面愈合和修复过程中产生的多肽。它们能够刺激毛囊中通常处于休眠状态的 LGR6$^+$ 干细胞形成 EPSCs，进而产生新的角质形成细胞。已有研究发现，局部应用防御素能够使皮肤恢复活力 [74-75]。

视黄醇在调节 EPSCs 的功能中发挥着关键作用，它能够维持其自我更新和阻止多能干细胞分化 [6, 76]。视黄酸影响 500 多个基因，其中许多基因能影响 EPSCs。尽管视黄醇可抑制 EPSCs 的分化，但视黄酸通过调控 mRNA 和 microRNA 的表达以及增加 DNA 甲基化可以促进 EPSCs 的分化 [77]。

细胞衰老

当干细胞处于不可逆的细胞周期停滞并丧失分裂能力时，就会发生细胞衰老。细胞衰老被视为机体清除功能失调或受损细胞的一种方式。当细胞失去进入衰老状态的能力，即使在受到损害的情况下，这些细胞仍然能够继续分裂和增殖，就会导致癌症的发生。在皮肤中存在衰老细胞会导致皮肤的老化，这些衰老细胞的存在正是皮肤老化的特征 [78]。衰老细胞分泌影响其周围微环境的物质，这些物质占据着空间，使皮肤更加僵硬，干扰细胞间的通讯，对周围的细胞造成损害，并影响 EPSCs 的功能 [79]。衰老、活性氧以及炎症因素共同促使衰老细胞的增多 [80]。

表皮的生物节律

角质形成细胞呈现一种由生物钟基因调控的生物节律 [65]，同时表现出内源性节律性 [81-82]。这些细胞能够直接感知光线，从而影响其生物节律。特别是蓝光，其已经被证实在夜间照射细胞时可直接影响角质形成细胞的生物钟基因表达 [83]。

研究表明，在深夜和清晨之间，未分化的角质形成细胞对不同的分化信号作出反应。白天，角质形成细胞增殖，同时还会启动有助于保护其 DNA 免受紫外线损害的基因 [65]。受损细胞的修复工作则主要发生在夜间。总体而言，这些生物节律使得皮肤白天专注于保护，夜间则致力于修复。许多皮肤的生物节律研究也表明，夜间是 DNA 修复效果的最佳时刻，因此足够的睡眠对皮肤健康至关重要。同时，角质形成细胞的生物节律也受到周围细胞外基质的硬度、炎症状态和衰老等因素的影响 [84-86]。

生物节律还会影响皮肤的经皮水分丢失（TEWL），夜间较早晨更高，并且会影响皮肤的血流量，最高值通常出现在午后和夜间 [87]。局部产品的皮肤渗透性在夜间呈现出最高峰值，高峰通常出现在凌晨 4 点左右 [88]。

因此，在使用护肤品时，应该考虑皮肤的生物节律。早晨时分建议使用防晒和抗氧化剂来保护皮肤。夜间使用不易被皮肤吸收的产品，因为此时皮肤的经皮水分丢失（TEWL）较高。接着，可以使用屏障修复保湿剂来滋润皮肤。DNA 修复酶应该在夜间使用，以充分发挥其效果。

光与表皮

当光线照射至角质形成细胞时，基因表达会受到光线类型的影响[9]。蓝光通常用于治疗痤疮，因为已证明此类光线能够杀灭痤疮丙酸杆菌。此外，手机屏幕和计算机屏幕也会发出蓝光。波长 453 nm 的蓝光能够通过诱导分化，在体外抑制角质形成细胞的增殖[89]。水通道蛋白在皮肤水合、细胞间液体运输以及角质形成细胞增殖与分化过程中发挥重要作用。蓝光会引发老化皮肤细胞中的脂褐素生成，进一步促使老化自由基产生，前文已详细探讨其与溶酶体的相关性。另外，红光通常用于治疗皮肤炎症，其应用可减弱炎症因子的作用[90]。

研究指出，角质形成细胞和成纤维细胞对光的反应存在差异[91-92]。成纤维细胞似乎更为敏感，尤其对紫外线、红外线和可见光更为敏感，这可能是由于相对于成纤维细胞，角质形成细胞拥有更强的抗氧化能力[93-94]。角质形成细胞还富含铁蛋白，其水平高于成纤维细胞，使其具备螯合铁元素的能力，从而降低有害自由基的水平[95]。第 26 章“激光与光设备”将更加深入地探讨光对皮肤的影响。

生长因子

生长因子可分为两大类：增殖型与分化型。增殖因子促进 DNA 合成，刺激细胞增殖；而分化因子则抑制 DNA 合成，限制细胞生长，从而促使角质形成细胞分化。

表皮生长因子（epidermal growth factor，EGF）是人类细胞生长的重要调控因子之一。当其与位于表皮基底层和上层细胞表面的表皮生长因子受体（epidermal growth factor receptor，EGFR）结合时，激活酪氨酸激酶活性，最终引发细胞增殖[96]。角质形成细胞生长因子（keratinocyte growth factor，KGF）则属于成纤维细胞生长因子家族的一员，同样通过酪氨酸激酶受体在表皮细胞表面发挥增殖效应[97]。研究表明，KGF 有助于促进伤口愈合[98]，并刺激角质形成细胞合成透明质酸[99]。

其他重要的生长因子如多肽转化生长因子，其中包括转化生长因子-α（transforming growth factor alpha，TGF-α）和转化生长因子-β（TGF-β）两类。它们在结构和功能上存在差异。TGF-α 属于增殖型因子，类似于 EGF，通过激活酪氨酸激酶反应来发挥作用。而 TGF-β 则是一种抑制表皮角质形成细胞增长，同时刺激真皮成纤维细胞增殖的细胞因子。TGF-β 有助于促进细胞分化，在调控细胞外基质的合成方面发挥关键作用[100]。此外，TGF-β 在胶原蛋白的合成过程中具有至关重要的作用。事实上，暴露于紫外线后，TGF-β 通路的抑制是导致 I 型前胶原减少的主要原因[101]。TGF-β 还被证实有助于瘢痕形成，因此，抗 TGF-β 抗体已被证实能够减少创伤部位的炎症反应并降低瘢痕形成的风险[102-103]。TGF-β 水平受到 Ca^{2+}、佛波酯以及 TGF-β 本身的增加而上调。

胰岛素样生长因子（insulin-like growth factor，IGF）已被证实对皮肤具有光保护作用，能够调控 DNA 修复[104-105]。实际上，研究表明，在受辐照的角质形成细胞培养物中添加外源性 IGF 能够拯救受辐照细胞，提高角质形成细胞的存活率，同时减少光损伤的发生[106]。

药妆品中的生长因子

尽管目前尚未充分研究出哪种生长因子最适合用于皮肤治疗[107]，但各种生长因子已广泛应用于药妆品领域。含有来自细胞培养基的生长因子的护肤产品已上市多年。然而，这些生长因子的疗效和安全性尚未完全阐明。值得注意的是，虽然尚无证据表明其使用会导致皮肤癌的发生，但人们关注的是，这些生长因子可能会导致皮肤细胞的过度增殖。例如，某些护肤品中使用的培养基中含有所谓的肿瘤生长因子，即 TGF-β[108-109]。多项癌症研究表明，TGF-β 是癌症相关通路的强效触发因子[110-111]，可为癌细胞提供有利的微环境[112-113]。这些问题将在第 37 章“抗衰老成分”中进行更加详尽的讨论。

抗微生物肽

抗微生物肽（antimicrobial peptides，AMPs）因其在人体皮肤固有免疫系统中的重要作用，近年来备受学界关注。AMPs 具有抗细菌、病毒和真菌的广谱活性[114-115]。这些阳离子肽能够吸引带负电荷的细菌，并在此过程中渗透入细菌膜中，最终消除细菌。抗菌肽（cathelicidin）和防御素（defensin）是 AMPs 的两个主要成分，被认为在皮肤的抗微生物防御中发挥着关键作用。抗菌肽已在人体角质形成细胞、汗腺和唾液腺中被鉴定出，尤其是在炎症部位[116-118]。此外，除了抗微生物活性，抗菌肽 LL-37 还在伤口愈合过程中刺激角质形成细胞增殖[119]。在创面修复中，猪抗菌肽 PR-39 已被证实能够诱导细胞外基质中蛋白多糖的合成（特别是 Syndecan-1 和 -4）[120]。防御素也在人体角质形成细胞[121]和黏膜组织[122-123]中表达，其中 β- 防御素 1 通过增加角蛋白 10 的合成来促进角质形成细胞分化[124]。有趣的是，研究发现 UVB 辐射能够上调人类角质形成细胞中 β- 防御素 mRNA 的水平[125]。

AMPs 已被证实与多种皮肤疾病（包括特应性皮炎、银屑病和麻风病等）[115]以及伤口愈合相关，这些超出了当前的讨论范围。关于 AMPs 在维护表皮屏障中的作用，将在第 12 章中进行深入探讨。

角质层的保湿作用

角质层的主要功能在于防止经皮水分丢失（TEWL），同时调节皮肤中的水平衡。这一功能的实现依赖于两个主要组成要素，即脂质和天然保湿因子（NMF）。

天然保湿因子

通过板层颗粒释放的 NMF 主要由氨基酸及其代谢产物组成，这些代谢产物是丝聚蛋白降解的副产物（**框 1-2**）。NMF 仅存在于角质层细胞内，赋予角质层独特的保湿特性（**图 1-10**）。

NMF 主要由高度水溶性化合物构成，因此即使在低湿度环境下，它也能吸收大量水分。这使得角质层即使在干燥的环境中也能保持高水分含量。此外，NMF 还为需要水性环境的酶提供了重要的条件。当注意到缺乏 NMF 的寻常型鱼鳞病患者表现为严重的皮肤干燥和脱屑时，NMF 的重要性便不言而喻了[126]。研究已经证实，与未使用表面活性剂清洁的正常皮肤相比，经常使用普通肥皂清洁的皮肤 NMF 水平明显降低[127]。此外，NMF 水平还随着年龄的增长而逐渐下降，这可能是导致老年人中皮肤干燥问题增多的原因（详见第 12 章）。

框 1-2

丝聚蛋白（filaggrin）得名于“丝聚合蛋白”。其名称源于其将角蛋白丝结合起来形成角质层中结构基质的功能。已知丝聚蛋白基因的遗传缺陷在部分寻常型鱼鳞病病例中发挥作用[38]。值得注意的是，丝聚蛋白在角质层表层中并不存在。研究表明，在丝聚蛋白前体形成后的 2～3 天内，它会完全降解为氨基酸，并且其组成成分进一步代谢形成天然保湿因子（NMF）[40]。角质层顶部富含 NMF，使其具有水合能力，而角质层下方不会因水分过多而受到破坏，这是大自然的一种保护机制。此外，NMF 的水平受角质层水合能力的调节。

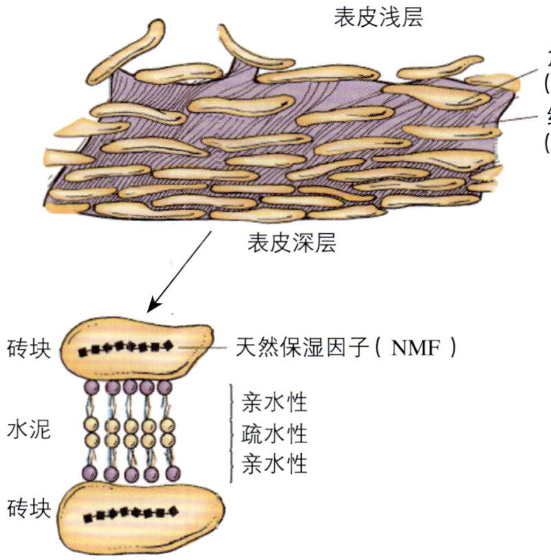

图 1-10　角质形成细胞嵌入在脂质基质中，类似砖块与水泥的结构。天然保湿因子（NMF）存在于角质形成细胞内。NMF 和脂质双分子层防止表皮层脱水。

脂质

皮肤表面脂质的组成按丰度排序，包括甘油三酯、脂肪酸、角鲨烯、蜡酯、二甘油三酯、胆固醇酯和胆固醇[128]。这些脂质构成表皮的重要组成部分，参与防止水分流失和有害细菌入侵，同时防止皮肤吸收水溶性物质。几十年来，人们已经认识到脂质在饮食中的不足会影响皮肤的健康状况（参见第 12 章）。最新研究表明，遗传性脂质代谢缺陷，例如 X 连锁性角化病中的类固醇硫酸酯酶缺乏，可能导致皮肤角化和水合作用异常[129]。现在我们知道，表皮脂质受年龄、遗传、季节变化和饮食的影响，这些脂质的不足会导致皮肤容易变得干燥。这一点在患有必需脂肪酸缺乏症（essential fatty acid deficiency，EFAD）的小鼠研究中得到了证实：当饮食中缺乏亚油酸时，这些小鼠的经皮水分丢失（TEWL）会增加[130]。有趣的是，降胆固醇药物的应用也与皮肤干燥相关[131]。

如上所述，皮肤脂质一方面由板层颗粒产生并排出，另一方面在皮脂腺中合成，然后通过毛囊排泄到皮肤表面。皮脂腺的分泌受激素调控（参见第 11 章“油性皮肤”）。脂质有助于将 NMF 维持在细胞内，从而维持水合作用和水性酶的功能。虽然这些特性的描述不够详尽，但脂质本身也可能影响酶的功能。

脂质对经皮水分丢失（TEWL）的作用

角质层中对水分渗透屏障起重要作用的脂质包括神经酰胺、胆固醇和脂肪酸。

自 20 世纪 40 年代首次确认角质层为主要的防止水分丢失的屏障以来，人们提出了许多关于哪些脂质在角质层发挥重要作用的假说。既往对 EFAD 小鼠的研究使学者关注到磷脂类，因为它们含有亚油酸。然而，随后发现角质层中几乎完全缺乏磷脂类[132]。1982 年，神经酰胺 1 被发现，这种富含亚油酸的化合物被认为是构建皮肤屏障功能所必需的主要角质层脂质[133]。后来又发现五种不同类型的神经酰胺，并根据分子的极性命名。神经酰胺 1 的非极性最强，而神经酰胺 6 极性最强。

虽然人们曾一度认为神经酰胺是皮肤保湿的关键，但目前的研究表明，没有哪种特定的脂质比其他脂质更重要。脂肪酸、神经酰胺和胆固醇的比例似乎是最重要的决定因素。这在一项研究中得到证实，该研究在用丙酮破坏水脂屏障后，应用神经酰胺、脂肪酸和胆固醇的组合可以恢复正常的屏障功能[134]，而单独使用每个成分都会导致屏障恢复延迟。基于上述发现，制造商目前在多种产品中单用神经酰胺或使用神经酰胺、胆固醇和脂肪酸的混合物。然而，使用这些混合物治疗特应性皮炎和其他鱼鳞病的效果并不理想。

结论

表皮与求美者的众多皮肤问题息息相关。恰恰是由于表皮状态不同，患者会感觉到皮肤粗糙，肤色也可能显得黯淡。有弹性、充分水合的表皮比脱水的表皮更柔软，更能焕发光彩。磨砂海绵、去角质磨砂膏、面膜、保湿剂、化学性去角质剂和微晶磨削等流行的美容方法，都证实了求美者对表皮状况的高度关注。深入了解表皮层的特性，有助于我们理解哪些化妆品成分和使用时间对患者真正有益，而不是过度依赖于产品的虚假或过度商业宣传。

（廖勇　陶娟　肖嵘　祝贺　杨鑫　杨蓉娅 译校）

参考文献

扫描书末二维码获取

第2章

真皮的基础科学

概要

要点

- 成纤维细胞负责合成胶原蛋白、弹性蛋白前体以及其他细胞外基质组分，如透明质酸和硫酸乙酰肝素。
- 年轻皮肤的特征是细长的成纤维细胞，其较老化皮肤中的成纤维细胞的合成能力强，能够合成更多的胶原蛋白及细胞外基质。
- 衰老的成纤维细胞变得皱缩，与细胞外基质的连接减少。

新进展

- 组织骨架将细胞外基质与成纤维细胞的基因组 DNA 相连接。
- 成纤维细胞通过与细胞外基质的连接，传递机械力，从而影响基因表达。
- 成纤维细胞细胞核的三维结构变化影响基因转录。
- 细胞外基质的微环境影响成纤维细胞的基因表达。
- 乳头层成纤维细胞和网状层成纤维细胞在基因表达和不同细胞标志物方面存在 29% 的差异 [1]。

展望

- 细胞核骨架和细胞骨架连接结构（linkers of the nucleoskeleton and cytoskeleton，LINCS）与基因组 DNA 紧密连接。目前的研究旨在深入探究 LINCS 如何影响 DNA 表达，以及它们对哪些信号做出反应。
- 目前的研究正在评估与组织老化相关的骨架变化及其调控机制。
- 关于表观遗传学及其对成纤维细胞功能的影响，仍有很多需要研究的内容。
- 需深入研究大麻素受体与成纤维细胞之间的关系。

真皮层位于表皮层和皮下脂肪层之间，其决定着皮肤的厚度、强度、弹性和体积，对皮肤的外貌美观起关键作用。不同身体部位的真皮层的厚度存在差异，并且在 3 ~ 7 岁及青春期各有一次翻倍的增长。真皮层内富含神经、血管、黑素细胞和汗腺，同时被细胞外基质、胶原蛋白、弹性蛋白以及透明质酸所包围。

真皮层对皮肤老化外观的影响尤为显著。随着年龄的增长，真皮层的厚度逐渐减小并丧失功能。成纤维细胞反应变得迟钝，对细胞信号的反应减弱，细胞分裂频率也随之降低。这些变化导致皮肤变得更薄，出现细纹和皱纹。弹性蛋白的流失导致皮肤松弛下垂，而胶原蛋白的流失则使皮肤变得脆弱，透明质酸的减少降低了保湿能力和容积。因此，真皮层成为注射填充剂以增加容积并改善皮肤外观的关键层次。尽管表皮层负责反射光线、赋予皮肤纹理及调节保湿，但由于其细胞更新速度较快，其变化对皮肤外观影响较短暂。而真皮层的变化则更为持久和显著，但需要更长时间才能显现。真皮层功能的异常可能会导致一些慢性问题，如瘢痕、妊娠纹和痤疮瘢痕等。因此，保护真皮层至关重要，因为该层的许多问题都无法完全修复。

皮肤真皮解剖学

真皮 - 表皮连接处

真皮 - 表皮连接处（dermal-epidermal junction，DEJ）是皮肤极为重要的区域，由基底层角质形成细胞下的基底膜构成（**图 2-1**）。其由 4 个区域组成，包括锚定纤维、层黏连蛋白、Ⅳ型胶原蛋白、Ⅶ型胶原蛋白、巢蛋白和串珠素等结构成分。需要注意的是，基底膜中的胶原蛋白与真皮基质中的Ⅰ型胶原蛋白不同。DEJ 的成分是由角质形成细胞和成纤维细胞合成[2]。DEJ 的功能既将表皮层和真皮层分隔开，也将它们连接在一起。此外，DEJ 还充当了皮肤进入真皮层的屏障，具备过滤大分子的能力，同时允许某些分子通过。除此之外，DEJ 还承担着将表皮锚定于真皮的作用，为皮肤提供机械稳定性和组织弹性。

当皮肤出现水疱时，破裂的层面可以发生在表皮（表皮内水疱）或表皮下方（表皮下水疱）。表皮内水疱发生在 DEJ 上方，常由汗疱疹、摩擦性水疱、昆虫叮咬和单纯疱疹病毒等引起。表皮下水疱性疾病累及 DEJ，并导致表皮和真皮分离。表皮下水疱性疾病较为严重，通常由针对 DEJ 结构成分的抗体、药物反应、导致 DEJ 结构成分缺失的遗传性疾病或严重烧伤等外部损伤引起。疱疹性皮炎是乳糜泻中由 IgA 抗体引起的表皮下水疱性疾病的一个例子。表皮下水疱非常危险，因为其会导致表皮与真皮分离，从而导致皮肤严重损伤、脱水、瘢痕以及其他不良后果。关于 DEJ 疾病的讨论已超出本章的范围，但人们对这些有时具有毁灭性的疾病已经有了深入认识。

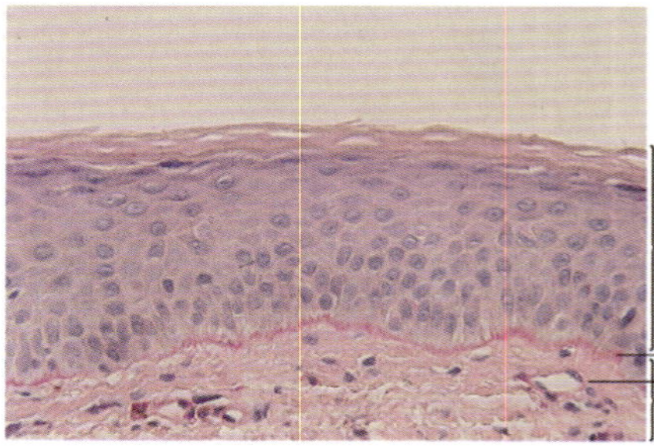

图 2-1 真皮 - 表皮连接处的组织病理学。基底膜分隔表皮层和真皮层（图片由 George Loannides, MD 提供）。

致密板（lamina densa）作为 DEJ 的一部分，在受到紫外线照射的皮肤中可能会发生复制。这会使 DEJ 变得薄弱、抗剪切力下降以及皮肤脆弱[3]。在老年患者中，特别是那些长时间暴露在阳光下的患者，他们的皮肤可能包含多层复制的致密板。

基质金属蛋白酶（matrix metalloproteinases，MMPs）可以降解 DEJ 的各个部分。尿激酶型纤溶酶原激活物（urokinase-type plasminogen activator，uPA）可能会降解 DEJ 中的基底膜（参见第 6 章“外源性老化”）。肝素酶和其他酶也可溶解 DEJ 的组分。珠蛋白是由硫酸肝素链组成的物质，贮存并释放生长因子（growth factor，GF），在 DEJ 中作为生长因子储备库。这些生长因子将被储存，在需要时才会被释放。肝素酶是一种分解珠蛋白中硫酸肝素链的酶，它会破坏生长因子在基底膜中的储备，从而影响生长因子信号传导。肝素酶表达水平在炎症和紫外线暴露时增加，导致生长因子活性显著降低[3]。为防止 DEJ 的基底膜受损，应采取措施降低肝素酶、自由基、uPA 和 MMPs 的水平。换言之，建议采取防晒、避免阳光暴露且使用防晒霜等措施。综上所述，DEJ 在皮肤健康和保持皮肤年轻态方面发挥着关键作用。

真皮

真皮层分为上部真皮乳头层和下部真皮网状层。多年来，乳头层成纤维细胞（papillary fibroblasts，Fp）和网状层成纤维细胞（reticular fibroblasts，Fr）一直难以区分，但新技术已经揭示它们具有不同的标志物。通过对健康人类皮肤 RNA 测序数据的分析，确定了三种成纤维细胞亚型（**表 2-1**）[4]。这三种类型的成纤维细胞在空间上并不局限于真皮乳头层或网状层，而是它们是所在区域中发现的主要成纤维细胞类型。尽管 Fp 和 Fr 共享一些相同的基因表达，但 29% 的基因表达在这两种成纤维细胞之间存在差异，具体差异可参考 Haydont 在 2019 年的一篇论文中提供的基因表达谱[1]。成纤维细胞的功能受其微环境影响，因此，当这些细胞存在于真皮乳头层微环境时，它们会表现出与 Fp

表 2-1　成纤维细胞的类型、作用和标志物

成纤维细胞位置	细胞表面标志物	作用
乳头层	FAP +，CD90-、CD39	增殖
网状层	FAP-，CD90 +	脂肪合成
网状层	FAP +，CD90 +	脂肪合成

相似的特征；而在真皮网状层微环境中则会呈现出与 Fr 相近的特征。成纤维细胞表现出极大的多样性，如受伤后可以转化为肌成纤维细胞。

真皮乳头层

真皮乳头层位于表皮下方，是真皮最上层（**图 2-2**）。真皮乳头层血管丰富，细胞密度高，胶原束较小，结缔组织较为疏松。真皮乳头层内的成纤维细胞负责形成真皮鞘、真皮乳突和立毛肌。真皮 - 表皮连接处（DEJ）中的“oxytalan 纤维”与真皮乳头层中的“elaunin 纤维”（含有原纤维蛋白和弹性蛋白）相连接，为皮肤提供弹性。真皮乳头层中原纤维蛋白与弹性蛋白的比例相对较高。

真皮网状层

真皮层下部的结构为真皮网状层，其特点是细胞密度较低，被胶原蛋白以及其他结缔组织蛋白所包绕。该网状层的成纤维细胞负责合成细胞外基质和皮下脂肪细胞[5]。真皮网状层中的弹性纤维与真皮 - 表皮连接处（DEJ）平行排列，并且弹性蛋白与纤维蛋白的比例较高。

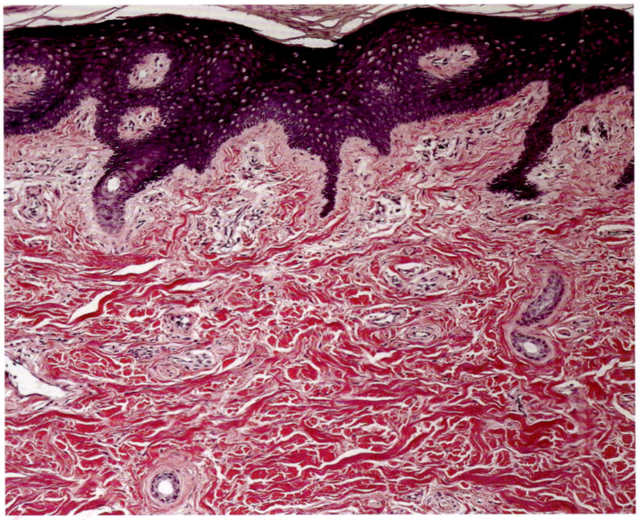

图 2-2　真皮层分为真皮乳头层和真皮网状层。

真皮层的细胞

真皮层的主要细胞类型为成纤维细胞，负责合成胶原蛋白、弹性蛋白、其他基质蛋白，以及调控胶原酶和基质金属蛋白酶等酶的合成。我们将逐一探讨这些结构成分，因为每一种都具有影响皮肤功能的重要特性。此外，真皮层中还存在免疫细胞，如肥大细胞、多形核白细胞、淋巴细胞和巨噬细胞。

多种类型的细胞在真皮内进出，包括各种免疫细胞及黑素细胞。内皮细胞和周细胞也分布于真皮层内。这些细胞与生长因子、细胞因子、趋化因子以及真皮层中的其他细胞、表皮和真皮 - 表皮连接处（DEJ）进行通信。

成纤维细胞

成纤维细胞为真皮层的主要细胞类型，具备多能干细胞分化潜能。长期以来，人们普遍认为真皮乳头层和真皮网状层中的成纤维细胞是同一类型。然而，最新的研究结果表明它们存在差异，并对不同的信号做出反应[4]。与在人体真皮层（活体）中的成纤维细胞相比，细胞培养（体外）中的成纤维细胞的基因表达是有改变的，这意味着它们在体外细胞培养条件下的行为与在活体皮肤中的行为不同。这导致难以研究和了解这些成纤维细胞。这也是为什么不能依靠体外成纤维细胞培养数据来评价功效性护肤品的具体功效。

受损皮肤。当皮肤受损时，成纤维细胞会分化为对创面愈合至关重要的肌成纤维细胞表型。这些肌成纤维细胞表达 α 平滑肌肌动蛋白和肌球蛋白Ⅱ，从而使其产生机械力。这种分化受到细胞因子和生长因子（如 TGF-β/Smad 信号通路）的调控。在老年人中观察到的创面延迟愈合部分是由于透明质酸减少，以及表皮生长因子和 TGF-β 生长因子信号的减弱所致[6]。

衰老真皮。真皮衰老的特点包括胶原蛋白减少、糖基化弹性蛋白碎片化、细胞外基质成分减少以及衰老成纤维细胞的积累。这些因素导致胶原蛋白的合成减少，而基质金属蛋白酶（MMP）的合成增加。相较于年轻皮肤的成纤维细胞，衰老皮肤中的成纤维细胞更为微小。这些衰老成纤维细胞释放更多与衰老相关的 MMP，同时上调 c-Jun/c-Fos 和 AP-1 的表达，从而促使胶原酶增加，导致胶原蛋白降解[8]（参见第 5 章“内源性老化”和第 6 章）。

成纤维细胞的细胞器

成纤维细胞内含与表皮细胞相同类型的细胞器（参见第 1 章“表皮的基础科学”）。线粒体在能量合成中起到关键作用，以满足成纤维细胞合成细胞外基质组分所需的能量。随着成纤维细胞的老化，线粒体电子传递链功能发生紊乱，导致活性氧（reactive oxygen species，ROS）的产生增加。此外，线粒体自噬减少也是老化的一个因素（参见第 5 章）。

真皮层受体

雌激素和雄激素受体

所有类固醇激素（例如雌二醇和睾酮）都通过与细胞核受体结合来发挥其生物学作用，从而启动蛋白质的转录和翻译过程。经典的雌激素受体 -α（estrogen receptor-alpha，ER-α）在 20 世纪 70 年代被发现，而 ER-β 则于 1996 年从人体组织中被分离和鉴定 [9]。自那时起，研究表明 ER-β 是人体皮肤中的主要雌激素受体，在表皮、血管、真皮成纤维细胞以及外毛根鞘（隆突和干细胞所在位置）中高度表达。ER-α 和雄激素受体（可以结合睾酮或双氢睾酮）仅在毛囊的真皮乳头细胞中表达，并且这三种受体也存在于皮脂腺中 [10-11]。汗腺中 ER-β 表达水平较高，而雄激素和孕激素受体的表达较低。最近的研究还发现，人类脂肪组织中性激素受体的表达在不同部位存在差异，ER-β 在皮下组织中高度表达 [12]。这些新的发现明确表明，性激素参与调控皮肤、附属结构和脂肪组织的增殖、分化和功能，而且这种调节机制比既往所认识到的更为复杂。此外，最近描述的 ER-β 受体亚型（ER-β1~5）使这个问题更加复杂 [12]。

甲状腺受体

成纤维细胞上存在甲状腺受体。成纤维细胞上的甲状腺受体数量在 40 ~ 85 岁保持稳定。然而，随着年龄的增长，成纤维细胞的总数逐渐减少，因此老化皮肤中甲状腺受体的数量实际上是减少的。

大麻素受体

内源性大麻素系统在皮肤中发挥着重要作用。研究已发现，大麻素受体存在于皮肤神经纤维、表皮层角质形成细胞以及皮肤附属器中。尽管在成纤维细胞表面尚未明确检测到大麻素受体，但一项研究指出，大麻素 CB1 拮抗剂可以抑制转化生长因子 β（TGF-β）诱导的成纤维细胞向肌成纤维细胞的分化。这项研究还揭示了 TGF-β 能够增加 CB1 的表达水平。另一项研究显示，成纤维细胞中没有 CB1 受体，但当它们转化为多能干细胞时则表达该受体。

目前尚不清楚哪些类型的成纤维细胞具有大麻素受体，以及这些受体在成纤维细胞功能中的确切作用。

肉毒毒素与成纤维细胞

体外实验已证明，A 型肉毒毒素（botulinum toxin A，BTX-A）可抑制成纤维细胞向肌成纤维细胞的分化，同时降低 α- 平滑肌肌动蛋白（alpha-smooth muscle actin，α-SMA）和肌凝蛋白 Ⅱ 的表达水平 [16-17]。此外，BTX-A 还能抑制成纤维细胞的增殖，并减少转化生长因子 -β1（transforming growth factor-β1，TGF-β1）的表达 [18-19]。虽然 BTX-A 的确切作用机制尚不清楚，但有可能与其对 SNARE 复合物的作用有关。TGF-β1 会明显促进基质金属蛋白酶 -2 和基质金属蛋白酶 -9（MMP-2 和 MMP-9）的表达，而 BTX-A 可有效阻断这一过程 [20]。

真皮层的结构成分

真皮层的结构成分赋予了其与年轻皮肤相关的厚度、容积、强度、缓冲能力和弹性。基于多种原因，真皮层的细胞外基质显得尤为重要，这将在本章以及第 5 章和第 6 章中详细讨论。

细胞外基质微环境会影响成纤维细胞的活动，被称为基质组（matrisone）[21]。蛋白聚糖可结合水分子，为皮肤提供容积。在真皮 - 表皮连接处和细胞外基质中，串珠蛋白聚糖和透明质酸库储存并释放生长因子。这些糖胺聚糖（GAGs）含有水分子，并与复杂的细胞骨架交织在一起，构成真皮层的“组织骨架”。细胞内肌动蛋白丝通过纤连蛋白连接点（fibronexus junctions）与含有纤连蛋白的胞外纤维相结合。纤连蛋白分子与肌成纤维细胞及成纤维细胞上的整合素受体结合，使细胞间信号发生传导。组织骨架通过一系列的机械中继点，包括黏着斑（focal adhesion points）、细胞骨架、LINC 复合物和核骨架，将细胞外基质与基因组 DNA 相连接 [22]（**图 2-3**）。成纤维细胞能够产生机械力，反作用于组织骨架，从而导致细胞信号传导。然而，当糖胺聚糖或胶原蛋白减少时（如在衰老皮肤中所

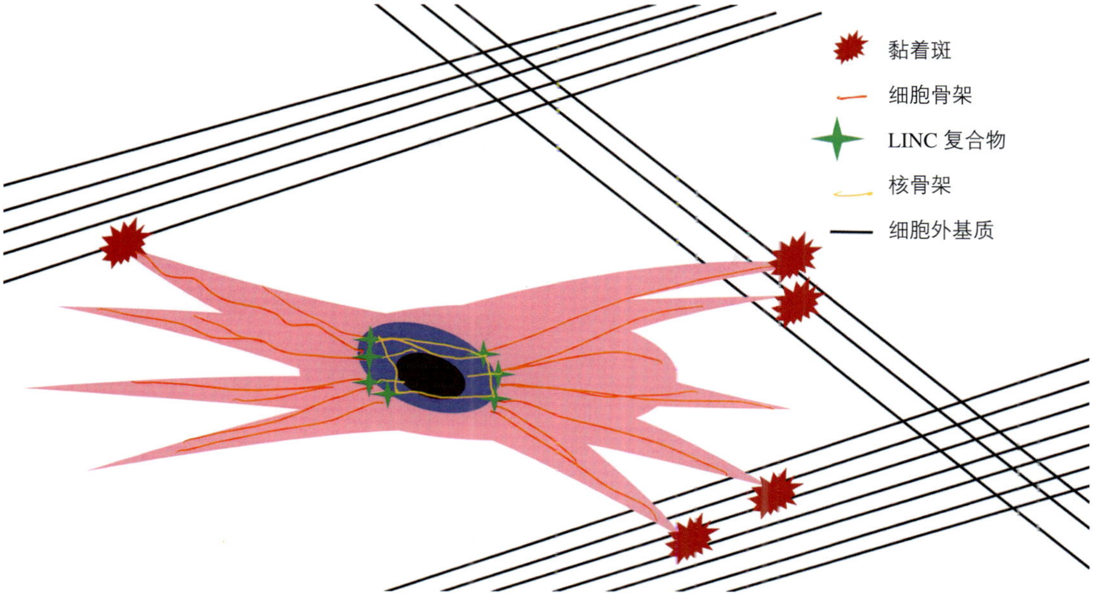

图 2–3　细胞外基质通过一系列机械中继点与基因组 DNA 相连接[79]。

观察到的情况），成纤维细胞无法有效附着于组织骨架，细胞变得皱缩和更小，其对组织骨架施加机械力的能力也会减弱。此外，还有其他几种细胞成分也参与了组织骨架和真皮层基础结构的维护与调控。

胶原蛋白

胶原蛋白占皮肤干重的 75%，为皮肤提供张力、厚度、弹性和年轻外观。真皮 - 表皮连接处存在Ⅳ型和Ⅶ型胶原蛋白。真皮中的Ⅰ型和Ⅲ型胶原蛋白水平降低与老化皮肤外观有关，而基底膜中Ⅳ型胶原蛋白减少则与老化皮肤的脆性增加有关[23]。

数十年来，增加皮肤中的胶原蛋白一直是抗衰老研究的焦点，也是各种皮肤产品和治疗技术的目标。许多外用功效性护肤品，如甘醇酸、抗坏血酸和维 A 酸类化合物，都可以促进胶原蛋白的合成。另外，微针疗法、化学剥脱术、激光和皮肤磨削术等表皮重建技术可以激活损伤愈合机制，从而增加胶原蛋白的合成。而皮肤紧致治疗则旨在利用热能来使胶原蛋白收缩。上述抗衰老治疗的效果将在后续章节中分别讨论，但首先需要了解胶原蛋白的结构和功能。

“胶原蛋白”实际上是一个包含 18 种蛋白质的复杂家族，其中有 11 种存在于真皮层。与弹性纤维不同，胶原纤维始终以最终成熟的状态出现于真皮层，而未成熟的弹性蛋白位于真皮浅层，成熟的弹性纤维位于真皮深层。每种类型的胶原蛋白都由三条链组成（**图 2-4**）。胶原蛋白在成纤维细胞中合成，前体为前胶原蛋白。前胶原蛋白链上的脯氨酸残基会在脯氨酰羟化酶的作用下转化为羟脯氨酸。这一反应需要铁离子、抗坏血酸（维生素 C）和 α- 酮戊二酸的存在。此外，前胶原蛋白链上的赖氨酸残基也由赖氨酰羟化酶催化转化为羟赖氨酸。这一反应同样需要铁离子、抗坏血酸和 α- 酮戊二酸的存在。有趣的是，维生素 C 是这些反应中必不可少的介导成分，其缺乏会导致坏血病，这是一种以胶原蛋白减少为特征的疾病。

真皮层的关键胶原蛋白类型列于**表 2-1**。

Ⅰ型胶原蛋白占真皮中胶原蛋白的 80%～85%，负责维持真皮的抗拉强度。研究表明，光老化皮肤中Ⅰ型胶原蛋白的水平较低，而在皮肤磨削术后会增加[24]。因此，Ⅰ型胶原蛋白可能是与皮肤老化最相关的胶原蛋白类型。

Ⅲ型胶原蛋白占真皮中胶原蛋白基质总量的

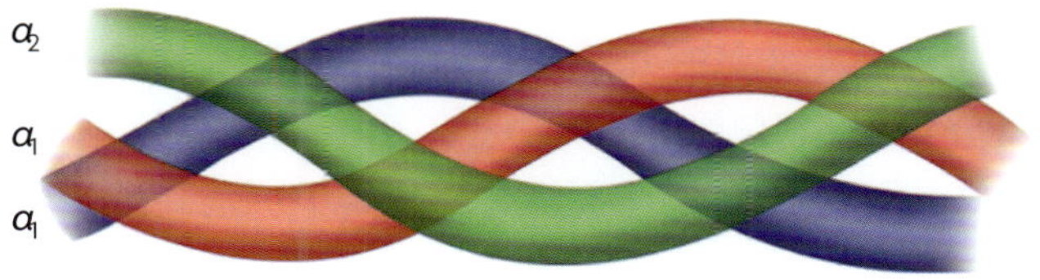

图 2–4　胶原蛋白是由三条链结合在一起形成的三螺旋结构。

8%～15%[25]。这种胶原蛋白的直径较Ⅰ型胶原蛋白小，形成的纤维束也较小，从而赋予皮肤柔韧性。Ⅲ型胶原蛋白也被称为“胚胎胶原蛋白”，因为它在胚胎期占主导地位。它主要分布在血管周围和表皮下，参与纤维化过程。随着年龄增长，Ⅲ型胶原蛋白的合成增加，这表明组织纤维化程度随年龄增长而增加[26]。

Ⅳ型胶原蛋白在基底膜带形成晶格结构。研究显示，基底膜中的Ⅳ型胶原蛋白水平在绝经期后减少[26]。Ⅰ型和Ⅲ型胶原蛋白的降解与Ⅳ型胶原蛋白的降解和合成的调控机制不同[26]。Ⅴ型胶原蛋白弥漫性分布于真皮全层，占真皮胶原蛋白基质总量的4%～5%。Ⅶ型胶原蛋白构成真皮-表皮连接处的锚定纤维。例如，患有遗传性水疱病——显性营养不良性表皮松解症的患者缺乏Ⅶ型胶原蛋白，导致其锚定纤维异常。获得性大疱性表皮松解症（epidermolysis bullosa acquisita，EBA）是一种获得性大疱性疾病，由Ⅶ型胶原蛋白抗体导致。研究还发现，长期光暴露患者的Ⅶ型胶原蛋白也发生变化。一些研究者推测，由于锚定纤维（Ⅶ型胶原蛋白）流失导致真皮与表皮之间的连接弱化，可能导致皱纹形成[27]。XⅦ型胶原蛋白位于半桥粒中，也在结构上发挥重要作用。这些胶原蛋白和其他结构蛋白在遗传性疾病（以这些结构缺失为特征）和获得性疾病（以针对这些关键结构的抗体形成为特征）中的重要性显而易见。胶原蛋白的重要性以及在衰老皮肤中的变化将在第5章和第6章中进一步讨论。

弹性蛋白

弹性蛋白在皮肤中能够持续存在多年。然而，随着时间的推移，其易受到损伤。成年后，弹性蛋白的合成明显减少，至今尚无法通过任何局部外用功效性护肤品的成分或药物来刺激其再生[28-30]。老化皮肤的典型特征之一是弹性蛋白合成减少和受损弹性蛋白沉积，进而导致皮肤松弛下垂[31-33]。

弹性纤维是结缔组织基质中的重要组成部分（**图 2-5**），它赋予皮肤以及其他器官如肺和血管等弹性和回弹性。弹性蛋白的合成在胎儿时期开始，在出生时及新生儿早期达到高峰，继之在成年后显著减少，在老年时几乎不再合成。弹性纤维由两个组分组成，其中弹性蛋白是一种无定形的、不溶性结缔组织蛋白，是主要成分；而中央的弹性蛋白核则被外围的微纤丝所包裹。弹性蛋白占皮肤干重的2%～3%，在肺中占3%～7%，在主要血管中占28%～32%，在弹性韧带中占50%[34]。

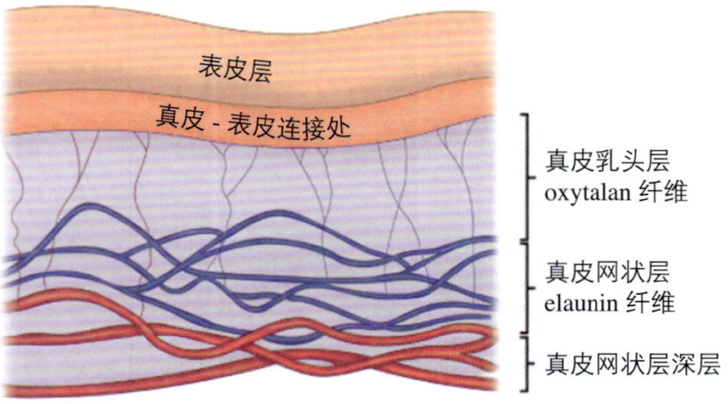

图 2-5 真皮层弹性纤维网络由真皮浅层未成熟的 oxytalan 纤维和真皮中层较为成熟的 elaunin 纤维组成。最成熟的弹性纤维未命名，位于真皮网状层深层。

弹性蛋白由成纤维细胞、内皮细胞和血管平滑肌细胞中的前体蛋白——原弹性蛋白（tropoelastin）产生。与胶原纤维不同，弹性纤维在真皮层内以不同的成熟程度存在。最不成熟的纤维被称为oxytalan纤维，它们从真皮-表皮连接处垂直穿过真皮乳头层，到达真皮网状层的顶部。更成熟的弹性纤维被称为elaunin纤维，附着于真皮网状层的水平纤维丛上。elaunin纤维之所以更成熟，是因为其在原纤维网上有更多的弹性蛋白沉积。最成熟的弹性纤维没有特定名称，存在于真皮网状层深层（**图 2-5** 和**图 2-6A** 和 **B**）。

微纤丝作为原弹性蛋白沉积和组装的支架，在弹性纤维生成中起着关键作用[35]。微纤丝主要由纤维蛋白家族中的糖蛋白和微纤丝相关糖蛋白（microfibril associated glycoproteins，MAGP）-1和-2所构成。研究表明，纤维蛋白-1对于弹性纤维的发育和创面修复具有重要影响[36-37]。微纤丝邻近原弹性蛋白合成细胞，与发育中的弹性纤维平行排列[38]，构成原弹性蛋白沉积的模板。随后，原弹性蛋白多肽通过共价交联而形成弹性蛋白。这些原弹性蛋白多肽包括交替分布的亲水和疏水区。其中，富含脯氨酸、缬氨酸和甘氨酸的疏水区被认为是弹性蛋白组织弹性的来源[39]。另外，富含丙氨酸和赖氨酸的亲水区在交联过程中与赖氨酸氧化酶发生相互作用[40]。弹性蛋白的交联是一个复杂的过程，对于其正常功能及稳定性至关重要。该过程通过需要铜离子的赖氨酰氧化酶介导[41]，随后形成脱氨和异脱氨交联，最终形成不溶性的弹性蛋白网络[42]。

虽然对弹性蛋白已经有诸多研究，但该蛋白与

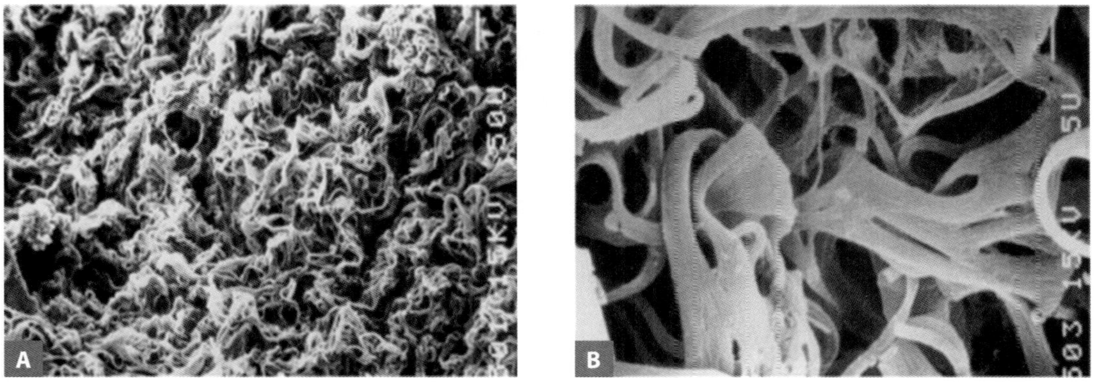

图 2–6　人体皮肤弹性纤维扫描电子显微照片

美容皮肤科学的关联至今尚不明确，因为目前尚无治疗方法能够增加皮肤中的弹性蛋白含量。可以肯定的是，胶原蛋白、透明质酸和弹性蛋白三者之间存在共价结合，形成一个三维结构，并在老化皮肤中受到损害。人们普遍认为，要使皮肤呈现更年轻的外观，必须增加这三种成分的含量。然而，关键问题在于成年后弹性蛋白不再合成。因此，尝试通过新生的弹性蛋白来替代老化的弹性蛋白，已成为美容皮肤科学研究的焦点。

弹性纤维的结构为我们提供了其与透明质酸和胶原蛋白相互作用的线索。成熟的弹性纤维包含一系列蛋白多糖。Versican 是被研究最广泛的蛋白多糖之一，属于透明质酸结合蛋白家族，该家族还包括聚集素（aggrecan）和神经聚集素（neurocan）[43]。Versican 有助于细胞黏附、增殖和迁移，并且可与多种细胞外基质蛋白相互作用以介导其组装。成熟的弹性纤维位于胶原束的外围，这表明弹性蛋白与胶原蛋白以及透明质酸之间存在重要的相互作用。

弹性纤维受到弹性蛋白酶（如人类白细胞弹性蛋白酶）的降解。在大量阳光暴露下，弹性蛋白会发生降解，在使用光学显微镜观察时呈现为真皮层的一种无定形物质。由此产生的“日光性弹力组织变性”是光老化皮肤的一个标志。有趣的是，皮肤中存在保护机制来防止弹性蛋白的降解。溶菌酶被认为在这一过程中起到保护作用，已证明其在紫外线暴露的皮肤中增加并沉积于弹性纤维上[44]。溶菌酶通过与弹性蛋白结合，阻止了弹性蛋白酶与弹性蛋白之间的正常相互作用，从而抑制了弹性蛋白酶的蛋白水解活性[45-46]。还有观点认为，受损的弹性蛋白纤维会导致老化皮肤的弹性下降[47]。弹性蛋白的缺陷或受损可能导致皱纹产生，即使在非日光暴露和非衰老的情况下也是如此。事实上，在一个案例中，一名患有“皱纹皮肤综合征”的儿童被发现缺乏弹性纤维[48]，这表明弹性蛋白在皮肤完整性中的重要性。弹性纤维的缺陷可能导致多种皮肤疾病，包括皮肤松弛症、弹性假黄瘤（pseudoxanthoma elasticum，PXE）、匐行穿孔性弹性组织变性（又称 Lutz-Miescher 综合征）和皮肤纤维瘤病（又称 Buschke-Ollendorff 综合征）。

内源性老化的皮肤会呈现出弹性蛋白网络的碎裂，而外源性老化的皮肤则含有弹性物质的块状沉积[49]。研究表明，受保护区域的老化皮肤中弹性蛋白含量减少。一项针对埃及受试者的研究显示，在未受紫外线暴露的腹部皮肤中，弹性蛋白的相对含量从第一个十年的 49.2% ± 0.6% 降至第九个十年的 30.4% ± 0.8%[50]。另一项关于 91 名 20 ~ 80 岁白人非暴露臀部皮肤中弹性蛋白含量的研究显示，弹性蛋白组织减少了 51%[46]。尽管紫外线暴露可能导致弹力组织变性和弹性蛋白组织含量增加，但弹性蛋白会出现结构异常[50]，在显微镜下观察可见真皮中弹性蛋白呈增厚和扭曲的颗粒状沉积。

弹性蛋白与妊娠纹

妊娠纹（一般称为膨胀纹）是由于容积变化（如体重增加或肌肉质量增加）导致皮肤拉伸而在皮肤表面形成的线状萎缩性皮肤瘢痕。它们被认为与弹性蛋白排列紊乱有关[45]。在某些情况下，妊娠纹可能是由于成纤维细胞功能受损所致，因为研究发现妊娠纹中纤连蛋白以及Ⅰ型和Ⅲ型前胶原的表达减少[51-52]。

增加皮肤中的弹性蛋白

弹性蛋白通过提供回弹和拉伸来预防皮肤下垂。完整的弹性纤维网对于维持皮肤的弹性至关重要。然而随着时间的推移，弹性蛋白会逐渐降解，受损的片段会在皮肤内积聚。随着年龄的增长，新弹性蛋白的生成也会减少。因此，关于如何增加皮肤中功能性弹性蛋白的研究具有重要意义。

在皮肤年轻化方法中，用新的弹性蛋白来替代细胞外基质中的弹性蛋白成分一直是一个挑战。研究人员对重组和交联的原弹性蛋白进行了深入研究[53]。尽管人们努力开发可以局部涂抹并渗透入人体皮肤的弹性蛋白，但均未取得成功。其他选择包括刺激真皮层合成弹性蛋白或向皮肤注射功能性弹性蛋白。截至本书出版时，尽管有一些制造商声称其局部使用的弹性蛋白产品可以增加皮肤中的弹性蛋白含量，但实际上尚无支持此观点的证据。目前，一些初步研究正在探讨将弹性蛋白注射入皮肤的潜力。

弹性蛋白衍生肽。弹性蛋白在弹性蛋白酶以及MMP-2、MMP-7、MMP-9和MMP-12的作用下被分解成肽段。这些弹性蛋白衍生的肽段也称为弹性蛋白衍生肽（elastin derived peptides，EDPs），具有调控MMP基因表达的功能。它们能够降低弹性蛋白酶的活性，抑制成纤维细胞的凋亡过程，促进成纤维细胞的增殖，并提高皮肤内的羟脯氨酸和水含量[54]。EDPs在癌症肿瘤进展中也被认为发挥了一定作用[55]。值得注意的是，一些化妆品中含有EDPs成分，但它们的安全性尚未得到充分证实（详见第37章中有关“抗衰老成分”的内容）。

糖蛋白

糖蛋白（glycoproteins，GPs）对细胞的迁移、黏附和分化产生显著影响。虽然Vitronectin、血小板衍化物和表皮蛋白等蛋白质也存在于真皮中，但纤连蛋白和胞动蛋白是与糖蛋白最为密切相关的两种蛋白质。纤连蛋白属于一种丝状糖蛋白，其作用包括介导血小板与胶原的结合、促进肉芽组织的形成以及参与再上皮化过程。不仅如此，纤连蛋白还能对单核细胞产生趋化作用，并具备6个结合位点，其中包括一个胶原结合位点、两个肝素结合位点，以及一个纤维蛋白结合域。胞动蛋白在发育中的皮肤很丰富，但仅见于成人皮肤的真皮乳头层。这些基质成分在组织重塑过程中发挥着至关重要的作用，尤其在美容治疗后的伤口愈合过程中具有重要作用。

糖胺聚糖

糖胺聚糖（glycosaminoglycans，GAGs）是一种多糖链，由重复的二糖单元与核心蛋白连接而成。这些糖胺聚糖与其附着的核心蛋白共同构成蛋白聚糖。它们与其他基质蛋白（如胶原网）交联，形成了调控成纤维细胞功能的关键基础结构和微环境。透明质酸是唯一一种非硫酸化的糖胺聚糖。

尽管糖胺聚糖的所有功能尚未完全明了，但已知这些化合物能大量结合水分子，有助于维持水盐平衡，并影响成纤维细胞的功能。糖胺聚糖存在于细胞外基质区域，这些区域中细胞紧密关联，但自由移动的空间有限。研究表明，随着年龄增长，人体皮肤中硫酸化糖胺聚糖和透明质酸的含量逐渐减少。在光老化皮肤中，硫酸乙酰肝素（heparan sulfate，HS）和硫酸软骨素增加，但硫酸化糖胺聚糖的总水平下降。真皮中含量最丰富的糖胺聚糖包括透明质酸和皮肤素，其他糖胺聚糖包括HS、肝素、角质素硫酸盐、硫酸软骨素-4和硫酸软骨素-6。

硫酸乙酰肝素

硫酸乙酰肝素（HS）是一种不可或缺的糖胺聚糖，可通过促进衰老和惰性的成纤维细胞对细胞信号的反应，来增强细胞对生长因子的响应。HS能够结合并储存生长因子，并保护它们安全地传递到目标受体。一旦到达受体位置，它们将生长因子或细胞因子释放到相应的受体结合位点[56]。通过这种方式，HS护卫着细胞信号，直至这些信号抵达目标位置。与其他基质成分一样，衰老皮肤中的HS水平较低。

透明质酸

透明质酸（HA）是真皮中的重要成分，其作用在于结合水分子并赋予真皮容积。其名称源自于其呈现出的玻璃状外观（希腊语中“玻璃”的意思是hyalos），以及其中存在的一种名为醛酸的糖。透明质酸在细胞生长、膜受体功能和黏附过程中发挥了关键作用。无论是来源于细菌培养、动物还是人体，其结构都是相同的（**图2-7**）。透明质酸在真皮中自由存在，在细胞密度较低的区域更为集中。在年轻皮肤中，透明质酸位于胶原纤维和弹性纤维的周边，并在这些纤维的交界处更加密集。而在衰老的皮肤中，透明质酸与这些纤维的连接逐渐减

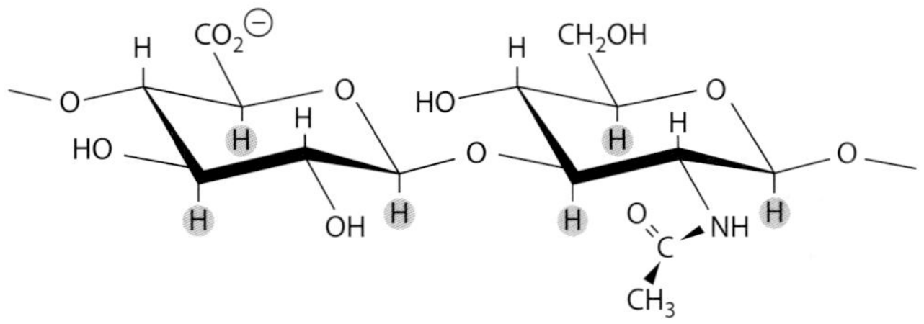

图 2–7 透明质酸是由葡萄糖醛酸和 N- 乙酰葡萄糖胺重复二聚体组装而成的长链状结构。

弱 [57]。透明质酸似乎还通过与 CD44（一种具有透明质酸结合位点的细胞表面糖蛋白受体）[58] 的相互作用，在角质细胞分化和层状体的形成中发挥作用 [59-61]。透明质酸能够结合生长因子和细胞因子，并使其保持结合状态，从而形成这些信号分子的浓度梯度 [62]。透明质酸在化妆品中已成为一种常见成分，因其具有保湿的作用（详见第 37 章）。此外，还有多种类型的透明质酸可作为注射型皮肤填充剂，用于治疗皱纹（详见第 23 章“肉毒毒素”）。

其他糖胺聚糖

除硫酸乙酰肝素（HS）和透明质酸（HA）外，细胞外基质中还存在其他糖胺聚糖，包括硫酸软骨素、硫酸皮肤素、硫酸角质素和肝素。皮肤内源性衰老的特征表现为硫酸乙酰肝素和硫酸软骨素含量减少，同时硫酸角质素和硫酸皮肤素含量增加 [63-64]。

核心蛋白聚糖

核心蛋白聚糖（decorin）是发现于细胞外基质蛋白中的一类富含亮氨酸的小蛋白聚糖中的一员，其名称源自其对胶原纤维的明显“修饰”作用。核心蛋白聚糖包含一个富含亮氨酸重复序列的核心蛋白和硫酸皮肤素或硫酸软骨素的糖胺聚糖链。其形态呈“马蹄铁”状，并与胶原原纤维结合，从而使其有序排列 [65]。缺少核心蛋白聚糖的小鼠表现出皮肤脆弱和胶原原纤维不规则排列，组织学检查显示其纤维间隙增加 [66]。此外，核心蛋白聚糖不仅在胶原纤维合成中发挥作用，还与纤连蛋白和纤维蛋白原相互作用，参与创面愈合和止血过程 [67-68]。核心蛋白聚糖还通过抑制细胞在细胞周期 G1 期的生长来抑制肿瘤细胞的增殖 [69]。Carrino 等 [70] 研究了成人皮肤中核心蛋白聚糖的降解片段，他们注意到成人真皮中变性的核心蛋白聚糖含量较高，而胎儿皮肤中无法检测到，并将其称为“去核心蛋白聚糖”（decorunt）。已经证明去核心蛋白聚糖对胶原原纤维的亲和力较低，这一发现可能解释了与衰老皮肤中胶原纤维排列紊乱相关的一些变化。在光老化皮肤中，核心蛋白聚糖的含量很少 [71]。

机械敏感性转录因子

成纤维细胞与细胞外基质之间的相互作用错综复杂，并且具有通讯性。在年轻且细长的成纤维细胞内，肌动蛋白丝通过纤连蛋白连接点（fibronexus junctions）与细胞外的纤连蛋白结合。这一结合机制赋予成纤维细胞能够机械地对细胞外基质进行拉伸。细胞外基质蛋白通过黏附点连接至细胞内细胞骨架，这些黏附点通过称为“细胞核骨架和细胞骨架连接结构”（linker of nucleoskeleton and cytoskeleton，LINCS）的连接体与细胞核骨架相连接。细胞核骨架与基因组 DNA 相连 [1]。成纤维细胞引发的运动会激发机械敏感性受体，从而通过改变基因组 DNA 的表达，引发迅速或延迟的反应。

真皮层中的生长因子

生长因子是一种调节性蛋白，通常通过与酪氨酸激酶受体结合，作用于细胞膜，来启动细胞核内激酶转录等生化途径。生长因子在真皮中发挥重要作用，促进皮肤修复和再生。第 37 章详细讨论了生长因子的作用。影响真皮的两个主要生长因子分别是成纤维细胞生长因子和转化生长因子 -β（TGF-β）。

成纤维细胞生长因子

成纤维细胞生长因子（fibroblast growth factors，FGFs）是一类促进成纤维细胞增殖、激活其合成胶原蛋白并刺激血管生成的生长因子家族。FGF-1 能够诱导胶原蛋白和弹性蛋白的合成。

转化生长因子 -β

转化生长因子 -β（TGF-β）作为一种主要的促纤维化细胞因子，发挥调控多种细胞功能的重要作用，包括细胞分化、增殖以及诱导细胞外基质蛋白的合成。特别是在细胞外基质合成的调控中，TGF-β 表现出卓越的促分化能力 [38]。而在胶原蛋白合成的调控中，TGF-β 也发挥至关重要的作用。实际上，紫外线照射后 1 型前胶原减少的主要原因之一就是 TGF-β 信号通路受到抑制 [72]。TGF-β 在瘢痕形成过程中同样发挥着关键作用，已有研究证明其抗体可以减轻创伤诱发的炎症反应并减少瘢痕的形成[39-40]。TGF-β 的水平受到钙离子、佛波酯以及 TGF-β 本身浓度的调控。

TGF-β 在人体皮肤中抑制表皮角质形成细胞的生长，但促进真皮成纤维细胞的增殖。此外，TGF-β 诱导主要的细胞外基质蛋白（胶原蛋白和弹性蛋白）的合成和分泌。TGF-β 还抑制一些参与胶原蛋白降解的酶的表达，包括 MMP-1 和 MMP-3。同时，TGF-β1 显著增加 MMP-2 和 MMP-9 的表达水平[20]。

含有透明质酸的真皮填充剂通过影响 TGF-β/Smad 信号通路，刺激胶原蛋白的合成[73]。透明质酸还促进 CD44 和表皮生长因子受体（EGFR）之间的相互作用，从而激活丝裂原活化蛋白激酶 / 细胞外信号调节激酶（MAPK/ERK）通路的磷酸化，并诱导 TGF-β1 依赖性的成纤维细胞增殖。

光照与真皮

紫外线照射会诱发表皮和真皮层来源的生长因子之间的相互作用，并刺激角质形成细胞生长因子（KGF）和表皮生长因子（EGF）的合成。紫外线暴露后，成纤维细胞生长因子（FGF）与促黑素细胞激素协同作用，促进黑色素的生成[74]。真皮中的成纤维细胞是皮肤受到可见光影响的主要靶细胞[75]。光照会改变成纤维细胞的细胞骨架，造成线粒体受损，并显著影响转录组，导致成纤维细胞的收缩。这与细胞外基质发生变化的老化成纤维细胞的收缩类似[76-77]。

昼夜节律

成纤维细胞表现出昼夜节律的变化，影响多个基因的表达。在哺乳动物中，成纤维细胞受到光感受性主昼夜节律调控核——视交叉上核（suprachiasmatic nucleus，SCN）的调节。SCN 由多个昼夜节律调节神经元组成，它们接受来自光线以及多种内源性和外源性因素的输入。SIRT1 水平的降低会对节律周期功能产生不利影响[78]。昼夜节律的调控涉及多个与皮肤衰老相关的过程，包括蛋白酶体活性、线粒体自噬以及抗氧化防御系统的活性[79]。

皮下组织

皮下组织位于真皮层之下，主要由脂肪组织构成，充当机体主要的能量储备。此外，该层还富含Ⅰ、Ⅲ和Ⅴ型胶原蛋白。随着年龄的增长，皮下脂肪会减少或重新分布至非期望的区域，从而引起衰老外观。脂肪填充术是将脂肪从非期望的区域移植到那些脂肪流失的区域，比如下面部（详见第 23 章）。

脂肪细胞分泌一种名为瘦素的激素，这是由肥胖基因（ob 基因）编码的产物。瘦素在调节人体代谢和食欲方面发挥重要作用，因此对脂肪组织量产生影响。研究表明，肥胖患者的血清中瘦素水平较高，与体脂百分比呈正相关[80]。据报道，体脂百分比的增加可能导致瘦素水平上升，关闭向大脑发出的减少食欲的信号。在小鼠模型中，注射重组瘦素后，体重及体脂百分比均有所降低[81]。然而，需要进一步的研究来明确瘦素在人体中的治疗潜力。

结论

表皮层是大多数外用化妆品的目标作用部位。因为这些产品不能穿透至真皮层，而真皮层是许多抗衰老注射的靶点。真皮层是皮肤外观中极其重要的组成部分，因为它负责赋予皮肤厚度和柔韧性。真皮层变薄和真皮 - 表皮连接处改变是衰老皮肤的特征。真皮层中的胶原蛋白、弹性蛋白和糖胺聚糖减少是皮肤衰老的重要因素。各种旨在预防或延缓衰老的措施都专注于真皮层的这些重要成分。

（赖维　白玉　廖勇　杨蓉娅 译校）

参考文献

扫描书末二维码获取

第3章

脂肪与皮下组织层

概要

要点

- 脂肪细胞是构成人体皮下组织层的主要组成部分。除了在产热和新陈代谢中发挥作用外，这些细胞还承担多种非代谢功能，包括抗菌防御、调控毛发周期以及促进创面愈合。
- 面部脂肪组织产生、分布和流失的变化具有重要的美学意义，而通过美容手术可以有针对性地进行调整。

新进展

- 溶组织梭菌胶原酶注射剂已被证实可改善脂肪团，并于2020年获得美国FDA批准。
- 新的生物力学研究提高了我们对与性别和年龄相关的脂肪团及其他脂肪相关疾病发病机制的临床认识。
- 新的研究发现脂肪细胞的可塑性在预防皮肤疾病和促进再生医学发展方面具有广阔前景。

展望

- 需要深入研究面部脂肪组织的宏观和微观特征，以及它们在不同解剖区域中随年龄变化的特点。
- 有必要进行大规模、标准化和前瞻性的临床研究，以评估自体脂肪移植的各种获取、处理和植入方法。富血小板血浆、祖细胞和功能性生长因子等辅助疗法也应进行类似的风险和获益评估。

皮下组织（亦称为皮下脂肪组织）为人体最大的组织之一，这一层的主要成分是脂肪细胞、纤维结缔组织和血管。据估计，在正常体重的男性中，皮下组织占体重的9%～18%，而在正常体重的女性中占14%～20%[1]。严重肥胖时，脂肪质量可增加4倍，占总体重的60%～70%[2]。尽管对于许多人而言并不希望身体脂肪增加，但面部脂肪的减少却与面部容貌息息相关。皮下脂肪组织的增减和体积变化会导致面部和身体出现衰老外观。本章将回顾皮下组织的重要性及其多种功能。

与真皮和表皮相比，皮下组织通常未受到足够的重视，因为表层的病理更容易通过刮取或小环钻活检来检测或诊断。皮下组织通常只有出现广泛缺陷时才会引起注意，需要切开或使用大环钻（例如6 mm）才能进行该区域的活检。在活检组织进行组织病理学处理时，脂肪细胞的主要成分——甘油三酯会被乙醇和二甲苯去除。因此，皮下组织长期被忽视。然而，随着诊断方法和新治疗方法的不断进步，人们对于皮下层有了更深入的了解（**框3-1**）。对于皮肤科医生和美容医生而言，对皮下组织提高重视非常重要，因为它在美容皮肤科和整体外观方面具有重要作用。

框 3–1 皮下组织的功能

- 人体内最大的能量储存库。
- 储存脂溶性维生素（A、D、E 和 K），包括它们的衍生物如视黄酸。
- 有助于塑造身体表面，形成脂肪垫，发挥减震作用。
- 有助于分散力量或压力，以减轻对下方器官的损伤。
- 保护身体免受过热、过冷或机械因素的伤害。
- 填补其他组织之间的空间，帮助保持器官在适当的位置。
- 通过隔热减少热量损失，参与体温调节。
- 作为一种分泌器官发挥作用，释放多种细胞因子。
- 起到调节雄激素和雌激素水平的作用[3]。

脂肪细胞

成年人的脂肪细胞在以往被认为与其他成熟的细胞一样，是稳定的、不分裂的细胞。然而，最新的数据表明，成人脂肪细胞具有增加细胞数量或逆转为脂肪干细胞的潜能。这些干细胞可以进一步分化成其他组织，包括成纤维细胞、胶原、弹性纤维以及造血基质细胞[3]。脂肪细胞来源于具有多向分化能力的未分化成纤维细胞样间充质细胞[4]。在一定的条件下，这些间充质细胞可以分化成脂肪细胞。脂肪组织本身可以分为两种形态：白色脂肪组织（white adipose tissue，WAT）和棕色脂肪组织（brown adipose tissue，BAT）。白色脂肪组织通常因 β-胡萝卜素的积累而呈黄色，棕色脂肪组织因其丰富的血供而得名[5]。成熟的白色脂肪细胞被描述为圆形单房脂肪细胞。它们有丰富的细胞质，其中包含一个单一的大脂滴，将细胞核推到细胞边缘。而棕色脂肪细胞则被称为多边形多房脂肪细胞，其中包含多个小脂滴。

白色脂肪组织以脂肪的形式储存多余的能量，而棕色脂肪组织则通过解偶联蛋白 1（uncoupling protein 1，UCP1）的体温调节功能来负责能量消耗。这两种脂肪组织之间的不平衡可能导致肥胖。一项研究表明，膳食补充可能通过诱导棕色脂肪组织的褐变来减少肥胖[5]。在人类中，白色脂肪组织被认为是一个功能上相互关联的脂肪细胞的疏松真皮区室[6]。最近的证据表明，皮下脂肪组织的浅层和深层之间存在差异[7-8]。在真皮层中，脂肪细胞围绕毛囊皮脂腺单位呈圆锥状排列，而圆锥体的较宽部分向下延伸至皮下白色脂肪组织[9]。

白色脂肪组织最近被发现还参与多种非代谢功能，包括抗菌防御、毛发周期和创面愈合[10]。脂肪组织内含有几乎所有类型的免疫细胞，可以合成脂肪因子和抗菌肽，具有强大的先天免疫抗菌功能[10-12]。毛囊周围的白色脂肪组织在生长期会膨胀，在休止期则会萎缩[13]。具体而言，生长期可以通过 Wnt 信号通路引发白色脂肪组织的增生和肥大。另外，在创面愈合过程中，脂肪细胞可由肌成纤维细胞再生。而以往认为肌成纤维细胞已分化且不具备脂肪生成能力[14]。

在电子显微镜下观察时，棕色脂肪细胞明显比白色脂肪细胞含有更多的线粒体和光滑型内质网。人体内的棕色脂肪细胞在非战栗性产热中具有重要作用。人类研究表明，脂肪的产热过程受到内部温度（表明在热和冷适应中都有作用）和氧化代谢（提示与骨骼肌的相互作用中起作用）的影响[15-16]。在动物模型中，与脂肪相关的产热也可因接触外源性化学物质（如甲氨蝶呤）来诱导[17]。棕色脂肪组织在胎儿及新生儿早期阶段存在，而成年人的大部分脂肪细胞是白色脂肪细胞。

过去认为，在妊娠 30 周期间发育的脂肪细胞数量在出生后不会增加。然而，新的证据表明，在特定的条件或环境下，脂肪细胞的数量和大小可以增加。例如，肥胖和代谢活动会导致脂肪组织的成分和形态发生变化[18]。一般来说，脂肪细胞被认为有两个生长阶段，第一个阶段从胚胎到出生后 18 个月，第二个阶段发生在青春期。脂肪组织量的变化主要由脂肪细胞体积大小和脂肪细胞数量决定[19]。脂肪细胞体积的增加（肥大）[20]通常先于细胞数量的增加（增生）[21]。在衰老过程中，线粒体功能障碍会影响棕色脂肪组织的重新分布和活性降低[22]。此外，脂肪组织尤其是白色脂肪组织，被认为与包括系统性硬化症在内的多种皮肤疾病的发病机制有关[23]。

相关解剖

皮下组织亦称浅筋膜，可分为三层：顶层、外套层以及深层。

顶层位于网状真皮下，包绕汗腺和毛囊。它包含血管、淋巴管和神经，亦富含类胡萝卜素，外观呈黄色。这一层的损伤可能会导致血肿、血清肿、感觉异常以及全层皮肤坏死。外套层主要由柱状脂肪细胞组成，在眼睑、甲床、鼻背和阴茎中缺失。它通过在大范围分散压力来增强抵抗创伤的能力。深层位于外套层下方，其形态特征受性别、遗传、解剖区域和饮食等因素的影响。这一层的脂肪细胞分布在间隔和纤维平面之间的小叶内，适合进行吸脂手术。对深层进行垂直挤压和（或）扩张可能导致脂肪团的形成（**图 3-1**）。

除了眼睑、近端甲襞、阴茎、阴囊和外耳的整个耳廓（耳垂除外），皮下组织遍布全身。尤其在颞部、睑颊、下颏、鼻部、腹部、臀部、大腿以及眶下区，皮下组织明显较厚。手掌和足底的皮下组织则极为厚实。脂肪的分布和密度受年龄、性别以及生活方式的影响。例如，新生儿时期，脂肪组织均匀分布在全身；但在成年人中，激素的作用会导致脂肪在某些区域消失，而在其他区域增加。皮下白色脂肪组织被纤维间隔分隔成不同区域，分为两种类型。1 型存在于面中部的内侧和外侧，部分分布于眶周区域、颞部、额部和颈部[24]。1 型脂肪在面中部的排列形成了鼻唇沟、内侧、中部、外侧以及颊部的皮下脂肪隔室。2 型脂肪则分布在口周、鼻部和眉毛周围[24]。白色脂肪组织在微观结构水平上被进一步描述（分为沉积或代谢性白色脂肪组织、结构性白色脂肪组织和纤维性白色脂肪组织，进一步分为小叶和非小叶亚型），对此的深入讨论超出了本章的重点[24]。所有这些脂肪类型在脂肪细胞大

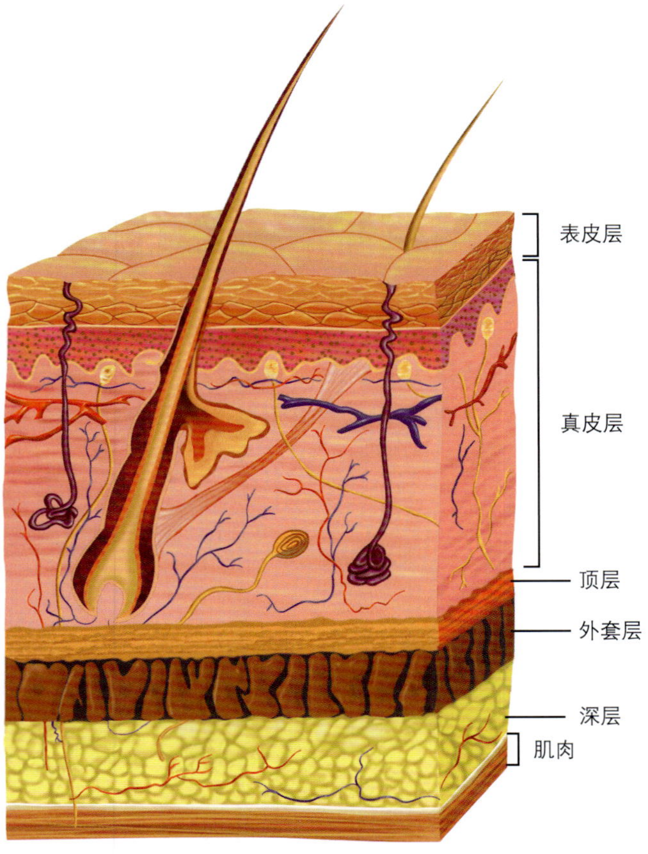

图 3-1 皮下组织的三个层次

小和细胞外基质的胶原蛋白组成上存在差异，这些差异可转化为机械性能。大多数试图恢复年轻态面部的微创干预措施（例如软组织填充或脂肪移植）应该考虑到面部不同脂肪区域的不同特征。

在过去的 20 年中，白色脂肪细胞的可塑性一直是研究关注的焦点。已经证明，在皮下脂肪组织中，脂肪细胞可逆性去分化为脂肪细胞前体细胞（前脂肪细胞）。脂肪细胞的可塑性可能是未来再生皮肤医学研究的主要方向[25]。男性和女性的脂肪组织分布有所不同。男性通常在躯干或上腹部蓄积脂肪，呈苹果形分布；相比之下，女性更倾向于在下腹部、臀部和大腿等下半身蓄积脂肪，呈梨形分布（**图 3-2**）。值得注意的是，内脏脂肪指数（visceral adiposity index，VAI）是一种可靠的性别特异性指标，用于反映内脏脂肪的分布和功能[26]。已在与初级胆汁酸生物合成、支链氨基酸以及泛酸和辅酶 A（CoA）的生物合成有关途径中发现了性别相关的 VAI[27]。

在老年人中，脂肪在各个部位都有过多堆积或过少的情况。例如，较为常见的有眶下眼袋、颊脂肪垫的堆积（呈现“松鼠脸”特征）、颈部前方皮肤下垂、上臂后侧皮肤松弛与脂肪积聚、男性乳房增大，以及腹部、臀部和大腿的脂肪增加。在老化过程中，颧脂肪垫中的皮下脂肪也会减少。这可能导致面颊部区域明显扁平、面部皮肤下垂，以及出现明显的深皱纹，如鼻唇皱褶、木偶纹或下颌线条不明显。角质形成细胞、成纤维细胞以及脂肪细胞等结构细胞参与屏障免疫。与年龄相关的脂肪分布变化会导致皮肤结构的改变，包括表皮和真皮变薄、水分流失增加，以及胶原和弹性蛋白断裂，从而增加了癌症和皮肤感染的发病率。这些变化还会影响皮肤免疫组成，包括朗格汉斯细胞减少、抗原特异性免疫减弱，以及调节性细胞群如 Foxp3+ 调节性 T 细胞增加，从而削弱了老年人的皮肤免疫屏障[6,28]。邻近组织中的脂肪细胞在损伤后积极参与促炎信号传导。脂肪细胞协同成纤维细胞改变的细胞间通讯可能导致异常的炎症，后者与延迟或异常伤口愈合相关，并由此导致皮肤疾病[29]。

人体内脂质的作用

脂质不仅存在于皮下组织，还分布在皮肤的不同部位。它们是神经组织髓鞘和细胞膜（脂质双层）中磷脂的成分，在表皮的皮肤屏障中发挥着重要作用，同时也对类固醇的合成至关重要。由于其非极

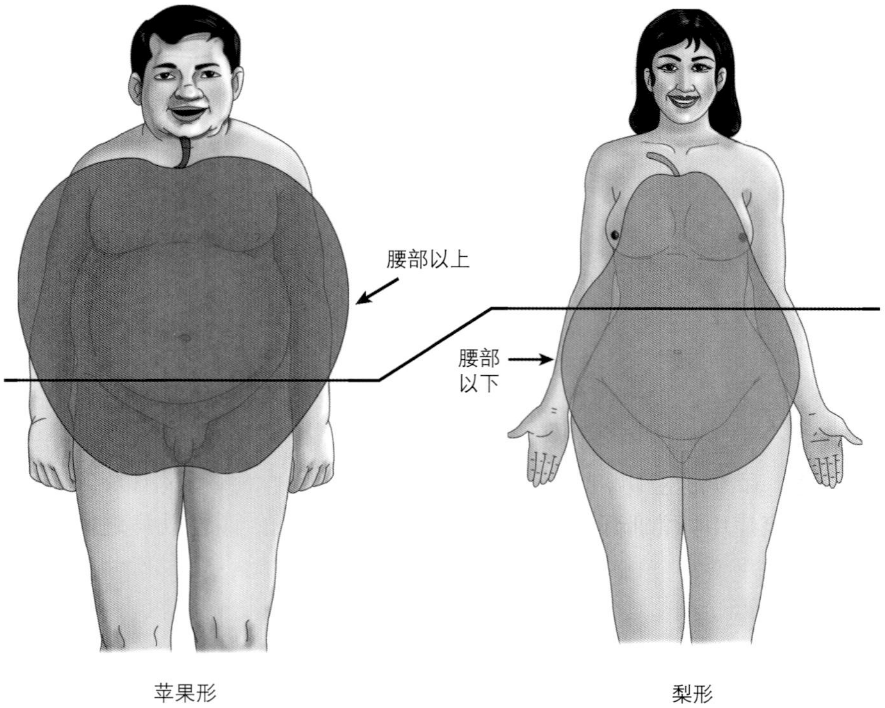

图 3–2 男性和女性的腹型（苹果形）和臀型（梨形）脂肪分布模式

性性质，脂质属于非水溶性的有机分子。然而，在酯化过程（酸和醇之间的缩合反应）后，它们会比其原始形式更易溶于水。

饮食中最常见的脂质是甘油三酯（三酰甘油），由一个甘油亚单位与三个脂肪酸结合而成（**图 3-3**）。脂质可以分为饱和与不饱和两种类型。通常情况下，不饱和脂肪酸至少含有一个双键，而饱和脂肪酸则不含双键。不饱和脂肪酸在代谢过程中提供的能量略低于具有相同碳原子数的饱和脂肪酸。此外，饱和脂肪酸通常在室温下呈固态，而不饱和脂肪酸则通常为液态。

脂质代谢

在消化过程中，食物中的脂肪在十二指肠中被胰脂肪酶分解成游离脂肪酸和甘油。随后，肠上皮细胞吸收这些物质，然后在平滑内质网中将它们重新酯化成甘油三酯。这些甘油三酯随后被吸收至血液循环和淋巴系统。一旦它们进入循环系统，便与载脂蛋白结合形成脂蛋白，也称为乳糜微粒。乳糜微粒在脂蛋白脂肪酶（该酶由脂肪细胞合成并储存于内皮细胞表面）的作用下，再次分解为游离脂肪酸和甘油。这些游离脂肪酸随后进入脂肪细胞，并与细胞内的甘油磷酸酯结合形成甘油三酯，作为能量储存起来。

在胰岛素刺激下，脂肪组织还能将过多的葡萄糖和氨基酸转化为脂肪酸。这解释了即使在低脂饮食或脱脂饮食情况下，如果不减少摄入的总热量或摄入高碳水化合物饮食，人的体重仍然会增加。高

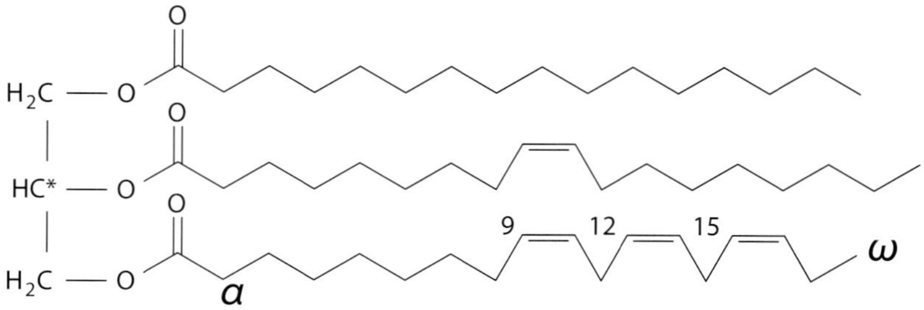

图 3–3 甘油三酯的化学结构

血糖可刺激胰岛素的合成，而胰岛素则可增加脂肪细胞合成脂蛋白脂肪酶，从而有助于细胞吸收甘油三酯。因此，想要控制体重应避免任何能刺激胰岛素合成的食物。2 型糖尿病患者通常具有较高水平的胰岛素，因此，他们比非糖尿病患者有更高的超重或肥胖风险。

异常的脂质代谢包括细胞合成、摄取、修饰、降解和转运，是恶性肿瘤的特征之一，为细胞快速生长提供必要的底物。此外，它还与脂质过氧化密切相关，尤其是在一种新发现的被称为“铁死亡”的调节性细胞死亡中发挥了重要作用。与这一过程相关的 DNA 与癌症的发生和发展密切相关。实际上，这些相关因子似乎是癌症中异常脂质代谢和铁死亡的关键调节因子[30]。

脂蛋白

人体存在多种不同类型的脂蛋白。低密度脂蛋白（low density lipoprotein，LDL）将脂肪运送至细胞，而高密度脂蛋白（high density lipoprotein，HDL）则将脂肪从循环系统运送至肝脏，以便通过胆汁排泄。高水平的 LDL 与冠状动脉疾病和动脉粥样硬化的高发病率密切相关。HDL 即“好的脂蛋白”可以通过体育锻炼来提高。脂蛋白与重要的心血管和肝脏疾病风险因素相关，如高甘油三酯血症和雄激素依赖性组织因子途径[31-33]。

脂质合成

甘油三酯可直接从食物中获取，亦可由过量的葡萄糖或氨基酸合成。在人体内，甘油三酯主要储存于脂肪组织，构成机体的能量储备。然而，过多摄入热量会导致更多脂肪在皮下组织中合成和积累。遗憾的是，与肝脏和肌肉中的糖原储备不同，脂肪在皮下组织中的储存是无限的。因此，过度的脂肪积聚不仅会改变个体外观，还会增加患骨关节炎、糖尿病、高血压以及其他疾病的风险。

容量过剩

肥胖

肥胖被定义为不健康的、过量的脂肪堆积。尽管有多种饮食疗法、产品以及锻炼计划可用来对抗肥胖，但与过去相比，美国肥胖的发病率仍呈上升趋势[34-35]。肥胖和高脂血症是主要的危险因素，可能导致显著的发病率和死亡率。

病理生理学

肥胖是环境和遗传因素共同作用的结果。已知对肥胖有直接影响的两个基因是瘦素（ob 基因）[36-37] 和阿片促黑激素皮质素原（precursor pro-opiomelanocortin，POMC）基因[38]。这些基因能够调控进食行为和饱腹感，其缺陷可能导致严重肥胖。然而，几乎所有人在变老时体重都会增加，这是由于体力活动减少和衰老导致的激素化学活性改变。肥胖也被认为是高甘油三酯血症的一个显著次要原因，高甘油三酯血症使个体易患心血管疾病[39]。此外，一些临床试验已经揭示了银屑病与一系列心血管代谢性共病之间的联系，包括心血管疾病、肥胖、糖尿病和代谢综合征[40]。

体重指数（body mass index，BMI，即体重除以身高的平方，单位为 kg/m²）是一种用于评估体重情况的常用指标。美国疾病控制与预防中心（Centers for Disease Control and Prevention，CDC）和世界卫生组织（World Health Organization，WHO）采用这一指数将成年人分为四个组别（**表 3-1**）。

然而，正常的 BMI 并不一定表示个体拥有完美的体型。许多 BMI 低于 25 的人可能在某些部位如腹部或臀部有脂肪堆积。尽管近年来 BMI 受到了一些质疑，但证据表明在大多数人群中，它仍然是估计体脂百分比的可靠指标[41]。其他临床验证的工具包括身体圆度指数（body roundness index，BRI）和体型指数（a body shape index，ABSI）[42]。

肥胖对皮肤的影响

肥胖可导致皮肤屏障功能改变，主要表现为经皮水分丢失显著增加，从而导致皮肤干燥和屏障功能受损[43]。由于类雄激素或胰岛素样生长因子激素增多，导致皮脂腺功能亢进，加重痤疮和多毛症的严重程度[44-45]；此外，可延迟伤口愈合和伤口愈合过程中的胶原沉积[46]；同时还可能干扰血液和淋

表 3-1　体重指数（BMI）分类

BMI	体重情况
＜18.5	体重不足
18.5 ~ 24.9	正常
25.0 ~ 29.9	超重
≥ 30.0	肥胖

巴循环，导致血管病变[47]和淋巴水肿，进而引发慢性腿部溃疡[48]。体重的快速增加还可导致膨胀纹（妊娠纹），其治疗棘手[49-52]。此外，在腋窝、乳房和腹股沟等皮肤褶皱区域，潮湿可能引发念珠菌感染，即皮肤间擦疹。

众所周知，肥胖会增加冠心病、高血压、高脂血症、骨关节炎和糖尿病的风险。此外，它还与睡眠呼吸暂停综合征、乳腺癌、子宫内膜癌和结肠癌、胆囊疾病、肌肉骨骼疾病、重症胰腺炎和憩室炎、不孕症、尿失禁以及特发性颅内高压的风险增加直接相关。肥胖还间接地与焦虑、社交障碍和抑郁症有一定关系。

肥胖与多种皮肤疾病密切相关，包括黑棘皮病、软纤维瘤、毛周角化病、高雄激素血症和多毛症、膨胀纹、痛性肥胖病、脂肪重新分布、淋巴水肿、慢性静脉功能不全、跖角化过度、蜂窝织炎、皮肤感染、化脓性汗腺炎、银屑病、胰岛素抵抗综合征和痛风石性痛风[40,53]。可使用BMI评估个体的肥胖程度。实际上，人体超重越多，死亡率就越高（**表3-2**）。

治疗

尽管此事说起来容易、做起来难，但正如任何节食者都会承认的那样，饮食控制在肥胖治疗中非常重要。2011年的一项随机对照试验即饮食、肥胖和基因（DiOGenes）研究，在932名超重的欧洲成年人中测试了5种不同的饮食作为干预，这些受试者首先通过8周的低热量饮食减肥，然后被随机分配到26周的饮食计划中（高或低蛋白质、高或低血糖指数的4种组合，或对照组）。研究结果表明，低血糖指数碳水化合物和低蛋白质饮食在较小程度上可以减轻超重/肥胖成年人的轻度炎症和相关并发症[54]。

患者必须理解能量摄入和消耗的原理。如果不锻炼，减肥通常是不可能实现的。然而，单靠锻炼通常难以产生长期的益处。运动与饮食疗法相结合可以有效预防体重的反弹。此外，有规律的运动（每天30分钟）可以改善整体健康状况。实际上，散步已被证明有助于超重和肥胖女性的总胆固醇和低密度脂蛋白水平恢复到正常水平[55]。对于积极参与治疗的患者，教育可获得最佳效果。医疗保健专业人员以及家人或朋友的持续监督有助于激励患者遵循治疗计划。

表3-2 肥胖和超重的BMI分类

BMI	体重情况
25.0～29.9	超重
≥30.0	肥胖
30.0～35.0	中度肥胖（Ⅰ型）
35.0～40.0	严重肥胖（Ⅱ型）
≥40.0	极度肥胖（Ⅲ型）

预防

预防肥胖至关重要，因为一旦脂肪增加并随着时间逐渐积累，减少它将变得更加困难。高脂肪饮食会导致脂肪细胞数量增加[56-57]。建议采用低脂肪和复合碳水化合物饮食来控制体重。防止体重增加和减轻体重之间存在重要的区别。为了防止体重增加，需要控制食物的份量和组成。而对于减肥来说，限制热量摄入是最有效的治疗方法。

脂肪抽吸术

超重患者经常向整形外科医生和皮肤科医生咨询脂肪抽吸术[58-60]。脂肪抽吸术是美国最常见的整形手术之一[61]。医生需明确告知患者，脂肪抽吸术是一种改善体形的方法，而非治疗全身性肥胖的手段。此外，如果不坚持定期锻炼和饮食控制，多余的脂肪组织可能会重新积聚。

大容量脂肪抽吸术可能会减少体重和脂肪量，但关于其能否显著改善胰岛素抵抗和其他与肥胖相关的代谢异常，一直存在争议或分歧[62-64]。最近的研究结果显示，在糖尿病患者或年龄超过50岁的患者中，胃旁路手术与心血管疾病风险因素的减少呈显著正相关，而对于非糖尿病患者和年轻患者则没有显著性差异（除显著的不良反应外）。一些研究表明，通过脂肪切除去除腹部皮下脂肪组织的侵入性较小，能够持续且显著地改善心血管疾病风险因素[65]。目前的数据似乎表明，大容量脂肪抽吸术可改善心血管疾病风险因素、代谢平衡和胰岛素抵抗[66]。常见的治疗部位包括颈部、颏部、手臂、腹部、大腿、膝部和踝部。脂肪抽吸术还可以改善脂肪瘤、男性乳房发育、水牛背（Buffalo Hump）和腋窝多汗症等疾病。

美国皮肤外科学会（American Society of Dermatologic Surgery，ASDS）和美国美容外科学会（American Academy of Cosmetic Surgery，AACS）对脂肪抽吸过程中的容量限制制定来了严格的指导方针。

肿胀吸脂术被认为是进行该手术最安全的方法。该技术依赖于根据体重注入稀释的麻醉剂，并在每次手术中去除有限量的脂肪组织。肿胀麻醉剂由非常稀释的利多卡因和肾上腺素溶液组成，利多卡因浓度范围为 0.05% ~ 0.1%，再加上浓度为 1 ∶ 1 000 000 的肾上腺素和碳酸氢钠。根据患者体重和任何并存的医疗状况，该配方中可使用的利多卡因总安全浓度为 35 ~ 55 mg/kg。**表 3-3** 是 2006 年 ASDS 关于肿胀吸脂术护理指南的摘要 [59]。

脂肪抽吸并发症

虽然已经有关于全身麻醉死亡的报道，但单独使用肿胀麻醉导致死亡尚未见报道。在医师遵循 AACS 和 ASDS 的指南时，肿胀吸脂术是一种安全的门诊手术。常见的并发症包括吸脂后淤血、肿胀、局部感觉异常以及吸脂后切口处的炎症反应。其他并发症包括血肿、血清肿和感染。然而，手术医生必须警惕一些严重的并发症，包括脂肪栓塞、内脏穿孔（尤其是腹部）、气胸、深静脉血栓形成、充血性心力衰竭、利多卡因中毒以及中毒性休克综合征 [67-68]。幸运的是，这些并发症在肿胀吸脂术中非常罕见。手术医生的相关技能和经验水平是脂肪抽吸术不良事件发生的重要因素。谨慎选择患者是手术成功的关键。年轻、肤色良好和体重接近理想体重的患者通常是最佳的人选。患者选择不当可能导致皮肤出现皱褶或收缩不良。

表 3-3 2006 年 ASDS 肿胀吸脂术护理指南概要

适应证
• 美容形体塑造：最常见的部位包括大腿、腹部、臀部、手臂、背部、颈部、乳房和小腿。 • 其他适应证：脂肪瘤、男性乳房发育、脂肪营养不良、腋窝多汗症、腋臭以及在重建手术中进行皮下脂肪剥离。
术前评估
• 病史：包括饮食习惯、运动、不满意的部位、潜在疾病（如伤口愈合不良、出血异常、糖尿病、瘢痕疙瘩形成）、既往手术过程中出现的问题、血栓性静脉炎的个人或家族史、肺栓塞病史，以及可能影响凝血或利多卡因代谢的药物。 • 说明：手术过程、风险和收益、预期结果、是否需要后续修复手术。 • 体格检查：评估整体健康状况以及适合脂肪抽吸的具体部位。 • 实验室检查：对于某些患者来说，可能需要，也可能不需要，这具体取决于预期吸脂手术的类型和范围。 • 一些手术医生可能希望进行全血细胞计数、凝血酶原时间、部分凝血活酶时间、肝功能检查、尿液分析、妊娠试验，以及 HIV、乙型肝炎和丙型肝炎的筛查。
技巧
• 肿胀麻醉剂：由极度稀释的利多卡因和肾上腺素溶液组成，其中利多卡因浓度范围为 0.05% ~ 0.1%，肾上腺素浓度约为 1 ∶ 1 000 000。此外，该溶液还包含碳酸氢钠 +/- 曲安奈德。
去除体积
• 如果需要去除超过 4 L 表层脂肪，应分多次进行手术。 • 监测：使用脉搏血氧仪和心脏监测仪，并间断监测血压、心率和呼吸频率。
术后护理
• 穿着弹力衣 1 ~ 4 周。

容量减少

正常衰老

老化的面部呈现出特征性变化，其中许多变化曾被完全归因于重力对皮肤、肌肉和脂肪的影响。正是出于这个原因，以往治疗面部衰老的主要方法是提升和复位“下垂”组织。然而，我们现在认识到，容量减少是正在发生的复杂变化中的一个重要因素。这些变化包括肌肉萎缩、骨吸收和脂肪萎缩。一些精心设计的研究考虑了面部骨骼的变化以及颧脂肪垫随时间的变化。结果表明，相对于上面部，中下面部骨骼随着年龄增长会变得后缩 [69]。研究的作者推测，上颌骨前壁的骨骼重塑使软组织向下移位，从而加重了鼻颧沟和颧袋。Obagi 曾描述过，随着年龄的增长，“负矢量面部”的发生率增加 [70]。“负矢量”患者是指大部分颧脂肪垫位于从角膜到眶缘的直线后方。随着这种变化，下眼睑脂肪垫看起来更突出，但并非真正的肥大。

在 Gosain 等人进行的一项磁共振成像（MRI）研究中，鼻唇沟随着年龄增长而加深，似乎是下垂和脂肪 / 皮肤肥大共同作用的结果 [71]。他们发现，随着年龄的增长，颧脂肪垫内脂肪的重新分布存在差异，与年轻女性相比，老年女性颧脂肪垫的中部和上覆皮肤的厚度相对增加。更有趣的是，他们发现年轻和老年受试者的上唇提肌长度或突出度没有增加。

正常衰老也可能受到民族和种族间脂肪分布差异的影响。例如，内脏脂肪组织（visceral adipose tissue，VAT）和腹部皮下脂肪组织（subcutaneous fatty tissue，SAT）与心脏代谢风险因素有不同的关联，部分原因在于因纽特人、非洲人和欧洲人之间的种族差异[72]。具体来说，与肥胖相关的人群差异似乎会影响诸如糖尿病等重要健康问题的风险[73]。自2011年以来，美国成年人的肥胖和脂肪测量指标普遍有所增加[74]。

2007年，一项尸体解剖研究探讨了面部的脂肪分布[75]。作者在面部这些区域内发现了明显的脂肪间隔和更细化的结构。颧脂肪垫由三个独立的部分组成：内侧、中部和外侧颞颊脂肪。鼻唇沟是一个独立单位，具有明确的解剖边界，其大小在不同尸体间几乎没有变化。前额也由3个解剖单元组成：中央、中部和外侧颞颊脂肪。眶隔脂肪根据间隔边界分为3个区域。然而，眶上脂肪未与眶下脂肪相连。下颌脂肪位于皮下脂肪间隔中最下方，并与降口角肌紧密相关。对于整形外科医生而言，了解患者这些变化最简单的一个方法是评估患者年轻时和就诊时的照片。这一点可以从多年来进行过大量容量恢复手术的外科医生的工作中得到印证[76-77]。

自体脂肪移植

脂肪移植是将吸取的脂肪细胞重新注射到因衰老、创伤或炎症而导致容量减少的区域。自体脂肪移植（autologous fat transplantation，AFT）与其他填充物相比具有某些优势，最显著的是它是一种具有相同人类白细胞抗原的自体移植物，因此不会引起过敏反应或免疫排斥反应。在临床中，脂肪移植手术的保留率和可重复性是重要的限制因素。美国FDA监管人类细胞、组织以及细胞或组织产品在人体中的使用。《联邦法规》第1217部分第21章明确说明了对脂肪治疗的监管标准。由于涉及组织的酶降解和富含细胞的脂肪液体的分离，细胞辅助的脂肪移植被FDA归类为“超微操作”[78]。

自体脂肪移植在面部的适应证包括改善容量缺失，如鼻唇沟、嘴唇、眶下凹陷，泪沟畸形，颧弓下凹陷，下巴和颧弓填充；此外，还包括先天性、创伤性和手术缺陷，以及痤疮瘢痕、特发性脂肪营养不良、半侧颜面萎缩、手部年轻化、体形缺陷、脂肪抽吸或创伤引起的凹陷等[70, 79-80]。2018年的一项系统综述表明，面部自体脂肪移植最常用于美容目的（占75.39%），其次是在脂肪营养不良（占8.33%）、术后软组织缺陷（占4.71%）、半侧颜面萎缩（占4.61%）、面部创伤（占1.61%）、烧伤（占1.47%）和瘢痕形成（占1.13%）患者中进行面部重建[81]。在2021年的一项针对30名患者（年龄为18～40岁）的研究中，组织病理学发现纳米脂肪自体注射在治疗瘢痕方面有效，表皮厚度、胶原和弹性纤维的数量及密度以及新生血管都有所增加[82]。

自体脂肪移植通常包括两个步骤：从供体部位获取脂肪，并将其重新注射到受体部位。医学文献中有多种不同的脂肪获取、制备和注射到组织中的技术。这些技术的不同可能解释了为何某些外科医生能够在这一治疗中取得成功，而另一些医生却不能获得持久疗效[83]。影响注射后脂肪存活的因素包括获取和植入脂肪的解剖部位、受体区域的活动度、受体组织的血液供应，以及患者的整体健康状况和年龄[84]。

研究表明，从大腿外侧抽吸脂肪比从腹部抽吸脂肪的存留时间更长。在获取脂肪时，人们也会发现这两个区域的脂肪质量存在显著差异。上臂、大腿内侧和腹部的脂肪通常较为柔软，含有较少的结缔组织；而大腿外侧的脂肪往往更致密，纤维化程度更高。此外，脂肪注射到组织中的方式对其存活至关重要。脂肪细胞需要健康且富含血管的环境才能成功植入。因此，脂肪必须小量注入，并分布于多个层次中，包括肌肉内和肌肉下。受体部位的活动度越小，脂肪的存活率就越高。因此，颧骨和眶下区域的效果较好，而鼻唇沟和口唇可能需要额外补充才能达到预期效果。在中央坏死区形成之前，最大移植物再生区约1.5 mm是可以接受的[78]。在临床隆鼻手术中，富血小板纤维蛋白联合自体高密度脂肪移植可显著提高脂肪的存留率，并显示出稳定的长期效果，而且无明显不良反应[85]。

并发症

报道的自体脂肪移植并发症发生率从2.27%到6%不等[86]。大多数面部自体脂肪移植的并发症发生在面中部1/3处注射的患者。常见的并发症包括皮肤不平整、毛细血管扩张、红斑以及痤疮。一些较为罕见的并发症包括肿胀、瘀斑、血肿、感染以及结膜下脂肪浸润[87]。一些个案报道了在眉间[88-90]和鼻旁区[91]注射脂肪后出现失明和脑卒中的情况，然而这些案例通常与使用锐针或大规格注射器有关。仅使用钝针及1 ml注射器时，文献中未见报道这些并发症发生。

脂肪细胞作为干细胞和刺激胶原合成的来源

有证据表明，脂肪细胞具有潜在的干细胞作用和胶原刺激作用。首先，众所周知，即使在青春期之后，人体仍能增加脂肪细胞的数量和大小；其次，皮下组织不仅包含脂肪细胞，还含有纤维组织和血管，这些组织是活跃的细胞，在皮下组织容量增加时可以增殖[92]。此外，有证据表明，脂肪抽吸获得的液体中含有可以分化为骨、软骨、肌肉、神经元和脂肪细胞的细胞[93-96]。

与从骨髓中获取干细胞相比，从皮下组织中获取脂肪细胞要容易得多，而且很容易观察到供体部位的并发症。此外，脂肪细胞可以从多个部位多次获取。使用脂肪组织移植物作为生物支架在临床应用中具有优势，因为这些移植物随时可用、易于获取，并且具有较低的并发症风险。脂肪移植物的细胞组分有助于减轻炎症，并有助于移植物保留和带来除容积增加之外的其他益处。脱细胞脂肪基质可以在不需额外供体部位的情况下刺激原位再生[78]。

患者的皮肤在自体脂肪填充后随着时间的推移不断改善，皱纹和衰老迹象会减少，而在接受合成填充物治疗的患者中未观察到这种改善。研究发现，在注射脂肪的同时使用间充质干细胞可以增加移植脂肪的存活率[97]。

其他脂肪相关疾病

脂肪团（橘皮组织）

脂肪团又称水肿性纤维硬化性脂膜病（或称女性型脂肪营养不良或橘皮综合征），是一种广泛见于青春期后女性的常见美容问题。其主要特征为皮肤出现凹陷和结节，导致外观不均匀、不规则。我们可以通过使用光数字 Hexsel 橘皮组织严重程度量表（Photonumeric Hexsel Cellulite Severity Scale）来进行分期评估（**框 3-2**）[98]。橘皮组织最常见于臀部和大腿后部，但身体的许多部位包括腹部也可能出现。虽然这种情况通常无症状，但严重的橘皮组织与局部温度升高和疼痛结节（提示真皮和脂肪组织炎症）有关[4]。出现橘皮组织的危险因素包括缺乏锻炼、女性、超重或肥胖、年龄增长、体重波动、激素分泌过多以及淋巴引流不良[99-101]。这些皮肤变化可能对患者造成显著的心理困扰和尴尬。橘皮组织主要是由真皮的变化而不是皮下组织的变化

框 3-2 Hexsel 橘皮组织分期[a]

- 0 期：皮肤表面无明显改变。
- Ⅰ期：当站立或平躺时，皮肤平滑，但如果挤压皮肤，会出现一些橘皮组织。
- Ⅱ期：皮肤在不进行任何挤压或外力作用的情况下，也会出现酒窝状外观。
- Ⅲ期：皮肤不仅出现酒窝状外观，某些区域还出现隆起。

引起的。

2021 年的一项对橘皮组织皮下解剖结构的超声研究揭示，橘皮组织的特征性表现为纤维束主要表现为向皮肤斜向插入连接（而非垂直），其中大部分（90.2%）源自浅筋膜（而非深筋膜）。少数纤维束伴有血管结构。超重和肥胖患者即使按 BMI 分级后，其纤维束伴有可见血管结构的可能性更大（P=0.01）[102]。虽然橘皮组织经常见于健康的非肥胖者，但肥胖会加重这一情况[103-105]。

发病机制

橘皮组织的病理生理机制尚不完全清楚，但已提出了许多学说。最重要的一个因素是其解剖学特征。男性和女性的脂肪小叶在形态上存在差异，这可能是橘皮组织在女性中更为常见，而在男性中很少出现的原因。

2019 年的一项针对 10 名橘皮组织捐赠者的生物力学研究发现，年龄增加与真皮厚度减少显著相关，与性别无关。男性皮下脂肪小叶的平均数量明显多于女性，这表明男性的浅筋膜和真皮之间存在更多的纤维间隔连接。而女性和 BMI 增加与浅表脂肪小叶的高度增加相关。在男性，导致纤维间隔破裂所需的力量明显大于女性。因此，橘皮组织可以理解为真皮下交界处的包裹力和挤出力之间的不平衡。年龄较大且 BMI 较高的女性患有橘皮组织的风险最大[99]。

橘皮组织被认为是由网状真皮层中的胶原蛋白分解形成的，导致真皮薄弱，皮下脂肪向真皮层疝出，并压迫真皮微循环。液体和蛋白质在真皮中的积聚被认为会导致皮下组织与真皮之间形成纤维束，从而导致皮下组织的萎缩、凹陷或结节。橘皮组织的病因被认为是多因素的，因为它受到遗传、激素和环境因素的影响，目前认为内皮功能障碍和微循环障碍在其中起重要作用[106]。2021 年的一项对 60 名橘皮组织患者的组织学研究发现，同一患

者存在几种不同的组织学特征；实际上，可以将橘皮组织视为一种退行性疾病[107]。

治疗

这种情况在青春期后的女性中被认为是正常且无害的。许多人认为它无论在视觉上还是触觉上都不美观。减重可能不会改善橘皮组织，但控制体重可能会改善部分患者的橘皮组织外观。

已经提出了多种通过刺激真皮中胶原蛋白的产生来治疗这种疾病的方法，例如红外线、二极管激光和射频等[108]。这些方法相对较新，目前尚不清楚它们的疗效。治疗橘皮组织最有效的方法是通过按摩来改善血液和淋巴循环排除废物，但效果是暂时的。努力增加锻炼可以刺激淋巴流动，减少液体积聚。脂肪分解也可以减少脂肪量，例如锻炼和节食、脂肪抽吸术、超声辅助脂肪分解和中胚层疗法。严重的凹陷性病变可以通过微创切除手术来改善[109]。

2020 年 7 月，胶原酶注射剂获得了美国 FDA 批准用于治疗橘皮组织。这种溶组织梭菌胶原酶（CCH；QWO，Endo Aesthetics LLC，Malvern，PA）由两种纯化的细菌胶原酶 [AUX- Ⅰ和 AUX- Ⅱ（梭状Ⅰ型和Ⅱ型胶原酶）] 组成，可以水解Ⅰ型和Ⅲ型胶原蛋白。这种注射产品可以减少纤维间隔中的胶原纤维，这些纤维间隔被认为是橘皮组织出现凹陷的原因[110]。改善橘皮组织需要进行 3 次治疗，每次间隔 21 天[111]。副作用包括瘀斑、肿胀、色素沉着和不适感。存在过敏反应的风险，因此医生应该做好准备。尽管风险非常低，仍建议备有两支 Epipens®（一种内含肾上腺素的自动注射器）和注射用 Solumedrol（甲泼尼龙）。

许多局部外用产品声称可以治疗橘皮组织。其中最有效的产品含有咖啡因和茶碱，可以使脂肪细胞脱水，暂时缩小它们。尽管市面上有多种治疗橘皮组织的方法，但没有一种被证明在超过 24 小时后仍然有效。临床研究表明，通过机械、手术或酶学方法靶向橘皮组织酒窝样凹陷中富含胶原蛋白的纤维间隔，最有可能持久地改善皮肤表面形态和橘皮组织的外观[112]。

脂肪代谢障碍

脂肪代谢障碍是指皮下脂肪异常增多（脂肪肥大）或异常减少（脂肪萎缩）的现象。它可以是先天性的或获得性的，也可以是全身性的、部分的或局部性的。脂肪代谢障碍最常见的两种形式包括衰老过程相关的脂肪代谢障碍和 HIV 感染相关的脂肪代谢障碍。

皮肤老化的特征是皮下组织的减少和真皮前部支持层的松弛。支撑性骨量的减少和肌肉张力的丧失会使患者看起来更显老态。在 HIV 相关的脂肪代谢障碍中，大多数患者都接受了高效抗逆转录病毒治疗（highly active antiretroviral therapy，HAART）。这种联合疗法含有非核苷类逆转录酶抑制剂，可以抑制 DNA 聚合酶，从而导致脂肪细胞的凋亡。

脂肪代谢障碍常见的受累部位是脸颊、前额以及颞部、眶下区和颌部脂肪室。某些区域的脂肪减少可能会影响其他区域的整体外观。例如，颧部皮下脂肪减少会导致鼻唇沟明显，而下颌脂肪减少会导致木偶纹和下颌线条不明显。治疗方法包括使用合成填充剂或自体脂肪移植。然而，许多 HIV 患者缺乏足够的脂肪用于抽吸和移植，或者他们的脂肪组织已明显纤维化，使得脂肪获取变得困难。美国 FDA 已批准聚乳酸（Sculptra™，Dermik Laboratories，Berwyn，Pennsylvania）用于治疗 HIV 患者的面部脂肪萎缩。聚乳酸是一种非常有效的产品，它通过刺激胶原蛋白的合成来发挥作用。近来使用了更高的稀释浓度和更长的重构时间，使注射这种药物后肉芽肿的形成减少（详见第 28 章“硬化疗法”）。

展望

了解脂肪细胞的生物学对于我们开发创新的脂肪分解技术以及潜在利用脂肪细胞作为干细胞至关重要。还需要进行更多的研究来描述面部脂肪组织的宏观和微观特征，以及它们在不同解剖区域随年龄的相关变化。此外，人们正在研究各种去除脂肪的方法，包括可以刺激脂肪分解的药物或化学物质（如磷脂酰胆碱、异丙肾上腺素、茶碱、氨茶碱、咖啡因、肉碱、二氧化碳和草药提取物），以及设备辅助的脂肪抽吸术，如超声波（用于破坏脂肪细胞）或 1064 nm Nd: YAG 激光（用于融化脂肪细胞）。这些新方法需要分析其安全性和有效性。还需要进行大规模、标准化和前瞻性的临床研究，以评估自体脂肪移植的获取、加工和输送方法。同样，富血小板血浆、祖细胞和功能性生长因子等补充策略的风险和收益也应该进行类似的评估。

结论

脂肪细胞和皮下组织是美容皮肤科医生应重视的重要话题。患者可能会寻求美容干预，以解决与脂肪过多或减少相关的美容问题。未来，这一领域的进展将集中于针对肥胖患者更精准的脂肪去除或破坏疗法，以及对较瘦患者的干细胞纯化和注射技术上。美容皮肤科医生需紧跟这些变革的步伐。此外，美容皮肤科医生和外科医生应该积极地为患者提供适当的营养和体重管理方面的建议，避免过瘦或过胖这两个极端。

（廖勇　赵良森　陈晓栋　苑凯华
于波　杨鑫　杨蓉娅 译校）

参考文献

扫描书末二维码获取

第 4 章

皮肤微生态

概要

要点
- 细菌微生态的多样性构建了身体最佳的健康状态。
- 目前尚无明确建议推荐使用益生菌作为皮肤护理产品。
- 饮食和环境因素在微生态系统中发挥了重要作用。

新进展
- 皮肤和肠道微生态在皮肤炎症过程中发挥了重要作用。
- 微生态系统有助于实现肠道、大脑和皮肤之间的信息传递。

展望
- 了解皮肤与肠道微生态对皮肤疾病的影响。
- 探索治疗皮肤问题的更健康的微生态调节方法。
- 确定哪些细菌组合在治疗皮肤疾病方面具有最佳效果。

引言

在如今个体化或精准医学时代，我们了解到最近有大量研究关注肠道微生态及其在个体健康中的作用。人类皮肤上也存在大量不同的细菌、真菌、病毒和节肢动物，仅一平方厘米的皮肤上就栖息着多达十亿个微生物[1-2]。这些微生物也在皮肤健康中发挥着重要作用，而这些作用正逐渐被科研揭示。作为人体最大的器官，皮肤不仅是一个生态系统，还是对抗病原微生物和其他外源性物质侵害的保护屏障。我们正在更深入地认识皮肤微生态，以及它如何在有益、中性和有害微生物之间保持平衡，而这个过程受到天然免疫和适应性免疫系统的共同调控[3]。

正如 Dréno 等提醒我们的，自 1683 年 Antoni van Leeuwenhoek[3] 首次发现皮肤上寄居有各种微生物以来，现代技术已证实了人类皮肤上确实存在多样的微生物群。这些微生物在维护皮肤健康和诱发皮肤疾病方面发挥了重要作用。值得注意的是，相对于其他皮肤微生物，我们对于病毒种类的了解较为有限[3]。在微生物领域的知识体系主要集中在细菌方面，而这些细菌与本文所讨论的某些皮肤疾病密切相关。

与肠道微生态类似，皮肤作为一个重要的界面器官在人类健康中扮演着重要的角色。正如 O' Neill 等所指出的，皮肤与肠道疾病之间存在多种共病性[4]。与其他微生物相比，细菌处于构建肠道微生态的核心地位。皮肤和肠道之间的关联性值得深入研究，因为这两个关键的界面器官在健康和疾病方面相互影响。

当健康平衡因内部和外部微生物失衡而被破坏时，就可能发生菌群失调。感染、创伤和微生物定植都受到皮肤免疫系统的调节，而这一系统的失调会表现为各种皮肤问题[5]。多种皮肤疾病包括痤疮、特应性皮炎（atopic dermatitis，AD）、脂溢性皮炎、汗腺脓肿和慢性创伤的病因至少部分归因于微生物的作用[5-6]。关于皮肤微生态在皮肤健康和疾病中的动态作用，特别是在使用新的基因组测序方法阐明健康遗传和表观遗传的基础研究方面，目前仍然处于起步阶段。尽管目前关于皮肤和肠道微生态与皮肤病表现之间潜在的相互联系的数据相对有限，但当前的研究方向仍值得密切关注。

微生态在皮肤健康中的作用

皮肤表面积

正如人类在漫长的历史长河中适应了恶劣环境一样，微生物群也已经适应并将持续适应人类皮肤这种相对于肠道而言营养匮乏、相对凉爽、酸性和干燥的环境。它们在人体广阔体表的不同区域上蓬勃生长[5,7]。

在生理上，皮肤环境中的微生物群分布于皮脂腺或非皮脂腺、有毛发覆盖或光滑、湿润或干燥、皱褶或平滑区域。基因测序显示皮肤菌群在特定的皮肤区域具有特异性，在不同紫外线（UV）照射、pH 值和温度下也存在很大差异[7-9]。例如，与湿润的皮肤褶皱或更大面积的皮肤相比，痤疮丙酸杆菌（*Propionibacterium acnes*）在头部和躯干上部皮脂腺丰富的部位更常见[8]。影响微生物群在皮肤表面定植以及定植位置的其他宿主因素包括毛囊厚度、皮脂腺密度、年龄、性别和饮食，以及环境因素如气候（包括微生态水平生物多样性下降及人类微生物栖息地的影响）、职业和个人卫生习惯[5,10-12]。正常健康人体皮肤微生物群的特点是具有广泛的个体间和个体内变异性[13]。

Gallo[14] 敏锐地指出，在评估皮肤微生态对人体健康的影响时未能考虑到毛囊内表面，从而严重低估了皮肤微生态对全身健康的潜在影响。具体而言，他认为皮肤表面积被错误地估计为 2 m^2，这是基于将其视为一个平坦的表面，而忽视了大量的毛囊和汗腺，这些部位明显扩展了上皮表面积，实则其更接近于 25 m^2。这些皮肤附属物的上皮内表面与微生物接触，并代表了比既往认识到的更广泛的皮肤微生态。

测序技术的进步推动了微生态研究的发展。基因组测序可以对之前被低估的微生物多样性进行更全面的评估和表征，同时避免了培养微生物分离株的缺陷[8,15]。

关键定植菌群、定植位置及皮肤微生态的变化

值得注意的是，由于皮肤类型会随着旅行、季节变化和生命周期中的生理转变而改变，皮肤微生态因个体而异，并且也不稳定，从出生开始以及在健康和疾病过程中都会发生变化，甚至受到相邻皮肤微生态（例如同居伴侣之间）以及环境空气污染的影响[16-18]。此外，皮肤微生物群已被证实会受到分娩方式的影响，阴道分娩的新生儿的微生物群为阴道细菌，而剖宫产分娩的新生儿的微生物群为皮肤细菌[8]。皮肤微生物群也与青春期的变化相关，较亲脂的物种（如丙酸杆菌科和棒状杆菌科）战胜了早期占优势的厚壁菌门、拟杆菌门和变形菌门[8,19]。可能表征健康生命周期后期的皮肤微生物群的变化仍有待确定。然而，纵向研究发现，皮肤共生微生物群在 2 年内保持相对稳定[7]。一般而言，丙酸杆菌科在皮脂腺区域占主导地位，而棒状杆菌科和葡萄球菌科在潮湿区域（如肚脐或腋窝）占主导地位，干燥区域的微生物多样性最广泛，包括棒状杆菌属、栖水菌属、微球菌属、丙酸杆菌属、葡萄球菌属和链球菌属[3,5,20]。

皮肤屏障的稳定性或功能障碍本身是宿主组织与皮肤表面和内部的微生物群之间共生关系的体现。研究表明其受到这些微生物的数量和多样性的影响[21]。2016 年的一项研究为了测试特定面部区域的皮脂和水分含量差异是否能解释面部皮肤微生物群的个体间差异，Mukherjee 等检测了 30 名健康女性受试者额部及面颊的皮脂和水分含量。他们发现，微生物群组成最重要的预测因子是面颊的皮脂含量，其次是额部的水分含量，而面颊的水分含量和额部的皮脂含量无法预测。随着面颊皮脂含量的增加，放线菌属 / 丙酸杆菌属的流行率上升，而微生物群的多样性下降。与前额水分含量相比，这种趋势则相反。研究人员得出结论，特定部位的皮脂和水分含量影响面部皮肤微生物群的性质和多样性[22]。研究者已利用细菌 16S rRNA 基因的焦磷酸测序分析来区分和描述皮肤上多种常驻和短暂的微

生物，并阐明它们在皮肤健康和疾病中的作用[3]。微生物群的多样性似乎非常重要。

微生态的稳定性对于皮肤健康是一个重要的决定因素，因为微生物相互作用、协同和对抗，同时对宿主产生影响并受其影响。在天然免疫系统、适应性免疫系统、上皮细胞和皮肤微生物群之间进行有效的通信对于保持皮肤的最佳功能至关重要[5,7]。

Chehoud 等假定补体系统（一种关键的炎症介质和天然免疫的组成部分）[23]会影响皮肤宿主与微生物之间的相互作用。通过对 C57BL/6J 小鼠的细菌 16S rRNA 基因进行无培养高通量测序的研究显示，抑制补体的重要成分会降低多样性并改变皮肤微生物群的组成，因为皮肤炎症细胞浸润减少，皮肤防御和免疫基因表达下调。研究人员得出结论，上述发现（包括皮肤微生物群对皮肤补体基因的调控）表明补体和皮肤微生物群之间存在交互作用[24]。

Maguire 等在 2017 年回顾了最近有关肠道和皮肤微生态的研究，并提出硝化细菌、乳酸杆菌和双歧杆菌可以改善皮肤健康，并且可能在皮肤健康受损时作为益生菌和益生元策略的有用辅助剂，在稳态重建中发挥作用[25]。硝化细菌对皮肤癣菌和葡萄球菌显示出抗真菌活性；在一项小型研究中，乳酸杆菌显示出抗炎作用，可改善成人痤疮；双歧杆菌联合乳酸杆菌可降低儿童早期特应性湿疹的发病率；在一项双盲、安慰剂对照的随机试验中，双歧杆菌和益生元低聚半乳糖表现出防止角质层水分流失和其他有益作用[25]。

Holowacz 等最近的一项研究对多次应用 12-O-四十二碳烷酸-13-乙酸酯诱导慢性皮肤炎症的无毛 SKH-1 小鼠给予口服益生菌。研究表明，唾液乳杆菌和鼠李糖乳杆菌可通过对肠道微生物的作用来帮助维护皮肤的完整性和稳态，并可能缓解像 AD 这样的皮肤疾病[26]。

化妆品对皮肤微生态的影响

关于表皮微生态日益增长的知识体系可能会影响从业者为患者提供维持皮肤健康的建议，甚至包括日常洗护方面。2016 年的一项关于局部皮肤清洁剂急性治疗对皮肤微生态影响的研究中，研究人员评估了多种常见皮肤清洁剂对人体前臂的清洗效果。他们测量了抗微生物肽 LL-37 的含量、细菌 DNA 的丰度和多样性，结果发现清洗后皮肤表面的 LL-37 水平略有下降，虽然幅度不大但仍然显著，而细菌群落没有明显变化。这一研究结果支持了以往的研究，即手部清洗在医疗环境中是有益的，因为使用含有抗微生物化合物（如苯扎氯铵或三氯卡班）的肥皂清洗后，A 族链球菌的生长受到限制。然而，研究人员也警告称，还需要进行更多的研究以确定长期清洗的影响，以及护肤品在个体皮肤稳态或菌群失调中可能发挥的作用[27]。

在 2017 年的一项分析中，Lee 等研究了使用化妆品 4 周对高水分含量和低水分含量的面颊部皮肤微生态的影响。研究发现低水分含量组的细菌多样性更高，而使用化妆品后，两组的细菌多样性均有所增加。两组共同的细菌包括放线菌门、变形菌门、厚壁菌门和拟杆菌门，以及丙酸杆菌属、罗尔斯顿菌属、伯克霍尔德菌属、葡萄球菌属、棒状杆菌属、贪铜菌属和污泥单胞菌属。高水分含量组显示出较多的丙酸杆菌。研究发现，使用化妆品不会导致低水分含量组的细菌菌群发生变化[28]。

理解皮肤微生态与维持健康的皮肤屏障功能之间动态而错综复杂的相互作用，对于开发最佳的护肤品配方也至关重要[21]。

皮肤微生态在皮肤疾病中的作用

痤疮

作为一种免疫介导的慢性炎症性疾病，痤疮一直以来被认为是多因素的，但并非所有因素已被完全阐明。众所周知，痤疮丙酸杆菌和马拉色菌通过影响皮脂分泌、粉刺形成和炎症反应促进痤疮的发生[29]。越来越多的学者认为，认识皮肤屏障和微生态中上述微生物在痤疮病理生理中的作用可能有助于开发更好的治疗方法[30]。

2017 年，Dréno 等在 26 例轻度至中度痤疮患者中进行了皮肤微生物群的研究，并观察了在使用 4% 红霉素治疗或使用医学护肤品 28 天后的变化。在基线时，变形菌门和厚壁菌门的占比较高，放线菌门的占比较低。葡萄球菌在皮损处的检出率高于非皮损处，而痤疮丙酸杆菌在皮肤细菌中的检出率不到 2%。研究结束时，医学护肤品组的放线菌和葡萄球菌数量减少，而红霉素组只有放线菌数量减少[31]。

2018 年初，Kelhälä 等首次报道了采用基因测序技术研究系统性痤疮治疗（异维 A 酸和赖甲环素）对轻度至中度痤疮患者的面颊部、背部和腋下皮肤微生态的影响。在健康对照皮肤和未治疗的痤疮患者的皮脂分泌区域，痤疮丙酸杆菌是基线时最主要的菌种，而且痤疮的严重程度与痤疮丙酸杆菌水平呈正相关。在痤疮患者和对照组的面颊部皮肤中，包括链球菌属在内的微生物群存在显著差异。两种治疗方法均降低了临床痤疮分级和痤疮丙酸杆菌的水平。与未治疗的皮肤相比，治疗后的面颊部皮肤表面其他菌种的数量明显增加；系统性痤疮治疗后，面颊部和背部微生物群的多样性大大增加[32]。

新的基因测序技术，特别是基于 recA 和 tly 基因位点的技术，正逐渐让我们更多地认识革兰氏阳性厌氧菌——痤疮丙酸杆菌。它是表皮微生态的共生成员，同时也是众所周知的痤疮致病菌，这些研究可能最终会带来痤疮治疗上的突破[33]。

特应性皮炎

特应性皮炎（atopic dermatitis，AD）是一种慢性炎症性疾病，在发达国家儿童中的患病率为 15%～20%，而在成年人中则为 2%～5%[34]。根据流行病学估计，AD 在总人群中的患病率为 10%～20%[35]。AD 与皮肤微生态的菌群失衡密切相关，导致皮肤微生物群的多样性降低[10, 36]。此外，皮肤和肠道微生物群与 AD 之间存在紧密的流行病学联系[37-38]。

虽然尚未明确金黄色葡萄球菌在 AD 中的确切作用，但已知该细菌会选择性地定植在 AD 患者的皮损区域，而在大多数健康人的皮肤表面则明显缺乏这种细菌[34]。研究证实，AD 患者微生物群多样性的降低与疾病的严重程度增加以及有害细菌（如金黄色葡萄球菌）的侵入增加有关[39]。

在 2017 年的一项文献综述中，Bjerre 等研究发现，尽管研究数据有限，但 AD 患者的皮肤显示出细菌多样性较低的特点——金黄色葡萄球菌和表皮葡萄球菌含量较高，而其他菌属（包括痤疮丙酸杆菌）则相对较少。一项小鼠研究还揭示了微生物群失调可能是湿疹的病因之一[36]。同年，Williams 和 Gallo 报告了一项针对儿童的前瞻性临床试验，发现在 AD 症状出现之前，金黄色葡萄球菌已经定植在患者皮肤上，这提示该微生物可能会导致某些人群发生 AD[40]。此后，Lunjani 等研究指出，金黄色葡萄球菌的过度生长伴随表皮葡萄球菌减少是 AD 的典型特征，但这种现象并不局限于 AD，也出现在其他皮肤疾病中[41]。

2018 年，Clausen 等进行了一项观察性病例对照研究，该研究在 2015 年 1 月至 6 月期间对 45 名健康成人对照者和 56 名 AD 成人患者进行了分析，旨在评估皮肤和鼻腔中的微生物群多样性及其组成，并阐明 AD 患者疾病严重程度与丝聚蛋白基因突变之间的关系。利用针对 16S 核糖体 RNA 的新一代测序技术，结果显示 AD 患者的皮损皮肤、非皮损皮肤和鼻腔中的微生物群多样性均低于对照组。这种多样性程度还与疾病的严重程度呈负相关，而非皮损皮肤中的微生物群组成则与丝聚蛋白基因突变相关。研究得出结论，宿主基因和皮肤微生物群可能在 AD 的发病中起作用[42]。此前，Kong 等在一项针对 AD 儿童的研究中观察到，AD 发作期间的微生物多样性会受到近期治疗的影响，即使是局部治疗，细菌多样性也会增加，而近期未接受治疗则无此效果[43]。

Marrs 和 Flohr 的研究发现，根除金黄色葡萄球菌似乎并不能完全解释 AD 的改善和使用抗微生物和抗炎疗法治疗急性发作后细菌多样性的增加[44]。

虽然这些疾病的治疗策略各不相同，但 Egert 等认为，由于皮肤微生物群的变化与痤疮、玫瑰痤疮（酒渣鼻）和 AD 等疾病相关，因此在治疗这类疾病时，除了抗生素外，应考虑使用益生元和益生菌（包括移植疗法）[45]。此外，Paller 等指出，多项早期临床研究支持局部应用共生微生物（如人葡萄球菌或黏膜玫瑰单胞菌）可以减轻 AD 的症状并减少金黄色葡萄球菌的定植[39]。

玫瑰痤疮

玫瑰痤疮是一种慢性炎症性皮肤病，长期以来被认为与蠕形螨（毛囊蠕形螨和短蠕形螨）相关。蠕形螨被认为与皮肤微生物群共生，在健康皮肤中也有很高的检出率[46]。在玫瑰痤疮患者皮肤中，蠕形螨的密度高于未受累的皮肤[47]。值得注意的是，在玫瑰痤疮患者的皮肤和小肠中均检测到与微生物群相关的病理改变[45]。此外，Picardo 和 Ottaviani 还观察到，固有免疫系统的异常激活与玫瑰痤疮的病理生理有关，并且皮肤和肠道微生物群似乎都起了作用[48]。

脂溢性皮炎

Park 等于 2017 年研究了头皮微生态与头皮屑/脂溢性皮炎之间的关系，通过分析 102 名受试者头皮表面的细菌和真菌组成，他们发现正常头皮和患病头皮之间的微生物群组成存在显著差异[49]。Paulino 指出，测序技术和生物信息学的进步揭示了在头皮屑和脂溢性皮炎中除了长期存在的马拉色菌外，其他微生物群的参与也至关重要[50]。

银屑病

银屑病是一种慢性炎症性皮肤病，影响全球约2%的人口，并与心脏病相关[51-52]。多种微生物包括病毒（人乳头瘤病毒和内源性逆转录病毒）、真菌（马拉色菌和白色念珠菌），尤其是细菌（金黄色葡萄球菌和化脓性链球菌），均可能促发或加重银屑病[53]。研究发现，在银屑病斑块中存在大量的棒状杆菌、丙酸杆菌、葡萄球菌和链球菌。虽然微生物多样性下降[54]，但链球菌在正常皮肤和银屑病患者皮肤中更为丰富，而葡萄球菌和丙酸杆菌在银屑病皮肤中相对较少[51, 55-58]。尽管现有证据表明健康对照组的微生物群与银屑病患者皮肤的微生物群存在差异，但还需要进一步的研究来明确皮肤微生态与银屑病之间的直接关系[55]。

Langan 等补充指出，更准确地了解或描述皮肤微生物群生态系统需要认识到并不存在“单一的微生物群”，而是基于特定的部位和微环境的皮肤微生物群[54]。同时，Paetzold 等学者成功运用活细菌来调整皮肤微生态的平衡，这使得调控皮肤微生态的组成成为治疗银屑病和痤疮等疾病的一种可行方法[59]。

皮肤癌、环境与皮肤微生态

关于皮肤微生态与皮肤癌之间的关系，特别是在药物预防方面，目前仍知之甚少。然而，已经有多项研究正在进行，旨在更深入地了解皮肤癌风险，并探索利用皮肤微生态来预防、早期诊断和治疗皮肤癌的可能性[60]。Patra 等学者提出，由于紫外线辐射被认为是影响皮肤的主要环境因素之一，它可能对天然免疫系统产生积极或消极的影响。因此，有必要考虑紫外线辐射对皮肤微生态的潜在影响，而皮肤微生态本身与免疫系统之间存在相互作用，两者共同参与免疫系统的调节[46]。

此外，Prescott 等研究者还以令人信服的论据证明了更大生态系统的相互关联性和生物多样性的日益减少，以及人类皮肤和黏膜微生物群多样性的变化。他们特别提到，角质层的破坏在各种皮肤疾病（例如痤疮、银屑病、玫瑰痤疮、湿疹、食物过敏等过敏性疾病以及皮肤老化）中起了重要作用。同时，他提醒我们，气候变化、建筑环境和城市化进程加快、全球生物多样性的丧失以及人类与自然界的脱节等因素对微生态和人体微生物水平多样性下降所产生的影响。这一点强调了微生态失调和人类整个生命周期中炎症性疾病风险与更广泛的生态系统失衡之间的密切联系[12, 61]。事实上，人类并非独立于自然界之外，两者是相互影响的。

结论

皮肤微生态不仅是大量微生物繁衍生息的沃土，也为科研领域提供了广阔的探索空间。我们相信未来会有越来越多的有关皮肤微生态的研究数据被发表，这些发现也将广泛应用于治疗领域。为了更深入地了解皮肤微生态在皮肤疾病中的特征，建立健康皮肤基准已经成为新兴研究的热点。尽管我们仍处于研究的早期阶段，但我们正在积极探索微生态的更多细节，以期利用这些知识来提升皮肤健康水平。

然而，越来越多的研究表明，皮肤微生态与各种皮肤疾病密切相关。尤其是通过先进的基因测序技术，研究人员正着重于确定哪些微生物在皮肤疾病的发病机制中发挥关键作用。这些研究为我们找到更广泛的治疗途径指明了方向，以应对一些棘手的慢性皮肤病。这是一个充满活力和前景的科研探索领域，有望为治疗痤疮、特应性皮炎、脂溢性皮炎、银屑病和玫瑰痤疮等常见皮肤问题提供更多有效的解决方案。

（刘玮　赵良森　谈益妹　何黎
刘振峰　杨蓉娅 译校）

参考文献

扫描书末二维码获取

第5章

内源性老化

概要

要点

- 内源性老化与外源性老化之间存在很多重叠。
- 角质形成细胞和成纤维细胞的功能随着年龄的增长会发生变化。
- 衰老细胞会产生促进衰老的分泌表型。

新进展

- 最新研究表明，“组织骨架”即由成纤维细胞与其附着于细胞外基质的分子所形成的结构，具有重要意义。
- 脂褐素通过降低蛋白酶体的活性而加速皮肤老化过程。
- 自噬可以减缓衰老速度，特别是线粒体自噬尤为重要。

展望

- 研究评估成纤维细胞与细胞外基质之间机械力的效应，并确定这些效应如何随年龄增长而变化。
- 理解机械力的变化及其如何影响基因表达和成纤维细胞功能。
- 确定老化皮肤的表观遗传甲基化模式。
- 调控线粒体巨自噬（ macroautophagy ）在未来可能成为一种抗衰老策略。
- 在衰老细胞造成过多损伤前及时清除这些细胞，可能成为防止皮肤衰老的一种方法。

皮肤老化的主要原因可分为两种，即内源性和外源性因素。通过改变生活习惯可以减少外源性因素的影响（详见第6章“外源性老化”）。而内源性老化则是由日常代谢和正常细胞过程引发的内部生物过程引起的。内源性老化受饮食、锻炼、口服补充剂、局部治疗和生活习惯等因素的影响，无法完全消除。内源性老化与外源性老化之间存在许多相互重叠的因素。本章将讨论在无阳光和污染暴露的情况下影响皮肤的细胞过程和激素变化[1]。然而，为了更全面地阐释衰老过程，建议将本章内容与第6章一起阅读，因为一些在外源性老化章节中讨论的问题在本章中也同样适用。

内源性老化致皮肤结构的变化

与年轻皮肤相比，内源性老化的皮肤光滑、皱纹细密、更薄、更脆弱，其弹性也相对较差。内源性老化的皮肤出现在非光暴露部位，不会出现日光性黑子和其他与日晒相关的色素改变。尽管研究已经对光暴露区域与非光暴露区域的数据进行了比较，以探讨内源性老化和外源性老化的影响，但由于所有皮肤都在一定程度上受到环境暴露的影响，因此存在很多重叠。然而，有些特征仅在非暴光部位的老化皮肤中观察到。

表皮的变化

角质形成细胞的动态变化涵盖了干细胞特性、增殖、分化以及衰老状态之间的转换。作为一种自我更新的组织，表皮依赖于具有干性（即具有干细胞功能）的角质形成细胞来重新填充表皮层。随着年龄的增长，角质形成细胞的干细胞特性逐渐减弱，导致表皮变得愈发薄弱，并开始出现扁平网状结构。在离体条件下，年轻的角质形成细胞具有更高的自我更新能力，表现为其表皮干细胞标志物（β1整合素）水平较高；而老化的角质形成细胞表达的这种表皮干细胞标志物要低得多。然而，具备干细胞特性的角质形成细胞不会无限分裂，也不会永远保持为干细胞。在某个阶段，它们会失去分裂能力，细胞分裂停滞，即所谓的复制性衰老，并最终演变成衰老细胞[2]。随着皮肤老化，衰老的角质形成细胞数量增加。这些衰老的角质形成细胞具有与衰老相关的分泌表型（senescent-associated secretory phenotype，SASP），释放出炎症因子和降解酶，这些因子目前被认为是导致皮肤老化的主要原因。

角质层的变化

年轻皮肤的角质层（stratum corneum，SC）通常呈现出酸性的pH值，被称为“酸性保护膜”。低pH值对于维持皮肤屏障的稳定性、角质层的完整性和内聚力、抵抗微生物侵袭、激活细胞因子以及维持酶和蛋白酶的正常功能至关重要。一般情况下，角质层表层的pH值为4.5～5.0，而角质层深层为6.5～7.0。对老化皮肤的研究一致表明，与年轻皮肤相比，老化皮肤表面的pH值升高。

皮肤屏障的变化

由于缺乏胆固醇、神经酰胺和脂肪酸等脂质成分，老化的皮肤屏障相较于年轻皮肤更容易受到破坏，修复速度也相对较慢[3]。据估计，老化皮肤中的脂质含量相较于年轻皮肤减少了1/3[4]。老化皮肤中参与脂质生物合成的酶如酸性鞘磷脂酶和神经酰胺合成酶的活性降低。这与老化皮肤中脂质生物合成相关的基因表达下调有关。此外，老化皮肤还表现出角质层双层膜的细胞间间隙减小以及板层小体的分泌减少[4]。

年轻皮肤中的钙离子存在浓度梯度，即在基底层和棘层的水平较低，而在颗粒层的水平较高。随着角质形成细胞接近皮肤表面，钙离子诱导它们进行终末分化。这种表皮内的钙离子梯度被认为是促使板层小体分泌的驱动因素。而在老化皮肤中，钙离子梯度消失，整个表皮内的钙离子含量相等，这对细胞分化、板层小体的分泌以及皮肤屏障的完整性都造成了影响。

真皮-表皮连接处的变化

真皮-表皮连接处（dermoepidermal junction，DEJ）在表皮和真皮之间提供结构支撑，并提供随着衰老而变化的高度动态的微环境。在皮肤内源性老化过程中，EDJ呈现扁平化现象，表皮突变平，真皮乳头数量减少。DEJ的扁平化导致营养物质、细胞和信号分子穿过的表面积减少。此外，表皮基底角质形成细胞与其下真皮之间的黏附力降低，导致表皮基底角质细胞对机械剪切力的抵抗力减弱。DEJ还是生长因子通过基底膜蛋白聚糖/硫酸乙酰肝素（heparan sulfate，HS）结构存储的地方。在年龄增长和肝素酶存在的情况下，该结构会被分解。DEJ的老化导致皮肤变得脆弱，表皮与真皮之间的物质运输减少，细胞之间的通讯受阻[5]。

真皮的变化

内源性老化会导致各类胶原蛋白流失，进而使皮肤变薄、脆弱并出现细纹。大量研究已明确，真皮中Ⅰ型胶原蛋白水平与皮肤外观存在紧密联系。绝大多数美容产品和治疗方法均旨在提高皮肤内胶原蛋白的含量。

内源性老化还会导致真皮层的弹性下降。在内源性老化的皮肤中，弹性组织的变化与外源性老化的皮肤有所不同，后者表现出弹力纤维变性。在内源性老化过程中，真皮乳头层中赋予皮肤弹性的富含原纤蛋白的微纤维，在涉及fibulin-5的过程中会被降解。此外，老化皮肤产生弹性蛋白前体所需的赖氨酰氧化酶的水平下降[6]。

最新研究表明，细胞外基质（extracellular matrix，ECM）在衰老中的作用也来越明晰。目前已知，ECM的微环境即基质体在皮肤衰老过程中发挥着关键作用。ECM中的糖胺聚糖参与细胞间通讯、维持水分平衡和组织骨架的构建。透明质酸

(hyaluronic acid，HA) 的流失通常出现在外源性老化皮肤中，但在此提及的是，老化的成纤维细胞产生的所有 ECM 成分 (包括 HA) 均减少。ECM 成分 (例如 HA、HS 和胶原蛋白) 水平的下降会导致成纤维细胞萎缩，失去合成蛋白质和其他 ECM 成分的能力，从而表现出老化特征。成纤维细胞的基因表达也会发生改变 [7]。最新研究强调了由成纤维细胞与 ECM 分子的连接组成的“组织骨架”的重要性 (详见第 2 章“皮肤基础科学” **图 2-3**)。成纤维细胞与 ECM 之间的连接相当复杂 [7]。当组织骨架减少时，成纤维细胞与 ECM 的接触面积减少，成纤维细胞对组织骨架产生机械力的能力受损。缺乏组织骨架的机械力会导致染色质表达和组蛋白去乙酰化活性发生变化。糖胺聚糖 (如 HA 和 HS) 在组织骨架中发挥了重要作用。

硫酸乙酰肝素 (HS) 是存在于 ECM 中的一种蛋白聚糖，通过协助生长因子识别并结合受体来促进细胞间通讯。HS 的链结构构成了基底膜蛋白聚糖 (perlecan)，这是基底膜的一部分。基底膜蛋白聚糖充当了储存和调控生长因子 [例如成纤维细胞生长因子和血管内皮生长因子 -A (vascular endothelial growth factor，VEGF-A)] 的储备库。当基底膜蛋白聚糖被肝素酶分解时，其储存生长因子的能力会降低。此外，阳光照射会增加肝素酶水平；然而，即使没有紫外线暴露，炎症细胞因子也能刺激其合成 [8]。

皮肤老化的分子机制

内源性老化和外源性老化虽然是两种不同的现象，但是其原因可能有着千丝万缕的联系，而且每种老化类型都有明显相似的机制，从而导致老化皮肤的特征性变化。抗衰老护肤的核心在于促进蛋白质、糖类和糖蛋白的合成，同时抑制其分解过程。在皮肤老化研究领域，最常被讨论的蛋白质包括胶原蛋白和弹性蛋白，而最常被讨论的糖类则包括 HA 和 HS。然而，随着时间的推移，ECM 中的多个组分逐渐减少或失去其功能。**图 5-1** 展示了时间和活性氧簇 (reactive oxygen species，ROS) 如何导致皮肤中胶原蛋白和弹性蛋白流失的情况。

皮肤老化涉及的细胞和分子过程以及相关途径多种多样。它们之间存在较大的重叠，因为它们可能相互上调或下调。为了更好地理解涉及皮肤老化的分子机制，我们将按首字母顺序进行讨论，便于交叉参考。

晚期糖基化终末产物

糖与蛋白质结合发生 Maillard 反应时，会生成晚期糖基化终末产物 (advanced glycosylation end products，AGEs)。非酶促糖基化衰老理论用于解释为何糖尿病患者比非糖尿病患者更容易出现皮肤老化现象 [9]。AGEs 在老化皮肤中积累，造成胶原蛋白和弹性蛋白受损，进而促进皮肤老化 [10-11]。此

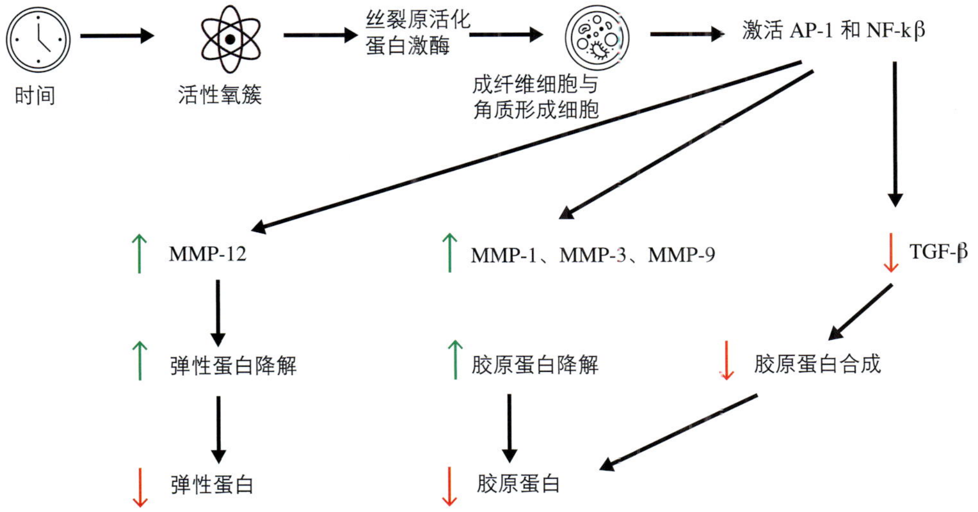

图 5–1 正常代谢产生活性氧簇 (ROS)。随时间的推移，ROS 的蓄积导致 ECM 蛋白 (如胶原蛋白和弹性蛋白) 的流失。绿色箭头 = 激活，红色箭头 = 抑制。

外，当二羰基化合物乙二醛（glyoxal，GO）和甲基乙二醛（methylglyoxal，MG）与蛋白质发生反应时，AGEs 可以在没有糖分的情况下形成[12]。乙二醛酶能够分解 GO 和 MG，但随着年龄增长，其效率降低，从而导致 AGEs 的积累。

胶原蛋白糖基化

胶原蛋白和其他蛋白质的糖基化在皮肤老化中发挥重要作用（不应与胶原蛋白的酶介导生物合成步骤中的糖基化混淆）。糖基化是一系列非酶促的生物反应，涉及向蛋白质中加入还原糖分子（如葡萄糖或果糖）。这一级联反应被称为 Maillard 反应，与洋葱烤焦或烘焙面包时发生的反应相似。它在厨师中广为人知，因为它能提升食物口感。然而，在皮肤中，Maillard 反应导致皮肤蛋白质的糖基化并不是有益的，会导致皮肤老化。在糖基化过程中，糖分子与胶原蛋白及其他蛋白质中的赖氨酸和精氨酸的氨基侧链发生反应。随后，该过程的产物通过氧化反应形成 AGEs（**图 5-2**）。AGEs 与衰老过程以及与年龄相关的疾病（如糖尿病[13-15]、慢性肾衰竭[16-17]和阿尔茨海默病[18-20]）有关。研究发现随着时间的推移，AGEs 增加并在人体胶原蛋白和弹性蛋白纤维中积聚，从而导致皮肤老化[21-23]。

由于糖基化作用，胶原蛋白网络结构失去其原有的弹性和可塑性，变得更为僵硬。成纤维细胞通过其肌动蛋白细胞骨架对胶原网络进行收缩，从而激活相关基因的表达[24]。糖化胶原蛋白会改变成纤维细胞的肌动蛋白细胞骨架，从而降低其胶原蛋白收缩能力[25]。在细胞培养条件下，糖化胶原蛋白对体外真皮组织重建产生影响，导致基底膜区域的基质金属蛋白酶（matrix metalloproteinase，MMP）-1、MMP-2 和 MMP-9 增加，基底膜带增厚，以及表皮中 α6 和 β1 整合素模式的改变[26]。

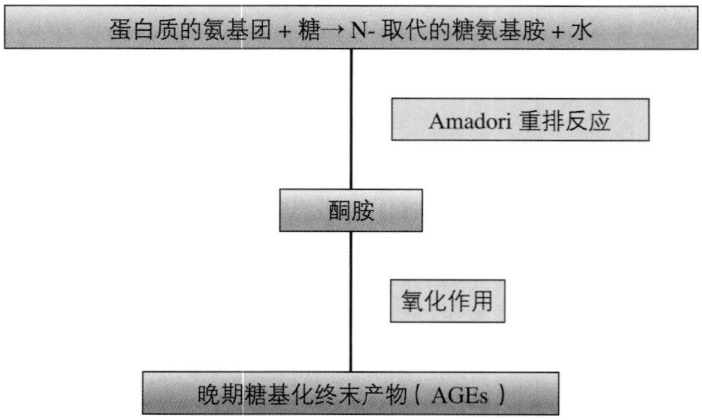

图 5–2 蛋白质的糖基化导致晚期糖基化终末产物（AGEs）的形成。

弹性蛋白糖基化

当弹性蛋白暴露于糖分子时，会形成多种 AGEs。AGEs 在弹性蛋白纤维中积聚，使其对弹性酶的降解产生抵抗。AGEs 通过改变弹性蛋白的结构来降低皮肤的弹性。研究表明，紫外线暴露促进 AGEs 生成，使弹性蛋白的降解减少，导致弹性纤维积聚，这是外源性皮肤老化的特征之一。羧甲基赖氨酸（Nε-(carboxymethyl）lysine，CML）似乎是在弹性蛋白纤维上积聚的主要形式，使其能够抵抗弹性蛋白酶的降解[11]。与非暴光部位皮肤相比，光暴露部位皮肤中的 CML 含量更高[23]。AGEs 修饰的蛋白质通过 UVA 光诱导的氧化应激机制，在人体皮肤内充当内源性光敏剂[27-28]。

二甲双胍

二甲双胍作为一种广泛应用于糖尿病治疗的口服药物能有效降低血糖水平。然而，其局部吸收有限。在体外成纤维细胞模型中，向培养基中加入二甲双胍可导致细胞凋亡减少，Ⅰ和Ⅱ型胶原蛋白的合成增加，并使 NF-κβ 水平下降。当将二甲双胍嵌入固体脂质纳米粒（liponanoparticles）中以提高局部渗透性时，它可以延缓成纤维细胞的衰老过程[29]。另一项关于人体真皮成纤维细胞的研究表明，在 UVA 暴露前将二甲双胍添加至培养基中，能够减少自由基的生成，并使 MMP-1 和 MMP-3 的表达降低，同时降低Ⅰ型胶原 mRNA 的表达水平，而Ⅰ型胶原 mRNA 通常会在暴露于 UVA 时出现[30]。

自噬

自噬是细胞自我消化的过程，涉及将胞质物质输送至溶酶体进行降解[31-32]。其功能包括清除受损的细胞器、蛋白质和病原体，以及调节细胞凋亡、细胞分化、免疫和炎症等生命过程。因此，自噬可通过维持细胞内稳态并清除刺激或导致衰老的物质来减缓衰老进程。随着年龄的增长，自噬活性减弱，进而导致衰老表型[33-34]。自噬通过调节 MMPs 来影响 ECM 代谢，而中断自噬则可能导致 MMPs 增加和胶原蛋白降解增加。转化生长因子（transforming growth factor，TGF）-β 也参与自噬的调节[34]。维持线粒体自噬功能对预防衰老至关重要。

自噬受到昼夜节律的调控，可以通过多种途径诱导，包括营养缺失、氧化应激、感染，以及两种蛋白激酶（即 UNC-51 样激酶复合物和磷脂酰肌醇 3- 激酶复合物 [35-36]。自噬可分为微自噬、分子伴侣介导的自噬和巨自噬三种形式。微自噬通过内体膜的内陷来实现，内吞并降解物质。分子伴侣介导的自噬需要分子伴侣协助，并通过溶酶体相关膜蛋白（lysosome-associated membrane protein，LAMP）将物质运送至溶酶体腔。巨自噬则受到多种自噬相关蛋白质的控制，将不需要的物质封装至胞质中的双膜自噬体中 [37]，主要用于清除功能失调的线粒体。

自噬参与角质形成细胞的增殖和分化，并维持角质形成细胞的干细胞功能。自噬促进氧化分子的清除，改善核苷酸切割修复，同时清除脂褐素 [38-39]。与年轻成纤维细胞相比，老化的人类真皮成纤维细胞自噬水平显著降低。自噬水平的降低以及清除氧化产物和错误折叠蛋白质能力的丧失导致细胞衰老（如下文所述，细胞衰老会导致整体衰老）。因此，自噬的上调被认为可通过限制热量摄入来延长寿命。

提高自噬水平，特别是线粒体自噬，已被视为一种抗衰老策略。在果蝇、蠕虫和小鼠的研究中，通过上调基因表达增加自噬可以延缓衰老 [40]。此外，一些诱导自噬的物质，如锂和海藻糖，在线虫和小鼠中已被证明能够改善线粒体功能、减缓衰老进程并延长寿命。

Sirtuin-1（SIRT-1）在介导热量限制对健康和长寿的影响方面起到关键作用。SIRT-1 可以被白藜芦醇激活，与褪黑素作用相似，可诱导自噬 [41-42]。

DNA 损伤

在衰老的成纤维细胞中可以看到与年龄相关的 DNA 损伤和结构性染色体突变的增加。其中，氧化损伤的积累是其中的一个重要因素。紫外线辐射也会导致 DNA 的突变（详见第 6 章）。随着年龄的增长，DNA 修复能力逐渐减弱。

细胞外囊泡

细胞外囊泡（extracellular vesicles，EVs）是由细胞分泌的脂质双分子层囊泡。这些 EVs 存在多种亚型，其中外泌体尺寸最小且得到了广泛的研究。DNA 损伤会导致依赖 p53 的 EV 分泌增加 [43]。EVs 可以穿过真皮层到达表皮层，充当角质形成细胞、黑素细胞和成纤维细胞之间的信息传递媒介 [44]。

EVs 能够在细胞之间携带多种类型的分子，包括蛋白酶（如 MMPs）、炎症细胞因子、生长因子和功能性 RNA。EVs 能够传递 SASPs 中的 miRNA 至周围细胞，它们甚至还被发现能携带线粒体 DNA 和基因组 DNA。

在受到衰老诱导刺激后，多种类型的细胞都能产生 EVs。衰老细胞（senescent cells，SCs）具有有害性，因为它们分泌 MMPs 和其他导致皮肤老化的因子。目前认为，SCs 转变成为动态的 SASPs 是衰老的主要原因。SASPs 释放 EVs，这是 SASPs 影响周围细胞的主要方式，从而导致衰老。研究表明，与年轻个体相比，老年个体中循环 EVs 数量增加 [45]。

成纤维细胞相互作用

在年轻的皮肤中，成纤维细胞附着于富含 I 型胶原蛋白的 ECM 上，并利用这个支持结构以伸展的形态对周围的 ECM 施加机械力（详见第 2 章）。随着时间的推移和长时间的日晒暴露，ECM 逐渐被降解，导致 I 型胶原蛋白水平下降，从而使成纤维细胞的附着能力降低。这导致成纤维细胞皱缩，形态塌陷，合成 ECM 成分的能力下降。上述这种自我反馈循环还会引发其他一系列后果，如线粒体产生的活性氧簇（ROS）增加，激活蛋白 -1（activating protein-1，AP-1）被激活，MMPs 表达水平升高。当 ECM 成分得以更新时，成纤维细胞就会重新恢复其细长的外观。这进一步强调了整个 ECM 对于皮肤老化过程的重要性 [46]。

生长因子

衰老涉及多种生长因子，但转化生长因子 -β（TGF-β）是其中最重要的一种，因为它通过 Smad 信号通路来调控胶原蛋白的合成和降解。TGF-β/Smad 信号通路的激活会启动胶原蛋白、纤连蛋白、核心蛋白聚糖（decorin）以及多能蛋白聚糖（versican）合成相关的基因。此外，TGF-β/Smad 信号网络还会上调金属蛋白酶组织抑制剂（tissue inhibitors of metalloproteinases，TIMPs）的表达，同时下调 MMPs 的表达。一旦 TGF-β/Smad 信号通路功能受损，皮肤就会呈现老化迹象。同时，皮肤内的活性氧簇（ROS）水平升高会促使 AP-1 表达上调，从而直接抑制 TGF-β/Smad 通路（**图 5-3**）。这便是 ROS 导致皮肤老化的多重机制之一 [46]。有关生长因子的更多内容将在第 37 章“抗衰老成分”中详细阐述。

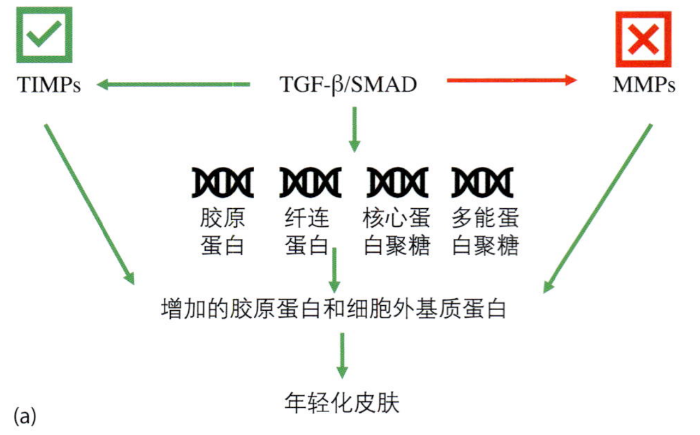

图 5-3A　TGF-β/Smad 信号通路的激活启动与胶原蛋白、纤连蛋白、核心蛋白聚糖和多能蛋白聚糖合成相关的基因。TGF-β/Smad 信号网络上调金属蛋白酶组织抑制剂（TIMPs）并下调基质金属蛋白酶（MMPs），从而增加胶原蛋白的合成并减少其分解。这会使皮肤看起来更年轻。

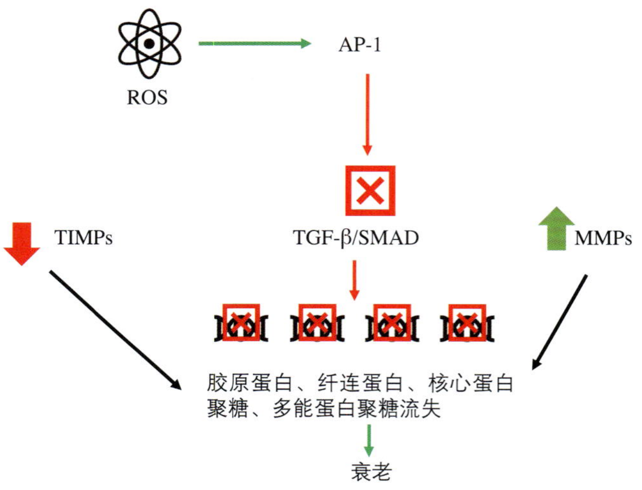

图 5-3B　活性氧簇（ROS）上调激活蛋白 -1（AP-1）的表达。这会抑制 TGF-β/Smad 信号通路，导致细胞外基质蛋白（包括胶原蛋白）的流失，导致皮肤老化。TIMPs：金属蛋白酶组织抑制剂；MMPs：基质金属蛋白酶。

炎症

炎症的发生原因有多种。众所周知，ROS 的存在会引发炎症。紫外线暴露、免疫系统的反应、肿瘤坏死因子（tumor necrosis factor，TNF）等细胞因子以及白细胞介素 -1（interleukin-1，IL-1）等其他内源性介质都会导致炎症。它是导致衰老的重要因素之一，被称为“炎症性衰老”。其特征是血液中的炎症标志物水平升高，增加了患炎症相关疾病（如心脏病和糖尿病等）的风险。导致炎症性衰老的原因包括遗传因素、向心性肥胖、肠道屏障通透性增加、线粒体功能障碍、免疫细胞功能紊乱以及慢性感染等[47]。在衰老过程中，老化细胞起着重要作用，因为它们可能会产生有害的 SASP 表型（有关老化细胞的详细信息请参阅本章的相关部分）[48]。炎症的相关内容将在第 13 章“敏感性皮肤”和第 37 章“抗衰老成分”中进行更详细的讨论。

脂褐素

“脂褐素”（lipofuscin）一词源自希腊词“lipo”（脂质）和拉丁词“fuscus”（深色）。脂褐素是细胞内结构的代谢产物，可以被分解成蛋白质、脂质和碳水化合物。在表观遗传学和端粒被发现之前，脂褐素染色法一直被用于确定细胞的年龄。研究表明，脂褐素的生成与线粒体自噬产生的 ROS 相关。成纤维细胞中脂褐素的积累使其更容易受到自由基损伤，且溶酶体降解废物的能力下降[49]。脂褐素无法降解，会在老化的细胞内积聚。因此，成纤维细胞自噬对清除脂褐素至关重要[39]。脂褐素被认为通过降低蛋白酶体的活性而导致皮肤老化。

溶酶体

溶酶体在细胞内扮演着废物处理和回收的重要角色，其主要作用是清除功能失调的细胞组分。有三种主要的自噬途径将底物运送到溶酶体（详见自噬部分），分别是：巨自噬、分子伴侣介导的自噬以及微自噬。

衰老过程会导致溶酶体及其酶的功能下降。其中一个重要原因在于老化皮肤中衰老细胞的数量增多，这些衰老细胞的溶酶体也发生了显著的改变。由于脂褐素等不可消化物质的存在，溶酶体的数量和体积都会增加。此外，衰老细胞中的溶酶体活性降低，这与脂褐素的积累以及 EVs 的合成有关。

溶酶体功能下降会减少线粒体自噬，进而干扰线粒体的生命周期[40]。未被自噬摄取的线粒体会产生 ROS。这些 ROS 的积累最终导致脂褐素的形成。溶酶体活性的降低会促使脂质和蛋白质进一步氧化，从而增加脂褐素的生成。这种自我循环过程被称为溶酶体 - 线粒体轴[40]（**图 5-4**）。

溶酶体内含众多依赖低 pH 值（4.5 ~ 5）环境的酶。溶酶体的 pH 值变化会影响其功能。当 pH 值升高至 6.0 时，会导致多种溶酶体酶的活性下降，自噬功能减弱。pH 值升高会促进 EVs 的合成，而降低溶酶体的 pH 值则会使 EVs 合成减少。EVs 在 SASPs（详见衰老细胞部分）中扮演着重要的通信角色，用于向其他细胞传递信息，从而加速衰

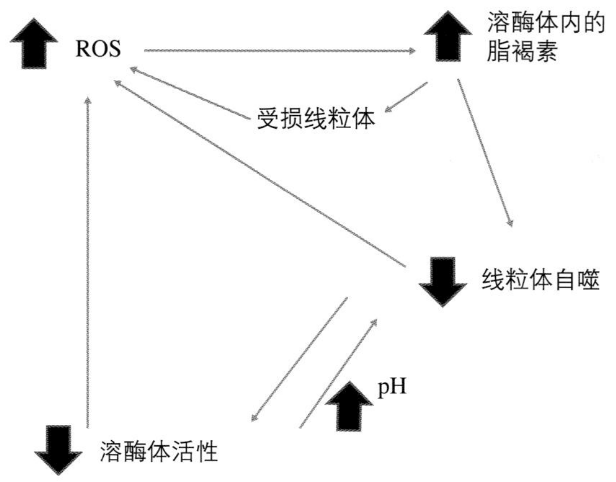

图 5–4 溶酶体和线粒体相互影响。其一受损将影响另一方，导致衰老。年轻皮肤需要健康的溶酶体和线粒体。ROS：活性氧簇。

老进程。降低溶酶体内 pH 值至 6.0 以下会抑制与衰老相关的 β- 半乳糖苷酶（senescence-associated β-galactosidase，SA-β-gal）的活性。β- 半乳糖苷酶的过表达被用作与衰老相关的溶酶体数量和大小增加的替代标记[50]。

miRNA

98% 的人类基因组包含曾被认为是非功能性的非编码 RNA 指令。然而，我们现在认识到这些 RNA 具有极其重要的功能。其中，微小 RNA（microRNA，miRNA）是一类特别重要的非编码 RNA。miRNA 是一种单链 RNA 小分子，它们在基因表达的转录后阶段扮演着负调控因子的角色，能够干扰 mRNA 的翻译和切割其靶标。miRNA 参与了包括衰老在内的所有细胞过程。**表 5-1** 展示了一些 miRNA 的示例。

如**表 5-1** 所示，已确定多种 miRNA 通路可以影响人类角质形成细胞和成纤维细胞衰老。长期的 UVB 暴露、污染以及其他暴露因素均可改变 miRNA 的表达，而内源性老化也不例外[56]。例如，miR-34 家族在人真皮成纤维细胞（human dermal fibroblasts，HDF）中发挥着调节细胞功能和表达 MMP-1、I 型胶原蛋白（type 1 collagen，COL1A1）基因以及弹性蛋白的作用。而 miRNA 378b 通过干扰 Sirtuin-6（SIRT-6）来抑制 COL1A1 的 mRNA 表达，miRNA 217 则通过直接靶向 DNA 甲基转移酶来调控人皮肤成纤维细胞的衰老。此外，miR-23a-3p 通过靶向多种酶来控制 HA 的合成，从而调控细胞衰老。一些 miRNAs 与长寿相关，例如 lin-4、let-7、miR-17 和 miR-34，被称为寿命相关的 miRNAs[57]。大量研究显示，miRNA 在调节皮肤衰老过程中具有重要作用[1, 58]。

miRNA 是 SASP 细胞与周围细胞进行通信的一种方式。EVs 可将 miRNA 传递给其他细胞，从而对周围细胞产生旁分泌衰老效应。SASP 细胞最常分泌的 miRNAs 靶向促凋亡转录因子，这表明 EVs 所携带的 miRNAs 可作为 SASP 的抗凋亡成员发挥作用[44]。

表 5–1 参与细胞衰老的 miRNAs

miRNA[51-55]	机制	皮肤部位	影响基因
miR-203	通过限制增殖来促进分化	表皮	P63, Skp2, Msi2
miR-720	表皮分化	基底上层表皮	P63, iASPP
miR-574-3p	表皮分化	基底上层表皮	P63, iASPP
miR-34a, miR-34c	抑制角质形成细胞的增殖	表皮	-
miR-205	角质形成细胞存活、细胞迁移和细胞骨架重组	表皮	-
miR-194	抑制 TGF-β/Smad 通路	真皮	-
miR-302b-3p	加速成纤维细胞衰老，抑制 SIRT-1	真皮	JNK2
miR-152	诱导衰老	真皮成纤维细胞	-
miR-181a	诱导衰老，增加 XVI 型胶原蛋白合成	真皮成纤维细胞	-
miR-34	激活 MMPs（胶原酶）	真皮	-
miR-137	增加衰老相关 β- 半乳糖苷酶活性	表皮角质形成细胞	p53, ERK
miR-668	增加衰老相关 β- 半乳糖苷酶活性	表皮角质形成细胞	p53

线粒体功能

线粒体可被视为细胞的动力工厂和能源供应中心，因为这些双层膜的细胞器在合成细胞所需 ATP 方面具有关键作用。线粒体依赖于氧气进行线粒体呼吸，也称为氧化磷酸化过程，以完成从 ADP 到 ATP 的能量转换。ATP 的生成发生在线粒体内膜上的电子传递链中。线粒体在微生物防御、糖酵解、能量合成、脂肪酸氧化、血红蛋白和类固醇生物合成、细胞凋亡以及钙离子信号传导等生物过程中都发挥着至关重要的作用。

线粒体在细胞谱系的分化过程中发挥调节作用，对维持皮肤的稳态至关重要。表皮是一个不断自我更新的皮肤层，不断利用能量产生更多的角质形成细胞，并进行分化和迁移。线粒体呼吸是角质形成细胞分化所必需的，并导致 ROS 的产生 [59]。线粒体呼吸依赖于钙离子，钙离子浓度增加也会促进角质形成细胞的分化，这进一步强调了线粒体在角质形成细胞分化中的重要性。此外，角质形成细胞的终末分化与线粒体 caspase 依赖性凋亡途径的激活相关 [60]。

皮肤中存在褪黑素 - 线粒体轴，它们之间存在着共生关系。褪黑素的生物合成和代谢发生在皮肤线粒体中。同时，褪黑素会增加线粒体呼吸链的电子通量，并通过提供电子来促进 ATP 的产生。此外，还存在一个溶酶体 - 线粒体轴，它们相互影响彼此的功能（有关溶酶体和衰老方面的详细内容，请参考相关章节）。

线粒体功能障碍是衰老的标志之一，它导致了氧化应激、ATP 水平下降、溶酶体中脂褐素增加以及钙失衡。老化细胞内的线粒体由于 ROS 增加导致功能衰退，其质量和体积也随之增加。老化线粒体的巨自噬能力降低，这可能是其体积增大的原因之一（请参考自噬部分）。

线粒体在其正常功能过程中会产生 ROS。老化的成纤维细胞中，线粒体电子传递链复合物Ⅱ的活性下降（在角质形成细胞中未观察到此现象）[61]，这导致了 ROS 的增加。这些自由基会破坏线粒体膜并导致线粒体内容物泄漏，从而影响附近的细胞结构。换句话说，ROS 对线粒体及其周围结构（如溶酶体）的氧化损害在衰老和癌症中发挥了重要作用。

线粒体拥有自己的 DNA，称为线粒体 DNA（mitochondrial DNA，mtDNA），这些 DNA 通过母系遗传（母亲遗传给子代）。mtDNA 极易受到紫外线或 ROS 的损害而发生突变。老化线粒体的特征是 mtDNA 的突变和缺失，其中最常见的是 4977 碱基对的缺失，称为“常见缺失”[59]。这一常见缺失在外源性老化（如光照暴露）的细胞中增加，进一步导致 ROS 的合成增加。一旦发生上述突变，线粒体功能将受到严重影响，ROS 的合成也会产生负反馈循环，导致更多的 ROS 生成（**图 5-5**）。

溶酶体 - 线粒体轴在衰老和衰老细胞生成过程中扮演着至关重要的角色。溶酶体功能下降会导致线粒体功能下降，从而进一步降低溶酶体的功能。

辅酶 Q_{10} 是线粒体电子传递链的组成部分，在线粒体不同复合物之间传递电子时发挥着重要作用。与真皮相比，表皮中 CoQ_{10} 水平更高。随着年龄的增长，皮肤中的 CoQ_{10} 水平下降，这与线粒体复合物Ⅰ/Ⅲ的活性降低以及 ROS 的合成增加密切相关 [62]。可以通过口服或局部涂抹外源性 CoQ_{10} 制剂逆转这一现象。

受损的线粒体可以通过一种被称为巨自噬的途径被清除。调控巨自噬可能成为未来的一种抗衰老策略。一项具有开创性意义的小鼠研究表明，线粒体功能障碍会导致皮肤起皱，而当线粒体功能恢复时，皮肤也会变得光滑 [63]。因此，恢复溶酶体 - 线粒体轴的功能对于将细胞从衰老状态恢复至更年轻的状态至关重要。降低溶酶体的 pH 值可以实现上述目标，从而增加线粒体碎片的降解，促进自噬，并减少衰老细胞的数量（**图 5-6**）[40]。此外，在小鼠干细胞中补充氧化形式的细胞烟酰胺腺嘌呤二核苷酸（nicotinamide adenine dinucleotide，NAD^+），可实现线粒体功能的恢复，并预防干细胞的衰老 [64]。

基质金属蛋白酶

MMPs 包括一大类锌依赖性内肽酶，在 ECM

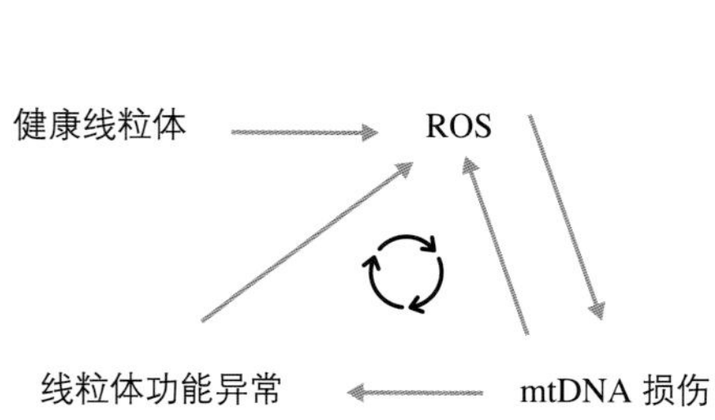

图 5–5 线粒体 DNA（mtDNA）突变导致活性氧簇（ROS）增加和线粒体功能障碍，从而导致合成更多的 ROS，形成负反馈循环。

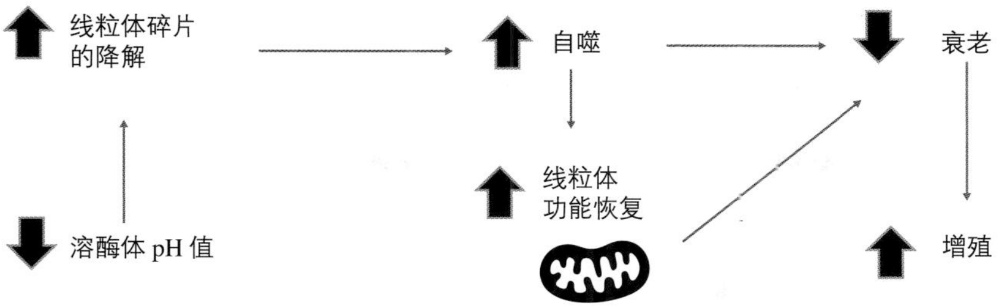

图 5–6 降低溶酶体的 pH 值可增加线粒体碎片的降解，恢复自噬过程，并减少衰老细胞数量。这会促使线粒体功能恢复且细胞增殖增加，从而使细胞回到更健康的状态。

组分的代谢中起着至关重要的作用。MMPs 可由内皮细胞、免疫细胞以及更为常见的角质形成细胞和成纤维细胞合成。

胶原酶

间质胶原酶（MMP-1）是这一类酶中最早被发现的一种。MMP-1 由成纤维细胞分泌，主要参与Ⅰ型、Ⅱ型、Ⅲ型和Ⅶ型胶原蛋白的降解，被视为降解胶原蛋白最重要的酶。胶原蛋白一旦被 MMP-1 分解，随后还会被 MMP-3 和 MMP-9 进一步分解 [65]。

人中性粒细胞胶原酶（MMP-8）则是另一种类型的胶原酶，其主要参与Ⅰ和Ⅲ型胶原蛋白的裂解。而胶原酶 -13（MMP-13）则是该酶家族的第三个成员，已知其能够分解纤维蛋白。此外，它被认为还能促进成纤维细胞的增殖和存活，从而在非瘢痕创面愈合过程中发挥作用 [65]。

明胶酶

明胶酶由两种成分组成，即明胶酶 A（MMP-2）和明胶酶 B（MMP-9）。它们的主要作用是分解基底膜中的明胶和 IV 型胶原蛋白。

间质溶解素

间质溶解素包括 MMP-3、MMP-10 和 MMP-11，它们主要参与蛋白聚糖、层黏连蛋白和 IV 型胶原蛋白的降解。

基质素酶

基质素酶包括 MMP-7 和 MMP-26。它们在基质组织、胎儿皮肤以及癌症状态下均有表达 [66]。

膜型 MMPs

膜型（membranous type，MT）MMPs 包括 MMP-14、MMP-15 和 MMP-16。

金属蛋白酶组织抑制剂

MMPs 活性受内源性金属蛋白酶组织抑制剂（TIMPs）的调控。TIMPs 是自然合成的蛋白质，具有特异性抑制 MMPs 的功能。这类蛋白酶抑制剂有 4 种：TIMP-1、TIMP-2、TIMP-3 和 TIMP-4。TIMPs 有助于维持 MMPs 合成和降解之间的平衡，然而在皮肤老化过程中，这种平衡失调导致 MMPs 的数量超过 TIMPs[66]。

MMPs 与其抑制剂 TIMPs 之间的平衡影响了组织的适当重塑。TIMPs 通过细胞因子（如 IL-1）、生长因子甚至维 A 酸类化合物的表达来进行调控 [66]。研究表明，维 A 酸类化合物能使体外人成纤维细胞衍生的 TIMPs 的生物合成增加 2～3 倍 [66]。MMPs 的合成增加和 TIMPs 的合成减少在肿瘤转移中发挥作用。因此，MMPs 合成抑制剂在癌症研究中备受关注。这些抑制剂如羟胺酸盐含有能与 MMPs 活性位点结合的锌螯合基团，从而抑制其活性。目前，由于其不良反应，其主要用途局限于基础研究。某些药物如多西环素也因其对 MMPs 的抑制作用而受到关注，并已在许多与 MMPs 相关疾病（如牙周病和动脉粥样硬化疾病）中进行了研究。

氧化应激与活性氧簇（自由基）

氧化应激在皮肤老化中扮演着重要的角色。它是由 ROS（又称自由基）引发的，它们是富含氧原子的活性分子。自由基是新陈代谢的重要组成部分，由正常细胞功能产生。它们包括羟基（OH•）、超氧根（O_2–）、一氧化氮（NO•）、巯基（RS•）和过氧基（RO•）。过硝酸盐（ONOO–）、次氯酸（HOCl）、过氧化氢（H_2O_2）、单线态氧（$1O_2$）和臭氧（O_3）都可以很容易地转化为自由基形式 [67]。

外源性和内源性因素如线粒体氧化代谢、紫

外线暴露以及其他形式的损害，都能导致ROS的产生。ROS的积累会引起DNA损伤、诱导炎症反应、降低抗氧化酶活性，并激活核因子-kappa B（NF-κB）和AP-1。这些因素都会抑制胶原蛋白的合成，增加真皮层中降解蛋白质的MMPs的表达[68]。抗氧化剂（不论是内源性还是外源性）都可以对抗ROS的作用，然而它们往往会被迅速消耗，因此需要持续不断地补充。关于氧化应激和抗氧化剂的更多讨论参见第39章“抗氧化剂”。

p53

TP53基因（又称p53）是一种抑癌基因，同时也是机体衰老的重要诱导因子。TP53基因参与调控细胞衰老、凋亡和DNA修复。p53活性的增加与皮肤衰老变化密切相关；p53介导的皮肤老化会增加皮下脂肪的流失，并降低皮脂腺的活性；p53经常在表观遗传学文献中被讨论[69]。研究表明，miR-377-DNMT1通路调节p53启动子的甲基化（详见后文中的表观遗传学讨论部分）[70]。DNMT1促使CnG岛甲基化，进而减少p53的表达。抑制DNMT1会增加p53的表达，并促进人体皮肤成纤维细胞衰老，从而导致皮肤老化[71]。

蛋白质稳态

蛋白质合成的质量调控被称为蛋白质组稳态或蛋白质稳态。蛋白质稳态的丧失导致氧化蛋白质或糖基化蛋白质的蓄积，在老化的成纤维细胞中表现明显[72-73]。当蛋白质暴露于ROS时，就会发生氧化作用，可与葡萄糖反应生成糖基化蛋白质（详见AGEs部分）。除非氧化蛋白质或AGEs被蛋白质体或自噬清除或修复，否则它们将在细胞内积累，引发皮肤老化等有害效应。修饰后的蛋白质存在于老化成纤维细胞的线粒体中，影响能量代谢、质量调控应激反应和细胞骨架组织。老化成纤维细胞中氧化蛋白质的积累与20S蛋白酶体功能受损相关[74]。受损的蛋白酶体会导致线粒体功能障碍和线粒体功能受抑制，这反过来又会影响蛋白酶体功能[75]。自噬在蛋白质稳态中扮演着重要的角色。蛋白质体活性受到生物节律的调控。

衰老细胞

成纤维细胞和角质形成细胞可分为5个不同的阶段：干细胞、增殖细胞、分化细胞、衰老细胞和凋亡细胞。衰老细胞已进入细胞周期停滞，但仍具有活力和功能，不会像凋亡细胞那样从皮肤中清除。衰老细胞丧失了增殖能力，但尚未发生凋亡。已知衰老细胞是年龄相关表型的主要驱动因素[76]。

衰老人体皮肤成纤维细胞在细胞培养中失去年轻时的纺锤样形状，变大并扁平化，其溶酶体和线粒体也发生了明显变化，两者的功能均丧失[77-78]。由于与年龄相关的衰老细胞清除系统（如免疫系统和自噬-溶酶体途径）衰退，衰老细胞在老年皮肤中积聚[79-80]。

当衰老细胞出现SASP时会互相影响，并影响周围细胞。SASP造成严重破坏，被认为是衰老的主要原因之一。当衰老细胞成为SASP时，它们会利用促炎细胞因子、分解调节因子（如MMPs）和EVs与邻近的细胞进行通讯。EVs是由脂质双分子层包裹所形成的小囊泡，可在细胞之间运输物质，使得角质形成细胞、成纤维细胞和黑素细胞之间进行通讯[81]。EVs甚至可在细胞之间传输功能性RNA和miRNA。EVs已被证明能够从真皮层穿越DEJ进入表皮层。EVs在SASP人体真皮成纤维细胞的通讯中起部分作用[81]。例如，衰老的黑素细胞会诱发端粒功能障碍，限制周围基底层角质形成细胞的增殖[82]，而衰老的成纤维细胞则会通过上调黑素细胞中黑色素生成调节因子MITF和酪氨酸酶的表达，来影响黑素细胞的分化[76]。

SASP表型是动态变化的，在细胞衰老的各个阶段都会受到转录因子（如NF-κβ）的影响而发生变化。SASP的一个有益作用是通过免疫细胞招募增加衰老细胞的清除[44, 83]。SASP很可能是细胞天然的抑癌模式，它可以阻止癌变细胞进行复制[84]。然而，涉及衰老时，似乎是弊大于利。SASP是“炎症老化”长期存在的主要因素[48]，而炎症老化会损害皮肤的外观。

已发展成SASP的衰老细胞通过独特的基因表达调节其微环境，这种表达方式与分化或增殖细胞截然不同[85]。已知SASP细胞释放生长因子、细胞因子、趋化因子、基质模拟酶、脂类和EVs[81]。具有SASP的人体成纤维细胞分泌促炎细胞因子、MMPs，并释放ROS，导致周围ECM的降解[86-87]。ECM的丧失导致成纤维细胞固缩，DNA合成减少，这些都是由SASP引发的（**图5-7**）。

多种因素可诱导细胞衰老。NRF2（nuclear factor erythroid 2-related factor 2）是皮肤抗氧化防御系统的关键调节因子，负责调控编码ROS解毒酶和其他各种抗氧化蛋白质的基因转录[88]。NRF2

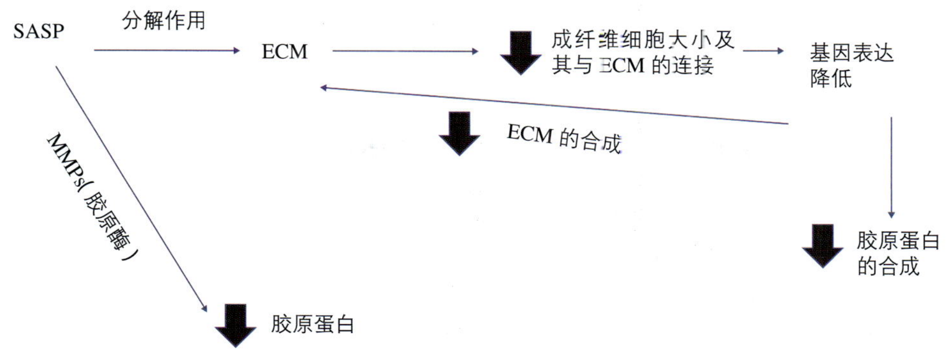

图 5-7 SASP 细胞分泌促炎细胞因子、基质金属蛋白酶（MMPs），并释放活性氧簇（ROS），导致周围细胞外基质（ECM）降解，包括胶原蛋白流失。

的激活可通过直接靶向特定 ECM 基因诱导细胞衰老。同时，线粒体自噬功能的缺失、TP53 基因的活化、SIRT-1 的失活以及端粒缩短等因素均会导致衰老（**图 5-8**）。

有证据表明，减少衰老细胞的数量具有抗衰老作用。因此，我们的目标应该是预防衰老的发生，或者将已存在的衰老细胞重新转变为更年轻的状态，即促使其增殖或分化。清除衰老细胞可以显著减缓与年龄相关疾病的发病率和严重程度，还可以延长小鼠的寿命 [81, 89]。因此，及时清除衰老细胞以防止其对组织造成过多的损害，被视为预防皮肤老化的一种有效方法 [90]。恢复溶酶体 - 线粒体轴的功能已被证明能够将 SASP 恢复到年轻状态。溶酶体 - 线粒体轴的正常化被视为逆转衰老的先决条件 [40]。

去乙酰化酶

沉默信息调节因子 -1（silent information regulator-1，SIRT-1）最初被描述为一种保守的、对能量敏感的抗衰老蛋白质，其作用主要通过调控热量摄入而得以介导 [91]。SIRT-1 属于依赖于烟酰胺腺嘌呤二核苷酸（NAD）的去乙酰酶家族的 7 个成员之一 [92]。它是一种 NAD 依赖的组蛋白去乙酰化酶，已知其影响细胞分化、代谢、免疫、应激反应以及复制衰老相关基因的表达 [54]。

SIRT-1 的激活可延长哺乳动物的寿命，而其不活跃则会导致细胞衰老。SIRT-1 的激活还能促使“长寿基因”FOXO1 的表达，从而激发自噬作用。在衰老过程中，巨自噬介导了 SIRT-1 的下调（有关自噬的讨论请参阅前文）[93]。

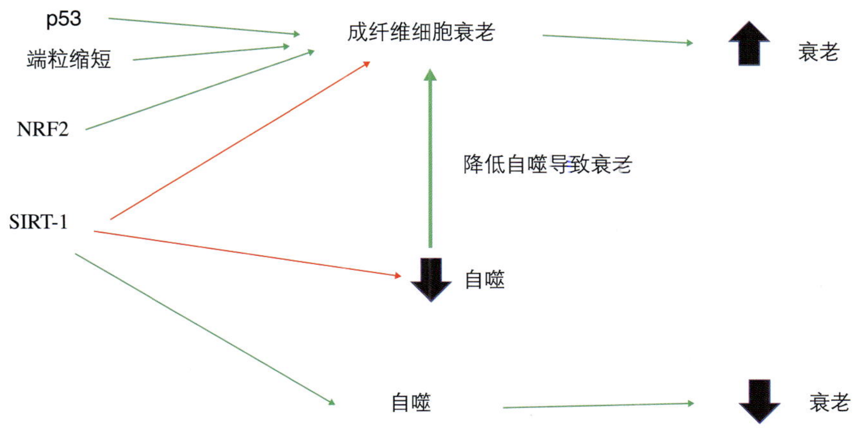

图 5-8 细胞衰老导致衰老。SITR-1 的激活抑制细胞衰老并促进自噬，使细胞功能更加年轻，并延缓衰老。线粒体自噬的缺失以及 p53 基因的激活、NRF2 的激活、SIRT-1 的失活以及端粒缩短均会诱导细胞衰老。绿色箭头 = 激活，红色箭头 = 抑制。

SIRT-1 通过影响去乙酰化修饰来调节生物钟基因的表达，其在维持生物节律方面被认为扮演了积极的角色。一旦 SIRT-1 的表达减少，生物节律的功能就会受到干扰。关于 SIRT-1 及其对生物节律的具体影响仍有待深入研究。然而，生物节律在衰老过程中发挥着重要作用，其功能障碍可能成为 SIRT-1 激活以抵抗衰老的一种机制 [94]。

抗衰老疗法旨在增加 SIRT-1 的表达，这也可以通过限制热量摄入和运动来实现 [95]。一些物质如白藜芦醇和 Aquatide（一种基于白藜芦醇和吡咯烷二酮羧酸的分子，是一种天然保湿因子），已经被证明可以激活 SIRT-1[36, 41]。

减少或抑制 SIRT-1 可能导致相关的生物效应（请参阅关于 Sirtuins 的讨论）。与衰老相关的一个重要因素是 SIRT-1 水平的下降以及其保护性功能的丧失，这会导致多种与年龄相关的疾病 [54, 96]。长期接触胰岛素样生长因子会抑制 SIRT-1，增加 p53 的乙酰化，进而促使细胞进入老化状态 [97]。因此，抗衰老疗法的一个主要目标就是增加 SIRT-1 的表达水平。

干细胞

表皮干细胞存在于基底角质形成细胞、皮脂腺等附属器和毛囊中的细胞（如 LGR6+ 细胞）（详见第 1 章“表皮的基础科学”）。在真皮中，成纤维细胞可呈现干细胞表型，并表现出“干细胞性”行为（参阅第 2 章）。角质形成细胞和成纤维细胞具有 5 种不同的模式：干细胞、增殖、分化、衰老或凋亡。这些细胞的模式受其周围微环境、ECM、细胞因子和生长因子的影响。老化皮肤的特征是干细胞的活性和数量下降，衰老细胞的数量增加。

端粒缩短

端粒由染色体末端的重复 TTAGGG 序列构成，这些 DNA 片段与蛋白质相互作用，调控着细胞周期。端粒的稳定性和长度受到端粒酶逆转录酶（telomerase reverse transcriptase，TERRA）以及端粒酶的调节。TERRA 对于端粒的稳定性提供支持，而端粒酶则负责延长端粒。生物节律在 TERRA 和端粒酶的调控中扮演着重要角色，因此对于端粒长度的维护至关重要。每次细胞分裂都会导致端粒的缩短，端粒缩短似乎会导致细胞老化。多项细胞培养研究表明，端粒缩短可能导致成纤维细胞进入衰老状态。一些研究甚至指出，端粒较短的角质形成细胞在某些情况下呈现较差的增殖能力，而引入端粒酶可以纠正这一现象。然而，端粒缩短对于复制性老化的影响尚未明确。事实上，一项观察显示，培养至少 100 代的角质形成细胞从未出现复制性老化。大多数关于角质形成细胞和成纤维细胞端粒的研究都是在细胞培养条件下进行的，因此这些研究可能难以转化为体内研究。目前，人们认为端粒缩短可能导致角质形成细胞和成纤维细胞的内源性老化，但尚需进一步研究来明确这一观点 [98]。有证据表明，端粒会因 ROS、生理应激、炎症以及其他因素而缩短。

遗传与老化皮肤

在过去的 20 年中，人们对遗传学作用及基因如何影响皮肤外观产生了极大的兴趣，这促使一些公司对护肤产品做出夸大的功效宣称。问题在于当时的研究还不成熟。我们不知道哪些基因在衰老和皮肤外观中发挥了重要作用。近年来的研究推动了进展，但有关表观遗传学及其对基因表达影响的认识使情况变得更加复杂。幸运的是，新的研究方法开始揭示哪些基因在皮肤外观和功能中发挥重要作用。现在要开发针对“基因缺陷”的护肤产品还为时过早，但一些与衰老相关的遗传表达变化趋势已变得清晰。

多项研究证实，调节皮肤色素沉着、赋予红发特性并易导致黑色素瘤形成的黑素皮质素受体 1 基因（melanocortin receptor 1 gene，MC1R）发生突变，也是导致内源性老化的原因之一。研究显示，与那些 MC1R 基因功能正常的人相比，MC1R 基因功能减退的研究对象看起来平均要老 2 岁 [99]。这被认为是因为 MC1R 基因是产生真黑素（eumelanin）的必要条件，真黑素具有抗氧化活性，而不是促氧化色素褐黑素（pheomelanin）[100]。涉及细胞新陈代谢、DNA 转录、信号传导和细胞周期调节的基因也与内源性老化相关。

2009 年，有研究对年轻女性（年龄 19 ~ 20 岁）和光老化女性（年龄 63 ~ 65 岁）光暴露部位和非暴露部位的 cRNA 样本进行了比较 [101]。老化皮肤无论是否暴露于阳光，都表现出脂质合成基因的下调，尤其是胆固醇和脂肪酸合成相关基因（**表 5-2**）。与年轻皮肤相比，老化皮肤中与表皮分化、角蛋白丝和角化包膜蛋白相关的基因下调。内源性老化和外源性老化的皮肤都表现出炎症相关基因、细胞因

表 5-2　与衰老有关的基因变化的生物学过程

生物学过程	内源性老化	外源性老化	参考文献
表皮分化	+	+	[100, 104]
表皮结构	++		[103]
脂质生物合成	+++	+	[100, 104]
类固醇生物合成	+++		[100]
角蛋白丝	+++		[100]
角质形成细胞分化	+++		[100]
角化包膜	++		[100]
细胞外基质组织与生物合成		+++	[100]
细胞黏附	+++	+++	[100]
细胞外基质成分	++	+++	[100, 103, 104]
弹性蛋白基因		+++	[100, 104]
胶原蛋白基因		+	[104]
炎症		+	[104, 105]
细胞衰老		+++	[103]
线粒体结构与代谢		+++	[103]
屏障功能		++	[103]

+：表达有一些变化；++：表达有中度变化；+++：表达变化非常显著。该表改编自多个来源。相关的确切数据请参阅原始文献。

子活性和蛋白酶基因的表达增加。

Glass 等于 2013 年研究了基因表达的变化，并指出观察到的变化具有组织特异性 [102]。换言之，关于皮肤衰老的基因研究必须在人体皮肤中进行，以阐明皮肤衰老的机制。2018 年的一项研究表明，老化皮肤与脂质生物合成、皮肤屏障完整性、线粒体功能、细胞因子合成和免疫应答相关基因的下调有关 [103-104]。

Kimball 等于 2018 年评估了 158 名女性的光暴露部位和非暴露部位的基因表达，根据其外貌是否显得年轻、与年龄相当或显得较老进行分类 [103]。研究结果显示，2100 个表皮基因与皮肤年轻化相关。其中大多数基因涉及 DNA 修复、细胞复制、氧化应激反应、自噬、线粒体功能和蛋白质代谢。在 60 多岁和 70 多岁的受试者中，所有衰老过程都加速，并与绝经同时发生。研究结果表明，皮肤看起来较年轻的年长女性的基因表达模式与年轻女性的基因表达模式一致，说明基因表达对皮肤衰老有显著影响。年轻皮肤的表皮结构、皮肤屏障和真皮结构得到了更好的维持，并保留了这些结构相关的基因功能。值得注意的是，老化皮肤女性在光暴露部位的细胞周期蛋白依赖性激酶抑制因子（cyclin-dependent kinase inhibitor，CDKN2A）水平是年轻皮肤女性的 3 倍，在非光暴露部位则是 2 倍。CDKN2A 提示细胞衰老，并编码多种蛋白质，包括诱导细胞衰老的 $p16^{INK4A}$。这说明内源性老化和外源性老化在细胞衰老和皮肤老化中的作用。

2019 年的一项研究对人体真皮成纤维细胞进行培养，并在无紫外线照射的情况下对基因表达进行了评估，以确定哪些基因会随着细胞老化而表达 [106]。上述针对内源性老化的体外模型显示，伴随内源性老化（主要是端粒缩短），下列基因的表达下调：COL1A1、COL1A2、COL4A1、MMP-1、MMP-2、MMP-7、MMP-8、MMP-9、TIMP-1、TIMP-2、TIMP-3 和 TIMP-4。这与外源性老化模型的研究结果形成对比，后者表明成纤维细胞受紫外线辐射影响，导致 MMP-1、MMP-3、MMP-9、MMP-10、MMP-12、MMP-13、MMP-14、TIMP-1、TIMP-2 和 TIMP-4 的表达增加。在细胞培养和动物研究中，更容易区分内源性和外源性老化的病因。人体研究则更为困难，由于目前还没有标准化的老化皮肤客观测量方法，因此只能采用主观测量。例如，研究人员于 2020 年研究了与主观年龄感知相关的基因表达 [107]。通过提出以下问题进行了全基因组关联研究（genome-wide association study，GWAS）："人们是否认为你看上去：①比实际年龄大，②与实际年龄相仿，③比实际年龄小，④不知道或不愿说？"回答"不知道或不愿说"的被排除在外，剩余 423 992 名成年参与者。对大约 960 万个单核苷酸变异（single nucleotide variation，SNVs）进行了关联测试。结果证明，维持年轻外貌涉及多种生物学过程。MFAp4、IRF4 和 NEK6 被认为与皮肤年龄的感知相关。目前已有一些研究关注基因与皮肤老化。**表 5-3** 列出一些被认为在皮肤老化中发挥作用的基因。

综上所述，基因在皮肤老化中扮演着至关重要的角色，涉及细胞修复、氧化保护、代谢过程、线粒体功能以及屏障修复等基本过程。CDKN2A 的表达与皮肤老化的关联进一步支持了 SASPs 细胞可能加速皮肤衰老的理论。至于衰老遗传学和表观遗传学的影响，仍有许多尚待深入探讨的领域。

表观遗传学

DNA 甲基化（DNA methylation，DNAm）是一种酶诱导的基因表达修饰方式，不涉及 DNA 序

表 5-3 被认为影响皮肤老化的基因

基因	相关功能
MFAP4	细胞外基质中弹性纤维的排列[107]
IRF4	晒黑反应，色素沉着[107]
NEK6	调控细胞周期，防止细胞衰老[107]
MMPs 2, 3, 8, 10, 13	胶原蛋白和细胞外基质的降解[108]
表皮分化复合物（epidermal differentiation complex, EDC）	皮肤屏障功能[108]
FGF2	生长因子，血管生成[108]
TGFBR1, TGFBR2, TGHBR3	生长因子，血管生成[108]
VEGF	生长因子，血管生成[108]
CDKN2A	细胞衰老调控[103]
COX7A2L	线粒体中的细胞色素 C 氧化酶[103]
GLUD1	线粒体中的谷氨酸脱氢酶 1[103]
NMRK1	烟酰胺核糖激酶参与线粒体中 NAD 和辅酶 A 的代谢[103]
PANK4	泛酸激酶参与线粒体中 NAD 和辅酶 A 的代谢[103]
CDH1	钙黏蛋白 1，黏附连接，细胞间黏附[103]
LAMA 5	层黏连蛋白 α5 亚基，角质形成细胞与基底膜的附着[103]
DSC3	Desmocollin-3，桥粒，细胞间黏附[103]

列改变且具有可逆性。含有一个胞嘧啶和一个鸟嘌呤的区域被称为 CpG 岛，这些区域经常发生甲基化修饰。当基因的 CpG 岛中的胞嘧啶核苷酸残基被甲基化时，通常导致基因表达发生变化（通常是下调的）。从年轻和老年个体的表皮吸取的水疱和全层皮肤活检样本的 DNAm 模式分析表明，内源性老化与 CpG 岛高甲基化密切相关（而光暴露区域则呈低甲基化特征）[98]。DNAm 与年龄密切相关，因此 CpG 岛被用作指示生物学年龄的“表观遗传时钟”。

DNAm 主要受到 DNA 甲基转移酶（DNA methyltransferases，DNMTs）的调节，而去甲基化则受到十 - 十一转位（ten-eleven translocation，TET）酶的调节[109]。这些酶的表达水平随着年龄的增长而下降。DNAm 的主要功能是确保基因表达的准确性。DNMT1 的异常表达与多种疾病相关[110]。一项研究显示，在年轻人的皮肤成纤维细胞中，DNMT1 的表达显著增加，而敲除 DNMT1 基因会导致细胞衰老。小鼠中 DNMT1 基因的敲除会引发提前衰老特征，例如脱发和深皱纹。表观遗传学是一个令人兴奋的研究领域，未来 10 年可能会为我们提供更多关于衰老过程的认识。

激素与老化皮肤

激素在皮肤老化过程中发挥了一定作用，尤其对女性而言。有关激素与衰老的研究表明，绝经妇女体内的雌激素水平下降，与皮肤中Ⅰ型和Ⅳ型胶原蛋白的水平降低有关[111]。虽然人们早就认识到皮肤中含有激素受体，但激素在皮肤老化中的确切作用仍在不断探索中。本部分旨在回顾激素对皮肤的作用，并深入探讨这些激素在皮肤老化过程中的作用。

激素合成及其在衰老过程中的减少

性腺与性激素

性激素主要在人体的卵巢、睾丸和肾上腺中合成。虽然睾酮和雌激素不再被简单地视为男性或女性激素，但大多数女性的雌激素水平高于男性，而大多数男性的睾酮水平高于女性。社会对性别的认识已经发生了变化，不再认为性别是二元对立的；换言之，性别问题远比简单的男性与女性之分更加复杂。然而，绝大多数研究试验仍然使用传统的二元性别定义。因此，尽管作者理解并认识到性别差异和交互性的复杂性，但出于科学表述的清晰性，本部分将把女性定义为内源性和外源性雌激素高于睾酮的个体，男性则定义为内源性和外源性睾酮高于雌激素的个体。读者应注意这里描述的科学数据基于二元性别定义，并应在此框架下进行理解。

女性卵巢合成两类性激素：孕酮和雌激素。雌激素有 3 种形式：雌二醇、雌酮和雌三醇。绝经后，雌酮成为主要的雌激素，而雌三醇在孕期由胎盘合成（**表 5-4**）。

表 5-4 雌激素的类型、起源及各类型主导时期

雌激素类型	合成阶段 / 主导时期	合成部位	相对效力
雌二醇（E2）	育龄期	卵巢	最高效力
雌三醇（E3）	孕期	胎盘	最低效力
雌酮（E1）	绝经后	脂肪细胞、肾上腺腺体	

在男性体内，睾丸合成的雌激素占循环雌激素的 20%，而其余的雌激素则由脂肪细胞、大脑、皮肤和骨骼合成。这些组织通过芳香化酶将睾酮转化为雌激素。雌二醇对男性的骨骼健康和性欲十分重要，其水平会随着血清睾酮水平的下降而减少[112]。

在青春期，男性和女性的性腺都开始分泌睾酮。女性卵巢合成的大部分睾酮会被转化为17β-雌二醇，这是在此生理阶段中生理活性最强、含量最高的雌激素。与此同时，男性的前列腺和毛囊能将睾酮转化为更具效力的二氢睾酮（dihydrotestosterone，DHT），其与雄激素受体的亲和力是睾酮的 5 倍。DHT 是导致男性型脱发的激素，因此阻断睾酮向 DHT 转化的药物可同时预防前列腺肥大和脱发。

性激素与皮肤衰老

当女性进入更年期，胶原蛋白流失急剧增加，导致皮肤变得更薄[113]。在雌激素水平下降后的 5 年内，Ⅰ型和Ⅲ型胶原蛋白的含量下降多达 30%。雌激素水平的降低减弱了皮肤对氧化应激的防御能力。

性激素与创面愈合

性激素对创面愈合也有显著影响。雌激素可通过增加 TGF-β 的合成来调节真皮成分的产生，包括胶原蛋白和透明质酸[114]。Ashcroft 等进行的一项随机双盲研究分析了局部雌激素对健康老年男性和女性接受穿刺活检后皮肤伤口愈合的影响，并将这些影响与炎症反应和局部弹性蛋白酶（一种已知在慢性伤口中上调的 MMP）水平联系起来。研究发现，与安慰剂治疗相比，雌激素治疗能够提高老年男性和女性皮肤的创面愈合速度[25]。此外，研究进一步指出，雌激素治疗与创面弹性酶水平降低相关，这主要由于中性粒细胞数量减少和纤连蛋白降解减少所致。另一项观察性研究表明，与不接受激素替代疗法者相比，接受激素替代疗法的人群患静脉性下肢溃疡或压疮的概率下降 30%～40%[115]。相比之下，雄激素似乎会延长炎症反应并抑制创面愈合[116-118]。此外，雌激素通过增加血管内皮生长因子（vascular endothelial growth factor，VEGF）的表达来促进创面愈合，而雄激素则对此产生拮抗作用。因此，雌激素能够促进创面愈合所需的血管再生，而雄激素则抑制这一过程[116]。

由于雌激素对真皮成纤维细胞具有直接的刺激作用，因此它还会影响瘢痕的形成。老化皮肤的伤口愈合速度减慢，但少见瘢痕增生；而年轻皮肤愈合速度较快，但通常伴有瘢痕肥厚。瘢痕疙瘩和增生性瘢痕通常见于年轻人，这是由于真皮成纤维细胞合成的 TGF-β 增加所致。与之相反，非瘢痕愈合是胎儿皮肤的特点，类似于老化皮肤，其 TGF-β 水平较低[119]。由于雌激素被认为能够增加 TGF-β，因此具有促纤维化作用，例如他莫昔芬这类抗雌激素药物已被证明可以降低 TGF-β 水平[120-121]，从而具有抗纤维化作用。因此，他莫昔芬或其他雌激素受体调节剂可能有助于改善瘢痕外观。

垂体激素

除了促甲状腺激素（thyroid stimulating hormone，TSH）会随着年龄的增长而升高外，垂体激素的分泌会随着年龄的增长而减少。垂体分泌的激素包括生长激素（growth hormone，GH）、催乳素、胰岛素样生长因子-1（insulin-like growth factor-1，IGF-1）、黄体生成激素（luteinizing hormone，LH）、卵泡刺激激素（follicle stimulating hormone，FSH）、促黑素细胞激素以及促甲状腺激素。垂体还合成促肾上腺皮质激素家族中的压力激素如皮质醇。

肾上腺和激素

在肾上腺中，雌激素和雄激素前体都是脱氢表雄酮（dehydroepiandrosterone，DHEA），它是胆固醇的衍生物。DHEA 在肾上腺内被转化为雄烯二酮。雄烯二酮和 DHEA 本身具有较弱的雄激素活性，可以进入循环系统，并在周围靶细胞中被转化为睾酮或雌激素。这一转化过程的关键酶是芳香化酶。男性和女性体内的睾酮都可以通过这种酶转化成雌二醇。除了性腺以外，骨骼、大脑、血管组织、胎儿肝脏、胎盘、脂肪组织和皮肤等也含有芳香化酶，因此也具有从 DHEA 生成雌二醇或睾酮的潜能（**表 5-5**）[15-16]。

激素替代疗法

众所周知，激素在男女皮肤衰老过程中发挥了重要作用。激素替代疗法（hormone replacement therapy，HRT）被认为可以预防某些衰老迹象。关于激素与老化皮肤的详细讨论已超出本章的范畴。本章将以宏观的视角回顾用于预防皮肤衰老的激素疗法。

表 5–5 含有芳香化酶的组织
生殖腺
骨骼
脑
血管组织
胎儿肝脏
胎盘
脂肪组织
皮肤

雌激素

绝经是女性卵泡逐渐减少而导致月经停止的生理现象，伴随而来的是血清雌二醇水平的下降。在40岁和50岁时，许多女性开始观察到与更年期变化相关的皮肤变化，如皮肤变薄、干燥、皱纹增多和弹性下降。事实上，多达30%的皮肤胶原蛋白（包括赋予皮肤强度的Ⅰ型胶原蛋白和有助于增强皮肤弹性的Ⅲ型胶原蛋白）在绝经后的前5年内流失[122]。据估计，在绝经后的15年内，总胶原蛋白水平将以平均每年2%的速度下降[123]。

上述皮肤变化可通过雌激素替代疗法逆转。雌激素替代疗法通过增加TGF-β的表达、上调TIMP的表达并下调MMPs的表达，增加了角质形成细胞的增殖和胶原蛋白的合成[124-126]。雌激素诱导角质形成细胞释放表皮生长因子，刺激成纤维细胞合成蛋白聚糖和透明质酸，从而增加ECM成分的产生[98]。有关雌激素治疗后皮肤弹性增加的报道可能是因为雌激素增加了原弹性蛋白和原纤维蛋白的水平，但这些成分不太可能在青春期后形成成熟的弹力纤维。

一项研究评估了衰老和绝经后低雌激素水平对绝经前和绝经后妇女皮肤中Ⅰ型和Ⅲ型胶原蛋白含量的影响，结果表明，皮肤胶原蛋白的减少与绝经后年数的关系比与实际年龄的关系更为密切[122]。尽管皮肤胶原蛋白的含量似乎随着绝经后年数的增加而迅速减少，但多项研究表明，开始接受雌激素替代疗法的绝经后女性的皮肤胶原蛋白含量增加[123, 127-129]，甚至在接受雌激素替代治疗6个月后，皮肤胶原蛋白含量的增幅高达6.5%[128]。在对绝经后女性进行的不同雌激素替代治疗方案的研究中，作者发现所有可选的雌激素治疗方案都会增加皮肤胶原蛋白含量。对于皮肤胶原蛋白含量较高的女性，雌激素替代疗法具有预防作用；而对于皮肤胶原蛋白含量较低的女性，则具有预防和治疗作用[123]。同样，Castelo-Branco等对绝经后女性在治疗0个月和12个月时的皮肤胶原蛋白变化和激素替代疗法进行了研究，结果表明，各种含雌激素的激素替代疗法均会使绝经后女性的皮肤胶原蛋白含量增加，而绝经后对照组在同一时间点评估时，皮肤胶原蛋白含量显著下降（**框5-1**）[129]。在Brincat等进行的另一项研究中，绝经后女性将雌二醇涂抹于腹部和大腿皮肤，作者发现皮肤胶原蛋白含量的变化与原始胶原蛋白含量之间存在强烈的相关性，这表明对雌激素治疗的反应变化取决于原始胶原蛋白水平。一旦达到“最佳”皮肤胶原蛋白水平，胶原蛋白的合成不会进一步增加[130]。这项研究特别值得关注，因为它提示雌激素在刺激胶原蛋白合成方面存在一个治疗窗口期，在此期间效果达到最大化。

雌激素还可通过减少经表皮水分丢失（transepidermal water loss, TEWL）来缓解皮肤干燥问题。Piérard-Franchimont等学者在一项对更年期女性TWEL的研究中发现，与未接受激素替代疗法的

框 5-1

激素替代疗法（HRT）已被广泛使用，主要用于降低骨质疏松的风险，但自2002年妇女健康计划（Women's Health Initiative，WHI）的一项研究被提前终止后，HRT引发了广泛关注，同时也引发了一些争议。美国国立卫生研究院（National Institutes of Health，NIH）和国家心脏、肺部和血液研究所（National Heart, Lung, and Blood Institute，NHLBI）在2002年夏季终止了WHI的Prempro阶段（即HRT阶段），因为该研究人群中的乳腺癌、心脏病发作、卒中和下肢血栓等不良事件超出了预期，而预期的益处也未能实现。这两项研究包括HRT阶段和雌激素替代疗法（estrogen replacement therapy，ERT）阶段，前者使用雌激素和孕激素，适用于有子宫的女性；后者单用雌激素，适用于无子宫的女性。HRT有时被推荐用于自然绝经的妇女，而ERT更适用于手术绝经的女性。WHI的ERT阶段于2006年结束，这两项研究的妇女随访工作于2010年完成。超过16 000名女性在HRT阶段被随机分配到雌激素+孕激素组或安慰剂组中，约10 000名女性在ERT阶段被随机分配到雌激素组或安慰剂组中。尽管HRT阶段的参与者人数是ERT阶段的3倍多，但实际接受HRT的女性占比很低（HRT组为13%，ERT组为6%）。有学者认为，该研究中的许多女性可能已不再出现更年期症状，因此这些研究结果不适用于更有可能出现更年期症状的绝经前/绝经期女性。

女性应根据其自身特定的风险因素和医疗状况，在进行医疗咨询后再决定是否适用HRT或ERT疗法。更多信息可参阅NIH网站（http://www.nhlbi.nih.gov/health/women/pht_facts.pdf）。

更年期女性相比，接受经皮雌激素替代治疗的女性角质层锁水能力明显增强[131]。此外，Harvell 等在一项关于月经周期中 TEWL 和皮肤血流量变化的研究中发现，正常女性背部和前臂皮肤在雌激素 / 孕激素分泌最少的那一天的 TEWL 要高于雌激素分泌最多的那一天（背部：P=0.037，前臂：P=0.021）[132]。局部使用雌激素已被证明能增加绝经后女性的表皮厚度[133-134]。然而，目前尚不清楚雌激素对皮肤干燥的有益作用是归因于其对成纤维细胞的影响和透明质酸含量的增加，从而增强真皮层的锁水能力，还是通过直接影响表皮而实现的。

尽管皮脂腺数量在整个生命周期内保持相对稳定，但随着年龄增长，雄激素水平逐渐下降，皮脂分泌水平也会随之下降[135]。虽然随着年龄的增长，皮脂腺功能减退，皮肤表面脂质水平也随之下降，但矛盾的是，由于细胞更新速度减慢，皮脂腺不但没有变小，反而变得更大[135]。

皮下脂肪对于保持年轻的外表也很重要，而性激素在脂肪分布中扮演重要角色。绝经后女性雌激素减少和全身雄激素的暴露导致腹部脂肪积聚。Dieudonne 等研究了成熟人类脂肪细胞中的雄激素受体，发现不同部位的雄激素结合位点数量不同，腹部脂肪中的雄激素结合位点数量是皮下脂肪中的 2 倍[136]。这一发现在男性和女性的脂肪积聚方面是相同的[136]。Dieudonne 等的另一项研究分析了男性和女性成熟人类脂肪细胞中雌激素受体的位置，发现主要的雌激素受体是 ER-α，而且其表达水平与来源位置是腹部还是皮下无关[137]。这些结果表明皮下脂肪的分布主要受雌激素的影响，而腹部脂肪的分布更多受雄激素的影响。

虽然许多绝经后女性通过雌激素疗法使皮肤得到改善，但已知雌激素会影响多个器官系统，故决定是否使用激素替代疗法最好基于每个个体的情况，并与团队中的其他医生共同决策以权衡所有风险和收益。激素替代疗法的主要风险涉及乳腺癌和心血管健康，而主要益处包括减轻更年期症状（如潮热、性功能障碍、情绪波动和皮肤松弛）以及降低骨折风险。目前建议激素替代疗法应短期使用，用于治疗中度至重度潮热症状，并主要适用于围绝经期（绝经前期或绝经后前 5 年）的年轻女性。需要注意的是，已确诊罹患雌激素敏感性肿瘤的女性应禁用含雌激素的乳霜。关于外用雌激素和口服雌激素的比较，外用雌激素容易被吸收（因此透皮贴片或凝胶形式的雌激素替代疗法广受欢迎），但皮肤途径避免了肝脏的首过代谢，而口服给药则导致血浆中雌激素代谢物水平升高。

孕激素

研究表明，接受含有雌激素和孕激素的激素替代疗法的女性，其皮肤表面脂质含量增加，而这种现象在仅接受雌激素治疗的患者身上并不能观察到[138]。已有证据表明，孕激素能够刺激皮脂腺的活性[139]。

睾酮

男性性腺分泌的睾酮会随着年龄的增长而减少，这种雄激素水平的下降通常被称为“男性更年期”（andropause），并伴随着性功能障碍、性腺功能减退以及心理变化等症状[19]。在 30 岁之后，男性血清总睾酮水平每年下降 1%～2%，到 75 岁时，男性的血清睾酮水平大约只有 25 岁时的 30%[112]。肥胖、代谢综合征、虚弱等异常情况与较低的血清睾酮水平相关。关于男性雄激素持续下降的原因尚未像女性更年期那样得到充分的认识，但一些研究将这种下降归因于下丘脑分泌的促性腺激素释放激素（gonadotropin-releasing hormone，GnRH）减少[20]。

女性也可以接受睾酮替代治疗。研究发现，接受雌激素和睾酮治疗的女性皮肤中胶原蛋白含量比仅接受雌激素治疗的女性高出 48%[143]。这表明雌激素和睾酮有助于促进Ⅱ型胶原蛋白的合成[141]。

脱氢表雄酮

随着男性和女性年龄的增长，肾上腺分泌的脱氢表雄酮（dehydroepiandrosterone，DHEA）和 DHEAS（是 DHEA 的硫酸盐形式，可在血清中测量到）水平开始下降，因此到 70～80 岁时，其峰值浓度仅为年轻成人的 10%～20%[17]。这种 DHEA 和 DHEAS 的持续下降被称为“肾上腺功能停滞”（adrenopause），指的是肾上腺分泌的 DHEA/DHEAS 下降相关的现象[17]。但是，糖皮质激素和盐皮质激素（其他肾上腺激素）的水平在整个生命过程中保持相对稳定（**表 5-6**）。据报道，许多与年龄相关的功能障碍都与该激素水平的下降有关，因此 DHEA 作为一种抗衰老的激素替代疗法引起了广泛关注。

在一项随机、双盲、对照试验中，研究人员对血清 DHEA 水平较低的 60～88 岁的男性和女性进

表 5–6 绝经期、男性更年期和肾上腺功能停滞。这些与年龄相关的症状与所列激素水平的下降有关

状态	降低的激素
绝经期	雌激素（雌二醇）
肾上腺功能停滞	DHEA/DHEAS
男性更年期	雄激素

行了为期1年的DHEA替代治疗，结果显示，髋部骨密度有所改善[18]；然而，大多数其他关于老年人DHEA治疗效果的研究结果不尽相同。

在一项研究中，口服50 mg DHEA补充剂改善了皮肤水合作用、皮脂分泌、表皮厚度和皮肤色素沉着[142]。局部应用DHEA也被证明能够增加皮脂分泌、皮肤厚度和胶原蛋白的合成[143]。

人生长激素

老年个体中的人生长激素（human growth factor，HGH）水平较低与皮肤变薄有关。一项针对老年男性的研究表明，在接受了HGH治疗18个月后，皮肤厚度增加了4%，而96%未接受HGH治疗的患者皮肤厚度则有所下降[144]。另一项针对60岁以上男性的研究也显示，在接受HGH治疗6个月后，皮肤厚度增加了7%[145]。

甲状腺激素

促甲状腺激素释放激素（thyrotropin-releasing hormone，TRH）与TRH受体的结合促进了促甲状腺激素（thyroid stimulating hormone，TSH）的合成与分泌。TSH与TSH受体（TSHR）结合引发了甲状腺激素（thyroid hormones，TH）的合成，包括三碘甲状腺原氨酸（triiodothyronine，T3）和四碘甲状腺原氨酸（tetraiodothyronine，T4）（又称甲状腺素）。T3和T4能够增加成纤维细胞线粒体的活性[146]，促进线粒体细胞色素C氧化酶基因的表达。此外，它们还能增加ATP的合成[147]，减少ROS的产生，并提高培养的人类角质形成细胞的抗氧化酶水平。T3还通过一种未知的机制增加了SIRT-1的表达，并促使Ⅰ型和Ⅲ型胶原蛋白的生成，从而有助于皮肤增厚。虽然T3增加了纤连蛋白-1的生成，但是否导致成熟的、具有功能性的弹性蛋白增加尚不明确。Paus等提出，局部外用甲状腺激素可能是治疗老化皮肤的一种方法[146]。

小结

激素对皮肤健康与功能的影响是皮肤学领域的一个重要课题。医美从业者在进行美容治疗前，应充分评估患者皮肤的健康状况并进行预筛查。雌激素在促进胶原蛋白合成和创面愈合方面的有益作用已得到明确证实。未来对于其他激素对皮肤的影响尚待进一步研究，但前景看好。

结论

细胞的新陈代谢过程中必然会伴随人体的内源性老化。对老化和寿命的基础科学研究已经揭示了内源性老化的原因，并有望据此制订新的抗衰老策略。虽然迄今为止尚未找到永葆青春之源，但可以确定的是，在不促进肿瘤生长的情况下延缓细胞衰老是主要目标。维持细胞在5个不同阶段（干细胞、细胞分化、细胞增殖、细胞衰老和细胞凋亡）之间的平衡，是安全抗衰老策略的关键。实现这一目标的一个重要途径是使线粒体和溶酶体的功能正常化。随着对本章所述过程更为深入的了解，新的抗衰老疗法也将不断涌现。

（廖勇 李春英 坚哲 许阳 杨鑫 杨蓉娅 译校）

参考文献

扫描书末二维码获取

第 6 章

外源性老化

概要

要点

- 臭氧和其他污染物可激活 AhR 信号通路，从而增加基质金属蛋白酶（MMPs）的生成。
- 线粒体的常见缺失经常发生在光老化皮肤中，并与线粒体功能下降有关。
- 这些内容与内源性老化有许多重叠之处；因此，阅读第 5 章将为您提供有价值的补充信息。

新进展

- 紫外线暴露和其他外部损害可分解细胞外基质成分，从而引发成纤维细胞活性发生改变。
- 交通污染被视为皮肤老化的一个主要因素。
- 红外线和可见光可导致皮肤老化。

展望

- 关于光暴露皮肤与非光暴露皮肤在基因表达和表观遗传甲基化变化方面的研究将不断深入。
- 关于线粒体以及如何改善老化皮肤中自噬和线粒体功能的研究正在进行中。
- 目前仍无法通过任何途径提高皮肤中弹性蛋白的水平，但研究人员正在试图寻找一种增加皮肤中与微纤维骨架结合的成熟弹性蛋白纤维数量的方法。

自 19 世纪末以来，皮肤科医生一直在探讨阳光对皮肤过早衰老的影响[1]。然而，日光浴床仍然备受欢迎，大多数人仍未能坚持每天持续防晒。此外，过去 15 年的研究表明，污染等环境因素也在皮肤老化中发挥着重要作用。吸食电子烟的流行虽然可能会对某些个体的皮肤产生有害影响，但目前尚不清楚这种新技术是否会像传统烟草制品一样导致皮肤老化。

当将面部、手部或颈部等暴露部位皮肤与臀部、大腿内侧或上臂内侧等非暴露部位皮肤进行比较时，阳光和环境暴露对皮肤的影响就显而易见了（**图 6-1**）。这种损伤可以通过使用伍德灯、蓝光或紫外线（ultraviolet, UV）照相系统来突出显示，使表皮色素成分更加明显（**图 6-2 ~ 6-4**）。向患者展示这些结果有助于他们深入了解环境暴露对皮肤造成的损害。

尽管阳光并非皮肤老化的唯一来源或成因，但它是多种内源性和外源性因素中的主要外因。本章将重点探讨阳光在皮肤外源性老化（也称为光老化）过程中的作用。

皮肤老化

皮肤老化主要涉及两个过程，即内源性老化和

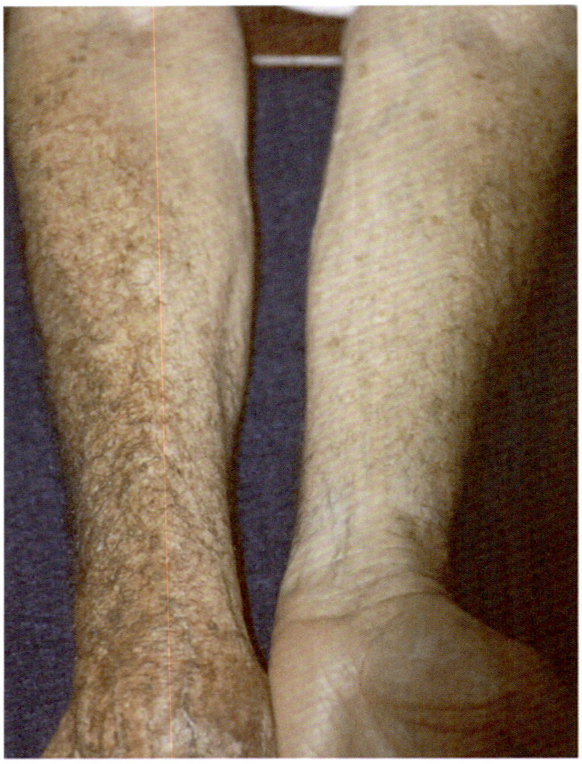

图 6–1 将前臂光暴露侧与非光暴露侧进行比较，可以清晰地展示阳光导致皮肤变化的能力。

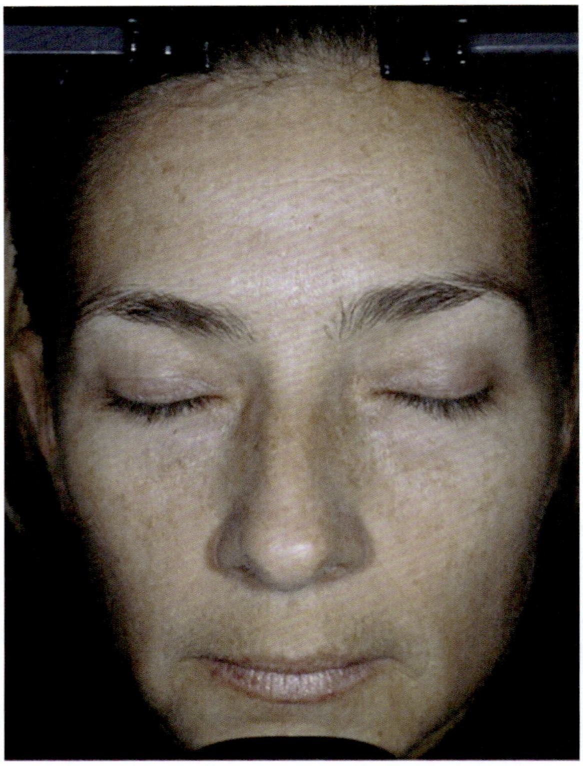

图 6–2 使用普通镜头观察 25 岁个体的面部皮肤，光损伤几乎不可见。

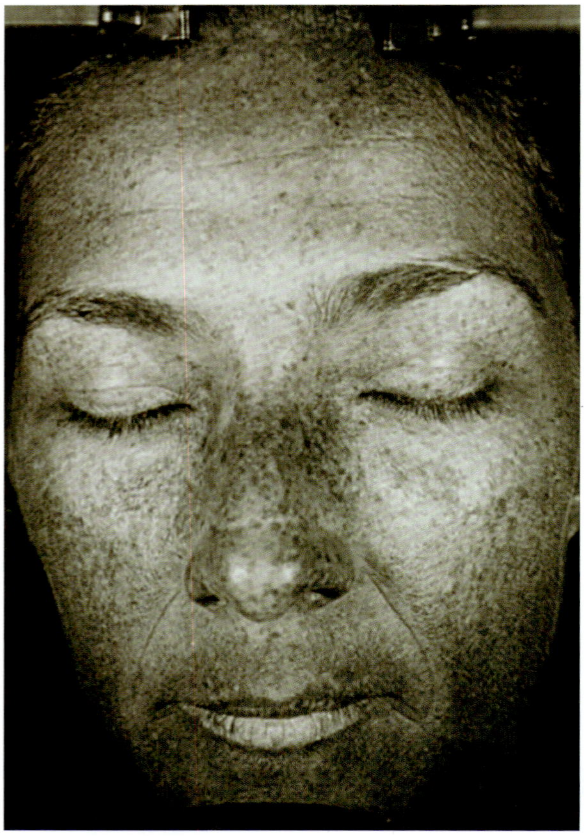

图 6–3 利用紫外光可凸显光老化现象。

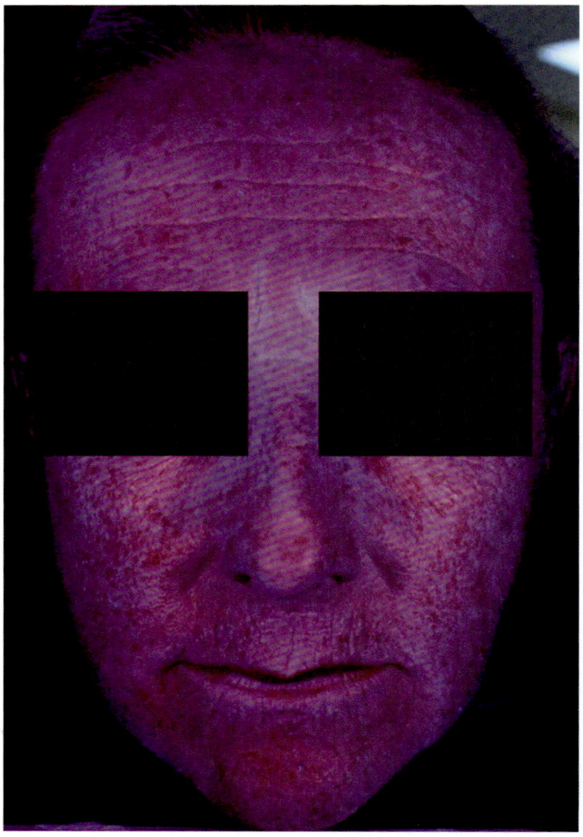

图 6–4 蓝光下观察到的光老化现象。

外源性老化。内源性老化反映了个体的遗传背景，并随着时间的推移逐渐显现出来，这是一种不可避免的过程，超出了自我控制的范围。而外源性老化则由外部因素引发，例如吸烟、过度饮酒、营养不良和日晒，多数情况下可以通过自我调整来降低其影响。因此，外源性老化被定义为皮肤过早老化，该过程是可以避免和控制的。据估计，多达 80% 的面部老化可归因于日晒[2]。

内源性与外源性老化

内源性老化的皮肤通常光滑无瑕，虽然动态纹较为明显，但保留了正常的皮肤几何纹理。皮肤组织病理学表现为表皮萎缩，表皮网状嵴扁平化，真皮也出现了萎缩现象[3]。尽管胶原纤维没有增粗，但其数量增加，并且 Ⅰ 型胶原与 Ⅲ 型胶原的比例增加[4]。

外源性老化主要发生在光暴露部位，如面部、胸部和手臂的外侧。这是长期暴露于紫外线辐射（UV radiation, UVR）所产生的累积效应。光老化皮肤的临床特征包括皱纹以及色素性病变，如雀斑、黄褐斑和斑块状色素沉着，同时也包括色素减退病变，如点状色素减退（**图 6-5**）。值得注意的是，《美国医学会杂志》的一项研究指出，与未使用防晒霜的儿童相比，具有雀斑遗传倾向的儿童每天使用 SPF 30 防晒霜，其雀斑的发病率减少了 30%～40%[5]。这项研究说明了防晒在预防这类色素性病变中的重要性，这些病变会使皮肤看起来更苍老，并与黑素瘤的风险增加相关。皮肤老化的其他特征包括皮肤紧致度和弹性降低，皮肤脆性增加，由于血管脆弱导致紫癜，以及一些良性病变如角化病变、毛细血管扩张和皮赘（**图 6-6**）。

光老化皮肤的组织病理学特征显而易见，主要以弹性组织变性为标志（**图 6-7**）。此外，光老化皮肤还表现为表皮层萎缩，以及胶原纤维和弹性纤维的分散性改变。在严重的光老化皮肤中，胶原纤维呈断裂、增粗且更易分解的状态[6]；同时弹性纤维也呈断裂状态，可能会逐渐发生交联和钙化[7]。已证实这些胶原纤维和弹性纤维的改变在持续的紫外线暴露下会进一步加重。

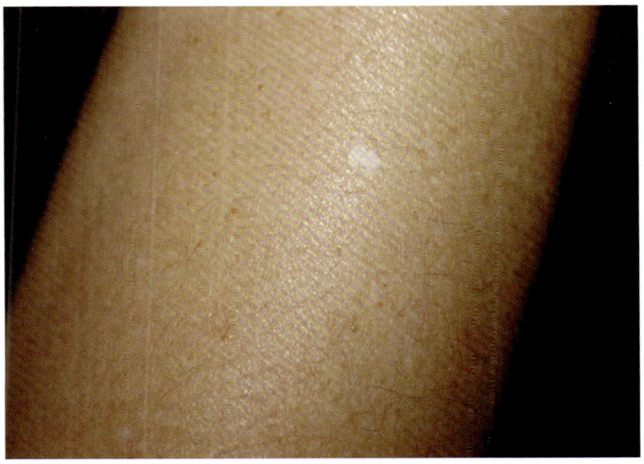

图 6-5　特发性点状色素减退的照片

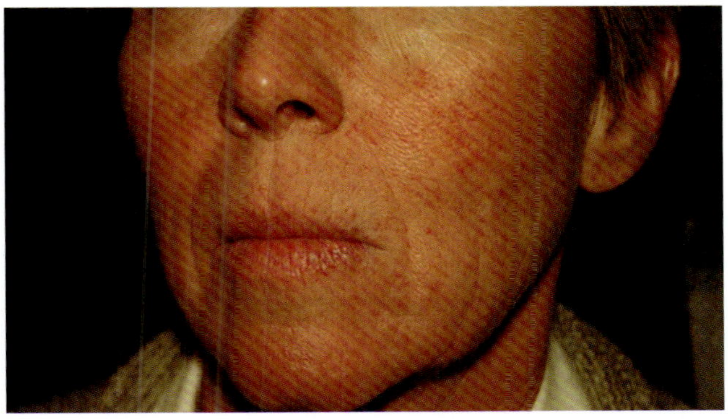

图 6-6　光老化皮肤表现为毛细血管扩张、日光性雀斑样痣和皱纹。

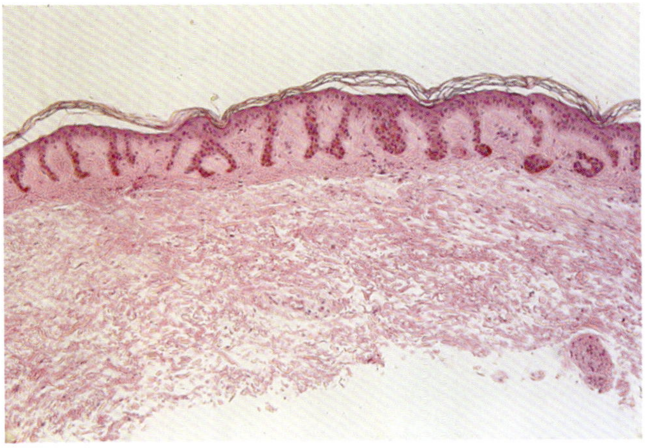

图 6-7　晒伤皮肤的苏木精 - 伊红（H&E）染色显示真皮内存在明显的弹性组织变性和多发日光性雀斑样痣（图片由 George Ioannide，MD 提供）。

外源性老化的分子机制

当皮肤受到紫外线辐射等各种损伤时，会发生多种不同的反应。基质金属蛋白酶（matrix metalloproteinases，MMPs）是一种能分解多种细胞成分的酶。其中，MMPs 1、2、3 和 9 在皮肤暴露于紫外线辐射后表达水平明显增加。此外，自由基、晚期糖基化终末产物、miRNA、肝素酶等多种酶、细胞因子和生长因子也会在外界刺激下增加或减少。这些现象在内源性老化过程中也可观察到，并已在第5章“内源性老化”中进行了详细讨论。

老化皮肤的特征

无论皮肤老化的病因如何，都必须考虑老化皮肤的一些重要特征。这些变化发生于整个表皮、真皮和皮下组织中，可能导致皮肤形态的广泛改变。

表皮

尽管与年龄相关的真皮变化比表皮更为显著，但表皮同样呈现出一些变化。一些研究表明，老化皮肤的表皮可能会变薄[6, 8]，但其他研究并不支持此观点[9-10]。然而，多数研究达成一致的结论，即角质层（stratum corneum，SC）的厚度在老化过程中保持不变。一项研究确实证明了皱纹的棘层在皱纹底部或凹陷区相对于皱纹两侧更薄[11]。此外，该研究还发现，与皱纹两侧相比，皱纹底部的角质层透明颗粒较少（**图6-8**）。

与角质层不同，表皮和真皮的连接处在老化皮肤中发生明显变化。老化表皮表现出真皮-表皮连接处（dermal-epidermal junction，DEJ）的扁平化，相应的连接表面积也减少。关于腹部皮肤的一项研究显示，DEJ的表面积从21～40岁受试者的2.64 mm² 减少至61～80岁受试者的1.90 mm²[12]。真皮-表皮连接处表面积的减少可能导致皮肤脆性增加，还可能导致真皮和表皮之间营养传递减少。

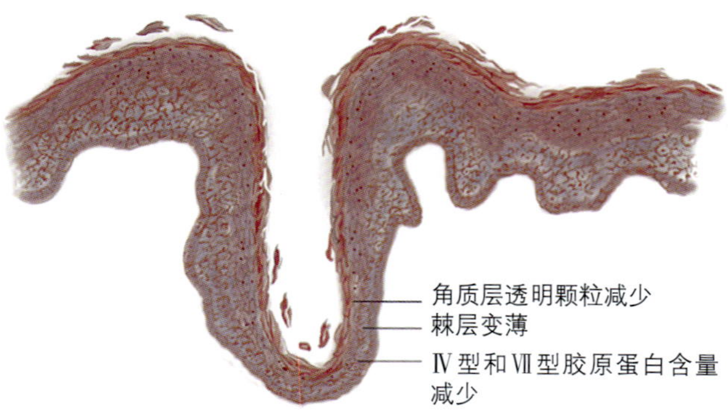

图6-8 皱纹凹陷区的棘层较薄，角质层透明颗粒减少。与皱纹两侧相比，皱纹凹陷区Ⅳ型和Ⅶ型胶原蛋白的含量也减少。

表皮细胞更替减少

在人30岁至80岁，表皮细胞更替速率减缓了30%～50%[7]。Kligman的研究证实，年轻成年人的表皮细胞更替时间为20天，而老年人则延长至30天甚至更长[13]。这种细胞周期的延长与角质层更替速度的减缓以及创面愈合速度的延迟相对应。事实上，研究表明，老年患者在皮肤磨削重建手术后所需的恢复时间是年轻患者的2倍[14]。细胞周期的减缓与许多老年人经常出现的低效的皮肤脱屑现象相关。角质细胞大量积聚，导致皮肤表面变得晦暗和粗糙。因此，许多美容皮肤科医生采用羟基酸或维A酸等产品来“加速”细胞周期，他们认为加快更新速度可以改善皮肤外观，并在美容手术后促进创面愈合。

真皮-表皮连接处

真皮-表皮连接处在皮肤结构中扮演着重要的角色（详见第2章“真皮的基础科学”）。当皮肤暴露于紫外线下时，这一区域可能会受到损伤，导致真皮-表皮连接处结合力减弱，进一步降低了皮肤的抗剪切能力，使其脆性增加。关于真皮-表皮连接处的详细讨论可参阅第2章和第5章。

真皮

老年个体的真皮厚度减少约20%[14]。对老化真皮层的结构检测发现，其相对缺乏细胞和血管[3]。此外，老化真皮还呈现出胶原蛋白合成的变化和弹性纤维的断裂。受紫外线照射的真皮区域也表现出胶原纤维无序排列和异常弹性蛋白的积聚（**图6-7**）[15]。在抗衰老研究中，真皮层最受关注的三种成分是胶原蛋白、弹性蛋白和糖胺聚糖。在糖胺聚糖中，透明质酸（hyaluronic acid, HA）和硫酸乙酰肝素（heparan sulfate, HS）是研究关注最多的物质。

胶原蛋白

鉴于胶原蛋白在衰老过程中的重要性，为了增加皮肤中的胶原蛋白含量以改善衰老，许多护肤品、营养补充剂和注射治疗产品应运而生。市面上甚至出现了一些声称能使皮肤更光滑年轻的胶原蛋白饮品。护肤品中的药妆成分，如维生素C、视黄醇和甘醇酸，因其促进胶原蛋白的合成而备受欢迎，这些产品通常被标识为“抗皱霜”。尽管皱纹非常常见，但有趣的是，人们对其发病机制却知之甚少[16]。这主要是因为缺乏相关的动物模型或体外模型来研究皱纹的产生过程。然而，众所周知的是，胶原蛋白的变化在衰老过程中至关重要，这也是促进胶原蛋白合成的抗衰老产品广受欢迎的原因。

什么是皮肤胶原蛋白

胶原蛋白占皮肤干重的 70%[17]。在老化皮肤中，胶原蛋白以绳状缠绕的方式排列成粗厚的纤维束，与年轻皮肤中的有序排列相比，这些纤维呈现出杂乱的状态[3]。在年轻皮肤中，Ⅰ型胶原蛋白占总胶原蛋白的 80%，而Ⅲ型胶原蛋白仅占 15%。然而，随着皮肤的老化，Ⅲ型胶原蛋白与Ⅰ型胶原蛋白的比例增加（这表明随着年龄的增长，Ⅰ型胶原蛋白的含量减少）[18]。研究显示，在光暴露皮肤中，Ⅰ型胶原蛋白水平降低了 59%[15]，这种减少与光损伤的程度相关[19]。已知皮肤表面每单位面积的总胶原蛋白含量每年会减少约 1%[20]。尽管Ⅰ型胶原蛋白在皮肤中最为丰富，但真皮中其他类型的胶原蛋白也可能受到老化的影响。

Ⅳ型胶原蛋白是皮肤真皮 - 表皮连接处的核心组成部分，它为其他分子提供了支撑结构，并在维持机械稳定性方面发挥关键作用。尽管研究表明，光暴露皮肤与非暴露皮肤中Ⅳ型胶原蛋白水平没有显著差异，但与皱纹两侧相比，皱纹底部的Ⅳ型胶原蛋白显著减少（**图 6-8**）。Ⅳ型胶原蛋白的流失可能会影响真皮 - 表皮连接处的机械稳定性，并导致皱纹的形成[11]。

锚原纤维（anchoring fibrils）由Ⅶ型胶原蛋白构成，它们将基底膜区域与下方的真皮乳头层连接起来。与正常对照组相比，有长期光照暴露史的皮肤病患者的锚原纤维数量明显减少。提出这一观点的研究者推测，锚原纤维的流失导致真皮与表皮之间的结合力减弱，从而促使皱纹形成[21]。有趣的是，最新的研究表明，皱纹底部Ⅶ型胶原蛋白流失程度较皱纹两侧更为明显（与同一研究中观察到的Ⅳ型胶原蛋白的流失情况类似）[11]。

在过去的 15 年里，紫外线辐射引起胶原蛋白损伤的机制已经得到了很好的描述。已知紫外线辐射会显著上调多种类型的胶原蛋白降解酶（即 MMPs）的合成。这一过程是通过紫外线暴露引起转录因子 c-Jun 数量的增加来实现的（c-Fos 在没有紫外线暴露的情况下已大量存在）。c-Jun 和 c-Fos 这两种转录因子的结合产生活化蛋白 -1（activator protein-1, AP-1），进而激活 MMPs 基因表达，产生胶原酶、明胶酶和溶基质蛋白酶。人体试验表明，在暴露于 UVB 数小时内，MMPs 尤其是胶原酶和明胶酶便会被诱导合成[22]。Fisher 等的研究表明，多次暴露于 UVB 会持续诱导 MMPs 的合成[15]。由于胶原酶会分解胶原蛋白，胶原酶和其他 MMPs 的长期升高可能导致光老化皮肤中胶原蛋白变得无序和聚集。这些 MMPs 可能代表了在 UV 暴露后Ⅰ型胶原蛋白减少的分子机制。

丝裂原活化蛋白激酶与衰老

丝裂原活化蛋白激酶（mitogen-activated protein kinases, MAPKs）是丝氨酸 - 苏氨酸蛋白激酶，这意味着它们能使丝氨酸和苏氨酸的 -OH 侧链磷酸化。这些蛋白激酶参与细胞增殖、分化和凋亡的信号转导途径。迄今为止，已经发现了四类 MAPKs：细胞外信号调节激酶（extracellular signal-regulated kinases, ERKs）、c-Jun 氨基末端激酶（c-Jun amino terminal kinases, JNKs）（也称为应激活化蛋白激酶，stress-activated protein kinases, SAPKs）、p38 激酶和 ERK5。ERKs 受生长因子刺激而活化，促进细胞增殖和分化。JNKs 对紫外线、渗透性休克或细胞因子等应激刺激做出响应[23]，并参与细胞凋亡[24]。此外，p38 激酶在应激诱导的情况下被激活。已证实，细胞凋亡需要同时抑制 ERKs 并激活 JNK/p38 激酶，这表明这些分子之间的“平衡”影响细胞的存活与死亡[25]。研究表明，MAPKs 与皮肤的内源性和外源性老化均密切相关。Chung 等的研究证实，内源性老化皮肤中 JNK 活性增高，而 ERK 活性降低[26]。正如前文所述，紫外线诱导的 c-Jun（通过 JNK 通路）与天然表达的 c-Fos 结合形成 AP-1，进而通过增加 MMPs 的表达来促进胶原蛋白和胞外基质的降解[27]。此外，AP-1 还通过降低Ⅰ型胶原蛋白基因的表达来加速胶原蛋白的流失[28]。因此，光老化皮肤中的一些胶原蛋白减少部分可归因于 AP-1 促进 MMPs 的表达增加以及减少胶原蛋白的合成。

弹性蛋白

弹性纤维的变化是光老化皮肤最显著的特征，其中“弹性组织变性”即无定形弹性物质的积聚，被认为是光老化皮肤的一个显著标志。在真皮乳头层中，弹性纤维出现了增厚和卷曲的变化，这与长期紫外线暴露有关。而持续的紫外线暴露也会导致真皮网状层中出现这些变化[29]。通过电子显微镜检查，可以观察到弹性纤维的形态和排列变得更加复杂，微纤维的数量减少，电子致密物包裹体的数量增多，同时纤维间的区域也增加[30]。在老年患者的皮肤中提取的弹性蛋白已被证明含有少量的糖类和脂质，以及异常高水平的极性氨基酸[3]。上述变化的机制尚不像胶原蛋白那样清楚，但MMPs很可能在其中发挥了作用，因为MMP-2已被证明能够降解弹性蛋白[31]。

弹性蛋白与日光暴露

原纤维蛋白、纤连蛋白和弹性纤维的其他微纤维成分对紫外线敏感[32]，而原弹性蛋白则不受影响[33]。在暴露于紫外线初期，弹性纤维会表现出增生性反应，从而促使弹性组织增加。这种反应的强度受到光照程度的影响。在老化的弹性纤维中观察到的第二阶段反应表现为组织的退行性变化，导致皮肤的弹性和韧性减弱[34-35]。经历这种退行性反应的老化皮肤，其未成熟弹性纤维的正常形态会发生改变，这种纤维被称为“oxytalan”，存在于真皮乳头层中。在年轻皮肤中，这些纤维形成一个网络，从真皮乳头层的最上方一直延伸至基底膜下方（参见第2章图2–5）。随着皮肤的老化，这种网络逐渐消失[36]。实际上，皮肤弹性的丧失已经被证明随着年龄的增长而逐渐加剧[37]。这种弹性丧失是老年人皮肤松弛的主要原因。紫外线暴露也会导致肤色较深的皮肤发生松弛现象。然而，肤色较深的皮肤类型较少出现日光性弹性组织变性，这意味着松弛不仅仅是由于弹性蛋白引起的，似乎还与富含原纤维蛋白的微纤维重塑有关[38]。

糖胺聚糖

糖胺聚糖（glycosaminoglycans, GAGs）是一种重要的分子，因为它们能结合高达其体积1000倍的水分。GAGs家族成员包括透明质酸（HA）、硫酸软骨素、硫酸乙酰肝素（HS）和硫酸真皮素等多种成分。大量研究已经证实，GAGs（尤其是HA）在光老化皮肤中减少，HS含量在老化皮肤中也会下降[39]。然而，一些相互矛盾的研究结果称，老化皮肤中GAGs的数量未发生显著变化[40]。

Uitto的一项研究显示，光老化皮肤表现出HA减少和硫酸软骨素蛋白聚糖增加的特点[41]。有趣的是，这种现象在瘢痕组织中也可观察到。在年轻皮肤中，HA分布于胶原纤维和弹性纤维的外围，以及这些纤维类型的交汇处。然而，这种与HA的连接在老化皮肤中消失[39]。HA数量的减少导致其与胶原蛋白和弹性蛋白的结合力减弱以及与水的结合能力下降，这可能在老化皮肤出现一系列变化（包括皮肤弹性的降低、微血管支持能力的减弱以及皱纹形成和弹性改变）的原因之一。

黑素细胞

黑素细胞的数量每10年减少8%～20%。在临床上，这一现象在老年个体中表现为黑素细胞痣数量减少[3]。由于黑色素会吸收致癌的紫外线，因此老年患者的皮肤难以有效抵御阳光的损害，患日光性癌症的风险增大。正因为如此，即使是那些认为开始使用防晒霜“为时已晚”的患者，仍然需要高度重视防晒措施。

血管系统

大量研究表明，老化皮肤相对缺乏血管。一项研究显示，与年轻皮肤相比，老化皮肤的静脉横截面积减少了35%[42]。血管网络的减少在真皮乳头层中尤其明显，纵向毛细血管袢消失。这种血管数量的减少导致血流量减少、营养交换减少、体温调节功能受损、皮肤表面温度下降以及皮肤苍白。

皮下组织

老化皮肤会出现特定部位皮下组织的容量增减。在面部、手背以及胫骨伸侧，皮下脂肪呈现减少的趋势。然而在其他部位（例如女性腰部和男性腹部），随着年龄的增长，脂肪却在逐渐积聚（详见第3章“脂肪与皮下组织层”）[3]。

紫外线辐射和尿刊酸异构体

皮肤屏障是身体的第一道防线，可保护其他器官免受外部抗原、细菌、病毒以及紫外线的侵害。紫外线辐射是一种能够削弱皮肤免疫力的外部因素，会导致对异常细胞的识别功能受损，这些异常细胞最终可能演变为皮肤癌。反式尿刊酸（trans-UCA）是组氨酸的代谢产物，通常存在于表皮层中。正如第12章“干性皮肤”中所述，组氨酸主要来源于表皮中的丝聚蛋白，随后被转化为反式尿刊酸，后者在表皮的水合过程中发挥重要作用。在紫外线照射下，反式尿刊酸会发生光异构化，转变成顺式尿刊酸（cis-UCA），这是一种紫外线的光感受器（**图 6-9**）。顺式尿刊酸是一种公认的皮肤免疫抑制剂，它通过释放 TNF-α 导致迟发性超敏反应受损，同时也导致表皮抗原呈递细胞（朗格汉斯细胞）的功能下降[43-44]。有趣的是，顺式尿刊酸的效应是剂量依赖性的[45]。除了紫外线辐射剂量外，个体的肤色也是一个重要因素。皮肤较白的个体在较低剂量的紫外线照射下会产生比深色皮肤个体更多的顺式尿刊酸[46]。有学者提出，顺式尿刊酸可能削弱了抗原呈递细胞将异常细胞和抗原呈递给免疫系统的能力，进而促进紫外线致癌作用[47]。然而，顺式尿刊酸在皮肤癌中的确切作用尚不明确，有关这一主题的少数研究未能揭示总尿刊酸水平与皮肤癌之间的直接联系。Olivarius 等对有基底细胞癌（basal cell carcinoma, BCC）、恶性黑素瘤病史以及健康受试者的光暴露部位和非光暴露部位皮肤的总尿刊酸和顺式尿刊酸百分比进行了研究，结果显示，三组受试者的总尿刊酸和顺式尿刊酸水平没有明显差异，但有 BCC 和黑素瘤病史的患者中，顺式尿刊酸的百分比相对健康个体更高[48]。此外，Snellman 等的另一项研究也未能证明有 BCC 和黑素瘤病史的受试者其尿刊酸水平在紫外线暴露下有统计学上的显著增加[49]。

自由基和光照

自由基（亦称为活性氧）由带有未配对电子的氧组成，在紫外线照射、蓝光、污染、压力、吸烟以及正常代谢过程中产生。它们被认为是衰老过程

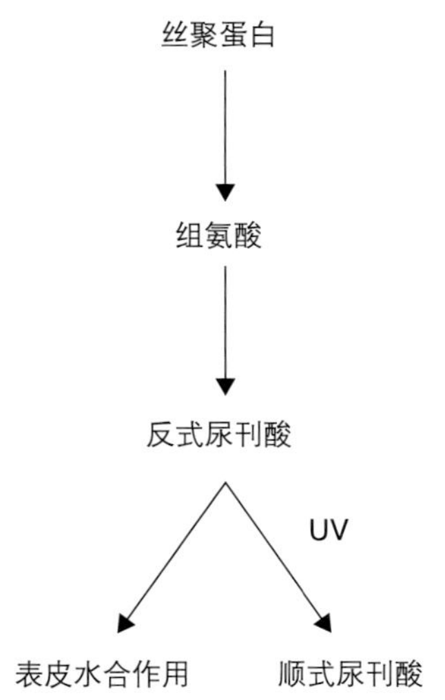

图 6–9　丝聚蛋白通过所示途径分解为顺式尿刊酸。

的诱因，或至少是其中一个主要因素。有证据表明，自由基引发了基因表达途径的变化，从而导致光老化皮肤特有的胶原蛋白降解和弹性蛋白聚集（**图 6-10**）[31]。抗氧化剂通过提供额外的电子以中和这些活性氧，从而使氧离子获得一对电子，进而稳定其结构（详见第 39 章“抗氧化剂”）。

研究表明，在单次紫外线照射后，培养的皮肤成纤维细胞的抗氧化酶表达和活性会在早期阶段下降[50]。在这项研究中，抗氧化酶在几天内甚至增加到高于暴露前的水平，这可能是一种生物防御机制，以应对更多潜在的紫外线暴露。

紫外线辐射并非唯一一种导致皮肤产生自由基的光线。蓝紫光（380 ~ 495 nm）已被明确证实可以利用皮肤类胡萝卜素，其经蓝紫光照射后会生成自由基[51]。此外，红外辐射（infrared radiation, IR）会诱导 MMP-1 的表达，导致胶原蛋白降解[52]。

皮肤脂质和光照

皮肤脂质对于维持正常的屏障功能至关重要。众所周知，紫外线照射会导致皮肤干燥。一项于 2016 年进行的研究揭示，紫外线会对皮肤中的神经酰胺脂质亚类和角鲨烯水平产生影响，这可能是暴露在阳光下的皮肤出现干燥现象的部分原因[53]。在同一研究中，可见光和红外光对这些相同的神经酰胺亚类产生了不同的效应，这表明光线的类型很重要。

光照对线粒体的影响

光老化皮肤中存在线粒体 DNA 的大规模缺失[54-55]。在光老化皮肤中，通常出现一种名为 4977b 缺失的“常见缺失”，其发生频率比光暴露皮肤高出 10 倍[56]。这种 DNA 突变会导致氧化应激和基因表达改变，进而影响成纤维细胞及其周围细胞外基质的结构组分，从而促进皮肤老化。

此外，红外辐射也会对线粒体产生影响，但似乎比紫外线作用更为迅速。事实上，已有研究证明，单次红外辐射暴露就能引起人体皮肤成纤维细胞线粒体内活性氧的生成[57]。与紫外线不同，红外辐射可能更具有破坏性，因为它与线粒体电子传递链中的成分（例如铜）发生反应，干扰了电子流，导致自由基产生以及线粒体 DNA 受损。然而，这一效应可以通过向成纤维细胞培养物中添加抗氧化剂来有效阻断。

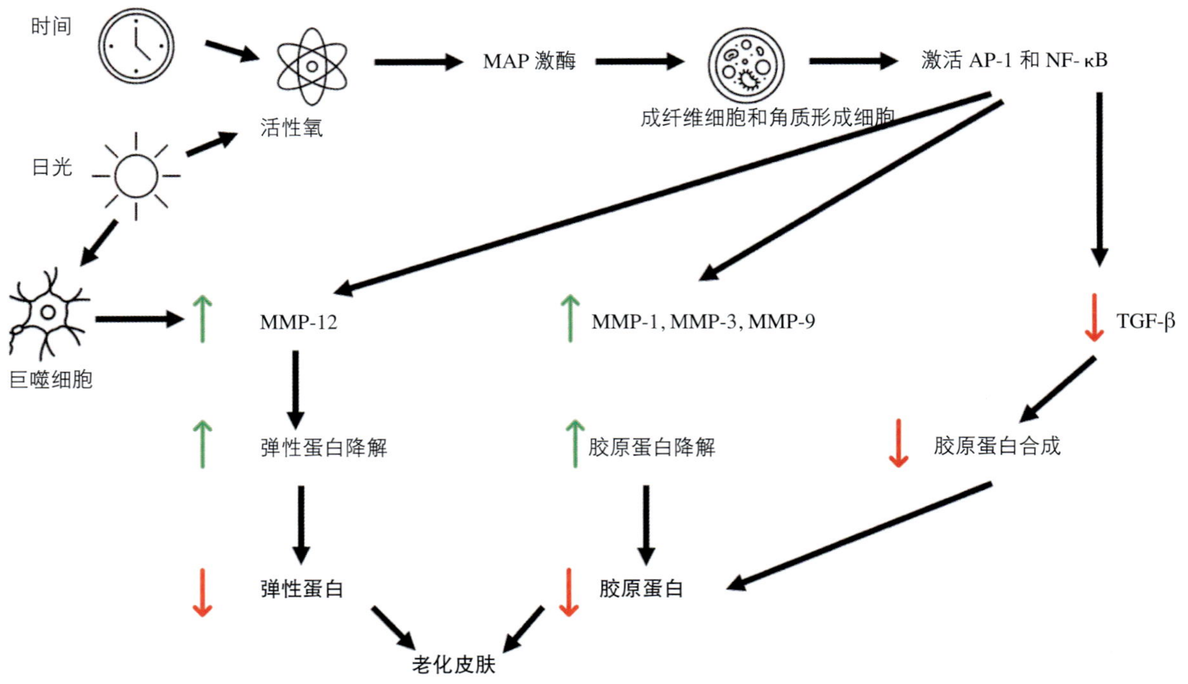

图 6-10 日光和其他污染物激活基质金属蛋白酶（MMP），启动与内源性老化重叠的老化过程。

日晒及其对皮肤的影响

紫外线通过促使角质形成细胞分泌 α- 黑素细胞刺激素（α-melanocyte stimulating hormone，α-MSH）来刺激黑色素的生成。然而，红发个体由于前阿片黑素皮质素（POMC）基因的缺陷，会阻止这种晒黑反应的发生。最近在《细胞》杂志上发表的研究数据表明，当皮肤受到紫外线的“压力”时，肿瘤抑制蛋白 p53 会被激活，从而促使 POMC 基因的表达增加，导致晒黑和 β- 内啡肽增加[58]。这一发现可以解释为什么有些人在晒黑后感觉身体状态良好。然而，需要进一步的研究来探讨安全刺激 p53 的方法，以获得具有“防护性”效果的古铜色皮肤。

日光浴床对皮肤的损害尤其严重，因为它们使用长波紫外线（UVA），UVA 比中波紫外线（UVB）能更深地穿透真皮层，而不会立即引起红斑等预警信号，因此具有危险性。一些研究已经描述了日光浴床对皮肤的损害效应。原因之一是 UVA 的暴露会导致真皮细胞线粒体中的常见缺失增加 40 %[59]。这些 DNA 突变会导致活性氧生成增加、炎症和皮肤老化。

空气污染与皮肤老化

美国环境保护局（Environmental Protection Agency，EPA）将污染分为多个类别。其中，以下几种物质已被证明可对皮肤产生显著影响：地表臭氧、颗粒物、持久性有机污染物（例如二噁英和杀虫剂）以及气态污染物。与交通相关的污染是各种类型污染物的混合物。

长期暴露于地表对流层臭氧（进入地球的臭氧水平升高）会引发氧化应激反应并产生自由基。这种长期暴露与皮肤过早老化相关[60-61]。臭氧还会影响芳香烃受体（aryl hydrocarbon receptor，AhR），这是臭氧致衰老的另一种机制。AhR 的激活会诱导外源性代谢酶（例如细胞色素 P450）的表达。AhR 参与缺氧信号传导、昼夜节律和 MMP-1 表达的诱导[62]。我们知道 AhR 直接影响成纤维细胞中 MMP-1 的合成，因此使用 AhR 抑制剂处理成纤维细胞可以阻止 MMP-1 的生成[63]。

空气中的环境颗粒物对皮肤产生有害影响，主要是通过产生自由基诱发氧化应激。与交通相关的污染包括多环芳烃（polycyclic aromatic hydrocarbons，PAHs）、甲醛和苯等污染物的混合物。为了评估污染对皮肤老化的影响，研究人员对 400 名 70 ~ 80 岁的高加索女性进行了跟踪调查。这项科学设计的研究显示，暴露于空气污染会导致皮肤色斑增加，皱纹也略有增加 [64]。其他研究也证明了交通污染会加速皮肤老化 [65]。污染导致皮肤老化表征的机制尚不完全清楚，但已证明类似二噁英的烃类物质能够刺激小鼠黑素细胞的色素沉着 [66]。

污染物导致皮肤老化的机制包括产生自由基、诱导炎症、激活 AhR 受体以及改变皮肤微生态。

吸烟、电子烟与皮肤老化

自 1971 年以来，众多研究表明吸烟会增加皮肤皱纹，因为烟草会诱导 MMP-1 导致胶原蛋白降解 [67-70]。烟草烟雾含有多种多环芳烃（PAHs），这些物质由有机化合物的不完全燃烧产生，存在于燃烧的木材、香烟和电子烟中。PAHs 通常具有毒性或致癌性，已知可触发 AhR 信号通路。所有 PAHs 均可能通过这一机制导致皮肤中胶原蛋白的流失。电子烟中的 PAHs 含量远低于香烟，因此相较于传统烟草制品，吸食电子烟导致的皮肤老化可能相对较轻。

大麻的使用已经非常普遍，在过去几年里，随着大麻日益合法化，大麻的使用更加普遍。然而，有关大麻对皮肤影响的研究较少。在研究大麻对皮肤的影响时，大麻的使用方式是需要考虑的重要因素。燃烧的大麻很可能由于 PAHs 的存在而对皮肤产生老化影响。然而，口服和蒸气吸入的大麻可能不会对皮肤造成不良影响。例如，电子烟设备中的大麻蒸气不含 PAHs，而燃烧的大麻中则含有这些有害物 [71]。

皮肤外观的变化

皮肤干燥和暗沉

老年人的皮肤通常干燥、暗沉、有鳞屑。由于表皮不均匀导致光线反射减少，皮肤失去光泽。皮肤干燥、暗沉的部分原因是随着年龄的增长，皮肤的屏障功能下降并开始脱水（详见第 12 章）。老化的皮肤经皮水分丢失增加，因此在低湿度环境中容易变得干燥。研究表明，老化皮肤受损的屏障功能恢复速度较慢，导致更易干燥。这是由多种因素共同导致的，包括板层小体中脂质水平较低和表皮丝聚蛋白减少（详见第 12 章）[72-73]。粗糙、皱纹、皮肤苍白以及黑斑和色斑的出现也会影响老化皮肤的外观和质地。此外，老化皮肤通常表现为松弛、脆弱、容易淤血和发生良性肿瘤。

老化皮肤的良性肿瘤

随着年龄的增长，皮肤表面的纹理和外观会发生显著的变化，出现软垂疣（皮赘）、樱桃状血管瘤、脂溢性角化病、雀斑（晒斑）以及皮脂腺增生。求美者常常希望去除这些良性肿瘤。有多种不同的破坏性治疗方法可供选择，如电切术、刮除术和激光治疗。

皱纹和皮肤松弛

老化皮肤相较年轻皮肤更为脆弱、更薄，也缺乏弹性。胶原蛋白的流失导致皮肤强度降低，而透明质酸的减少会使皮肤容积减少。弹性蛋白的变化则导致皮肤出现松弛现象。所有这些变化都会导致皮肤出现皱纹。

治疗

治疗光老化皮肤可采用多种不同的局部药物和诊室内治疗。这些疗法大多通过“表皮重塑”来发挥作用，其主要目标在于去除受损的表皮，甚至在某些情况下去除真皮，并用重塑的皮肤层取代它们。有证据表明，这种重塑疗法可以促使胶原蛋白的新生，与光老化皮肤中的嗜碱性弹性胶原团相比，其染色模式更接近正常皮肤 [74]。尽管有多种用于治疗老化皮肤的方法，但预防仍然至关重要，应向所有患者强调这一点。

预防

维生素 D 保护皮肤免受日光暴露

人们日益认识到维生素 D 对健康的重要性。维生素 D 的 1α, 25- 二羟维生素 D_3 形式又称为 1, 25-$(OH)_2D_3$，已被证明能够有效保护皮肤免受胸腺嘧啶二聚体 DNA 突变的不良影响 [75]。此外，维生素 D 还表现出对抗紫外线引发的一氧化氮过度增加所产生的活性氮类的伤害。需要指出的是，1, 25-$(OH)_2D_3$ 虽然不是抗氧化剂，但已经被证明能够在紫外线暴露后有效保护人体皮肤免受各类 DNA 突变的影响 [76]。

雌激素和日晒损伤

真皮成纤维细胞富含多种雌激素受体，雌激素通过转化生长因子β刺激成纤维细胞产生胶原蛋白[77]。雌激素还会增加透明质酸的合成。已有研究证实激素替代疗法能够减缓皮肤老化进程并增加胶原蛋白含量[78-79]。这一效果似乎是通过促进胶原蛋白的合成来实现的。紫外线暴露会增加MMP-1水平，从而使胶原蛋白降解。一项研究观察了未接受激素替代治疗的绝经后女性，在她们的耳后涂抹0.05%雌二醇，结果显示，外用雌二醇不会改变MMP水平，也不会增加光暴露皮肤中的Ⅰ和Ⅲ型前胶原蛋白的mRNA水平[80]，但却会提高髋部等非光暴露区域皮肤中前胶原蛋白的水平。目前的证据表明雌激素可以改善皮肤外观，但似乎不能保护皮肤免受日光诱发的损伤。

防晒霜和避免光暴露

众所周知，避免太阳直射和使用防晒霜是对抗皮肤老化的重要辅助措施。显然，始终避免日晒对许多患者来说是不可能实现的，而且也不是一种推荐的行为调整方式。然而，我们应该鼓励患者避免不必要的光暴露，特别是在上午10点至下午4点之间，以及任何使用日光浴床的做法。建议每天都使用防晒霜，即使在室内也应如此。需要提醒患者，UVA射线可以穿透玻璃，因此即使在汽车里、家里和工作场所，人们也有受到紫外线暴露的风险。在窗户上安装UVA防护罩可以提供一定的保护。对于那些计划长时间暴露在阳光下的患者，鼓励他们穿着防晒衣物，如宽檐帽和SPF 45防晒衣。大多数患者认为自己很少暴露在阳光下，不需要每天使用防晒霜。使用伍德灯或紫外线灯来展示日光损伤可说服患者采取预防措施。当避免日晒不切实际时，这样的演示也会让他们更愿意采取预防措施，如使用防晒霜、抗氧化剂和维A酸类化合物等。关于防晒霜、抗氧化剂和维A酸类化合物将在后续章节中讨论。

结论

内源性和外源性老化通常同时发生，可能很难区分两者的影响。因此，第5章中也探讨了导致外源性老化的众多机制。**图6-10**从分子层面展示了这些机制的相互作用。皮肤粗糙、干燥、斑点状色素沉着和皱纹都是外源性老化（特别是光老化）的临床表现。广泛或严重的光损伤还可能是皮肤癌的前兆。尽管人们越来越意识到长期暴露于阳光的风险，但仍然有许多人不明白所谓的“健康古铜色”实际上是光损伤的表现，也是皮肤过早老化的征象。因此，皮肤科医生有责任向患者宣传日光的危害以及避免日晒和采取防晒措施的重要性，并始终根据患者的个体需求制订个性化的治疗方案。

（坚哲　赵良森　李春英　杨鑫　杨蓉娅 译校）

参考文献

扫描书末二维码获取

第 7 章

面部解剖与衰老

概要

要点

- 不同种族人群的衰老特点各有不同。
- 女性的面部轮廓更加有曲线弧度，而男性的面部轮廓则更趋向于棱角分明，这被普遍视为理想的审美标准。
- 使用专业术语有助于患者准确地表达他们的审美目标。

新进展

- 面部轮廓随着年龄增长而变化的主要原因是骨质流失，而非重力。
- 透明质酸填充剂通过促进胶原蛋白的合成和改善细胞外基质来预防衰老。
- 肉毒毒素可以预防细纹的形成。
- 唇部的扁长由年龄增长引起，而非容量减少所致。

展望

- 有望研发药物和补充剂以减缓面部骨质流失。
- 激素状态对于面部骨质流失的确切影响尚未明确，但随着研究的持续进行，或许能够阐明此关系。
- 利用注射疗法进行面部年轻化治疗和预防衰老。

面部轮廓因性别、种族、遗传和年龄而异。一般来说，人脸可以根据形状进行分类。方形和矩形的面部轮廓被认为更有男子气概，而圆形和心形的面部轮廓则被认为更富有女人味。随着年龄的增长，眉毛下垂、颧骨变平以及下颌缘松弛的出现会使面部轮廓变得更显方形。过度使用或不当放置皮下填充剂会导致面部轮廓呈现夸张的心形特征。因此，在确定皮下填充剂的位置时，必须认真考虑面部轮廓的因素（**图 7-1**）。

衰老的面部

面部由皮肤、脂肪、肌肉、软骨和骨骼组成，这些组成部分都会随着年龄的增长而发生变化。皮肤逐渐变薄、松弛，并且色调不均。胶原蛋白、透明质酸（HA）和其他成分的流失导致皮肤变薄，而脂肪、肌肉的容积变化和骨骼的流失导致面部轮廓的衰老。在接诊有面部年轻化诉求的患者时，深刻理解面部轮廓和容积随年龄变化的特点至关重要。皮肤老化在第 5 章（内源性老化）和第 6 章（外源性老化）中进行了讨论。本章的重点是导致容貌衰

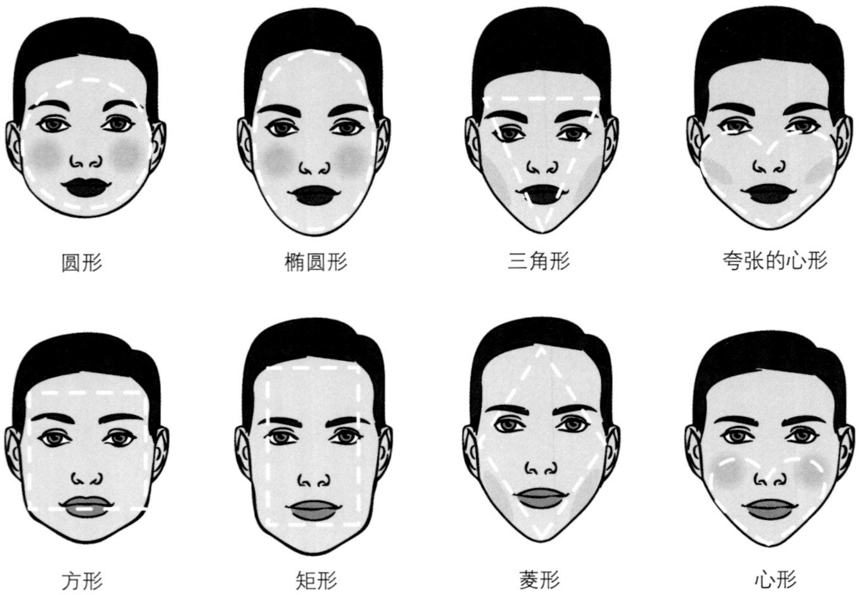

图 7–1 面部轮廓

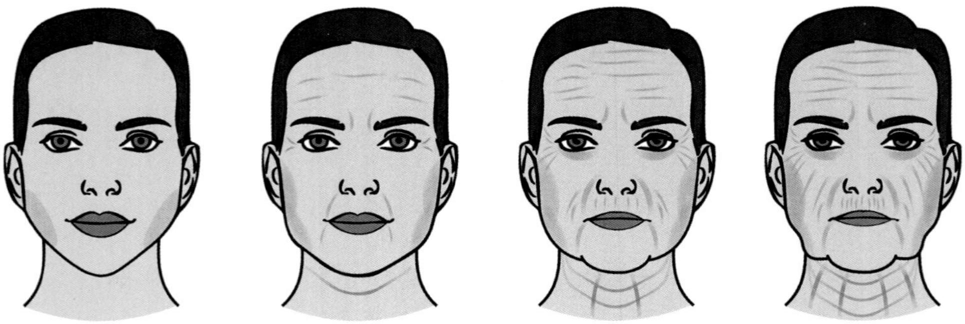
图 7–2 面部轮廓随年龄增长而变化

老的面部其他层次的变化。

衰老面部的主要变化包括以下方面（**图 7-2**）：

- 额部丰满度减少
- 颞部凹陷
- 眉毛低垂
- 眼眶增大
- 鼻部长度和宽度增加
- 面颊凹陷
- 面部失去独特的弧度和曲线
- 颏部下垂和加宽
- 下颌轮廓不清晰
- 面部变得更为方形

面部衰老变化的原因

关于面部衰老有两种主要的理论：重力理论和容量理论[1]。这两种理论都有其道理，并不相互排斥。重力理论关注的是韧带受到的重力作用，使韧带位置改变并影响面部结构，最明显的是脂肪垫。容量理论如今被认为在这两者中更为重要，因为容量的变化可以影响韧带的位置。多项研究已经表明面部组织结构的容量变化与衰老之间的关系[2-4]。本章将概述导致容貌衰老的面部不同部位的容量变化。

骨骼与面部衰老

面部骨骼发生选择性的吸收，某些区域的吸收速度比其他区域更快[5]。这种骨骼变化导致面部的高度减少，宽度增加，从而使面部轮廓变为方形。鼻骨、上颌骨和额骨周围发生明显的骨吸收，导致轮廓线和角度发生改变，接着伴随面中部的旋转与后移以及眶缘的增宽[6]，上颌骨则出现萎缩[7]。下颌骨的形状和大小受到牙槽骨吸收和牙齿缺失等变化的影响。眶区逐渐增大，眉弓增宽。侧面颊突度变平，颧骨的 ogee 曲线（S 形双曲线）不复存在（“ogee 曲线”是一个建筑术语，用来描述双曲线）。颏的突度也随着年龄的增长而发生变化。

高加索人随着年龄增大，眉间骨性区、眶骨、颌骨和梨状孔的骨质进行性退缩，同样，上颌骨的梨状孔以及眶下缘也随之发生退行性变[8-9]。与高加索人相比，亚洲人的眼眶和上颌骨的变化较小，但随着年龄的增长，梨状角的变化更显著[8, 10]。非裔美国人的骨吸收速率比高加索人低[11]。一项研究表明，在 10 年时间里，黑人群体的额颧骨连接处直径明显减小，而梨状孔显著增大。这项研究的结论是，与浅色皮肤的人相比，黑色皮肤的人骨质流失较少[6]。

骨质流失会增大眼眶，影响韧带和脂肪垫的位置，导致许多面部衰老的迹象。脂肪垫本身也会发生显著的变化。

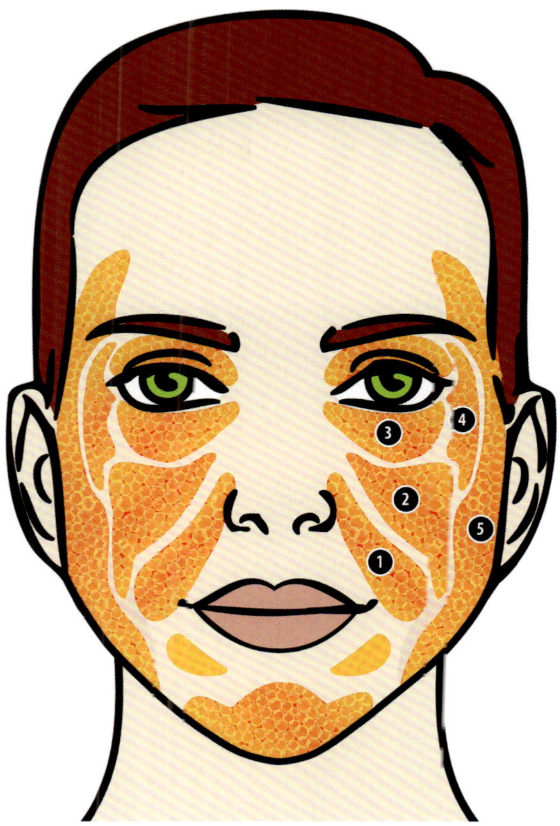

图 7–3　面部脂肪垫

脂肪与面部衰老

面部脂肪由浅表肌肉腱膜系统（superficial muscular aponeurotic system，SMAS）隔开，分为浅层和深层两部分（**图 7-3**）。面部脂肪均包含在由周围结构固定的脂肪垫中（**图 7-3**）。浅层脂肪垫与面部肌肉相邻，而深层脂肪垫位于面部骨骼上方。Rohrich 与 Pessa 进行了多项研究来详细描述这些脂肪垫[2-3, 12-14]。他们的研究成果也得到了其他人的证实[1]。

脂肪垫具有极其重要的作用。由于骨量的变化以及韧带的移位，脂肪垫在衰老的面部会改变大小和位置（**图 7-4**）。例如，上颌骨结构的退化会导致颧脂肪垫前移，进而引发鼻唇沟加深[7, 15]。识别哪

面部脂肪垫的老化

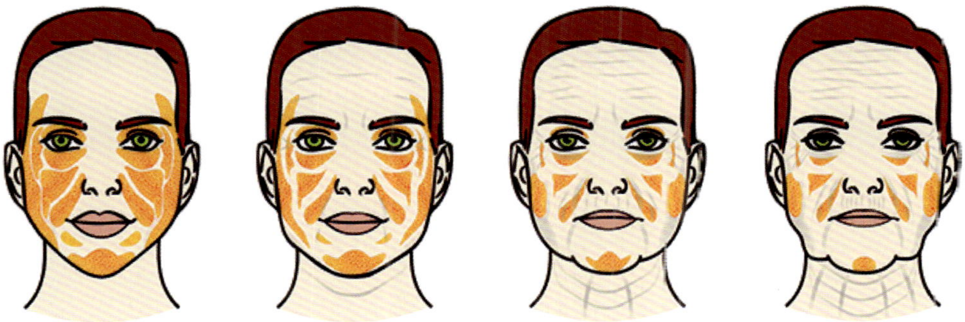
图 7–4　面部脂肪垫随年龄发生的变化

个脂肪垫发生了移位或大小改变，是确定面部填充剂注射位置的极好方法。

面部肌肉与衰老

面部肌肉会随年龄增长而逐渐变长，并变得更加僵硬[16]。目前尚不明确这其中有多少是肌肉减少引起的，又有多少是面部韧带移位引起的。许多学者提出通过面部肌肉锻炼可以延缓面部衰老并增加面部容量。然而，衰老的肌肉表现出更强的张力，所以这种说法在科学上是不合理的。对于研究面部运动引起面部软组织轮廓发生变化的文献回顾表明，8～12周的面部肌肉收缩或振荡运动装置的干预可能会增加中年女性的面部肌肉大小[17]。目前尚不清楚这些综述研究中的运动是导致了肌肉肥大，还是改变了肌肉的静息长度。

此外，尚不清楚进行面部锻炼后报告的面部肌肉增大是否是由于肌肉静息长度改变、肌肉张力变化或相关韧带变化引起的[17]。尽管研究表明面部锻炼可导致肌肉增大，但尚未明确显示对面部外观有改善。

一项小型对照研究纳入18名受试者，评估了4种针对5个面部区域的为期7周等长肌肉锻炼的疗效（9名受试者进行了面部锻炼，9名未进行）。这项研究未显示出两组之间存在显著性差异[18]。通过对9项研究的文献检索得出的结论认为，截至2014年，证据不足以得出面部锻炼是实现面部年轻化的有效方法[19]。目前得出的结论是，面部锻炼并不能改善衰老的面部外观。基于肉毒毒素通过减少运动来减少皱纹的事实，增加的面部运动可能会导致皱纹增多、加深或延长。

下颌线与衰老

年轻男性的下颌轮廓通常较宽，呈大约90°的直角，而年轻女性的下颌轮廓通常不那么棱角分明。下颌和颏部骨量的减少加上脂肪垫的前移，导致下颌轮廓消失和下颌赘肉出现（**图7-5**）。

唇部

唇部解剖学

了解唇部的解剖结构有助于医生在唇部年轻化治疗中选择合适的皮下填充剂。了解解剖学术语有助于与患者沟通，患者通常知道自己想要的嘴唇是什么样，但不知道如何准确表达。因此，运用这些解剖图表（**图7-6～7-8**）与患者交流可能会大有裨益。

唇部与衰老

上颌骨萎缩和口轮匝肌变薄导致对上唇的支撑减弱[7]。虽然经常使用填充剂来增加唇部的容量，以使其看起来更年轻，但许多学者认为唇部的老化外观并非由于容量减少，而是由于上唇下垂所致[20]。一项研究观察了182张上唇照片，并与年龄进行了相关性分析，结果显示随着年龄的增长，上嘴唇明显变长[21]。老化的唇部呈现出丘比特弓、人中嵴和唇红缘变平，同时伴随G-K点的下降和消失。老化唇部的口角、条形唇纹和垂直唇体纹之间的距离也增加。

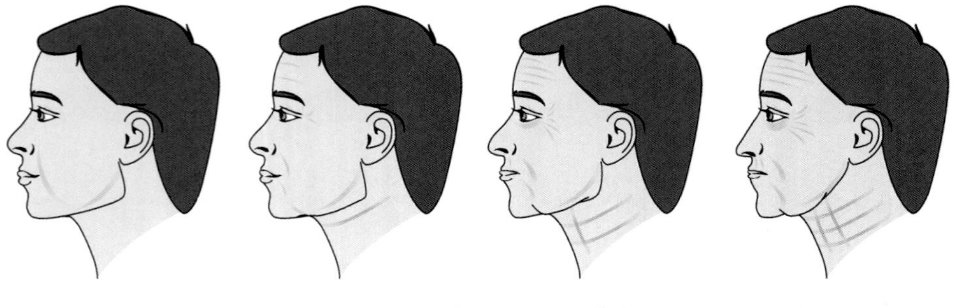

图7–5 下颌线随面部衰老的变化

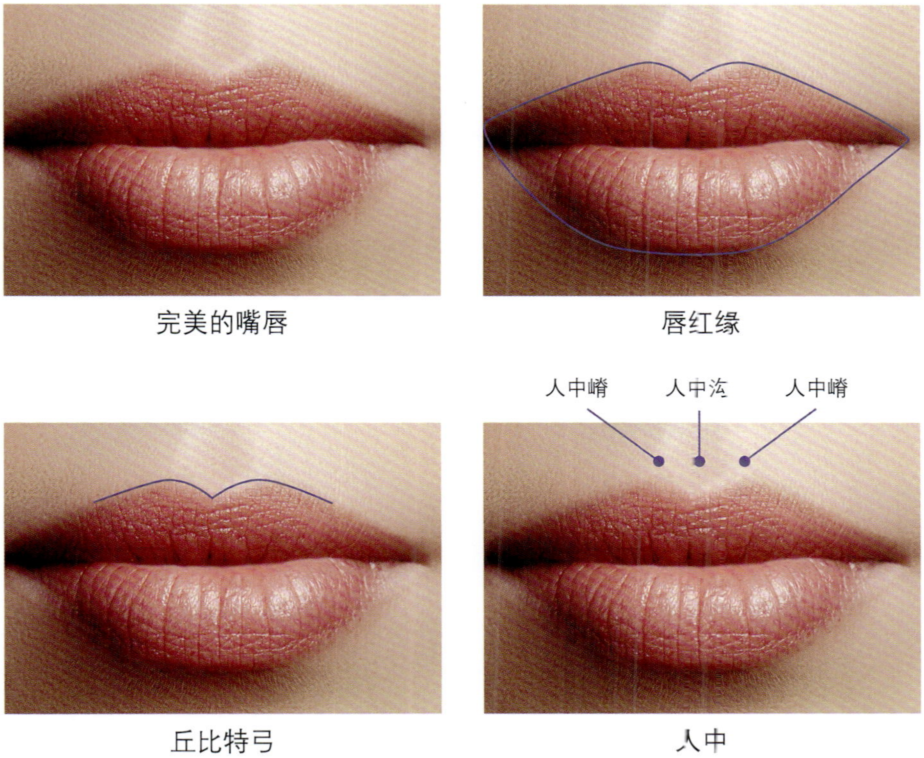

图 7–6 唇部基本解剖结构

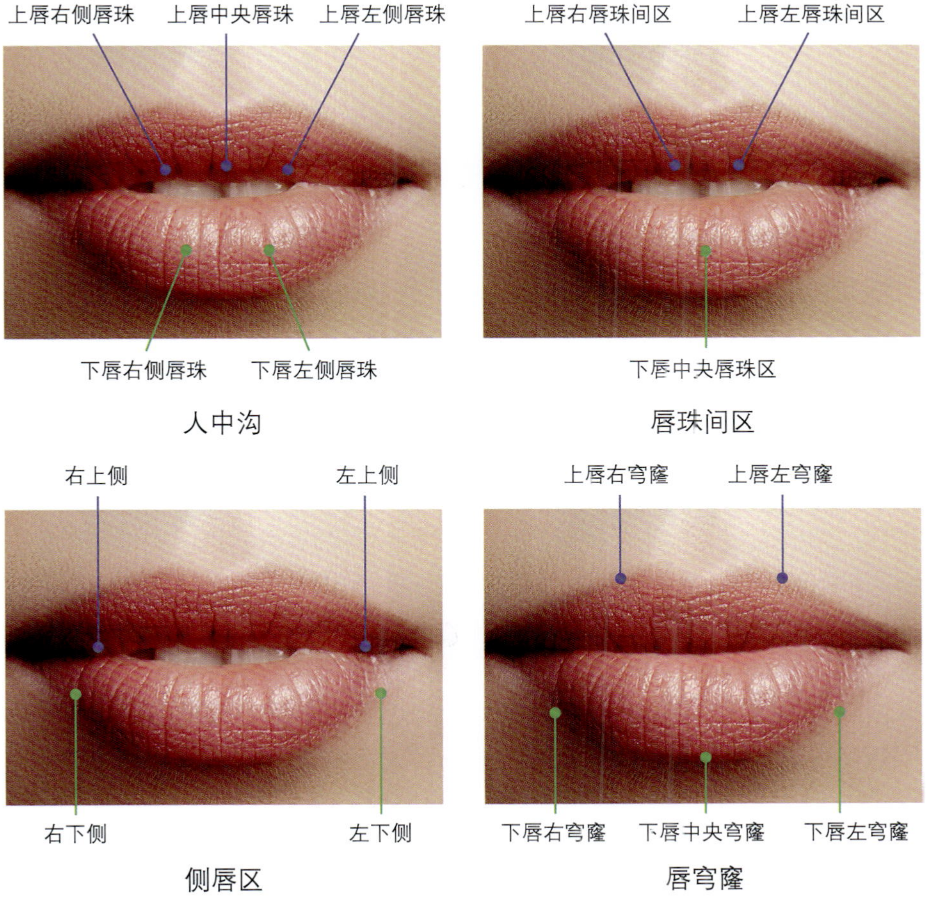

图 7–7 唇部解剖术语，患者可以用来表明他们想要丰唇的部位

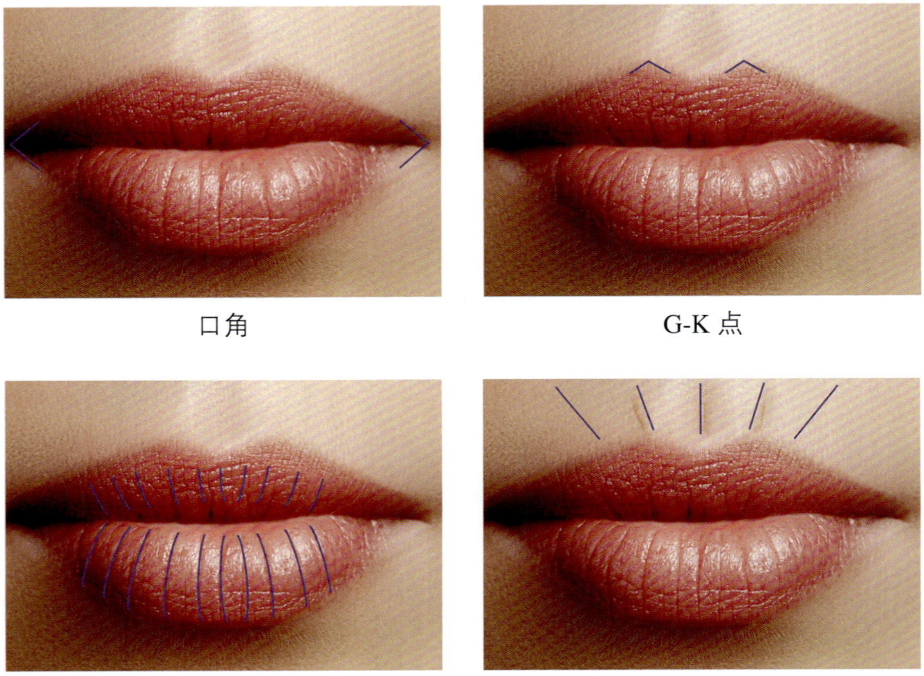

图 7-8 口唇衰老最明显的区域

面部年轻化

“年轻化”是一个日益流行的术语，用于描述延缓衰老，尤其是预防面部衰老所采取的一系列措施。大多数年轻化治疗采用的是局部皮肤护理、补充剂或注射剂的方式。

预防面部骨质流失

目前还没有雌二醇替代治疗对绝经后女性面部骨质流失影响的研究；然而，许多研究表明雌激素替代治疗可延缓骨质流失。最新研究表明，卵泡刺激素水平的升高可能在女性骨质流失中发挥作用[22]。男性也会随着年龄的增长而经历面部骨质流失，但目前关于睾酮在预防面部衰老骨质流失方面可能起到的作用的数据很少。目前正在对男性骨质流失的新机制进行评估[23]。未来，我们可能会有更多关于合成代谢激素和其他药物来预防面部骨质流失的数据。

预防面部衰老的注射剂

透明质酸皮下填充剂通过改变细胞外基质来预防面部衰老

早期采用透明质酸填充剂可通过维持面部容积并促进胶原蛋白生成来预防皮肤衰老[24]。填充剂注射能够刺激成纤维细胞的局部增殖。当成纤维细胞受到拉伸时，往往会上调胶原蛋白的合成[25]。已知 Restylane（瑞蓝）和 Juvéderm（乔雅登）注射能够增加胶原蛋白的生成，但这一结果尚未在其他透明质酸填充剂中得到证实[26-28]。胶原蛋白的增加可能是由于透明质酸对成纤维细胞的直接影响，也可能是由于成纤维细胞受到拉伸所致[29]。

老化皮肤的特征是异常成纤维细胞黏附在细胞外基质上，导致成纤维细胞上的机械力减弱[30]。真皮层中碎裂的胶原蛋白和弹性蛋白积累改变了真皮微环境的物理特性，减少了成纤维细胞与细胞外基质的结合，进而降低了机械力。机械力的减弱导致成纤维细胞呈现塌陷的形状[31]，然后产生更少的 I

型胶原蛋白[32]和更多的基质金属蛋白酶。当透明质酸注射到真皮中时，可以诱导成纤维细胞伸展。这种成纤维细胞的伸展上调了TGF-β信号通路及其下游靶点CTGF/CCN2，从而刺激I型胶原蛋白合成[27]。

肉毒毒素注射预防面部衰老

肉毒毒素注射可抑制肌肉运动、僵硬和肥大。长期持续使用肉毒毒素与面部皱纹的减少有关。一项对2名38岁的同卵双胞胎女性的调查表明，肉毒毒素具有抗衰老的保护作用。其中一名双胞胎14年来一直定期注射肉毒毒素，而另一名双胞胎在相同的14年里仅注射了2次。定期接受注射的双胞胎面部皱纹比没有定期注射的双胞胎少[33]。19年后观察到了同样的结果[34]。一项对2名受试者长达7年随访的案例研究显示，随着时间的推移，皮肤质量改善，皱纹减少[35]。

结论

由于骨质流失、韧带伸长和脂肪垫移位等因素，面部衰老呈现出独特的征象。正如第6章“外源性老化”中所探讨的，皮肤老化也是导致外观衰老的原因之一。面部年轻化治疗方法可能包括填充剂、肉毒毒素、光疗、激光、果酸换肤、微针疗法以及局部皮肤护理。通过联合使用抗坏血酸和维A酸类化合物，能够增强透明质酸填充剂对成纤维细胞的拉伸作用并刺激其增加胶原蛋白生成，以及增强肉毒毒素预防细纹的效果。

（廖勇　赵良森　王建　陈晓栋　隋志甫　王琳 译校）

参考文献

扫描书末二维码获取

第 8 章

皮肤衰老的免疫学

概要

要点

- 皮肤通过维持其表皮层和皮肤微生态系统，构建物理、化学和抗微生物的屏障，为抵御外部病原体提供了第一道防线。
- 除屏障功能外，皮肤还充当先天免疫的“哨兵”，Toll 样受体对外部病原体和细胞损伤作出的反应会激活局部免疫应答。
- 在先天免疫信号激活后，释放的细胞因子和生长因子会调控局部炎症和皮肤常驻细胞的功能。生长因子在调控表皮细胞增殖和真皮基质合成中具有重要作用。
- 皮肤老化和屏障功能下降与先天免疫系统的激活增加相关，这些变化导致生长因子和 MMP 信号传导发生改变，从而影响真皮基质状态的维持。

新进展

- 测序技术的不断迭代使我们对皮肤微生物群多样性的认识更加深入。在调控免疫功能方面，机体各部位细菌种类和菌群平衡都发挥了关键作用。
- 作为损伤反应的一部分，通过激活 Toll 样受体来诱导先天免疫信号在再生和创面愈合中发挥重要作用。
- 针对调控先天免疫信号的抗衰老治疗已经显示出改善光老化表型的潜在益处。

展望

- 旨在恢复皮肤屏障的治疗将使皮肤屏障变化在引发皮肤和全身衰老变化中的作用更加清晰。
- 更好地描述皮肤微生态将有助于理解与衰老相关的变化，从而为皮肤衰老提供更有针对性的益生菌治疗。
- 进一步认识先天免疫系统在损伤介导的再生中的作用机制，将为实现年轻化提供新的治疗靶点。

人们对于免疫学与皮肤外观之间的关系知之甚少。然而，可以明确的是，免疫系统在维持皮肤健康方面发挥着重要作用，并且越来越多的证据表明免疫反应在皮肤衰老表型中发挥了一定的作用。目前正进行相关研究，旨在阐明这一重要系统如何与人体最大的器官相互作用。从美容皮肤科学的角度来看，对于该领域的研究将很有可能为探索新的疗法提供强大的推动力。本章将简要介绍皮肤作为免疫器官的特性，以及免疫反应如何在皮肤老化中发挥作用。

过去，皮肤主要被视为一种物理屏障，用于防止病原体和其他环境损害因素（包括紫外线辐射）侵入内部器官。然而，我们现在认识到皮肤实际上是一个庞大且不可或缺的免疫器官，也是与环境接触的第一道防线，能够引发一系列复杂的反应，从而激发宿主的免疫防御机制。本章将重点介绍皮肤免疫学的基本知识，包括抗菌肽和脂质、微生物群、细胞因子和生长因子的作用。我们将聚焦皮肤疾病中各种免疫反应的机制、先天免疫与细胞外基质合成之间的相互作用，以及局部免疫系统与皮肤老化（特别是光老化）的相关性。最后，将重点关注新兴的免疫靶向抗衰老治疗。

皮肤——先天免疫器官

免疫反应可分为先天免疫和获得性免疫两大类。当暴露于危险触发因素后，先天免疫反应迅速发生且无特异性。先天免疫系统的细胞借助模式识别受体（pattern recognition receptors，PRRs）来识别潜在的威胁，并通过释放可溶性因子作出应答反应，这些因子可诱发炎症和宿主防御（包括抗菌反应）。相比之下，获得性免疫反应对个体遇到的微生物具有特异性，但由于需要抗原呈递细胞的刺激和受体基因重排来激活适应性免疫细胞（如B细胞和T细胞），故其反应速度较慢。获得性免疫系统可启动体液免疫（由B细胞产生抗体）或细胞介导的免疫（T细胞）。此外，获得性免疫系统还负责形成免疫记忆，从而为宿主提供长期保护。尽管这两个系统看起来不同，但它们并非孤立，事实上可以协同作用，因为先天免疫系统引导获得性免疫反应，而获得性免疫系统又引导先天免疫系统。

由于皮肤持续接触外界环境，其作为快速反应的先天免疫器官的功能显得尤为重要。在遇到环境触发因素之前，表皮通过多种途径维持抗菌屏障，包括合成物理屏障和抗菌肽（antimicrobial peptides，AMPs），以及调节皮肤微生态，从而在促进免疫方面发挥重要作用。表皮中的角质形成细胞、皮脂细胞、朗格汉斯细胞以及可能存在的黑素细胞充当了先天免疫细胞的角色。此外，真皮内存在的中性粒细胞、巨噬细胞和树突状细胞也参与了先天免疫反应。当皮肤受到外来物质的刺激时，先天免疫细胞通过Toll样受体（Toll-like receptors，TLRs）被激活，这些受体的激活将引发先天免疫细胞的应答。被激活的先天免疫细胞能够合成多种因子，如活性氧和氮中间体（也称为“自由基”）以及抗菌肽，从而诱导直接的抗菌反应，有助于宿主免受外部因素的侵害。此外，激活的先天免疫细胞会合成细胞因子和其他炎症介质，这些物质能够激活获得性免疫系统。然而，矛盾的是，这种保护性的先天免疫反应也可能导致促炎性细胞因子的产生，从而引发炎症和组织损伤。越来越多的证据表明，这种促炎环境在衰老（尤其是光老化）过程中发挥了一定作用。下文将详细探讨这些先天免疫功能水平及其参与衰老进程的证据。

表皮屏障功能

第一道防线即表皮屏障，在维持皮肤健康稳态中发挥关键作用。表皮的主要屏障功能源自其最外层的角质层，其由无核角质细胞构成，这些细胞通过角蛋白桥粒紧密连接，并由蛋白质和脂质网络所包围，形成一种半透膜屏障。这种独特的结构赋予其双重功能，既能有效抵御病原体入侵，又能避免皮肤水分的非必要流失。除了物理屏障作用外，角质层还通过维持酸性pH值以及产生保护性脂质来发挥化学屏障作用。屏障功能的受损在特应性皮炎中最常见。屏障功能的受损与免疫系统功能的失调密切相关。在这种情形下，免疫系统被激活，同时伴随着炎性细胞因子增加，但清除常见病原体的能力却减弱。

皮肤脂质

表皮中存在的脂质通常被认为主要发挥物理屏障的作用，然而越来越多的证据表明其在先天免疫中发挥更广泛的作用。脂质从角质颗粒层开始在角质形成细胞中逐渐积累，其中角质形成细胞将葡萄糖神经酰胺、鞘磷脂和磷脂储存在板层小体内。随着角质形成细胞分化并形成角质层，这些脂质通过酶解作用转化为神经酰胺、游离脂肪酸以及鞘氨醇。游离脂肪酸和神经酰胺与胆固醇一起构成角质层的脂质包膜，这些脂质含量的变化与皮肤屏障功能受损相关[1-2]。

除了结构作用外，脂质及其代谢还通过其他途径在抗菌屏障中发挥作用。游离脂肪酸的产生在角质层酸化中具有重要作用[2]。此外，多种脂质代谢产物已被证明具有抗菌活性。鞘氨醇已被证明对革兰氏阳性和阴性细菌具有广泛的体外活性[3]。游离脂肪酸（尤其是中长链游离脂肪酸）对革兰氏阳性

细菌具有杀菌活性 [4]，这种防御功能部分通过先天免疫系统的激活增加介导。

抗菌肽

除了在形成物理屏障方面发挥作用外，角质形成细胞还通过分泌抗菌肽（antimicrobial peptides，AMPs）来构建抗微生物屏障。抗菌肽属于一类多样性的分泌肽家族，通常具有小分子量、带正电荷和疏水性的特点，通过破坏胞膜的方式来抑制局部病原体生长。所有生物体都能产生抗菌肽，真核生物通常利用这些抗菌肽来对抗细菌、真菌和包膜病毒。除了抗微生物作用外，许多抗菌肽还能调节先天免疫系统。有证据表明，抗菌肽不仅通过趋化信号增强局部炎症反应，还通过调控 TLR 信号减轻炎症反应。抗菌肽的促炎或调控作用取决于所面对的病原体类型和环境背景，这表明抗菌肽具有复杂而精细的炎症反应调控机制。

皮肤中已鉴定出多种抗菌肽。角质形成细胞持续分泌肾上腺髓质素、β- 防御素 -1 和核糖核酸酶 -7（RNase 7）[6-7]。在炎症应激状态下，RNase 7 以及 β- 防御素 -2 和 4 的表达会上调 [8-10]。此外，角质形成细胞在受到刺激后合成并释放抗菌肽 LL-37，其储存于细胞质中并在刺激后释放 [11-12]。这些抗菌肽对许多常见的皮肤病原菌具有广泛的活性：肾上腺髓质素对革兰氏阴性和革兰氏阳性细菌均具有活性，而 β- 防御素、RNase7 和 LL-37 则对细菌、包膜病毒和念珠菌属有效。皮脂细胞也合成 β- 防御素 -2、LL-37 以及皮离蛋白（dermcidin）（这是一种最初在小汗腺中被发现的具有抗菌活性的肽类）[13-15]。

对银屑病和特应性皮炎的研究表明，抗菌肽的表达与角质形成细胞的功能和病理生理密切相关。抗菌肽在银屑病皮损中上调且含量丰富，而在特应性皮炎中则减少，这与特应性皮炎中观察到的免疫功能受损一致 [16]。低剂量 UVB 照射会上调小鼠角质形成细胞抗菌肽的表达，然而，慢性暴露和衰老对该系统的影响尚不明确 [17]。越来越多的皮肤深层证据表明，真皮脂肪细胞通过分泌 LL-37 来发挥抗微生物作用以对抗病原体 [18]。有趣的是，这种能力在老年小鼠中减弱，可能与 TGF-β 信号转导增加有关 [19]。

皮肤微生态

随着测序技术的不断进步，我们最近开始对定植于皮肤表面并构成皮肤微生物群的各种微生物有了更深入的认识。随着对这些微生态系统表征能力的不断增强，我们正迅速认识它们调控皮肤免疫的作用及其在皮肤病理过程中的作用。皮肤微生物群包括细菌、真菌和病毒。皮肤表面的细菌主要分为四个门类，分别是放线菌门、厚壁菌门、拟杆菌门和变形杆菌门。个体皮肤微生物群的组成首次在新生儿期形成，在青春期会发生一定的变化，成年后则保持相对稳定。尽管其整体组成在个体全生命周期中相对稳定，但在不同身体部位之间存在一定的差异。在所有身体部位中，表皮葡萄球菌是最常见的微生物。富含皮脂的区域（如面部）以丙酸杆菌和葡萄球菌占主导地位，而潮湿区域（如前臂肘窝部位）则以棒状杆菌、葡萄球菌和 β- 变形杆菌为主 [20]。即使是同一种细菌，其种内也存在菌株的差异。对于某些细菌（例如丙酸杆菌），个体之间的差异比不同身体部位之间的差异更显著；而对于其他细菌（例如表皮葡萄球菌），个体之间的差异较小 [21]。个体之间的微生物群组成受到免疫状态、基因遗传背景和生活方式等因素的影响。研究表明，全身和局部炎症环境可以显著改变特定身体部位的微生物群组成。

在稳态条件下，皮肤上发现的大多数微生物都发挥着共生生物的角色，不引起病理学反应，但可能对免疫功能具有积极作用。当新生儿在无炎症信号的情况下与细菌接触时，免疫系统会逐渐适应并耐受这些共生微生物，这是通过新生儿期调节性 T 细胞的作用实现的 [22-23]。越来越多的证据表明，一旦这些微生物定植并成为共生微生物，它们的一些成分可以在皮肤的先天免疫中发挥作用。特别是丙酸杆菌和表皮葡萄球菌已被证明既能产生抗菌肽，同时也可以促进表皮内抗菌肽的产生。当将表皮葡萄球菌等共生微生物引入无菌小鼠的皮肤时，已证明它们会与皮肤组织中的树突状细胞相互作用，以促进保护性 T 细胞迁移至皮肤，从而减轻炎症反应并促进创面愈合 [24]。在创面愈合模型中，表皮葡萄球菌的成分与表皮 Toll 样受体 2 的结合还被证明能够降低炎症反应的程度并促进创面愈合 [25]。

尽管微生态研究方法正在快速发展，但初步研究表明，在皮肤疾病的不同状态下，皮肤微生物群组成会发生变化，这对患者可能是有益的。例如，在特应性皮炎患者中，研究人员观察到随着葡萄球菌和棒状杆菌的增加，以及链球菌、丙酸杆菌和不动杆菌的减少，皮肤微生态会朝着低多样性方向发展。这种微生态变化在特应性皮炎病情改善时可能会恢复正常[26]。在严重特应性皮炎中，金黄色葡萄球菌与表皮葡萄球菌的比例较高[27]。在糖尿病患者的创面中，微生态的具体微生物种属和菌株与小鼠的临床过程相关，并且已在小鼠模型中诱导出与患者创面愈合过程相对应的反应[28]。

细胞因子和生长因子

细胞因子是免疫系统的可溶性介质，由特定类型的细胞在各种刺激下分泌。它们在分子量、结构和作用机制上存在差异。一般而言，分泌的细胞因子通过自分泌方式（影响产生它们的细胞）或旁分泌方式（影响邻近细胞）发挥作用。尽管迄今为止已鉴定出多种细胞因子，但本部分将重点讨论皮肤中常见的细胞因子以及随着衰老发生的表达谱变化。

表皮中的细胞因子主要由角质形成细胞、黑素细胞和朗格汉斯细胞产生，而成纤维细胞、内皮细胞、肥大细胞、巨噬细胞、树突状细胞、淋巴细胞和其他炎症细胞则负责合成真皮内的细胞因子（**表 8-1** 总结了皮肤中的细胞因子及其分泌细胞）。

表 8-1 皮肤内的细胞因子和生长因子及其分泌细胞

	细胞类型
细胞因子	
促炎	
IL-1(α, β)	角质形成细胞（IL-1α）、朗格汉斯细胞、黑素细胞、成纤维细胞、T 细胞、B 细胞、巨噬细胞、中性粒细胞
TNF-α	角质形成细胞、朗格汉斯细胞、黑素细胞、成纤维细胞、T 细胞、B 细胞、巨噬细胞、中性粒细胞、嗜酸性粒细胞、嗜碱性粒细胞
IL-2	T 细胞
IL-4	T 细胞、肥大细胞、嗜碱性粒细胞、嗜酸性粒细胞
IL-5	肥大细胞、T 细胞、嗜酸性粒细胞
IL-6	角质形成细胞、朗格汉斯细胞、黑素细胞、成纤维细胞、T 细胞、B 细胞
IL-8	角质形成细胞、朗格汉斯细胞、黑素细胞、成纤维细胞、T 细胞、B 细胞、巨噬细胞、中性粒细胞、嗜碱性粒细胞、嗜酸性粒细胞
IL-12	角质形成细胞、朗格汉斯细胞、巨噬细胞、肥大细胞、B 细胞
抗炎	
IL-10	T 细胞、肥大细胞、巨噬细胞、B 细胞
生长因子	
TGF-α	角质形成细胞、巨噬细胞、嗜酸性粒细胞
TGF-β	角质形成细胞、黑素细胞、成纤维细胞、T 细胞、B 细胞、巨噬细胞
EGF	角质形成细胞、汗腺导管

促炎细胞因子

免疫系统的激活是保护皮肤免受病原体和其他环境损伤因子侵害的重要步骤；然而矛盾的是，免疫机制的激活也可能导致炎症，从而促进疾病和衰老。白介素（interleukin，IL）-1 是一种由角质形成细胞和大多数其他类型细胞表达的细胞因子，具有广泛的生物学活性。IL-1β 主要在大多数细胞中表达，而 IL-1α 则由角质形成细胞表达[29]。IL-1 诱导角质形成细胞增殖，促进 B 细胞分化，激活中性粒细胞和巨噬细胞，并启动其他促炎细胞因子的表达。此外，IL-1 能够增强 T 细胞的激活，并参与细胞免疫（T 细胞）和体液免疫（B 细胞）的某些方面。IL-1 在正常表皮中以低水平持续表达，但当皮肤屏障受损时，其表达显著上调。此外，经过紫外线辐射，角质形成细胞可以分泌 IL-1，进而启动细胞因子级联反应，其生物学效应可能加速光老化进程。

肿瘤坏死因子（tumor necrosis factor，TNF）-α 尽管在结构上与 IL-1 无关，但具有与其相似的生物学效应谱。TNF-α 是炎症的强效诱导剂，并在巨噬细胞中诱导前列腺素合成，进一步增加其促炎特性。皮肤中的角质形成细胞和朗格汉斯细胞均表达 IL-1 和 TNF-α。IL-6 由角质形成细胞、朗格汉斯细胞以及皮肤内的定植免疫细胞合成，与其他细胞因子协同作用，主要增强 TNF-α 和 IL-1 的效应。

白介素家族的其他成员由皮内定植的各种细胞表达，并促进局部先天免疫和获得性免疫。IL-2 由皮肤内活化的 T 细胞分泌，可促进 T 细胞克隆增殖以及细胞因子产生，对获得性免疫应答的激活至关重要。IL-4 由活化的 T 细胞、肥大细胞和嗜酸性粒细胞表达，在过敏性疾病过程中发挥重要作用，并已被证明可促进 IgE 的合成以及肥大细胞和嗜酸性粒细胞的成熟。IL-5 由单核细胞和嗜酸性粒细胞表达，主要作为嗜酸性粒细胞的生长和分化因子。IL-8 由角质形成细胞和皮肤内定植的免疫细胞合成，对中性粒细胞具有强大的趋化作用。抗原呈递细胞产生的 IL-12 是先天免疫和获得性免疫的关键调控因子，也可由角质形成细胞和朗格汉斯细胞产生，有助于增强细胞介导的免疫。

抗炎细胞因子

并非白介素家族的所有成员都具有促炎作用。IL-10 通过多种机制抑制炎症免疫反应。具体而言，它通过下调主要组织相容性复合物（major histocompatibility complex，MHC）Ⅱ类分子的表达，从而降低抗原呈递细胞的功能。除了 T 细胞、巨噬细胞和 B 细胞，角质形成细胞也表达 IL-10。此外，IL-10 干扰免疫效应细胞的细胞因子合成，并抑制活性氧的产生（通过氧化淬灭）和一氧化氮的合成。已证实，UVB 辐射通过增加角质形成细胞中的 IL-10 合成来部分诱导局部免疫抑制 [30]。此外，非黑素瘤皮肤癌产生的 IL-10 可以抑制肿瘤浸润淋巴细胞的功能并促进肿瘤生长 [31]。有趣的是，与年轻人相比，老年人的免疫细胞已被证明可产生更高水平的 IL-10，这表明 IL-10 在老年人中发挥的免疫抑制作用可能更为显著 [32]。

生长因子

生长因子是一类能够影响细胞增殖和分化的蛋白质。尽管有一些细胞因子也具有类似的作用，但并非所有细胞因子都被归类为生长因子（细胞因子和生长因子的功能总结列于**表 8-2**）。生长因子可分为多个家族，其中包括表皮生长因子（epidermal growth factor，EGF）家族和转化生长因子（transforming growth factor，TGF）-β 超家族，接下来将予以详细介绍。

TGF-α 是 EGF 生长因子家族的一员，该家族还包括 EGF、双调蛋白（amphiregulin，AR）、表皮调节素和神经调节因子 1、2 和 3。这些生长因子由角质形成细胞分泌，并以自分泌的方式结合至 EGF 受体表面，诱导角质形成细胞增殖 [33]。EGF 不仅增加表皮厚度，还在复杂的反应链中对角质形成细胞分化发挥调控作用，对创面愈合也具有非常重要的作用 [34]。值得注意的是，EGF 和 TGF-α 可促进正常角质形成细胞的迁移 [35]。EGF 可加速小鼠创面愈合，并促进角质形成细胞的侧向迁移、创面闭合以及随后的再上皮化 [36]。此外，EGF 可刺激成纤维细胞的迁移和增殖，对创面修复和真皮再生至关重要 [37-38]。

TGF-β 超家族功能的广泛，取决于剂量和靶细胞类型。在创面愈合过程中，TGF-β 负责招募单核细胞、中性粒细胞和成纤维细胞至创面局部。较高浓度的 TGF-β 可激活单核细胞释放大量生长因子，并刺激成纤维细胞增加基质合成并减少基质降解。TGF-β 对角质形成细胞的影响尚不明确，一些研究显示其在角质形成细胞生长中发挥抑制作用，而另一些研究支持其对于角质形成细胞的趋化和激活作用。这种明显的不一致可能与 TGF-β 给药的时间动力学、剂量以及 TGF-β 对角质形成细胞的双重活性有关。

TGF-β 在美容皮肤科学领域以促进细胞外基质的合成而著名，特别是前胶原的合成 [39]。TGF-β 同时也是成纤维细胞的生长因子，这些细胞合成胶原蛋白并在创面愈合中发挥重要作用。将 TGF-β 皮下注射至未受损皮肤中，可导致注射部位胶原沉积增加 [40]。此外，动物模型中局部或全身注射 TGF-β 可增加胶原合成 [41-42]。尽管 TGF-β 上调胶原合成的结果令人鼓舞，但其对再上皮化的影响较难预测。体内研究显示，TGF-β 在动物创面模型中既可加速再上皮化，也可损害再上皮化 [43-44]，这与 TGF-β 对角质形成细胞的矛盾效应相对应。

表 8-2 细胞因子和生长因子的功能

	功能
细胞因子	
促炎	
IL-1（α, β）	角质形成细胞分化，B 细胞分化，激活中性粒细胞和巨噬细胞
TNF-α	类似于 IL-1，巨噬细胞中的前列腺素合成
IL-2	T 细胞增殖，细胞因子合成
IL-4	IgE 合成，肥大细胞和嗜酸性粒细胞成熟
IL-5	嗜酸性粒细胞生长与分化
IL-6	增强 TNF-α 和 IL-1 的效应
IL-8	中性粒细胞趋化因子
IL-12	增强细胞介导免疫应答
抗炎	
IL-10	下调 MHC-II 类分子，破坏细胞因子合成，抑制活性氧自由基和一氧化氮的合成
生长因子	
TGF-α	增强角质形成细胞迁移和角质形成细胞分化
TGF-β	招募单核细胞、中性粒细胞和成纤维细胞，降低基质降解
EGF	增强角质形成细胞迁移和分化，加速创面愈合，刺激成纤维细胞迁移和增殖

Toll 样受体

Toll 样受体（TLRs）的发现为我们重新审视先天免疫系统提供了新的视角。TLRs 似乎在痤疮和其他炎症性皮肤疾病中发挥重要作用。考虑到紫外线暴露的部分促炎特性，TLRs 可能与衰老过程相关。由于 TLRs 通常在先天免疫反应的早期被激活，从而导致细胞因子的合成，因此衰老相关的细胞因子畸变可能与 TLR 表达和功能的改变相关。本部分将讨论 TLRs 的背景及其在皮肤病和光老化中的已知作用。此外，还将探讨维 A 酸类药物对 TLR 表达和功能的影响。

10 年前，随着 TLRs 的发现，先天免疫的重要性变得更加清晰。最初在果蝇中描述的 TLRs 被证明对于防止果蝇的真菌感染至关重要。随后，TLRs 也被证明在人类宿主防御中发挥作用 [45]。迄今为止，已发现 10 种人类 TLRs，它们在先天免疫中的作用极大地影响了我们对免疫系统的认知。TLRs 是能够识别多种保守微生物基序的模式识别受体，统称为病原体相关分子模式。每个 TLR 识别特定的微生物基序，如细菌细胞壁成分、真菌成分、病毒 RNA 和细菌 DNA 等。此外，单个 TLR 可形成二聚体以增加特异性。TLRs 及其相应配体的总结见**图 8-1**。尽管它们的细胞外区域对其各自微生物配体的特异性存在差异，但 TLRs 的细胞内区域保守，并汇集成共同的信号通路。TLR 信号传导主要发生在一个依赖于 MyD88 的途径中，最终导致转录因子 NF-κB 的核转位。这反过来又导致免疫调节基因的转录，包括编码各种细胞因子和趋化因子的基因 [46]。此外，除 MyD88 依赖性途径外，某些 TLRs 的激活可以引起 MyD88 非依赖性信号传导，从而产生免疫反应 [47]。

先天免疫系统中的各种细胞都表达 TLRs，包括角质形成细胞、皮脂细胞、黑素细胞、中性粒细胞、单核细胞、巨噬细胞、树突状细胞和肥大细胞等。由于 TLRs 在对抗病原体的天然免疫应答中发挥关键作用，因此在宿主与病原体交互的界面，TLR 的表达和功能对于宿主的防御至关重要。因此，皮肤作为接触皮肤病原体的首个部位，具有重要的 TLRs 表达功能。目前已知角质形成细胞表达 TLR1、2 和 5，其中 TLR2 和 5 在基底角质形成细胞优先表达 [48]。另外，研究还发现人角质形成细胞中表达 TLR4[49]。TLR9 则主要表达于颗粒层中的角质形成细胞 [53]。

最新的研究发现，培养的角质形成细胞在 mRNA 水平上稳定表达 TLR1、2、3、4、5、6、9 和 10，但不表达 TLR7 或 8[51-52]。还有研究提出角质形成细胞的 TLRs 表达可能受到细胞因子和生长因子（如 TGF-α）的影响 [50]。此外，角质形成细胞中的 TLRs 表达可能与细胞的成熟状态相关；随着细胞从基底层分化至皮肤表面，TLRs 表达模式可能发生变化。TLRs 也在皮脂腺细胞、黑素细胞和成纤维细胞表面表达，但其体内功能尚未被完全认识。培养的皮脂腺细胞持续表达 TLR2 和 4[53-54]，而黑素细胞则表达 TLR2-5、7、9 和 10。体外刺激会增加 IL-8、IL-6 和黑色素的含量 [55-57]。培养的真皮成纤维细胞则表达所有 10 种 TLRs，并且其表达水平高于培养的角质形成细胞。在体外刺激下，会增

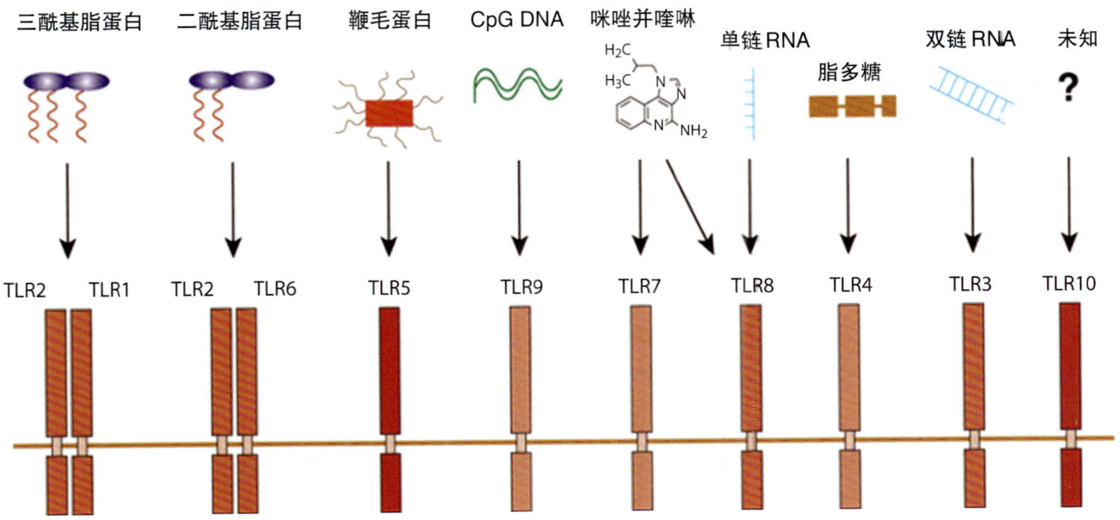

图 8-1　Toll 样受体及其相应的配体

加IL-6、IL-8和MMP-1的表达[58]。

通过对各种炎症性皮肤病的研究，人们逐渐认识到TLRs在皮肤中的重要性。例如，TLR2已被认为与寻常痤疮的发病机制相关。痤疮丙酸杆菌是一种在痤疮发病机制中发挥关键作用的革兰氏阳性厌氧菌，通过结合TLR2诱导促炎细胞因子（如IL-6和IL-12）的合成[59]。此外，TLR2也在重要的宿主防御成分（如抗菌肽）的合成中发挥作用，已证实角质形成细胞在受到痤疮丙酸杆菌刺激时，抗菌肽在培养基中会增加[60]。与正常皮肤相比，银屑病皮损中TLR1、2、5和9的表达略有变化，尽管这些TLRs的表达变化尚未与疾病的发病机制联系起来[48, 61]。然而，TLR2被认为是麻风的病原体——麻风分枝杆菌宿主反应的关键因素。TLR2和TLR1在结核样型麻风（麻风的抵抗形式）中的表达显著增加，而在瘤型麻风（麻风的易感形式）中表达较少，这表明TLR2/1对于激活细胞介导的免疫反应至关重要[62]。

越来越多的证据表明角质形成细胞中的TLRs在紫外线诱导的损伤中发挥作用。受损角质形成细胞释放的RNA通过激活TLR3对诱导UVB介导的炎症反应至关重要[25]。有趣的是，最新的证据将角质形成细胞TLR3的激活和信号传导与创面愈合中的损伤应答和再生关联起来。对小鼠创面的研究表明，组织损伤时释放的双链RNA激活TLR3信号传导，这种信号传导通过IL-6、STAT3和视黄酸信号传导影响角质形成细胞的再生，并促进祖细胞表型[63-65]。TLR4也被认为参与对急性UVB的反应，TLR4缺陷小鼠在紫外线诱导的损伤后表现出紫外线诱导的免疫抑制减少和核苷酸切除修复改善[66-67]。

鉴于TLRs在各种炎症和感染性皮肤病发病机制中的作用，通过药物调节这些模式识别受体的表达和功能似乎是改变损伤和再生反应的潜在机制，因为这些反应对于皮肤老化表型至关重要。

基质金属蛋白酶

最新研究发现，TLRs通过调控多种金属蛋白酶的表达，直接影响胶原蛋白的合成和降解。基质金属蛋白酶（MMPs）是一类负责胶原蛋白降解的酶，可分为4个亚家族：胶原酶、明胶酶、基质溶解素和膜型MMPs（**表8-3**总结了前三类的功能）。胶原蛋白的初始降解取决于能够裂解天然三螺旋胶原蛋白的胶原酶家族成员。胶原蛋白的初步裂解产物进一步被明胶酶和基质溶解素降解[68]。MMPs的表达受到严格调控，细胞外基质的调控涉及结构成分和MMPs合成之间的平衡。MMPs主要由成纤维细胞表达，同时也由巨噬细胞和角质形成细胞表达，并且MMPs的表达受细胞因子的调控。例如，成纤维细胞中MMP-1的合成受到IL-1、IL-6

表8-3 基质金属蛋白酶（MMPs）的类型和功能

组别	酶类	细胞外基质底物	其他特定底物
胶原酶	MMP-1（胶原酶-1）	Ⅰ、Ⅱ、Ⅲ、Ⅳ、Ⅹ型胶原蛋白	前肿瘤坏死因子（Pro-TNF）、IL-1β、MMP-2、MMP-9
	MMP-8（胶原酶-2）	Ⅰ、Ⅱ、Ⅲ型胶原蛋白	
	MMP-13（胶原酶-3）	Ⅰ、Ⅱ、Ⅲ、Ⅳ、Ⅹ型胶原蛋白	MMP-9
明胶酶	MMP-2（明胶酶-A）	Ⅰ型明胶	IL-1β、MMP-1、MMP-9、MMP-13
		Ⅳ、Ⅴ、Ⅶ、Ⅹ型胶原蛋白	
		纤连蛋白	
		弹性蛋白	
	MMP-9（明胶酶-B）	Ⅰ、Ⅴ型明胶	IL-1β
		Ⅳ、Ⅴ型胶原蛋白	
		纤连蛋白	
		弹性蛋白	
基质溶解素	MMP-3（基质溶解素-1）	蛋白多糖	IL-1β
		纤连蛋白	
		层黏连蛋白	
		Ⅰ、Ⅲ、Ⅳ、Ⅴ型明胶	
	MMP-10（基质溶解素-2）	纤连蛋白，Ⅰ、Ⅲ、Ⅳ、Ⅴ型明胶	MMP-1、MMP-8
	MMP-11（基质溶解素-3）	纤连蛋白	胰岛素样生长因子结合蛋白
		明胶	
		层黏连蛋白	
		Ⅳ型胶原蛋白	

和 TNF-α 的调控 [69-71]。此外，其他细胞因子（如 IL-4）抑制 MMPs 的表达，并对成纤维细胞产生趋化作用，有助于胶原蛋白和纤连蛋白的合成以及基质的维持 [72]。

除转录水平的调控外，MMPs 的活性还受到金属蛋白酶组织抑制剂（tissue inhibitors of metalloproteinase，TIMPs）的调节。TIMPs 是低分子量糖蛋白，主要由成纤维细胞和巨噬细胞合成 [73]，通过形成稳定的 1∶1 化学计量复合物来抑制 MMP 的活性。TIMPs 的表达也受细胞因子和生长因子的调控。例如，TIMP-1 在受到 IL-1、IL-6 和 EGF 诱导时表达增加 [39, 70]。尽管 MMPs 和 TIMPs 都可被类似的刺激物诱导，但它们的表达在协调和互补的方式下进行调节。MMPs 和 TIMPs 之间的关键平衡决定了基质降解和基质积累之间的平衡。在细胞外基质的稳态期，MMPs 和 TIMPs 的表达密切协调，以便适当地进行基质重塑，而不会导致过度的组织降解。然而，如果 MMPs 的表达相对于 TIMPs 的表达增加，则可能会导致过度的基质降解。

TLRs 除了能够诱导细胞因子和趋化因子的作用外，还被认为参与诱导 MMPs。一些早期研究发现，微生物剂能够通过 TLR 依赖途径诱导 MMPs 的表达。例如，莱姆病中的致病因子伯氏疏螺旋体可以通过 TLR2 依赖机制诱导 MMP-9 的表达 [74]。此外，分枝杆菌细胞壁成分也被认为通过 TLR2 增加 MMP-9 的表达 [75]。最新的研究发现，CpG 寡核苷酸（TLR9 配体）能够通过 TLR9/NF-κB 依赖性信号通路在巨噬细胞中诱导 MMP-9 的表达 [76]。

皮肤衰老中的免疫功能改变

皮肤衰老通常被分为两个不同的过程进行研究——光老化指的是皮肤长时间暴露于阳光下所引起的变化，而内源性或时程性老化则指的是光保护皮肤中观察到的变化。光老化和时程性老化都具有共同和独特的临床表现和内在机制，这在第 6 章中进行了详细阐述。时程性老化与细纹、皮肤松弛增加、容积减少和皮肤干燥相关，而光老化与更深的皱纹、容积减少、色素沉着和恶性病变的发生率增加相关。两者在组织学上都与表皮变薄和真皮细胞外基质的流失相关，但光老化在真皮细胞外基质流失方面更为显著，并伴随真皮炎症的增加。这些变化的分子机制复杂，尚未被完全认识。在光老化中，紫外线诱导的信号改变和氧化损伤在诱导一系列变化方面发挥着重要作用，包括表观遗传学改变、代谢功能障碍和细胞衰老，这些都会加剧表皮变薄和真皮细胞外基质的降解。

尽管最初认为皮肤衰老并非是一个免疫过程，但越来越多的证据表明，先天免疫系统在应对紫外线暴露诱发的变化中发挥着重要作用。最突出的证据是免疫调节在衰老中发挥关键作用，尤其在光老化皮肤中多次观察到 NF-κB 信号传导增加。NF-κB 是一类转录因子家族，调控急性和慢性炎症激活时大量基因的表达。NF-κB 也是 TLR 信号传导的靶点，被认为是先天免疫系统的主要调控因子。有趣的是，NF-κB 信号传导还被认为是包括皮肤 [89] 在内的多种组织衰老表型的主要调控因子。已证明，在小鼠皮肤中抑制 NF-κB 信号传导足以逆转衰老表型 [77]。尽管这些变化的机制尚不清楚，但目前的数据表明，屏障功能受损、生长因子信号传导改变、MMPs 表达增加以及细胞因子信号传导改变在启动和推进时程性老化和光老化中发挥作用。

皮肤衰老中的屏障功能

表皮和皮肤微生态维持的物理、化学和抗微生物屏障构成了抵御外部病原体的首道防线。这一功能的改变被认为是与衰老相关炎症的诱因，也是其结果。与可见表皮变薄的现象一致，时程性老化和紫外线诱导的光老化都与屏障功能下降以及受损后修复能力的下降相关 [78]。这种屏障功能的下降使得老年患者更易出现各种皮肤问题，包括干燥、瘙痒、接触性皮炎和皮肤感染。最新的研究表明，一旦出现与衰老中可见的表皮通透性屏障受损相似的情况，可能会导致全身炎症标志物的上调，从而可能导致系统性衰老相关的病理反应 [79]。

导致表皮屏障功能下降的过程可能是多种因素共同作用的结果。NF-κB 信号传导的上调可能在角质形成细胞再生能力的下降中发挥一定作用，这表明免疫系统的激活可能会加剧这一缺陷。皮肤微生态的改变也可能诱导或持续这一过程。多项研究表明，老年个体面部皮肤的微生态与年轻个体存在差异，但上述差异的性质和功能后果仍需进一步阐明 [80-82]。多项小型研究表明，急性紫外线辐射可导致皮肤和胃肠道微生态发生改变，这提示慢性紫外线暴露可能在上述变化中发挥作用 [83-84]。

皮肤衰老中的 MMPs 和生长因子信号传导

有重要的证据表明，真皮细胞外基质的降解对皮肤衰老表型至关重要，而这至少部分是由免疫信号传导导致的。体内和体外研究均已确认 MMPs 和生长因子信号传导在细胞外基质的老化中发挥核心作用。光老化和时程性老化都与 AP-1 的活化增加相关，AP-1 是一种转录因子，可上调 MMP-1、3 和 9 的表达，下调 TGF-β 和前胶原的表达。这些 MMPs（特别是 MMP-1）降解真皮胶原，从而改变真皮成纤维细胞的微环境，并在上述细胞中增强 AP-1 的活化，进一步促进基质降解。这种信号传导在紫外线暴露时被直接诱导，这表明长期紫外线暴露可能会诱导光老化皮肤中所见的 MMPs 表达上调 [85-86]。此外，紫外线暴露已被证明通过下调 TGF-β Ⅱ型受体（TGF-βR Ⅱ）和 TGF-β，并上调 Smad7（TGF-β 的负调节因子 [87-88]），来进一步减少真皮中的胶原蛋白合成。

生长因子信号传导的改变也与衰老相关的创面愈合不良相关。随着年龄增长，EGF 受体的反应性降低，可能是由于受体数量和密度减少，以及配体结合、受体自磷酸化和内化减少所致 [89]。此外，老化表皮中的双调蛋白表达下调 [90]。EGF 活性和双调蛋白表达的减少导致创面愈合部位的成纤维细胞迁移和增殖减少。这些反应导致在老年皮肤中观察到的创面愈合不良。

Toll 样受体与衰老

Toll 样受体（TLRs）是一类模式识别受体，可对外来病原体和内部损伤信号做出反应，以激活先天免疫系统。考虑到 TLRs 能够激活 NF-κB 信号传导并与多种皮肤疾病中的 MMPs 调控直接相关，因此 TLRs 很可能在皮肤衰老中观察到的屏障功能改变和细胞外基质变化中发挥作用。尽管在皮肤中的确切关系尚不明确，但在其他系统中已证实 TLRs 的表达和功能会随着衰老而变化。有研究发现老年小鼠巨噬细胞中 TLRs 的表达水平明显下降。此外，当用 TLR2/1、2/6、3、4、5 和 9 的已知配体刺激后，IL-6 和 TNF-α 的表达水平明显降低，这表明其功能下降 [91]。这支持老年个体对病原体的易感性增加和免疫功能改变可能是由于 TLR 的表达和功能下降所致的观点。最新的研究也对人类 TLR2/1 的功能进行了探讨。研究发现，与 21～30 岁人群相比，65 岁以上人群的外周血单核细胞合成的 TNF-α 和 IL-6 明显减少。此外，随着年龄的增长，细胞表面 TLR1 的表达减少，但 TLR2 的表达无变化 [92]。虽然这些研究显示单核细胞 TLR 的表达下降，但衰老对皮肤 TLR 表达的影响尚未得到深入研究。一项小型研究表明，与胎儿和婴儿皮肤相比，成人皮肤的 TLR1-5 的表达降低，但尚未在整个衰老过程中检测到这些变化 [93]。

细胞因子与光老化

细胞因子是皮肤内多种类型细胞分泌的可溶性信号分子，用于调节免疫功能（**表 8-1**）。作为免疫细胞之间的中介，它们在调控局部反应和周围细胞功能方面发挥关键作用。特定的细胞因子可以促进或减少局部炎症。细胞因子平衡的改变与全身衰老相关，尤其是 IL-6 和 TNF-α 的慢性升高与衰老相关的虚弱和发病率相关 [94-95]。尽管皮肤老化中特定细胞因子与老化表型之间的关系尚待阐明，但紫外线暴露与细胞因子信号传导之间存在明确的关系，表明细胞因子可能在光老化中发挥关键作用。

目前，急性 UVB 暴露对炎症信号传导的影响已得到广泛的研究。急性 UVB 暴露通常与晒伤有关，与皮肤常驻细胞的促炎细胞因子（包括 IL-1、TNF-α、IL-6 和 IL-8）的上调相关。这些细胞因子诱发炎症反应，同时激活巨噬细胞和其他产生活性氧的免疫细胞，从而导致细胞损伤。此外，这些活性氧还激活活化蛋白（AP）-1 的产生以及导致皮肤老化的破坏性酶如胶原酶的形成（见第 6 章）[86]。紫外线暴露还会增加角质形成细胞中 TGF-α 的合成 [96]。然而，急性 UVB 暴露的作用不仅是促炎性的，因为它还与 IL-10 的上调相关。IL-10 具有如前文所述的免疫抑制作用。

虽然急性 UVB 暴露对细胞因子合成的影响已有详细研究，但对于 UVA 和更长期的 UVB 暴露的影响尚不清楚。目前的数据表明两者存在复杂的关系。长期光暴晒对皮肤的影响尚未完全阐明。长期 UVB 照射的小鼠显示 IL-1α 和 TNF-α 的 mRNA 上调 [97]。然而，从老年人群皮肤样本中获得的数据表明，与非光暴露的老年人群皮肤组织相比，长期光暴露组织中 IL-1α 与其拮抗剂 IL-1rα 的比例显著降低，这表明活性 IL-1α 可能减少 [98]。

这些变化对于衰老表型的影响尚不明确。有趣的是，UVB 诱导的细胞因子在角质形成细胞增殖方面表现出相反的功能。具体而言，已知 IL-1、IL-6 和 TGF-α 可以促进角质形成细胞增殖，而 TNF-α 可抑制其增殖。此外，IL-1 受体缺失的小鼠表现出与老化中观察到的表皮屏障缺陷类似的表征，这进一步提示炎症信号在表皮功能中可能发挥有益作用[90]。

源自角质形成细胞和真皮的细胞因子可能在光老化导致的色素沉着中发挥一定作用。实验模型已证明，UVA 诱导的粒细胞 - 巨噬细胞集落刺激因子（GM-CSF）可能参与黑素细胞的增殖，从而导致 UVA 诱导的皮肤色素沉着[99]。然而，其他研究表明 IL-1 和 TNF-α 可抑制黑色素形成，显示这一关系相当复杂[100]。因此，需要进一步的研究来阐明紫外线诱导的细胞因子对黑素细胞生长和功能的影响。

皮肤常驻免疫细胞与老化

除了角质形成细胞在调控皮肤主要免疫应答中发挥主要作用外，皮肤内还存在多种免疫细胞群，它们调控免疫应答反应，并在时程性老化和光老化过程中发生变化。其中，表皮朗格汉斯细胞（一种组织常驻巨噬细胞群）发挥着连接先天免疫系统与获得性免疫系统的关键作用。类似于角质形成细胞，它们表达 Toll 样受体（TLRs），特别是 TLR1、2 和 6，这些受体有助于其对外部刺激的应答反应成熟[101]。一旦被激活，作为先天免疫反应的一部分，它们产生细胞因子和抗菌肽，并作为抗原呈递细胞迁移至淋巴结，以启动获得性免疫反应。皮肤时程性老化与朗格汉斯细胞数量减少相关。而在光老化组织中，这种效应更加明显。此外，留存的朗格汉斯细胞的迁移和分泌功能减弱，这与老化皮肤中 IL-1β 的表达下降有关[102-104]。在光老化模型中，UV 通过 IL-10 依赖性机制抑制朗格汉斯细胞的抗原呈递功能以及其激活 T 细胞的能力[105]。

真皮层中存在更为复杂的免疫细胞群，包括真皮树突状细胞和巨噬细胞，它们是吞噬性抗原呈递细胞，调控先天免疫和获得性免疫应答。其中巨噬细胞在创面愈合中也发挥了重要作用。真皮中还存在富含组胺和其他颗粒成分的肥大细胞，它们导致过敏和其他疾病中的局部炎症反应。相对于表皮朗格汉斯细胞，这些细胞群在皮肤老化和光老化中的作用尚不清楚。尽管随着年龄的增长和光老化，真皮树突状细胞的数量保持稳定，但动物研究表明其迁移和刺激功能可能会下降[106]。相比之下，真皮巨噬细胞和肥大细胞的数量随着紫外线暴露和光老化而增加，但其功能并未明显改变。

皮肤常驻记忆 T 细胞对重复感染具备更快速的获得性免疫应答能力。该细胞已被证明在应对皮肤感染和控制黑素瘤方面发挥重要作用，并与白癜风和其他皮肤自身免疫性疾病相关。尽管皮肤常驻 T 细胞的数量随年龄的增长而无明显变化，但多个研究小组已发现，老化细胞中 T 细胞对记忆抗原的中介反应减少，表明该群体可能存在功能障碍。这种功能下降涉及多种途径。老年人群皮肤中分离出的 $CD4^+$ T 细胞表面表达 PD-1 抑制性受体增加[107]。此外，免疫调节性 T 细胞比例在老年人群皮肤中增加，并与衰老和紫外线相关的 IL-10 增加有关[107-109]。

免疫靶向抗衰老治疗

随着越来越多的证据表明先天免疫功能在皮肤老化过程中发生变化，人们对于开发新的抗光老化治疗方法表现出浓厚兴趣。这些治疗方法包括外用产品，用于补充老化皮肤中减少的生长因子信号，改变皮肤微生态或直接激活 TLR 信号通路。有趣的是，最新的研究还提出多种已验证的抗衰老治疗方法（如维 A 酸类化合物和激光换肤术）可能部分通过调节先天免疫系统发挥作用，而其他备选的抗衰老化合物可能通过降低炎症信号发挥作用。

局部生长因子

鉴于与衰老和光老化相关的生长因子及其反应的变化，当前许多化妆品中含有多种生长因子，例如 EGF 和 TGF-β（译者注：因各国监管法规不同，文中所指非中国大陆境内产品）。虽然从理论上来说，这些生长因子可以促进角质形成细胞分化和真皮重塑，但目前尚未证实任何市售产品在预防或逆转光老化方面具有明显的临床效果。由于化妆品不像药品那样受美国 FDA 的监管约束，因此通常无法获得支持药妆品功效的良好对照的临床研究结果。多项小型研究表明，生长因子和细胞因子（包括 EGF、TGF-β、PDGF、FGF、IL-1 和 TNF-α）可能改善衰老表型，但局部生长因子的作用机制尚不清楚。许多生长因子和细胞因子都是大分子的亲水性物质，分子量超过 15 000，而既往的研究已证实，分子量超过 500 的亲水性物质很难穿透角质层[110]。

一些公司已研发出包含从大分子生长因子中提取活性成分的短肽段，并且还研发了先进的传递系统以更有效地传递这些肽段；然而，需要更多的证据和更大规模的临床试验来验证多肽治疗在皮肤老化方面的有效性。

益生菌

随着人们对皮肤微生态在调节皮肤功能方面作用的认识逐渐深入，越来越多的学者开始关注采用添加特定活性益生菌或诱导益生菌生长的益生元化合物来调节微生态的治疗方法。尽管益生元常常添加至外用产品中，但很少有研究描述其应用后对微生态的影响。越来越多的证据支持在多种皮肤病包括痤疮、玫瑰痤疮和特应性皮炎中局部使用益生菌 [111]。一项纳入 20 名 65 岁以上女性的小型研究表明，含有嗜热链球菌的乳霜可提高神经酰胺水平和屏障功能，这提示益生菌可能对治疗衰老相关表型有益 [112]。有趣的是，小鼠和人类的小型研究表明，口服益生菌可能减轻急性紫外线诱导的改变 [113-114]，这强调了皮肤和胃肠道微生态之间的相互作用。

咪喹莫特

有越来越多的证据表明 TLR 信号传导在皮肤衰老中发挥作用，这表明调节特定的 TLR 可能在抗衰老治疗中发挥作用。咪喹莫特是 TLR7 和 8 的配体，已获批用于抗病毒和抗肿瘤治疗，能够减少 MMP-9 的合成，同时增加 TIMP 的表达 [115]。临床证据支持咪喹莫特在逆转光老化方面具有更广泛的潜力，多项小型研究已证明，局部应用咪喹莫特可逆转光老化引起的弹性组织变性，并有助于恢复表皮厚度 [116-117]。因此，咪喹莫特似乎有望成为逆转光老化并预防皮肤肿瘤的新型疗法。咪喹莫特在体内对 MMPs 表达的确切调节机制尚未明确，仍需进一步深入研究。

维 A 酸类化合物

维 A 酸类化合物是一类维生素 A 衍生化合物，能够结合多种视黄酸受体家族的成员，一直以来被广泛用于治疗多种皮肤炎症和增生性皮肤病，并已被证实能够改善光老化表型。大量研究已经证明生物活性维 A 酸对光老化皮肤非常有益。局部应用维 A 酸可以改善表皮厚度、增加真皮细胞外基质成分、减少皱纹和皮肤松弛，具有短期和长期益处 [118-119]。此外，有证据表明，高浓度的维 A 酸制剂在临床改善方面更为显著 [120]。体外试验表明，维 A 酸类化合物可以促进胶原蛋白的合成，通过降低 AP-1 信号通路的活性来增加 TIMPs 的表达和减少 MMP-1 的表达 [121]，提示维 A 酸类化合物可能通过调节先天免疫信号通路的方式来发挥作用。局部使用维 A 酸类化合物还能特异性地降低痤疮患者皮肤表皮中 TLR2 的表达，这表明调节先天免疫系统可能在其机制中发挥关键作用 [122]。有趣的是，已证明 TLR3 的激活也能诱导视黄酸信号传导，这意味着维 A 酸治疗可能会影响下游的炎症信号通路 [65]。

损伤介导的再生

多种对光老化具有临床益处的成熟疗法，如化学剥脱、微针疗法、微晶磨削和点阵激光，已被证明可以通过引起局部皮肤损伤、激发修复反应来诱导胶原蛋白的合成增多。越来越多的证据表明，先天免疫系统（尤其是 TLR 信号传导）在创面愈合和再生过程中发挥着关键作用，该系统也可能在抗衰老过程中具有重要作用。一项基因表达研究比较了非剥脱激光治疗前后的面部皮肤，结果显示 dsRNA 诱导的信号传导增强 [65]。这种有趣的重叠支持这样的观点，即调节先天免疫系统可能提供了一种治疗皮肤衰老的新机制。

白藜芦醇

白藜芦醇（3, 5, 4'- 三羟基二苯乙烯）是一种天然多酚，是红葡萄酒的主要成分。它作为一种多个系统中的抗衰老化合物引起了人们的关注。人们熟知的白藜芦醇的抗衰老作用是通过激活乙酰化酶、促进线粒体功能和抗氧化功能来调节细胞代谢 [123]。然而，也有证据表明白藜芦醇可能通过调节 NF-kB 信号通路来发挥抗炎作用。已证明白藜芦醇可以降低体内多个系统中的 NF-kB 活性 [124-125]，并阻断培养的角质形成细胞中紫外线诱导的 NF-kB 活性 [126]。局部应用白藜芦醇已显示出能够阻断小鼠表皮中刺激性物质诱发的 NF-kB 活性 [127]。然而，尽管白藜芦醇作为一种局部抗衰老剂的潜力很大，但目前仅对局部制剂进行了小样本的临床试验，其功效的证据尚不明确，可能与生物利用度存疑相关[123]。

烟酰胺

烟酰胺即维生素 B_3 的酰胺形式，同时也是烟酰胺腺嘌呤二核苷酸（nicotinamide adenine dinucleotide，NAD）的前体，是多种细胞过程的重要辅助因子。最近，口服和局部烟酰胺补充剂被证明对多种皮肤疾病具有显著功效，包括大疱性类天疱疮、痤疮、玫瑰痤疮以及非黑素瘤皮肤癌[128]。两项随机对照试验评估了烟酰胺在面部光老化中的作用：一项研究对 30 名日本女性使用 4% 烟酰胺 8 周[129]，另一项研究则对 50 名白人女性使用 5% 烟酰胺 12 周[130]。烟酰胺的作用机制是多因素的，因为 NAD 是多种酶的辅助因子，在细胞代谢的调控中发挥着重要作用。此外，研究发现烟酰胺可以体外降低炎症细胞因子的诱导[131]。这种抗炎作用与其作为 PARP（一种负责调节 NF-kB 激活的核修复蛋白）的辅因子和抑制剂的作用相关。

结论

我们逐渐认识到免疫系统在皮肤外观包括衰老和光老化现象中发挥的作用。尽管存在多种衰老相关的假说，但通过 NF-kB 信号传导介导的持续炎症作为影响多系统衰老的关键因素之一受到了广泛关注。皮肤内的免疫细胞似乎会对病原体、紫外线辐射和其他环境损伤因素做出反应，从而产生免疫反应以保护宿主。然而，同样的机制也可能通过激活包括 TLR 在内的多种受体，导致细胞因子改变，并对细胞凋亡、炎症和组织损伤产生重要影响。例如，TGF-β 的缺失或对 EGF 的反应降低会导致胶原蛋白合成减少，以及胶原蛋白和透明质酸的降解增加，从而出现光老化特征性的皮肤改变。

从免疫学角度更深入地理解皮肤衰老，尤其是光老化的机制，可能会促进新型治疗方法的开发。尽管目前美国 FDA 尚未批准细胞因子和生长因子用于光老化治疗，但已经开发出多种含有这些因子的药妆品。需要注意的是，对于那些从事循证医学实践的从业者而言，目前还没有足够的数据证明这些产品是否具有逆转或预防光老化的功效，因此需要进行进一步的研究。随着 TLR 及其与细胞因子合成和胶原合成的直接和间接关系的阐明，TLR 可能成为预防光老化的实际治疗靶点。此外，直接靶向 TLR 激活下游反应（如 MMPs 和 TIMPs 的调节剂）的治疗方法，可能也有一定效果。对于局部免疫应答在皮肤衰老中的作用进行更多的研究将有助于为医生提供更全面的治疗和患者教育的工具。

（赵良森　肖嵘　陶娟　叶理　杨蓉娅 译校）

参考文献

扫描书末二维码获取

第9章

营养与皮肤

概要

要点

- 饮食干预通过参与代谢过程、减轻氧化损伤和（或）调节影响皮肤结构完整性的细胞成分表达来影响皮肤的健康和外观。
- 营养治疗的一般建议包括适当的营养补充、限制热量、限制乳制品摄入，以及确保老年人摄入足够的蛋白质。在某些情况下，间歇性禁食和表观遗传饮食等策略可有益于整体健康。

新进展

- 哺乳动物雷帕霉素靶蛋白（mammalian target of rapamycin，mTOR）-1 信号激活的增加与痤疮的发生及促炎状态显著相关。
- 富含酸的饮食可诱导蛋白质分解代谢，导致蛋白质紊乱，有时被描述为高分解代谢蛋白质紊乱（hypercatabolic protein disarrangement，HPD）综合征。HPD 可以表现为肌肉萎缩、炎症和其他加速衰老的症状。

展望

- 需要进一步的研究来认识食源性补充剂的局限性（例如储存、生物利用度及溶解度），并开发有效的应对策略。
- 在营养和皮肤健康的持续研究中，需要对非大豆相关异黄酮进行大规模对照试验。

食物是普通健康人群每日所需的唯一“药物”。的确，据说早在2000多年前，希波克拉底就曾提出：“让食物成为你的药物，让药物成为你的食物。”[1] 正是从这样一个角度出发——良好的营养是整体健康和皮肤健康的基础，我们展开了以下讨论。具体而言，本章将聚焦于一些健康饮食中的关键化学成分，这些化学成分已被证明对皮肤有益。在此过程中，我们将结合素食主义以及鲍曼皮肤分型系统（Baumann Skin Typing System，BSTS），讨论对皮肤的影响。我们首先关注的是饮食对痤疮（最常见的皮肤病）的影响，最后讨论口服补充剂。

关于摄入或补充各种营养物质对健康的直接影响，目前正在进行大量的研究。很大一部分工作专门研究通过摄入某些食物或补充剂给皮肤带来的潜在益处。例如，2003年进行了一项对302名健康男性和女性的横断面研究，收集了有关营养素的血清浓度、营养素的饮食摄入量以及各种皮肤测量指标（包括水分含量、皮脂含量和皮肤表面pH值）。结果显示，血清维生素A与皮肤皮脂含量和皮肤表面pH值之间以及皮肤水分含量与膳食总脂肪、饱和脂肪和单不饱和脂肪的饮食摄入量之间具有统计学上的显著相关性。研究人员得出结论，皮肤状态会受到基线营养状态改变的影响[2]。

一般而言，摄入抗衰老成分可以通过三种方式对抗皮肤老化。首先，食物中所含的多肽、必需脂肪酸等代谢产物经胃肠道系统吸收后进入皮肤，参与皮肤代谢。其次，某些成分可以通过消除细胞活性氧（ROS）和增加抗氧化活性来减少氧化损伤。再次，生物活性抗衰老化合物可以帮助调节参与降解、维持和改善皮肤结构完整性的酶的表达[3]。通过这些方式，各种营养物质、以饮食为基础的代谢前体和饮食策略均可以影响皮肤健康和美观。

饮食与痤疮

寻常痤疮是最常见的皮肤疾病之一。仅在美国，每年就有多达4000万～5000万人受到痤疮的困扰[4]。最近对世界范围内痤疮患病率和发病率的估计表明，全球有9.4%的人群受到这一全球第八大常见疾病的影响（参阅第16章“痤疮”）[5]。有趣的是，流行病学研究表明，痤疮在非西方人群（如因纽特人、冲绳岛民、阿奇狩猎采集者和基塔万岛民）中罕见，这提示包括血糖负荷在内的饮食因素可能在痤疮的发病中发挥作用，尤其是在上述群体逐渐采用西方生活方式后，痤疮的发病率开始上升[6-9]。

因此，Cordain坚决主张摒弃自20世纪70年代初以来皮肤病学界一直宣扬的认为饮食与痤疮病理生理学无关的传统观点。他特别指出，宣称饮食与痤疮无关的理论在本质上存在两大缺陷，这两个缺陷源自1969年Fulton等和1971年Anderson进行的两项基础性研究。这些研究缺乏对照组、数据统计分析以及盲法和（或）安慰剂，还存在样本量不足和基线饮食数据不足或缺失等诸多缺陷[6, 10-11]。

此外，Cordain认为自从这两项有影响力的研究发表以来，已有大量证据揭示了饮食对激素和细胞因子稳态的影响，已成为影响痤疮进展的主要外源性因素。其中一项研究表明，长期高血糖饮食可能提高胰岛素浓度，从而诱发慢性高胰岛素血症和胰岛素抵抗，增加胰岛素样生长因子1（IGF-1）的水平，降低胰岛素样生长因子结合蛋白3（insulin growth factor binding protein 3，IGFBP-3）的水平，促进角质形成细胞增殖和角质细胞凋亡[6, 12-13]。诱发痤疮的其他直接原因如雄激素介导的皮脂分泌水平和炎症，也受到饮食的影响。Cordain指出，胰岛素和IGF-1会促进雄激素和皮脂合成，并抑制肝脏产生性激素结合球蛋白，导致循环雄激素水平升高[6]。

2007年，Smith等研究了43名15～25岁男性的低血糖负荷饮食对痤疮皮损数量的影响。在为期12周的平行设计研究中，研究者对皮肤情况进行了盲评，实验组饮食包括25%的能量来自蛋白质，45%来自低血糖指数碳水化合物，而对照组饮食则为不考虑血糖指数的碳水化合物丰富的食物。相较于对照组饮食的受试者，低血糖负荷组的受试者在痤疮皮损数量、体重和体重指数方面的降低幅度更为显著，胰岛素敏感性的改善幅度更大[14]。在同一组患者中，Smith等还比较了实验性低血糖负荷饮食与常规高血糖负荷饮食对痤疮的影响。与高血糖对照组相比，接受干预饮食（包括建议多吃鱼）的受试者在12周后的痤疮皮损数量减少得更多，体重和游离雄激素指数的下降幅度更大，而IGFBP-1水平升高。尽管需要更多的研究证实，但研究人员认为这些发现反映了营养干预在痤疮发病机制中起到积极作用[15]。在接受Smith等的上述总体论点的同时，Logan在回应中提出，除了实验性饮食中低血糖指数之外，其他方面特别是其饱和脂肪含量较低，而多不饱和脂肪和纤维含量较高，可能导致激素变化并影响痤疮的炎症发生[16]。他还补充说，大量食用含有抗炎性的ω-3脂肪酸的鱼类可能使干预饮食中的多不饱和脂肪含量更高，并对痤疮有改善作用。为了进一步研究Smith等的工作，Logan建议使用高纤维、高ω-3脂肪酸和低饱和脂肪饮食进行研究。

Smith等最近的一份报告在某种程度上回应了这些问题。一项使用同一患者数据的研究显示，12周后，与对照组相比，低血糖负荷饮食组皮肤表面甘油三酯饱和脂肪酸和单不饱和脂肪酸比例升高与痤疮皮损数量减少之间存在相关性。同时，皮脂中单不饱和脂肪酸的增加也与皮脂分泌量的增加相关。作者认为去饱和酶可能影响皮脂腺脂肪合成和痤疮的发生，但建议有必要对皮脂腺生理和饮食之间的相互作用进行更多的研究[17]。尽管还需要更多的研究，尤其是科学对照的饮食干预试验，以明确特定食物在痤疮发病机制中的作用，但Cordain认为，增加富含ω-3多不饱和脂肪酸（polyunsaturated fatty acids，PUFAs）的食物摄入，以降低ω-6/ω-3脂肪酸的比例，对于减轻痤疮炎症非常关键[6]。

近年来，越来越多的研究表明，西方的“牛奶加糖”饮食习惯通过改变代谢组学信号通路促进了痤疮的发病。这些信号通路的改变源自膳食中的成分如乳制品，导致痤疮皮损中皮脂甘油三酯、单不饱和脂肪酸和皮脂腺脂质的合成增加。免疫组化研究还发现，在痤疮患者的皮肤中，转录因子 FoxO1 和对生长因子敏感的雷帕霉素靶蛋白复合物 1（mTORC1）等特定代谢物含量增多[18-19]。mTORC1 的激活似乎会刺激瘦素的表达，而瘦素已被证明与痤疮相关促炎症信号通路有关。此外，mTORC1 可被谷氨酰胺分解和糖酵解激活，后两者也是人类皮脂腺生化功能所必需的代谢过程。已证明对痤疮有效的药物通过减弱 mTORC1 信号传导，减少寻常痤疮特有的炎症性皮肤状态[20]。总体而言，上述研究结果表明，减少高血糖碳水化合物、促胰岛素分泌的乳蛋白以及富含亮氨酸的肉类和乳制品的摄入，可作为痤疮患者有效的干预措施[21]。

痤疮与牛奶

长期以来，学者们一直在考虑膳食中乳制品摄入与痤疮可能存在相关性，但这一观点在过去几十年中很大程度上被饮食与痤疮发病无相关性这一教条所掩盖。

Adebamowo 等对“护士健康研究Ⅱ（Nurses Health Study Ⅱ）”的数据进行了分析，有 47 355 名女性在 1989 年被医生诊断为青少年严重痤疮，她们于 1998 年完成高中时期饮食问卷调查，发现其痤疮与全脂牛奶和脱脂牛奶的总摄入量之间存在正相关性。他们推测这可能与牛奶中含有的激素和生物活性分子有关[22]。Bershad 对这篇文章进行了重要回应，质疑了该研究的回顾性质，即回忆饮食习惯的准确性。此外，她认为作者未能控制受试者的遗传、种族和社会经济地位等因素，并错误地将相关性归因于因果关系。最后，她得出结论称，这项研究最值得关注的结果并不是所谓的牛奶摄入量与痤疮之间的相关性，而是发现痤疮并非由披萨、炸薯条和甜食所致[23]。Adebamowo 在反驳中表示，由于工作上的相似性，研究人群在社会经济水平上是相似的。此外，研究人群中 91.6% 为非西班牙裔白人女性，她们居住在 1989 年美国人口最多的 14 个州。他指出，虽然社会经济地位是痤疮发生的一个风险因素，但在研究模型中考虑种族和社会经济地位并未显著改变研究结果。Adebamowo 补充说，他的团队的方法经过充分验证[24]，发现牛奶摄入量与痤疮之间存在正相关，而某些食物与痤疮之间未发现相关性，这值得进一步研究[23]。

Adebamowo 等于 2006 年报告了一项前瞻性队列研究的结果，该研究证明了 6094 名女孩的牛奶摄入与痤疮之间的相关性。这些受试者在 1996 年时年龄为 9～15 岁，他们于 1996—1998 年在多达三份食物频率问卷中报告了牛奶摄入量。问卷在 1999 年被用于评估痤疮的发病和严重程度。同样，他们发现牛奶摄入量与痤疮的发生呈正相关，并将这种皮肤状态归因于牛奶的代谢效应[25]。Adebamowo 等在随后的研究中进行了一项前瞻性队列研究，纳入了 4273 名男孩，他们也在 1996—1998 年回答了饮食摄入问卷，并在 1999 年填写了青少年痤疮问卷，结果报告脱脂牛奶摄入量与痤疮之间呈正相关。作者将上述发现归因于脱脂牛奶中的激素成分或影响内源性激素的成分[26]。

最近的一项关于 14 项观察性研究的荟萃分析旨在评估乳制品与痤疮发病之间的关系，发现低脂、脱脂和全脂牛奶摄入量与痤疮疾病状态显著相关。此外，牛奶摄入量与痤疮发病之间存在线性剂量 - 效应关系。值得注意的是，酸奶或奶酪的摄入量与痤疮之间无显著相关性[27]。

Danby 与 Adebamowo 共同发表了上述前瞻性研究，他承认人类（尤其是断奶后的几年）大量摄入其他物种的乳制品不属于自然过程，建议有必要进行定性和定量研究，以确定所有乳制品中的类固醇激素对痤疮发病的影响[28]。他还指出，Perricone 的痤疮处方饮食几乎不含乳制品[28]，并且实际上侧重于抗炎食物成分和保持低血糖负荷[29]。这可能解释了 Perricone 的饮食对皮肤的正面作用。

痤疮与碘

Hitch 和 Greenburg 于 1961 年否定了痤疮与碘摄入之间存在直接因果关系的观点，因为他们在研究中发现，鱼类和其他海产品摄入量最大的青少年痤疮的发病率最低[30]。然而，Hitch 于 1967 年证实碘摄入可能会加重痤疮[31]。关于高中期间饮用乳制品与青少年痤疮之间的相关性，Adebamowo 等的研究引起了广泛关注。Arbesman 指出，除了研究人员提出的激素解释外，牛奶中的碘含量也可能导致痤疮的发生[32]。他补充说，在丹麦、意大利、挪威、英国和美国等国家的牛奶中已检测到高含量的碘，这是因为在生产过程的不同阶段使用了碘和碘酚。根据地理位置和季节的不同，牛奶中的碘含量存在差异[33-39]。

Danby在回应Arbesman时反驳说，碘缺乏可能比过量摄入对健康的风险更大，而牛奶中的碘含量似乎与人母乳中的水平相当。此外，他认为没有数据支持痤疮粉刺是由摄入碘化物导致的观点[40]。无论是因果关系还是作为加重因素，作者未观察到痤疮与碘之间的相关性，但Fulton（Cordain批评的1969年研究的主要作者）认为在痤疮易感个体中，通过皮脂腺排出的碘可能会刺激毛囊皮脂腺单位并导致痤疮暴发。

痤疮与巧克力

尽管Cordain等[1]揭示了否认营养和痤疮之间有明显联系的研究方法上的缺陷，特别是Fulton等的研究否认巧克力与痤疮之间的相关性，但这并未破坏1969年发现的关于痤疮与巧克力的基本真相。Cordain指出，Fulton研究中的实际处理变量是受试的半甜巧克力糖果棒中的一种成分（可可固体），该成分在对照棒中被部分氢化植物脂替代。虽然他认为这项研究的唯一合理结论是可可固体可能不参与痤疮的发病，但他还指出了其他批评意见，例如，受试者在4周内除了每天摄入112 g测试物或对照棒，同时还正常饮食，且未测量基线导致无法确定在研究的任一阶段中可可固体的摄入量[6]。事实上，如果长期经常食用各种巧克力点心中添加的糖（而非可可或巧克力成分），可能会对健康产生多种有害影响。有证据表明，糖和含糖制品可能通过皮肤蛋白质的糖基化来促进上述皮肤效应[41-42]，最终导致皮肤皱纹和光老化（参阅第2章“真皮的基础科学”和第21章“皮肤皱纹”）。有趣的是，巧克力并非痤疮发病机制的罪魁祸首；相反，其作为奥尔梅克人、玛雅人和阿兹特克人医疗实践的一个组成部分的历史至少可以追溯至16世纪[43]。

巧克力本身并不直接导致痤疮（尽管高糖巧克力产品的持续摄入肯定会加重痤疮）。Borba产品系列现在还包括一款由瑞士黑巧克力制成的清肤巧克力棒，据称其拥有专利配方，能够对皮肤产生反向效果，可净化皮肤或防止痤疮暴发。当然，对于某种特定食物对痤疮可能产生的正向效应持怀疑态度，这与消费所谓更健康的食物产生反向效应的观念一样适用。始终保持良好的营养习惯可能是整体健康、皮肤健康和减少痤疮风险的最佳选择。长期以来，人们早就知道理想的饮食应富含水果和蔬菜。近几十年来，人们对这些食物中化学成分的认识更加深入，其中一些成分可能对健康（包括皮肤健康）发挥直接作用。食物中的某些化学成分所表现出的有益活性反过来又被应用于各种药物，以产生更直接的效果。例如，维A酸类化合物是维生素A的一种活性形式，一直以来在痤疮治疗中发挥了重要作用。值得注意的是，类胡萝卜素是维生素A的最佳膳食来源之一。

类胡萝卜素

某些植物成分已被证实具有抗氧化特性，可发挥光保护作用，包括类胡萝卜素、黄酮类和其他多酚、生育酚以及维生素C等。Stahl等学者的研究表明，在10~12周内摄入富含番茄红素产品的志愿者，能够有效地预防或降低由紫外线（UV）诱发红斑的敏感性[44]。主要的类胡萝卜素番茄红素不仅存在于番茄中，还存在于杏、木瓜、粉红葡萄柚、番石榴和西瓜等食物中。

此前，Stahl等研究了食用浓缩番茄酱（富含番茄红素）是否可以对紫外线诱导的红斑产生保护作用。研究开始时，利用日光模拟器在受试者的肩胛区诱发红斑，在第4周和第10周进行了两次干预。在为期10周的实验期内，有9名受试者食用了40 g番茄酱和10 g橄榄油，而10名对照组受试者则仅食用了橄榄油。研究开始时，两组受试者的类胡萝卜素水平相似，第4周时未见显著差异。然而，到第10周，对照组的血清类胡萝卜素水平保持不变，而实验组的血清番茄红素水平升高，肩胛区红斑的发生比对照组少40%[45]。在接下来的一项每天食用番茄酱（每日16 mg）、为期10周的实验中，Stahl和Sies也得出类似的结果，即实验组的血清中番茄红素和总类胡萝卜素水平均有所增加，红斑形成显著减少。研究人员还确定了每种类胡萝卜素微量营养素保护效应的最佳浓度[46]。

在一项由部分相同研究人员参与的安慰剂对照平行研究中，比较了β-胡萝卜素（24 mg/d）与相同剂量的混合类胡萝卜素（包括β-胡萝卜素、叶黄素和番茄红素，每种8 mg/d）以及安慰剂在12周内抵抗红斑的保护效应。在基线和补充6周和12周后，记录日光模拟照射前和照射后24小时内的红斑强度。研究结果显示，两个实验组在光暴露后24小时红斑强度均降低，与基线相比，12周后红斑形成明显减少。虽然对照组未观察到明显变化，但血清类胡萝卜素水平也显著增加，β-胡萝卜素组增加了3～4倍，混合类胡萝卜素组增加了1～3倍[47]。随后的研究还比较了合成番茄红素与番茄提取物（Lyc-o-Mato）以及含溶解番茄提取物的饮料（Lyc-o-Guard-Drink）在补充12周后的光保护效应。结果显示，所有组中血清番茄红素和皮肤总类胡萝卜素水平均显著增加，并且所有组均表现出对红斑的保护效应，但Lyc-o-Mato和Lyc-o-Guard组中的保护效应更为显著。研究人员认为，类胡萝卜素植物六氢番茄红素（phytofluene）和类胡萝卜素前体植物八氢番茄红素（phytoene）可能有助于提供这种额外的光保护作用[48]。

最后，研究者发现在雌性无毛Skh-1小鼠饮食的绿叶蔬菜中添加叶黄素和玉米黄素2周，以评估其对UVB辐射的皮肤反应。研究人员观察到皮肤水肿反应显著减轻，同时降低了UVB诱导的增殖标志物升高[49]。

多酚

多酚由8000多种天然化合物组成，是植物次生代谢产物，具有不同程度的抗氧化活性。所有这些不同物质都有一个明确的结构成分，即一个酚基或至少含有一个羟基的芳香环。多酚是人类饮食中极其重要的组成部分，含有丰富的抗氧化剂，广泛存在于蔬菜、水果、草药、谷物、茶、咖啡豆、蜂胶和红酒中（**表9-1**）[50-51]。其中，黄酮类是人类饮食中含量最高和研究最多的多酚类别，可以进一步细分为不同的亚类，这些亚类包括黄酮类（如芹菜素和芹菜素醇）、黄酮醇类（如槲皮素、山奈酚、芦丁和芸香苷）、黄烷酮类（如柚皮素、柚皮苷和柚皮醇）、异黄酮类（如黄豆异黄酮和大豆异黄酮）、儿茶素（如表儿茶素、表儿茶素3-没食子酸酯、表没食子酸、表没食子酸3-没食子酸酯、儿茶素和没食子酸）、花青素（如花青素和花青苷）以及原花青素（如松树皮素、松树白杨素和原松树皮素）（**表9-2**）[51-53]。还有许多其他多酚，如苯乙烯（如存在于红葡萄酒中的白藜芦醇）、木脂素（如存在于亚麻籽和亚麻籽油中的木脂梁醇）、单宁（如存在于石榴、覆盆子、草莓、蔓越莓和核桃中的鞣花酸）、羟基肉桂酸和酚酸。其中，咖啡酸和阿魏酸在食物中常被检测到。有关这些化合物及其来源的研究超出了本章的范围，可能需要更多的篇幅进行讨论。一些有关多酚的研究结果已广为人知，这些研究涵盖了绿茶中的儿茶素、阿魏酸以及白藜芦醇等成分的各种局部应用，这些成分在本书的其他章节中也有讨论。

多酚具有多种化学结构，其在食物中的定量分析可能较为困难。2010年，法国的一家公共研究机构创建了Phenol-Explorer数据库（www.phenol-explorer.eu），该数据库综合了数百项关于膳食多酚含量信息的研究[54]。当年的一项研究利用该数据库和比较性Folin测定法，确定了100种多酚含量最丰富的来源。香料、干草药、可可制品、浆

表9-1 富含多酚的食物[50-51]

蔬菜	水果	其他
洋蓟	苹果/梨	可可
西兰花	杏	咖啡豆
卷心菜	浆果（各类）	亚麻籽/亚麻籽油
茄子	樱桃	谷物（例如野生稻米）
生菜	柑橘类水果	坚果
橄榄	红色和黑色的醋栗	蜂胶
洋葱	葡萄	红葡萄酒
大豆	桃子	茶（绿茶和红茶）
菠菜	李子	其他

表9-2 富含多酚、黄酮类化合物及其亚类的食物来源[51-53]

黄酮类	黄酮醇类	黄烷酮类	异黄酮类	儿茶素	花青素	原花青素
芹菜	苹果	橙子	大豆	苹果	黑莓	苹果
新鲜欧芹	西兰花	葡萄柚		可可	樱桃	黑巧克力
甜红椒	橄榄			黑巧克力	红黑醋栗	葡萄
	洋葱			茶（红茶和绿茶）	葡萄	梨
	茶（红茶和绿茶）				李子	红葡萄酒
					覆盆子	茶（红茶和绿茶）
					草莓	

果、各种种子和坚果（如亚麻籽、栗子和榛子），以及一些蔬菜（如橄榄和菜蓟头）的多酚含量最高。从膳食来源来看，多酚含量似乎在丁香中最高，达15 000 mg/100 g，而在某些葡萄酒中最低，为10 mg/100 mg。不到100种食物来源每份的总多酚含量超过1 mg[55]。迄今为止，数据库中已列出400多种多酚和近2万种食物[56]。

2006年的一项关于口服摄入多酚化合物对皮肤益处的实验成功发现了一种既往尚未提及的食物来源。研究人员在一项关于红三叶草异黄酮抗衰老作用的研究中发现，在饮食中高含量的异黄酮会降低绝经期症状和骨质疏松症的发病率。研究人员在14周内给予去卵巢大鼠口服含有11%异黄酮的红三叶草提取物。研究结果显示，治疗组的胶原蛋白水平与对照组相比显著增加，而表皮厚度和角化程度在治疗组中保持正常，但在对照组中减少。研究人员得出结论，雌激素减少引起的皮肤衰老可通过定期饮食摄入红三叶草异黄酮来改善[57]（关于摄入石榴和葡萄中发现的多酚对皮肤影响的其他研究详见下文）。

蛋白质与衰老

肌少症（或肌肉质量损失）也被称为与年龄相关的肌肉萎缩，是衰老过程的正常现象。然而，营养不良容易导致肌少症，甚至加速这一过程。一篇全面的文献综述确定了多种影响肌肉健康的营养因素，包括蛋白质、酸碱平衡、维生素D/钙以及维生素B等微量营养素。蛋白质摄入似乎发挥了最为关键的作用，通常建议老年人每天每公斤体重摄入1.0～1.2 g的蛋白质[58]。摄入充足的氨基酸及其前体物质对于蛋白质合成和肌肉功能也至关重要；维生素B_{12}和叶酸等营养素摄入不足会导致同型半胱氨酸水平升高，其与衰老加速和癌症状态相关。适当补充高质量营养品可通过影响肌肉生长因子、抑制促炎性细胞死亡，从而刺激蛋白质合成，减少肌肉萎缩[59-60]。

研究还发现，长期摄入产酸食物和饮料会对肌肉产生不利影响。酸性体内环境可能引发蛋白质分解，其中肌肉消耗是对酸中毒的一种适应性反应。富含碱性食物和低净酸性化合物的饮食（包括多种水果和蔬菜）已被证明有助于维持肌肉组织质量[59]。研究人员于2018年将高分解状态与高分解代谢蛋白质紊乱（hypercatabolic protein disarrangement，HPD）综合征联系起来，其临床表现包括肌少症、贫血以及体液隔室变化等症状。HPD与死亡率、住院率和发病率的进一步增加相关，是慢性和（或）炎症性疾病患者的不良预后指标[61]。特别是在年长者中，控制热量并摄入富含营养的饮食被认为是预防衰老相关疾病最有效的营养干预措施。新的证据表明，间歇性禁食、表观遗传饮食以及某些情况下控制蛋白质摄入等策略可能有助于患者实现其营养目标[62]。

必需脂肪酸与素食/纯素食饮食

研究人员于1984年检测了41名患有特应性湿疹的成年人和50名正常对照人群血浆磷脂中的ω-6和ω-3脂肪酸（亦分别称为n-6和n-3脂肪酸）含量，结果显示ω-6亚油酸（linoleic acid，LA）明显升高，其所有代谢产物也减少；而ω-3 α-亚麻酸（alpha-linolenic acid，ALA）升高，但未显著升高，其所有代谢物显著减少。研究人员确认了湿疹与代谢异常之间的相关性。口服月见草油（evening primrose oil，EPO）部分矫正了ω-6的代谢异常，但未改变ω-3水平[63]。此后，Galland指出Δ-6脱氢酶对亚油酸和亚麻酸的脱氢饱和作用不良，与湿疹及其他过敏症状之间存在相关性，并通过膳食补充必需脂肪酸来改善特应性湿疹症状[64]。研究人员于1987年对特应性皮炎（AD）患者进行了为期12周的双盲研究，探讨膳食补充n-3脂肪酸的效果，结果显示服用二十碳五烯酸（EPA）实验组的主观严重程度和瘙痒感均低于服用安慰剂的对照组[65]。补充n-3脂肪酸可能会在短期内改善湿疹症状。值得注意的是，素食者和纯素者体内的n-3脂肪酸含量较低。并非所有医生都支持在湿疹治疗中采用膳食调整是有效的。当然，对患者的建议应包括沐浴和皮肤保湿（参阅第12章“干性皮肤”和第43章“保湿剂”）以及饮食方面的建议。

20世纪80年代的饮食研究构建了理论框架，该框架支撑了当前对特应性湿疹辅助或替代疗法合适来源如富含ω-6和ω-3脂肪酸的大麻籽油（hemp seed oil）、EPO和琉璃苣油（borage oil）的研究，以及与杂食者相比，素食或纯素食者饮食中不同水平必需脂肪酸的重要性[66-68]。

1996年的一项对81名健康蛋乳型素食者和62名非素食者脂质代谢的研究支持了既往的研究，即素食者的血清多不饱和脂肪酸总浓度更高，特别是亚油酸和亚麻酸；维生素 C、β- 胡萝卜素和硒的血浆水平，以及维生素 E 与胆固醇和三酰甘油的比值（分别是低密度脂蛋白和脂肪酸的保护性指标）明显较高 [69]（参见**表 9-3** 有关不同饮食方式可能导致的营养缺乏情况）。

在 1987 年的一项有趣的对照研究中，Melchert 等比较了 108 名素食者（62 名女性，40 名男性）和 108 名非素食者（70 名女性，38 名男性）的血清脂肪酸含量。结果发现，非素食者的棕榈酸（ω-7）、异油酸（ω-7）和二十二碳六烯酸（ω-3）的含量较高，而素食者中极低，素食者的亚油酸水平较高 [70]。一项对澳大利亚女性素食者和杂食者的必需脂肪酸和脂蛋白脂质的研究获得了更多支持性证据，研究人员发现素食者的 n-6 和 n-3 多不饱和脂肪酸水平较低，n-3/n-6 多不饱和脂肪酸比值也较低 [71]。此外，值得注意的是，已知多不饱和脂肪酸可以抑制花生四烯酸的衍生物类花生酸的合成，因此对过敏性疾病有效 [72]。

最近，Davis 和 Kris-Etherton 指出，素食（特别是纯素饮食）已被证明提供的亚麻酸水平低于亚油酸，尤其是二十碳五烯酸（EPA）和二十二碳六烯酸（docosahexaenoic acid，DHA）的水平特别低，甚至没有，从而导致长链 n-3 脂肪酸的组织水平较低。鉴于如此低水平的 EPA 和 DHA 以及亚麻酸转化为更活跃的长链代谢物 EPA 和 DHA 的效率较低，他们认为素食者可能对亚麻酸转化为其代谢物更依赖，并且相应地对 n-3 脂肪酸的需求也更大 [73]。研究人员于 2005 年对英国 196 名杂食者、231 名素食者和 232 名纯素食者进行横断面研究，比较血浆脂肪酸浓度以确定 EPA、二十碳五烯酸（DPA）和 DHA 的比例是否依赖于严格的饮食遵守（通过问卷获得的数据）或血浆中亚油酸和亚麻酸的比例。虽然 DPA 水平仅有细微差异，但研究人员注意到素食者和纯素者的 EPA 和 DHA 水平降低，而其 DHA 水平与血浆亚油酸水平呈负相关。有趣的是，他们发现遵从饮食方案的时间与血浆 n-3 水平无显著相关性。研究人员指出，在禁食动物性食物的个体中，EPA 和 DHA 的内源性合成较低，但能使血浆 n-3 水平保持稳定 [74]。这些发现支持素食 / 纯素食可提供足够的 n-3 脂肪酸浓度以维持生存的观点。然而，为了优化皮肤的健康和外观，素食者和纯素食者可能会从添加 EPA 和 DHA 的补充剂中受益。值得注意的是，局部涂抹 EPA 也被发现对皮肤具有光保护和抗衰老的作用 [75]。

表 9–3 不同饮食方式可能导致的营养缺乏情况

	维生素 D	ω -3 脂肪酸	多酚类物质	胆固醇 [a]
素食者		X		X
纯素者	X	XX		X
乳品素食者		XX		X
乳蛋素食者	X	XX		X
典型的西方饮食者			X	
阿特金斯饮食追随者			XX	
南海滩饮食追随者			X（在前 2 周内）	

[a]：低胆固醇水平会导致皮肤干燥。建议使用局部外用补充剂，但不建议口服（见第 11 章“油性皮肤”和第 32 章“化妆品和药品法规”）。X：可能缺乏；XX：必须补充。

素食者与非素食者

如前所述，与非素食者相比，素食者的血清胆固醇、亚麻酸、EPA 和 DHA 水平较低，抗氧化剂水平较高。例如，一项研究估计了 4 组不同素食者的脂质参数，并发现所有 4 组血液中维生素 C 的水平较高 [76]。此外，长期纯素食者的血清胆固醇水平可能很低甚至为 0。纯素食者的皮肤也往往比素食者的皮肤更干燥。

主要膳食脂肪应来自富含单不饱和脂肪的食物和油类。当单不饱和脂肪占主导地位时，饱和脂肪、反式脂肪酸和 n-6 脂肪酸会得到平衡，而 n-6 与 n-3 脂肪酸的比值会随 ω-3 脂肪酸比例的增加而提高。坚果（核桃和胡桃除外）、花生（豆类）、橄榄油、橄榄、牛蒡油、高油酸葵花籽油和高油酸红花籽油中都含有丰富的单不饱和脂肪（**表 9-4** 列出了可能对改善干性皮肤有效的食物）。最好通过全食物摄入单不饱和脂肪，而非油类或补充剂，因为全食物可提供其他营养物质。某些种子、坚果和豆类（亚麻籽、大麻籽、甘蓝油菜籽、核桃和大豆）以及植物的绿叶（包括植物浮游生物和藻类）是膳食中亚麻酸的主要来源。豆类是富含抗光老化和抗癌作用的化合物来源，例如硒、各种维生素、多不饱和脂肪酸、植酸和能够对多种有丝分裂原活化蛋白激酶（mitogen activated protein kinase，MAPK）调节途径产生直接影响的黄酮类。大豆中含有酚类植物化合物异黄酮和大豆黄酮，被美国国家癌症研究所特别列为一种具有抗癌作用的植物性食物。最近的研究表明，这些异黄酮在改善皮肤健康方面具有潜在

表 9–4 可能缓解或改善干燥皮肤的食物 [66-69, 73]

鳄梨
琉璃苣籽油
油菜籽油
月见草油
鱼类（尤其是白鲔金枪鱼、湖鳟鱼、鲭鱼、胡麻鲚和鲑鱼）
亚麻籽油
大麻籽
坚果
橄榄油
橄榄
花生
红花籽油（高油酸）
大豆
葵花籽油（高油酸）
核桃

作用，尤其是在预防性治疗中 [77]。

尽管与非素食者饮食相比，素食饮食中的总脂肪、饱和脂肪和胆固醇含量通常较低，但两者提供的必需脂肪酸水平相当。临床研究表明，长链 n-3 脂肪酸的组织水平在素食者中通常较低，尤其是纯素食者。然而，素食者的饱和脂肪摄入量比杂食者少约 1/3（纯素食者约少一半），胆固醇摄入量约为杂食者的一半（纯素者不摄入）[73]。如上所述，鱼、鱼油和海鲜是膳食中 EPA 和 DHA 的最佳来源。对于乳蛋素食者，鸡蛋中提供足够的 DHA（每个鸡蛋 $\leqslant$ 50 mg），但 EPA 很少。微藻和海藻是含有长链 n-3 脂肪酸唯一的植物来源。

EPA/DHA、免疫反应和银屑病

研究表明，二十二碳六烯酸（DHA）能够抑制小鼠接触性超敏反应中的炎症和免疫反应。研究人员将膳食中的 DHA 和二十碳五烯酸（EPA）喂食给 2,4- 二硝基 -1- 氟苯致敏的小鼠。他们的研究结果显示，在接触变应原刺激 24 小时后，DHA 乙酯能够减轻耳部肿胀，而 EPA 乙酯则不具有此效应。DHA 还减少了 $CD4^+$ T 淋巴细胞对耳部的浸润，并使耳部干扰素 -γ、白细胞介素（IL）-6、IL-1β 和 IL-2 mRNA 的表达水平降低。研究人员得出结论，与鱼油相关的免疫抑制活性主要与 DHA 相关，而非其同类 n-3 多不饱和脂肪酸 [78]。然而，在临床试验中，鱼油的 EPA 和 DHA 与药物联合使用已显示出可改善皮损并减少依曲替酯引起的高脂血症风险（依曲替酯于 1996 年从加拿大退市，1998 年从美国退市），以及减少银屑病患者接受环孢素治疗所带来的毒性效应 [79]。此外，在一项为期 14 天的双盲、随机、平行分组的多中心研究中，研究人员发现 83 名慢性斑块型银屑病住院患者 [银屑病面积和严重程度指数（Psoriasis Area and Severity Index，PASI）评分至少为 15 分] 接受每日静脉注射 ω-3 脂肪酸基脂肪乳剂或 ω-6 脂肪乳剂，结果显示 ω-3 组在减轻银屑病严重程度方面获得更大的改善，患者的自我评估也反映了这一点。因此研究人员得出结论，静脉注射 ω-3 脂肪酸可以有效治疗慢性斑块型银屑病 [80]。

膳食需求匹配皮肤类型

在专著《皮肤类型解决方案》（*The Skin Type Solution*，Bantam，2005）中，介绍了一种现代皮肤类型分类方法，即 BSTS（Baumann Skin Typing System，Baumann 皮肤分型系统，详见第 10 章）。BSTS 评分通过自我填写问卷获得，主要根据 4 个关键参数进行评估，分别为油性与干性（oily/dry，O/D）、敏感与耐受（sensitive/resistant，S/R）、色素沉着与非色素沉着（pigmented/nonpigmented，P/N）以及皱纹与紧致（wrinkled/tight，W/T），总共包括 16 种不同的皮肤类型组合。根据皮肤类型的不同，饮食干预方案也会有所不同，主要围绕这 4 个主要参数展开。在 O/D 参数中，中间状态被认为是理想状态。饮食干预似乎可以减轻皮肤的油腻或干燥感，同时减少敏感性，但不会影响皮肤的耐受性。对于敏感性皮肤，将在后续的“OSNW 皮肤类型”部分进行简要讨论，但总体上是在比较素食和非素食饮食以及抑制炎症的营养方法的背景下进行的，这是所有敏感皮肤类型的基本表现。对于 P/N 和 W/T 参数，N 和 T 端被认为是理想状态。虽然建议采取各种光保护措施来实现这些目标，特别是在 W/T 方面，但似乎存在某些饮食干预措施可以促进或支持这些皮肤类型的改善。

干性皮肤类型

1992 年，研究人员对 79 名素食者（51 名女性，28 名男性）和 79 名年龄和性别相匹配的非素食者进行了一项研究，以评估他们相对的抗氧化 / 致动脉粥样硬化风险。结果显示，素食者血浆中的

α-生育酚和相应的胆固醇水平明显较低，他们的动脉粥样硬化风险也较低。然而，值得注意的是，他们的α-生育酚/胆固醇摩尔比显著增加[81]。这些结果解释了为什么素食者皮肤干燥的发生率较高。胆固醇在维持油-干性平衡中发挥着关键作用。由于素食者摄入更多的维生素E，而胆固醇较少，因此他们更容易出现皮肤干燥（详见第12章和第43章）。

在一项为期6周的研究中，研究人员探究了n-3多不饱和脂肪酸（PUFA）对AD的治疗机制和效果。他们对患有AD的NC/Nga小鼠喂食不同配方的亚麻酸。研究结果显示，红细胞膜中n-3脂肪酸的浓度增加，n-6脂肪酸的浓度减少，前列腺素E_2的合成减少；同时皮肤血流量也发生了变化，特别是在接受最高剂量亚麻酸处理的小鼠中，耳部皮肤的血流量增加。然而，研究者指出并未预防AD的发生[72]。

油性皮肤类型

在前文叙述的对302名健康男性和女性进行的横断面研究的调整模型中，血清维生素A被确定为皮脂含量和皮肤表面pH值的预测因子。随着维生素A水平的升高，皮脂含量呈下降趋势[2]。这些发现表明，油性皮肤的个体可能会从富含维生素A的食物中获益。实际上，摄入富含多不饱和脂肪酸（PUFA）的植物和鱼油被认为有助于治疗炎症性皮肤病，因为已知PUFA可以抑制脂质炎症介质的产生[82]（参阅第11章）。

OSNW皮肤类型

每种Baumann皮肤类型都有其特定的膳食需求。由于篇幅所限，无法在这里详细探讨16种Baumann皮肤类型的饮食要求。然而，为了说明了解患者Baumann皮肤类型的作用，我们将简要讨论油性、敏感、非色素、皱纹（OSNW）皮肤类型。OSNW皮肤类型个体罹患非黑素瘤皮肤癌（基底细胞癌或鳞状细胞癌）的风险增加。Baumann博士提供了适用于这类患者的膳食指南，旨在帮助他们降低皮肤炎症和皱纹的倾向，同时有助于降低他们罹患皮肤癌的风险[83]。一般而言，OSNW皮肤类型者的饮食应侧重于抑制油脂分泌、减少炎症、预防光损伤和皮肤癌。

富含维生素A的饮食已被证明有助于减少皮脂腺分泌[2]。因此，建议摄入富含维生素A的食物，如甜瓜、胡萝卜、杏仁、蛋黄、肝脏、芒果、菠菜和红薯。长期以来，一些食物也添加了维生素A，包括牛奶、部分人造黄油、即食燕麦、早餐谷物和膳食代餐棒。此外，可转化为维生素A的类胡萝卜素已被证明对皮肤癌具有抑制作用[84]。其中两种最具保护作用的类胡萝卜素是番茄中富含的番茄红素以及菠菜、羽衣甘蓝和西兰花中非常丰富的叶黄素[85-86]。除类胡萝卜素外，还建议食用富含其他抗氧化剂的饮食，包括各种水果、蔬菜和绿茶。抗氧化剂已被证明有助于减少加速皮肤老化的自由基和破坏性酶的产生[87]。此外，橄榄油已被证明具有保护作用，特别是进口的特级初榨橄榄油[88]。

富含鱼类和鱼油的饮食也适用于OSNW皮肤类型，因为这些食物富含ω-3脂肪酸。正如前文所述，ω-3脂肪酸可能具有一定的抗癌和抗炎作用[78, 83]。由于素食者（尤其是纯素食者）体内ω-3脂肪酸水平较低[73]，故素食或纯素食的OSNW皮肤类型者应考虑添加海藻，这是最佳的植物来源之一，富含ω-3脂肪酸。然而，如前所述，素食者（尤其是纯素食者）更容易出现皮肤干燥。对于那些患有玫瑰痤疮特别是面部潮红的OSNW皮肤类型患者，建议避免饮酒、食用辛辣食物和热食。此外，应建议这类患者记录或写饮食日记，以便他们清楚地了解需要避免的导致症状加重的特定饮食因素。

色素沉着与非色素沉着皮肤类型

改变色素变化（黄褐斑、日光性黑子）敏感性的一个研究重点是内源性制剂，它们具有美白或淡斑的效果。例如，据报道，维生素C和E具有抑制无毛小鼠皮肤中紫外线诱导的色素沉着[89]（这些制剂的相关信息可参阅第41章“美白剂”）。

在2006年的一项双盲、安慰剂对照试验中，研究人员对13名20～40岁女性在紫外线照射后服用富含鞣花酸的石榴提取物对皮肤色素沉着的不同影响进行了探究。志愿者被随机分成三组：高剂量鞣花酸组（每天200 mg）、低剂量鞣花酸组（每天100 mg）和安慰剂组（每天0 mg），并接受为期4周的研究。在完成饮食干预前后，受试者填写有关皮肤状态的调查问卷。然后，根据前一天记录的最小红斑剂量（minimum erythema dose，MED）值，对每位受试者的右上臂内侧进行1.5倍MED的紫外线照射。根据基线数据和第1、2、3和4周的评估结果，研究人员发现，与对照组相比，高剂量鞣花酸组和低剂量鞣花酸组的皮肤亮度下降率分别减少了1.73%和1.35%。问卷调查结果显示，受试者观察到皮肤亮度增加和色素减少等改善。因此，研究人员得出结论，口服富含鞣花酸的石榴提取物对紫外线照射引起的中度色素沉着具有抑制作用[90]。此前，同一研究团队的学者曾报道，一种富含鞣花酸的石榴提取物在体外对蘑菇酪氨酸酶有抑制作用，与已知的皮肤美白剂熊果苷效果相当。此外，他们还证明，口服石榴提取物可以抑制褐色豚鼠紫外线诱导的皮肤色素沉着，其皮肤美白效果与使用维生素C相当。研究人员得出结论，口服石榴提取物可能是一种合适的皮肤美白剂，可能是通过抑制黑素细胞的增殖和抑制酪氨酸酶合成黑色素发挥效应[91]。

葡萄籽提取物富含有效的多酚抗氧化剂原花青素。为了评价口服该提取物的美白功效，Yamakoshi等研究人员对紫外线诱导的色素沉着豚鼠进行了为期8周的实验，其中一组喂食含有1%葡萄籽提取物的饮食，另一组喂食含1%维生素C的饮食。结果显示，维生素C组和对照组未观察到明显改变，但口服葡萄籽提取物的豚鼠出现了色素淡化效果，关键指标中DOPA阳性黑素细胞数量减少。此外，据报道葡萄籽提取物可抑制酪氨酸酶活性和黑色素的生成，但未抑制培养的B16小鼠黑素瘤细胞生长。研究结论认为，口服葡萄籽提取物可能通过抑制黑素细胞内酪氨酸酶的活性以及自由基驱动的黑素细胞增殖，来减轻因紫外线暴露导致的豚鼠皮肤色素沉着[89]。Yamakoshi等在一项为期1年的开放性研究中评估了原花青素治疗黄褐斑的效果。他们对12名日本女性黄褐斑患者进行了研究，患者在2001年8月至2002年1月期间口服富含原花青素的葡萄籽提取物，其中11名患者在2002年3月至7月继续服用。研究发现，在第一阶段研究中，12名患者中有10名患者的黄褐斑有所改善；第二阶段研究中，11名患者中有6名患者的黄褐斑得到改善，其亮度值（L*值）增加，黑色素指数显著降低。研究人员得出结论，富含多酚的葡萄籽提取物在减轻与黄褐斑相关的色素沉着方面有效，口服6个月后可以获得最佳效果，额外的补充可能有助于防止在夏季出现加重[92]。尽管仍需进一步的研究，但这些早期研究结果支持了葡萄籽和石榴的摄入或补充可能有助于对抗色素沉着倾向的观点。

碧萝芷（Pycnogenol®）是一种含有强多酚成分的标准化松树皮提取物，已知具有出色的抗氧化活性。研究表明，这一专利植物提取物配方比维生素C和E更具功效，不仅能够再利用维生素C、再生维生素E（就像维生素C一样），还能促进内源性抗氧化酶活性[93]。一项为期30天的临床试验展示了Pycnogenol®在防护紫外线辐射损害方面的效力。该试验对30名患有黄褐斑的女性进行了研究，患者每餐饮食搭配25 mg的Pycnogenol®片剂，每天3次。研究人员发现，黄褐斑的平均表面积显著减小，这表明Pycnogenol®是一种适用于黄褐斑的有效且安全的治疗方法[93]。

皱纹皮肤类型

1995年，研究人员估算了生活在同一地理区域的67名素食非吸烟者和75名非素食者（年龄为34～60岁）的血液中某些维生素（A、C、E和β-胡萝卜素）以及微量元素（铜、硒和锌）的水平。这些素食者（包括乳品素食者和乳蛋素食者）的平均素食 年限为6.2年。研究人员发现，素食者所有测试的血浆中维生素和矿物质水平均较高，而这些化合物在抗氧化或激活抗氧化酶方面发挥着重要作用[94]。同时，这些化合物还与多种有益作用相关，包括抗衰老的光保护作用，其中最典型的例子是对抗皱纹。

在2007年进行的一项双盲、安慰剂对照试验中，评估了大豆异黄酮对皮肤的影响，特别是眼角线状和细小皱纹的严重程度。研究对25名30多岁和40多岁女性进行了评估，受试者被随机分配，在每日膳食中添加实验性食物（每日40 mg大豆异黄酮）或安慰剂，持续12周。研究人员观察到，与对照组相比，大豆组在第8周时的颧部皮肤弹性显著改善，而在第12周时细小皱纹也有显著改善。研究得出结论，每日摄入40 mg大豆异黄酮有助于改善中年女性皮肤老化的表现[95]。

一项有趣的研究探讨了饮食摄入与光暴露区域皱纹之间可能的相关性。Purba等研究人员使用问卷表和皮肤微观形貌测量来评估不同群体，包括177名居住在澳大利亚墨尔本但出生于希腊的人、69名居住在希腊农村的人、48名居住在澳大利亚墨尔本的盎格鲁-凯尔特族裔澳大利亚老年人，以及居住在瑞典的159名老年人。调查结果显示，瑞典老年人光暴露区的皱纹最少，其次是生活在墨尔本的希腊人、希腊农村老年人，最后是盎格鲁-凯尔特裔澳大利亚人。相关性和回归分析揭示了重要数据，使研究人员得出饮食可影响皮肤皱纹的结论。总体而言，研究发现食用更多的蔬菜（尤其是绿叶蔬菜，如菠菜，以及芦笋、芹菜、茄子、大蒜和洋葱/韭菜）、橄榄油、单不饱和脂肪和豆类，以及较少摄入牛奶、乳制品、黄油、人造黄油和糖制品的个体，其光暴露部位的皮肤皱纹较少（**表9-5**）。值得注意的是，作者提出，富含单不饱和脂肪酸的饮食可提高表皮中单不饱和脂肪酸的水平，从而抵抗氧化损伤，而多不饱和脂肪酸则更易于被氧化。他们推测这可能解释了单不饱和的橄榄油与皱纹较少之间的相关性，以及多不饱和的人造黄油与皱纹较多的相关性。具体而言，研究人员确定光损伤与全脂牛奶（但不包括脱脂牛奶、奶酪或酸奶）、红肉、土豆、软饮料/果汁和蛋糕/点心的饮食摄入量存在正相关。相反，较少的光损伤与蔬菜和豆类的摄入相关，如前文所述，还包括苹果/梨、樱桃、干果/梅子、果酱、鸡蛋、瓜类、多谷物面包、坚果、橄榄、茶、水和酸奶。最后，他们指出，光暴露皮肤表面的皱纹减少与以下营养素摄入量更高相关：总脂肪（尤其是单不饱和脂肪）、维生素A和C、钙、磷、镁、铁和锌[96]。

内源性光保护的局限性

值得注意的是，在有关营养素摄入与皮肤之间关系的文献综述中，特别是关于营养素的光保护作用、营养素对皮肤免疫反应的影响以及营养素在皮肤疾病治疗中的作用方面，研究人员发现，补充关键的营养素即维生素、类胡萝卜素和多不饱和脂肪酸，能够提供对紫外线的保护作用，但其作用不如外用防晒霜[82]。口服补充剂应与防晒霜（请参阅第46章“防晒剂”）和避免日晒相结合。

口服补充剂与皮肤

以下是美容和护肤领域中常见的一些营养补充剂的简明指导，重点关注它们对皮肤的影响。其中一些化合物具有广泛的全身效应。当然，医生有责任提醒患者，在使用新的补充剂时，特别是在怀孕、哺乳或接受任何医疗方案时，应始终与医生进行讨论。

表9-5　有助于抑制皱纹出现的可食用和需避免的食物[96]

食用	回避
芦笋	黄油
芹菜	人造黄油
茄子	牛奶及其制品
大蒜	红肉
豆类	糖制品
韭菜/洋葱	
单不饱和脂肪	
橄榄油	
菠菜（以及其他绿叶蔬菜）	

α-硫辛酸

α-硫辛酸在人体内少量自然合成，然而，当其超出正常水平（如服用了补充剂）时，可能有助于预防多种疾病。据称它还能平滑皮肤，对抗皮肤老化迹象。值得注意的是，过去曾将α-硫辛酸视为一种抗氧化剂，但2004年的一份报告对此提出了质疑[97]。虽然α-硫辛酸似乎对能量代谢和多种健康状态产生积极影响，但Baumann博士不建议将其用于解决皮肤相关的问题。需要更多的研究来更好地了解α-硫辛酸的保护作用及其对皮肤的潜在应用。

抗氧化剂

表9-6列出的多种补充剂符合抗氧化剂的标准（请参阅第39章“抗氧化剂”）。然而，这里所指的是含有抗氧化剂混合物或组合物的产品。例如，Imedeen Time Perfection片剂（伊美婷胶原蛋白）含有抗氧化剂如维生素C和葡萄籽提取物。抗氧化剂是一类可以保护细胞免受外界因素（如紫外线、空气污染、臭氧、香烟烟雾甚至氧气本身）引发的氧化损伤的物质。此外，抗氧化剂还能抵御由细胞内部产生的氧化应激，这是细胞产生能量时自然形成的一种副产物。不管氧化应激是外源性还是内源性，都会促进自由基形成介导的炎症途径。自由基是一类电子分布不均匀的分子，因此具有高度反应性。若不加以控制，自由基将损害细胞膜、脂质、蛋白质和DNA，进而加速皮肤老化并对健康产生多种有害影响。实际上，随着时间推移，自由基的积累效应构成了“老化损伤蓄积理论”的基础[98]。抗氧化剂能够中和并清除自由基，对于护肤方案的成功与否至关重要。抗氧化剂产品的便利性也使其易于日常使用。富含抗氧化剂的良好膳食来源包括浆果、水果、蔬菜、豆类、根茎类蔬菜、谷物，以及坚果、种子和干果[99]（详见**表9-6**，其中列出了含有丰富抗氧化剂的食物）。

研究人员于2007年对随机选择的1001名澳大利亚成年人进行了一项前瞻性研究，旨在评估抗氧化剂摄入量与基底细胞癌（basal cell carcinomas,

表 9-6 抗氧化剂的膳食来源[99]

浆果	水果	蔬菜	豆类	根茎类植物	谷物（全麦粉）	坚果、种子、干果
黑加仑	柑橘	朝鲜蓟	蚕豆	生姜	大麦	干杏子
黑莓	枣	甘蓝芽菜	花生	红甜菜	荞麦	干梅子
蓝莓	葡萄	辣椒	花斑豆		普通小米	向日葵籽
云莓	葡萄柚	羽衣甘蓝	大豆		燕麦	核桃
越橘	猕猴桃	欧芹				
乌鸦莓	柠檬	胡椒				
犬蔷薇	菠萝	红卷心菜				
花楸莓	李子	菠菜				
酸樱桃	石榴					
草莓	橙子					

BCCs）和鳞状细胞癌（squamous cell carcinomas，SCCs）发病风险之间的关系。研究团队首先评估了 1996 年的抗氧化剂摄入情况，然后追踪了 1996—2004 年经过组织学确诊的皮肤癌病例。在有基线皮肤癌病史的个体中，类胡萝卜素、叶黄素和玉米黄质的膳食摄入与较低的 SCC 发病率相关。然而，在有和无皮肤癌病史的个体中（包括特定 BCC 病史的个体），各种抗氧化剂与 BCC 的发病之间存在正相关关系。综合分析后，研究人员得出结论，这些发现支持了先前关于这两种不同类型皮肤癌存在不同发病途径的证据[100]。需要强调的是，这些结果并未削弱抗氧化剂的功效，而是提供了更多的证据，而非夸大其作用。然而，抗氧化剂并不是解决所有健康问题的灵丹妙药。它们确实提供了明显的益处，但我们需要进一步的研究来全面了解它们的作用。尽管一些抗氧化剂表现出广泛的改善效果，但产生的效果可能是由多种抗氧化剂发挥协同作用产生的。例如，口服补充剂 DermaVite™ 由海洋蛋白复合物、α- 硫辛酸、维生素 C、红三叶草提取物、番茄提取物、松树皮提取物、维生素 E、维生素 B_3、大豆提取物、锌、维生素 B_5 和铜组合而成，一项随机、双盲、安慰剂对照研究中已经证实了其在治疗皮肤老化症状（如细纹、粗糙和毛细血管扩张等）方面的临床疗效[101]。

山金车

数百年来，山金车植物一直备受顺势疗法（一种替代疗法）从业者的推崇。山金车因其抗炎特性而被广泛用作补充剂，这要归功于其含有倍半萜内酯成分[102]。其主要的护肤应用是治疗和预防瘀斑（参阅第 36 章“患者手术前后皮肤护理指南”）。虽然定期服用山金车对皮肤的益处有限，但 Baumann 博士建议在患者进行美容操作（如软组织填充）前使用山金车。建议在美容操作前 4 ~ 6 小时服用 4 颗标有 30 倍稀释度的顺势疗法山金车药丸。在最近的一项双盲研究中，29 名患者在接受面部除皱手术后服用顺势疗法山金车药丸或安慰剂，术后 4 天观察到山金车组较安慰剂组的瘀斑面积更小，其中在 2 天时发现有统计学意义上的减少[103]。需要提醒患者，口服大剂量的山金车可能是有害的，故不应超过建议的剂量和浓度。如果出现轻度皮疹，患者可能对其中的关键成分赫兰素过敏，此时应立即停止使用山金车。作者在临床中使用含有山金车的局部霜剂如 Donell Super Skin K-Derm Gel 和 Boiron Arnica Cream（不属于营养补充剂的范畴），可加快瘀斑愈合的速度。

β- 胡萝卜素

β- 胡萝卜素作为类胡萝卜素家族的一员，是一种深色的脂溶性物质，其色素丰富，包括红色、橙色和黄色，广泛存在于多种水果、谷物、油脂和蔬菜中，如杏、胡萝卜、青椒、菠菜、南瓜和甘薯。值得注意的是，在一项针对植物中抗氧化剂的系统研究中，胡萝卜的抗氧化剂含量相对较低，甚至低于一系列根茎类蔬菜[99]。β- 胡萝卜素可转化为活性维生素 A（视黄醇），与 α- 胡萝卜素和 γ- 胡萝卜素一样，被归类为维生素前体。由于β-胡萝卜素比其他类胡萝卜素化合物更有营养，故关注得更多，因为研究表明，与同类物质相比，它对人类营养的贡献要大得多[82]。

Stahl 和 Krutmann 在 2006 年的研究中发现，通过每日补充 15～30 mg β-胡萝卜素，连续使用 10～12 周，可有效预防紫外线诱导的皮肤红斑，但该剂量还不足以提供对紫外线辐射的完全保护[104]。随后，研究人员回顾了截至 2007 年 6 月在 PubMed、ISI Web of Science 和获得性大疱性表皮松解症 Cochrane Library 上发表的文献，对膳食中补充β-胡萝卜素预防晒伤的研究进行了荟萃分析。对 7 项研究的荟萃分析显示，补充β-胡萝卜素对防止晒伤具有时间依赖性保护作用，至少需要连续补充 10 周[105]。Stahl 和 Sies 进一步在 2007 年 9 月的研究中阐明了膳食中的类胡萝卜素（如β-胡萝卜素和番茄红素）以及黄酮类化合物在受试者的光暴露区域（包括皮肤和眼睛）内分布，有助于预防紫外线诱导的皮肤红斑形成[106]。具体而言，这些微量营养素通过在 10～12 周的膳食干预后，降低了受试者对紫外线诱导红斑的敏感性。显然，β-胡萝卜素提供的保护作用存在一定的局限性。1982 年，一项为期 12 年的大样本随机、双盲、安慰剂对照的一级预防试验显示，对 40～84 岁的健康男性医师（n=22 071）每隔一天补充 50 mg β-胡萝卜素并未对基底细胞癌或鳞状细胞癌的首次发病产生影响[107]。此外，补充β-胡萝卜素已被证明可能增加吸烟者和接触石棉者罹患肺癌的风险[108]。

需要警惕的是，摄入过多的β-胡萝卜素和其他维生素 A 前体化合物可能会带来轻度的风险，包括皮肤发黄。然而，由于β-胡萝卜素转化为视黄醇的效率较低，与直接补充维生素 A 相比，补充β-胡萝卜素的风险相对较小。因此，Baumann 博士更倾向于推荐患者主要从膳食中摄入β-胡萝卜素以获取其益处，但对于居住在气候温暖、经常晒太阳且膳食中β-胡萝卜素不足的人群，补充剂可能是一个有益的选择。

生物素

生物素又称维生素 B_7，已证实其能够使脆甲症患者的指甲厚度显著增加 25%，同时最大限度地减少指甲断裂或脱落[109]。指甲的强度也可通过补充生物素来增强[110]。Baumann 博士建议那些容易出现指甲断裂或开裂情况的患者每日补充 2.5 mg 生物素。经过验证，这一剂量确实能够改善脆甲综合征[111]。

琉璃苣籽油

硼砂籽油是一种富含γ-亚麻酸（gamma linolenic acid，GLA）的ω-6 脂肪酸，人体皮肤无法由亚油酸前体自行合成。γ-亚麻酸被认为有助于维持皮肤水分。作为口服补充剂，琉璃苣籽油被认为可有效缓解皮肤炎症和红肿，同时它被誉为滋润和强化皮肤屏障的成分。一项研究纳入 29 名平均年龄约 69 岁的健康老年人，每日服用 360 mg 或 720 mg 剂量的琉璃苣籽油，连续 2 个月。研究发现皮肤屏障功能显著改善，经表皮水分丢失和干燥症状减轻。此外，研究人员还注意到饱和脂肪和单不饱和脂肪含量减少，得出的结论是摄入琉璃苣籽油可调整脂肪酸代谢并改善皮肤功能[112]。

菠萝蛋白酶

菠萝植物的茎部是菠萝蛋白酶的来源。菠萝蛋白酶这一术语用于指代一类包含硫醇的蛋白酶成分家族[113]。基于其抗炎性能，菠萝蛋白酶被用来改善皮肤状态，尽管它通常是口服使用以促进消化。一项研究发现，长骨骨折患者接受系统性菠萝蛋白酶治疗后，术后水肿明显比安慰剂组减轻[114]。除用作消化辅助药物外，菠萝蛋白酶还被用于治疗炎症和软组织损伤。蛋白酶所带来的益处包括减轻瘀斑、水肿和疼痛[115]。实际上，术前使用菠萝蛋白酶与手术和其他创伤后的愈合加速相关[116]，尤其考虑到其增强抗生素的作用[117]。但是，也有报道指出，在治疗前使用菠萝蛋白酶可能会增加瘀斑的风险。鉴于此，Baumann 博士建议，所有患者在皮肤填充等治疗后的 3 天内每天口服 500 mg 菠萝蛋白酶，每天 2 次，以减轻瘀斑（详见第 36 章）。此外，建议容易发生瘀斑的患者使用菠萝蛋白酶。对于正在使用华法林等抗凝剂的患者，菠萝蛋白酶属于禁忌。其他禁忌证包括儿童、对菠萝或蜜蜂蜇伤过敏者，以及有心悸病史者。

咖啡因

咖啡因作为咖啡中最广为人知的成分，天然存在于多种植物的叶片、种子或果实中，也存在于茶、巧克力、苏打水等产品中。含有咖啡因或其代谢产物的饮料（如咖啡和茶）被认为具有明显的抗癌和抗氧化作用[118-121]。例如，对于每周 2 次暴露于 UVB（30 mJ/cm^2）、皮肤癌高风险的 SKH-1 小鼠进行为期 23 周的绿茶或红茶口服试验，结果显示小鼠肿瘤的发病率降低，宫旁脂肪垫的体积减小，肿瘤正下方和远处真皮脂肪层的厚度变薄。去咖啡因的茶几乎没有或完全没有这种效果，但一旦恢复咖啡因的摄入，抑制作用也得以恢复 [122]。另外，将咖啡因局部应用于无毛、无肿瘤的 SKH-1 小鼠，并对其进行为期 20 周的每周 2 次 UVB 预处理，也显示出咖啡因具有明显的抗癌活性 [123]。局部外用产品（如理肤泉抗红舒敏修护精华和 Topix 绿茶多酚抗氧化面霜）中含有咖啡因，被证明是一种有效的抗炎物质，能够收缩血管、减少面部潮红。口服咖啡因所带来的抗炎和抗癌作用也令人信服。不过，咖啡因还具有脱水作用，故应适量饮用，最好与水一起饮用，但避免添加像奶油和糖这类不健康的调味品。咖啡因的脱水效应使其成为橘皮组织乳霜中一种常用的添加剂，其效果可持续约 24 小时 [124]。对于易于面部潮红的患者，考虑饮用冰镇的咖啡饮料可能更合适，因为热饮可能会加重面部红斑。

辅酶 Q_{10}

辅酶 Q_{10}（coenzyme Q_{10}，CoQ_{10}）也被称为泛醌，是一种在人体所有细胞中存在的强效抗氧化剂，有助于能量产生。鱼、贝类、菠菜和坚果等食物是 CoQ_{10} 的良好膳食来源。CoQ_{10} 是脂溶性化合物，被认为通过抑制细胞膜脂质过氧化来防止氧化应激引发的细胞凋亡，从而抑制自由基的生成。在人体每个细胞的线粒体中，CoQ_{10} 在腺苷三磷酸能量合成途径中发挥着关键作用。随着年龄的增长，能量合成的效率降低，CoQ_{10} 水平也相应减少 [125]。因此，补充泛醌被认为能够延缓与衰老和疾病相关的能量产生减少。Ashida 等于 2005 年的研究发现，补充 CoQ_{10} 能够提高 43 周龄无毛雄性小鼠皮肤中的 CoQ_{10} 水平，再加上他们之前的发现——人类补充 CoQ_{10} 能够减少眼角皱纹区的面积占比和单位面积皱纹数量，他们得出结论，补充 CoQ_{10} 有可能减少皱纹并提供额外的皮肤益处 [126]。此外，需要注意的是，局部应用 CoQ_{10} 已被证明能够穿透表皮的活性层，降低由弱光子发射测量的氧化水平，并减少皱纹深度。同一研究还发现，CoQ_{10} 能够抑制 UVA 照射后人成纤维细胞中胶原酶的表达，这表明局部应用 CoQ_{10} 可能有效预防紫外线辐射暴露的有害影响 [127]。此外，CoQ_{10} 补充剂具有类似咖啡因的兴奋作用，因此 Baumann 博士建议每日晨起服用，通常剂量为 200 mg。建议正在服用降胆固醇他汀类药物的人群考虑补充这种辅酶，因为他汀类药物会降低天然 CoQ_{10} 的水平。低 CoQ_{10} 水平与疲劳和肌肉痉挛有关，那些服用降胆固醇药物的人群应考虑每天晨起服用 400 mg CoQ_{10}。

月见草油

月见草油（evening primrose oil，EPO）源自月见草的种子，是茜草科家族中耐寒的 2 年生植物，以其夏季黄昏绽放的芳香花朵而著称。EPO 是一种 ω-6 脂肪酸，含有亚油酸（LA）和 γ- 亚麻酸（GLA）。实际上，它是 GLA 的最佳来源之一，而 GLA 是一种多不饱和的必需顺式脂肪酸，在前列腺素的合成中发挥着重要作用，对于大多数体内系统的正常功能至关重要。LA 在体内用于合成 GLA。此外，LA 还对皮肤有显著的益处，有助于维护角质层的完整性并减少经表皮水分丢失 [123]（详见第 12 章）。然而，总体上 EPO 的健康益处主要归因于 GLA。在一项关于口服 EPO 对特应性湿疹影响的双盲试验中，研究人员发现 EPO 对患者整体症状的严重程度有统计学上的显著改善，包括体表累及面积百分比下降、炎症减轻、皮肤干燥和瘙痒减轻。尽管接受安慰剂的患者炎症程度也有减轻，但接受 EPO 治疗的患者炎症程度减轻更明显，并且其血浆中二硫氨酸 -γ- 亚麻酸水平显著增加。因此，一些学者推测，补充含有丰富 GLA 的产品（如 EPO）可能对特应性湿疹患者有效。作为口服补充剂，EPO 已被认为是必需脂肪酸的宝贵来源，在德国已获批准用于治疗湿疹和经前期综合征等疾病。据 2004 年的一项对 2.1 万多名成年人的调查发现 EPO 是最常用的口服补充剂。此外，EPO 与锌的联合使用可用于缓解干眼症、改善脆甲症，并用于治疗痤疮和晒伤。总之，该补充剂可能在保湿皮肤、减轻炎症和改善刺激症状方面具有一定功效。Baumann 博士特别推荐将其用于那些皮肤易受刺激的患者。

氨基葡萄糖

氨基葡萄糖通常来源于贝壳类生物（也可人工合成）。氨基葡萄糖及其衍生物 N- 乙酰氨基葡萄糖是氨基单糖，具有多种重要的生物学功能，尤其在软骨生成中发挥关键作用。这两者都是透明质酸（HA）和蛋白多糖合成的底物前体。鉴于氨基葡萄糖在透明质酸合成中的重要作用，其被证明对皮肤有多种益处也就不足为奇，包括增强保湿效果、减少皱纹并促进创面愈合[132]。除了具有抗炎和软骨保护作用外，氨基葡萄糖还被证明对治疗色素沉着有效，因为其能抑制酪氨酸酶的活性，从而抑制黑色素的合成[132]。在一项为期5周的随机、对照、单盲研究中，共有53名女性受试者服用了一种口服补充剂，其中包含氨基葡萄糖、氨基酸、矿物质以及多种抗氧化化合物。研究人员发现，与对照组（12人）相比，治疗组中受试者的皱纹数量减少了34%，细纹数量也减少了34%[133]。口服氨基葡萄糖补充剂还在动物和人体临床试验中表现出改善骨关节炎症状并延缓其进展的效果，其适应证列表正在扩大[132]。在一项回顾性研究中，研究人员调查了1994年至1999年期间一组老年人群中使用的非维生素、非矿物质膳食补充剂，结果显示葡萄糖胺是最常用的补充剂[134]。Baumann博士建议35岁以上的患者每天摄取1500 mg氨基葡萄糖。氨基葡萄糖已被证明有助于软骨重建，其中透明质酸是一个重要成分。已有证据显示，氨基葡萄糖补充剂的效果包括增加皮肤丰满度和减少皱纹，可在4～6周内显现出来。

七叶树籽提取物

各种七叶树种类中，欧洲七叶树（aesculus hippocastanum）被广泛作为药物使用。口服七叶树籽提取物（horse chestnut seed extract，HCSE）已被证实在改善循环系统疾病方面具有显著疗效，如静脉曲张和腿部痉挛。研究人员进行了深入的文献综述，检索了Medline、EMBASE、BIOSIS、CISCOM和Cochrane图书馆数据库（截至1996年12月）中慢性静脉功能不全患者口服HCSE的双盲、随机对照试验，结果发现，HCSE在所有病例中的效果均优于安慰剂[135]。此外，研究人员还观察到下肢体积减小、小腿和踝关节围度减小，以及腿痛、瘙痒、疲劳和紧张感等症状改善，且仅偶尔出现轻微不良反应。随后，上述研究人员和第三方对Medline、EMBASE、Cochrane图书馆、CISCOM和AMED数据库（截至2000年10月）中的补充和替代药物研究进行了广泛调查，并发现了口服HCSE治疗慢性静脉功能不全的有效性的更多有力证据[136]。口服HCSE已被证明可以改善炎症和循环相关疾病，但应建议那些正在服用抗凝药物的患者不要同时补充HCSE。

透明质酸

作为真皮的三种主要成分之一，透明质酸（HA）是人体真皮中含量最高的糖胺聚糖。HA具备很强的结合水的能力，可结合高达其体积1000倍的水，在细胞生长、黏附以及膜受体功能方面发挥着重要作用。在细胞间基质中，其主要生物学功能是维护细胞间结构的稳定，并形成具有弹性和黏稠特性的流体基质，将胶原和弹性蛋白纤维牢固包裹其中[137-138]。HA还有保持水分的作用，使皮肤保持丰满和光泽。HA是多种有效且广泛使用的皮肤填充剂的主要成分之一，并且已有研究证明其作为关节内注射剂对膝关节骨关节炎具有良好疗效[139]。口服HA补充剂也已上市。这些产品宣称可以对抗衰老过程中HA的减少。然而，HA在胃内会被代谢，因此作者认为目前尚无足够证据表明这些口服补充剂是有效的。

铁

人体内铁分布广泛，存在于每个细胞中，是维持整体健康的重要矿物质。铁在合成血红蛋白的过程中扮演关键角色，而血红蛋白则是输送氧气至全身的血液成分。低铁水平与脱发之间存在相关性，补充铁可能有助于控制或解决此类问题。铁缺乏还可能导致指甲表面出现白斑或竖纹。在医生考虑推荐铁补充剂前，应首先检测患者的铁蛋白水平。铁摄入过多可能导致自由基的生成，对皮肤重要成分如胶原蛋白和弹性蛋白造成损害，加速皮肤老化。只有在确定患者存在铁缺乏的情况下，才应考虑向其推荐铁补充剂。铁的良好膳食来源包括干豆、干果、蛋黄、三文鱼、金枪鱼及全谷物等多种食物。

番茄红素

番茄红素天然存在于人体的血液和组织中，是一种非维生素A类胡萝卜素，其最为人熟知的主要是它是番茄特有红色的色素来源。在过去的20年里，番茄红素因其强大的抗氧化活性而受到广泛关注[140-141]。一项安慰剂对照研究表明，番茄红素可在减少组织氧化损伤方面发挥作用。该研究考察了单次摄入120 mg β-胡萝卜素对血浆和皮肤中β-胡萝卜素及番茄红素浓度的影响，并同时研究了紫外线暴露对番茄红素水平的影响，结果显示，紫外线暴露后，血浆和皮肤中的番茄红素水平与β-胡萝卜素相当或更高，其不受β-胡萝卜素摄入的影响，但β-胡萝卜素水平有所增加。此外，在前臂的一小块区域进行一次强烈的日光模拟照射（相当于3倍最小红斑剂量）会导致皮肤中番茄红素浓度降低31%～46%，而皮肤中的β-胡萝卜素没有明显变化。研究人员基于上述观察结果得出结论，番茄红素可能有助于吸收或减轻紫外线辐射或其他形式氧化损伤的影响[142]。研究还发现，每天食用番茄酱持续10周可增加番茄红素的摄入量，结果证明了番茄红素对紫外线暴露后红斑的发生具有保护效应[140]。因此，进行这项研究的Sies和Stahl认为，番茄红素是一种有效的口服防晒剂，对于维护皮肤健康发挥关键作用。这些研究人员和其他研究人员在同年发表的研究中，一项安慰剂对照的平行研究结果发现，连续12周每天补充24 mg类胡萝卜素制剂，包括β-胡萝卜素、叶黄素和番茄红素，可在减轻紫外线引起的红斑方面发挥与较单独补充24 mg β-胡萝卜素同等的作用[47]。另一些研究者最近的研究进一步证实了补充番茄红素具有光保护作用，他们发现补充番茄红素使番茄红素血清水平和皮肤类胡萝卜素总量显著增加，还能够明显预防紫外线照射后出现的红斑[44, 48]。尽管还需要进行更多的研究，但不论是通过口服补充还是局部应用，番茄红素都被认为具有潜在的抗癌药物特性，可用于治疗非黑素瘤皮肤癌[141]。

烟酸

烟酸（又称维生素B_3或尼克酸）一直被认为对维持皮肤和神经系统的健康功能至关重要。烟酰胺（又称尼克酰胺）即烟酸的酰胺形式。尼克酸和尼克酰胺这两个词较少使用，虽然其英语发音与尼古丁相近，但实际与其并不相关。烟酸和烟酰胺均不能由人体自行合成，因此必须通过饮食、外用或口服补充获得。花生、酵母、鱼类和肉类是提供烟酸的最佳膳食来源。研究表明，烟酸和烟酰胺的缺乏似乎与多种癌症包括皮肤癌的发生有关。口服烟酸或局部应用烟酰胺可以使紫外线诱导的小鼠皮肤癌的发生率降低70%，几乎完全预防了光致免疫抑制[142]。

多年来，烟酰胺一直被用于局部和口服治疗炎症性疾病。例如，Berk等描述了口服烟酰胺联合四环素治疗大疱性类天疱疮[143]。玫瑰痤疮也是烟酰胺治疗的适应证之一[144]。烟酰胺缺乏也与糙皮病相关，后者是一种以腹泻、皮炎和痴呆为特征的疾病。然而，2017年的一项研究未能证明女性口服烟酸对特应性皮炎有保护作用，也未发现B族维生素和多种维生素的摄入与特应性皮炎之间存在负相关[145]。

口服或静脉注射烟酸被用于治疗偏头痛和紧张型头痛，但缺乏随机对照试验的支持。的确，众所周知烟酸具有血管扩张作用[146]。长期口服烟酸以控制高血压的患者常伴有令人不悦的皮肤潮红。因此，局部应用产品可能更为理想。近年来，缓释型1000 mg烟酸片剂已被证明能够减少烟酸引起的潮红的发生频率、持续时间和强度[147]。尽管烟酸补充剂可用于各种情况，但除了常规的复合维生素外，与皮肤相关的问题通常无须摄入更多的烟酸补充剂。相比之下，烟酰胺不会引发皮肤不良反应，并且是治疗光损伤、炎症、色素沉着和干燥皮肤的局部配方中非常有效的成分。许多产品如玉兰油的多效修护系列（Total Effects）、新生塑颜系列（Regenerist）和焦点皙白系列（Definity），以及Nia24品牌，都含有与烟酰胺非常相似的成分。

ω-3脂肪酸

ω-3脂肪酸是一类多不饱和脂肪酸（polyunsaturated fatty acids，PUFA）（也称为n-3 PUFA或PUFAs）家族。虽然人体内难以合成，但它们却是细胞膜和皮肤屏障中的关键成分。ALA、EPA和DHA是主要的必需ω-3脂肪酸。多项研究已充分证明这些化合物的抗炎活性，并且研究表明它们在对抗银屑病和玫瑰痤疮等皮肤疾病相关的红斑和刺激方面具有显著功效。研究发现在受试者体内，地中海鱼类油脂提取物中的EPA和DHA对紫外线B诱导的红斑具有显著的抗炎活性[148]。ω-3脂肪酸还具有保湿特性，有助于增加皮肤体积，减少细纹的出现。ALA可以通过芥花籽油、核桃和“ω-3鸡蛋”（特殊饲料喂养的母鸡产的鸡蛋的ω-3含量远高于一般鸡蛋的水平）等食物获得，而EPA和DHA则主要存在于鱼类、其他海产品以及“ω-3鸡蛋”中[149]。含有大量ω-3脂肪酸的鱼类主要是肉食性鱼类，包括长鳍金枪鱼、湖鳟鱼、鲭鱼、鳀鱼和鲑鱼[82]（**表9-7**）。需要注意的是，这些鱼类不能自行合成ω-3脂肪酸，而是通过食物链摄入，其中也可能包含有毒物质。鉴于此，尤其是考虑到长鳍金枪鱼中存在汞中毒的情况，FDA建议限制肉食性鱼类的摄入。最近，鱼油补充剂越来越受欢迎。鱼肝油和其他鱼油也是n-3 PUFA的良好来源[82]。注意这些营养素的天然膳食来源（尤其是鱼类）的同时，考虑环境因素非常重要。尤其是选择

表 9-7 ω-3 脂肪酸的良好膳食来源[73, 82, 149]

长鳍金枪鱼
菜籽油
鱼类（及其他海鲜）
亚麻籽 / 亚麻籽油
大麻籽
湖鳟鱼
鲭鱼
鲱鱼
“ω-3 鸡蛋”
鲑鱼
海藻
核桃

鱼类时，一些鱼类物种可能处于濒危状态（如鳕鱼）或濒临濒危。

ω-3 脂肪酸是多种微量营养素之一。Sies 和 Stahl 指出 ω-3 脂肪酸具有对紫外线诱导的损伤提供全身性光保护的能力[150]。此外，Black 和 Rhodes 提出，众多实验和临床研究均表明，ω-3 脂肪酸在预防非黑素瘤皮肤癌方面发挥着重要作用。研究结果表明，ω-3- 脂肪酸能使暴露于紫外线 B 的人类皮肤的肿瘤潜伏期增加、肿瘤数量减少、紫外线辐射介导的红斑阈值增加以及促炎性和免疫抑制性前列腺素 E 合酶 2 型（PGE_2）水平显著降低[151]。最近的 Cochrane 系统综述总结了 11 项随机安慰剂对照试验，纳入近 600 名参与者。研究发现口服硫酸锌、硒、硒加维生素 E、维生素 D、维生素 D 加维生素 E、吡哆醇、沙棘油、大麻籽油、葵花籽油（富含亚油酸）、DHA 与对照组（与鱼油具有相同能量值的饱和脂肪酸），以及橄榄油、玉米油和鱼油之间的对比研究中，只有两项关于鱼油的研究表明对已存在的特应性湿疹 / 皮炎有微小的积极效果[152]。

2006 年《美国医学会杂志》发表的一份报告中，MacLean 等进行了文献综述，就未发表的研究咨询了营养学领域的专家，以筛选出关于 ω-3 脂肪酸降低癌症风险能力的综合结果。最终，他们纳入 38 篇文章，并得出结论，即膳食补充 ω-3 脂肪酸可能不足以预防癌症[153]。然而，Chen 等提出反驳观点称，在这 38 项研究中没有一项考虑了患者脂肪酸组成的测量。他们建议，在审查膳食数据时需要注意某些鱼类（尤其是养殖鱼）的 ω-3 脂肪酸含量可能不足。Chen 等认为，目前尚不确定 ω-3 脂肪酸是否具有预防癌症的效果[154]。虽然膳食 ω-3 脂肪酸的不同作用仍需要进行更多的研究，但已明确证实了一些益处。Baumann 博士建议在饮食中尽可能增加 ω-3 脂肪酸的摄入，每日补充 1000 mg。

白绒水龙骨

白绒水龙骨（polypodium leucotomos）提取物源自蕨类植物家族，已被广泛用于治疗炎症性疾病，并在体外和体内研究中展现出免疫调节作用[155]。它还表现出强大的抗氧化活性，并被视为一种可行的口服光保护剂[156-157]。

2004 年，Middelkamp-Hup 等学者评估了口服白绒水龙骨提取物（polypodium leucotomos extract，PLE）对补骨脂素联合紫外线 A（psoralen with ultraviolet A，PUVA）治疗引发的光毒性皮肤损伤的临床和组织学病变的影响。10 名 Fitzpatrick Ⅱ ~ Ⅲ型皮肤的健康受试者被分成两组，分别接受 PUVA 单独治疗和 PUVA 联合口服 7.5 mg/kg PLE。48 ~ 72 小时后，临床结果显示，PLE 治疗的受试者皮肤光毒性明显减轻，治疗后 4 个月的色素沉着减少。组织学检查表明，PLE 干预后的皮肤中晒伤细胞减少，扩张血管减少，胰蛋白酶阳性肥大细胞浸润也减少，同时朗格汉斯细胞得以保留。这些发现表明，PLE 可有效地保护皮肤免受 PUVA 已知的有害影响[158]。虽然这是一项小型研究，但结果促使团队对 PLE 进行了进一步的研究。在同一研究团队于 2004 年晚些时候报告的一项研究中，9 名 Fitzpatrick Ⅱ ~ Ⅲ型皮肤的健康个体被分为两组，一组单纯暴露于不同剂量的人工紫外线辐射，另一组暴露的同时口服 7.5 mg/kg PLE。研究人员在暴露后 24 小时评估红斑反应，并从 PLE 治疗和未治疗的受试者皮肤中获得了成对的活检标本。结果显示，PLE 治疗的受试者皮肤的红斑反应明显减少，活检标本中晒伤细胞、环丁烷嘧啶二聚体和表皮细胞的增殖减少，肥大细胞浸润也较少；PLE 治疗保留了朗格汉斯细胞。这些研究结果支持了该团队之前的发现，这促使他们得出结论，口服 PLE 能有效保护皮肤免受紫外线损伤[159]。

Middelkamp-Hup 等在一项关于口服 PLE 治疗寻常型白癜风潜力的研究中，随机给予 50 名白癜风患者口服 250 mg PLE 或安慰剂，每天 3 次，并结合一线治疗（窄谱 UVB）每周 2 次，持续 25 周或 26 周。研究人员发现，头部和颈部区域（尤其是浅色皮肤类型）接受窄谱 UVB 联合口服 PLE 疗法后，表现出明显的色素再生趋势[160]。PLE 最常见于一种名为海洛尔（Heliocare）的胶囊补充剂中。尽管其价格昂贵，但它有助于保护皮肤免受紫外线损伤，并减少光暴露引发的红斑。Baumann 博士建议在预计会有日晒的情况下，晨起服用一粒胶囊；如果预计暴露时间会延长，可增加至 2 粒。

硒

硒是一种重要的抗氧化剂和微量矿物质，广泛存在于人体及各类食物中，尤其是巴西坚果中。海鲜、肉类、谷物和乳制品等亦含有硒，植物性食品中的含量受其生长土壤中硒含量的影响。硒对健康至关重要，但只需要少量即可维持健康[161]。正常的甲状腺功能也依赖于硒来维持。此外，包括硒在内的多种维生素和矿物质的协同作用维持了免疫细胞的特征性保护作用[162]。尽管最近的研究推翻了硒对皮肤癌的预防作用，但它仍是预防其他癌症的潜在口服或局部化学预防制剂之一[141]，并且它被认为在抗氧化防御中具有重要作用[150, 163]。然而，一项前瞻性病例队列研究对 2002 年 11 月至 2004 年 4 月期间新诊断的 303 个病例和从 8092 名受试者中随机选取的 849 名亚组成员，进行砷相关癌前皮肤病变与诊断前血硒水平之间联系的分析，研究人员发现，饮食中摄入硒可降低易感人群（饮用水中接触砷的人群）与砷有关的癌前皮肤病变的发生率[164]。此外，硒还被认为具有强大的抗炎和抗衰老作用，口服后似乎可以减轻紫外线引起的皮肤损伤。实际上，动物研究表明硒缺乏会激活 p38 MAPK 信号通路，使皮肤对 UVB 诱导的氧化损伤和炎症更为敏感[165]。

尽管仍需进行更多的研究，但口服和局部使用硒似乎都对皮肤有一些好处。例如，在法国专门治疗皮肤病的温泉疗养地，硒被制成局部应用水剂用于治疗银屑病、湿疹以及其他炎症性皮肤疾病。大多数复合维生素通常含有足够的硒。成年人每日推荐摄入量为 55 μg，过量摄入可能有害（通常超过 400 μg/d），甚至会导致脱发。

维生素 A

视黄醇（又称维生素 A）之所以如此重要，是因为人体无法自身合成。术语“维 A 酸类化合物”包括维生素 A 及其所有天然和合成衍生物。胡萝卜、哈密瓜、甜薯和菠菜等富含类胡萝卜素，是维生素 A 的最佳膳食来源之一[166]。此外，牛奶、人造黄油、鸡蛋、牛肝和强化早餐谷物也在维生素 A 的重要膳食来源[167]。维 A 酸类化合物具有多种关键的生物学功能，包括调控上皮细胞的生长和分化、在实验性致癌过程中抑制肿瘤的发生、减缓恶性细胞生长、降低炎症水平，以及增强免疫系统的功能[168]（参阅第 45 章“维 A 酸类化合物”）。此外，维 A 酸类化合物也被证明能够改善皮肤细纹和色素沉着的外观[169]。维生素 A 对痤疮患者尤其有益，因其有助于减少皮肤的油脂分泌。此外，视黄酸或维 A 酸已被证实可以逆转光老化迹象，包括减少皱纹、改善日光性角化病和色斑以及提升肤质[170]。维生素 A 与其他几种维生素和矿物质（如维生素 C、E 和锌）协同作用，有助于增强皮肤屏障功能，并提升免疫细胞的保护作用[162]。

维生素 A 是饮食中的重要组成部分，但过量摄入或过度补充会带来风险，包括骨折风险的增加。因此，在服用一种优质复合维生素时一般不需再额外补充维生素 A。然而，通过饮食获得所需的维生素 A 是更健康的选择，特别是通过食用绿叶蔬菜、胡萝卜、哈密瓜、甜薯、菠菜、西兰花、南瓜和芒果等食物。

维生素 C

维生素 C 历来因其在预防坏血病方面的功效而闻名，柑橘类水果富含维生素 C。实际上，早在 18 世纪，水手们就知道食用柑橘类水果可以预防与牙齿异常、出血性疾病、特征性紫癜皮肤损伤和智力降低相关的疾病。到了 20 世纪 30 年代，研究人员确认维生素 C 是柑橘类水果中抵御坏血病的关键成分，并将其称为抗坏血酸（scorbutus 是拉丁语中坏血病的意思）。如今，维生素 C 被视为一种强效抗氧化剂，广泛应用于抗衰老和抗炎剂。

维生素 C 在皮肤胶原蛋白代谢中扮演重要角色，尤其对于前胶原中的赖氨酸和脯氨酸的羟基化至关重要（详见第 2 章）。已有研究证明，在培养基中添加维生素 C 可促进新生儿和成年人成纤维细胞中的胶原蛋白合成[171]。老化皮肤通常伴随着胶原蛋白合成的减少（参见第 5 章和第 6 章有关内源性和外源性衰老的内容）。因此，学者们认为维生素 C 增加皮肤中胶原蛋白的合成在理论上有助于预防甚至逆转一些皮肤老化的征象[172]。维生素 C 对于胶原蛋白合成的刺激作用被认为可以有效预防和治疗妊娠纹。这一在胶原蛋白合成中的重要作用表明维生素 C 在皱纹预防方面的重要性。

在对维生素C和E光保护效应的文献回顾中，研究人员发现局部应用每种抗氧化剂的效果明显优于口服制剂。研究证实，维生素C和E的组合联合其他抗氧化剂一起应用在提供针对UVB的皮肤保护方面明显比单一疗法更有效[173]。

在一项为期3个月的联合口服维生素C和E的研究中，研究人员发现UVB暴露的晒伤反应显著降低，紫外线辐射诱导的胸腺嘧啶二聚体显著减少，这表明抗氧化剂组合对DNA损伤具有保护作用[174]。另一项研究涉及抗氧化剂维生素C和E、碧萝芷（Pycnogenol）和EPO的口服混合物对UVB诱导皱纹形成的影响，雌性SKH-1无毛小鼠连续10周服用该混合物或对照药物，同时接受每周3次的UVB照射，逐渐增加UVB强度。研究人员发现，UVB诱导的皱纹形成得到显著抑制，表皮厚度减少，UVB诱发的棘皮病、过度增生和过度角化也明显减少[175]。

包括作者在内的许多医生建议患者每日2次口服500 mg维生素C，以获得维生素C的益处，而不用承受不稳定且价格昂贵的局部外用制剂的刺激性。除了可能引起轻度胃部不适外，摄入过多的维生素C并不会带来其他风险。

维生素D

维生素D_3（通常简写为维生素D）是皮肤在紫外线照射下合成的一种维生素，实际上它属于一种激素，同时也是一种强效的抗氧化剂。除了通过日光照射外，维生素D也可通过饮食获得，特别是摄入富含脂肪的鱼类[176]。肝脏在代谢过程中将维生素D转化为25-羟维生素D[25(OH)D]，而肾脏则将其进一步转化为1,25-二羟维生素D[$1,25(OH)_2D$][176]。既往已知UVB照射能够使皮肤中的角质形成细胞将7-脱氢胆固醇转化为维生素D_3。此外，维生素D_3的代谢产物（尤其是钙三醇）已被证实具有显著的益处，如抗增殖和促分化活性，以及对角质形成细胞和免疫细胞活性的调节作用[177]。

除了对大多数身体器官系统都有益外，维生素D在银屑病治疗中也发挥着重要作用，包括用于药物Dovonex。与其他抗氧化剂一样，维生素D具有延缓皮肤老化的能力。随着年龄的增长，皮肤中维生素D_3的合成逐渐减少。因此，老年人中维生素D缺乏并不罕见，而这个年龄段的人群最需要口服维生素D补充剂。低维生素D水平是骨质疏松症的一个危险因素。维生素D缺乏还与佝偻病、某些类型的癌症以及其他多种疾病相关[178]。

维生素D缺乏会导致血清甲状旁腺激素水平升高，导致骨吸收、骨质疏松和骨折。补充维生素D已被证明可以抑制血清甲状旁腺激素，增加骨矿物质密度，并可能降低骨折的发生率，尤其是老年人[176]。一项在老年精神病疗养院进行的为期12周的随机临床研究，研究人员比较了紫外线照射和口服维生素D_3对维生素D水平和甲状旁腺激素浓度的影响，结果发现UVB与口服维生素D_3一样有效，可提高血清25(OH)D和血清钙水平，并抑制继发性甲状旁腺功能亢进[179]。

研究还显示，维生素D类似物可能在治疗黑素瘤方面发挥作用，尽管避免紫外线暴露仍是预防黑素瘤和非黑素瘤皮肤癌的最佳措施[180]。研究还表明，与肥胖相关的维生素D缺乏可能是由于体脂沉积导致皮肤和饮食来源的维生素D_3的生物利用度降低所致[181]。

在20世纪90年代中期，维生素D曾引发争议，当时有人声称使用防晒霜会导致维生素D缺乏[182]。尽管越来越多的证据反驳了这一观点，但这仍是一个有争议的话题。有趣的是，Gilchrest引用了进化改变来反驳控制紫外线暴露来获得足够维生素D水平的说法。具体来说，她认为当人类获得光合成维生素D的能力时，人类的寿命比现在短得多，而与其遭受长期光损伤的影响，购买口服维生素D不失为一种现代方式[183]。

目前，北美和欧洲人群中维生素D_3的最高可耐受摄入量（upper intake level，UL）为每天50 μg（即2000 IU/d），但有研究表明，在UL高达该水平的2倍时，维生素D_3的代谢利用可得到优化，尤其对改善老年人的维生素D水平非常有益[178, 184-185]。维生素D补充面临的挑战是维持补充维生素D与减少日晒之间的平衡，因为越来越多的证据表明皮肤合成的维生素D有助于预防各种疾病（包括某些癌症），但长时间暴露于紫外线下会大大增加皮肤癌和其他光损伤的风险。口服维生素D补充剂代替紫外线暴露似乎是最安全的方法，可能特别适合某些人群。例如，应建议皮肤癌高风险人群（例如有红头发和雀斑或皮肤癌家族史的人群）避免无保护的阳光照射，并通过口服补充剂和饮食获得维生素D。蘑菇也是维生素D的良好来源。应检查所有患者的血液维生素D水平。如果水平偏低，应建议补充维生素D并在饮食中增加蘑菇摄入，并限制阳光照射。每天只需数分钟的阳光照射就足以刺激维生素 D 的合成。医生应提醒患者注意这一点，并建议他们无须整天暴露在日光下。

维生素 E

维生素 E 包括生育酚和生育三烯酚，是最为重要的脂溶性抗氧化剂之一。它在多种蔬菜中天然存在，尤其在菠菜、鳄梨、玉米、植物油、葵花籽、大豆、全谷物、坚果和人造黄油中含量较高。维生素 E 通常以 α- 生育酚的形式存在，是其最具生物活性的形式。此外，维生素 E 也存在于一些肉类和乳制品中。人体内维生素 E 天然存在于细胞和细胞器的膜结构中，起到保护细胞膜免受氧化损伤和清除自由基的作用。因此，它被认为对预防心血管疾病和动脉“衰老”具有一定的益处。此外，维生素 E 对改善皮肤干燥有益，尤其对口服维 A 酸类药物的患者有效。

研究还表明，维生素 E 通过抑制化学介质的合成和释放而对皮肤发挥抗炎作用。它能够稳定溶酶体，并影响前列腺素 E_2 的合成（减少合成）以及白细胞介素 -2 的合成（增加合成），从而产生抗炎和免疫刺激效应 [168]。维生素 E 是皮脂的重要组成成分，在油性皮肤人群中含量较高，这可能与后者皮肤老化和皮肤癌风险较低相关。值得注意的是，由于口唇缺乏皮脂腺，缺乏维生素 E，故相较于皮肤其他区域，唇部更容易发生皮肤癌。目前已经将局部和口服维生素 E 用于抗肿瘤、光保护以及稳定皮肤屏障等方面 [186]。

在一项通过 UVB 照射诱导的无毛小鼠光致癌模型研究中，研究人员发现口服 α- 生育酚可显著抑制肿瘤的发生率和数量 [187]。然而，在一项评估口服维生素 E 和 β- 胡萝卜素减少紫外线照射下氧化应激和红斑标志物作用的研究中，16 名健康参与者服用 8 周的脂溶性抗氧化剂。结果显示，尽管维生素 E 组的皮肤丙二醛水平显著降低，但这种补充剂对皮肤的敏感性没有影响。补充剂对基础或紫外线暴露引起的皮肤氧化应激指标均没有影响，这表明两者都没有产生光保护作用 [188]。

尽管研究结果对口服维生素 E 的相对光保护作用存在矛盾，但有证据强烈显示口服维生素 C 和 E 的组合具有显著的光保护作用。一项单盲对照临床试验研究了维生素 C 和 E 的光保护作用，将 45 名健康受试者分为三组：一组口服维生素 C，一组口服维生素 E，一组口服两种抗氧化剂的混合物，每日治疗持续 1 周。治疗前后确定最小红斑剂量（MED），结果显示，混合组的 MED 中位数增加最多，表明 d-α- 生育酚与抗坏血酸的联合使用比单独使用任何一种抗氧化剂更具光保护作用 [189]。

有关这种组合有效性的更多信息请参见上文中关于“维生素 C”的部分。这种抗氧化剂组合目前被认为是皮肤最佳的光损伤（包括光致癌和光老化）防护手段之一。

维生素 E 是饮食中的重要组成成分，但过量摄入可能带来风险。Baumann 博士建议每日摄入不超过 400 IU 的维生素 E 软胶囊。大剂量维生素 E 的摄入可能会增加瘀斑的风险。实际上，每日摄入超过 3000 mg 的剂量可能引发上述不良反应。接受手术的患者应避免服用大于 4000 IU 的维生素 E[168]；在进行外科手术、软组织填充或肉毒毒素注射前 10 天应停止服用维生素 E，以最大程度地减少瘀斑的风险。

维生素功能饮料

近年来，市场上涌现出各类“功能性饮料”产品。作为一种偶尔享用的饮品，它们相对于碳酸饮料而言是更为明智的选择，因为后者毫无健康益处，至少这些产品提供了一些维生素。然而，这些仿制水饮品并不能替代良好的维生素补充剂，也不包含常见的补充剂，如葡萄糖胺或生物素。此外，这些产品通常富含高浓度的糖分，可能会导致各种健康问题，在皮肤方面还可能促进由糖基化引起的皱纹和痤疮暴发。

市场的吸引力催生了无糖和添加营养成分的配方产品。例如，可口可乐推出了一款名为“Enviga”的无糖饮料，其中含有绿茶，绿茶是现有的最有效且研究最充分的抗氧化剂之一。此外，Borba 产品线的特点是专门为皮肤配制的营养强化水（这些产品没有添加糖且热量为零）。虽然目前只有专有的内部研究可供参考，尚不清楚这些产品是否具有任何健康益处，但没有理由认为它们有害或不健康。除了红葡萄酒、绿茶和其他茶类，从液体营养素中获得皮肤益处的另一种方式是使用“饮品增强剂”。这些配方装于滴管瓶中，可加入任何饮料中。Baumann 博士推荐 Brandt 博士的抗氧化饮品增强剂 / 纯绿茶。将液体补充剂直接放在舌头上服用也很受欢迎，例如 Andrew Weil 博士的 Origins™ Plantidote™ 超级蘑菇补充剂，但其功效尚待证实。更重要的是，这些产品应该与均衡的饮食、锻炼以及优质复合维生素相结合使用。最后，石榴汁不需要添加任何维生素强化剂，只要不加糖，它就具有强大的抗氧化作用。

锌

锌是人体中的一种必需微量元素，无法自身合成，必须从食物中获取。它存在于多种食物中，尤其是高蛋白质肉类，如瘦牛肉、鸡肉和鱼。素食者的膳食中通常缺乏锌。锌的素食来源包括豆类、乳制品、扁豆、坚果、种子（特别是南瓜籽）、全谷物以及酵母[190-191]。半个世纪以来，锌一直被视作一种重要的膳食元素，现在锌还被认为具有抗氧化和抗炎活性[192]。此外，锌有助于其他微量营养素增强皮肤屏障功能和免疫细胞的保护作用[162]。锌也是机体合成视黄醇结合蛋白（负责转运维生素 A）所必需的。尽管人体没有专门储存锌的部位，但这种必需的矿物质主要分布于肌肉（60%）、骨骼（30%）、皮肤（5%）以及其他器官中[190, 193]。

由于锌对免疫系统有积极影响，它常常被添加入各种感冒和流感非处方药中。事实上，现在正在考虑锌在抗病毒方面的作用。一项 2002 年的安慰剂对照试验发现，每日口服 10 mg/kg 的硫酸锌 2～3 个月后对于治疗顽固性病毒疣非常有效[194]。皮肤和免疫系统的重叠保护作用似乎也体现在锌的活性上。在一项关于锌缺乏对 DS-Nh 特应性皮炎小鼠模型过敏反应影响的研究中，研究人员给雄性小鼠喂养 4 周的缺锌饮食，发现锌缺乏会影响皮肤屏障和免疫系统，并加重特应性皮炎的症状[195]。

随着年龄的增长，人体对锌的吸收能力下降，老年人中锌缺乏的情况并不少见，尤其是 75 岁以上人群[193]。研究表明，锌补充剂可以逆转老年人中观察到的血浆锌减少、血浆氧化应激标志物增加以及炎症细胞因子合成增加等现象[192]。成年人的每日推荐摄入量（recommended daily amount，RDA）（现在称为参考营养摄入量，reference nutrient intake，RNI）在男性为 15 mg/d，女性为 12 mg/d，但孕妇需要更多的锌。需要注意的是，膳食中实际只有约 20% 的锌能够被人体吸收。此外，患有慢性胃肠道炎症的患者通常吸收锌的能力受损。如果口服矿物质补充剂，锌和铁的含量应该相当，以免相互干扰吸收。锌主要通过粪便、尿液、头发、皮肤、汗液、精液和月经流失。

饮食与皮肤

饮食在影响皮肤外观方面具有至关重要的作用，涉及皮肤水合、红斑、痤疮以及皮肤老化等多个方面，甚至面部血管的破裂也可能与饮食密切相关。基于以上研究，可以总结出一些饮食原则，并就一般皮肤健康以及特定问题向患者提出建议，例如在抗衰老或痤疮治疗中应该吃或避免吃哪些食物。下面的讨论提供了一些关于健康皮肤的一般饮食指南（**框 9-1**），以及根据不同皮肤类型制订的具体建议（**框 9-2**）。这些饮食建议是长期的干预措施，旨在改善整体健康并预防未来可能出现的皱纹，而非治疗已经存在的皱纹。

鱼类和 ω-3 脂肪酸

如前所述，像长鳍金枪鱼、湖鳟鱼、鲭鱼、鲱鱼和鲑鱼等食肉性鱼类富含 ω-3 脂肪酸。特别是鲑鱼，它备受推崇，很容易买到，金枪鱼也是如此。鲑鱼富含有助于皮肤保持水分并抑制角质层水分流失的 ω-3 和 ω-6 脂肪酸。鲑鱼中大量的 ω-3 脂肪酸（特别是 EPA 和 DHA）还具有抗炎作用，因此食用鲑鱼可能有助于抑制痤疮和面部发红。建议患者选择野生鲑鱼，因为与养殖鲑鱼相比，野生鲑鱼可能含有更丰富的 ω-3 脂肪酸，同时污染物如多氯联苯（PCB）可能更少。Baumann 博士建议每周至少食用 3 次鲑鱼。

ω-3 脂肪酸和 ω-6 脂肪酸对于人体的健康生长和发育至关重要。在 20 世纪 90 年代中期，典型的西方饮食中 ω-6 脂肪酸与 ω-3 脂肪酸的比例通常为 10：1[196]，而这个比例现在已增加到 15：1 至 16.7：1 的范围[197]。研究认为健康的比例应更接近于 4：1[196]。高比例的 ω-6 脂肪酸与 ω-3 脂肪酸与抑郁症以及各种炎症性疾病的风险增加相关[198]。ω-3 脂肪酸表现出明显的抗炎活性。除上述提及的鱼类外，富含 ω-3 脂肪酸的优质来源还包括鳕鱼肝油、鱼油、亚麻籽和亚麻籽油。将压碎或研磨的亚麻籽作为健康补充剂加入酸奶或燕麦中是一个不错的选择。另外，将亚麻籽油用作沙拉酱也是保持健康饮食的好方法，而许多常见的沙拉酱中含有大量糖分。ω-3 脂肪酸还可能有助于皮肤保持水分，因为已有研究证明这些化合物对改善湿疹症状有益。

抗氧化剂

抗氧化剂的作用在于保护细胞免受外界因素

框 9-1 一般饮食建议

1. 每周至少吃 3 次鲑鱼。
2. 饮食中添加亚麻籽或使用亚麻籽油作为沙拉调味品。
3. 食用富含抗氧化剂的食物，如各种浆果和石榴。
4. 按照营养学家数十年来的建议，食用多种水果、蔬菜和豆类，特别是食用当季水果和蔬菜更有营养。
5. 使用牛至、姜和罗勒等香料，这些香料都具有抗氧化活性。
6. 每天饮用 2～4 杯绿茶。
7. 多喝水（每天 1～2 L，根据活动强度、湿度条件和个体需求而定）。
8. 补充辅酶 Q_{10}，至少每天早晨服用一粒 200 mg 软胶囊。
9. 适量饮用红葡萄酒，其中含有多酚类抗氧化剂白藜芦醇和葡萄籽提取物，两者都具有显著的抗衰老益处。过量饮酒会导致自由基形成，从而使皮肤老化。
10. 限制或避免高热量的精制糖、饱和脂肪和加工食品。糖会引起必需蛋白质的糖基化，从而导致粉刺并加速衰老。
11. 遵循“对消化有益的食物对皮肤也有益”的前提，减少食物摄入量（典型的美国饮食，特别是餐厅饮食通常存在过量摄入食物的现象），还应慢慢咀嚼（最好不要在阅读、看电视或其他分散注意力的情况下进食）。

需要注意的是，这些都是一般性建议，个体的膳食需求可能会有所不同。BSTS 系统实际上建立在护肤需求应根据不同皮肤类型而异的理念之上（BSTS 口服补充指南详见**表 9-8**）。因此，一些膳食需求或限制可以根据皮肤类型进行分类。古代医学体系（如中医和印度次大陆的阿育吠陀）至今仍然存在，它们的营养建议是基于对个体体质及其相对缺陷进行评估后提出的。最终，正如西方知识体系一样，一个健康的饮食计划并不适用于所有人，有必要进行个性化定制。

对于素食者，为了达到最佳的必需脂肪酸摄入水平，素食者应遵循以下实用指南：①将多种全植物食品作为饮食的基础。②脂肪的大部分应来自坚果、种子、橄榄、鳄梨和大豆制品。③如果使用浓缩脂肪和油脂，选择富含单不饱和脂肪的来源，如橄榄油、菜籽油或坚果油。也可使用富含 ω-3 脂肪酸的油，但不应加热处理。适度使用富含 ω-6 脂肪酸的油。④限制或避免摄入富含 ω-6 和反式脂肪酸的加工食品和油炸食品。⑤减少富含饱和脂肪的食物摄入。⑥每天饮食中应包含富含 ω-3 脂肪酸的食物（理想情况下每日摄入 2～4 g 亚麻酸）。⑦可以考虑使用直接来源的 DHA，理想情况下每天摄入 100～300 mg。

（如紫外线、空气污染、臭氧、香烟烟雾，甚至氧气本身）和内部损害所引发的氧化损伤。“抗氧化剂”一词更多地侧重于描述物质的活性，而非其所属的化学类别或成分。抗氧化剂的种类涵盖类胡萝卜素、多酚类、维生素和其他化合物。我们强烈推荐摄取富含各类抗氧化剂的饮食。

框 9-2 膳食速效疗法

改变生活方式以确保长期的健康改善并不容易实施。患者常常寻求对长期问题的即时解决方案。针对整体健康以及皮肤健康和改善的膳食指南旨在获得长期益处，并且可抵抗或减轻偶尔饮食失误的影响。然而，对于那些希望仅通过营养改变就能看到皮肤外观迅速改善的患者，可采取一些即时措施，前提是必须考虑皮肤的个体化需求。以下基于皮肤类型或膳食限制的建议可能会有所帮助：

对于干性皮肤，增加 ω-3 脂肪酸摄入，如三文鱼中所含的脂肪酸，以及增加其他脂肪酸和少量的胆固醇摄入，以保持水分，并增加饮水量。

对于油性皮肤，增加绿叶蔬菜（如羽衣甘蓝和菠菜）、胡桃、南瓜、哈密瓜、胡萝卜、芒果和甜土豆的摄入，这些食物富含维生素 A，有助于减少油脂的分泌。

对于主要表现为发红和面部潮红的敏感性皮肤，在饮食中添加 ω-3 脂肪酸，特别是前文所述的富含 ω-3 脂肪酸的鱼类，以及具有抗炎作用的抗氧化剂。

对于伴有痤疮亚型的敏感性皮肤，应注意保持摄入低升糖指数的饮食。除了前述提到的食物，富含维生素 A 的食物尤为有益。水果和蔬菜的升糖指数较大多数食物要低。有趣的是，虽然有研究显示牛奶摄入与痤疮相关，但乳制品的升糖指数比水果和蔬菜要低[6]（牛奶在痤疮病因学中的潜在作用似乎涉及其他因素）。然而，应避免谷物制品和一般加工食品。

对于伴有玫瑰痤疮亚型的敏感性皮肤，在饮食中添加 ω-3 脂肪酸，尤其是通过鱼类摄入，同时避免食用过热的食物、辛辣食物、酒精和咖啡因。

对于纯素食者，可在饮食中添加亚麻籽油。该举措可有效滋润皮肤、减轻发红，同时有助于淡化细纹，使皮肤恢复光泽。皮肤的光泽源于光滑皮肤将表面光线反射出去。

皮肤水合

皮肤水合对于实现和维护健康皮肤至关重要。皮肤内执行各种功能的酶需要水才能正常发挥作用。缺乏水分会导致皮肤更快老化，更容易出现瘙痒和泛红现象。EPO、黑加仑油和琉璃苣油均为富含 ω-6 脂肪酸的 GLA 的优质来源，有助于防止皮肤水分蒸发。人体每天约流失 2.5 L 水分，一部分可以通过饮食来补充。水的摄入量因个体差异、活动水平和气候条件而异，但 1～2 L 可能是一个合理的估计消耗量。保持水分对于防止脱水至关重要，尤其对皮肤而言，关键不在于饮水多少，而在于皮肤对水的吸收能力和防止水分蒸发的能力。为此，皮肤需要充足的脂肪酸、神经酰胺和胆固醇来保持水分（详见第 12 章）。这也解释了为何素食主义者和低胆固醇饮食者，或服用降胆固醇药物的人群，通常会出现皮肤干燥的情况。任何液体都能为

表 9-8 口服营养补充剂建议（由 BSTS 提供）

皮肤类型参数	补充剂
干性皮肤	琉璃苣籽油
	胆固醇
	月见草油
	葡萄糖胺
	ω-3 脂肪酸
油性皮肤	维生素 A
敏感性皮肤	鱼油、海洋油（ω-3 脂肪酸，尤其是二十碳五烯酸和二十二碳六烯酸）
耐受性皮肤	NA
色素性皮肤	碧萝芷
	维生素 C
	大豆
非色素性皮肤	NA
皱纹皮肤	辅酶 Q_{10}
	绿茶
	石榴
	碧萝芷
	维生素 C
	维生素 E
紧致皮肤	NA

皮肤提供所需的水分。然而，当饮用含咖啡因和酒精的饮料时，需要增加水的摄入量，因为它们会导致脱水。

热量限制

在过去几年中，抗衰老研究的一个重点是探讨是否能延长人类的寿命（lifespan）和健康寿命（healthspan）。热量限制（caloric restriction，CR）已被证明可以延长各种物种的平均和最大寿命[199]。目前尚不清楚热量限制是否可以延长人类的平均和最大寿命以及健康寿命。然而，对日本冲绳地区的一个人群流行病学调查证据似乎表明，热量限制已经对该地区人群的寿命、平均寿命和最大寿命产生影响[200]。需要注意的是，不建议将人类的热量摄入限制至极端水平，就像动物研究中的那样（高达 60%）。但是，8% 的热量摄入已被证明对改善某些生化和炎症生物标志物有益[201]。

虽然关于延长人类寿命和健康寿命的可行性还需要进行更多的研究，但冲绳地区的文化习俗之一——“吃到 80% 饱”（或称“八分饱”）[200]，已成为一个合理的饮食建议，有助于遏制全球范围内肥胖问题的流行，特别是在肥胖问题更为严峻的西方国家。如果个人保持健康的饮食习惯，对皮肤也有益处。

结论

营养在西方医学界（特别是在医学院教育中）长期以来未得到足够的关注和重视。该情况也反映在皮肤科临床实践中，尤其在痤疮治疗方面。这从一些皮肤科医生多年来一直试图反驳某些食物与痤疮暴发之间存在关联中可见一斑。虽然 Cordain 引用的两项有影响力的研究在纠正公众对某些食物与痤疮的关系存在误解方面发挥了重要作用，但这两项研究本身也存在缺陷。公众对此问题的认知常常混淆不清，而医生仍然提供了基本的营养建议（例如建议摄入大量水果和蔬菜），即使他们试图驳斥错误的信息。换言之，这一问题在公众心目中是一种全有或全无的误解，即巧克力、油腻食品或其他致病因素会直接导致痤疮。我们现在已经认识到饮食与皮肤之间的关系更加复杂。吃一块巧克力不会导致痤疮暴发，但不健康的饮食习惯确实是导致痤疮的病因之一。

美容皮肤科医生在治疗皮肤病和诊断具有皮肤表现的全身性疾病方面处于第一线。人们越来越期望医生能帮助患者从内而外保持皮肤的外观和健康，并防止皮肤老化症状的出现。随着技术的不断发展，从业者越来越有能力为患者提供满足其健康需求和美容需求的治疗以及口服和局部外用产品。然而，为了进一步发扬希波克拉底精神，更全面地审视皮肤健康和抗衰老方法，我们必须考虑食物，这是每个人每天都需要的唯一“药物”。尽管官方和学界对营养的看法正在逐渐改变，但越来越多的证据表明，营养在整体健康和皮肤健康方面发挥了多样且复杂的作用。当然，还需要更多的研究，但已有足够的数据表明，“人以食为天”这句古老的格言被推崇是有原因的。我们所食用的食物确实会产生深远的全身影响，这些影响有可能表现为皮肤症状。

（廖勇 罗雨潇潇 张冉 杨森
葛一平 肖嵘 杨蓉娅 译校）

参考文献

扫描书末二维码获取

第 2 篇

皮肤分型

第 10 章

鲍曼皮肤分型系统

概要

要点

- Fitzpatrick 皮肤分型系统并非为了提供护肤建议而设计。
- 鲍曼皮肤分型系统是作为一种制订面部护肤方案的科学方法而设计的。
- 影响皮肤健康的 4 大问题包括缺水 / 干燥、炎症、色素异常和衰老。
- 任何护肤方案的目标都是消除影响皮肤健康的问题。
- 使用标准化的皮肤分型分类有助于提高沟通效果并辅助研究工作。

新进展

- 混合性皮肤并非是一种真正的皮肤类型。
- 油性皮肤的定义是皮肤产生足量或过量的皮脂。
- 油性皮肤类型相较于干性皮肤类型更健康。
- 色素性皮肤的定义不是基于种族或整体肤色，而是基于肤色的不均匀性：色素性皮肤肤色不均，非色素性皮肤呈现均匀的肤色。
- 皮肤类型会随时间而变化。
- 油性、耐受性、非色素性、紧致皮肤（10 型）被认为是最健康的皮肤类型，可以被视为“正常皮肤类型”。

展望

- 在启动药妆品研究试验时，将按照鲍曼皮肤分型对受试者进行分类后入组，以提高研究结果的标准化。
- 将对护肤方案和皮肤类型进行长期结果的研究。
- 计划对鲍曼皮肤分型及其对多种不同护肤方案的反应开展遗传学研究。
- 将研究微生态对 16 种鲍曼皮肤类型的影响。

一个经过科学验证且标准化的皮肤分型诊断方法对于确保在各性别、年龄和种族群体中准确识别皮肤类型至关重要。准确诊断皮肤类型是推荐最佳护肤方案以促进和改善皮肤健康的必要步骤。对患者进行皮肤分型并监测其皮肤类型的改善具有重要意义，因为这有助于医务人员根据患者的人口学信息和皮肤类型来选择适合的护肤产品（详见第 33 章“医疗机构中护肤品的销售”），提前准备好护肤建议

和方案[详见第35章“护肤方案设计(产品布局)”],更有效地追踪结果,并使用同一术语与同行进行准确的交流。此外,根据医疗机构中不同皮肤类型的流行程度来预测产品的库存需求也变得更加可行。

皮肤学适用的皮肤分型系统

皮肤分型分类系统被广泛用于制订个性化和定制的护肤计划。为了精准地应对皮肤健康潜在的问题,整个护肤方案而不仅仅是单个产品,应以严格对照的方式在不同类型的皮肤上进行测试。需要强调的是,每个产品对整个护理方案的效果都会产生影响(详见第35章),而这一影响可能因皮肤类型而异。如果化妆品化学家、化妆品公司、皮肤科医生、医疗供应商、美容师和化妆品销售人员没有采用统一的专业术语,则难以通过科学方法来实现护肤的标准化。此外,他们还应接受正确使用术语的培训。典型的例子是“敏感性皮肤”,对于这一术语的理解可能因人而异(参见第13章“敏感性皮肤”)。另一个例子是对“混合性皮肤”这个术语的误用,该问题将在本章后续部分详细讨论。

目前存在多种可供选择的皮肤分型系统,但为了确保科学有效以及结果的可重复性,皮肤分型分类系统必须符合以下标准:

- 皮肤类型的诊断需借助经过科学验证的测量仪器。
- 当不同皮肤科医生使用该仪器时,该仪器必须能提供一致的结果。
- 患者自行使用该仪器获得的结果,必须与专业皮肤科医生的判定结果是一致的。
- 该仪器应在不同年龄、性别、种族群体和地理位置进行测试。

最理想的皮肤分型系统还应具备以下特点:

- 该皮肤分型系统需得到皮肤科医生的认可,并在其医疗实践中得到应用。
- 该皮肤分型系统需独立于护肤品牌或制药公司,以确保中立性。
- 该皮肤分型系统应被广泛采用,包括不同品牌、医生、研究人员、化学家、美容师和医疗供应商,以便进行准确的数据比较。
- 专注于皮肤分型研究的皮肤科医生能够并应当依据新的科学发现对该皮肤分型系统进行更新。
- 该皮肤分型系统的更新能够并应当得到科学验证。
- 该皮肤分型系统不能因使用者不同而发生改变,以确保结果的一致性。所有用户都能同时采用更新内容,以保证术语的一致性。

皮肤科医生、美容师和医疗供应商用于讨论皮肤类型的两个主要分型系统是Fitzpatrick皮肤分型系统和鲍曼皮肤分型系统®。这两种分型系统并非相互排斥,因为它们测量的皮肤参数不同。

Fitzpatrick皮肤分型

Fitzpatrick皮肤分型与皮肤对紫外线和光照的晒黑反应相对应(**图10-1**)。它由哈佛大学的Thomas B. Fitzpatrick博士开发,初衷是确定治疗银屑病的紫外线光疗的适当剂量[1]。最初的版本仅包括浅色皮肤类型,随后更新为包括深色皮肤类型。现在它被用于激光参数设置的选择。患者当前的肤色可能与Fitzpatrick皮肤分型不符。例如,一个Fitzpatrick Ⅲ型皮肤的个体如果避免阳光暴露,总是穿着防晒服并使用防晒霜,可能看起来像Fitzpatrick Ⅱ型。使用Fitzpatrick皮肤分型问卷了解皮肤对阳光暴露的反应,比仅评估肤色能更有效地指导激光参数设置。Fitzpatrick皮肤分型系统经常被错误地用于制订护肤方案,但其从未被定位用于此目的;其只提供了关于黑素细胞对光反应的信息,而非关注影响皮肤健康的潜在问题,如炎症和缺水。Fitzpatrick皮肤分型数字级别越高,表示对光的黑色素合成反应越强。较高的Fitzpatrick皮肤分型提示由于阳光暴露导致炎症后色素沉着的风险增加,而皮肤癌的风险降低。与自行评估填写相比,由皮肤科医生填写的Fitzpatrick皮肤分型问卷更准确[2]。这种皮肤分型系统在亚洲人群中可能并不准确[3],有报道其在韩国人群中不太可靠[4]。Fitzpatrick皮肤分型由遗传决定,除非患者接触光敏剂,否则不会随时间而改变(**框10-1**)。

鲍曼皮肤分型

鲍曼皮肤分型适用于指导面部护肤[5]。它具体说明了影响皮肤健康的4大主要问题:缺水/干燥、炎症、色素异常和与衰老有关的生活方式因素。这4个参数以不同的排列组合为16种不同的鲍曼皮肤类型[6-7](**图10-2**A和B)。鲍曼皮肤分型采用一种独特的表示方法,即4个字母的标识、特定的颜色和一个数字,以帮助患者记住他们自己特定的皮肤类型。这些皮肤类型进一步细分为4种敏感性皮肤亚型,包括痤疮型、面部红斑型(玫瑰痤疮型)、

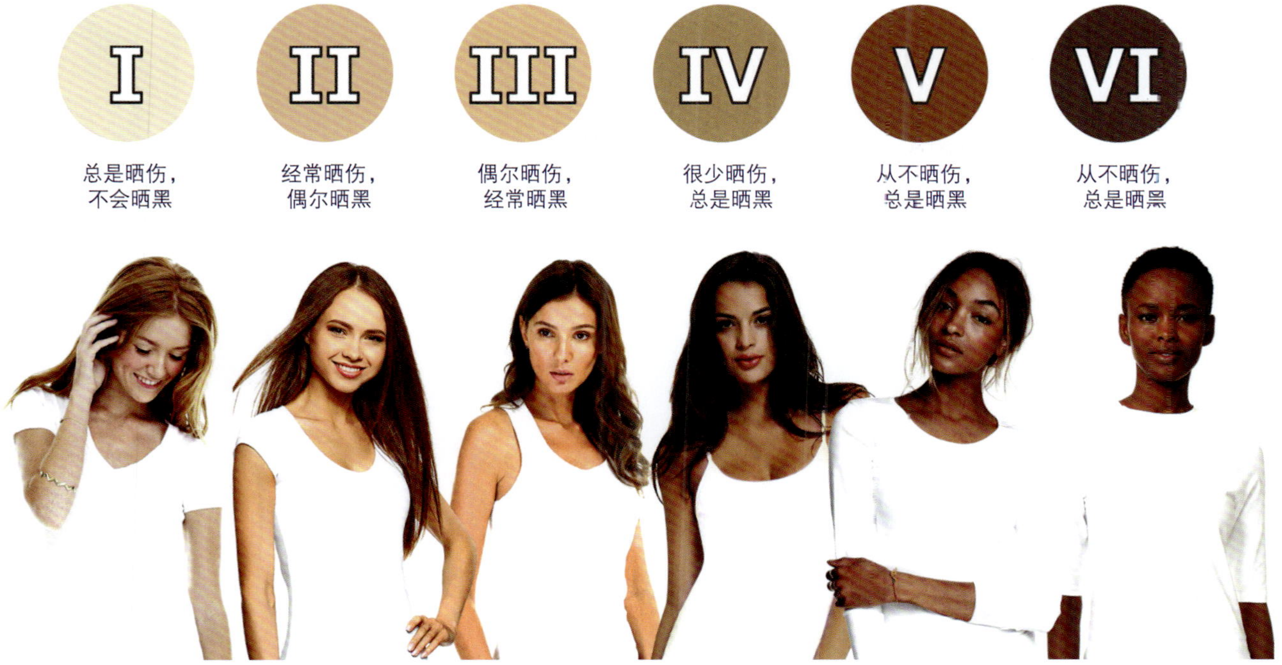

图 10-1　Fitzpatrick 皮肤分型基于皮肤对紫外线照射的反应

框 10-1　Fitzpatrick 皮肤分型

1. 测量皮肤在紫外线照射后合成黑色素的能力。
2. 评估必须由经过专业培训的专业人员进行，而不是患者自行填写。
3. 在许多亚洲族裔中可能不太准确。
4. 与治疗皮肤疾病应使用的紫外线或光照的剂量相对应。
5. 有助于确定在处理毛发或色素问题时应使用哪种激光参数。
6. 有助于预测激光、光疗和其他美容治疗后的炎症后色素改变（post-inflammatory pigment alteration，PIPA）。
7. 可能有助于预测患皮肤癌的风险。
8. 必须由经过专业培训的医务人员进行评估。
9. 不能与护肤常规流程或护肤品需求相对应。
10. 不会随时间而发生改变。
11. 适用于全身皮肤。

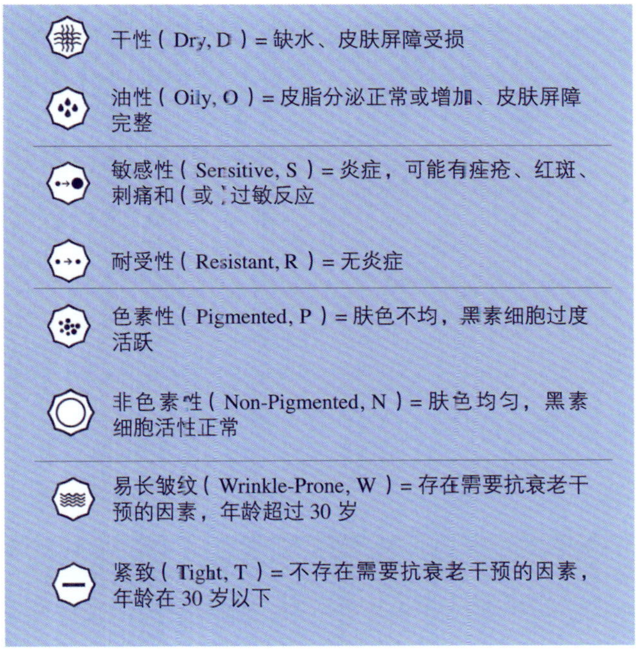

图 10-2A　每种皮肤特征被指定为一个字母

刺痛型和过敏型（**图 10-3**）。鲍曼皮肤分型的应用有助于揭示日常护肤方案中需要解决的潜在问题，以提高皮肤健康水平（**框 10-2**）。

影响皮肤健康的 4 大问题

鲍曼皮肤分型系统通过使用调查问卷来判断皮肤是否受到以下 4 个主要问题之一或多个问题的困扰[8]：缺水、炎症、色素异常和与衰老有关的生活方式因素（**图 10-4**）。无论这 4 个问题中存在哪一个，都为改善皮肤健康和外观提供了机会。我们的目标是将这些问题转化为与健康皮肤相对应的特征（**图 10-5**）。例如，具有潜在炎症问题的皮肤被归类为敏感性皮肤。目标是通过阻断炎症通路并将皮肤转变为更加耐受炎症影响的皮肤类型。影响皮肤健康的 4 大问题都有相应的章节，详细解释其潜在病因和治疗方法。

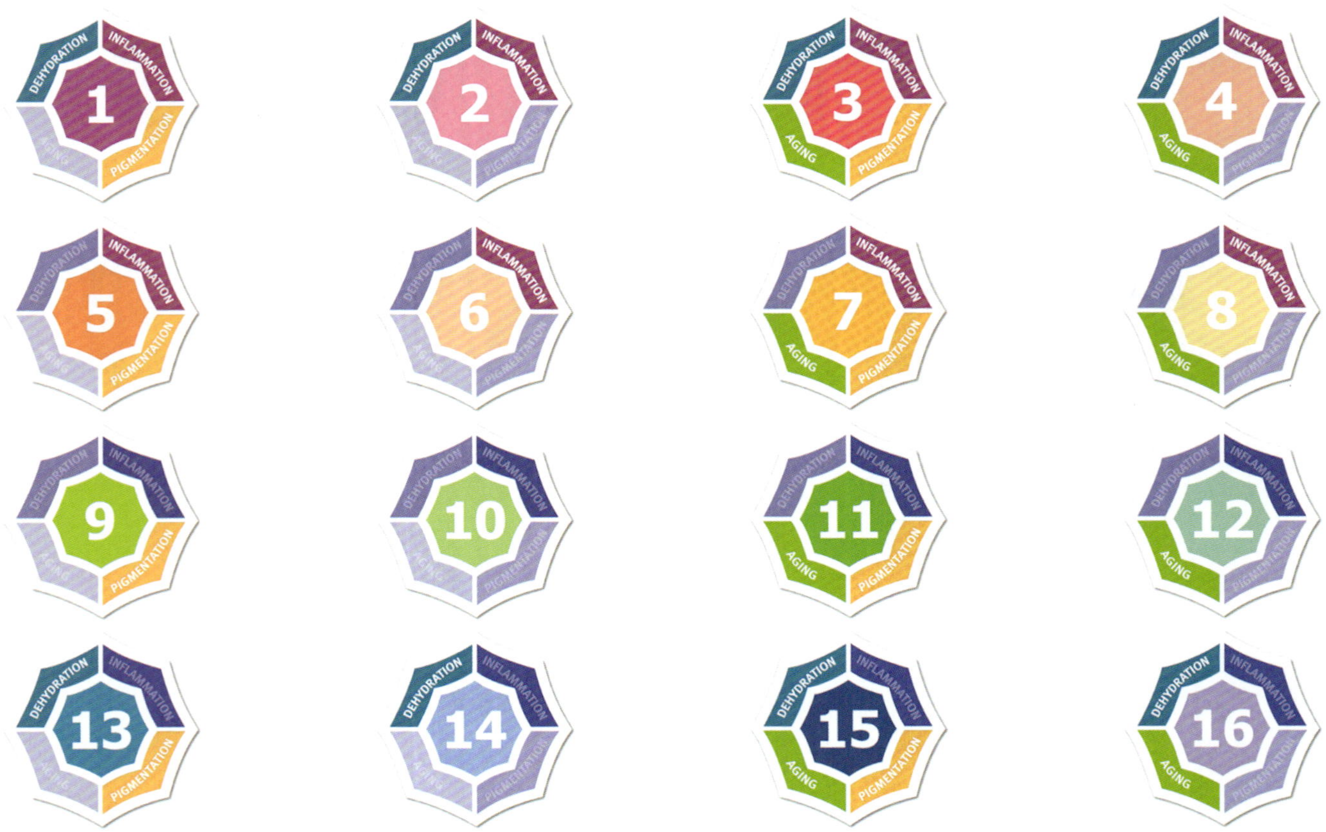

图 10–2B 鲍曼皮肤分型系统中的 16 种类型。除类型 10 是最健康的皮肤类型外，每种皮肤类型都对皮肤健康存在影响。

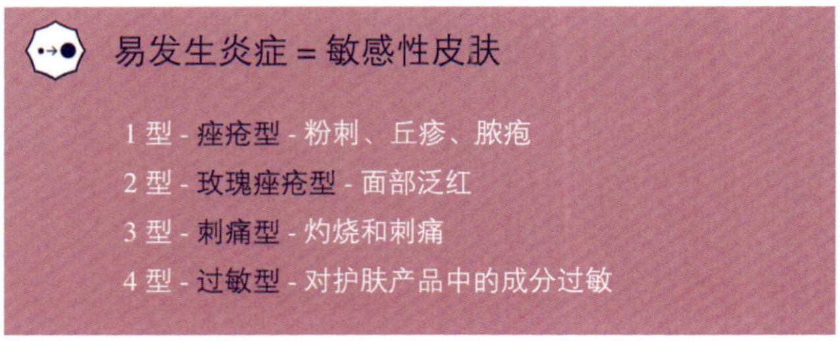

图 10–3 敏感性皮肤可进一步细分为不同的亚型。每个标有“S”的敏感性皮肤类型均包括这 4 个亚型。

框 10–2 鲍曼皮肤分型

1. 确定影响皮肤健康的 4 大关键问题：缺水 / 干燥、炎症、色素异常以及加速衰老的生活方式因素。
2. 采用经过科学验证的问卷进行诊断。
3. 诊断问卷可以由患者自行填写完成。
4. 已在所有性别和不同种族中验证。
5. 就使用哪些成分给出了具体建议。
6. 就应避免使用哪些成分给出了具体建议。
7. 用于定制个性化的护肤方案。
8. 随着年龄、压力、饮食、激素水平、地理位置、季节以及护肤流程的变化而作出相应调整。
9. 通过识别不健康的生活方式习惯，可能有助于预测患皮肤癌的风险。
10. 仅适用于面部皮肤。

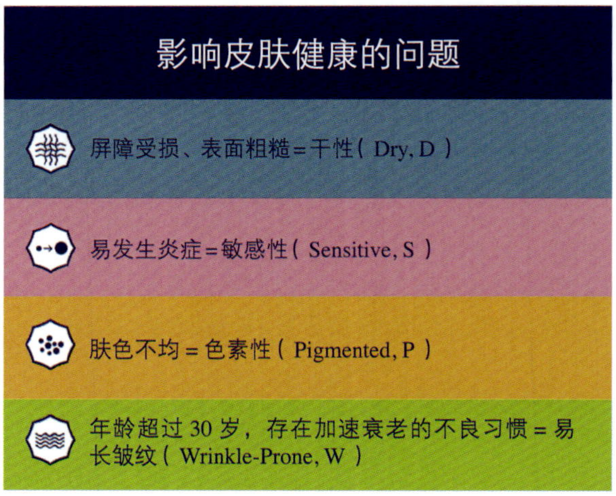

图 10–4 4 大皮肤健康问题

鲍曼皮肤分型系统的命名方式反映了皮肤是否表现出健康问题或其对应的健康皮肤特征。它采用如下分类法[9]：

1. 油性皮肤与干性皮肤（O 与 D）

2. 敏感性皮肤与耐受性皮肤（S 与 R）

3. 色素不均皮肤（也称为“色素性皮肤”）与非色素不均皮肤（也称为“非色素性皮肤”）（P 与 N）

4. 易长皱纹皮肤与无皱纹皮肤（也称为“紧致

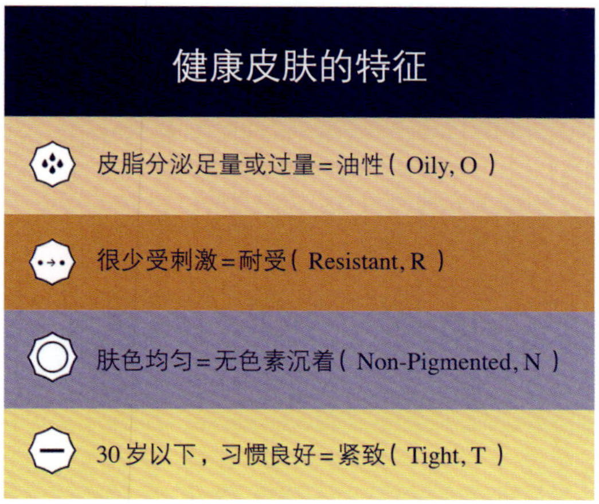

图 10–5　健康皮肤的特征

皮肤"）（W 与 T）

仅表现出健康皮肤特征且无潜在健康问题的皮肤被称为理想皮肤类型，即为鲍曼皮肤分型 10 型。实现这种"完美的 10 型皮肤类型"（也称为正常皮肤），是所有护肤方案和美容治疗方案的目标（**图 10-6**）。

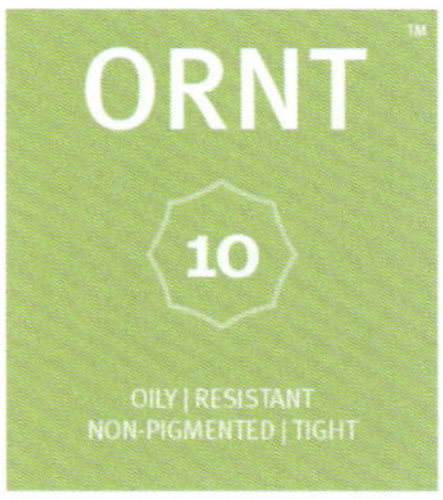

图 10–6　理想皮肤类型，又称为正常皮肤。

鲍曼皮肤分型的诊断

采用经过验证的自我评价问卷软件——鲍曼皮肤分型指标（Baumann Skin Type Indicator，BSTI）已在所有性别、多个种族和多种气候条件下进行了测试[10-15]。该系统已被数百名来自美国国内外的皮肤科医生用于诊断患者的鲍曼皮肤分型[9, 16]、制订护肤方案[17-19]、开展患者教育以及研究[20-21]。

经过验证的 BSTI 问卷根据影响皮肤健康的 4 大问题和 4 个皮肤健康特征的存在与否来确定皮肤类型[10, 15]。问卷通过一系列问题来收集病史信息，以确定皮肤类型。该问卷甚至比亲自面诊患者的皮肤更有帮助，因为对面部皮肤的目测检查只能提供当前皮肤状态的信息，而基于病史的问卷则能够反映出皮肤既往在不同情况下的反应。理想情况下，医生应该亲自对患者进行评估并填写问卷。但随着远程医疗的可及性提高，医务人员即使无法亲自面诊，也可以依靠这些问卷来提供所需的正确信息，以便设计针对潜在皮肤问题的有效护肤方案。

16 种鲍曼皮肤类型

鲍曼皮肤分型系统包含 16 种不同的类型，通过使用 4 个字母、颜色和数字的组合来标识和记忆。例如，一个皮肤干燥、面部发红、肤色均匀和有细纹的患者将被归类为 DRNW 型（即干性、耐受性、非色素性和易长皱纹）（**图 10-7**），对应于鲍曼皮肤分型的第 16 型和丁香色的标识。

这种综合运用字母、颜色和数字的设计是因为研究发现一些患者更容易记住其皮肤类型的数字，而另一些则更倾向于记住颜色或 4 个字母的标识。这一皮肤分型系统有助于医生、工作人员和患者之间更顺畅的交流，同时也有助于为患者的皮肤类型量身定制最佳的护肤产品方案[17]。问卷的互动性、皮肤类型的颜色编码、详细的皮肤类型信息、护肤的标准步骤以及后续的随访沟通，均有助于提高患者的依从性（参加第 34 章"医疗过程中的护肤品销售"）。

鲍曼皮肤分型共有 16 种类型。然而，考虑到敏感性皮肤亚型，实际上存在 40 种不同的皮肤类型（**图 10-8**）。利用 STS 软件，能够自动对皮肤类型进行分类，并为其提供相应的护理方案，从而避免需要理解所有不同的皮肤类型变化的繁琐任务。为了简化，我们可以将这一分类系统视为包含 16 种主要皮肤类型。关于敏感性皮肤亚型将在后续章节中讨论（参见第 11 ~ 19 章）。接下来将探讨每个影响皮肤健康的问题，但首先要关注混合性皮肤的问题。

何为混合性皮肤

鲍曼皮肤分型系统不包含对混合性皮肤的分类。消费者经常使用"混合性皮肤""干性混合性皮肤"或"油性混合性皮肤"等词汇来描述他们的肤质，但这种称谓并不准确。没有针对混合性皮肤的科学分类；当患者自称是混合性皮肤时，可能指的是以下两种情况之一。

1. 皮肤类型的变化：在低湿度和寒冷环境下，皮肤可能感到干燥；而在炎热、潮湿的环境中，皮肤可能变得油腻。在这种情况下，鲍曼皮肤类型会随季节变化，冬季时表现为干性皮肤，夏季则为油性皮肤。这可以被称为季节性变化的皮肤类型，或者是动态变化的皮肤类型，因为在干燥环境中，皮

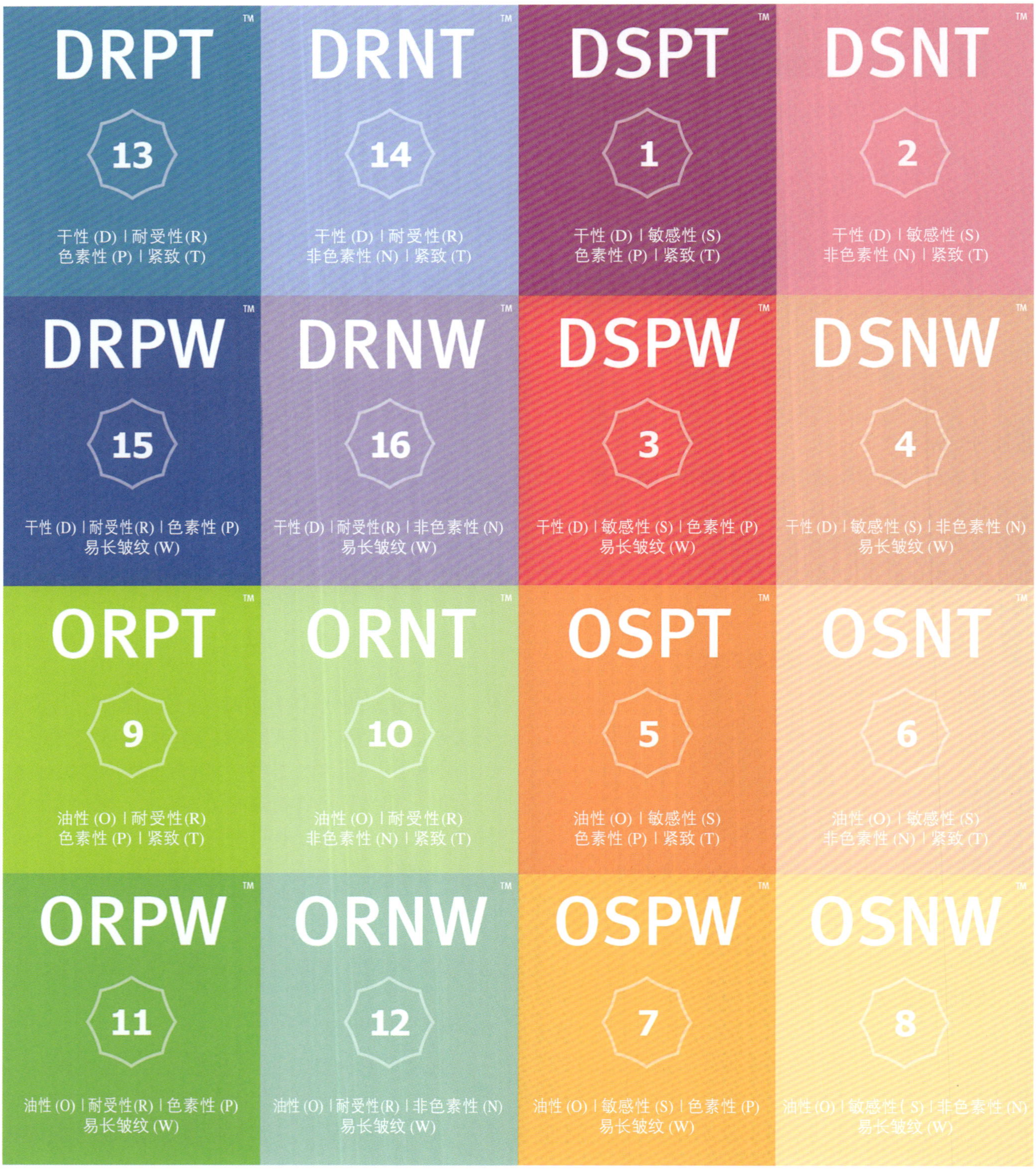

图 10–7 上述组合形成 16 种不同的鲍曼皮肤分型

肤屏障可能无法适应境，导致水分流失。寒冷的空气通常含水量较低，因此可能引起皮肤干燥。只有那些能够分泌足量皮脂以对抗干燥环境影响的皮肤不太容易出现季节性变化，除非皮肤屏障受到损害，否则具有完好皮肤屏障的皮肤通常不会呈现季节性变化。对于皮肤类型发生变化的患者，应根据季节性变化调整护肤方案，因为他们的鲍曼皮肤分型在油性和干性之间变化。

2. T 区油脂分泌过多：有些患者声称自己的皮肤属于混合性，因为其面部在同一时间可能同时表现出油性和干性状态。在所有皮肤类型中，面部 T 区的皮脂腺密度比面颊两侧更大，当这些皮脂腺

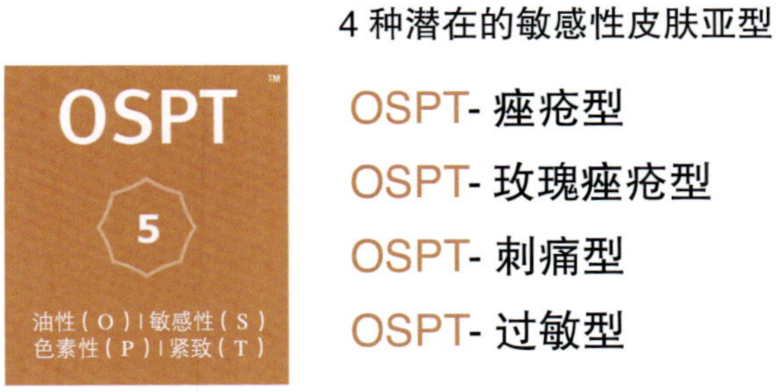

图 10-8　每一类敏感性皮肤可分为 4 个亚型。该示例中我们可以看到，一个患有痤疮、皮脂分泌充足或增加、存在炎症、色素沉着不均、年龄在 30 岁或以下、生活习惯健康的患者，将被归类为 OSPT 痤疮型或 OSPT1 型。

产生过多皮脂时，这种差异就会很明显。如果 T 区皮脂分泌过度，而面颊皮肤又感到干燥，那么根据皮肤屏障的状态和 T 区的皮脂量，在鲍曼皮肤分型系统中可以被归类为油性或干性皮肤类型。如果 T 区合成足够的皮脂并形成一层保护性膜来弥补受损的皮肤屏障，那么这种皮肤可被归类为油性皮肤类型。但如果 T 区的皮脂分泌不足以滋润面颊，则诊断为干性皮肤类型。

多久进行一次皮肤分型

鲍曼皮肤分型应至少每年诊断一次，因为皮肤类型可能因多种因素而发生变化，如气候、生活方式、饮食、微生态、激素水平、怀孕、药物使用、日晒和吸烟等。每次就诊时，应根据患者的皮肤健康状态来评估和更新其皮肤类型和护肤方案。当患者或医务人员认为当前护肤方案不再有效时，可随时重新填写诊断问卷。

鲍曼皮肤分型系统解析

本部分将简要探讨鲍曼皮肤分型系统分类背后的基本思路。同时，我们将重点关注经过验证的问卷中使用的问题类型，这些问题将在接下来的内容中详细探讨。接下来，我们将引导读者至相应的章节进一步了解导致干性、油性、敏感性、色素异常和老化皮肤问题的原因，以及相应的治疗方法。

皮肤水合：油性（O）与干性（D）

通过问卷判定皮肤是油性还是干性是具有挑战性的。研究表明，在询问皮肤是油性或干性的问题时，回答往往与客观测量结果不一致[22]。经过多年的研究以及与皮脂仪（用于测量皮脂分泌）和水分仪（用于测量皮肤水合）进行对比测试，我们成功开发了一个经过科学验证的问卷，用于准确衡量皮脂分泌情况，以确定正确的皮肤类型[10]。有趣的是，许多人（包括皮肤科医生）一直不同意对其皮肤油性或干燥的诊断，直到客观测量证明了他们对其皮脂分泌率的想法是错误的。这种自我误判导致超过 50% 的人群使用了不适合其皮肤类型的清洁剂和保湿剂[23-24]。鲍曼皮肤分型问卷在几乎所有情况下都能正确地诊断皮肤类型。只有在极少数情况下（不到 1%），皮肤类型问卷可能会在油性和干性方面做出错误的诊断。这种情况通常发生在那些除了水之外根本不在面部使用护肤品的患者身上，因为他们在某些问题上的回答与常规不同，从而影响结果的有效性。下文将讨论如何解释这种现象以及如何处理它。

在某些情况下，患者可能会感到困惑，因为他们既往使用或者熟悉那些不准确的表述如“混合性皮肤类型”或“正常皮肤类型”，而这些表述在鲍曼皮肤分型系统中并非正式的皮肤类型分类。鲍曼皮肤分型系统将“正常皮肤类型”归类为油性，具体情况如下所述，而混合性皮肤类型已在上文讨论过。如果患者感到疑惑，我们应该向他们解释鲍曼皮肤分型系统是基于可测量的皮脂分泌率和皮肤水分仪检测结果，并且术语与科学基础是一致的。最终，他们会正确理解相关术语。

干性皮肤

干性皮肤是由于皮肤屏障受损而导致皮肤表面水分过度蒸发，导致皮肤干燥。这一情况可因缺乏天然保湿因子和皮脂分泌减少而加重。皮肤需要水分来维持正常功能，因为对皮肤正常功能至关重要的多种酶和其他物质都需要水分。干燥的皮肤会感觉粗糙，表现为角质层表面堆积死亡的角质细胞，并且反光性差。干性皮肤患者可能会抱怨皮肤看起来暗淡无光或缺乏光泽。皮肤表面的细纹也更明显。对于较深肤色的个体而言，由于透明皮肤细胞在含有黑色素的角质形成细胞上积聚，会导致出现脱皮或灰白的外观。缺水还可能导致一系列其他问题，包括刺激性反应、炎症和皮肤老化的敏感性增加（详见第 12 章“干性皮肤”）。因此，缺水被认为是影响皮肤健康的 4 大关键问题之一。

干性皮肤的患者通常会表述以下症状，或者在鲍曼皮肤分型问卷中做出下述回答，这些信息有助于评估干性皮肤的严重程度。对此，作者在这些表述后面提供了见解以供读者参考。

- “我每天仅在脸上涂一次保湿霜。”这通常表明他们的皮肤只是轻度干燥。
- “我每天早晚都在脸上涂保湿霜。”这是中度至重度干性皮肤者最常见的描述。过度油性皮肤通常不会选择这个答案。
- “肥皂会使我的皮肤变干。”非常干燥的皮肤类型无法耐受阴离子型清洁剂和其他含有洗涤剂的泡沫清洁剂（参见第40章“清洁剂”）。
- “我的脸感觉粗糙。”中度至重度干性皮肤类型者会报告皮肤感觉粗糙。
- “如果我不使用保湿霜，我的脸会感到不舒服。”这是干性皮肤的一个重要线索。油性皮肤类型者通常不会有这种抱怨。
- “我用清洁剂洗完脸后，我的脸会感觉紧绷和干燥。”除非患者使用含脂质的乳霜清洁剂，否则所有类型的皮肤（除非是过度油性皮肤类型）在清洁后都会感到干燥和紧绷。这并没有提供太多有价值的信息。然而，如果他们在清洁后未立即感到干燥，更可能是油性皮肤，而非干性皮肤。
- “我用清洁剂洗脸后，我的脸会感到紧绷和干燥，持续10～20分钟。”这更有指导意义，因为大多数皮肤类型在洁面后的20分钟内会感到干燥，这是因为皮脂腺大约需要20分钟的时间才能补充泡沫清洁剂去除的皮肤表面脂质。干性皮肤者在20分钟后仍会感到干燥和不适。
- “我喜欢厚重的乳霜和（或）油类护肤品在皮肤上的感觉。”这表明患者的皮肤干燥或非常干燥。在某些情况下，正常油性皮肤类型者也会说他们喜欢某款护肤产品的厚重感。在这种情况下，通过问卷诊断的鲍曼皮肤类型可能需要在后续就诊中予以确认，以决定是否应该更换为更轻薄的保湿霜，以及患者的皮肤类型是否已变为油性皮肤类型。过度油性皮肤类型者通常不会这样说。

油性皮肤

油性皮肤因皮脂来源的脂质在皮肤表面形成一层封闭层，有助于皮肤屏障保持水分。即使患者因遗传或环境因素导致皮肤屏障受损，只要存在足够的皮脂，皮肤仍能通过皮脂的保湿和封闭作用而保持水润。在鲍曼皮肤分型系统中，“油性皮肤”是最健康和最理想的状态，因为皮脂具有抗氧化和保湿作用，有助于保护皮肤免受环境侵害。衰老皮肤的特点是皮脂水平降低，皮脂分泌率在30岁后逐渐下降。因此，在老年人中，皮肤上有适量的皮脂显得尤为重要。

鲍曼皮肤分型系统将油性皮肤分为两个亚型：过度油性皮肤和正常油性皮肤（即理想的皮肤水合状态）。过度油性皮肤表现为皮脂分泌过多，皮肤发亮，不喜欢使用厚重的保湿霜和防晒霜，并且频繁出现粉刺。这类皮肤就是患者常常提及的“油性皮肤”类型。另一个亚型是正常油性皮肤，被患者称为“正常皮肤”。尽管它被分类为油性皮肤类型，但为了维持皮肤的健康水润，足够皮脂来源的脂质是必要的。油性皮肤类型本质上是水润皮肤类型。

油性皮肤患者通常会就自己的皮肤状况给出以下陈述或问卷回答，这些信息有助于我们判断他们是正常油性皮肤还是过度油性皮肤。

- “我可以使用任何肥皂洗脸，而不会觉得干燥。”这一陈述几乎可以确认患者为油性皮肤，并且可能是过度油性皮肤。然而，在某些情况下，对护肤品一无所知的干性皮肤男性（有时是女性）也可能会给出上述答案。
- “我从不或只是偶尔涂保湿霜。”在大多数情况下，这可以诊断为正常油性或过度油性皮肤。然而，完全不使用面部护肤品的男性和女性也可能会选择这个答案，这可能导致鲍曼皮肤分型诊断错误。如果患者被诊断为油性皮肤类型，但在检查时表现为干燥，或者其他症状与干性皮肤相符，请记住这个问题可能会产生错误的结果。在这种情况下，可以考虑将皮肤类型的诊断从油性改为干性。
- “洗脸后，我不在脸上涂抹任何产品。”这一陈述几乎可以诊断为正常油性或过度油性皮肤。然而，完全不使用面部护肤品的男性和女性也可能会选择这个答案，同样会导致鲍曼皮肤分型诊断错误。如果患者被诊断为油性皮肤类型，但在检查时表现为干燥，或者其他症状与干性皮肤相符，请记住这个问题可能会产生错误的结果。在这种情况下，可以考虑将皮肤类型的诊断从油性改为干性。
- “我的脸某些部位很油。”这是干性至油性皮肤类型随季节变化或正常油性皮肤类型的人常给出的答案。它反映了T区的皮脂分泌增加。
- “我的脸非常油。”多项研究表明，人们通常对自身分泌的皮脂量产生错误的认识，而且仅凭这一描述并不能确定皮脂的分泌情况。然而，一项此类研究表明，人们通常低估了自身分泌的皮脂量[22]。如果患者说他们的脸非常油，那么他们几乎总是属于过度油性皮肤类型。

理想的皮肤类型是正常油性皮肤，分泌足够但不是过多的皮脂。在鲍曼皮肤分型系统中，这种类型被称为“油性皮肤类型”。选择清洁剂和保湿霜时，需要考虑皮肤类型是干性或油性。

干性（D）与油性（O）皮肤的护肤原则

干性皮肤的护肤原则

当为表现为干性皮肤的 8 种皮肤类型中的任何一种制订护肤方案时，首要步骤是对抗缺水，构建皮肤屏障并保湿。目标是使皮肤尽可能接近正常油性皮肤类型，即皮肤表面有健康的保护性脂质。缺水可导致其他皮肤健康问题，因此在处理色素和老化问题之前必须先予以纠正。此外，需要注意的是，许多美白和抗衰老成分会刺激干燥皮肤，诱发炎症反应，使皮肤状况比治疗前更差。因此，第 1 阶段解决皮肤水合问题将有助于皮肤长期恢复（**图 10-9**）。正确选择清洁剂、洁面用水和保湿霜对于干性皮肤的治疗至关重要（参阅第 12、40 和 43 章中的“保湿剂”部分）。

油性皮肤的护肤原则

油性皮肤类型因为无缺水问题而在一开始就有优势。油性皮肤使用保湿霜的主要目的是提供必需的水分，而不会引发粉刺。正常油性皮肤类型可选择轻薄、不致粉刺的保湿霜，如含有透明质酸的精华液，这有助于促进护肤方案中其他护肤产品的渗透。皮脂可能会阻碍重要成分的渗透，因此透明质酸的促进作用可显著提高效果。T 区出油的油性皮肤类型则仅在面颊两侧使用轻薄的保湿霜，避免涂抹在皮脂分泌较多的 T 区。过度油性皮肤类型则不必每天早晚使用保湿霜。过度油性皮肤通常难以接受防晒霜，省略保湿霜可提高使用防晒霜的依从性。在使用防晒霜时，表面叠加散粉有助于减少油腻感。过度油性皮肤类型可以从低剂量异维 A 酸治疗中获益。关于如何治疗油性皮肤的详细内容将在第 11 章“油性皮肤”和第 40 章中进行讨论。

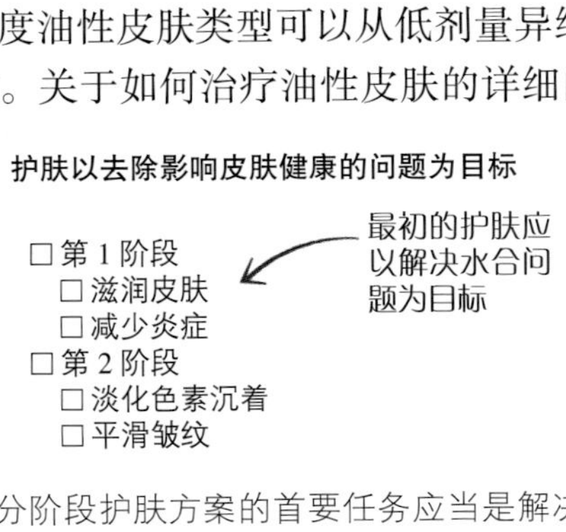

图 10-9　分阶段护肤方案的首要任务应当是解决水合和炎症问题

皮肤类型改变时的护肤原则

皮肤类型可以因地理位置、气候条件以及季节的变化而从油性变为干性。在冬季或干燥气候中，皮肤容易变得干燥；而在夏季和温暖气候中，皮肤则可能变得油腻。因此，我们需要根据不同的季节和气候条件采用不同的护肤方案。在寒冷干燥的气候中，我们应该遵循适用于干性皮肤的护肤原则；而在温暖潮湿的气候中，应该采用适用于油性皮肤的护肤原则。

干性和油性皮肤的医美治疗

可以同时应对干燥和油腻的医美治疗手段并不多。对于干性皮肤，机械性去角质方法如磨皮术、微晶磨削和面部磨砂能够帮助改善皮肤质地。化学剥脱术也可以帮助平滑角质层，使皮肤更富有光泽，因此可能是干性皮肤的不错选择。油性皮肤类型通常伴有粉刺，因此，面部粉刺清除术、水杨酸化学剥脱术以及美塑疗法可为其带来益处。目前正在研究光和激光技术是否能够缩小皮脂腺，以确定其是否为油性皮肤提供有效的解决方案。

皮肤敏感性：敏感性（S）与耐受性（R）

敏感性皮肤的特征是炎症，表现为痤疮、玫瑰痤疮、灼烧感和刺痛感或者皮疹（参见第 12 章）。而耐受性皮肤的特点是皮肤状态稳定，不容易发炎，痤疮、面部红斑、面部刺痛和皮疹在这种皮肤类型中很少见。尽管所有皮肤类型都可能偶尔出现痤疮、激动后面部潮红或在接触过敏原或刺激物后出现皮疹，但这种情况在敏感性皮肤中更为常见，而在耐受性皮肤中则很少发生。

敏感性皮肤

敏感性皮肤是由炎症引起的。炎症的发生源于多种原因和复杂的信号通路，哪些途径导致炎症则取决于敏感性皮肤的亚型。皮肤干燥也是炎症的诱因之一。尽管皮肤屏障受损容易导致敏感性皮肤，但这并非必要因素。关于炎症的详细原因将在第 13 章和第 15～19 章中探讨。短期炎症是一种必要的保护性反应，对皮肤起到防御作用，用于抵抗微生物、过敏原和刺激物。然而，长期炎症则对机体不利，并且越来越被认识到是导致疾病和衰老的主要原因之一，故有学者提出了“炎症性衰老”这一概念[25]。炎症可以激活黑素细胞，导致皮肤色素沉着不均，胶原蛋白、透明质酸和弹性蛋白分解，进而导致皮肤松弛，出现细纹和皱纹。因此，我们有必要努力来避免、缓解和控制炎症。

在鲍曼皮肤分型系统中，有 8 种敏感性皮肤会表现出炎症，这些皮肤类型进一步细分为 4 个亚型（**图 10-3**）。敏感性皮肤类型可同时表现出多种敏感性皮肤亚型，例如可能同时存在痤疮、面部红斑（即玫瑰痤疮）和皮肤刺痛（详见第 13 章）。

耐受性皮肤

耐受性皮肤的人极少出现痤疮、红斑、刺痛或皮疹等问题。一般来说，他们可以采用更为强效的护肤产品，而敏感性皮肤则需要更为温和的治疗。例如，耐受性皮肤类型的人通常可以更快地开始使用维 A 酸类药物，而且不易出现红肿和脱屑等不良反应。护肤品选择错误、压力增大、饮食不当、微生态变化、疾病、新药物的使用以及错误的护肤方法等均可能将耐受性皮肤类型变为敏感性皮肤类型。

敏感性（S）与耐受性（R）皮肤的护肤原则

敏感性皮肤的护肤原则

抗炎成分对所有敏感性皮肤亚型都是有益的（详见第 38 章“抗炎成分”）。炎症对于完成护肤治疗计划的第 1 阶段目标很重要，因为炎症会加剧其他与皮肤健康相关的问题，如色素沉着和老化。在为敏感性皮肤制订护肤方案时，应根据存在的敏感亚型来选择合适的产品。如果患者同时具有多个敏感亚型，应首先治疗最具破坏性和最严重的亚型。例如，如果患者属于过敏性皮肤类型并对甲醛过敏，那么首要任务就是使用不含甲醛的护肤产品；否则，炎症将无法得到有效控制。如果患者同时出现痤疮和面部红斑，医务人员必须明确诊断是痤疮还是玫瑰痤疮，并针对相应的病因制订护肤方案（**图 10-10**）。尽管在很多情况下，痤疮和面部红斑可能会同时存在，但其中一种疾病是造成患者临床表现的主要原因，应针对其制订护肤措施。玫瑰痤疮通常伴随刺痛症状，因此治疗玫瑰痤疮常常可以解决刺痛问题。如果刺痛不伴有面部红斑，避免使用低 pH 值、含香料或某些防腐剂的产品通常可以缓解刺痛。对于许多男性剃须后出现的皮疹，需要深入了解根本原因，因为剃须刀的类型和剃须方法可能会产生影响。有关敏感性皮肤护肤问题的深入讨论，请参阅第 13 章（**框 10-3**）。

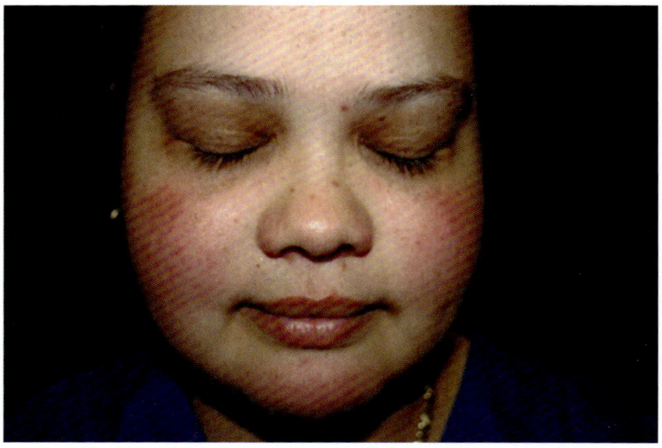

图 10–10 该患者同时表现为 1 型（痤疮）和 2 型（玫瑰痤疮）敏感性皮肤（丘疹、脓疱和红斑）。应首先针对其中较严重的类型进行治疗。该患者的丘疹主要由玫瑰痤疮引起，因此她将接受针对玫瑰痤疮的护肤治疗。需要注意的是，治疗痤疮的药物可能会刺激其皮肤，进而加重面部红斑的情况。

框 10–3 针对敏感性皮肤亚型的成分考量

痤疮亚型适用成分：
- 甘醇酸
- 维 A 酸类
- 水杨酸
- 银离子
- 局部外用抗生素

刺痛和灼热亚型需避免的成分：
- 抗坏血酸
- 阿伏苯宗
- 苯甲酸
- 泡沫清洁剂
- 羟基酸
- 薄荷醇
- 薄荷油
- 磨砂膏
- 金缕梅

耐受性皮肤的护肤原则

耐受性皮肤的人可以使用绝大多数护肤产品，发生不良反应（如痤疮、皮疹或刺痛）的风险较小。与敏感性皮肤类型相比，耐受性皮肤可以更早地耐受更强效的成分和产品，而不需过多准备工作。对于油性耐受类型（OR 型）皮肤，许多产品可能不太有效，因为这些患者对产品成分的渗透阈值极高。他们的皮肤屏障完整，皮肤上覆盖有一层皮脂保护层，这两个因素都会阻碍成分的渗透。在这种情况下，使用透明质酸等促渗成分是有益的。水杨酸清洁剂也有助于提高油性耐受性皮肤对护肤产品成分的渗透性（详见第 40 章）。

耐受性皮肤的个体通常反映曾尝试过的护肤产品“未见效果”，这可能是因为这些产品对于耐受性皮肤来说不够强效。耐受性皮肤类型患者可以使用更高浓度的羟基酸和维 A 酸类药物治疗，他们不太可能出现敏感性皮肤类型难以耐受的护肤品过敏反应。

敏感性和耐受性皮肤的医美治疗

患有痤疮和玫瑰痤疮的敏感性皮肤类型可能会受益于美容治疗。对于痤疮类型，可考虑进行面部粉刺清除术或美塑疗法以清除粉刺，皮质类固醇注射治疗痤疮囊肿，蓝光光疗减少细菌数量，以及红光或激光治疗改善炎症。化学剥脱术也是治疗痤疮的一种方法。而玫瑰痤疮皮肤类型则可从血管激光治疗和红光疗法中获益，也可考虑肉毒毒素注射，据报道它能改善玫瑰痤疮的症状 [24, 26-27]。目前尚无适用于灼烧 / 刺痛皮肤或过敏性皮肤的美容治疗方案。

此外，敏感性皮肤类型也可能从饮食调整和生活方式改变中获益。研究表明，乳制品和糖的摄入会加重痤疮症状。压力可加重炎症和增加皮脂分泌，从而使痤疮皮损的数量增加。玫瑰痤疮皮肤类型通常存在一些饮食诱发因素，如辛辣和烫的食物、酒精。压力也会诱发玫瑰痤疮。最新研究显示皮肤微生态与玫瑰痤疮之间存在相关性 [28]。

色素沉着：色素性（P）与非色素性（N）

本部分内容与种族无关。尽管深色皮肤类型更容易表现出“P”（色素性）的皮肤特征，但该参数并非涉及整体肤色；相反，它描述了肤色的均匀性或不均匀性（**图 10-11**）。P/N 参数描述的是出现色素沉着的倾向，这种色素沉着可能由黑素细胞的活化引起，例如日光性黑子、黄褐斑以及痤疮皮损导致的炎症后色素沉着。

确定患者是 P 还是 N 皮肤类型的问题是询问患者面部是否出现色斑和肤色不均的现象。如果他们回答“是”，接下来可以选择是否希望治疗肤色不均或保持不变。在大多数情况下，患者倾向于保留深色斑点（雀斑）。这涉及三种可能性：

- 患者想要淡化深色区域的肤色不均 =P 皮肤类型
- 患者想要保持原样 =N 皮肤类型
- 肤色均匀 =N 皮肤类型

理解这种皮肤类型的简单方法是 P 代表配方中含有美白成分，而 N 代表无美白成分的配方。P/N 参数与评估皮肤色素合成能力的 Fitzpatrick 皮肤分型非常相似。两者之间的区别在于鲍曼皮肤分型中的 P/N 参数评估的是在填写问卷或体格检查时这一特定时间点的皮肤外观，而 Fitzpatrick 皮肤分型则关注终身的皮肤色素变化趋势。这种细微差异很重要（**表 10-1**）。

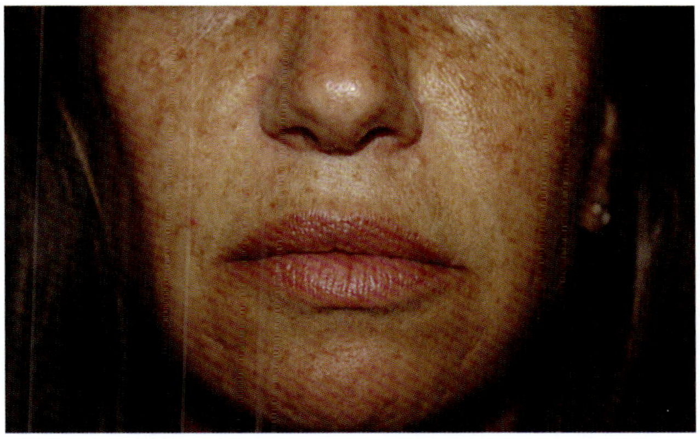

图 10–11 色素性皮肤类型的诊断基于肤色的不均匀性，而非基于种族或 Fitzpatrick 皮肤分型。该图展示的是色素性皮肤类型。

色素性（P）与非色素性（N）皮肤的护肤原则

非色素性（N）皮肤类型的人不需要特殊的护肤产品。然而，对于色素性（P）皮肤类型的人，美白成分如酪氨酸酶抑制剂、抗氧化剂、抗炎成分、维 A 酸类、蛋白酶活性受体 2（PAR-2）阻断剂和去角质剂是有益的。这些成分在第 41 章“美白剂”中将详细讨论。关于黑色素合成的基础知识将在第 14 章“肤色不均”中讨论，而导致皮肤色素沉着的皮肤疾病将在第 20 章“皮肤色素沉着性疾病”中讨论。

表 10–1 鲍曼皮肤分型系统 P/N 参数与 Fitzpatrick 皮肤分型的比较

鲍曼皮肤分型 P/N 参数	Fitzpatrick 皮肤分型
目前的皮肤外观	初次紫外线暴露时的皮肤反应
与种族无关	与种族相关
决定护肤需求	决定紫外线治疗所需剂量
决定是否需要美白皮肤	决定激光参数设置
若为 P 型，则 PIPA 风险增加	预测 PIFA 风险
由患者治疗意愿决定	与患者意见无关
随治疗而变化	终身保持一致
与皮肤癌风险无直接相关性	与皮肤癌风险相关

针对色素沉着的成分（如维 A 酸类和酪氨酸酶抑制剂）可能诱发皮肤刺激和炎症。炎症反过来会增加色素沉着和衰老的风险。因此，如果皮肤属于干性或敏感类型，在第 1 阶段最好先治疗这些影响皮肤健康的问题。4 周后，如果干燥和（或）炎症有所改善，可以考虑添加针对色素沉着的成分（必要时还包括抗衰老成分）。治疗色素性皮肤类型需要采取两种不同的护肤方案：一种包括酪氨酸酶抑制剂和去角质剂，另一种则包括抗氧化剂、PAR-2 阻断剂和维 A 酸类成分。多数医生会制订 4 个月的治疗方案，之后再调整为 1 个月的维持方案。1 个月后，如果皮肤仍属于 P 皮肤类型，就需要重新开始治疗方案。一旦皮肤达到 N 皮肤类型状态，便可采用相应的维持方案（更多详细内容参见第 14 章）。

色素性和非色素性皮肤的医美治疗

N 皮肤类型的人不需要接受任何美容治疗，他们的目标是保持肤色均匀。而对于 P 皮肤类型的人，色斑的处理可以带来明显的益处。在选择适当的治疗方法时，应该考虑潜在的色素沉着原因（详见第 20 章）。治疗选择包括激光、强脉冲光（IPL）和化学剥脱术。根据作者的经验，黄褐斑患者单纯进行护肤效果最好，因为他们常常会在激光和 IPL 治疗后 3 ~ 6 个月内出现反弹效应。

对于 P 皮肤类型的个体，患者教育尤其重要。紫外线暴露、手机和电脑屏幕发出的蓝光、红外线（热辐射）以及压力应激都会影响皮肤的色素沉着。因此，要想成功地将 P 皮肤类型转化为 N 皮肤类型，需遵循每日使用防晒产品、避免日晒和高温环境。

皮肤老化：易长皱纹（W）与紧致（T）

鲍曼皮肤分型系统的这一部分旨在识别会增加皮肤老化和皮肤癌风险的习惯。其核心理念是：年龄在 30 岁以上的人，或者年龄在 30 岁以下但至少存在三种危险行为的人，应当开始使用包含抗氧化剂和维 A 酸类等皮肤保护性成分的护肤方案。年龄在 30 岁以下且危险行为少于三项的患者被归类为 T 皮肤类型，这意味着在日常防晒之外，他们无须额外使用抗衰老和皮肤保护性成分。然而，一旦患者年满 30 岁，即使没有明显的皱纹，也会被归类为“易长皱纹”的 W 皮肤类型。这是因为鲍曼皮肤分型系统的目标是确定对保护性成分的需求，而非将某人标记为是否存在皱纹。易长皱纹类型需要使用保护性成分，并且在某些情况下可能需要调整生活方式，以维护皮肤健康。

问卷调查涉及多种习惯，如日晒、吸烟、晒黑床使用、压力、饮食和锻炼等。此外，还会询问患者父母的皮肤状态，以确定遗传因素对皱纹皮肤的影响。当患者具备 3 种或更多习惯或遗传易感性因素可能导致皱纹时，将其归类为 W 皮肤类型。

易长皱纹（W）与紧致（T）皮肤的护肤原则

T 皮肤类型应每日使用防晒霜以保持皮肤健康。而 W 皮肤类型则可从多种抗衰老成分中受益，这些成分将在第 37 章“抗衰老成分”中详细讨论。在选择这些成分时，应根据是否存在其他皮肤健康问题来进行考虑。例如，对于敏感色素性（SP）皮肤类型，除需要抗衰老成分外，还应选择能够减少炎症和色素沉着的成分，如抗坏血酸。

易长皱纹与紧致皮肤的医美治疗

美容治疗在处理 W 皮肤类型、预防和治疗皱纹方面具有重要作用。肉毒毒素、皮肤填充剂、微针疗法（可选配浓缩血小板）、紧肤手术、激光、光疗以及化学剥脱术等，均为 W 皮肤类型的治疗选择。将护肤与治疗相融合可显著提升治疗效果（详见第 36 章“患者手术前后皮肤护理指南”）。

针对影响皮肤健康的 4 大问题的护肤阶段

在根据皮肤类型定制护肤方案时，务必考虑患者的依从性问题（详见第 34 章“患者依从性”部分）。患者需知晓，他们首次获得的方案只是两阶段方案中的第 1 步，必须进行定期随访才能持续保持皮肤健康。如果在首次就诊时为患者开具太多不同的产品，那么患者的依从性可能会受到预算、时间和不良反应的影响。此外，干性或敏感性皮肤类型使用强效的美白和抗衰老成分，可能引起炎症反应，从而破坏影响皮肤健康的所有屏障功能。鉴于此，我们建议采用分阶段护肤法。第 1 阶段着重关注干燥和炎症问题。对于 OR 皮肤类型的患者，他们可以直接进入第 2 阶段（**图 10-12**）。第 2 阶段加入美白和抗衰老成分，但仍需要包括第 1 阶段所需的任何保湿、抗炎和抗痤疮成分。患者首次面诊时，应向患者提供第 1 阶段的护肤方案，然后在 4 周后随访时再次评估。在大多数情况下，第 2 阶段的护肤方案可在第 2 次随访（即第 30 天）时开始实施。

建议每 30 天进行一次面诊，持续 3 个月。如果在 3 个月后，患者的皮肤能够良好耐受该护肤方案，并且所有影响皮肤健康的问题得到解决，则可以将面诊频率减少至每 6 个月一次，以重新评估皮肤类型并调整护肤方案。色素性皮肤类型的患者需要至少 6 个月的每月随访。P 皮肤类型的患者在接受 4 个月的治疗方案后，应转为每月维持治疗方案，以提供“酪氨酸酶抑制剂假期”，如第 41 章所述。在 1 个月的维持治疗结束后，如果色素沉着问题仍然存在，应重新开始治疗方案。这种循环将持续到患者达到 N 皮肤类型状态。

管理患者的预期

患者可能会受到虚假市场宣传的误导，认为能够在一夜之间或数天内改善皮肤状态。实际情况并非如此。表皮细胞的更新周期为 30 天甚至更长，因此需要至少 30 天才能实现全面的细胞更新，而皮下组织的增厚和改善则需要更长的时间。以下是一些时间线，患者可以了解何时能看到改善。这些时间线的前提是：①正确的皮肤护理方案；②患者的依从性好；③每种产品的使用量正确（如图 **35-2** 所示）；④遵循分阶段的护肤方案。

- 痤疮：大多数情况下，8 周时开始显现效果，多数在 12 周时会得到清除。
- 黄褐斑：12 周时开始改善，至 16 周时改善更为明显。严重的黄褐斑可能需要更长的时间。作者不建议使用激光和 IPL，尽管它们能更快地清除黄褐斑，但使用后往往会复发。
- 玫瑰痤疮：12 周时改善，如果与血管激光联合使用，改善速度可能会更快。
- 日光性黑子：使用色素激光治疗后，12 周时或更短时间内会有所改善。
- 细纹：由于干燥引起的细纹在数天内可能会改善。因真皮层变化引起的细纹需要 6 个月或更长时间才能改善。

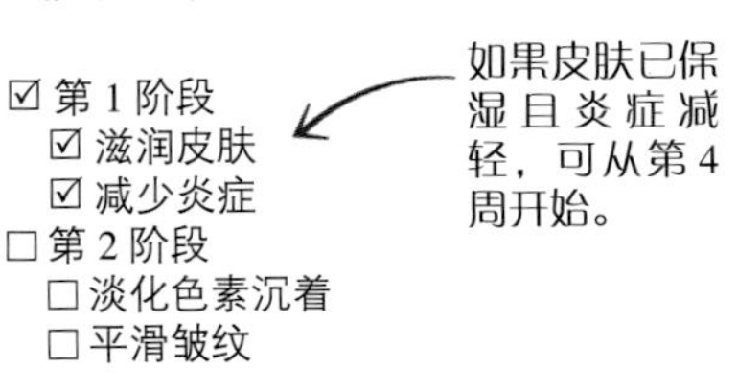

图 10-12　护肤方案的第 2 阶段关注色素沉着的调节，以及减少诱发衰老的分子事件。

在首次面诊时，向患者解释护肤是一个分阶段的过程，有助于他们认识到依从性和定期随访的重要性。他们需要明白，护肤方案必须每月调整，直至能够耐受所有针对影响皮肤健康问题所需的产品。

如何改变鲍曼皮肤类型

护肤方案和美容治疗方案的目标旨在接近最健康、理想的皮肤类型，即 ORNT（10 型）。具体步骤如下：首先消除干燥问题，接着舒缓炎症，然后抑制色素沉着，最后进行抗衰老治疗。

鲍曼皮肤分型的描述

每一种皮肤类型都有其特征和表现。以下罗列一些特征以及一些需要使用和避免的成分。虽然这并非是一个全面的列表，但可使大家了解各种皮肤类型的需求。

鲍曼皮肤分型 1 型：DSPT
干性、敏感性、色素性、紧致

DSPT 皮肤类型主要见于 30 岁以下的人群。这些人通常是痤疮患者，他们对维 A 酸类和过氧化苯甲酰的耐受性较低。一旦丘疹和脓疱得到控制，可能会留下色素沉着。不良反应常常会干扰他们的治疗进程。为了提高他们对含有维 A 酸的痤疮药物的耐受性以及依从性，建议使用保湿型乳状清洁剂和屏障修复保湿霜。

DSPT 存在三种主要的皮肤健康问题。其中干燥是由于皮肤屏障受损导致的，这使得 DSPT 皮肤难以保持水分并抵御刺激物和过敏原。炎症会加速皮肤老化，并增加色素沉着的风险。色素沉着会导致肤色不均。敏感亚型的成分建议已在前一部分中介绍。以下是适用于所有敏感亚型 DSPT 的一般成分建议。

DSPT 产品建议

干性皮肤类型不宜选用泡沫清洁剂，因其会去除皮肤上的脂质。若皮肤出现刺痛、脱屑和发红症状，使用清洁剂后可考虑用过滤水进行冲洗。治疗产品可以考虑使用皮肤美白剂、抗炎剂和抗氧化剂。DSPT 患者建议每日使用 2 次屏障修复保湿霜。在皮肤适应维 A 酸类药物之前，应避免使用含透明质酸的保湿霜，以免增加维 A 酸类药物的渗透。维 A 酸类药物可用于痤疮治疗，但应缓慢适应（每隔 3 天使用一次），并在屏障修复保湿霜之后涂抹。每天都应使用保湿型物理防晒霜（**框 10-4**）。

DSPT 治疗建议

痤疮亚型可使用含有甘醇酸和皮肤美白成分的化学剥脱剂。而对于玫瑰痤疮亚型，血管激光和红光疗法则为合适的治疗选择。DSPT 应避免使用蓝光，因为它会增加色素沉着的风险。

鲍曼皮肤分型 2 型：DSNT 干性、敏感性、非色素性、紧致

DSNT 皮肤类型存在 2 个皮肤健康问题，其中之一是缺水 / 干燥。这种干燥是由于皮肤屏障受损，导致 DSNT 皮肤难以保持水分并抵御刺激物和过敏原的侵害。另一个问题是炎症，它会加速皮肤的老化过程。以下是适用于所有敏感亚型的 DSNT 的一般成分建议。

DSNT 产品建议

干性皮肤类型应避免使用泡沫清洁剂，因为它们会去除皮肤上的脂质。清洁剂宜选用含钙量较低的软水例如过滤水冲洗。治疗产品可以考虑使用抗炎剂、抗氧化剂和维 A 酸类成分。DSNT 建议每日使用 2 次屏障修复保湿霜。在皮肤适应维 A 酸类成分之前，应避免使用含有透明质酸的保湿霜，因为这可能增加维 A 酸类成分的渗透性。维 A 酸类药物可用于痤疮的治疗，建议缓慢适应（每隔 3 天使用一次），并在涂抹之前先涂屏障修复保湿霜。每天都应使用保湿型物理防晒霜（**框 10-5**）。

DSNT 治疗建议

痤疮亚型可使用甘醇酸化学剥脱剂和蓝光治

框 10–4

DSPT 适用成分：
- 芦荟
- 摩洛哥坚果油
- 玻璃苣籽油
- 神经酰胺
- 胆固醇
- 黄瓜提取物
- 防御素
- 泛醇（维生素 B_5 前体）
- 小白菊
- 甘油
- 对苯二酚
- 甘草提取物
- 澳洲坚果油
- 甲基二羟基苯甲酸酯
- 肉豆蔻酰基 / 棕榈酰基氧代硬脂酰胺 / 花生酰胺
- 烟酰胺
- 松树皮提取物
- 视黄醇
- 硬脂酸
- 四己基癸醇抗坏血酸酯

DSPT 避免成分：
- 阴离子表面活性剂
- 任何引起过敏的物质
- 过氧化苯甲酰
- 二十二烷基二甲基氨基丙酸盐
- 硬水（钙离子较多）
- 丙二醇异硬脂酸酯
- 十二烷基硫酸盐
- 机械性角质剥脱剂
- 十二烷基硫酸钠
- 十二烷基硫酸月桂酯

框 10–5

DSNT 适用成分：
- 尿囊素
- 摩洛哥坚果油
- 过氧化苯甲酰
- 玻璃苣籽油
- 神经酰胺
- 洋甘菊
- 胆固醇
- 黄瓜
- 泛醇（维生素 B_5 前体）
- 澳洲坚果油
- 肉豆蔻酰基 / 棕榈酰基氧代硬脂酰胺 / 花生酰胺
- 烟酰胺
- 泛醇
- 硬脂酸
- 琼崖海棠油
- 茶树油
- 柳树皮

DSNT 避免成分：
- 阴离子表面活性剂
- 任何致敏成分
- 过氧化苯甲酰
- 二十二烷基甲基胺基丙酮酸盐
- 硬水（钙离子较多）
- 丙二醇异硬脂酸酯
- 十二烷基硫酸盐
- 机械去角质剂
- 十二烷基硫酸钠
- 十二烷基硫酸钠月桂酸钠

疗。而对于玫瑰痤疮亚型，血管激光和红光则较为合适。

鲍曼皮肤分型 3 型：DSPW 干性、敏感性、色素性、易长皱纹

DSPW 皮肤类型通常可分为以下 3 种情况：①年龄在 30 岁以上，患有玫瑰痤疮并出现光老化征象；②年轻痤疮患者，其生活习惯不良或因运动而增加日光暴露；③患有痤疮的成年女性。

DSPW 皮肤类型存在 4 种皮肤健康问题。首先，干燥问题主要源于皮肤屏障受损，导致 DSPW 皮肤难以维持水分平衡并抵御刺激物和过敏原。其次，炎症会加速皮肤老化过程，并增加色素沉着的风险。最后，色素沉着会导致肤色不均。对于年龄超过 30 岁或因生活方式因素而增加老化风险，如在阳光下待了一段时间而未涂抹防晒霜，这会使 DSPW 皮肤更容易出现皱纹和患皮肤癌。

DSPW 产品建议

干性皮肤类型应避免使用含有阴离子表面活性剂的泡沫清洁剂，因为这些产品可能会去除皮肤上的脂质。应选择含有脂质成分的乳状屏障保护性洁面产品。如果皮肤出现刺痛、脱屑和发红等症状，可考虑使用过滤水来冲洗清洁剂。治疗产品可以考虑使用皮肤美白剂、抗炎剂和抗氧化剂。所有 DSPW 皮肤类型均建议在第 1 或第 2 阶段开始使用维 A 酸类药物。维 A 酸类药物的使用应缓慢适应，每隔 3 天使用 1 次，在屏障修复保湿霜之后涂抹。屏障修复保湿霜则应每天使用 2 次。防晒霜应每天涂抹（**框 10-6**）。

DSPW 治疗建议

伴有痤疮的 DSPW 可采用含甘醇酸和皮肤美白剂的化学剥脱术。这些化学剥脱剂可加速改善由痤疮引起的炎症后色素改变（PIPA）。应避免使用蓝光，因其可能增加色素沉着的风险。

对于伴有玫瑰痤疮的 DSPW，红光或血管激光疗法可能带来益处。而对于出现明显皱纹和容量减少的 DSPW，肉毒毒素、皮肤填充剂注射以及紧肤疗法可能是合适的选择。微针治疗应搭配皮肤美白剂、防晒霜一起使用，并避免阳光暴露，以降低 PIPA 的风险。

框 10-6

DSPW 适用成分：
- 熊果苷
- 摩洛哥坚果油
- 神经酰胺
- 胆固醇
- 辅酶 Q_{10}（泛醌）
- 小白菊
- 葡萄籽提取物
- 绿茶
- 己基对苯二酚
- 甘草提取物
- 澳洲坚果油
- 二羟基苯甲酸甲酯
- 桑葚提取物
- 肉豆蔻酰基 / 棕榈酰基氧代硬脂酰胺 / 花生酰胺
- 烟酰胺
- 根皮素
- 白藜芦醇
- 维 A 醇
- 四己基癸醇抗坏血酸酯

DSPW 避免成分：
- 酒精
- 阴离子表面活性剂
- 牛油果油
- 椰子油
- 泡沫洁面剂
- 硬水（钙离子较多）
- 异丙醇肉豆蔻酸酯
- 羊毛脂
- 机械去角质剂（磨砂膏）
- 肉豆蔻酸酯
- 薄荷油
- 丙二醇 -2（PPG-2）

鲍曼皮肤分型 4 型：DSNW 干性、敏感性、非色素性、易长皱纹

DSNW 皮肤类型通常符合以下 2 种情况：①患有玫瑰类型痤疮伴随光老化的成年人；②患有痤疮的成年女性。这 2 种类型需要不同的治疗方法。对于痤疮型，维 A 酸类药物是主要的治疗选择；而对于玫瑰痤疮型，抗炎成分则发挥最大的作用。

DSNW 皮肤存在 3 个主要问题。首先，由于皮肤屏障受损，DSNW 皮肤容易出现干燥，难以保持水分，并且难以抵御刺激物和过敏原的侵害。其次，炎症会加速皮肤的老化过程。当年龄超过 30 岁或者存在增加皮肤老化的生活方式，比如长时间待在阳光下不使用防晒剂，皮肤更容易出现皱纹并增加罹患皮肤癌的风险。

DSNW 产品建议

干性皮肤应避免采用泡沫洁面产品，尤其是那些含有阴离子洗涤剂的产品，因其可能导致皮肤脱脂。若皮肤出现刺痛、脱屑以及红肿等症状，可考虑使用过滤水来冲洗洁面产品。治疗产品可以考虑使用抗炎剂、抗氧化剂以及其他抗衰老产品。在使用维 A 酸类药物时，应缓慢适应，在屏障修复保湿霜之后涂抹。在适应维 A 酸类药物的过程中，应避免使用含有透明质酸的保湿剂。DSNW 应每天使用屏障修复保湿霜，并每天涂抹防晒霜。

DSNW 治疗建议

患有痤疮的 DSNW 可采用甘醇酸化学剥脱术。需避免蓝光疗法，因其可能促进皮肤老化。对于玫瑰痤疮患者，红光疗法、IPL 或血管激光治疗是有益的。DSNW 若出现明显皱纹和容量减少，可考虑肉毒毒素、皮肤填充剂、微针疗法以及皮肤紧致治疗（**框 10-7**）。

框 10–7

DSNW 适用成分：
- 摩洛哥坚果油
- 牛鞭草籽油
- 咖啡因
- 神经酰胺
- 洋甘菊
- 胆固醇
- 辅酶 Q_{10}（泛醇类）
- 黄瓜
- 泛醇（维生素 B_5 前体）
- 阿魏酸
- 甘菊
- 甘油
- 葡萄籽提取物
- 绿茶
- 澳洲坚果油
- 肉豆蔻酰基 / 棕榈酰基氧代硬脂酰胺 / 花生酰胺
- 白藜芦醇
- 维 A 酸类
- 硬脂酸
- 琼崖海棠油

DSNW 避免成分：
- 阴离子表面活性剂
- 引发过敏的任何物质
- 肉桂油
- 椰子油
- 硬水（钙离子较多）
- 豆蔻酸异丙酯

鲍曼皮肤分型 5 型：OSPT 油性、敏感性、色素性、紧致

OSPT 皮肤类型通常具备以下特征：主要出现在年轻人群，其 Fitzpatrick 皮肤分型为Ⅲ型或更高，伴有痤疮，并且痤疮皮损部位留下深色的 PIPA 区域。他们经常因为痤疮治疗后的皮肤上遗留数月的红色和褐色印迹而感到沮丧。皮损清除后，新的皮损往往会再次出现，循环往复。对于该人群而言，最关键的建议是积极主动地使用护肤品来预防痤疮，而非等待痤疮发生后再使用。

OSPT 型皮肤存在 2 个密切相关的皮肤健康问题，即炎症和色素沉着。主要目标是通过持续使用适当的护肤产品来预防痤疮和色素沉着。

OSPT 产品建议

油性皮肤类型宜选用泡沫清洁剂和水杨酸清洁剂。治疗方案可以考虑使用美白剂、抗炎剂、抗氧化剂以及维 A 酸制剂。应每日涂抹不致粉刺的防晒霜（**框 10-8**）。

OSPT 治疗建议

该皮肤类型可通过采用含美白成分的水杨酸化学剥脱治疗来获得改善。应避免接受蓝光、激光和 IPL 治疗，因为它们可能会加重色素沉着问题。面部粉刺清除术和美塑疗法则是一个不错的选择。

框 10–8

OSPT 适用成分：
- 抗坏血酸
- 过氧化苯甲酰
- 光果甘草（甘草）
- 己基间苯二酚
- 氢醌
- 曲酸
- 甲基二羟基苯甲酸酯
- 烟酰胺
- 二羟基苯
- 视黄醇
- 水杨酸
- 己基癸酸抗坏血酸酯
- 氨甲环酸

OSPT 避免成分：
- 肉豆蔻酸异丙酯
- 肉豆蔻酸肉豆蔻酯
- 丙酸肉豆蔻酯
- 棕榈酸辛酯
- 硬脂酸辛酯

鲍曼皮肤分型 6 型：OSNT
油性、敏感性、非色素性、紧致

OSNT 通常见于年轻痤疮患者，其主要皮肤健康问题是存在炎症。炎症通常由皮肤上定植的痤疮丙酸杆菌或激素诱发痤疮造成的。

OSNT 产品建议

油性皮肤类型宜选择泡沫清洁剂或含水杨酸的清洁剂。治疗产品可可以考虑使用抗痤疮和抗炎产品。应使用轻薄的非致痘性保湿霜。对于极度油性皮肤，晨起可以不使用保湿霜，而选择防晒霜替代（**框 10-9**）。

OSNT 治疗建议

该皮肤类型可通过水杨酸化学剥脱术获得改善。此外，蓝光、红光和激光也可用于治疗痤疮皮损。面部粉刺清除术和美塑疗法护肤是一个不错的选择。对于玫瑰痤疮亚型，可以考虑使用 IPL 或血管性激光进行治疗。

框 10–9

OSNT 适用成分：
- 尿囊素
- 过氧化苯甲酰
- 咖啡因
- 甜橙（橙类水果）
- 小白菊
- 光果甘草（甘草）
- 己基间苯二酚
- 透明质酸
- 泛醇
- 邻苯二酚
- 维 A 酸类
- 水杨酸
- 茶树油
- 赖氨酸
- 锌

OSNT 避免成分：
- 鳄梨油
- 乙酸十六酯
- 可可脂
- 椰子（椰子油）
- 肉豆蔻酸异丙酯
- 霍霍巴油
- 硬脂酸辛酯
- 角鲨烷

鲍曼皮肤分型 7 型：OSPW
油性、敏感性、色素性、易长皱纹

OSPW 皮肤类型可能呈现出几种不同的类型，但常见的情况包括如下几种：①年轻人，患有痤疮，日晒增加（例如户外运动）；②成年人，患有痤疮和光老化；③成年人，伴有面部发红和黄褐斑；④成年人，痤疮引发 PIPA；⑤成年人，患有玫瑰痤疮和光老化。针对每种情况都需要提供不同的护肤建议。所有人群每天都需要使用防晒霜。

OSPW 皮肤类型存在 3 个皮肤健康问题：炎症加速皮肤老化，增加色素沉着的风险，而色素沉着本身可能由痤疮、黄褐斑或日晒引起。OSPW 皮肤类型的人群通常年龄超过 30 岁，或生活方式因素使其皮肤更容易出现皱纹和患皮肤癌。

OSPW 产品建议

油性皮肤类型的人群应使用泡沫清洁剂或含有水杨酸的清洁剂。治疗产品可考虑使用抗痤疮成分、美白剂、抗炎剂以及抗衰老成分。维 A 酸类药物是一个很好的选择，因为它能同时针对痤疮、皱纹和色素沉着，但在玫瑰痤疮亚型中需要缓慢开始使用。每日都应使用防晒霜。晨起时可以不使用保湿霜，以使患者更愿意每日使用防晒霜（有时使用两者会感到太过厚重或黏稠，特别是对于过度油性皮肤类型）（**框 10-10**）。

OSPW 治疗建议

该皮肤类型可采用水杨酸化学剥脱术。避免使用蓝光，因其可能加重色素沉着问题。治疗玫瑰痤疮可采用红光和激光。面部粉刺清除术和美塑疗法是一个不错的选择。另外，肉毒毒素、皮肤填充剂注射以及紧肤治疗可以改善皱纹和皮肤松弛问题。Fitzpatrick 皮肤分型为Ⅲ型或更高时应谨慎使用微针疗法，以减少 PIPA 的风险。

鲍曼皮肤分型 8 型：OSNW
油性、敏感性、非色素性、易长皱纹

OSNW 皮肤类型通常为以下 3 种情况：①年轻人，患有痤疮，且日晒增加（例如户外运动）；②老年人，患有玫瑰痤疮和光老化；③老年人，患有痤疮。OSNW 皮肤类型存在 2 个皮肤健康问题即炎症和衰老，以及容易导致皮肤老化的生活方式因素。那些经常暴露在阳光下的人患皮肤癌的风险增

框 10-10

OSPW 适用成分：
- 抗坏血酸
- 壬二酸
- 过氧化苯甲酰
- 辅酶 Q_{10}（泛醌）
- 防御素
- 小白菊
- 绿茶
- 硫酸乙酰肝素
- 己基间苯二酚
- 透明质酸
- 甘草提取物
- 甲基二羟基苯甲酸酯
- 烟酰胺
- 根皮素
- 视黄醇
- 水杨酸
- 银离子
- 四己基癸醇抗坏血酸酯
- 氨甲环酸

OSPW 避免成分：
- 佛手柑油
- 椰子油
- 肉豆蔻酸异丙酯

加，特别是如果其 Fitzpatrick 皮肤分型为Ⅰ型或Ⅱ型。

OSNW 产品建议

油性皮肤类型宜选用泡沫清洁剂或含水杨酸的清洁剂。治疗产品可考虑使用抗炎剂、抗氧化剂以及其他抗衰老成分。强烈建议使用维 A 酸类产品。如果存在玫瑰痤疮，使用维 A 酸类产品时应缓慢适应。过度油性皮肤可以不使用保湿霜。正常油性皮肤类型晨起可不使用保湿霜，以便他们更愿意每天涂抹防晒霜。应每天使用非致粉刺性防晒霜（**框 10-11**）。

框 10-11

OSNW 适用成分：
- 尿囊素
- 摩洛哥坚果油
- 咖啡因
- 辅酶 Q_{10}（泛醌）
- 防御素
- 小白菊
- 绿茶
- 硫酸乙酰肝素
- 透明质酸
- 甘草提取物
- 烟酰胺
- 泛醇
- 白藜芦醇
- 视黄醇
- 水杨酸
- 硫磺

OSNW 避免成分：
- 甘醇酸
- 肉豆蔻酸异丙酯
- 棕榈酸辛酯
- 硬脂酸辛酯

OSNW 治疗建议

该皮肤类型可采用水杨酸剥脱术。蓝光、红光和激光疗法对于痤疮皮损有治疗作用；而对于玫瑰痤疮，可采用红光、IPL 和激光疗法。此外，面部粉刺清除术和美塑疗法是一个不错的选择。针对皱纹和皮肤松弛问题，可考虑使用肉毒毒素和皮肤填充剂注射、微针疗法联合 PRP 以及紧肤治疗。

鲍曼皮肤分型 9 型：ORPT 油性、耐受性、色素性、紧致

这是一种少见的皮肤类型，多见于年轻患者，其皮肤色素沉着不均，通常是由于过度日晒所致。在某些情况下，有黄褐斑的年轻女性可能表现为 ORPT 类型。应考虑停止口服避孕药。在其他情况下，患者可能因皮肤接触酸橙、无花果或芹菜汁后暴露于阳光而导致植物光敏性皮炎。ORPT 类型存在一个皮肤健康问题，即色素沉着，导致肤色不均。这种皮肤类型非常接近理想状态。应着重于皮肤清洁，并至少使用防晒霜来保护皮肤。此外，可以考虑使用美白和去角质成分。

ORPT 产品建议

油性皮肤类型应使用泡沫清洁剂或含水杨酸的清洁剂（如果有大量粉刺）。治疗产品可考虑使用皮肤美白剂。为了改善这种皮肤类型，每天涂抹防晒霜至关重要（**框 10-12**）。

ORPT 治疗建议

含有美白成分的水杨酸剥脱剂可以清洁毛孔，加速去角质和均匀肤色。微晶磨削是一种选择，但在这种类型的皮肤中不如化学剥脱术有效。应避免蓝光和微针治疗，以防止色素沉着加重。

框 10-12

ORPT 适用成分：
- 抗坏血酸
- 甘醇酸
- 己基间苯二酚
- 氢醌
- 曲酸
- 甲基二羟基苯甲酸酯
- 桑葚提取物
- 烟酰胺
- 视黄醇
- 水杨酸
- 四己基癸醇抗坏血酸酯
- 氨甲环酸

ORPT 避免成分：
- 佛手柑油
- 雌激素
- 芹菜、柠檬、酸橙、欧芹、无花果和胡萝卜提取物
- 染料木素
- 褪黑素

鲍曼皮肤分型 10 型：ORNT 油性、耐受性、非色素性、紧致

ORNT 类型多见于 30 岁或以下人群，皮肤无干燥问题，肤色均匀，无色斑，只需进行简单的护肤。ORNT 类型在皮肤科临床中并不常见。这种皮肤类型就是一些人所谓的“正常皮肤”。ORNT 类型的皮肤健康状况良好，因此是理想的皮肤类型，有人称之为“10 型完美皮肤”。尽管有些 ORNT 可能会有出油问题，需要使用水杨酸来预防粉刺。但在大多数情况下，ORNT 皮肤是正常油性皮肤类型，能够自行合成足够的皮脂，以保持皮肤滋润，而不会显得过于油腻。对于正常油性的 ORNT 皮肤来说，清洁毛孔的水杨酸清洁剂和日常防晒霜是维持其理想状态最重要的产品（**框 10-13**）。

框 10-13

ORNT 适用成分：
- 丙烯酸丁二醇酯
- 二甲基硅氧烷
- 视黄醇
- 水杨酸
- 滑石粉
- 氧化锌

ORNT 避免成分：
- 琉璃苣籽油
- 椰子油
- 矿物油
- 橄榄油
- 石蜡
- 红花籽油

ORNT 产品建议

油性皮肤类型宜选用泡沫清洁剂或含水杨酸的清洁剂。每日应使用防晒霜。滑石粉、丙烯酸丁二醇酯和二甲基硅氧烷可协助吸收多余油脂，有效避免脱妆。为降低油光感，可在轻薄、不易致痘的防晒霜上涂抹一层粉状防晒霜。

ORNT 治疗建议

ORNT 唯一面临的挑战是粉刺问题，因此推荐的治疗方案包括面部粉刺清除术、美塑疗法、磨皮术和微晶磨削。应避免非必要的微针疗法、化学剥脱术、紧肤术、蓝光、红光、强脉冲光等治疗，因其可能诱发色素沉着，并且对于已达到理想皮肤状态的人群而言无须进一步治疗。对于这种皮肤类型，激光脱毛是一个不错的选择。

鲍曼皮肤分型 11 型：ORPW 油性、耐受性、色素性、易长皱纹

ORPW 皮肤类型可能表现为以下 3 种情况：①年轻人，经常暴露于阳光下（如户外运动者），通常不喜欢防晒霜的厚重感，而且由于其为油性皮肤，他们经常不太愿意使用防晒霜。②女性，患有黄褐斑，可能是因为怀孕或使用激素引起的。③年龄超过 30 岁，既往很少使用防晒霜，因为他们很难找到对他们来说不感到黏腻的防晒霜，尤其是对于过度油性皮肤类型而言，更是如此。这种类型的皮肤经常出现粉刺。

ORPW 涉及 2 个皮肤健康问题，分别是色素沉着和衰老风险。对于浅肤色人群，如果曾有大量阳光暴露史，那么罹患皮肤癌的风险就会增加。改善生活方式习惯，如使用防晒霜、调整饮食和进行适量锻炼，可有助于降低衰老风险（**框 10-14**）。

ORPW 产品建议

油性皮肤类型应选用泡沫清洁剂以有效去除多余皮脂，或者选择含水杨酸成分的清洁剂以深层清洁毛孔。治疗方案可以考虑皮肤美白剂、抗氧化剂以及其他抗衰老产品。最为关键的治疗产品之一是维 A 酸类，它有助于减少皮脂分泌，并针对色素沉着和细纹。由于油性皮肤具备健全的皮肤屏障，受

框 10–14

ORPW 适用成分：
- 抗坏血酸
- 壬二酸
- 咖啡因
- 辅酶 Q_{10}（泛醌）
- 防御素
- 甘醇酸
- 绿茶
- 己基间苯二酚
- 氢醌
- 曲酸
- 亚油酸
- 甲基二羟基苯甲酸酯
- 烟酰胺
- 油酸
- 根皮素
- 间苯二酚
- 白藜芦醇
- 视黄醇
- 水杨酸
- 氨甲环酸

ORPW 避免成分：
- 琉璃苣籽油
- 椰子油
- 矿物油
- 橄榄油
- 棕榈酸
- 石蜡
- 红花籽油

到皮脂的天然保护，因此皮肤护理成分通常难以渗透。许多美白和抗衰老成分在这种皮肤类型的渗透性不足。使用水杨酸清洁剂可协助松解角质细胞的黏附。用温水清洁也有助于提高渗透效果。选择含透明质酸的保湿霜以增强治疗产品的渗透性。需避免使用含棕榈酸等饱和脂肪酸的保湿霜，因其可增加酪氨酸酶的活性[29]。相反，可以选择含 α- 亚麻酸或亚油酸成分的保湿霜[30]。另一种选择是含有油酸的产品，它不仅能增加其他成分的渗透性，还能抑制酪氨酸酶的活性[31]。每天都应使用防晒霜，尤其是对于过度油性皮肤类型，可考虑在上午不使用保湿霜，直接使用防晒霜。

ORPW 治疗建议

ORPW 可使用含有美白成分的水杨酸化学剥脱剂，以清洁毛孔、均匀肤色，使皮肤光彩照人。美塑疗法、磨皮术和微晶磨削等方法能够增强美容成分的渗透效果。此外，色素性激光和强脉冲光可用于去除日光性黑子。肉毒毒素、皮肤填充剂和紧肤仪器则有助于改善皮肤松弛和细纹问题。对于黄褐斑，需要注意蓝光和激光可能会加剧色素沉着；而对于非黄褐斑的日光性黑子，微针疗法可能是一个不错的选择。

鲍曼皮肤分型 12 型：ORNW 油性、耐受性、非色素性、易长皱纹

如果患者年龄超过 30 岁，该类型可被视为最佳的皮肤类型之一（根据定义，理想的皮肤类型即 ORNT，仅见于 30 岁或以下人群，因为 30 岁以上人群的皮肤更易于受到阳光照射和线粒体损伤等问题的影响而衰老，详见第 5 章“内源性老化”和第 6 章“外源性老化”）。ORNW 皮肤类型通常包括以下两种情况：①年轻人，因户外活动经常暴露于阳光下（通过采取防晒措施如使用防晒霜，该皮肤类型可以转变为 ORNT）；②年龄超过 30 岁，过去从未真正遇到任何皮肤问题。目标是增强抗衰老护理。

ORNW 仅存在一个皮肤健康问题，即衰老（要么是年龄超过 30 岁，要么存在可纠正的不良生活习惯）。添加抗氧化剂、维 A 酸类以及必不可少的防晒霜等保护性成分，是这种理想皮肤类型护肤的基础。

ORNW 产品建议

油性皮肤类型应选择泡沫清洁剂，以有效去除多余皮脂。水杨酸可清洁毛孔，并增加抗坏血酸及其他成分的渗透。含有透明质酸和硫酸乙酰肝素的轻薄保湿霜既能提供轻度保湿，同时补充细胞外基质中损失的成分（详见第 5 章）。强烈建议使用维 A 酸类产品。这种皮肤类型通常很容易耐受抗氧化剂和其他抗衰老产品。应每天使用防晒霜。此外，可以考虑使用面部磨砂膏和洁面刷，以促进护肤成分的渗透（**框 10-15**）。

ORNW 治疗建议

ORNW 可从水杨酸剥脱术中受益，有助于彻底清洁毛孔，令皮肤恢复光彩。此外，美塑疗法、去角质和微晶磨削等方法也可以增强化妆品成分的渗透，立即令皮肤呈现出明亮光泽。对于这种皮肤类型，微针治疗是绝佳的选择。

鲍曼皮肤分型 13 型：DRPT 干性、耐受性、色素性、紧致

DRPT 皮肤类型常见于年轻人群，其主要特点

> **框 10-15**
>
> **ORNW 适用成分：**
> - 抗坏血酸
> - 咖啡因
> - 辅酶 Q_{10}（泛醌）
> - 阿魏酸
> - 甘醇酸
> - 绿茶
> - 硫酸乙酰肝素
> - 透明质酸
> - 艾地苯醌
> - 白藜芦醇
> - 视黄醇
> - 水杨酸
> - 转化生长因子 β（TGF-β）
> - 维生素 E
>
> **ORNW 避免成分：**
> - 矿物油
> - 凡士林
> - 红花油

为皮肤干燥和色素沉着。他们通常患有湿疹，并且在干燥或搔抓的区域可能出现色素沉淀。另外，口服避孕药或怀孕可能会诱发黄褐斑，这种皮肤类型通常属于 Fitzpatrick 皮肤分型Ⅲ型或更高，但相对罕见。DRPT 皮肤类型存在两个主要的皮肤健康问题。首先，由于皮肤屏障受损，皮肤易于变得干燥，难以保持水分并抵御刺激物和过敏原的侵害。其次，色素沉着通常是由于干燥和搔抓受累区域所引起。在某些情况下，色素沉着也可能是由于长期暴露于紫外线下，当这种皮肤类型接触到芹菜、酸橙或无花果等物质时，可能引发日光性皮炎，从而导致色素沉着的形成。

DRPT 产品建议

干性皮肤类型的人群应避免使用泡沫清洁剂，特别是那些含有阴离子表面活性剂的产品，因为它们可能导致皮肤脱脂（详见第 40 章）。治疗产品中可考虑包含皮肤美白成分的产品。每天使用富含肉豆蔻酰 / 棕榈酰氧骨酰胺 / 花生酰胺等成分的屏障修复保湿霜。还应每天使用防晒霜（**框 10-16**）。

DRPT 治疗建议

DRPT 可采用化学剥脱术、磨皮术、微晶磨削术和美塑疗法等治疗操作，以实现肤色均匀并提升光泽度。避免暴露于蓝光，因为这可能会加剧色素沉着问题。对于担心黄褐斑的患者，应避免接受非必要的治疗操作，如 IPL、激光和光疗等。

鲍曼皮肤分型 14 型：DRNT 干性、耐受性、非色素性、紧致

DRNT 在皮肤科临床中并不常见，因为它仅涉及一种皮肤健康问题。其主要症状为肤色晦暗、质地粗糙，偶尔伴有轻度瘙痒。缺水使角质层在皮肤表面形成不均匀凹凸，皮肤的光泽度降低。这种干燥问题源于皮肤屏障受损，导致 DRNT 皮肤类型难以保持水分，并对刺激物和过敏原的防御能力降低。然而幸运的是，这种皮肤类型相对易于治疗。

DRNT 产品建议

干性皮肤类型应避免使用泡沫型清洁剂，而是选择非泡沫型洁面乳或者清洁油。磨砂膏可以改善皮肤质地，增加光泽，但过度去角质会加剧缺水。应该每天使用 2 次屏障修复保湿霜，最好在微湿的

> **框 10-16**
>
> **DRPT 适用成分：**
> - 抗坏血酸
> - 琉璃苣籽油
> - 神经酰胺
> - 胆固醇
> - 防御素
> - 泛醇（维生素 B_5 的前体）
> - 二甲基硅油
> - 月见草油
> - 甘油
> - 己基间苯二酚
> - 对苯二酚
> - 羟基酸
> - 霍霍巴油
> - 曲酸
> - 亚油酸
> - 肉豆蔻酰基 / 棕榈酰基氧代硬脂酰胺 / 花生酰胺
> - 烟酰胺
> - 视黄醇
> - 红花油
> - 乳木果油
> - 硬脂酸
> - 氨甲环酸
>
> **DRPT 避免成分：**
> - 酒精（排名在前七种成分中）
> - 阴离子表面活性剂
> - 佛手柑油
> - 硬水（钙离子较多）
> - 外用雌激素

皮肤上涂抹。如果持续干燥，可以考虑在淋浴间安装一个滤水器来去除钙离子。另一种选择是用过滤水清洁面部。应每天使用保湿防晒霜（**框 10-17**）。

DRNT 治疗建议

这种皮肤类型不需要进行任何治疗。如果患者抱怨皮肤光泽度下降，可以考虑进行面部护理、美塑疗法、微晶磨削术以及去角质等治疗，以使皮肤表面光滑并提升光泽度。避免非必要的治疗如微针治疗，以免造成非必要的损伤。激光脱毛是安全的。

鲍曼皮肤分型 15 型：DRPW 干性、耐受性、色素性、皱纹

这一常见的皮肤类型有以下几种情况：① 30 岁以下的干性皮肤人群，经常暴露于阳光下（例如从事户外活动）且不使用防晒霜；② 30 岁以上的皮肤光老化人群；③干性皮肤且患有黄褐斑，通常见于女性。

DRPW 具有 3 个皮肤健康问题：缺水 / 干燥（由皮肤屏障受损引起）、色素沉着（由黑素细胞合成黑色素增加引起）、年龄在 30 岁以上或存在导致皮肤老化的生活方式因素（**框 10-18**）。

框 10-17

DRNT 适用成分：
- α- 羟基酸
- 玻璃苣籽油
- 神经酰胺
- 胆固醇
- 可可脂
- 二甲基硅氧烷
- 月见草油
- 甘油
- 葡萄籽油
- 透明质酸
- 霍霍巴油
- 肉豆蔻酰基 / 棕榈酰基氧代硬脂酰胺 / 花生酰胺
- 红花油
- 乳木果脂
- 硬脂酸

DRNT 避免成分：
- 丙酮
- 苯甲醇
- 乙醇
- 异丙醇
- 橄榄油
- 变性酒精

框 10-18

DRPW 适用成分：
- 抗坏血酸
- 琉璃苣籽油
- 甘油
- 甘醇酸
- 葡萄籽提取物
- 己基间苯二酚
- 对苯二酚
- 曲酸
- 乳酸
- 澳洲坚果油
- 甲基二羟基苯甲酸酯
- 肉豆蔻酰基 / 棕榈酰基氧代硬脂酰胺 / 花生酰胺
- 烟酰胺
- 根皮素
- 视黄醇
- 乳木果脂
- 四己基癸醇抗坏血酸酯
- 氨甲环酸

DRPW 避免成分：
- 酒精
- 阴离子表面活性剂
- 硬水（钙离子较多）

DRPW 产品建议

干性皮肤类型适宜选用非泡沫清洁剂，如洁面乳或清洁油，以在皮肤表面形成脂质屏障。羟基酸清洁剂可用于平滑皮肤表面。面部磨砂膏能改善肤色暗沉，但每周只能使用 2～3 次，以免过度去角质而损害皮肤屏障，导致更多的干燥问题。治疗性产品可考虑使用美白剂、维 A 酸类药物、抗氧化剂以及其他抗衰老产品，并应在保湿霜前使用。屏障修复保湿霜中含有等比例的神经酰胺、脂肪酸和胆固醇，或者含有肉豆蔻酰基 / 棕榈酰基氧代硬脂酰胺 / 花生酰胺的配方，应每日使用 2 次，最好涂抹于微湿的皮肤上。每天都应使用防晒霜。

DRPW 治疗建议

治疗应针对皮肤的色素沉着、细纹或松弛问题，包括紧肤治疗、化学剥脱术、肉毒毒素和皮肤填充剂注射等方法。此外，还可考虑面部护理、磨皮术、微晶磨削术和化学剥脱术等治疗。对于由光老化引起的色素沉着，可考虑使用色素性激光、皮表重建激光和 IPL 等方法进行治疗。然而，对于患有黄褐斑的 DRPW 患者，需要避免使用蓝光、IPL 和激光等治疗，因为有可能会加重皮肤色素沉着。

鲍曼皮肤分型 16 型：DRNW 干性、耐受性、非色素性、易长皱纹

DRNW 是一种常见的皮肤类型，它涉及两个皮肤健康问题：干燥和衰老风险。衰老风险可能与年龄超过 30 岁或长期暴露在阳光下等生活习惯有关。大多数 DRNW 皮肤类型要么年龄已超过 30 岁，要么年龄不到 30 岁但存在不良的生活习惯。

DRNW 产品建议

干性皮肤应避免使用泡沫清洁剂，特别是含有阴离子表面活性剂的产品（详见第 40 章）。干性皮肤的人群每天应该使用 2 次屏障修复保湿霜，该保湿霜中含有硫酸乙酰肝素和透明质酸，但不含脂质或油脂成分，最好在微湿的皮肤表面使用。也可使用维 A 酸类、抗氧化剂和其他抗衰老产品。每天都需要使用防晒霜，而面部磨砂膏可每周使用 2 ~ 3 次。需要注意避免过度去角质，以免将干性皮肤类型转变为 DSNW（**框 10-19**）。

框 10-19

DRNW 适用成分：
- 木琉璃苣籽油
- 神经酰胺
- 胆固醇
- 辅酶 Q_{10}（泛醌）
- 铜肽
- 防御素
- 染料木素
- 甘油
- 甘醇酸
- 葡萄籽提取物
- 绿茶
- 艾地苯醌
- 霍霍巴油
- 乳酸
- 叶黄素
- 番茄红素
- 澳洲坚果油
- 肉豆蔻酰基 / 棕榈酰基氧代硬脂酰胺 / 花生酰胺
- 视黄醇
- 红花油
- 乳木果脂
- 水飞蓟素
- 硬脂酸

DRNW 避免成分：
- 酒精
- 阴离子表面活性剂
- 硬水（钙离子较多）

DRNW 治疗建议

由于不存在色素问题，该皮肤类型在激光、光疗和化学剥脱术等治疗后不良反应的发生率较低，因此上述方法都是不错的选择。肉毒毒素和皮肤填充剂注射、PRP 联合微针疗法和紧肤治疗均是理想的选择。还有一些可供选择的治疗方法，包括面部护理、美塑疗法、微晶磨削术和磨皮术，它们通过平滑角质层和提升皮肤光泽度，可带来短暂的改善效果。

皮肤分型的应用研究

在护肤品皮肤测试研究中，应按照鲍曼皮肤分型将受试者分组。研究的材料和方法部分应明确说明所包含的皮肤类型及确定皮肤类型的方法。例如，一项研究表明抗衰老保湿霜可改善细纹且不引起任何不良反应，但排除了敏感性皮肤类型，那么该研究的适用性就会大打折扣。因此，在研究之前对患者进行皮肤分型可以获得更可靠且更有临床意义的数据。

结论

鲍曼皮肤分型系统已在超过 30 万名患者身上进行了测试，并被全球数百名皮肤科医生用于制订面部护肤方案。该系统要求使用经过验证的问卷表，以确保获得准确的诊断结果。通过采用该分类方法，皮肤科医生、医疗供应商、美容师、化妆品化学家、研究人员、消费者、销售人员、市场推广人员和患者都能够以一致的皮肤类型术语进行交流。借助这一基于科学的分类方法，可以实现皮肤分型诊断的标准化，进而开展基因遗传、表观遗传和微生态方面的研究，以比较各种护肤产品对不同鲍曼皮肤分型的有效性。

（赵良森　葛一平　林彤　宋为民　杨蓉娅 译校）

参考文献

扫描书末二维码获取

第 11 章

油性皮肤

概要

要点

- 皮脂中的角鲨烯氧化会导致粟丘疹和粉刺的形成。
- 氧化的角鲨烯（亦称角鲨烯过氧化物）可对皮肤造成损害，包括促进衰老过程。
- 鲍曼皮肤分型指标问卷可以准确预测皮脂分泌率。
- 平均皮脂分泌率为每 3 小时 1 mg/10 cm^2。

新进展

- 油性皮肤分为正常油性皮肤和过度油性皮肤两种类型。
- 正常油性皮肤的皮脂分泌率正常。
- A 型肉毒毒素可有效减少皮脂分泌。
- 不同类型的大麻素可对皮脂分泌产生不同影响。

展望

- 有望开发过氧化物酶体增殖物激活受体（PPAR）和维 A 酸 X 受体激动剂与拮抗剂，用于局部控制皮脂分泌。
- 目前尚无明确数据表明糖尿病治疗药物和胰岛素样生长因子 -1（insulin-like growth，IGF-1）会影响皮脂分泌。
- 自噬机制对皮脂分泌具有调节作用。睾酮和 IGF-1 对自噬有抑制作用，维生素 D 可诱导自噬。研发能够增强皮脂细胞自噬的产品或药物将有助于调节皮脂分泌。
- 需要更多的数据来比较不同种族之间皮脂分泌率的差异。

皮脂是一种由皮脂腺（sebaceous gland，SG）分泌的物质。皮脂分泌遵循“物极必反”的原则。具体而言，健康的皮肤需要正常量的皮脂分泌活动。成年人的皮脂平均分泌速率约为每 3 小时 1 mg/10 cm^2[1]。若 3 小时内分泌量少于 0.5 mg/10 cm^2，皮肤将变得干燥；而超过 1.5 mg/10 cm^2，皮肤则过于油腻。皮肤过干或过油都不理想。因此，目标是使皮脂分泌率保持在每 3 小时 0.6 ~ 1.4 mg/10 cm^2。

皮脂分泌在皮肤水合作用中发挥重要作用，皮脂中所包含的脂质、甘油等成分是皮肤保湿和保护所必需的成分。皮脂向表皮表面提供脂质，有助于增强皮肤屏障，防止经皮水分丢失（transepidermal water loss，TEWL）。皮脂含有亲脂性抗氧化剂维生素 E 和辅酶 Q_{10}，可以保护皮肤免受自由基的侵害[2]。

若皮脂分泌过多，将导致皮肤过于油腻，进而可能促使粉刺的形成。随着对皮脂腺和脂质代谢生理及分子生物化学的深入理解，科学家或许能够更加精准地调控皮脂分泌，以应对油性皮肤问题。本章将详细阐述油性皮肤的多种已知原因及其对皮肤健康的潜在影响，同时介绍皮肤科医生开发的油性皮肤类型分类方法以及针对油性皮肤的治疗策略。

油性皮肤类型相关术语

鲍曼皮肤分型系统（BSTS）对于“油性皮肤”的界定与传统的皮肤分型系统（即干性、正常、油性和混合性皮肤，详见第 10 章“鲍曼皮肤分型系统”）具有明显的差异。在 BSTS 中，“油性皮肤”被定义为皮肤产生了足量或过量的皮脂。该分类中的油性皮肤包括两个亚型：正常油性皮肤和过度油性皮肤。正常油性皮肤更为健康，相当于消费者通常所说的“正常皮肤”。正常油性皮肤的皮脂分泌率每 3 小时约为 1 mg/10 cm^2，这是平均皮脂分泌速率。这个皮脂分泌水平被 BSTS 归类为油性皮肤类型，因为皮肤需要足够的皮脂以保持皮肤健康及滋润的状态。由于皮脂的存在及其减缓经皮水分丢失（TEWL）的能力，油性皮肤类型被认为是一种水润的皮肤类型。而过度油性皮肤则表现为皮脂分泌过多，每 3 小时超过 1.5 mg/10 cm^2。过度油性皮肤即患者通常所指的“油性皮肤”。

混合性皮肤是油性皮肤吗

BSTS 未对混合性皮肤进行明确的分类。当患者自述为混合性皮肤时，意味着可能存在两种情况。

皮肤类型的变化

许多患者自述皮肤的油性状态在不同季节中会有所变化。Strauss 的研究认为，皮脂分泌率实际上不会发生变化，但在高温天气下，由于皮肤表面脂质（skin surface lipids，SSLs）的黏度随温度上升而变化，故人们会感知皮肤更为油腻 [3]。然而，已有证据表明，在较高温度下，皮脂分泌率确实会增加 [4]。局部和季节性的皮脂分泌变化使得皮肤类型在干性和油性之间转换，这一观点在一项跟踪研究中得到了证实，该研究监测和分析了 46 名患者全年的皮脂分泌情况 [5]。研究显示，只有在夏季才观察到皮脂分泌显著增加。作者还观察和评估了几名鲍曼皮肤分型在在干性和油性之间变化的患者。在潮湿且炎热的环境中，湿度指数较高时，皮肤会呈现出油性状态。即使这些患者的皮肤屏障受损，高湿度和皮肤表面的一层脂质也能防止脱水，从而维持正常的油性皮肤状态。然而，当湿度水平下降，比如在飞机上或者干燥的寒冷环境中，皮肤产生的脂质不足以维持皮肤健康状态。在这种情况下，经皮水分丢失（TEWL）增加导致皮肤变得干燥。这表明皮肤会季节性地在干性皮肤和正常油性皮肤之间切换。换句话说，皮肤类型会因环境因素的影响而发生改变。

T 区油性类型

在所有皮肤类型中，面部 T 区的皮脂腺分布数量多于面颊两侧。当 T 区分泌皮脂过多且两颊出现干燥的情况时，BSTS 将其归类为油性皮肤类型。白天，皮脂会自 T 区流向两颊，以维持皮肤水分平衡。这被认为是正常油性皮肤类型，因此需要采用针对油性皮肤的护肤方案，以最大程度减少粉刺的发生，并使用适合这种皮肤类型的清洁剂和保湿剂。

过度油性皮肤的美容问题

过度油性皮肤是青少年人群常见的一种皮肤问题 [6-12]。过度油性皮肤的人为避免在中午出现面部油光现象，可能需要一天洗几次脸。过度油性皮肤的人在化妆时，面部粉底经常呈条纹状，并且难以找到清爽和不黏腻的防晒霜。

过度油性皮肤的这些特征对女性和男性均造成一定程度的困扰，并被视为一个严重的美容问题，会对自我认知产生负面影响。尤其在社交媒体时代，照片中因闪光而产生的油光尤其令人苦恼（**图 11-1**）。T 区（包括前额、鼻子和下巴）的皮脂分泌明显增多（**图 11-2**）[9]。皮脂和脱落的角质细胞混合，进而导致毛囊阻塞和粉刺的形成。皮脂中的角鲨烯氧化后产生一种黄色固体物质，进一步促使粟丘疹和粉刺的发生。与干性皮肤相比，油性皮肤的毛孔更大，而皮脂分泌量与毛孔大小密切相关 [13]。

皮脂腺增大会出现“皮脂腺增生”的情况，表现为皮肤表面出现 0.5 ~ 1.5 mm 的脐凹状丘疹（**图 11-3**）。这些脐凹状丘疹通常散在分布于 T 区。

不论皮肤类型如何，每个人在洁面后都会感到皮肤干燥甚至是紧绷感，特别是在使用阴离子表面活性剂或硬水的情况下（参阅第 40 章“清洁剂”）。皮脂腺需要大约 20 分钟才能重新分泌皮肤表面所

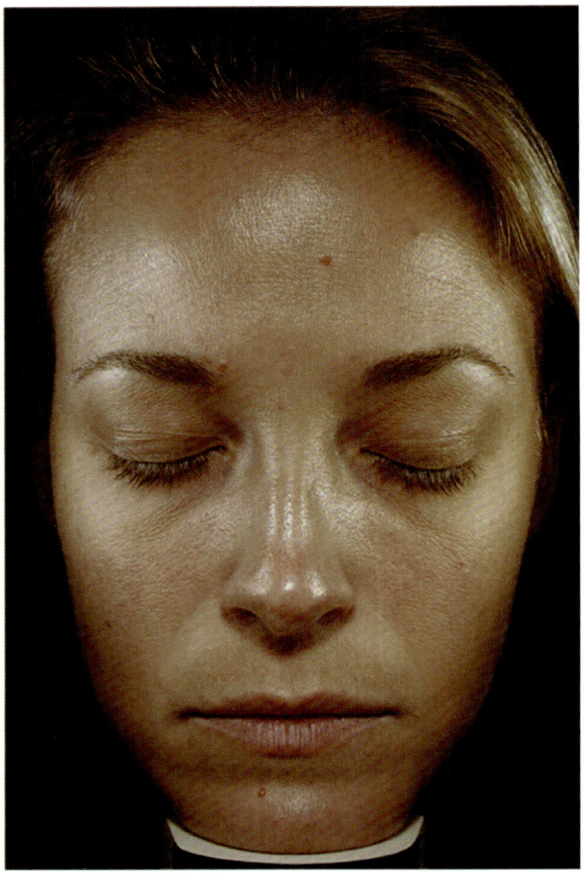

图 11-1 油性皮肤在闪光灯下拍照会显得特别油亮。

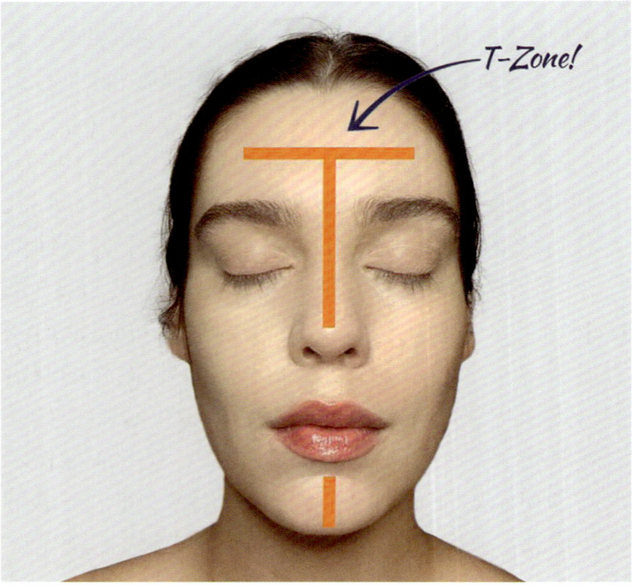

图 11-2 皮脂腺主要分布于 T 区

需的皮脂。因此，任何皮脂测量、拍照或皮肤油性评估都应在洁面后 30 分钟进行。**框 11-1** 列出了过度油性皮肤者的常见描述，这些描述对于诊断可能会有帮助。

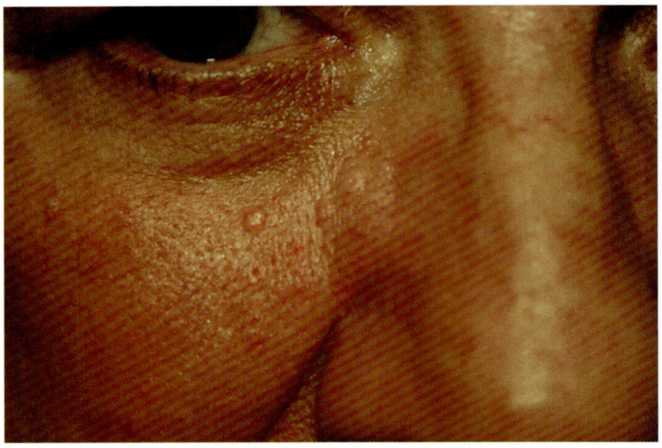

图 11-3 皮脂腺增生表现为皮脂腺区域的脐凹状丘疹。

框 11-1

可通过以下描述来识别过度油性皮肤：

"我使用任何肥皂洗脸都不会感到皮肤干燥。""我很少或只是偶尔涂保湿霜。""洗脸后，我不会在脸上涂任何护肤品。""我脸上的有些区域偏油。""我的脸很油。""我很难找到一款不油腻的防晒霜。""我的脸在照片中看起来反光。""因为容易出油，我经常在午餐前后洗脸。"

皮脂腺

皮脂腺位于毛囊内，呈单叶或多叶状（**图 11-4**）。毛囊和皮脂腺共同构成毛囊皮脂腺单位。皮脂腺的数量在一生中基本保持不变，但其大小往往会随着年龄的增长而增加。除手掌和脚底外，皮脂腺

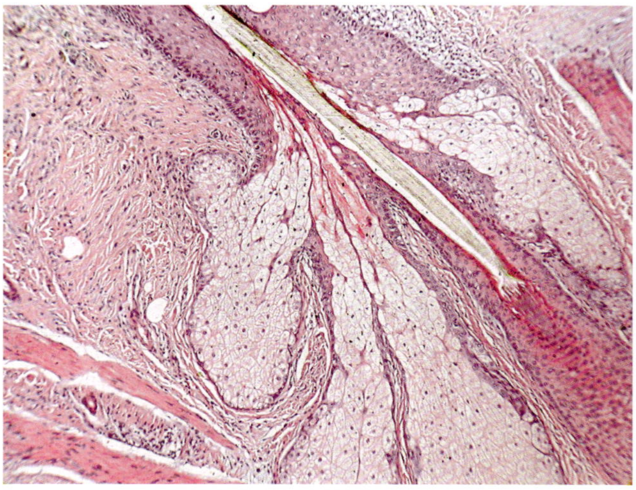

图 11-4 毛囊皮脂腺单位，可见皮脂腺开口于毛囊（From Wikicommons.Image by Kilbad.）

分布在身体各个部位，大小不一。面部和头皮是皮脂腺分布最密集的区域，而唇部的皮脂腺则相对较少（由于唇部缺乏皮脂，因此维生素 E 和辅酶 Q_{10} 的水平较面部其他区域低）。虽然皮脂腺通常与毛囊关系密切，但在一些无毛或少毛区域也存在皮脂腺分布，如眼睑，此处的皮脂腺又被称为“睑板腺”（**表 11-1**）。

皮脂成分

皮脂主要由甘油三酯、蜡酯和角鲨烯组成的混合物，也可能含有少量的胆固醇、胆固醇酯和甘油二酯（**表 11-2**）。

皮脂与角质形成细胞所产生的脂质是皮肤表面脂质的主要来源，在皮肤保护和细胞信号传导中起重要作用。一旦皮脂分泌至皮肤表面，即会受到亲脂性皮肤微生物（主要是细菌和酵母菌）的作用，被分解成游离脂肪酸（free fatty acids，FFAs）等物质，从而影响皮肤的功能[16]。在痤疮的情况下，痤疮丙酸杆菌作用于皮脂源性脂质，产生炎症性 FFAs，从而引发毛囊炎症，导致痤疮样病变。

甘油三酯

甘油三酯（triglycerides，TGs）在痤疮丙酸杆菌的作用下，被分解成 FFAs[17]。不同种类的 FFAs 对皮肤产生不同的活性作用，如**表 11-3** 所示。尤其是单不饱和脂肪酸对角化过程产生影响，这种影响在一定程度上是由钙动力学变化引起的[18]。关于不同 FFAs 对痤疮影响的研究结果存在矛盾，因此其具体作用尚不明确。有研究指出，FFAs 和 TGs 的脂肪酸组成取决于 TGs 的总量[17]。研究作者发现，女性具有较高水平的十六碳烯酸，而硬脂酸水平较低。十六碳烯酸是由棕榈酸通过 Δ-6- 脱饱和酶（D6D）合成的，是人体皮脂中特有的成分。随着皮脂分泌的增加，D6D 的表达也增加[19]。研究表明，低升糖指数饮食可以改变男性痤疮患者皮脂中的 FFAs 组成[20]。

表 11-1 位于皮肤无毛区的皮脂腺

位置	名称
眼睑	睑板腺
乳头	乳晕腺
生殖器	泰森腺（Tyson's glands）
口腔黏膜	福代斯斑（Fordyce's spots）

表 11-2 皮脂平均含量[14-15]

甘油三酯和脂肪酸	~57.5%
蜡酯	~26%
角鲨烯	~12%
胆固醇	~4.5%

表 11-3 影响皮脂分泌的脂肪酸

月桂酸	对革兰氏阳性细菌具有杀菌活性[17]	诱导皮脂腺细胞中 β- 防御素 2 的表达[17]	-
油酸	具有杀菌活性，但在低 pH 环境中也可能促进痤疮丙酸杆菌的生长[17]	诱导皮脂腺细胞中 β- 防御素 2 的表达[17]	强大的抗炎特性[15]
棕榈酸	对痤疮丙酸杆菌具有杀菌活性	诱导皮脂腺细胞中 β- 防御素 2 的表达[23]	分解为十六碳烯酸
棕榈油酸	对革兰氏阳性细菌具有杀菌活性	诱导皮脂腺细胞中 β- 防御素 2 的表达[17]	-
十六碳烯酸	对革兰氏阳性细菌具有杀菌活性[24]	含量的增加与皮脂增多相关	女性痤疮患者中含量较高[17]
硬脂酸	-	-	女性痤疮患者中含量较低[25]

脂肪酸

亚油酸和 α- 亚麻酸属于必需脂肪酸。亚油酸作用于过氧化物酶体增殖物激活受体（peroxisome proliferator-activated receptors，PPARs），而亚油酸和 α- 亚麻酸在体内会受到脂肪酸脱饱和酶（如硬脂酰辅酶 A D6D）的快速氧化和降解[21]。此外，硬脂酰辅酶 A D6D 还能将棕榈酸转化为十六碳烯酸（一种仅存在于皮脂中的特殊脂肪酸）。十六碳烯酸具有杀菌和抗真菌活性，其含量在皮脂分泌增多时也随之增加。而棕榈酸则直接对痤疮丙酸杆菌表现出抗菌特性。研究还发现，饮食中的棕榈酸能够激活 Toll 样受体 2（Toll-like receptor，TLR-2）[22]。这一发现对痤疮的研究具有重要意义，详见第 16 章“痤疮”。

蜡酯

蜡酯在皮肤屏障功能中发挥作用，其含量因种族而异[26]。蜡酯中的脂肪酸可能受到遗传因素的调控，已知会随着年龄的增长而发生变化[19, 27]。蜡酯在青春期之前的儿童中分泌较少，而在青春期急剧增加，随后逐渐减少[27]。C_{16} 脂肪酸是蜡酯的主要成分，其中直链脂肪酸多于支链脂肪酸。

角鲨烯

角鲨烯在鲨鱼肝脏（鲨鱼科）中含量丰富，因此得名“角鲨烯”。在人体中，角鲨烯仅存在于皮脂中。它也存在于橄榄油等植物油中。角鲨烯是一种三萜化合物，其分子式为 $C_{30}H_{50}$。它的饱和衍生物称为角鲨烷（$C_{30}H_{62}$），常被广泛应用于各种化妆品中。人每天平均在面部涂抹 6 ~ 15 mg 角鲨烯。

角鲨烯的氧化过程会增强其与氧结合的能力。实际上，氧化的角鲨烯可以结合其自身重量 25% 的氧分子。这一过程调控着氧浓度，从而影响毛囊中的微生态微环境。角鲨烯氧化的产物中包括角鲨烯过氧化物，会导致粟丘疹、粉刺以及炎症性痤疮皮损的形成[14]。在动物模型中，角鲨烯过氧化物表现出高度的致粉刺作用[28]。氧化的角鲨烯还会影响晒伤过程以及紫外诱导的免疫效应[29]。这些氧化的角鲨烯过氧化物对皮肤的影响与长期暴露于紫外线辐射相似，并已经被证实会在小鼠皮肤中引起细纹，在豚鼠皮肤中导致色素沉着[29-31]。大多数抗 UVB 的化学防晒霜可以有效抑制角鲨烯的氧化过程，但类似阿伏苯宗和对氨基苯甲酸的抗 UVA 防晒霜却会增加角鲨烯过氧化物的生成[16, 29, 32]。

皮脂的功能

表 11-4 详细列出了皮脂腺的生物学功能。皮脂腺的主要作用是产生皮脂，其提供了皮肤表面所需的脂质和甘油，以维护皮肤的水合状态。皮脂可被视为一种封闭性保湿剂；由于其含有维生素 E 和辅酶 Q_{10}，因此也是强效抗氧化剂[24]。由于皮肤常驻微生物以甘油三酯为食，因此皮脂及其成分对皮肤微生态具有影响。皮脂还表现出固有的抗菌活性，因为其含有 IgG，被认为有助于预防皮肤感染的发生[33]。皮脂腺的活性细胞即皮脂腺细胞，兼具促炎和抗炎特性，能够利用胆固醇作为完全类固醇生成的底物，为神经肽提供调节程序，并选择性地控制激素和外源性物质对皮肤的作用。与其异常活性相关的多种皮肤病进一步证明了皮脂腺和皮脂生成在皮肤内稳态中的重要性[25-40]。痤疮就是其中最为常见的疾病。

表 11-4 皮脂腺的功能
皮脂生成[25]
维护皮肤屏障的完整性[34]
调节类固醇激素的合成[34-35]
表达促炎和抗炎特性[34, 39]
选择性地调控表皮激素的作用[35]
对神经肽的调控作用[37]
运送抗氧化剂（维生素 E 和辅酶 Q_{10}）至皮肤表面[38]
保护角质形成细胞免受 UVB 的辐射[38]
固有的抗菌活性[33]

皮脂分泌减少

皮肤表面的脂质在维持皮肤水合和与外界环境的相互作用中扮演着重要角色。特应性皮炎和脂溢性皮炎与皮肤表面脂质的减少密切相关[43-44]。特应性皮炎（湿疹）患者的皮脂源性角鲨烯和蜡酯水平降低。这种皮脂水平的下降会导致皮肤屏障受损，进而削弱了皮肤表面的封闭性保护层，同时减少了脂肪酶合成游离脂肪酸的底物，抗氧化保护作用减弱。在面部皮脂腺较少的区域如口唇周围，发生干燥和皮肤癌的风险增加。

皮脂腺数量

面部的皮脂腺数量可多达每平方厘米 400 ~ 900 个，而在身体其他部位则相对稀少，每平方厘米不超过 100 个[3]。一些研究采用不同的技术手段来评估皮脂腺数量。记录皮脂腺数量的早期研究主要采用两种技术，分别为间接技术和直接技术。间接技术的使用最早可追溯到 1939 年 Benfenati 和 Brilliantini 在研究中使用了该技术[43]，Powell 和 Beveridge 在 1970 年也使用了间接技术[44]。他们通过在室温下使用四氧化锇来测量每平方厘米皮肤表面上的脂腺孔数量，并在皮肤表面放置收集纸片（持续 7 分钟），在收集纸上观察留在皮肤表面的小块脂质区域。四氧化锇的加入会形成微小的黑斑，便于研究者在解剖显微镜下进行计数。Cunliffe 等于 1974 年采用直接技术[45]，利用油红 O（一种疏水性染料）染色皮肤，并通过 Leitz MZ 表面显微镜

（配备光栅）观察，以测量毛囊皮脂腺导管口径。技术和结果汇总如**表 11-5** 所示。总之，皮脂腺数量在整个生命周期中基本保持不变，但其大小会随着年龄增长而增加。

皮脂腺的结构与分泌

皮脂腺细胞的脂质合成与分泌需要 1 周以上的时间。与年轻人相比，老年人皮脂腺的更替速度较慢。皮脂腺由两种类型的细胞组成，即产脂细胞（也称为皮脂腺细胞）和构成导管上皮的复层鳞状细胞。皮脂腺细胞经历 3 个阶段才能达到完全成熟，分别是未分化阶段、分化阶段和成熟阶段。随着皮脂腺细胞的不断成熟，其体积会因脂质蓄积而增加，可能会增加 100 ~ 150 倍 [46]。皮脂腺的分泌机制是全浆分泌，通过单个皮脂腺细胞的破裂来释放皮脂 [47]。皮脂是皮脂腺的分泌产物，是由皮脂腺合成的非极性脂质的混合物。人体皮脂中除了包含胆固醇、胆固醇酯、脂肪酸、甘油二酯和甘油三酯等成分外，还含有两种特有的、在其他身体部位不合成的成分，即蜡酯和角鲨烯（参见**表 11-6** 中关于人体皮脂与其他表皮脂质成分的比较）。

皮脂的昼夜节律分泌

研究揭示，面部皮脂合成受到昼夜节律的调控。一项研究表明，无论皮肤温度如何变化，午夜时分皮脂分泌水平最低，而在中午时分则达到分泌高峰 [52]。其他研究也证实了皮脂分泌在中午时分达到高峰 [53-54]。皮脂分泌的生物节律与游离睾酮、脱氢表雄酮、皮质醇或褪黑素的水平无关 [52-53]。

表 11–5　人体前额皮肤每平方厘米的皮脂腺数量

研究者和年份	受试者数量	每平方厘米的皮脂腺数量	皮脂腺计数所采用的技术
Benfenati，Brilliantini[43]	4	560 ± 42	间接法（四氧化锇法）
Powell，Beveridge[44]	10	518 ± 91	间接法（四氧化锇法）
Cunliffe, et al.[136]	120	334 ± 20	直接法（表面显微镜法）

表 11–6　人体皮脂成分与表皮脂质的比较

脂质	皮脂重量(%)	表皮脂质重量(%)
甘油三酯、甘油二酯和游离脂肪酸	57	65
蜡酯	26	-
角鲨烯	12	-
胆固醇	2	20

激素对皮脂腺细胞的影响

人类皮脂腺是皮肤内激素合成的主要场所（**表 11-7**）。长期以来，激素被认为在脂质合成中起着关键作用，因为青春期初期皮脂分泌会增加，且多囊卵巢综合征的女性常伴有痤疮。在女性月经周期前，往往会出现痤疮暴发。最新的研究显示，这一现象与月经周期中毛囊皮脂腺导管的扩张有关，在排卵期达到峰值时，皮脂分泌量最高 [13]。维 A 酸类、激素和生长因子都对皮脂腺的活性和分化产生影响。尽管上述过程尚未完全阐明，但下文将简要讨论已知的内容。

过氧化物酶体增殖物激活受体

作为基因转录调节因子，过氧化物酶体增殖物激活受体（PPARs）调控与脂质合成相关的基因，从而诱导皮脂腺细胞分化 [56-59]。刺激脂质合成的 PPAR 配体包括雄激素、亚油酸、维 A 酸类、噻唑烷二酮类（如治疗糖尿病的格列酮类药物）和贝特类药物 [56, 60]。

雄激素

睾酮被认为与皮脂分泌没有直接关系，因为尽管男性睾酮水平明显高于女性，但他们的皮脂分泌率仅略有增加 [61]。皮脂腺细胞表达雄激素受体，并含有多种雄激素代谢酶。雄激素会促进皮脂腺细胞的增殖，但是这一效应似乎受皮脂腺分布位置的影响，如面部的皮脂腺细胞比非面部皮脂腺细胞受影响更大 [62]。皮脂腺能够合成睾酮并将其转化为硫酸脱氢表雄酮（thiazolidinediones，DHEAS），后者可能在痤疮发生中发挥一定作用。DHEAS 经由多种存在于皮脂腺中的酶转化为睾酮，其中包括 1 型 5-α- 还原酶。然而，研究并未发现 1 型 5-α- 还原酶抑制剂对治疗痤疮有效 [63]。此外，支脂腺也可以通过将睾酮代谢成雄烯二酮和 5- 雄烯二酮来抑制睾酮的活性。已经有研究表明，雄激素通过对 PPAR 的作用来促进皮脂腺的增生。

表 11–7 不同激素和配体对皮脂和皮脂腺细胞的影响

激素 / 配体	对皮脂的影响	对皮脂腺细胞的影响
2- 花生四烯酸甘油酯	增加皮脂合成	促进分化
乙酰胆碱	增加皮脂合成	–
花生四烯酸	促进皮脂生成	诱导细胞凋亡，增加促炎细胞因子
花生四烯酰乙醇胺	增加皮脂合成	促进分化
β- 内啡肽	促进皮脂生成	–
大麻环萜酚（CBC）	减少皮脂合成	–
次大麻二酚（CBDV）	减少皮脂合成	–
大麻萜酚（CBG）	增加皮脂合成	–
次大麻萜酚（CBGV）	增加皮脂合成	–
大麻二酚（CBD）	降低皮脂合成	降低增殖
辣椒素	减少皮脂合成	抑制促炎细胞因子
△ -9- 四氢次大麻酚（THCV）	减少皮脂合成	–
表皮源性生长因子	抑制分化	–
雌激素	大剂量降减少皮脂合成，但生理剂量不影响	–
GPR119	抑制 OEA 诱导的皮脂合成	–
生长激素	促进皮脂生成	分化
胰岛素	–	增殖，分化
胰岛素样生长因子 -1	增加皮脂合成	增殖，释放炎性细胞因子
瘦素	增加皮脂合成	诱导促炎反应
油酰乙醇胺（OEA）	增加皮脂合成	促进分化，诱导凋亡，诱导促炎反应
PPAR 激动剂	增加皮脂合成	–
维 A 酸类化合物（较大剂量）	减少皮脂合成	皮脂腺萎缩，抑制增殖和分化
睾酮	增加皮脂合成	–
TRPV 激动剂	减少皮脂合成	促进增殖，TRPV3 诱导促炎反应
维生素 D（125-二羟维生素 $D_3[125(OH)_2D_3]$）	减少皮脂合成	诱导自噬

雌激素

雌激素受体 α 和 β 存在于皮脂腺内。大剂量雌激素可抑制脂质的生物合成，而生理剂量的雌激素则无此效应。雌激素对皮脂腺的影响似乎尚不明确 [64]。研究表明，17β- 雌二醇可诱导前列腺素 D2 代谢为 D12- 前列腺素 J2，后者是 PPAR 的天然高效配体。雌激素似乎透过胰岛素样生长因子 -1（IGF-1）/IGF-1 受体通路来调节角质形成细胞的增殖，因此可能以相似机制影响皮脂腺细胞 [65]。目前，雌激素在皮脂分泌中的确切作用仍不清楚。

胰岛素样生长因子 -1

IGF-1 被认为在促进皮脂腺脂质合成过程中具有重要作用 [66]。IGF-1 能够增加固醇应答元件结合蛋白 1（SREBP-1）的转录因子的表达水平，SREBP-1 调控着多个与脂质合成相关的基因，其表达刺激皮脂腺细胞的脂质合成 [67]。

其他激素

皮脂腺细胞亦表达促肾上腺皮质释放激素、阿黑皮素原（POMC）、肾上腺皮质激素、α- 和 β- 黑素细胞刺激素以及 β- 内啡肽的受体。皮脂腺很可能会受到压力的影响，因为许多激素与皮肤压力轴（skin-stress axis）息息相关。

生长激素影响皮脂腺细胞并使皮脂分泌增加。生长激素水平增加与过度油性皮肤类型相关 [68]。生长激素使皮脂腺细胞分化加速，但不影响其增殖。IGF-1 不仅促进皮脂腺细胞的增殖，还增加炎性细胞因子和皮脂的产生 [69]。胰岛素则刺激皮脂腺细胞的增殖和分化。皮脂腺细胞表面存在表皮源性生长因子（EGF）受体 [70]。EGF 在体外和体内试验中对皮脂腺细胞的作用存在差异，其对皮脂腺细胞的影响已显示出种属特异性 [71]。因此，EGF 对皮脂腺细胞的确切作用尚未完全阐明。肝 X 受体（liver X receptors，LXR）在胆固醇代谢中发挥关键作用。它们已在皮脂腺细胞中被发现并参与脂质代谢 [72-73]。**表 11-7** 总结了不同配体和皮脂腺细胞的已知信息。

大麻素与皮脂腺细胞

皮脂腺细胞内含有 CB_2 大麻素受体，它们负责介导内源性大麻素对脂质合成的影响。皮脂腺细胞能够合成内源性大麻素，包括花生四烯酸乙醇胺

（常称为大麻素或 AEA）和 2- 花生四烯酸甘油酯（2-AG）。AEA 和 2-AG 会促进皮脂腺细胞增加皮脂合成。另外，大麻二酚（CBD）会减少皮脂腺细胞的增殖并抑制皮脂合成。

与 CBD 相似，大麻环萜酚（CBC）、次大麻二酚（CBDV）和 Δ-9- 四氢次大麻酚（THCV）也能明显减少花生四烯酸引发的皮脂合成，而大麻萜酚（CBG）和次大麻萜酚（CBGV）则会增加皮脂腺脂质的基础合成。

内源性大麻素类物质油酰乙醇胺（OEA）是 GPR119 的内源性激活剂 [74]。OEA 能够刺激皮脂合成，但也会诱导皮脂腺细胞凋亡以及产生炎症反应。GPR119 在皮脂腺细胞中表达，并下调 OEA 介导的脂质合成。研究发现在痤疮的发病机制中，GPR119 的表达下调，因此可能在痤疮的发生过程中起一定的作用。

维 A 酸受体与皮脂腺细胞

皮脂腺主要表达 RAR-γ 和 RXR-α。微量维 A 酸类化合物可促进皮脂腺细胞的生长和分化；然而，高浓度维 A 酸类化合物会导致皮脂腺的萎缩并减少皮脂合成 [75]。维 A 酸受体包括 RAR 和 RXR 两类，在第 45 章“维 A 酸类化合物”中有详细讨论。

RXR 能够刺激皮脂分泌。维 A 酸 X 受体不仅能显著促进皮脂合成，还通过 RXR:PPAR 异源二聚体的形成促进皮脂腺细胞的增殖和分化，从而使皮脂分泌水平增加 [59]。

所有的维 A 酸受体激动剂均抑制脂肪腺细胞的生长和分化。RAR-β、γ 激动剂阿达帕林在高浓度下完全阻断细胞生长，因此抑制皮脂腺细胞的分化。异维 A 酸通过抑制皮脂腺细胞的分化、诱导皮脂腺细胞的细胞周期阻滞和凋亡，有效抑制皮脂的合成。这些效应部分通过自噬介导 [76]。多项研究表明，异维 A 酸能增加诱导自噬的 FOXO 转录因子 [77]。

自噬、脂质和皮脂腺细胞

自噬是一种降解细胞成分和细胞器的过程。“自噬”（phagy）一词源自希腊语词汇“phageîn”，意为吃或吞噬。在第 5 章“内源性老化”中已经讨论了自噬的三种类型。这一过程被认为在皮肤衰老中尤为关键，特别是涉及线粒体和溶酶体的自噬。有时将有选择性地降解脂质的自噬称为脂噬（lipophagy）[77]。

自噬可以调节皮脂腺细胞中的皮脂积累。自噬标志物在皮脂腺细胞分化阶段表达，但在终末分化阶段则不再表达。已经证明痤疮患者的自噬标志物减少，这提示自噬功能缺陷可能导致皮脂积累，从而诱发痤疮的发生 [77]。与睾酮和 IGF-1 暴露相关的皮脂腺细胞中的自噬水平下降，均被认为与痤疮的发生密切相关。维生素 D（125- 二羟维生素 D_3 [$125(OH)_2D_3$]）能够诱导自噬，并抑制皮脂腺细胞中的皮脂合成 [78]。痤疮患者通常具有较低的维生素 D 水平，这可能是由于自噬功能下降导致维生素 D 水平降低。

其他受体和皮脂腺细胞

瞬时受体电位通道（transient receptor potential channel，TRPV）受体被发现分布于皮脂腺细胞表面，而分化程度较高的皮脂腺细胞呈现出更高水平的 TRPV 活性。其中，TRPV1 和 TRPV4 为热感受体，负责调控体温感知、疼痛和瘙痒。TRPV1 是辣椒素（辣椒的一种成分）的受体，负责产生温热感觉。激活 TRPV 阳离子通道 1、3 和 4 会抑制皮脂腺细胞内的皮脂合成过程，影响皮脂腺细胞的生长增殖，并介导基因表达和细胞因子的合成。正如预期的那样，辣椒素抑制了皮脂腺细胞培养物的皮脂合成 [79]。TRPV1 可以被多种因素（例如白三烯和 CBD）激活，而 TRPV1 和 TRPV3 则可以被丁香酚激活。

PPARs 是支脂激活的核受体，它们与维 A 酸 X 受体形成异源二聚体，作为基因转录的调控因子，参与了与皮脂合成相关的基因调控，并诱导皮脂腺细胞分化 [56-59]。在脂质代谢中，PPAR-γ 扮演着关键角色，并在分化的皮脂腺细胞表面表达。

刺激皮脂合成的 PPAR 配体包括亚油酸、噻唑烷二酮（治疗糖尿病的药物如格列酮）、贝特类和花生四烯酸（AA）[56]。AA 的激活导致中性皮脂和磷脂的合成，而 AA 的酮代谢产物（如 5-KETE 和 12-KETE）则作为内源性配体激活 PPAR-γ。TRPV 的激活可能会降低 PPAR 对皮脂合成的作用 [79-80]。

皮脂腺虽然不受副交感神经系统支配，但具有乙酰胆碱受体 [81-82]。具体而言，nAchRa7 乙酰胆碱受体被发现存在于皮脂腺细胞表面。乙酰胆碱似乎在皮肤水合作用中发挥作用，因为特应性皮炎患者表现出乙酰胆碱水平升高 [83]。通过与 PPAR-γ 上调相关的 MAPK/ERK 途径，乙酰胆碱增加了皮脂合成 [83]。ERK 信号通路的减弱与 PPAR-γ 表达减少有关。乙酰胆碱上调 ERK 和 PPAR 的表达，从而促进了皮脂合成。A 型肉毒毒素已被证明能够阻断乙酰胆碱的活性，正如预期的那样，肉毒毒素通过干扰乙酰胆碱活性来减少皮脂合成 [81]。

如何诊断油性皮肤

皮脂的定量评估

作为决定皮肤油性和油腻程度的关键因素，皮脂评估一直备受关注。皮脂评估是在皮肤表面进行的，然而并非所有的皮肤表面脂质（SSLs）都可视为皮脂。因此，了解什么是 SSLs 以及对其的详细分析对准确评估皮脂至关重要。

SSLs 具有双重来源，是表皮成分和脂质成分的混合物 [84]。表皮脂质由成熟的角质细胞分泌，其主要成分包括胆固醇、胆固醇酯、甘油三酯、神经酰胺和烃类（**表 11-6**）。表皮脂质和皮脂的比例与采样的身体部位有关。1936 年，Emanuel 报告了不同身体部位的 SSLs 浓度存在区域性差异 [85]。SSLs 主要以皮脂为主要来源的身体部位包括额头、头皮、躯干上半部分和胸部等区域，而在这些区域，表皮脂质成分仅占 3%～6%。因此，这些区域最适合用于评价皮脂参数，因为它们受表皮脂质的干扰最小 [86-89]。

皮肤表面的皮脂含量在不同区域可能高达 100～500 μg/cm^2，而表皮脂质的含量则较低，为 25～40 μg/cm^2 [85, 87]。皮脂的检测可采用多种不同方法，详见**框 11-2**，并在**图 11-5** 和**图 11-6** 中有相关展示。

框 11-2 皮脂采集技术

有多种皮脂采集技术可供选择。以下列举了 50 多年来的研究中使用的一些主要方法，为了解皮脂的基础知识作出了贡献。

提取法：这是最早的皮脂采集技术，其原理是在皮肤表面施加溶剂，使皮肤表面脂质溶解，随后进行溶剂蒸发和脂质残留物分析 [117-118]。

香烟纸技术：这项技术是将香烟纸浸泡在乙醚中，将四层叠加于前额，并用橡皮筋固定。然后通过重量法来测量皮脂含量 [117, 119]。

皮脂吸附贴法：这是一种用聚合物薄膜吸收皮脂的更准确且更快速的技术。聚合物胶带吸收皮肤表面脂质后变得透明。皮脂吸附贴可通过多种方式进行分析，其中最简单的是对胶带进行 1～5 分的视觉评分（**图 11-5**）[120]。

皮脂仪：由 L'Oréal 的一个团队设计的分光光度仪，它使用二极管光源来评估皮脂脂质，已证实其测量速度较快，但需要适当的设备校准以获得最佳结果 [121]。

皮脂计：这种设备将对皮脂敏感的薄膜附在探针上，然后将其放置在皮肤表面。该设备以 μg/cm² 为单位对皮脂进行定量测量，对应于薄膜上收集的总皮脂量。采样时间短至 30 秒。此外，可以将该设备与计算机连接以进行数据管理（**图 11-6**）[122]。

当与皮脂仪进行比较时，皮脂计更加实用。皮脂仪需要在每次使用之间进行清洗，而皮脂计则在每次测量中使用新的试纸条。此外，皮脂计可以与计算机连接。皮脂计和皮脂吸附贴均被普遍认为是便捷的工具。尽管这些设备不能直接测量皮脂，但它们在评估皮脂水平方面作为研究辅助工具仍然具有重要的作用 [123]。

使用问卷诊断皮脂分泌

研究表明，患者通常低估了他们的皮脂分泌率，从而自我诊断为干性或正常皮肤。事实上，他们的皮脂分泌率通常每 3 小时超过 1.5 mg/10 cm^2。大多数人（包括皮肤科医生）对皮脂分泌率的主观感知都存在误判。当客观测量结果表明他们的皮肤

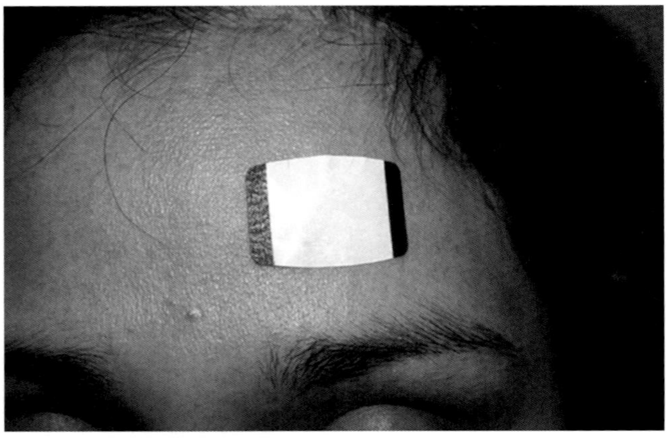

图 11-5 皮脂吸附贴易于检测皮肤表面脂质

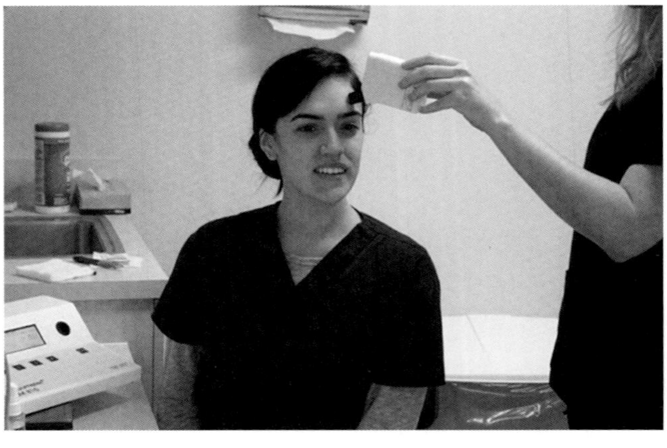

图 11-6 皮脂计用于测量皮肤表面皮脂

合成了正常或更多的皮脂时，他们会感到惊讶[90]。这种自我误判导致 50% 以上的人选择了不适合其皮肤类型的清洁剂和保湿剂[91-92]。

一个人对其皮肤类型的评估会受到多种偏差的影响，而且皮脂分泌的季节性变化可能会使问题变得更加复杂。当患者被问及一个简单的问题："您的皮肤是油性还是干性？"他们的回答通常与客观测量结果不相符[93]。作者经过 10 多年的研究开发了一个经过科学验证的调查问卷，该问卷将问题与皮脂吸附贴和皮脂计的测量结果进行了对照，以确定哪些问题能够准确反映皮脂分泌率[94]。BSTI 问卷就是基于这些问题制订的，并已被证明在几乎所有情况下都能够准确诊断患者的皮肤类型，除非是患者从不在脸上使用任何护肤品（详见第 10 章）。

在某些情况下，患者可能会感到困惑，因为他们习惯使用不太准确的术语，如"混合性皮肤类型"和"正常皮肤类型"，而这些术语在 BSTS 中并不指代皮肤类型。BSTS 中将"正常皮肤类型"归类为油性皮肤，如后文所述，而混合性皮肤类型也已讨论过。如果患者感到困惑，可以向他们解释 BSTS 是基于可测量的皮脂分泌率和皮肤水分检测仪的测量结果，术语的使用是科学一致的。最终，他们将学会正确的术语。

诱发油性皮肤的因素

压力和皮脂分泌

1972 年初，就有研究表明压力与皮肤表面游离脂肪酸的含量增加有关[95]。从那时起，人们已经进行了大量研究来评估压力在皮脂分泌和痤疮发生中的作用。在皮脂腺中发现了促肾上腺皮质激素释放激素（CRH，又称为压力激素），并且其受体 CRH-R 也存在于皮脂腺中[96]。CRH 能够直接诱导皮脂合成，并增强皮脂腺细胞中 DHEAS 向睾酮的转化[35, 37]。CRH 被认为在压力与皮脂分泌之间的联系中扮演着重要角色[97]。此外，皮脂腺还具有 P 物质的受体。P 物质是应激反应中释放的一种神经介质[98]。P 物质可在体外研究中刺激皮脂腺分泌[99]。据推测，P 物质在压力导致的痤疮中发挥作用。

皮脂与遗传

皮脂分泌也受到遗传因素的调控。1989 年，Walton 等的一项研究提出痤疮的发病主要受遗传因素支配，而环境因素仅对其产生调节作用[100]。他们的研究纳入了 20 对同卵双胞胎和 20 对异卵双胞胎，结果显示，同卵双胞胎的皮脂分泌率相似，但其痤疮严重程度却有差异，这表明环境因素对痤疮发生的影响。与此相反，非同卵双胞胎的痤疮严重程度和皮脂分泌参数的差异显著。这一研究结果表明，皮脂分泌受到遗传因素的控制，但环境因素也会对痤疮的发病产生影响。2002 年的一项研究纳入 458 对同卵双胞胎和 1099 对异卵双胞胎，结果提示痤疮存在显著的遗传因素[101]。尽管该研究未考虑皮脂分泌率，但大量研究已证明，痤疮患者的皮脂分泌率升高[102]。

在高皮脂分泌率的痤疮患者中，已有研究报道细胞色素 P450 基因的一个等位基因存在过量表达。细胞色素 P450 是一个庞大的超基因酶家族，参与多种内外源性化合物的代谢。细胞色素 P450 的突变可能导致天然维 A 酸类化合物的加速降解，从而引发皮脂腺的成熟和分泌异常，进而造成皮肤过度油腻[103]。

值得一提的是，皮脂腺细胞中已确定存在 B 淋巴细胞诱导的成熟蛋白 1（Blimp1）（一种转录因子）。一项研究揭示，Blimp1 通过抑制小鼠中 c-myc 基因的表达来发挥作用。在 Blimp1 c-myc 表达缺失的小鼠中，皮脂腺细胞的增殖明显增强。此外，上述研究还观察到皮脂腺增大，这进一步增加了分泌皮脂的细胞数量。含有 Blimp1 的细胞被确认为是整个皮脂腺的前体细胞，Blimp1 在某种程度上控制着这个前体细胞群，调节进入腺体的细胞数量。Blimp1 被认为通过抑制 c-myc 基因来抑制皮脂腺的形成和分泌。这项研究强烈支持皮脂分泌率受遗传基因调控这一观点[104-105]。

饮食与皮脂

已有研究明确指出，高糖饮食会使痤疮恶化。尽管目前尚不清楚出现这一现象的确切原因，但已经有一些线索。高糖饮食可能会引发 mTORC1 的过度表达以及 FOXO1 表达不足。研究显示，痤疮患者的 mTORC1 和 FOXO1 信号通路也存在类似的失衡现象[106-108]。FOXO 转录因子的增加可能诱导自噬过程，而 mTORC1 则会抑制自噬。这进一步表明自噬在调控皮脂分泌和痤疮发病中具有重要作用[77]。

油性皮肤与有色肤色

关于皮脂分泌在不同种族之间的差异，目前

的研究相对较少。绝大多数关于油性皮肤的报告都是基于高加索人群的模型，因此对深肤色类型的皮脂分泌了解较少。在少数研究中，有证据显示深肤色人群的皮脂分泌和毛孔大小可能大于浅肤色人群[26]。然而，Grimes 等研究比较了皮脂、pH 值、角质层含水量（皮肤湿度）和经皮水分丢失（TEWL）（屏障功能）的仪器测量结果，结果显示非裔美国人和高加索人之间没有差异[109]。

2004 年，迈阿密大学进行的一项研究采用 BSTS 来寻找皮肤类型的种族差异[110]。这项未发表的研究包括来自 4 个不同族群的 399 名受试者，分别是高加索人、非洲裔美国人、西班牙裔美国人和亚洲人。根据 BSTS 对皮肤类型的分类，每个受试者被归为一种皮肤类型。各种族组中油性皮肤的比例从低到高依次为：高加索人（47.13%）、西班牙裔美国人（55.88%）、亚洲人（57.70%）和非洲裔美国人（61.9%）。这项研究首次使用 BSTS 来比较不同种族之间的皮肤类型差异，并显示不同种族的皮肤类型存在一定差异。尽管报告称非洲裔美国人的油性皮肤发生率有所增加，但需要注意的是，所有受试者都在迈阿密一家普通皮肤科诊所接受治疗，因此研究结果可能不代表一般人群。

鉴于现有研究结果存在差异，皮肤脂质的种族差异仍然不明确。需要进一步的研究来明确这些差异的确切范围，以便制订更适合有色肤色人群的最佳护肤方案。

痤疮患者皮脂参数的变化

大众和科学界普遍认为，痤疮的严重程度与皮脂分泌水平密切相关，且呈正比关系[111]。然而，自 20 世纪 60 年代初以来，皮脂分泌率与痤疮之间的相关性一直备受争议。当时 Fry 和 Ramsay 测量了 17 名痤疮患者的皮脂分泌率并报告了其与痤疮严重程度之间无直接关系[112]。20 世纪 60 年代末，Cunliffe 和 Shuster 采用了先进的采集技术，证明了皮脂分泌与痤疮严重程度直接相关[113]（有关皮脂采集技术的介绍请参阅**框 11-2**）。许多最新的研究也表明痤疮患者的皮脂水平确实较高。例如，Piérard 等使用皮脂仪研究额部时发现，痤疮患者的总体皮脂分泌率较高[10]。Piérard-Franchimont 等观察到皮脂分泌率的变化与痤疮的严重程度呈正比[114]。此外，Harris 等使用嵌入新鲜黏土中的细聚酯纤维网片，发现炎症性痤疮患者的皮脂分泌率较高[115]。2006 年，Kim 等在对 36 名亚洲患者进行的一项研究中使用皮脂计，证实痤疮患者的皮脂分泌率增加[116]。然而，值得注意的是，尽管痤疮与高皮脂分泌率相关，但并非所有高皮脂分泌率的个体都会患痤疮。在 BSTS 中，那些皮脂分泌率高却没有痤疮的个体被归类为油性耐受性皮肤（参见第 9 章“营养与皮肤”）。

寻常痤疮是一种毛囊皮脂腺单位疾病，是一种多因素疾病，具有多种病理因素，包括皮脂分泌增加、导管角质化过度、痤疮丙酸杆菌引起的导管定植和炎症[7]。有关寻常痤疮的完整综述可参阅第 16 章。PPARs-α、β 和 γ 可能在痤疮和皮脂分泌增多中发挥作用。已在皮脂腺细胞中鉴定出这些受体，其中 γ 型被认为最为重要。游离脂肪酸、亚油酸和雄激素可激活这些受体，它们与 RXR 维 A 酸受体结合（形成异源二聚体），从而诱导皮脂腺细胞增殖、分化和游离脂肪酸合成。因此，PPARs 参与了皮脂腺的成熟和痤疮炎症反应的启动。高皮脂分泌患者皮脂腺中 PPARs 的水平较高，这表明对天然维 A 酸类化合物的作用失调并导致痤疮的发生[26]。

油性皮肤的护理

油性皮肤类型的天然优势是皮肤不易缺水。油性皮肤使用润肤霜的主要目的是在不引发粉刺的情况下提供所需的水分。

对于正常油性皮肤类型，可以选择轻薄的非致痘保湿霜，例如含有透明质酸的精华液，这有助于其他护肤品更好地渗透。皮脂可能会阻碍重要成分的渗透，因此透明质酸的促渗作用是其优势。油性皮肤类型通常油脂分布在 T 区，因此可以在面部两侧使用轻薄的保湿霜，避开皮脂腺丰富的 T 区。

对于过度油性皮肤类型，可能不需要早晚使用保湿霜。对于这种类型皮肤的人，很难说服他们使用防晒霜；省略保湿霜可能有助于提高防晒霜的使用率。在涂抹防晒霜后使用一层散粉可能有助于减少油性皮肤者使用防晒霜时产生的油腻感。对于过度油性皮肤类型，低剂量的异维 A 酸治疗可能会带来益处。

从冬季或干燥气候下的干性皮肤转变为夏季和温暖气候下的油性皮肤，需要两种完全不同的护肤流程，以适用于寒冷干燥气候下的干性皮肤和温暖潮湿气候下的油性皮肤。

减少皮脂的外用制剂

尽管有几种产品声称能够有效抑制皮脂分泌，但真正通过确切验证的产品寥寥无几。目前市面上大多数控油产品主要含有滑石粉等吸油成分，这些成分主要起到吸附或掩盖油脂的作用，而非真正抑制皮脂分泌。对于抗雄激素类药物如酮康唑和螺内酯，已经显示出一定的效果 [124-125]。孕酮在女性局部应用时已显示出短期效果（2～3 个月），但在男性中并没有降低皮脂分泌率 [126]。此外，皮质类固醇、红霉素 - 锌复合物、新康唑（二氯苯基咪唑二氧戊环）及锯棕榈、芝麻籽和坚果油提取物等成分也被用于这一目的 [127-130]。值得注意的是，局部使用维 A 酸类制剂并未显示出可以减少皮脂分泌，但口服维 A 酸类药物已被发现具有这种效果 [131]。

减少皮脂的口服制剂

最强效的皮脂分泌抑制剂为异维 A 酸（13- 顺式维 A 酸）。使用异维 A 酸治疗 2 周后，就能发现皮脂分泌率减少 90%。尽管其确切作用机制尚未完全阐明，但从组织学的角度来看，它可使皮脂腺体积减小，皮脂腺细胞失去其特有的内部脂质积聚 [7, 132]。

油性皮肤的美容治疗

2006 年的一项研究采用 30% 乙醇酸溶液和 Jessner 溶液进行了化学剥脱术，皮脂计测量结果显示未降低皮脂分泌率 [133]。2007 年的一项研究报告使用蓝光和 5-ALA（氨基乙酰丙酸）的光动力疗法尽管在痤疮病变中观察到了改善，但未显示出皮脂分泌率的变化 [134]。微晶磨削术也未显示出可减少皮脂分泌率。

肉毒毒素注射治疗油性皮肤

2019 年进行了一项半脸对照研究，20 名患者的一侧面颊皮下注射 A 型肉毒毒素（BTX-A），另一侧注射生理盐水。患者和 3 位盲法研究人员采用主观数字评分法对皮肤情况进行评估，0：皮肤干燥，1：轻度油性，2：中度油性，3：重度油性。还评估了毛孔大小，0：无可见毛孔，1：可见毛孔，2：毛孔增大，3：毛孔上有黑头。BTX-A 的注射总剂量为 10 个单位。结果显示，皮脂分泌和毛孔大小评分均显著降低（P=0.001）。治疗后 1 个月，接受生理盐水处理的一侧与接受 BTX-A 治疗的一侧相比存在显著性差异（P=0.008）。毛孔大小的变化在统计学上没有显著差异（P=0.05）。

在 2021 年进行的另一项研究中，对 0、15、30 和 45 个单位的不同剂量进行了比较，旨在确定 BTX-A 减少额部油腻感的最佳剂量。研究发现，接受 30 或 45 个单位剂量的受试者在治疗后 2 个月和 3 个月，无论是由研究人员评分还是由受试者本人进行评分，都显示出油腻感降低（$P < 0.05$）。对于接受 30 和 45 个单位治疗的受试者，皮脂计测量值的变化具有统计学意义（$P < 0.05$）。接受 15 个单位剂量治疗的受试者在受试者自我评分、研究人员评分或皮脂计评分方面均无显著性差异。

BTX-A 减少皮脂分泌的机制可以通过如上所述的乙酰胆碱对皮脂分泌的影响或乙酰胆碱刺激立毛肌的收缩减少来解释（**图 11-7**）。

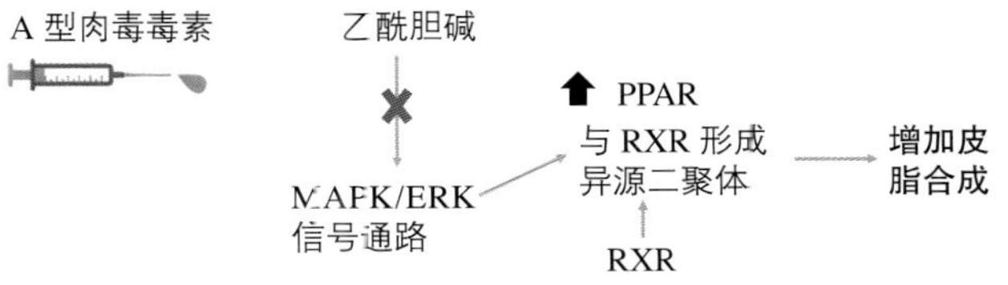

图 11–7　肉毒毒素抑制乙酰胆碱释放，使 MAPK/ERK 信号通路中断，从而导致皮脂合成减少。

结论

油性皮肤是一种常见的皮肤状态，其程度不一，可以分为两个亚型：正常油性皮肤和过度油性皮肤。皮脂分泌量决定了皮肤类型。油性皮肤的范围从完美的健康水润皮肤到轻微影响化妆，再到表现为令人困扰的痤疮皮肤疾病。对于皮脂腺细胞以及它们如何受到各种受体、激素、细胞信号和其他配体调控的新认识，将为改善油性皮肤提供新的方法。目前来看，根据症状的严重程度，最佳选择包括泡沫和水杨酸清洁剂、不致粉刺的保湿霜、口服维 A 酸类药物以及皮下注射肉毒毒素。

（刘丽红　罗雨潇潇　徐阳　叶理　杨森 译校）

参考文献

扫描书末二维码获取

第 12 章

干性皮肤

概要

要点

- 角质层含水量应大于 10%。
- 细小皱纹的形成与皮肤含水量低密切相关。
- 增加饮水量将提高皮肤含水量，特别是对于每日饮水量不足 2500 ml 的人来说更为重要。
- 微生物群与皮肤水合作用相互影响。
- 除非患者皮脂分泌水平较高，否则相对湿度低于 30% 可能导致皮肤干燥。皮肤水合作用的最佳相对湿度为 60%。
- 湿度增高可增加皮肤的弹性。
- 高 pH 值会破坏皮肤屏障稳态、降低角质层凝聚力，同时将影响皮肤抵御外界物质入侵的能力。

新进展

- 由于湿度和环境气流的影响，连接手机的皮肤水合测量设备得出的结果是不准确的。
- 新生儿使用保湿剂可减少特应性皮炎、食物过敏和哮喘的发生。

展望

- 大麻素对皮肤屏障和皮肤水合作用的影响尚未明确。

皮肤干燥又称为皮肤干燥症（xerosis），由遗传、环境和生活方式等因素引起。其症状可能极轻微而不被轻易察觉，也可能严重到导致皮肤破裂、剧烈瘙痒和感染。很多患者存在轻微的皮肤干燥，特别是 50 岁以上的女性。当皮肤含水量减少，细微的皱纹就会出现[1]。每年全球在保湿护肤品上花费数十亿美元。因此，对于皮肤科医生、相关服务人员和化妆品研发人员来说，了解皮肤干燥的潜在病因以及目前的治疗方法尤为重要。

市场上针对皮肤干燥问题的产品五花八门，让人难以辨别。而其中绝大多数产品仅仅是治标不治本。因此，本章将着重探讨和总结皮肤干燥的成因，阐明必要的问题，以确定最有效的产品或最适合特定皮肤类型的产品。保湿剂将在第 43 章讨论。

什么是干性皮肤

干性皮肤的特点在于角质层（stratum corneum, SC）缺水。水是皮肤的主要塑化因子。当其含量降低时，皮肤弹性就会降低，可出现皲裂和裂口[2]。为了使皮肤看起来正常且触感良好，角质层的含水量必须保持在 10% 以上[3]。当渗透屏障出现缺陷，使过多水分流失到空气中时，就会发生经皮水分丢失（transepidermal water loss，TEWL）增加，进而引发皮肤干燥（**框 12-1**）。这种屏障受损可由多种因素引起，如阴离子洗涤剂、丙酮和其他溶剂、高钙水溶液、热水以及频繁的沐浴（详见第 40 章“清洁剂”）。皮肤水合度可以通过多种测量方法来评估，包括 TEWL 和电导率（**框 12-2**）。

框 12–1　经皮水分丢失

1964 年，Kligman 在一篇论文中讨论了他对表皮水屏障作为防止经皮水分丢失（TEWL）结构的有效性的观察 [4]。他用一小片角质层组织薄膜覆盖在倒置的水瓶口上，观察到这片角质层组织薄膜有效地遏制了水分的蒸发。如今，TEWL 被用作评估角质层和皮肤屏障完整性的重要指标。TEWL 是指从皮肤表面蒸发的水分流失，其机制与主动排汗有所不同。

框 12–2　如何测量皮肤水合度

测量皮肤水合度主要有四种方法。第一种方法是测量从皮肤表面蒸发的水量。Tewameter® 采用开放式腔室系统，配备湿度和温度传感器，计算皮肤表面的水蒸发梯度 [5]。（另一种仪器称为蒸发仪，与之类似，但已退出市场。）经皮水分丢失（TEWL）的测量值的单位以 g/（hm^2）表示。Tewameter® 测量的局限性在于微环境效应（如湿度和气流）会对测量结果产生影响，因此需要控制实验室条件以提高准确性。这也是手机式和便携式 Tewameter® 设备准确性较差的原因 [6]。多年来，Tewameter® 一直是主用使用的设备，但目前也有其他选择。例如，Aquaflux™ 采用冷凝腔室而非开放式腔室，不受环境气流的干扰 [6]。Vapometer™ 在测量室内安装了一个湿度传感器，该测量室通过皮肤接触而封闭。这款设备小巧便携，也不受环境气流的影响。不同仪器之间的测量结果难以互相转换，因此在比较使用不同设备的研究时应考虑这一点 [7]。

测量皮肤水合度的第二种方法是使用测量电容或电导率的设备。这些工具可检测皮肤中介电常数随水含量产生的变化 [8]。实际上测量的是角质层的水合度，而非 TEWL。通过电容测量可以推断水分流失的速率。Corneometer® 和 MoistureMeter® 都是用于电容测量的设备。而新型设备如欧莱雅（L’Oréal）开发的 SkinChip® 和 MoistureMap，则利用微处理器生成电容图像，并通过计算机软件进行解读。

第三种方法是测量皮肤的电导率。高含水量会增加电导率。Skicon® 是可用于测量电导率的设备。

第四种方法是测量皮肤的阻抗，以评估皮肤电阻的变化，其随着脱水而增加。需要注意的是，皮肤成分可能会影响此测量结果。测量阻抗的两种设备分别是 Nova® 皮肤相位计和表面表征阻抗监测器（SCIM）[9-10]。

为了提高皮肤水合度测量的有效性，确保所有测量都在恒温环境下进行至关重要，这将最大程度地减少气流干扰（这对于开放式腔室测量非常重要）。要准确地评估皮肤的水合度，需综合使用包括临床相关性在内的多种方法。

在皮肤过度干燥的情况下，外层皮肤变硬，脱屑过程受阻，死亡的角质细胞堆积在皮肤表面。这种不太平整的皮肤表面更易与粗糙的材质摩擦，从而对干燥皮肤施加机械应力，导致裂纹的产生。此外，搔抓干痒的皮肤也可能加剧裂纹，极易引发炎症反应，使瘙痒感更加强烈。指甲缝隙中的细菌或微生物亦可诱发感染。皮脂通过形成一层封闭的脂质屏障来保护皮肤免于干燥。因此，这就是为什么在皮脂腺分布较少的部位（如手臂、腿部和躯干），皮肤更易变得干燥。

皮肤表层脂质成分的改变也可能导致皮肤干燥。一些皮肤科医生认为，近年来干性皮肤的发病率上升，部分原因是人们沐浴时更频繁地使用热水、泡沫清洁剂、香氛和浴盐等，这会通过剥离重要的皮脂成分而损害皮肤屏障。肥皂、洗涤剂和硬水也会洗去健康正常的皮肤屏障所需的脂质。

值得注意的是，大多数皮肤干燥的患者并没有潜在的遗传性疾病，而是干燥的皮肤缺乏应对不利环境因素的能力，这些因素会对角质层的水合能力产生不利影响。**表 12-1** 中列举了可能导致皮肤干燥的环境因素。通常情况下，随着年龄的增长，皮脂分泌减少，皮肤会变得更加干燥。干性皮肤之所以在秋冬季节尤其常见，是因为秋冬季湿度较低，并且人们更易使用过热水洗浴。因此，皮肤干燥又称为“冬季瘙痒症”，因为这种情况在冬季最为突出。

干性皮肤的分类

鲍曼皮肤分型系统中，干性皮肤分为三个亚型：

- 干性皮肤
- 极度干性皮肤
- 变化型皮肤

表 12–1　导致皮肤干燥的环境因素
• 空调
• 航空旅行
• 氯化水
• 衣物摩擦
• 硬水（高钙含量）
• 强碱性洗涤剂，如阴离子洗涤剂
• 热水
• 低湿度
• 其他化学物质
• 污染

以上类型的共性即皮肤屏障受损，它们之间的区别在于皮脂对受损屏障的补偿程度。干性皮肤每3小时产生0.5～0.9 mg/10 cm^2 的皮脂，而极度干性皮肤每3小时产生少于0.5 mg/10 cm^2 的皮脂。干性皮肤与极度干性皮肤之间的另一个区别在于皮肤屏障的状态。干性皮肤的皮肤屏障略微受损，TEWL 轻度增加；而极度干性皮肤的皮肤屏障受损更为明显，TEWL 明显增加（**表 12-2**）。

变化型皮肤

许多患者自觉皮肤水合度随季节改变。一项研究观察了46名患者一整年的皮脂分泌情况，结果发现由于皮脂分泌呈季节性变化，皮肤类型从干性逐渐转变为油性[11]。当皮肤屏障轻度受损但依然能够分泌一层封闭性皮脂在皮肤表面时，就会发生这种皮肤类型的改变。这层保护性屏障使得环境相对湿度≥40%时中仍然能够维持足够的含水量。当湿度低于30%～40%时，例如在冬季和干燥气候中，皮脂水平已不足以保护皮肤，从而导致皮肤变得干燥。这类患者通常自称为“混合性皮肤”。在鲍曼皮肤分型系统中，他们在冬季被归类为干性皮肤，在夏季则被视为正常油性皮肤（有关湿度和环境对皮肤屏障的影响将在第10章中详细讨论）。

干性皮肤的诊断

临床上，干性皮肤可通过皮肤粗糙、干燥以及可见的鳞屑等症状进行诊断[12]。**框 12-2** 中列举了各种可用于测量皮肤水合度的生物工程仪器。这些仪器各有优缺点，可用于不同特性的皮肤。为了提高准确性，应进行多次测量。然而，要为这些仪器确定正常的检测范围却颇具挑战，因为它们会因皮肤测试区域、测试环境的温湿度以及其他因素的影响而产生较大的变化[11]。因此，一些问卷被设计出来以简化对干性皮肤的诊断过程。

鲍曼皮肤分型指标问卷即可用于辨别干性皮肤类型。这些问题已被证明能够准确地识别出缺水皮肤[13-14]。如第10章所述，干性皮肤类型具有特定的问答模式。

表 12-2 干性皮肤的生物测量值

	干性皮肤	极度干性皮肤	变化型皮肤
每3小时每10 cm^2 皮肤分泌的皮脂量	0.5～0.9 mg	＜0.5 mg	0.5～0.9 mg
皮肤屏障	轻度受损	明显受损	中度受损
TEWL	增加	明显增加	轻度增加

干性皮肤的临床表现

皮肤晦暗、皮肤表面皮纹增多为干性皮肤的主要临床特征[15]。皮肤颜色较深时，表面可能呈现灰色或灰白色（**图 12-1**）。随着干燥加剧，水分流失导致角质细胞之间的黏合力减弱，桥粒细胞异常滞留（角质细胞是角质层中的角化细胞）。角质细胞的边缘可能会卷曲，就像屋顶上的瓦片一样。在非常干燥的条件下，整个角质细胞层的松动会导致鳞屑和角质剥脱。皮肤表面触感粗糙。粗糙的表面不如光滑的表面容易反射光线，因此其外观晦暗。当伸展和弯曲时，皮肤可能会感觉柔韧性降低，并可能导致皮肤出现裂纹。此外，遗传性疾病或具有遗传易感性的状态，例如鱼鳞病和特应性皮炎（atopic dermatitis，AD），也可能导致皮肤干燥和表皮屏障受损。其他疾病也可出现皮肤干燥，由于篇幅限制，本章不再赘述。

干性皮肤的病因

角质层水分的流失是引起皮肤缺水的主要因素。每小时蒸发损失可高达0.5～1.0 mg/cm^2，即皮肤每天总共流失500 ml的水分，超过了每天通过排汗流失的水分量[11]。皮肤干燥是角质层水分减少引起的，

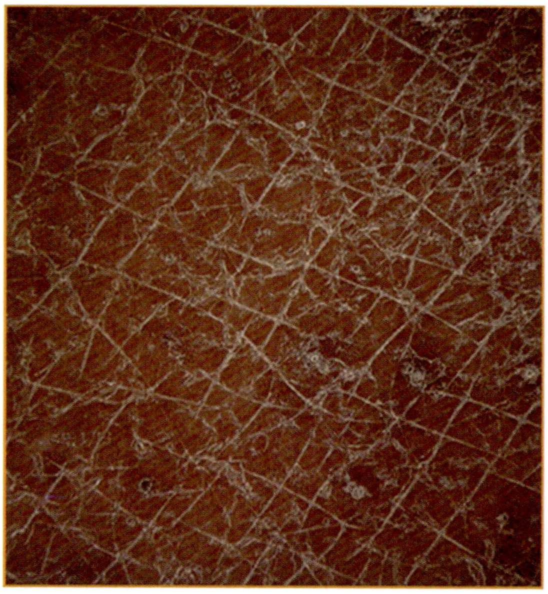

图 12-1 干燥皮肤纹理增多。较深肤色者出现这种情况时，被称为灰白皮肤。

同时会导致角质细胞脱落异常[16]。角质层的水分含量主要取决于外层角质层（分离层）内的角质细胞，因为内层角质层（致密层）的角质细胞相对缺水，在暴露于低渗压力时无法吸收水分[17-18]。Rawlings等研究证明，与对照组相比，皮肤干燥者的角质层上层桥粒保持完整，而在表层角质层中的桥粒芯蛋白Ⅰ呈高水平[19]。这是因为当水分不足时，分解桥粒所需的酶功能受损，导致角质细胞脱落异常，形成可见的角质细胞"团块"，使皮肤显得粗糙、干燥（**图 12-2**A 和 B）[20]。这些块状物质是干燥或脱屑皮肤的特征表现。在深肤色人群中，这种脱落异常与灰白肤色相关，称为"灰白皮肤"。灰白皮肤主要出现在深肤色人群中，是皮肤干燥的表现。

皮肤屏障类似于砖墙结构，其中砖块代表角质形成细胞，而砂浆模拟了环绕在角质形成细胞周围起保护作用的脂质。如**图 12-3** 所示，这些脂质以脂质双层的形式排列。皮肤屏障承担着多项重要功能，包括防止水分蒸发（即 TEWL）。这道屏障还有助于阻挡如过敏原和刺激物等有害物质。当皮肤屏障受损时，个体更容易患接触性和刺激性皮炎。最后，该屏障还有助于抗感染，这一机制依赖于角质形成细胞的功能及周围的细胞外基质[2-]。

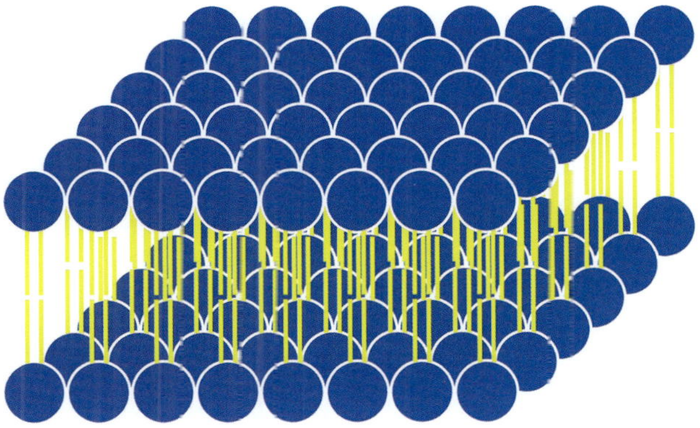

图 12–3　脂质双分子层中，蓝色亲水的头部朝外排列，黄色的尾部构成中央疏水区，有效地限制了水分子在双层膜之间扩散。

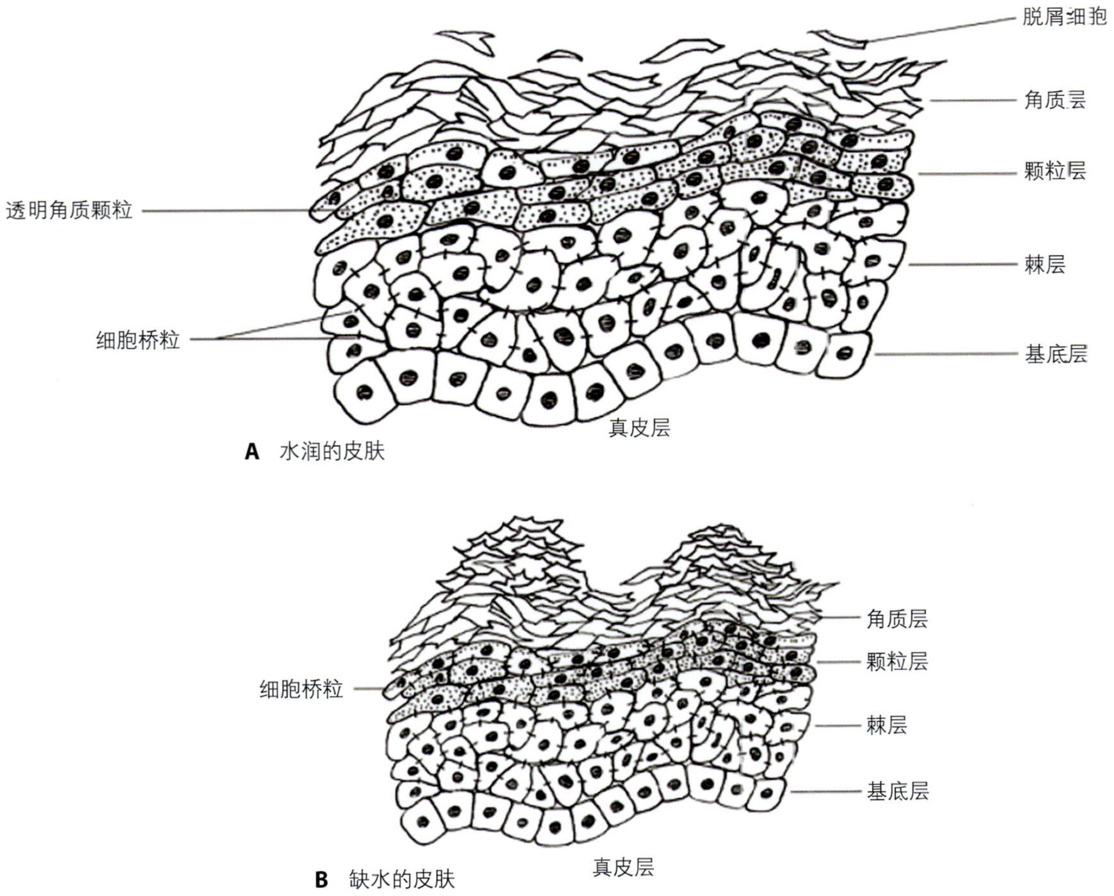

图 12–2　干性皮肤导致角质形成细胞堆积，使皮肤变得粗糙并减少光线反射。

皮肤屏障

角化细胞包膜

包裹着角质细胞的角化细胞（cornified cell，CE）包膜是由多种高度交联的蛋白质组成，为非水溶性层，厚度约为 10 nm。该包膜的主要成分兜甲蛋白与其他蛋白质（如内披蛋白、富含脯氨酸的小分子蛋白、桥粒蛋白和周蛋白），在 Ca^{2+} 依赖性的转谷氨酰胺酶 -1（transglutaminase-1，TG-1）的作用下发生交联，从而形成了这一复杂结构 [22]。角化细胞包膜蛋白或 TG-1 的缺陷会导致遗传性皮肤角化异常疾病，表现为严重的皮肤干燥症状。片层状鱼鳞病（lamellar ichthyosis）和沃温克尔综合征（Vohwinkel's syndrome）就是与 TG-1 和兜甲蛋白缺陷相关的疾病，这两种疾病均存在明显的皮肤屏障功能受损。

细胞外基质和表皮脂质

角质细胞周围的细胞外基质是维持表皮屏障所必需的富含脂质的成分。位于颗粒层的分泌细胞器——板层体，通过在颗粒层和角质层的细胞外基质中释放其内容物，在形成脂质双分子屏障中发挥着关键作用。板层体的主要成分包括葡糖神经酰胺、磷脂和胆固醇。板层体释放的脂质混合物由 50% 的神经酰胺、约 15% 的脂肪酸和约 25% 的胆固醇组成 [23]。一旦这些物质排放到细胞外，它们便在 β- 葡糖脑苷脂酶和磷脂酶的作用下，转化为神经酰胺和脂肪酸。皮肤屏障的三维结构由神经酰胺、脂肪酸和胆固醇按 1∶1∶1 的比例构成（**图 12-4**）。这些细胞外脂质负责保护皮肤屏障的功能 [24]。这三种成分中的任何一种发生变化都可能导致屏障功能受损。

三种限速酶参与合成表皮主要脂质（图 12-5A 和 B）。它们分别是 3- 羟基 -3- 甲基戊二酰辅酶 A（HMG-CoA）还原酶（胆固醇合成的限速酶）、乙酰辅酶 A 羧化酶（ACC）、参与游离脂肪酸合成的脂肪酸合酶和棕榈酰转移酶（SPT），棕榈酰转移酶是神经酰胺合成的调节酶 [25-26]。当皮肤屏障受损时，这些酶的活性增强，以弥补屏障功能的缺陷 [26]。此外，一组名为甾体调节元件结合蛋白（sterol regulatory element-binding proteins，SREBPs）的转录因子也参与胆固醇和脂肪酸的合成。当表皮固醇减少时，SREBPs 被蛋白酶分解后激活并进入细胞核，并刺激基因表达，从而增加胆固醇和脂肪酸合成酶的产生 [21,27]。已知有三种类型的 SREBPs：SREBP-1a、SREBP-1c 和 SREBP-2。SREBP-2 是角质形成细胞中的主要类型，参与调节胆固醇和脂肪酸的合成 [28]。有趣的是，神经酰胺合成途径不受 SREBPs 的影响。

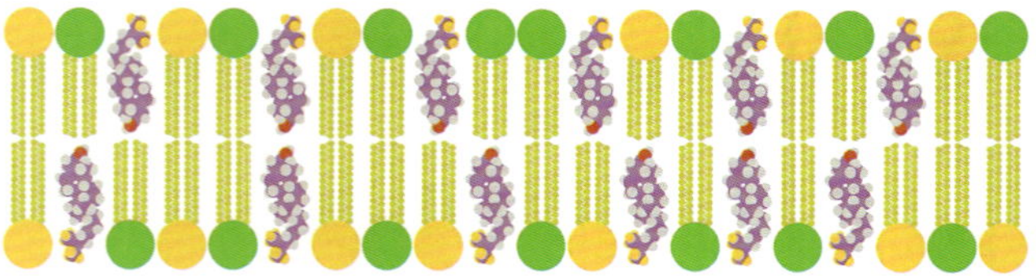

图 12–4 脂质双分子层由脂肪酸（绿色）、胆固醇（紫色）和神经酰胺（橙色）组成。

完整的皮肤屏障由角质形成细胞之间的双分子层组成（**图 12-6**）。当脂质的三维结构与天然皮肤屏障的同心多层膜结构相匹配时，使用交叉偏振显微镜观察，可以观察到光学各向异性 [29]。光学各向异性是一种类似于马耳他十字的光学图案（请参考第 1 章中的**图 1-7**，该图显示了马耳他十字图案）。光学各向异性的马耳他十字图案清晰地展示了完整的皮肤屏障结构（**图 12-7**）。

胆固醇

基底细胞能够从血液循环中摄取胆固醇，但大部分的胆固醇是在角质形成细胞等细胞内通过醋酸盐合成的。当表皮屏障受损时，胆固醇的合成会增加 [30]。研究表明，过氧化物酶体增殖物激活受体（peroxisome proliferator-activated receptors, PPARs）和维 A 酸 X 受体可通过增加 ABCA1（一种调节胆固醇流出的膜转运蛋白）的表达，在胆固醇跨角质形成细胞膜转运中发挥作用 [31]。

神经酰胺

神经酰胺占比人体表皮角质层脂质的 40% [32]；然而，在表皮较底层（如颗粒层或基底层）中并未发现其大量存在。这表明末端分化是神经酰胺产生的关键因素。神经酰胺作为蓄水池，在形成皮肤屏障的多层层状结构的发育中起着重要作用 [33]。

基于脂肪酸和神经鞘脂基的结构，表皮角质层中至少含有 12 类神经酰胺 [34]。1982 年，神经酰胺 1 成为首个被发现的神经酰胺。随后，更多类型的神经酰胺被发现并根据其分子极性和组成命名。神经酰胺的基本结构是脂肪酸与神经鞘脂基的共价结合。不同种类的神经酰胺区别在于不同神经鞘氨醇

限速酶	产物
HMG-CoA 还原酶	胆固醇
乙酰辅酶 A 羧化酶	游离脂肪酸
脂肪酸合成酶	游离脂肪酸
棕榈酰转移酶	神经酰胺

A

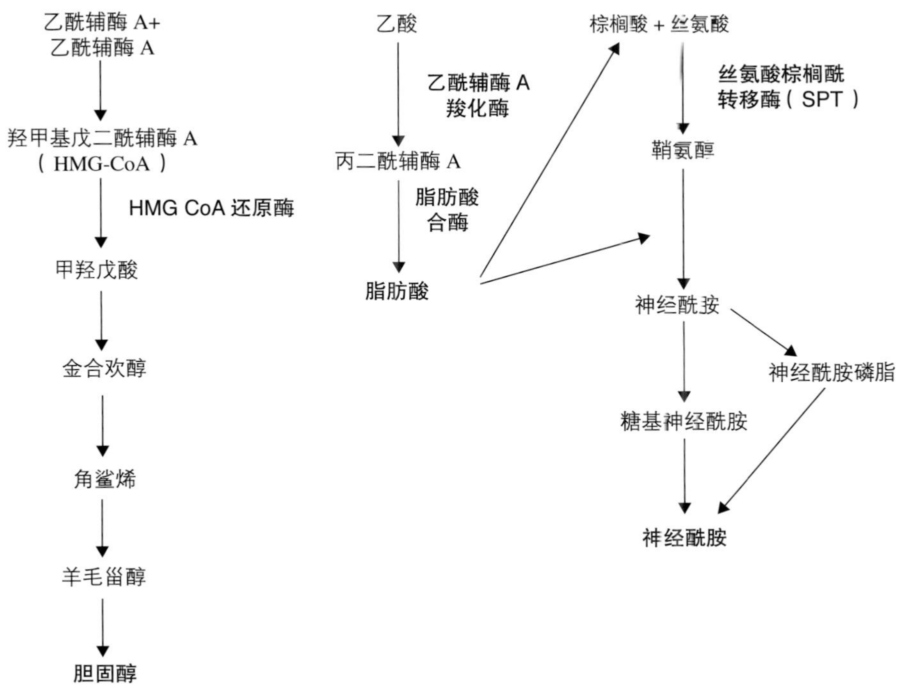

B

图 12–5　参与合成皮肤屏障脂质的酶

（S）、植物神经鞘氨醇（P）与 6- 羟基神经鞘氨醇（H）基团的排列，其上附着 α- 羟基（A）或非羟基（N）脂肪酸，以及具有或不具有独特的 ω- 酯化亚油酸残基 [35]。神经酰胺 1 因其非极性相对特殊，并且含有亚油酸（一种脂肪酸）。人们认为，神经酰胺 1 的独特结构使其在角质层中发挥特殊功能。许多学者认为，这种独特的结构使其能够作为分子铆钉，将多层角质层的双分子层结合在一起 [32]。这种相互作用可以解释所观察到的脂质双分子层的堆叠现象。神经酰胺 1、4 和 7 富含亚油酸，可维持表皮完整性。亚油酸是表皮脂质屏障中的必需脂肪酸 [36]。尽管所有的表皮神经酰胺均源自板层体衍生的葡糖神经酰胺前体，但鞘磷脂衍生的神经酰胺（神经酰胺 2 和 5）对于保护表皮屏障的完整性也是不可或缺的 [37]。碱性 pH 值会抑制 β- 葡糖脑苷脂酶和酸性鞘磷脂酶的活性 [38]。因此，碱性肥皂可能会导致屏障形成不良。

神经酰胺合成的调节酶丝氨酸棕榈酰转移酶（serine palmitoyltransferase，SPT）随中波紫外线（UVB）辐射和细胞因子而增加 [39]。欧莱雅公司的研究人员发现，干燥皮肤中总的神经酰胺水平（特别是神经酰胺 2）降低 [40]。他们未发现皮肤干燥组患者和对照组之间的总脂质含量存在差异。

联合利华公司进行的一项研究表明，外源性应用神经鞘脂前体（特别是四乙酰基植鞘烷醇或 TAPS）可以提高角质形成细胞中的神经酰胺水平 [41]。同时，TAPS 联合 1% 亚油酸和 1% 节柏酸脂肪酸可以进一步提高神经酰胺水平 [42]。研究人员还发现在接受 TAPS 治疗的患者中，屏障完整性获得改善，而同时接受 TAPS 以及亚油酸和节柏酸治疗的患者屏障完整性的改善更为显著。这些结果表明，局部应用的脂质前体被纳入表皮的神经酰胺生物合成途径中，可提高角质层的神经酰胺水平，从而提高屏障完整性。

由于天然来源的神经酰胺价格昂贵且获取困难，类神经酰胺目前常用于护肤产品中。最初，天然神经酰胺是从动物产品中提取的，但在疯牛病出

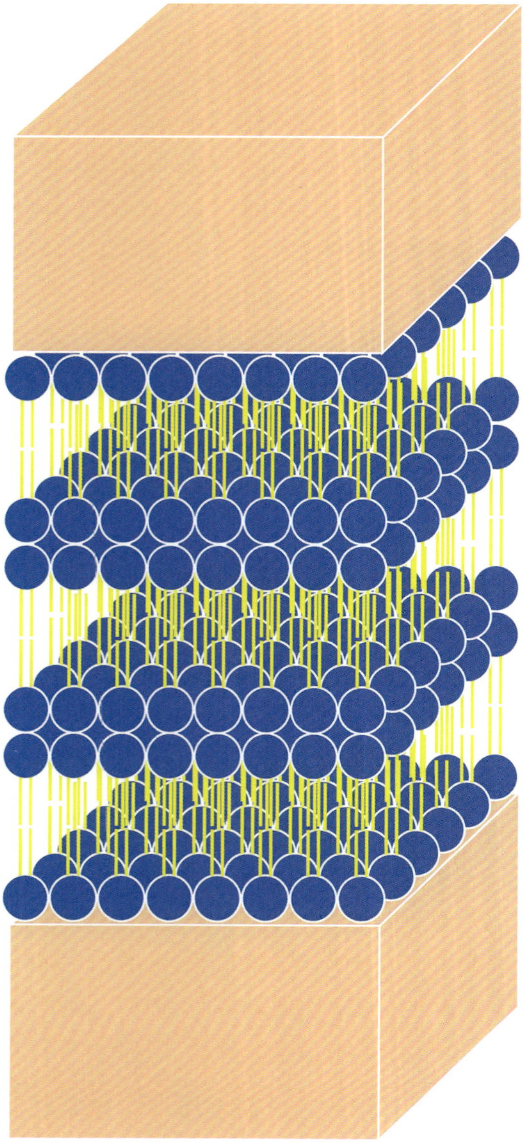

图 12–6 脂质在角质形成细胞之间形成双分子层，构筑皮肤屏障。

现后，这种方法变得不安全，因此人们开始探索其他神经酰胺来源。现在，天然神经酰胺通常从微生物中提取。大多数公司更青睐实验室合成的安全性更高的类神经酰胺。许多研究表明，类神经酰胺可以取代天然神经酰胺在角质层中形成脂质双分子层 [34]。神经酰胺的功能受分子链的长度调控，这一特点使类神经酰胺成为治疗干性皮肤和湿疹的常用护肤成分。MLE-PC（也称为豆蔻酰 / 棕榈酰氧基油酰胺 / 花生酰胺 MEA）是一个类神经酰胺的产品示例，已被证明可以模拟天然神经酰胺 [29]。

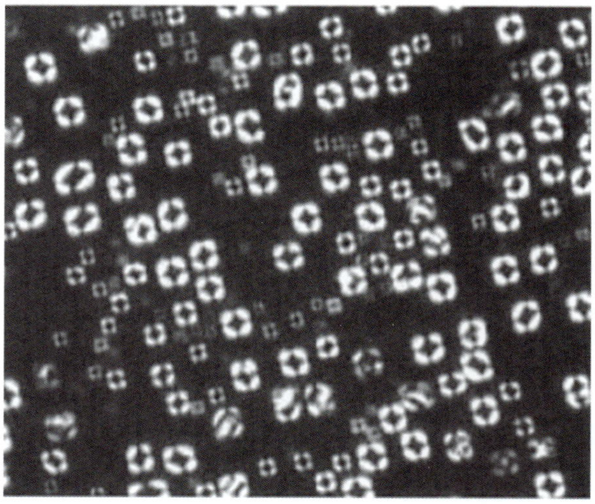

图 12–7 利用交叉偏振显微镜观察，当皮肤屏障的多层膜结构完整时，呈现出异向性，表现为马耳他十字形状（图片由 Dr.Jong-Kyung Youm 提供）。

脂肪酸

皮肤中含有游离脂肪酸以及结合在甘油三酯、糖基神经酰胺、神经酰胺和磷脂中的脂肪酸。在表皮层中，游离脂肪酸以直链为主，其中 24-24 个碳链长度最常见 [30]。乙酰辅酶 A 羧化酶（acetyl Co-A carboxylase，ACC）是脂肪酸合成中的限速酶。当屏障受损时，这两种酶的 mRNA 和活性水平会增加，从而促使脂肪酸重新合成（这种酶活性增加可能与 SREBPs 的增加有关）。必需脂肪酸如亚油酸只能通过饮食或局部应用来获取。

三种脂质成分（神经酰胺、胆固醇和脂肪酸）中任何一种或其调节酶的变化都可能导致表皮屏障受损。例如，洛伐他汀是一种胆固醇合成抑制剂（HMG-Co A 还原酶抑制剂），局部应用时可延缓屏障恢复 [43]，导致屏障功能缺陷 [44]。此外，给小鼠喂食缺乏亚油酸的必需脂肪酸缺乏（essential fatty acid deficiency，EFAD）饮食会降低神经酰胺水平 [45]，引起屏障受损。因此，必需脂肪酸和胆固醇在皮肤保湿中发挥着不可或缺的作用。目前的观点认为，单一脂质无法独自维持屏障功能。要形成完整的屏障，需要神经酰胺、胆固醇和脂肪酸以正确的比例保持在正常水平 [46]。Man 等研究表明，在使用丙酮破坏屏障后，仅单独重新应用神经酰胺和脂肪酸，或神经酰胺和脂肪酸的组合后，屏障恢复会进一步延迟。只有同时应用神经酰胺、脂肪酸和胆固醇这三种成分，才能使屏障恢复正常。

皮肤表面的脂质会被细菌酶分解成脂肪酸。一些中长链脂肪酸对革兰氏阳性细菌具有直接的抗菌活性。此外，还发现月桂酸、棕榈酸和油酸等能够刺激皮脂细胞合成防御素[47]。

皮肤屏障受损

皮肤的屏障系统以多种方式保护皮肤。尽管"皮肤屏障"常指的是细胞周围防止水分流失的脂质包层，但实际上它还包括其他保护性因素，如微生态、抗菌肽、免疫细胞和保护性蛋白质。如果这些屏障成分缺失，不仅可能导致水分流失，还会让化学物质、过敏原和微生物侵入皮肤内部，影响皮肤健康。皮肤屏障的功能受多种因素影响，包括微生态、pH 值、湿度、钙离子、氯离子以及其他元素、温度、表面活性剂、污染、光照和摩擦等。此外，炎症、自由基暴露以及细胞因子的作用也可调节皮肤屏障功能。

皮肤老化与皮肤屏障

老化皮肤的基线屏障功能与年轻皮肤相近，但老年人的屏障功能更易受到影响，且恢复速度较慢[48]。这一现象主要是因为脂质合成不足。与年轻受试者相比，80 多岁的老年受试者酸性鞘磷脂酶活性下降[49]。此外，丝氨酰基转移酶、3- 羟基 -3- 甲基戊二酰辅酶 A 还原酶和乙酰辅酶 A 羧化酶的活性也出现下降[50]。老化皮肤的脂质重量百分比比年轻皮肤低约 1/3[48]。

抗菌肽与皮肤的化学屏障

角质形成细胞通过合成抗菌肽（antimicrobial peptides, AMPs）来预防感染，这些抗菌肽也可称为"皮肤的化学屏障"[51]。AMPs 属于皮肤固有免疫系统的一部分，由角质形成细胞、肥大细胞、中性粒细胞和皮脂腺细胞产生。它们也可由皮肤表面的生物体产生，此时它们被称为细菌素。AMPs 对细菌、病毒和真菌具有广谱抗菌活性。处于稳态时，防御素和抗菌素的水平较低，但在机体受伤或发生炎症时会上调。防御素、抗菌素和细菌素是构成 AMPs 的三个主要组成部分。

防御素

防御素是一种富含半胱氨酸的阳离子抗菌肽，存在于哺乳动物体内，可分为 α- 防御素和 β- 防御素两个亚类。α- 防御素主要分布于中性粒细胞和小肠潘氏细胞中[52-54]。β- 防御素则主要存在于表皮层，对革兰氏阳性和阴性细菌、白色念珠菌以及真菌都表现出抗菌活性[55-60]。由于其能够激活干细胞 LGR6+ 并促进表皮层再生，故已经被广泛应用于抗衰老化妆品中（详见第 37 章"抗衰老成分"）。

抗菌素

抗菌素是另一类 AMPs 家族，含有具有抗菌活性的 C 端阳离子片段[61]。抗菌素能够招募炎症细胞并刺激细胞因子释放。抗菌素 LL-37 已被证明在对抗病毒性皮肤感染方面发挥着重要作用：它可以招募炎症细胞的和促进细胞因子的释放[52]。已有研究证实，LL-37 可使炎症皮肤（如银屑病和镍过敏）中的角质形成细胞增多[63-64]。据报道，特应性皮炎（AD）患者表皮中 LL-37 和 β- 防御素 2 肽的水平较低，这可能解释了他们对病毒（包括单纯疱疹病毒）和葡萄球菌感染更易感的原因[62,65]。

细菌素

由细菌产生的对生长相似或密切相关的菌株具有杀菌活性的肽称为细菌素。若这些肽中含有硫醚氨基酸和（或）甲基硫氨酸，则被归类为羊毛硫抗生素[47]。

昼夜节律与皮肤屏障

皮脂分泌随昼夜节律而变化。皮脂通过在皮肤表面形成封闭层来影响经皮水分丢失（TEWL）。1971 年，Spruit 研究表明，下午前臂表面的 TEWL 较早晨更高[66]。这一结果会根据测试的身体部位不同而有所变化，这是因为皮脂分泌水平在人体不同部位也存在差异。1998 年，Yosipovitch 的研究进一步证实，与早晨相比，傍晚和夜间的 TEWL 会增加[67]。

微生态与皮肤屏障

皮肤表面的微生物受到皮肤内外水分含量的影响。水活度（water activity，a_w）的范围从 0（无游离水分）到 1.0（所有水分子都是游离的）不等。一旦水活度超过 0.83，金黄色葡萄球菌就无法生长，说明干燥的皮肤对金黄色葡萄球菌的生长有利。相反，铜绿假单胞菌则偏好潮湿的环境，在水活度低于 0.97 时无法生长。干燥的皮肤有助于侵袭性葡萄球菌的生长，并抑制共生微生物的生长，如水活度低于 0.87 时，表皮葡萄球菌无法生长[51]。

pH 值与皮肤屏障

皮肤的 pH 值受多种因素的影响，包括清洁剂和保湿剂的选择。影响皮肤 pH 值的分子因素包括分泌型磷脂酶 A2、钠 / 氢交换体 -1（NHE-1）和尿刊酸 [68-69]。碱性肥皂可能破坏皮肤屏障，而酸性清洁剂（如羟基酸清洁剂）可能有助于屏障脂质的生成。

皮肤的 pH 值会影响皮肤屏障、细胞黏附、抗菌活性和酶活性。pH 值升高会损害屏障稳态和角质层凝聚力，减弱皮肤的防护作用 [69]。此外，pH 值升高会抑制磷脂转化为游离脂肪酸以及影响皮肤中多种依赖于 pH 值的酶的活性。碱性 pH 值会抑制 β- 葡糖脑苷脂酶和酸性鞘脂酶的活性，使得神经酰胺的生成减少 [38]。

研究表明，AD 患者的皮肤 pH 值常升高，保持酸性 pH 值有助于抑制皮肤炎症进展 [70]。当皮肤 pH 值升高时，丝氨酸蛋白酶活性增加，同时激肽释放酶、胸腺基质淋巴细胞生成素（thymic stromal lymphopoietin，TSLP）和蛋白酶激活受体 2（PAR-2）等分子也发挥作用 [71]。激肽释放酶是蛋白酶级联反应的调控因子，在 AD 中常上调。皮肤屏障受损时，角质形成细胞分泌 TSLP，直接激活朗格汉斯细胞，促使 T 细胞分化为促炎的 Th2 细胞。PAR-2 调控中枢炎症通路。皮肤 pH 值升高会诱导激肽释放酶、PAR-2 和 TSLP 的表达，进而破坏屏障功能。

光照与皮肤屏障

单次 UVB 照射即可导致老年人皮肤屏障受损 [48]。紫外线辐射会导致天然保湿因子（natural moisturizing factor, NMF）来源的游离氨基酸（除脯氨酸外）增加。此外，紫外线照射后，反式尿刊酸、吡咯烷酮羧酸、乳酸和尿素的含量降低。角质层中的神经酰胺含量减少，而胆固醇水平增加 [72]。

此外，红光和蓝光也可能对皮肤屏障产生影响。经过去角质处理后的小鼠中 TEWL 增加。当小鼠皮肤经过蓝光照射后，屏障修复会延迟。研究发现，蓝光（430 ~ 510 nm）延缓了屏障修复，而红光则加速该过程 [73]。这种屏障修复的延迟被认为是蓝光抑制了板层颗粒的释放所致。

皮肤屏障受损与白细胞介素（interleukin, IL）-1α的增加有关，后者可刺激板层颗粒的释放。然而，用 453 nm LED 光照射胶带剥离的皮肤时，并未观察到 IL-1α 水平的升高 [74]。蓝光抑制 IL-1α 的产生，从而阻止板层颗粒的释放，这可能是蓝光减缓屏障修复的机制之一。

压力与皮肤屏障

众所周知，心理压力与多种皮肤疾病如 AD、银屑病和脂溢性皮炎（**框 12-3**）相关。在这些疾病中，免疫和神经内分泌机制可能起一定作用。但研究还表明，压力可引起皮肤屏障受损，从而加剧皮肤干燥和其他皮肤状况。此外，糖皮质激素的使用会引发皮肤屏障受损 [75]。糖皮质激素抑制脂质的合成，从而导致板层体的合成和分泌减少。“压力激素”是在应对压力时产生的一种糖皮质激素。因此，压力会通过增加糖皮质激素水平而导致屏障破坏。Choi 等研究表明，心理压力会导致脂质合成减少，破坏板层体形成。而外源性生理脂质的应用可以缓解这种情况 [76]。

表皮对表皮屏障损伤的反应

急性表皮屏障受损会引发一种快速恢复渗透屏障功能的稳态修复反应 [82]。若以闭合性敷料覆盖皮肤，则会抑制这种修复机制。Grubauer 等发现，经皮水分丢失（TEWL）会触发脂质合成，进而修复皮肤屏障。TEWL 降低后，脂质合成迅速恢复至正常水平 [83]。此修复反应在数分钟内启动，颗粒层细胞即开始分泌板层体的成分。最初，颗粒层细胞中存储的板层体数量显著减少（50% ~ 80%），但新的板层体很快生成。脂质合成加快，板层体持续分泌，直至渗透屏障功能完全恢复 [84]。

钙离子梯度在促进板层体分泌方面发挥作用。颗粒层细胞周围的表皮上层中存在高浓度的细胞外

框 12-3 特应性皮炎

特应性皮炎（atopic dermatitis, AD）是一种以皮肤干燥为特征的多因素疾病。多项研究表明，角质层中细胞外脂质不足是该病的一个重要病理生理因素 [77]。皮肤屏障受损有多种原因。若角质细胞板层体分泌减少，则会导致角质层中的脂肪酸、胆固醇或神经酰胺减少 [78]。同时，接触刺激性表面活性剂、溶剂、硬水及其他能破坏这些重要脂质的因素也会导致脂质减少。此外，护肤品使用不当也可能损伤皮肤屏障，并引发类似于 AD 的症状。

已在 AD 患者中发现丝聚蛋白基因的突变 [79-80]。事实上，丝聚蛋白突变是首个在 AD 中被发现的重要遗传因素。丝聚蛋白缺陷会导致天然保湿因子（NMF）的减少，NMF 是丝聚蛋白的副产物，具有吸湿特性。NMF 存在于表皮顶层的角质形成细胞中，有助于保留细胞内水分。

钙离子[85]。屏障受损后，受损角质层的水分流动增加，将钙离子输送至皮肤表面，导致颗粒层细胞周围的钙离子浓度下降，从而刺激板层体的分泌[86]。有学者提出，皮肤钙调蛋白相关因子（skin calmodulin-related factor，SCARF）可能作为钙离子传感器，通过与特定蛋白结合启动屏障修复[87]。钙流的重要作用在于，若向受损屏障提供外源性钙时，板层体不会分泌，也不会启动修复过程[88]。实验证实，以离子导入或超声导入来减少颗粒层细胞周围的钙浓度时，即使屏障未受损，也会刺激板层体的分泌[89]。

其他因素也可能影响板层体的分泌。角质形成细胞可合成多种细胞因子，并在角质形成细胞中储存 IL-1α 和 IL-1β。急性屏障受损时，会释放 IL-1α[90]，导致肿瘤坏死因子（tumor necrosis factor，TNF）、IL-1 和 IL-6 在 mRNA 和蛋白水平上高表达[91-92]。研究表明，缺乏 IL-1、IL-6 和 TNF-α 信号的小鼠在急性屏障受损后出现渗透屏障修复延迟，这表明这些细胞因子在调节渗透屏障稳态中发挥作用[93]。

这些因素都被认为在屏障修复中发挥重要作用。目前，使用细胞因子、生长因子和钙调节剂进行局部治疗正引起广泛关注。

导致皮肤干燥的其他成分

天然保湿因子

角质层的水合过程受到天然保湿因子（natural moisturizing factor，NMF）的高度调控。NMF 是角质形成细胞内产生的低分子量、水溶性代谢产物组成的混合物（**图 12-8**）。角质形成细胞不含细胞核，也不含脂质。它们主要由角蛋白丝和丝聚蛋白构成，并由角化细胞包膜包裹。丝聚蛋白又称丝状聚集蛋白，在表皮屏障功能和水合作用中发挥着动态作用。在皮肤下层，丝聚蛋白具有结构作用；在皮肤较上层，它会被分解成具有吸湿性的氨基酸，能强烈结合水分。组氨酸、谷氨酰胺和精氨酸是角质层中丝聚蛋白的代谢产物。这些氨基酸经过脱氨基化反应后形成反式尿刊酸、吡咯烷酮羧酸和瓜氨酸，进而生成一种具有渗透活性的化合物，即 NMF（**图 12-9**A 和 B）[21,94]。

反式尿阿刊酸、吡咯烷酮羧酸和瓜氨酸是丝聚蛋白的衍生产物，它们共同产生使水分向角质层内渗透的梯度。NMF 的其他成分还包括乳酸和尿素，它们同样具有保湿作用。此外，无机离子如钠、钾、钙和氯离子等，也有助于维持表皮的水合状态。由于 NMF 出色的渗透和保湿性能，即使在干燥环境下，它也能有效地保持表皮水分。所以，去除 NMF 成分可能会导致表皮水分蓄积速率（moisture accumulation rate，MAT）降低，这强调了 NMF 在皮肤水合中的关键作用[95]。有趣的是，NMF 的成分在不同季节可能会发生变化。虽然冬季时 NMF 的氨基酸成分增加，但乳酸、钾、钠和氯离子的含量明显低于夏季[96]。市场上已有多种模拟 NMF 的产品，但要制备出与之完全相同的产品，对研究人

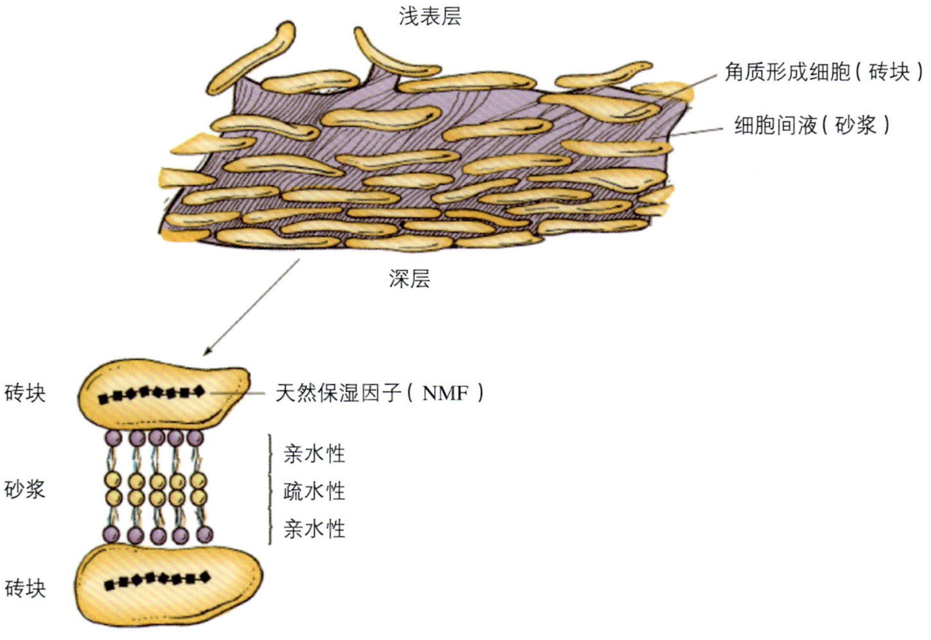

图 12-8 细胞内的天然保湿因子（角质形成细胞内）

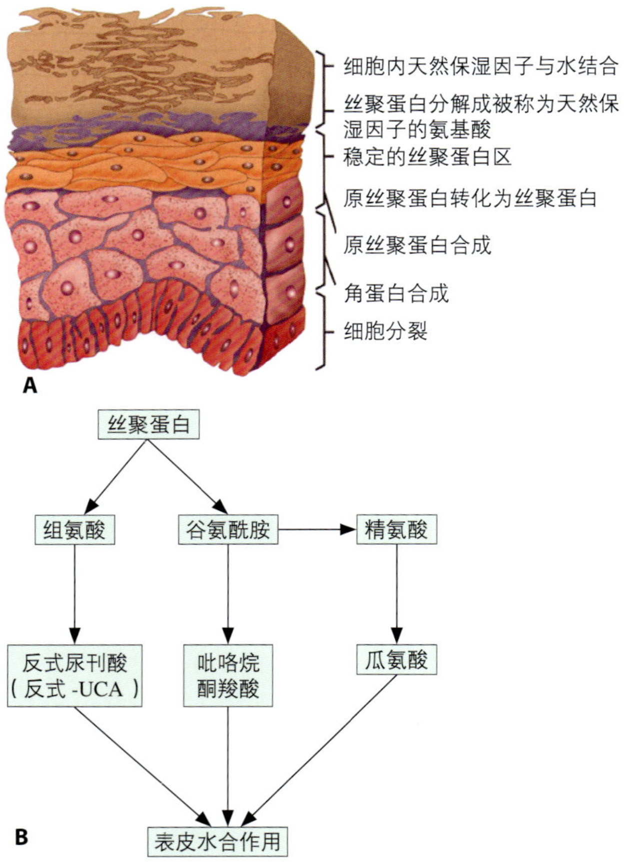

图 12–9 天然保湿因子（NMF）由丝聚蛋白的分解产生。丝聚蛋白的功能因其在表皮中的位置不同而有所差异。在较深层次，它具备结构功能；而在较浅层次，则发挥保湿作用。

员来说仍然具有挑战性。这可能是因为 NMF 对不同环境具有自然适应性，且个体之间也存在差异。

水通道蛋白与表皮

众所周知，水分子能够穿过皮肤的脂质双分子层。一直以来，学者普遍认为水分子在表皮中的运输机制仅限于简单扩散。水通道蛋白（aquaporin, AQPs）是水通道的一种形式，是促进水在皮肤、肾小管、眼睛、消化道甚至大脑等各器官中运输的膜整合蛋白。2003 年，Peter Agre 和 Roderick MacKinnon 分别因为发现 AQPs 和对离子通道结构的研究而共同荣获诺贝尔化学奖。在哺乳动物中已发现 13 种 AQPs 亚型，分别为 AQP 0 ~ 12。这些蛋白质在细胞膜中以同源四聚体的形式排列。每个四聚体亚单位由 6 个 α 螺旋结构域组成，并包括一个独立水通道（**图 12-10**）。从功能上看，它们可分为两个亚型：仅运输水分子的 AQP 1、2、4、5 和 8，以及除水分子外还能运输其他物质（如甘油或尿素）

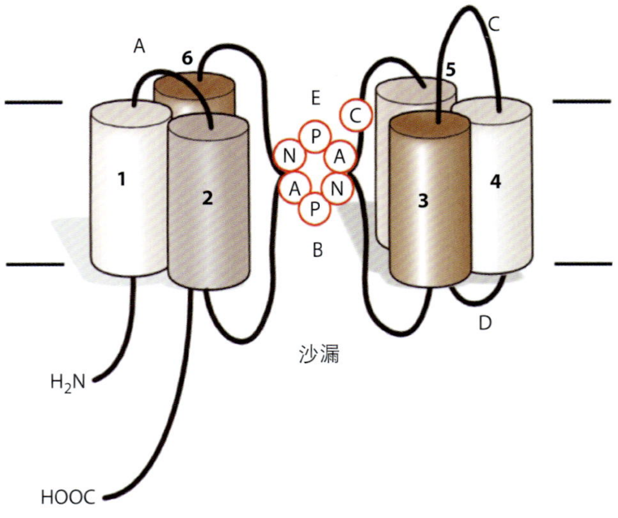

图 12–10 水通道蛋白 -1 结构示意图。每个水通道蛋白 -1 亚单位包含 6 个横跨双分子层的结构域，呈沙漏状。

的 AQP 3、7、9 和 10[97]。

AQP-3 是人体表皮中的主要水通道，对水和甘油都具有高度渗透性。甘油被认为是一种内源性保湿剂，有助于角质层水合[98]。有研究构建了小鼠模型，发现 AQP-3 缺陷会导致表皮干燥，并导致表皮角质层水合作用和甘油含量下降，进而导致弹性降低和皮肤屏障修复延迟[99-100]。甘油在皮肤水合过程中十分关键。AQPs 被认为有助于促进角质细胞之间的水、甘油和溶质转运。

皮脂

皮脂源性脂质也可通过在皮肤表面形成作为润肤剂的脂质膜来防止水分丢失，从而在皮肤干燥的病理生理中发挥作用。然而，皮脂腺活动水平低与皮肤干燥的发生并没有一致的相关性。同时，皮脂对皮肤干燥状况的影响尚不明确[32]。Choi 等比较了皮脂分泌与角质层水合的关系，发现尽管男性的皮脂分泌水平比女性高出 30% ~ 40%，但男性在皮脂腺丰富的额部并未比女性表现出更高的角质层水合水平。他们还观察到，在青春期前的儿童中，即皮脂腺功能尚未达到最大水平时，角质层水合处于正常水平。然而，甘油水平与角质层水合之间存在一定的相关性，这有助于解释皮脂腺在干性皮肤中的作用[98]。皮脂腺通过产生大量的甘油三酯来产生甘油，帮助皮肤水合。

皮脂腺发育不全的小鼠显示出角质层水合作用差，角质层甘油水平低，这证实了这一理论[101]。然而，甘油不仅可以由皮脂腺产生，这就解释了青春期前儿童角质层水合作用正常的原因。甘油还经血液循环系统，通过 AQP-3 通道输送到基底细胞中 [99]。甘油的重要性体现在以下事实：外用甘油可以恢复无皮脂小鼠的角质层水合状态，而外用皮脂则无法达到相同效果 [101]。

饮水量与皮肤水合

营养指南建议男性每天至少饮水 3.7 L，女性每天至少饮水 2.7 L。一项研究对 49 名健康女性的膳食日记进行了评估。她们被分成两组，即 Ⅰ 组（每日饮水量＜3200 ml）和 Ⅱ 组（每日饮水量＞3200 ml）[102]。接着两组均被要求在日常饮水量基础上每日增加 2 L。对两组的多个身体部位进行检测。使用 Tewameter 测量经皮水分丢失（TEWL），结果显示两组的 TEWL 之间无显著差异，这表明补充水分并未改变皮肤屏障状态。然而，使用角质层水合测量仪测得的水合度结果显示，随着水摄入量的增加，两组的皮肤水合度均有所提高。这种差异在初始日饮水量较低的 Ⅰ 组中更为显著，这表明水的摄入量对皮肤的水合程度有直接影响，但不影响皮肤屏障或 TEWL。

大麻素与皮肤水合

角质形成细胞中同时表达大麻素 1 型（CB-1）和大麻素 2 型（CB-2）受体（详见第 1 章）。局部应用 CB-1 受体激动剂可促进受损皮肤屏障的修复 [103]。然而，目前尚不清楚这一效应是通过促进角质形成细胞的增殖和分化来实现的，还是影响了皮肤屏障功能的其他方面。内源性大麻素系统（endocannabinoid system, ECS）通过增加表皮颗粒层内的脂质合成来应对皮肤干燥 [103-104]。

水分丢失的解剖学差异

众所周知，人体各部位调节水分流失的能力各不相同。例如，足底和手掌调节水分丢失的能力较差，而面部皮肤则相对不透水。虽然对于角质层脂质的功能尚不完全了解，但有证据表明脂质在皮肤渗透性中起关键作用。一项研究发现，皮肤屏障功能与角质层厚度或细胞层数无关 [105]。然而，研究显示脂质重量百分比（lipid weight percent）与渗透性之间存在负相关。研究人员发现，面部皮肤的脂质重量百分比较高（渗透性较低），而足底角质层的脂质重量百分比较低（渗透性较高）。另一项研究探讨了脂质重量百分比的组成及其在不同部位之间的差异 [106]，研究者比较了腹部、腿部、面部和足底的特征，发现屏障性能良好的区域含有更高比例的中性脂质和较低比例的鞘脂类。换言之，中性脂质与鞘脂类的比例与各部位的已知渗透性成正比。有趣的是，已知渗透性最高的足底的鞘脂类含量最高。

湿度和环境对皮肤屏障的影响

特应性皮炎、皮肤瘙痒、过度增生和炎症等在冬季和低湿度环境中更为常见 [107]（**框 12-4**）。空气中的水分含量变化会对皮肤屏障和皮肤功能产生影响。相对湿度（relative humidity, RH）是指空气中的水蒸气量与其最大容纳水分量之比，以百分比表示 [108]。脂质和蛋白质组织的最佳相对湿度为 60% [109]。

在相对湿度为 32%（视为低湿度）的环境中，人体皮肤比相对湿度为 96% 的环境中的皮肤更易受到机械应力的影响 [108]。水润的皮肤比缺水的皮肤更具弹性 [1,110]。在低湿度环境中待 6 小时的健康受试者可观察到皮肤干燥和皮肤含水量下降的临床症状 [111]。一项针对办公室职员的研究比较了两种不同湿度水平下的皮肤状态，发现相对湿度为 20%～30% 的职员出现的症状比相对湿度为 30%～40% 的职员更多 [112]。

皮肤角质层中的水分含量随着气温下降而减少。而在低湿度环境中，这种减少更为显著 [113]。冬季时，皮肤会变得更具渗透性、更缺水，也更脆弱 [114]。对于反脂分泌旺盛并能在皮肤上形成保护性屏障的个体，经皮水分丢失（TEWL）将保持不变，皮肤会保持水润。因此，皮脂分泌速率极大地影响了在低湿度和低温环境下皮肤的水合能力。这

框 12-4 皮肤对环境变化的反应

皮肤具备适应湿度变化的能力，这个过程需要几天时间。因此，在湿度降低的最初几天，皮肤可能会干燥和发炎。多种机制可以使皮肤适应这种环境变化。湿度较低时，表皮渗透功能增强 [115]。

水合状态的改变会引发多种下游反应，包括表皮 DNA 合成以及丝蛋白的降解，产生脱氨基羧酸代谢产物 [116-117]。在低湿度环境下，天然保湿因子的合成也会增加 [118-119]。

就是上文提到的皮肤类型变化的基础，一些患者错误地将其皮肤类型描述为“混合性皮肤”。这种皮肤类型的变化表现在寒冷气候下皮肤干燥，而在温暖气候下皮肤则呈正常油性（详见第10章“鲍曼皮肤分型系统”和第11章“油性皮肤”）。

干性皮肤与炎症

干性皮肤较油性皮肤更容易发生炎症，其中一个原因是皮肤屏障对过敏原、刺激物和微生物的抵抗力不足。已有研究表明，炎症会破坏神经酰胺的合成。此外，特应性皮炎（AD）和接触性皮炎患者的神经酰胺含量均减少[120]。

受损的皮肤屏障会诱导表皮细胞合成细胞因子[92]，尤其是IL-1α[121]。IL-1α能够促使脂质颗粒释放，这些颗粒对屏障修复至关重要。研究显示，IL-1α是预先合成并储存的，当屏障受损时会迅速释放[91]。一旦IL-1α释出，它还可能诱导其他细胞因子或促炎分子的释放，如IL-6、IL-8、粒细胞/巨噬细胞集落刺激因子和细胞间黏附分子-1等。Ashida等发现，暴露于低湿度环境会增加表皮中IL-1α的合成，并刺激胶带剥离后表皮中预先形成的IL-1α的释放[107]。

治疗

通过使用封闭性或保湿性成分来增加角质形成细胞的水合程度，以及使用润肤剂来润滑粗糙的皮肤，以改善皮肤干燥的症状。润肤剂是专门设计用于提高皮肤水分含量的产品，通常富含神经酰胺、脂肪酸和胆固醇等脂质成分。此外，甘油也是一种常见成分。最受欢迎的保湿剂是油包水型乳剂，如面霜和乳液，以及护手霜等水包油型产品。有关干性皮肤治疗方案的更多信息，请参阅第33章“医疗机构中护肤品的销售”。

补充剂、饮食和干性皮肤

尽管脂质仅占角质层总重量的10%左右，但它们在构建密闭屏障方面的作用至关重要。表皮是固醇和脂肪酸合成的主要部位，表皮屏障中的大多数脂质都是在表皮产生的，而非来源于饮食。事实上，脂质合成与血清固醇水平和膳食胆固醇的摄入量无关[83]。亚油酸是一种非常重要的必需脂肪酸，其在表皮中无法自行合成，必须通过饮食或局部应用补充。它是磷脂、葡糖神经酰胺以及神经酰胺1、4和9的组成成分[122]。在必需脂肪酸缺乏的情况下，当亚油酸缺失，则会被油酸取代，这会导致角质层渗透屏障功能出现明显异常[123-124]。这些观察结果表明，必需脂肪酸对于角质层的正常结构和渗透性屏障功能非常重要。α-亚麻酸是一种ω-3脂肪酸，存在于鲑鱼和鱼油（如鱼肝油）等食物中。虽然尚无与ω-3脂肪酸缺乏有关的皮肤问题被报道，但人们普遍认为它们在调节炎症方面发挥了关键作用。

皮肤屏障、食物过敏和特应性病程

特应性进程（atopic march）指的是从皮肤特应性发展到食物过敏、其他过敏和哮喘的过程。皮肤屏障受损的儿童更容易对花生和其他物质过敏。研究表明，在特应性皮炎（AD）发病前的6~12个月，新生儿皮肤经皮水分丢失（TEWL）增加[125]。一项对227名健康亚洲婴儿的研究发现，正确使用润肤剂可使得出生后第一个月尿布皮炎的发病率降低以及出生后3个月皮肤问题减少[126]。大量研究已经证实，给婴儿使用含有屏障修复成分的润肤剂可以降低过敏和其他特应性疾病的发病率[127]。应将使用这类润肤剂作为新生儿皮肤护理的标准。

结论

与正常皮肤相比，干性皮肤缺乏弹性，老化速度较快，并且更容易发生炎症。其典型特征包括细纹、灰白和粗糙的外观。水分流失是皮肤健康的一大障碍。通过改变个人护肤习惯，例如选择不同的清洁剂和水质、增加饮水量、使用加湿器以使室内湿度≥40%，以及使用保湿剂，可以有效提高皮肤的含水量。

（廖勇　陈晓栋　苑凯华　于波　杨蓉娅 译校）

参考文献

扫描书末二维码获取

第 13 章

敏感性皮肤

概要

要点

- 当人们说他们是敏感性皮肤时，所指的意思可能各不相同，所以应该采用标准化的分类系统。
- 在鲍曼皮肤分型系统中，敏感性皮肤分为 4 个亚型：痤疮型、玫瑰痤疮型、刺痛型和过敏型。

新进展

- 炎症在衰老过程中起着重要作用，以至于现在有了“炎症性衰老”(inflammaging)这一术语。
- 在向皮肤科医生寻求护肤建议的患者中，有 72% 被诊断为敏感性皮肤。

展望

- 正在开展关于神经免疫学和皮肤炎症影响的研究，这些研究将为我们深入了解炎症的原因和治疗方法提供见解。

敏感性皮肤是一种对刺激物高度敏感且常伴发炎症的皮肤状况，常让患者感到非常苦恼。当患者对某种产品产生反应时，他们可能会责怪医生、美容师或护肤品牌。因此，在为敏感性皮肤患者制订任何护肤方案之前，识别患者潜在的炎症易感性至关重要。绝大多数（78%）皮肤敏感的消费者表示，他们曾因以往的皮肤反应而避免使用某种产品或品牌 [1]。那些经常出现皮肤反应的人往往只会使用少数不会引起炎症的护肤产品，以避免痤疮、红肿和瘙痒等影响日常活动的烦恼。经常出现皮肤敏感症状的人常抱怨其生活质量下降和感到沮丧。在法国一项针对 2000 余人的研究中，使用 SF-12 调查问卷发现，与非敏感性皮肤的人相比，敏感性皮肤患者的生活质量较差 [2]。

敏感性皮肤的发病率

流行病学调查显示，敏感性皮肤的发病率很高。在一项对美国 800 名不同种族的女性进行的电话调查中，52% 的受访者认为自己是敏感性皮肤 [1]。在英国的一项针对 2058 人的邮件调查中，51.5% 的女性和 38.2% 的男性称自己为敏感性皮肤 [3]。敏感性皮肤最常见于面部。然而，一项包含 400 名受访者的研究显示，85% 的人描述其面部皮肤敏感，而 70% 的人表示其他部位也存在皮肤敏感，如手部（58%）、头皮（36%）、足部（34%）、颈部（27%）、躯干（23%）和背部（21%）[4]。

使用鲍曼皮肤分型指标问卷对医疗机构中的患者进行皮肤分型时发现，在接受问卷调查的 102

216名患者中，有72%的人至少存在一种类型的敏感性皮肤[5]。这些患者通常就诊于医疗机构（通常是皮肤科），因此这项调查倾向于那些存在皮肤问题的人群，故敏感性皮肤报告数量如此之多也就不足为奇了。

炎症

敏感性皮肤的特征是炎症。但刺痛型（Ⅲ型）可能例外，它可能没有任何可见的变化。炎症对皮肤健康有害，因为它会造成皮肤屏障受损，如缺水或色素沉着，并加速衰老。关于衰老的讨论请参见第5章（内源性老化）和第6章（外源性老化）。已知炎症是衰老的原因之一，现在甚至使用一个专门的术语“炎症性衰老”来描述一种慢性炎症状态，这种状态伴随着炎性细胞因子如IL-6、IL-8和TNF-α水平的升高[6]。炎症可通过多种机制诱发皮肤老化，但这不在本章的讨论范围（**表13-1**）[6]。

敏感性皮肤的分类

因为对敏感性皮肤的定义存在混淆，因此很难描述其特征。敏感性皮肤存在多种分类方式，而且通常是患者自我诊断的。敏感性皮肤可能不伴随肉眼可见的皮肤变化，测试结果也可能不一致。因此，用标准化的语言描述该状况非常重要，以便就如何对敏感性皮肤进行分类达成一致。

Yokota等人根据生理参数将敏感性皮肤分为三种不同类型[7]。Ⅰ型被定义为屏障功能低下组。Ⅱ型则被标记为具有正常屏障功能和炎症变化的炎症组。Ⅲ型被称为“亚健康组”，其屏障功能正常且无炎症变化。在Yokota分类的所有敏感性皮肤类型中，均观察到角质层中神经生长因子的含量较高。Ⅱ型和Ⅲ型对电刺激的敏感性较高。这些数据表明，在这些类型中观察到的高敏反应与支配表皮的神经纤维密切相关。

Pons-Guiraud将敏感性皮肤分为三个亚组[8]。“非常敏感型皮肤”被描述为对多种内源性和外源性因素均有反应。这一类型与急性和慢性症状以及强烈的心理因素相关。第二种类型被称为“环境敏感型皮肤”，被描述为清透、干燥、薄的皮肤，在环境因素作用下容易脸红或潮红。最后一种类型是“化妆品敏感型皮肤”，其对特定且明确的化妆品有一过性的反应。

雅诗兰黛公司的Muizzuddin等人也定义了三个敏感性皮肤的亚型[9]。第一个亚型被称为“娇嫩皮肤”，其特点是屏障功能容易受损，但不伴随迅速或剧烈的炎症反应。第二个亚型是“反应性皮肤”，其特点是剧烈的炎症反应，但经皮水分丢失没有显著增加。第三个亚型被称为“刺痛性皮肤”

表13-1 [i, ii] 这个非常简明的图表展示了哪些衰老征象会受炎症的影响。第1列为衰老征象。第2列是炎症在引起第1列所示衰老征象中的作用。第3列是当第1列和第2列的情况发生时，会产生什么结果。TLR：Toll样受体（详见第5章和参考文献）。

衰老征象	炎症的作用	导致的结果
角质形成细胞的衰老	细胞外基质合成减少，IL-1α增加，分泌组改变	影响尚不清楚
成纤维细胞的衰老	促炎性细胞因子如前列腺素 E_2（PGE）增加 [iii]	对周围细胞产生有害影响
成纤维细胞的衰老	P38-MAPK	免疫失调
T细胞功能失调，CD8+细胞缺失	促炎性T辅助细胞（Th）17表型	TNF-α合成增加
B细胞功能缺陷	尚未明确	分泌IL-6
细胞外基质碎片：基质衍生因子	免疫细胞趋化因子	TLR激活
线粒体受损	自由基	ATP减少
溶酶体受损	自由基	细胞代谢产物蓄积
补体途径调节缺陷	稳态失调	凋亡细胞堆积
抗菌肽	免疫途径过度表达	寿命缩短

[i] O'Malley, J. T., Clark, R. A., & Widlund, H. R. (2019). Skin Inflammation in Human Health and Disease: 2018 International Conference. Journal of Investigative Dermatology, 139(5), 991–994.

[ii] Pilkington, S. M., Bulfone-Paus, S., Griffiths, C. E., & Watson, R. E. (2020). Inflammaging and the Skin. Journal of Investigative Dermatology.

[iii] Yang, H. H., Kim, C., Jung, B., Kim, K. S., & Kim, J. R. (2011). Involvement of IGF binding protein 5 in prostaglandin E 2-induced cellular senescence in human fibroblasts. Biogerontology, 12(3), 239–252.

（由 Kligman 在 1977 年提出的一个术语），其特点是对轻微的皮肤刺激有高度的神经感知。

鲍曼皮肤分型系统中对敏感性皮肤的分类

鲍曼皮肤分型系统是通过问卷方式收集历史数据来确定的[10]。根据诊断，它将敏感性皮肤划分为四种类型（**表 13-2**）。Ⅰ型敏感性皮肤容易出现丘疹和脓疱，被称为痤疮型或 S1 型。Ⅱ型敏感性皮肤的特征是面部红斑，可由热、辛辣食物、情绪或导致血管扩张的其他刺激因素诱发，被称为潮红玫瑰痤疮型或 S2 型。Ⅲ型敏感性皮肤或称 S3 型，以任何原因引起的灼烧感、瘙痒或刺痛为特征。Ⅳ型敏感性皮肤是易发生接触性皮炎和刺激性皮炎的表型（参见第 11 ~ 19 章）。患者可能同时出现多种敏感性皮肤亚型的症状。例如，某患者可能因某些护肤品而出现灼烧、刺痛和痤疮等症状。在这种情况下，他们将被分类为 S1S3 型敏感性皮肤。

S1 型：痤疮

鲍曼 S1 型敏感性皮肤的特征是出现丘疹和脓疱形式的痤疮（**图 13-1**）。如果这种情况是由使用化妆品引起的，则称为“化妆品痤疮”[11]。护肤品和护发产品中的成分，如椰子油和肉豆蔻酸异丙酯，可导致痤疮。腮红、口红和其他含有 D&C（药物与化妆品）红色染料（煤焦油衍生物）的彩妆产品具有致粉刺性（**表 13-3**）。已知防晒成分也可引发痤疮样皮疹[12]。有关痤疮及其原因和治疗的详细内容参见第 16 章“痤疮”。

表 13–2　鲍曼敏感性皮肤分类

Ⅰ型	痤疮型：丘疹和脓疱
Ⅱ型	玫瑰痤疮型：红斑、潮红
Ⅲ型	刺痛型：灼烧感、刺痛感或瘙痒
Ⅳ型	过敏 / 刺激型：易患接触性皮炎和刺激性皮炎

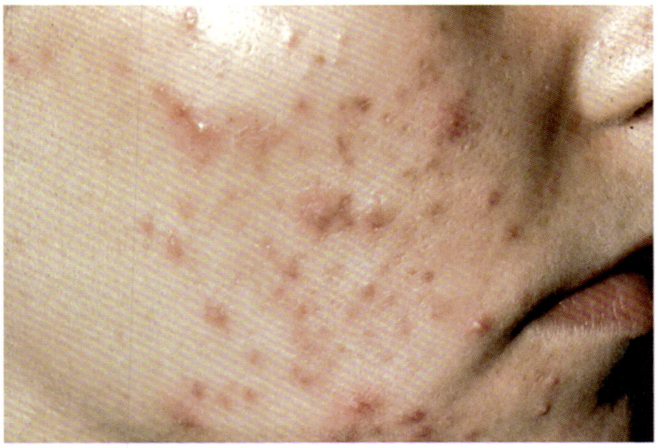

图 13–1　痤疮中的炎性脓疱。

S2 型：玫瑰痤疮

鲍曼 S2 型敏感性皮肤表现为面部潮红和红斑（**图 13-2**）。并非所有属于这一类别的人都真正患有玫瑰痤疮；然而，他们都存在面部潮红的情况，这可能是未来会发展成玫瑰痤疮的预兆。S2 型敏感性皮肤患者应当使用抗炎护肤品以减轻炎症（参见第 17 章“玫瑰痤疮”和第 38 章“抗炎成分”）。

表 13–3　可能诱发痤疮的护肤和护发产品中的外用成分[12-14]

乙酰化羊毛脂醇	鲸蜡硬脂醇聚氧乙烯醚 -20
褐藻胶	鲸蜡硬脂醇
杏仁油	鲸蜡醇醋酸酯
无水羊毛脂	鲸蜡醇
花生酸	大风子油
抗坏血酸棕榈酸酯	可可油
甘菊蓝	椰子油（脂）
蜂蜡	椰子油
苯甲醛	胶态硫
苯甲酸	玉米油
β- 胡萝卜素	棉籽油
β- 羟基酸	D&C* 红色 #17
巴巴苏油	D&C 红色 #19
硬脂酸丁酯	D&C 红色 #21
丁基羟基茴香醚（BHA）	D&C 红色 #27
白千层油	D&C 红色 #3
金盏花	D&C 红色 #30
樟脑	D&C 红色 #36
癸酸	D&C 红色 #4
卡波姆 940	D&C 红色 #40
巴西棕榈蜡	
胡萝卜素	
卡拉胶	
蓖麻油	

* D&C 通常指的是一种用于食品、药品和化妆品中的着色剂分类标识。

表 13–3 可能诱发痤疮的护肤和护发产品中的外用成分[12-14]（续）
癸基油酸酯
癸二酸二正辛酯
单亚油酰胺二钠
乳化蜡 NF
乙氧基化羊毛脂
棕榈酸乙基己酯
月见草油
聚甘油 -3- 二异硬脂酸酯
十六醇
氢化蓖麻油
氢化植物油
羟丙基纤维素
异鲸蜡醇
油酸异癸酯
异硬脂酸异丙酯
羊毛酸异丙酯
亚油酸异丙酯
肉豆蔻酸异丙酯
棕榈酸异丙酯
异硬脂醇异硬脂酸酯
异硬脂醇新戊酸酯
羊毛脂醇聚醚 -10
羊毛脂酸
羊毛脂醇
羊毛脂油
羊毛脂蜡
月桂基聚醚 23
月桂基聚醚 4
邻氨基苯甲酸薄荷酯
貂油
肉豆蔻酸
肉豆蔻乳酸酯
棕榈酸辛酯
硬脂酸辛酯
油醇醚 -10
油醇醚 -3
油醇
棕榈酸
桃仁油
花生油
PEG 100 二硬脂酸酯
PEG 150 二硬脂酸酯

表 13–3 可能诱发痤疮的护肤和护发产品中的外用成分[12-14]（续）
PEG 16 羊毛脂
PEG 200 二月桂酸酯
PEG 2- 磺基琥珀酸酯
PEG 8 硬脂酸酯
季戊四醇异硬脂酸酯
丙二醇二辛酸酯 / 癸酸酯
丙二醇二辛酸酯 / 二癸酸酯
丙二醇二庚酸酯
丙二醇单硬脂酸酯
聚乙二醇（PEG 400）
聚乙二醇 300
聚甘油 -3- 二异硬脂酸酯
氯化钾
PPG-2 肉豆蔻酸酯
PPG-5- 鲸蜡醇聚醚 -10- 磷酸酯
红藻
檀香籽油
芝麻油
鲨肝油
索鲁兰 1（译者注：可能为某种特定化学物质或产品名）
索鲁兰 16
山梨坦油酸酯
大豆油
硬脂醇聚醚 -10
硬脂醇聚醚 -2
硬脂醇聚醚 -20
硬脂醇庚酸酯
硫酸化蓖麻油
硫酸化荷荷巴油
合成染料（特别是 D&C 红色 #S 3,4,6,7,9,17,40）
三乙醇胺
维生素 A 棕榈酸酯
小麦胚芽甘油酯 / 油
二甲苯

S3 型：灼烧和刺痛

鲍曼 S3 型敏感性皮肤的特点是在使用护肤品或者暴露于风、冷、热等环境因素时，皮肤会出现灼烧感和刺痛感。在某些时候，用水洗或触碰时，皮肤也会感到刺痛。这些主观症状通常不伴有面部潮红，除非该患者还同时患有鲍曼 S2 型敏感性皮

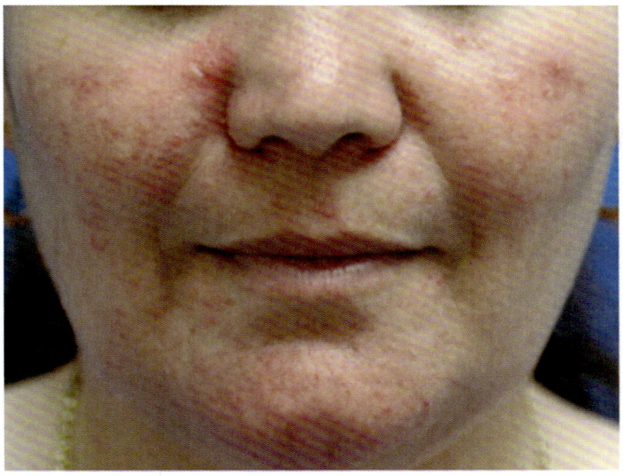

图 13–2　玫瑰痤疮型患者的面部红斑

肤，有潮红倾向（参见第 17 章）。50% 的敏感性皮肤患者在表现出不适症状时，并没有伴随明显的炎症迹象 [13]。

刺痛感可能是由于一种新的护理产品，例如维 A 酸类或过氧化苯甲酰引起的刺激性皮炎，这种情况见于鲍曼 S4 亚型。通过停止使用这些产品，减少使用量，降低使用频率，将清洁剂更换为奶油状的非起泡配方或添加屏障修复保湿剂，可以轻松缓解此问题。有刺痛感的患者应避免使用任何低 pH 值的护肤品，如羟基酸和抗坏血酸（参见第 18 章“灼烧和刺痛型皮肤”）。

S4 型：接触性皮炎和刺激性皮炎

鲍曼 S4 型敏感性皮肤患者表现为皮肤频繁脱屑、泛红或对过敏原和刺激物有反应。特应性皮炎患者属于这一类别。这些患者更容易对通常不被认为是刺激物的物质发生反应，这可能是因为皮肤屏障受损所致。这些物质包括多种化妆品成分，如二甲基亚砜、过氧化苯甲酰制剂、水杨酸、丙二醇、二甲氨基苯甲酸甲酯和 2- 乙氧乙基甲氧肉桂酸。目前的理论认为，这些分子与皮肤中的受体结合或进入皮肤，导致血管扩张、瘙痒、脱屑和其他症状。多项研究支持了这一观点，即受损的皮肤屏障使个体更容易出现这种类型的敏感性皮肤；因此，与受皮脂保护的油性皮肤相比，干性皮肤更容易出现这种类型的敏感性皮肤。一项出色的研究使用烟酸甲酯（methyl nicotinate，MN），这是一种广泛用于研究经皮渗透的水溶性化合物。由于 MN 作用于平滑肌细胞，在人体局部外用时会引起血管扩张 [14]。该研究证实，乳酸刺痛试验阳性者和对十二烷基硫酸钠（SLS）斑贴刺激试验呈阳性反应者，在使用 MN 后更容易发生血管扩张，这表明那些被标记为敏感性皮肤或“应答者”的人群的经皮吸收增加。

敏感性皮肤人群咨询的其他问题

脂溢性皮炎

脂溢性皮炎是指面部、头皮、眉毛以及胸部等有毛囊区域出现红斑和脱屑的症状（**图 13-3**A 和 B）。患者称其为“头皮屑”。一半的成年人曾患有“脂皮”。马拉色菌在引发这种炎症性疾病方面起一定作用。治疗旨在减少马拉色菌并减轻炎症 [15]。这种疾病与压力密切相关，因此建议减轻压力。

剃须疹

许多男性在剃须后出现皮疹，称为“剃须疹”，或“剃须灼烧感”样的皮肤反应。剃须后皮肤敏感可能有多种原因。需要详细了解病史，以明确病因和找到最佳治疗方法。向内生长的毛发可以用水杨酸清洁剂和维 A 酸类药物进行治疗，但更重要的是教会患者正确的剃须方法。剃须时毛发被剃刮的角度在这种疾病中起一定作用，因为边缘锋利的毛发更容易刺破皮肤并导致毛发内生。剃须膏中的成分

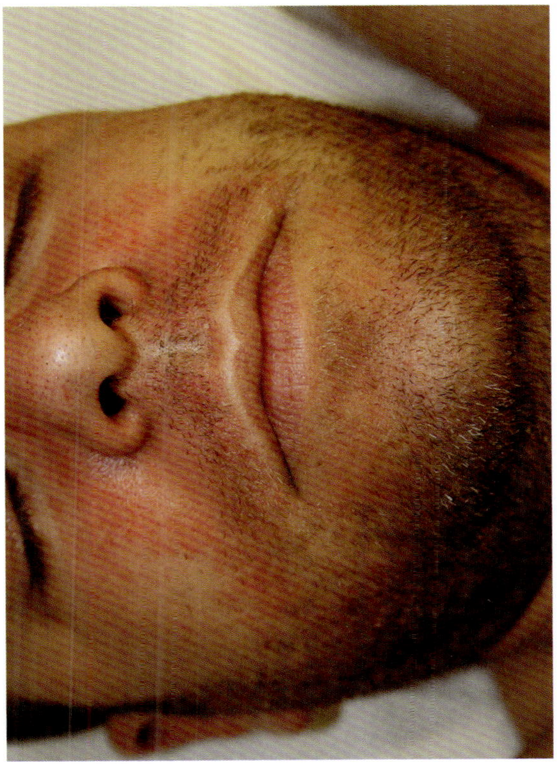

图 13–3 A　面部脂溢性皮炎（图片由 Nilfredo Orozco 提供）

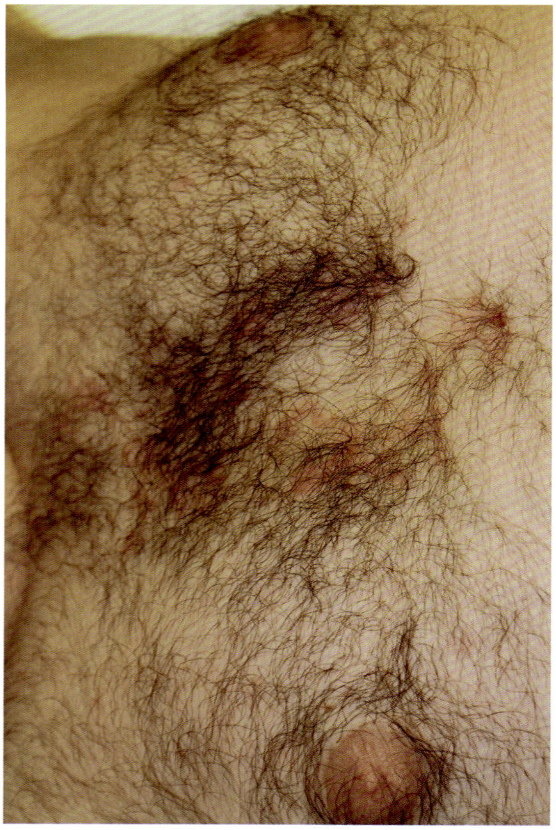

图 13-3B 胸部脂溢性皮炎（图片由 Nilfredo Orozco 提供）

或使用不干净的剃须刀片可能引起痤疮。胡须留长则可能导致脂溢性皮炎。接触性皮炎或刺激性皮炎可能是由剃须膏或须后产品中的成分引起。还有些玫瑰痤疮患者在剃须后出现潮红。总之，剃须疹可由多种不同的潜在皮肤问题引发。

麸质敏感症状

疱疹样皮炎（dermatitis herpetiformis，DH）是一种由摄入麸质引起的皮肤病。摄入麸质可引起瘙痒，但除非口服，否则外用含麸质的产品不会引起问题。

由于对麸质过敏的担忧已然出现，患者经常会咨询各类护肤品中是否含有麸质。这实际上不是问题，因为麸质必须被胃肠道吸收才会在麸质过敏个体中引起问题。只有当患者将产品涂抹于嘴唇等部位并通过舔唇动作摄入时，护肤品才可能引起反应。然而，许多对麸质过敏的患者仍然感到担心。麸质存在于小麦（triticum vulgare）、大麦（hordeum vulgare）、黑麦（secale cereal）和燕麦（avena sativa）中，但在化妆品中可能以不同的名称标示。**表 13-4** 中列出了可能含有麸质的成分。尽管这些成

表 13-4 带有小麦、麦芽、大麦或黑麦等字样的成分含有麸质。这些护肤品成分也同样含有麸质。

麸质成分名称列表
燕麦
环糊精
糊精
糊精棕榈酸酯
提取物 / 甘氨酸大豆种子发酵提取物
提取物 / 欧洲苍耳果提取物
荞麦叶提取物
发酵谷物提取物
水解植物蛋白
羟丙基三甲基玉米 / 小麦 / 大豆氨基酸
羟丙基三铵水解小麦蛋白 / 硅氧基硅酸酯
乳酸菌 / 燕麦 / 黑麦 / 小麦种子提取发酵物
乳酸菌 / 黑麦粉发酵物
乳酸菌 / 黑麦粉发酵滤液
月桂二铵盐羟丙基水解小麦氨基酸
麦芽提取物
麦芽糊精
燕麦氨基酸
燕麦 β- 葡聚糖
燕麦粉
月桂酰植物鞘氨醇提取物
多边形植物
钾椰油酰水解燕麦蛋白
黑麦提取物
黑麦粉
酵母菌 / 大麦种子发酵滤液
萨米诺肽复合物
黑麦植物胎盘培养提取物滤液
C8-16 异烷基琥珀酸钠
小麦某酸酯钠
硬脂基羟丙基二铵盐
硬脂基羟丙基铵水解小麦蛋白
醋酸生育酚
黑小麦
小麦粉
波提库姆小麦
卡斯利库姆小麦
小麦脂质
单粒小麦
硬粒小麦籽提取物
普通小麦

分可能含有麸质，但在产品制造过程中通常会去除导致麸质过敏的元素。在《营养与饮食杂志》上发表的一项研究中，研究人员评估了至少含有一种来自于小麦、大麦、黑麦或燕麦成分的护肤品。他们报告称，这些护肤品中均未检测到可测量的麸质水平[16]。

框 13-1

对麸质敏感的人不需要在护肤品中避免麸质，原因有两个：①麸质必须通过胃肠道吸收才能引发症状。②护肤品在加工过程中会去除大部分麸质。

然而，那些对麸质敏感的人对这些症状非常苦恼，因此往往倾向于避免使用含麸质的护肤品（表 13-4）。2004 年的《食品过敏原标签和消费者保护法》并不适用于护肤品；因此，如果这些产品含有麸质、坚果或其他过敏原，无须告知消费者。

护肤品中的麸质成分源自小麦、大麦和黑麦。阅读成分标签可能很困难，因为一种成分可能有多个名称。INCI（International Nomenclature Cosmetic Ingredient，国际化妆品原料命名）是用于规范成分标签的官方描述。然而，仅知道名称是不够的。成分的生产方式会影响其是否含有麸质。维生素 E 又称生育酚就是典型的例子。生育酚是一种脂溶性维生素，是否含有麸质取决于它的来源。大多数维生素 E 源自小麦胚芽油，在这种情况下它会含有麸质。而在活性护肤品中使用的生育酚经过精炼，去除了大部分甚至全部的麸质。生育酚的质量取决于其来源和精炼方式。价格较低的产品因精炼过程的质量较低，因此更有可能含有麸质。无论生育酚的来源如何，它在产品上都被标注为生育酚或维生素 E，除非制造商透露，否则无法知晓其来源。对麸质敏感的人来说，最佳建议是避免在唇部使用含维生素 E 的产品，除非制造商透露了维生素 E 的来源。

季节性与敏感性皮肤

一项研究发现，夏季出现灼烧感、刺痛感和瘙痒感的“敏感性皮肤”比冬季更频繁[2]。某些玫瑰痤疮患者报告称，在季节交替时症状会加重。正常油性皮肤类型（见第 11 章“油性皮肤”）在寒冷干燥的月份可能会变成干性皮肤类型。当皮肤屏障受损时，更易出现Ⅱ型、Ⅲ型和Ⅳ型敏感性皮肤。因此，皮肤缺水可能是敏感性皮肤出现季节性变化的部分原因。

性别与敏感性皮肤

人们发现，女性比男性更容易出现敏感性皮肤。这可能反映了一个事实，即女性使用个人护肤品的频率和种类远高于男性[2]。据观察，男性的表皮厚度大于女性，这可能意味着男性对刺激物和过敏原的抵御屏障更强[17]。激素差异可能会增加女性对炎症的敏感性[18]。

种族与敏感性皮肤

研究表明，黑皮肤的反应性低于白皮肤。亚洲人报告敏感性皮肤的概率比高加索人高。然而，关于种族和敏感性皮肤之间关系的研究尚无结论[19-20]。法国一项基于问卷调查的研究表明，白皙的皮肤类型通常更容易出现敏感性或极敏感性皮肤[2]。美国 Jourdain 等人开展了一项研究，通过电话咨询调查了约 200 名非裔美国人、亚洲人、欧裔美国人和西班牙裔美国人，在不同族群之间未发现敏感性皮肤的患病率存在显著差异[1]。在一项德日联合研究中发现，日本女性报告皮肤刺激的主观感受比德国女性更频繁。这项研究还表明，日本女性报告的皮肤刺痛程度比高加索女性更严重[21]。

据报道，高加索人的正常角质层由大约 15 层细胞组成[22-23]。深色皮肤和浅色皮肤的角质层厚度似乎一致[24-25]。然而，相对于浅色皮肤，深色皮肤角质层中的脂质含量更高，角质层细胞层数更多，需要更多次的胶带撕脱才能去除角质层[26-27]。在多项研究中曾报告称深色皮肤涂抹已知刺激物后较少出现红斑，推测这就是原因所在[28-30]。目前尚未进行大规模的全球性研究，以探究不同种族间各种类型敏感性皮肤发病率的差异。目前，种族对皮肤敏感性到底有何影响仍有待阐明。

敏感性皮肤检测

鲍曼 S1 型皮肤

多年来，兔耳模型一直被用于评估化妆品成分是否会引起粉刺[31-32]。基于兔耳模型，许多化妆品成分似乎会在动物体内诱发粉刺反应。因动物实验不受欢迎，人们开发出检测致粉刺性的新方法。随后，Mills 和 Kligman 发表了一项探讨化学物质对人体影响的研究，发现与兔耳模型中观察到的结果不一致[33]。目前采用人体模型研究致粉刺性[34]。

鲍曼 S2 型皮肤

血管反应试验通过检测皮肤的血管扩张情况来确定皮肤是否易于潮红。最常用的测试方法是使用烟酸甲酯（MN），这是一种强效的血管扩张剂。在前臂屈侧的上 1/3 处涂抹 MN，其浓度范围为 1.4%～13.7%，持续 15 秒。通过观察诱发的红斑并使用分光计或激光多普勒测速仪（LDV）进行测量，来评估血管扩张效应。另一个用于评估面部潮红倾向的测试是红酒激发测试，但该测试的特异性不高。敏感者在饮用 6 盎司红酒后 10～15 分钟内会报告头颈部区域开始有温热感，并向上蔓延到面部。在 30 分钟内，潮红变得肉眼可见[35]。然而，这项测试的缺点是它对 S2 型敏感性皮肤缺乏特异性；当存在其他情况（如酒精脱氢酶综合征）时，也可能出现阳性结果。

鲍曼 S3 型皮肤

感觉反应性测试重点关注敏感性皮肤反应中的神经感觉部分。其中应用最广泛的是刺痛测试[36]，即将乳酸或其他制剂（包括辣椒素、乙醇、薄荷醇[37]、山梨酸和苯甲酸[38]）涂抹在皮肤上（见第 17 章和第 38 章）。

鲍曼 S4 型皮肤

采用刺激物反应测试来检测这种皮肤类型，也被称为“斑贴试验”。在这项检测中，把刺激物或过敏原涂抹在皮肤上一定时间，通常为 48～72 小时，然后评估红斑和脱屑等客观刺激性指标。可涂抹常见的刺激物（如 SLS）或可疑的过敏原（见第 18 章）。

结论

敏感性皮肤是一个全球性的常见问题。其表现各异，分类系统也各异。鲍曼皮肤分型系统将敏感性皮肤分为四个亚型，在其他章节将有详细讨论。使用该系统有助于深入理解这些敏感性皮肤不同亚型的病因，包括性别和种族因素对亚型的潜在影响，并有助于推动这些亚型治疗方法的研究进展。

（廖勇　简丹　李远宏　李邻峰
夏志宽　陈桐　何黎 译校）

参考文献

扫描书末二维码获取

第 14 章

肤色不均

概要

要点

• 皮肤可能因紫外线、蓝光或红外线而引发色素沉着。

• 患者教育和依从性对治疗成功与否至关重要。

• 治疗色素沉着需要采取多种方法。

新进展

• 口服氨甲环酸用于治疗色素沉着性疾病。

• 有色防晒霜中的铁氧化物可以阻挡蓝光。

展望

• 关于无阳光晒黑剂 DHA 的安全性，近期提出了一些值得探讨的问题。

• 目前正在开发外用 SIK2 抑制剂以促进皮肤色素沉着。

• 2020 年，氢醌被禁用于化妆品中，这促使人们开始寻找新的替代成分。

人们对年龄、健康和吸引力的感知受到多种因素的影响。患者通常更加关注细纹和皮肤的光泽度，而较少重视肤色的均匀度。然而，大量研究表明，肤色均匀度在感知皮肤健康、年龄和美感方面起着重要的作用。本章将深入探讨哪些颜色会影响肤色、均匀肤色的重要性，以及如何制订最佳的皮肤护理方案以实现肤色均匀。

红发人群和雀斑

红发人群的 MCIR 基因表现为多态性变异，这种变异会影响黑素皮质激素受体刺激真黑素生成的能力。这种 MCIR 基因的多态性变异会引起红发、雀斑、色素痣以及罹患黑素瘤的风险增加。与日晒更多的个体相比，防晒可降低红发人群色素痣的发生率。然而，一项双胞胎研究显示，雀斑的数量似乎完全由基因决定 [1]。出于这些原因，很多红发人群将雀斑视为其身份的一部分，并期望保留它们。雀斑不会像其他色素性病变那样给人一种不健康的印象。以下研究并未评估雀斑的存在情况，它们关注的是日光性黑子、黄褐斑和炎症后色素沉着等导致的肤色不均问题。

白癜风

白癜风是一种自身免疫性皮肤病，其抗体攻击黑素细胞，导致皮肤出现白色脱色斑块。白癜风通常会出现在面部，并可能对患者自信心产生不利影响。早期识别和治疗白癜风可以改善预后。有关白癜风诊断和治疗的讨论不在本书范围，在这里提及它是因为白癜风患者需要良好的防晒措施并需要使用化妆品来遮盖白斑[2]。在泛发型白癜风群体中，有些患者会选择使用第41章“美白剂”中讨论的药物对色素残留区域进行脱色处理，但这可能会带来健康风险。幸运的是，近年来，罹患白癜风的模特在时尚领域备受欢迎，从而降低了社会对其的偏见，并提高了人们对该皮肤病的接受度。

肤色均匀的重要性

人们认为均匀的肤色比不均匀的肤色看起来更健康。2011年的一项研究观察了一名61岁英国女性两张不同的面部照片。其中一张照片去除了皮肤表面的细纹（“平滑处理”），而另一张照片则对不均匀的肤色进行了均匀化处理[3]。160名德国男性对上述照片进行了评估，并被要求选择哪张照片看起来更年轻，哪张照片看起来更健康。那张细纹较不明显的照片被认为更年轻，而肤色均匀的照片被认为更健康。这项研究支持2007年一项类似研究的结果，该研究也表明肤色均匀度与健康感知之间存在相关性[4]。在这项研究中，对图片中的细纹进行平滑处理会使被观察者的年龄感知减少10岁，而美化不均匀的肤色会使被观察者的年龄感知减少5岁。当对细纹和肤色的不均匀性同时进行美化时，年龄感知减少了15岁。2008年的一项研究也得出相似结论，该研究证明男性的目光在肤色均匀的女性面部照片上停留时间更长[5]。

不同文化群体的研究表明，肤色不均会降低自信心和生活质量[6-9]。患者通常非常积极地治疗这些色素异常，但治疗可能需要4～6个月甚至更长时间。如果没有随访和持续的鼓励，患者的治疗依从性可能会降低。

鲍曼色素性与非色素性皮肤类型

鲍曼皮肤分型系统（BSTS）依据护肤需求将皮肤划分为16种不同的鲍曼皮肤类型（详见第10章“鲍曼皮肤分型系统”）。这16种类型分为8种色素性皮肤（P）和8种非色素性皮肤（N）。理解这些皮肤类型区别的一种简单方式是：

P型皮肤 = 护肤方案中包含美白成分（**图14-1A**）。

N型皮肤 = 护肤方案中不包含美白成分（**图14-1B**）。

BSTS中关于色素性皮肤类型的定义与Fitzpatrick皮肤分型系统有所不同。Fitzpatrick分型主要根据皮肤色素沉着和紫外线红斑反应来确定，正如第10章所阐述的那样。虽然深色皮肤类型更容易出现黄褐斑或炎症后色素沉着等色素改变，但在BSTS中，“色素性皮肤类型”的概念并非针对整体肤色。相反，它描述了皮肤出现色素沉着斑点或斑片引起的肤色不均的表现，以及患者期望减轻这些色素沉着病变。对“患者治疗意愿”的区分非常重要，因为有些患者可能有雀斑而导致肤色不均，但除非他们希望去除雀斑，否则在他们的护肤方案中不需要使用美白成分。例如，一个不想去除雀斑的红发个体被归类为N型皮肤，而另一个想去除日光性黑子的患者则属于P型皮肤。P型皮肤的特点包括：①存在比整体肤色更深的色素沉着病变。②希望去除这些色素沉着病变。

P型皮肤的判定与种族或日晒反应无关，并且只能对美容手术后色素沉着的风险提供有限的预测价值。色素性鲍曼皮肤类型人群适合使用有色防晒霜、美白成分和遮瑕化妆品。有关如何治疗肤色不均将在本章后续部分讨论。

肤色的感知与测量

光线会影响人们对颜色的感知，这使得网上购买彩妆产品变得颇具挑战性。在计算机、手机屏幕上观察或自然光下审视时，颜色可呈现出截然不同的效果。此外，颜色所处的光照环境也会影响对其的感知。这解释了为何在商店的荧光灯下试用化妆粉底时，其颜色与在户外自然光下的效果不同。而且，周围环境中的其他颜色也会改变我们对颜色的感知。因此，患者常常难以选择与其肤色相匹配的有色防晒霜和遮瑕粉底。

光线的反射特性也会影响肤色。光滑的皮肤表面会反射更多的光线，看起来比粗糙的表面更亮。因此，光滑水润的皮肤会显得更有光泽，而干燥粗糙的皮肤则可能显得肤色黯淡。当深色皮肤处于干燥状态时，由于光线在皮肤表面积聚的角质细胞上发生反射，会呈现出一种灰白的肤色。

肤色

已有多种用于颜色分类的命名系统（**框14-1**）。

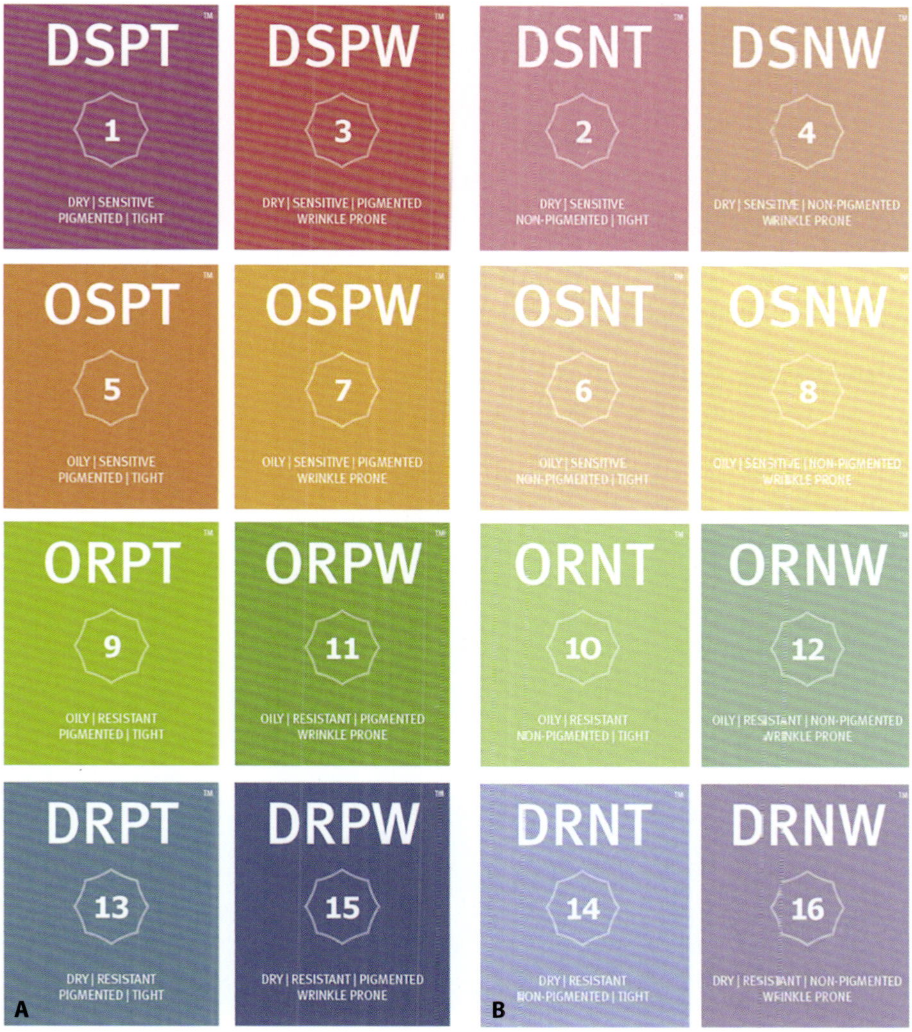

图 14–1 鲍曼色素性与非色素性皮肤类型。共有 16 种鲍曼皮肤类型®，其中 8 种为肤色不均的色素性皮肤。A. 肤色不均的色素性皮肤类型；B. 非色素性皮肤类型，其肤色均匀，或者不想处理任何色素沉着部位。需要注意的是，非色素性皮肤比色素性皮肤的肤色更浅，按照鲍曼皮肤分型系统，其编号为偶数，代表肤色均匀。DRY：干性；OILY：油性；SENSITIVE：敏感性；RESISTANT：耐受性；PIGMENTED：色素性；NON-PIGMENTED：非色素性；WRINKLE-PRONE：易长皱纹；TIGHT：紧致。

可以在网上找到转换工具，用于将一种颜色系统转换为另一种。CIELAB 颜色系统是皮肤护理研究和化妆品行业中最常用的系统。在 CIELAB 系统中，黑色素与标记为 L 的分数相关；肤色较浅的类型具有较高的 L 值，而肤色较深的类型具有较低的 L 值。红斑与 a 值的正值相关，红斑出现的部分原因是由于皮肤真皮层中血红蛋白的含量及其饱和度的影响[10]。

皮肤色调（也称为“肤色”）是指皮肤表面的颜色。它是由黑色素色素、血红蛋白（氧合血红蛋白和脱氧血红蛋白）、胆红素和胡萝卜素组合而成。人类肤色是由皮肤中的角质形成细胞和黑素细胞内散布的两种黑色素——真黑素和褐黑素所产生的视觉影响决定的。真黑素来源于酪氨酸，呈棕色 / 黑色；而褐黑素来源于酪氨酸和半胱氨酸，呈黄色 / 红色。黑色素的合成在真黑素和褐黑素之间波动，其取决于黑素细胞刺激素受体（MCIR）活性、谷胱甘肽的存在以及半胱氨酸的可用性。

表皮的最上层（即正常的角质层）在肤色方面并不起多大作用。但不健康的角质层确实会影响人们对肤色的感知。在浅色皮肤个体的健康皮肤中，角质形成细胞中无黑色素，因此角质层像塑料薄膜一样清晰透明。深色皮肤个体的角质层略带黄色，因为其角质形成细胞中含有“黑色素”尘埃。更详细的描述请参见第 15 章“有色皮肤”。

表皮中的主要色基（可见光范围内）是黑色素及其代谢产物和前体。黑色素颗粒既能吸收光线，也能散射光线。健康人类皮肤的肤色取决于表皮中黑色素的浓度。真皮中的主要色基是血红蛋白（氧合血红蛋白或脱氧血红蛋白），通常存在于毛细血管中（创伤或淤血的情况除外）。这解释了为什么相比于其他皮肤区域，毛细血管更多的皮肤区域看起来呈现粉红色或淡红色。对炎症的红斑感知是毛细血管的数量、直径和血流速率共同决定的。

框 14–1 颜色分类系统

RYB 系统

RYB 系统是艺术家们在彩妆和颜料中广泛采用的色彩系统。该系统基于构成肤色的红色（R）、黄色（Y）和蓝色（B）的数量。当红、黄、蓝三种颜色达到饱和状态混合时，会产生纯白色。而当这三种颜色完全去除时，则呈现出黑色。RYB 系统也在计算机、游戏和电视等数字应用领域得到广泛应用。但需要注意的是，RYB 颜色需要适当的照明以增强其鲜艳度。

CMY 或 CMYK 系统

CMY 或 CMYK 系统使用了青色（cyan）、品红色（magenta）、黄色（yellow）和黑色（black）微小色点的组合。这些色点相互重叠以呈现出不同的颜色。当使用放大镜查看 CMYK 印刷品时，可以看到不同的色点，与 Pantone（潘通）色卡中的均匀颜色形成鲜明对比。CMYK 系统是印刷领域中最常用的色彩系统。

RGB 系统

RGB 系统主要应用于依赖光的领域，如摄影、电视和数字图形界面。

十六进制代码

十六进制（hexadecimal color）代码是将红（R）、绿（G）、蓝（B）三种颜色简化为一个总体的十六进制数字，而不是分别表示每种颜色的数值。这种表示方法在数字界面设计中被广泛采用。

Pantone®

Pantone（潘通）色是由 Pantone 公司生产的专利标准化油墨颜色。它是第一个用于匹配图形和设计领域中颜色的标准化综合系统。Pantone 提供了一系列具有指定编码的色卡，有助于确保颜色的标准化和一致性。

国际照明委员会

国际照明委员会（CIE）是关于光与颜色方面的国际权威机构。CIELAB 用三个值来描述颜色。亮度（L*）衡量灰度，取值范围从 0（代表白色）到 100（代表黑色），即艺术家所说的“亮度”。而红 / 绿强度（a*）以正值表示红色值，负值表示绿色值，黄 / 蓝强度（b*）以正值表示黄色值，负值表示蓝色值。

晒黑

紫外线照射会增加皮肤中的黑色素含量。当紫外线导致角质形成细胞的 DNA 损伤时，会激活阿黑皮素原（POMC）基因的蛋白裂解。这进一步促使 α- 黑素细胞刺激素的合成，该刺激素随后结合黑皮质素受体 -1，从而激活环磷酸腺苷（cAMP）。cAMP 增加会激活蛋白激酶 A，进而磷酸化 cAMP 响应元件结合蛋白，最终导致小眼畸形相关转录因子基因的表达，从而促使黑色素合成增加（**图 14-2**）。

长波紫外线（UVA）诱发的皮肤色素变化与中波紫外线（UVB）引起的不同（**表 14-1**）[11]。UVA 照射产生的黑素颗粒呈灰色，而 UVB 照射产生的黑素颗粒则呈棕色。这种差异归因于光线能够照射到的表皮和真皮层次有区别：UVA 穿透比 UVB 更深。

UVA 照射后，皮肤立即出现色素沉着，即速发性色素沉着（immediate pigment darkening，IPD）。这一现象导致皮肤呈现灰 / 黑色，这被认为是由黑素体内黑色素以及无色黑素前体（如 DHICA 或 6H5MICA 的聚合物）的氧化引起的[11]。值得注意的是，与黑色素不同，由 DHICA 和 6H5MICA 氧化聚合物产生的色素并不具备相同的光保护特性，因此不应将其误认为是对紫外线的保护性晒黑。IPD 后会出现持续性色素沉着（persistent pigment darkening，PPD），这是一个独立的阶段，会使皮肤出现棕色色素沉着，并持续数周，与表皮更替时间（约 40 天）相对应。需要强调的是，日晒床使用的是 UVA，与使用 UVB 照射获得的晒黑效果存在差异，因此通过日晒床获得的“肤色”不能提供与 UVB 晒黑相同的防护效果。这正是日晒床危害巨大的原因之一，因为它们会给人一种虚假的安全感。

与 UVA 照射不同，UVB 照射会产生不同的颜色反应。UVB 首先会引起皮肤出现红斑，1～2 天后，皮肤会出现棕色晒黑，这是由于酪氨酸酶活性增强、黑色素合成增加以及黑素小体转运增加所致[12]。

皮肤光学

光线会影响肤色的感知方式。此外，不同波长的光线在与皮肤接触后会产生不同的作用。当光线照射到皮肤表面时，部分光线被吸收，部分被反

表 14–1 UVA 和 UVB 引起的肤色变化差异

UVA	UVB
即时变色	延迟变色
无红斑	红斑
即时灰色	无即时色素沉着
延迟棕色	延迟棕色
黑素前体的氧化	酪氨酸酶增加
	黑素小体转运增加

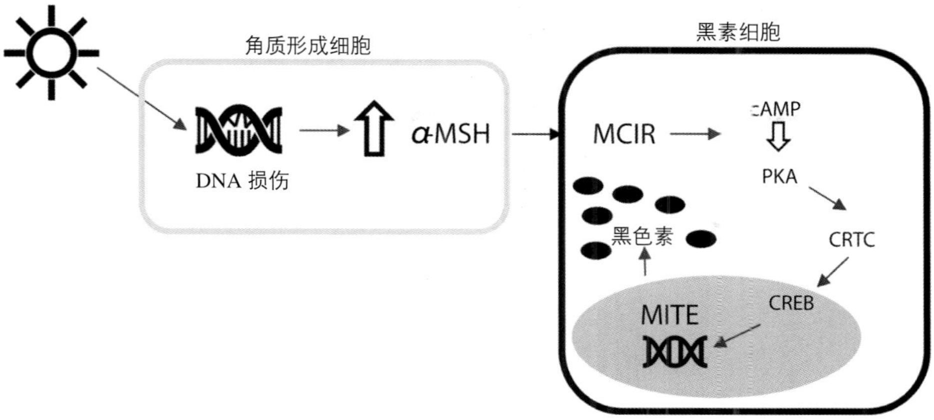

图 14–2　cAMP-MITF 真黑素途径。MSH：melanocyte-stimulating hormone，促黑素细胞激素；MCIR：melanocortin receptor-1，黑皮质素受体 -1；PKA：protein kinase A，蛋白激酶 A；CRTC：CREB-regulated transcription co-activator，CREB 调节转录共激活因子；CREB：cAMP-responsive-element-binding protein，cAMP 响应元件结合蛋白；MITF：microphthalmia-associated transcription factor gene，小眼畸形相关转录因子基因。
阿黑皮素原基因的蛋白发生水解裂解，生成 α-MSH，随后与 MCIR 结合，激活 cAMP 信号通路。增加的 cAMP 活化 PKA，进而磷酸化 CREB，刺激 MITF 基因的表达，促进黑色素的合成。

射，部分被散射。这一现象在 1995 年由皮肤光学领域的先驱 Kollias 在一篇论文中进行了详尽的描述 [13]。

正常的皮肤角质层和表皮引起的散射不足以显著影响皮肤的外观。我们感知到的肤色大部分源自于真皮层反射的光线。然而，表皮的异常如干燥、炎症或异常的色素分布会影响光线的吸收、反射和散射。Kollias 和 Bager 解释说，皮肤干燥症和银屑病引起的皮肤鳞屑包含多个表面和界面，从而导致光线在不同角度多次反射。这解释了为什么银屑病患者的皮肤表面会显得苍白，而光滑的角质层看起来却是透亮的。

真皮层包含的多种成分可对皮肤光学产生影响。其中，真皮层中的胶原蛋白是可见光的主要散射源。这也是年轻皮肤比光老化皮肤看起来更健康的原因之一。

表 14–2　真黑素与褐黑素的区别

真黑素	褐黑素
光保护性	光毒性，产生自由基
由 DHI 和 DHICA 的聚合物构成	由苯并噻嗪构成
占人体皮肤黑色素的 74%	占人体皮肤黑色素约 25%
呈棕色或黑色	呈红黄色
受 α-MSH 刺激合成	需要 L- 半胱氨酸形式的硫元素
通过 MCR1 调节形成	形成受谷胱甘肽驱动
具有抗氧化能力	降低谷胱甘肽的储存量
	消耗抗氧化剂
	耗尽 NAD（P）H
	在癌变中起作用

褐黑素和真黑素

人体皮肤内含有两种不同形式的黑色素，如**表 14-2** 所示。真黑素（eumelanin）被认为具有光保护特性，而褐黑素（pheomelanin）则被认为具有光毒性，因为后者是一种促氧化剂（产生自由基），特别是在受到 UVA 照射时 [14-15]。无论是哪一种 Fitzpatrick 皮肤类型，人体皮肤内的真黑素（74%）与褐黑素（26%）的比例始终保持一致 [16]。

褐黑素来源于 5-S- 和 2-S- 半胱氨酸多巴的氧化聚合，由苯并噻嗪和苯并噻唑衍生物组成 [17]。苯并噻嗪是褐黑色素中具有促氧化作用并促进自由基产生的部分。褐黑素的形成依赖于 L- 半胱氨酸中的硫元素以及 L- 半胱氨酸的存在。半胱氨酸的主要储存形式是天然抗氧化剂谷胱甘肽。如第 41 章所述，谷胱甘肽因其能使褐黑素（较真黑素颜色浅）生成增多，而被静脉注射用于皮肤美白，增加谷胱甘肽的含量有助于促进褐黑素而非真黑素的生成。增加褐黑素的合成可能会消耗谷胱甘肽储备，降低皮肤的天然抗氧化保护能力，并增强褐黑素的促氧化作用。

褐黑素在癌变中起作用，尤其是暴露于 UVA 辐射时，因其会产生自由基，导致 DNA 损伤并消耗谷胱甘肽、NAD（P）H 以及其他细胞抗氧化剂，从而降低对 DNA 的保护[14]。

真黑素是 5,6- 二羟基吲哚（DHI）和 DHICA 的聚合物，具备强大的抗氧化活性。真黑素能够保护皮肤免受阳光暴露的损害[18]。黑素小体中含真黑素多于褐黑素，其分布于细胞核周围，形成保护屏障，防止细胞 DNA 受紫外线辐射和相关突变的伤害。真黑素是决定肤色的主要因素，并与总黑色素含量直接相关[18]。红发人群中真黑素减少（由于 MCIR 基因突变），因此增加了患黑色素瘤的风险。

色素性皮肤类型的护肤方案

由于色素沉着引起肤色不均的皮肤类型，可通过使用酪氨酸酶抑制剂、抗氧化剂、抗炎剂、维 A 酸类药物、蛋白酶激活受体 2（PAR-2）阻滞剂、去角质产品和防晒措施来改善。第 41 章详细讨论了这些成分，而第 20 章“皮肤色素沉着性疾病”则讨论了引起皮肤色素沉着的疾病。

治疗色素性皮肤类型颇为棘手，需要患者的配合与耐心。由于表皮角质形成细胞完全更新大约需要 40 天，所以通常要在 8～16 周后才能看到效果。管理患者的预期、给予书面指导以及安排每月随访可以提高患者的依从性。此外，在治疗开始时可以拍摄术前照片，并告知患者每次就诊都会拍摄照片、评估并与基线进行比较，有助于激励患者正确使用产品（**图 14-3**A 和**框 14-2**）。

根据鲍曼皮肤分型系统（BSTS）所定义的色素性皮肤类型，通过日常护肤来提亮肤色和均匀肤色将会有所益处。治疗色素性皮肤类型的方法是多方面的，涉及两个或更多阶段。

第 1 阶段——鲍曼“P”型皮肤的护肤方案

治疗任何皮肤类型的首要步骤是评估是否存在导致色素沉着的干燥、炎症或生活习惯。皮肤干燥可能引发炎症，而皮肤屏障受损可能会增加皮肤美白成分和维 A 酸类药物引起的不良反应。因此，治疗皮肤干燥应采用能够保护和修复皮肤屏障的清洁剂和保湿剂。同时，若存在表现为皮肤敏感的炎症，应在开始色素治疗方案前先解决这一问题。炎症会诱发皮肤色素沉着和皮肤老化。如果在使用针对色素沉着的护肤品之前未解决炎症问题，色素沉着可能会进一步加重。第 1 阶段的护肤重点应针对干燥和炎症，并在开始第 2 阶段前持续使用 2～4 周。对于油性皮肤类型和耐受性较强的个体，通常无须进行第 1 阶段护肤，因为干燥或炎症问题通常并不存在。

第 2 阶段——鲍曼“P”型皮肤的护肤方案

针对色素沉着的成分（如维 A 酸类和酪氨酸酶抑制剂）可能对皮肤产生刺激并引发炎症。先完成第 1 阶段应该能使干燥和敏感性皮肤类型更好地耐受治疗色素沉着的产品。经医疗人员确认已完成第 1 阶段后，就可以开始第 2 阶段，也称为色素沉着治疗方案。该方案持续 3 个月，直至色素沉着消退。随后将采用色素沉着维养方案（也称为第 3 阶段）。在完成色素沉着治疗方案后，有两种情况需要考虑：

（1）色素沉着已消失，肤色变得均匀：患者应采用色素沉着维养护肤方案进行治疗。

（2）色素沉着仍然存在：患者将使用维养护肤方案 4 周，然后重新回到色素沉着治疗方案。

第 3 阶段——鲍曼“P”型皮肤的色素沉着维养方案

基线随访

患者皮肤经过充分补水且炎症减轻后，即可开始色素沉着治疗方案。**图 14-5** 展示了治疗黄褐斑的一个方案示例。

第1步：清洁剂

应开具两种不同的清洁剂处方，一种为晨间使用，另一种为晚间使用。对于敏感性皮肤或首次使用维 A 酸类药物的患者，在早晨可选用含有抗炎成分的舒缓清洁剂，或者可以在晚间继续使用早晨的清洁剂。

晚间使用的清洁剂应能去除防晒霜和化妆品，但同时应最小程度地剥离角质层。此外，晚间清洁剂应适用于不同皮肤类型：对于油性皮肤，可以选择泡沫清洁剂；而对于干性皮肤，则应使用乳状非泡沫清洁剂。可以将夜间使用的清洁剂看作是“急救清洁剂”。如果皮肤出现刺激反应，患者应在早晚都使用晚间的清洁剂，直到皮肤舒缓。

对于耐受性皮肤类型或已经适应维 A 酸类药物

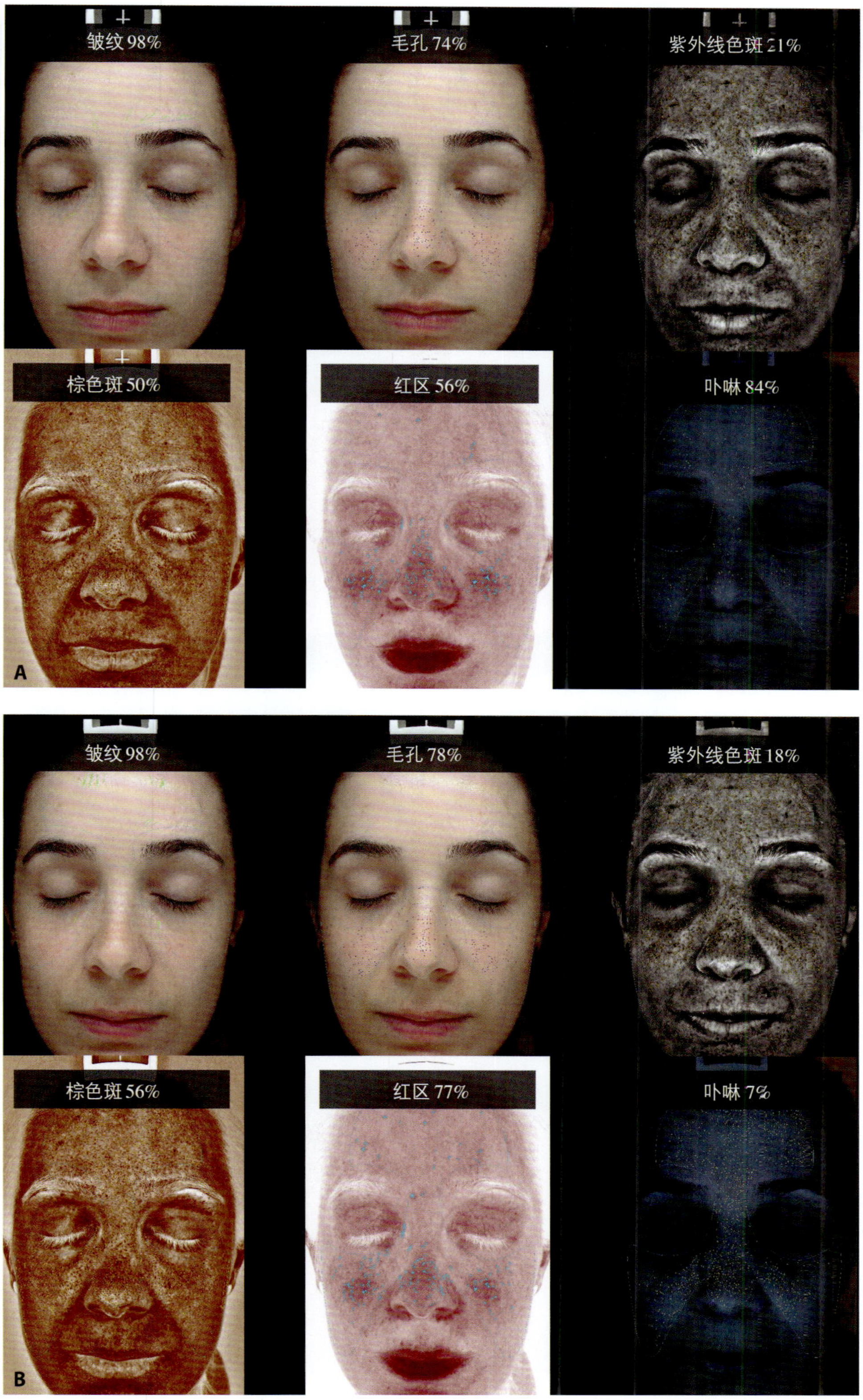

图 14–3　色素沉着治疗方案进展图像。
A. 这张基线图像显示了在开始色素沉着治疗方案前的皮肤状态。数字表示该图像与相同肤色、年龄和性别的其他人相比的"优良"程度。换句话说，百分比数值越高，表示皮肤状态越好。在图 A 中，紫外线斑点的百分比显示患者的表皮浅层色素过多，其得分位于第 21 百分位数。我们的目标是将这一数值提高到 70% 或更高。而棕色斑点的百分比显示皮肤深层的色素情况，为 50%。我们的目标是将这一数值提高到 70% 或更高，同时保持红色区域的得分在 50% 或更高。
B. 这张图像显示了患者遵医嘱治疗 1 月后的预期效果。在经过 1 个月的色素沉着治疗后，如图 14-5 所示，紫外线斑点的百分比数值实际上从 21% 下降至 18%，这是因为黑色素从表皮的深层迁移到浅层。这个迁移速度取决于患者使用低 pH 值清洁剂和三联乳膏（TCC）的频度。棕色斑点的百分比从 50% 上升至 56%，表明黑色素正在上升到浅层，而没有新增黑色素生成，这证明患者遵循了医嘱。红色区域的百分比上升至 77%（红斑减少），这是因为患者使用了合适的清洁剂和舒缓屏障修复保湿剂，以最大限度减少维 A 酸类药物的不良反应。她每天只使用一次低 pH 值清洁剂，每隔一晚使用三联乳膏（TCC）。

的患者，早晨使用的清洁剂应该有助于去角质，以促进角质细胞更新，以更快获得可见的治疗效果。这种早晨使用的清洁剂可以是低 pH 值的清洁剂，也可以是机械性去角质磨砂膏（详见第 40 章"清洁剂"）。油性皮肤患者适合使用水杨酸清洁剂，而干性皮肤患者应该使用含有保湿成分的 α- 羟基酸清洁剂，例如乙醇酸产品。

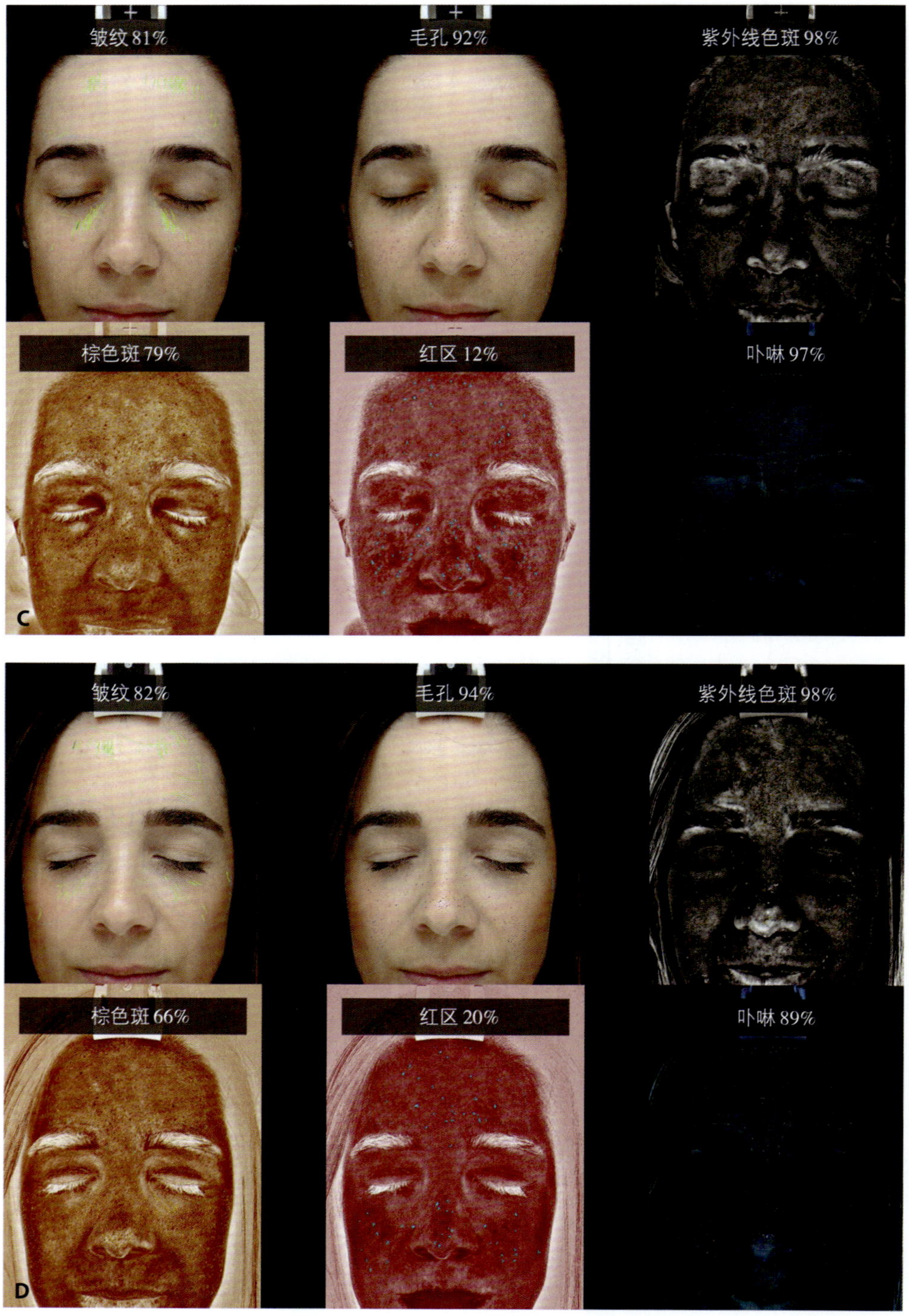

图 14-3 （续）色素沉着治疗方案进展图像。

C. 第 4 个月的图像显示患者表层和深层色素沉着均有显著改善，但红斑有所增加。自第 3 次随访以来，患者一直每天使用 2 次低 pH 清洁剂，并在第 4 步使用三联乳膏（TCC），第 5 步使用保湿剂。在色素维养方案这个阶段，患者停用了酪氨酸酶抑制剂，轻度炎症可能引起色素增多。

D. 第 5 个月的图像显示紫外线斑点数量持续改善，肉眼也可见这一效果。然而，该患者未接受口服氨甲环酸治疗，并且在未使用酪氨酸酶抑制剂的情况下进行了 4 周的色素维养治疗。棕色斑点百分比显示黑色素生成增多，表皮深层可见色素（Valeria M. Abello）。

第2步：眼部产品

洁面后，每日早晚均应使用一款具有保护性屏障修复功能的眼霜，以保护脆弱的眼部区域免受其他护肤品的影响。特别是在夜间，因为维 A 酸类药物可能会蹭到枕套上，进而转移至眼皮表面。

第3步：治疗产品

使用眼霜后，需使用色素沉着治疗产品。该产品应当含有酪氨酸酶抑制剂、PAR-2 阻滞剂和晚上第 5 步中未包含的抗氧化剂。在第 3 步中最好不要包含维 A 酸类药物，因为维 A 酸类药物将在晚间的第 5 步中使用。

框 14–2 肤色分析测量

Canfield Visia CF 可有效追踪色素沉着变化的情况，并在患者肉眼尚未观察到变化时给予他们鼓励。Canfield Visia 肤色分析软件提供了多项测量功能。在追踪皮肤色素变化时，除了检测炎症外，紫外线色斑和棕色斑的检测也非常有月。

紫外线色斑检测

紫外线可被表皮下紧邻皮肤表面的黑色素吸收，从而可以测量黑色素的含量。这一检测用于评估表皮上层的黑色素含量。重要的是要向初次就诊的患者解释，随着黑色素从下层上升到表层，色斑会逐渐变得可见，因此，这个数值会先变差（由于表层黑色素增加）。

棕色斑检测

棕色斑检测显示了皮肤表层和表皮更深层的黑色素含量。这个数值会比紫外线色斑数值先得到改善，因为它反映了皮肤内更深层次的黑色素水平。

红色区检测

这一检测可用于维 A 酸类、羟基酸类和其他用于均匀肤色的药物不良反应的追踪。其目标是减轻炎症，以防止诱发黑色素的生成。请参见**图 14-4**，了解如何使用照相系统追踪进展的示例。

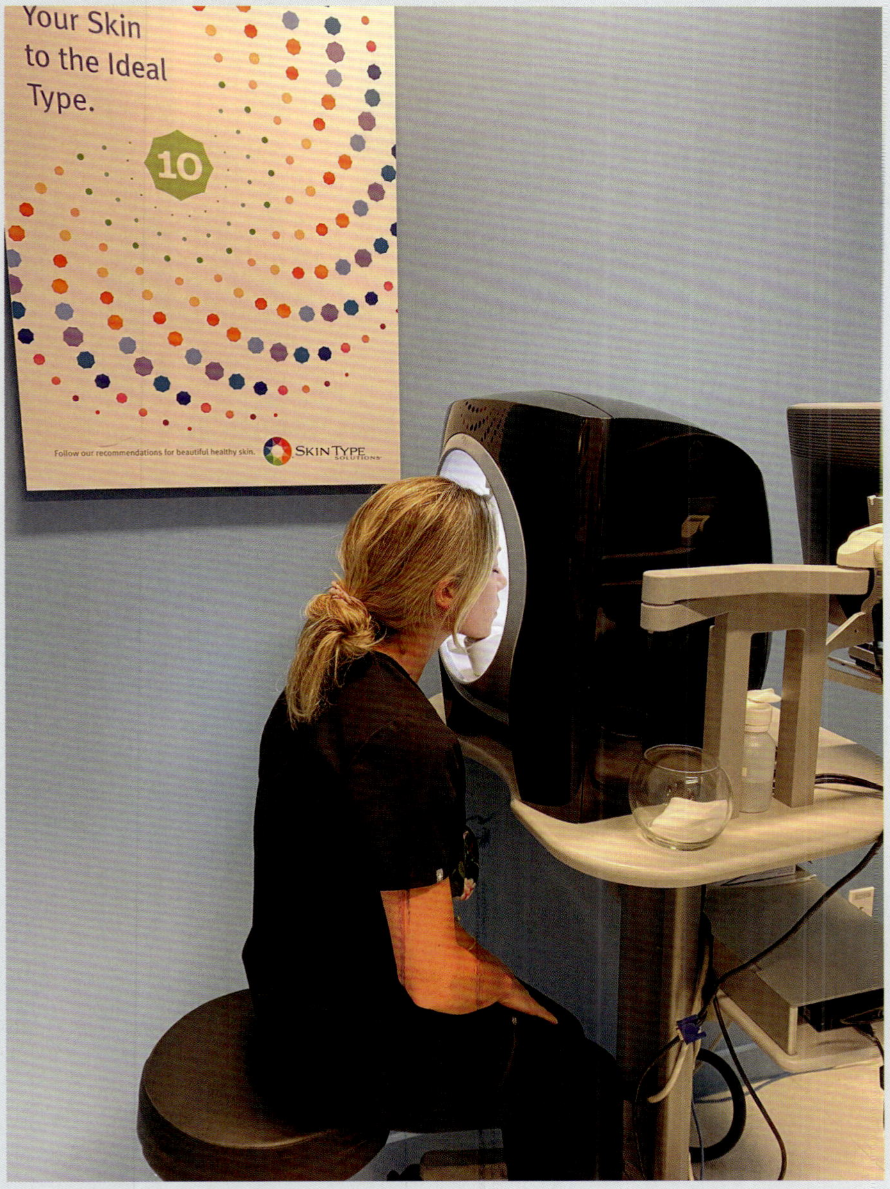

图 14–4 Canfield Visia 照相系统是一款实用的仪器，用于监测均匀肤色的护肤治疗方案的进展。这些照片可辅助医疗人员评估患者的依从性和治疗效果。此外，这些照片还能激励患者使用推荐的产品，因为他们期待看到效果并获得相机给出的“评分”。

诊断： 黄褐斑

晨起	
步骤 1	去角质清洁剂
步骤 2	保护性眼霜
步骤 3	色素治疗
步骤 4	含不饱和脂肪酸的保湿霜
步骤 5	有色防晒霜

晚间	
步骤 1	清洁剂
步骤 2	保护性眼霜
步骤 3	色素治疗
步骤 4	含不饱和脂肪酸的保湿霜
步骤 5	三联乳膏（TCC）

注意

一旦耐受三联乳膏，切换至步骤 4 的三联乳膏和步骤 5 的保湿霜。

图 14–5 黄褐斑色素沉着治疗方案示例

第4步：保湿霜

根据鲍曼皮肤分型系统，色素沉着治疗方案中的保湿霜可含有抗炎或抗衰老成分，但不应含有维 A 酸类或羟基酸。因为保湿产品将用于在发生维 A 酸皮炎或由脱色成分引起刺激时舒缓皮肤。

对于油性皮肤患者，可以选择含有透明质酸或其他轻薄保湿成分的保湿霜，但应避免含有屏障修复成分。而对于非常油性的皮肤类型，甚至可以省略保湿霜。

对于干性皮肤患者，选择含有不饱和脂肪酸的屏障修复保湿霜非常重要，因为这些不饱和脂肪酸有助于减少黑色素合成和酪氨酸酶活性[19-20]。游离脂肪酸对黑色素生成具有调节作用（参见第 43 章“保湿剂”）。亚油酸是一种存在于摩洛哥坚果油和其他油脂中的 ω-6 脂肪酸，已被证明可以抑制黑素细胞中酪氨酸酶的活性，从而减少中波紫外线诱导的色素沉着[20-21]。使用含有葡萄籽油、琉璃苣籽油和摩洛哥坚果油（都是亚油酸的良好来源）的屏障修复保湿霜，可能有助于增强美白产品的功效。

需要注意的是，保湿霜应该在第 3 步产品之后使用，以帮助第 3 步产品更好地渗透皮肤。

第5步：晨起防晒霜和晚间维A酸类

早晨护肤的最后一步是使用有色防晒霜，这种防晒霜应含有氧化铁颜料，有助于阻挡有害蓝光，并防止黑素细胞活化。至于晚间护肤的第 5 步，建议选择第 41 章中所述的三联乳膏（TCC）。TCC 的成分包括皮质类固醇、酪氨酸酶抑制剂以及维 A 酸。这三种成分的组合已被证实为治疗黄褐斑和其他色素沉着问题中最有效的局部治疗药物。对于首次使用维 A 酸类药物的患者，在使用 TCC 产品之前应先涂抹保湿霜。建议患者每隔三天使用一次 TCC，持续 2 周，然后改为每隔一晚使用一次，再持续 2 周，以逐渐适应维 A 酸类药物而不引发炎症。

首月随访

在首月随访时，肉眼通常只能观察到色素沉着的轻微变化，而患者可能会出现一些维 A 酸类药物的不良反应如红斑或脱屑。此次随访起到“鼓舞士气”的作用，因为患者往往会感到沮丧。应将此次的 Canfield 照片与基线照片进行对比，这有助于评估患者的依从性、不良反应以及疗效。在许多情况下，照片能够清晰地显示棕色斑点改善的百分比，这将激励患者继续坚持治疗。**图 14-3**B 展示了此次随访的典型表现。与基线拍摄的**图 14-3**A 相比，紫外线色斑图像中可见皮肤表层黑色素增加。当黑色素位于皮肤表层时，更容易被肉眼观察到，患者可能会看到色素沉着加重，从而感到沮丧。向患者展示深层皮肤已有所改善（如棕色斑图像所示），可以鼓励他们继续坚持按计划进行治疗。

第1步：清洁剂

如果患者出现红斑、脱屑或者在照片显示炎症加重，可考虑暂时停用低 pH 值清洁剂。此时，应每天使用两次晚间清洁剂。另一种可选方案是将早晨使用的低 pH 值清洁剂换成含有抗炎成分的舒缓清洁剂。

若患者每隔一晚使用维 A 酸类药物而未出现任何维 A 酸皮炎症状，可继续使用基线方案中的清洁剂。

对于那些每晚能够耐受维 A 酸类药物的患者，可以在晚间增加使用低 pH 值清洁剂，即每天使用 2 次。

第2步：眼部产品，第3步：治疗产品，第5步：防晒霜

这些步骤与基线方案一致。

第4步：保湿霜

在绝大多数情况下，这一步骤保持不变。然而，对于某些正常油性皮肤类型（产生正常而非过量皮脂，详见第 11 章“油性皮肤”）的患者，可能需要使用屏障修复保湿霜，直至他们的皮肤适应维 A 酸类药物。若出现维 A 酸皮炎，务必使用屏障修复保湿霜，这是他们的“急救保湿霜”。如果患者出现红斑、脱屑或者 Canfield 拍照时红区的百分比低于 50%，请选择含有抗炎成分的屏障修复保湿霜以舒缓皮肤。

第5步：维A酸类药物

如果患者未出现红肿、脱皮症状，且未报告皮肤刺痛感，则可将晚间维 A 酸类药物的使用频率增加至每晚使用，并在保湿霜之后涂抹。使用 Canfield 相机拍摄的“红区”图像可用于评估患者是否存在潜在的红斑，但在决定是否增加维 A 酸类药物使用频率时，临床表现更为重要：如果没有炎症迹象，可继续使用相同剂量的含维 A 酸的三联乳膏（TCC），并增加至每晚使用。

如果患者已经能够每晚耐受维 A 酸类药物 / TCC，则调整使用方案，将 TCC 调至第 4 步，在第 5 步使用保湿霜。这将有助于增加维 A 酸类药物在皮肤中的渗透，增加给药剂量。

第 2 个月随访

根据前述讨论的方式评估皮肤的红肿和脱屑情况。在本次随访时，如果患者每晚使用三联乳膏（TCC），可能会观察到皮肤色素沉着略有改善。若患者已能够耐受每晚使用 TCC，方案将进行相应调整，在第 4 步使用 TCC，在第 5 步使用保湿霜。

如果患者已经能够在第 4 步每晚耐受 TCC 并在第 5 步使用保湿霜，则将低 pH 值清洁剂增加至每日使用 2 次。

若患者不能耐受每晚使用 TCC，则停用低 pH 值清洁剂，并确保所选保湿霜含有舒缓的抗炎成分。对于使用屏障修复保湿霜的正常油性皮肤类型患者，如果他们每晚都能很好地耐受维 A 酸类药物，可能会感觉保湿霜过于厚重。如果是这种情况，可以考虑换用含有透明质酸成分的轻薄保湿霜。但此调整仅在患者每晚能够耐受维 A 酸类药物时进行。

如果患者遵医嘱用药，则本次随访时拍摄的照片除了会显示棕色斑点百分比有所改善外，还应开始显示紫外线斑点百分比有所改善。

第 3 个月随访

遵循第 2 个月随访时的建议，直至患者每日使用 2 次低 pH 值清洁剂，并每晚在第 4 步使用三联乳膏（TCC）。大多数患者可在此次随访中肉眼明显可见皮肤色素沉着的改善；然而，改善可能需要 16 周的时间，故切勿灰心。

若色素沉着未有改善，或患者感到沮丧，可考虑口服氨甲环酸，详见第 41 章。

若患者每日使用 2 次低 pH 值清洁剂，在第 3 步每日使用 2 次皮肤美白剂，以及在第 3 或第 5 步使用 TCC，Canfield 照片中出现轻度红斑（红区百分比增加）是正常现象。如果出现这种情况，请确认患者正在使用含有抗炎成分的保湿霜。

第 4 个月随访

第一个色素沉着治疗阶段已经完成。许多患者在本次随访时都观察到了肉眼可见的改善，同时 Canfield 拍照也显示了这些改善（**图 14-3C**）。在第一个色素沉着治疗阶段完成后，需要考虑以下两种情况：

（1）色素沉着消失，肤色均匀：患者应采用色素沉着维养方案，除非色素沉着再次出现。

（2）色素沉着仍然存在：患者应继续使用维养方案 4 周，然后恢复色素沉着治疗方案。

色素沉着治疗方案应该连续使用 3 个月，并在第 4 个月随访时停止。尽管没有研究证明患者会对酪氨酸酶抑制剂产生快速耐药性，但普遍的做法是停用与氢醌（HQ）等化学结构相似的酪氨酸酶抑制剂（如曲酸和熊果苷）1 个月。普遍认为停用氢醌和其他类似的酪氨酸酶抑制剂 4 周后，重新开始使用将提高其有效性。在这 4 周期间，患者应继续使用色素沉着维养方案。在此期间可以口服氨甲环酸，以预防色素沉着复发。

色素沉着维养方案：4 周

无论患者是否仍有色素残留或者已经清除，色素沉着维养方案应从第 4 个月开始。此时，患者应

逐渐适应维 A 酸类药物，因此可每日使用 2 次低 pH 值（去角质）清洁剂。可以使用与色素沉着治疗方案中相同的眼霜和保湿霜。色素沉着维养方案中的第 3 步（早晨和晚间）和第 5 步（晚间）有所不同（**图 14-6**）。

在色素沉着维养方案中，应避免使用与氢醌（HQ）具有相似化学结构的酪氨酸酶抑制剂。在此期间建议使用 PAR-2 阻滞剂如烟酰胺或肉豆蔻酸酯，以阻断黑素小体的转运，以便即使产生黑色素，也不会转移到角质形成细胞。同时，可使用黄酮类等螯合铜的抗氧化剂来降低酪氨酸酶的活性（详见第 39 章“抗氧化剂”）。可使用抗坏血酸，用于预防紫外线照射引起的色素沉着 [22-23]。口服白绒水龙骨补充剂可能有助于预防复发 [24-25]。其他用于预防复发的口服补充剂包括褪黑素和松树皮提取物 [26-27]。在色素沉着维养方案中，可考虑口服氨甲环酸以预防复发，或在停用酪氨酸酶抑制剂的情况下继续清除色素。应继续使用维 A 酸类药物，以便在重新开始使用 TCC 时无须再适应维 A 酸类药物。

在色素沉着维养方案期间，色素沉着的复发很常见（**图 14-3D**）。应指导患者严格避免高温、日晒和光照。Canfield 相机可在肉眼观察到变化之前检测到棕色斑百分比中色素沉着增加。

如果在 1 个月的治疗周期结束时色素沉着仍然存在，应按以下周期重复治疗：色素沉着治疗方案 -4 个月→色素沉着维养方案 -1 个月→色素沉着治疗方案 -4 个月→色素沉着维养方案 -1 个月。在严重情况下，可能需要 3～4 个周期。在某些情况下，尤其是当无法避免高温、光照或患者正在服用雌激素时，色素沉着可能永远无法完全消退。当对患者进行教育或患者遵医嘱用药时，通常能够获得良好的效果。

彩妆与色彩理论

在美容手术中，影响患者满意度的一大障碍是瘀斑的预防和治疗（参见第 36 章“患者手术前后皮肤护理指南”）。使用遮瑕膏来遮盖瘀斑有些复杂，因为瘀斑的颜色会随着时间而变化，从红色→红紫色→绿色→黄色→黄褐色。因此，需要使用不同颜色的遮瑕膏来遮盖这些颜色。**框 14-3** 讨论了与皮肤相关的色彩理论（**图 14-7**）。与瘀斑相比，颜色保持不变的胎记和瘢痕更容易遮盖。

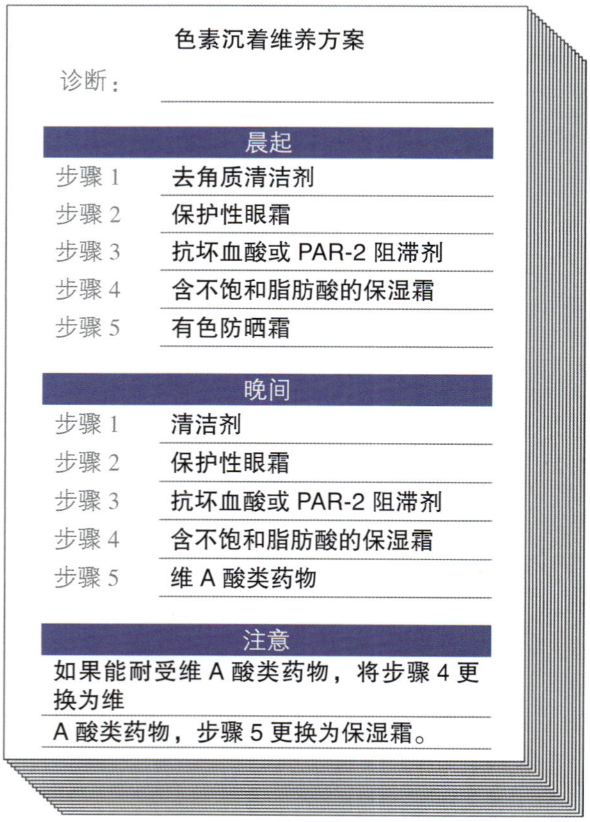
色素沉着维养方案
诊断：

晨起	
步骤 1	去角质清洁剂
步骤 2	保护性眼霜
步骤 3	抗坏血酸或 PAR-2 阻滞剂
步骤 4	含不饱和脂肪酸的保湿霜
步骤 5	有色防晒霜

晚间	
步骤 1	清洁剂
步骤 2	保护性眼霜
步骤 3	抗坏血酸或 PAR-2 阻滞剂
步骤 4	含不饱和脂肪酸的保湿霜
步骤 5	维 A 酸类药物

注意
如果能耐受维 A 酸类药物，将步骤 4 更换为维
A 酸类药物，步骤 5 更换为保湿霜。

图 14-6 色素沉着维养方案示例

框 14-3 与皮肤相关的色素理论

互补色在色轮上位于彼此相对的位置。它们能够相互抵消，最终形成灰色。大多数专业化妆师建议在需要遮盖色斑的皮肤区域使用互补色，然后再使用与肤色相匹配的粉底来遮盖产生的灰色。例如，对于红紫色的瘀斑，建议用黄绿色的遮瑕膏进行遮盖。这个过程会产生一种灰色的调色效果，然后可以使用粉底来进一步覆盖。瘀斑的颜色变化通常会经历从红色到红紫色，然后转变为绿色，最终在 3～10 天内渐变为黄色。因此，每天应根据与肤色互补的颜色来调整遮瑕膏的颜色。

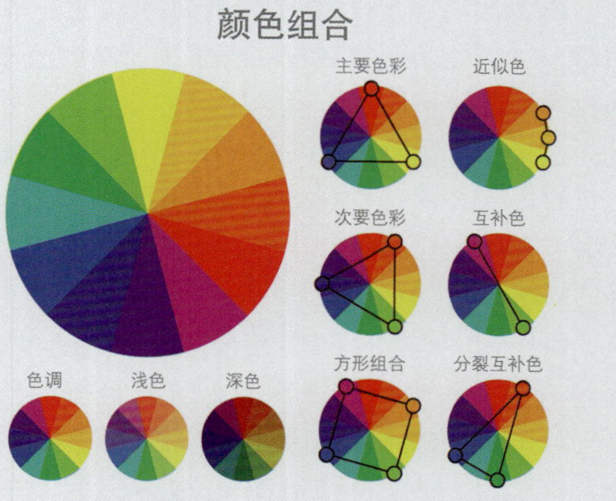

图 14-7 色轮（Macrovector/Shutterstock）。

均匀肤色的美容治疗

去除色斑的治疗有助于改善肤色不均。治疗方法应当基于色素问题的根本病因来选择（参见第 20 章）。治疗方法包括激光、强脉冲光（IPL）和化学剥脱术。根据作者在阳光充足的迈阿密的经验，黄褐斑患者仅使用护肤品效果最佳，因为他们在激光和 IPL 治疗后的 3～6 个月内经常会出现反弹。

增加皮肤色素的制剂

在某些情况下，患者可能患有白癜风、特发性点状白斑、色素脱失性瘢痕、妊娠纹或其他想要遮盖的浅色区域，可以使用有色防晒霜和粉底。指甲花和植物染料可用于给皮肤浅色区域着色。增加皮肤色素最常用的成分是二羟基丙酮（DHA），但其他解决方案可能很快就会面世。晒黑床经常用于为皮肤着色，但其会对皮肤健康造成持久性损害。

氧化铁颜料

氧化铁（FeO）颜料广泛应用于化妆品领域，包括粉底、化妆粉以及某些有色防晒霜中。防晒霜和化妆品的色调深浅与其中氧化铁的含量密切相关，色调越深，所含氧化铁越多。含氧化铁的有色防晒霜有助于遮挡可见光和紫外线，应纳入常规改善面部色素沉着并预防皮肤衰老的护肤流程中[28]。

二羟基丙酮

二羟基丙酮（DHA）是一种非日光晒黑剂的成分，通过改变角质细胞的颜色来加深皮肤颜色。DHA 是一种三碳糖，它可与角质细胞中的氨基酸发生糖基化反应，这会导致皮肤呈现出橙色 / 棕色，在显微镜下可见角质层中不规则分布的色素团块。与色素变化相关的美拉德反应（糖基化）还会导致非日光晒黑剂产生特有的气味。

使用非日光晒黑剂后，皮肤呈现出一种不自然的橙 / 棕色调，这是由于角质层中黄色色素增加所致[29]。通常，在涂抹后大约 1 小时即可观察到颜色变化。添加抗氧化剂，尤其是咖啡酸苯乙酯（CAPE），可使肤色不那么黄，看起来更自然[30]。DHA 在 pH 值为 4～6 时最稳定，由于稳定性问题，不应与含氧或含氮化合物、胶原蛋白、尿素衍生物、氨基酸、肽或蛋白质结合使用[31]。

非日光晒黑剂引起的肤色变化与黑色素通路无关，并且 DHA 着色不像黑色素那样提供细胞核保护。尽管少量报告显示一些 DHA 产品的 SPF 约为 3[32]，但数据并不一致，因为 SPF 取决于 DHA 的浓度、使用量和涂抹次数。不应将非日光晒黑剂视为防晒剂。使用 20% DHA 霜后所能起到的防晒效果微乎其微且只是暂时的，第 1 天 SPF 为 3，第 5 天 SPF 为 2，第 7 天 SPF 为 1.7[33]。尽管含有 DHA 的产品被广泛使用，但对其长期使用的安全性存在担忧[34]。

盐诱导激酶抑制剂

当角质形成细胞发生紫外线诱导的 DNA 损伤时，p53 介导的阿黑皮素原基因转录会导致促黑素细胞刺激素（MSH）的合成。一系列信号传递事件随之而来，激活了小眼畸形相关转录因子（MITF）基因，进而促使黑色素的合成（**图 14-8**A）。盐诱导激酶 2（SIK2）会抑制 MITF 的激活[35]（**图 14-8**B）。

目前正在研究 SIK2 抑制剂，以增加皮肤色素沉着，作为预防皮肤癌的皮肤保护机制。将 SIK2 抑制剂应用于人体皮肤离体组织时，皮肤会变黑。这是因为 MITF 表达增加，以及黑素细胞向角质形

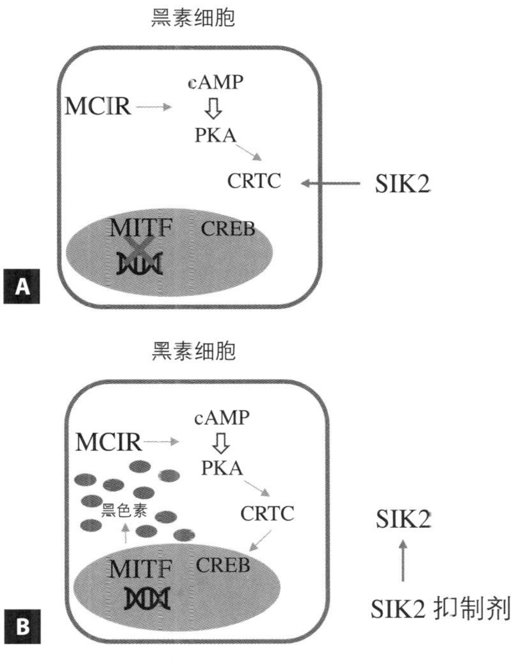

图 14-8 盐诱导激酶 2（SIK2）对小眼畸形相关转录因子（MITF）激活的黑色素合成及其抑制作用。A. SIK2 会抑制 MITF 的激活，致使 MITF 激活减少，进而导致黑色素生成减少[35]。B. SIK2 抑制会导致 MITF 的表达，从而促使黑色素的生成增加，并增加黑素小体转运至角质形成细胞。这会导致皮肤色素沉着增加。

成细胞转运的黑素小体增加[35]。

通过增加真黑素含量来增加皮肤色素沉着会带来多种优势。细胞核周围黑色素含量的增加可提供针对突变和皮肤癌的保护。广泛使用可增加皮肤中真黑素含量的产品能明显降低皮肤癌的年发病率。这种保护效应源自皮肤中保护性真黑素含量的增加，以及晒黑床和自然紫外线照射导致的刻意晒黑行为的减少。SIK2 抑制剂用于白化病和白癜风等色素减退性皮肤病，不仅可以均匀肤色，还可以显著增强防晒效果。其他潜在好处包括降低红发人群患黑色素瘤的风险、预防皮肤老化以及遮盖玫瑰痤疮。这些药物目前正在研究中，截至本章完成时尚未上市。

晒黑床

与在海滩上晒太阳相比，使用晒黑床对皮肤更有害。晒黑床采用 UVA 照射来加深皮肤颜色。正如前文所述，UVA 照射皮肤后诱发速发性色素沉着（IPD）。这种灰 / 黑色变化是由黑色素和黑素前体氧化引起的，而且不能像黑色素那样提供光保护作用。UVA 射线比 UVB 射线更深入地穿透真皮层，造成更大的损伤。UVA 射线不会引起 UVB 引起的红斑，因此皮肤因日晒过度而发出的早期警告系统不会起作用。只阻挡 UVB 射线的防晒霜会阻挡阳光引起的红斑反应，从而导致晒太阳者产生虚假的安全感，进而延长 UVA 的暴露时间，意外增加 UVA 的暴露量。因此，使用广谱防晒霜、穿着防晒衣物并避免使用晒黑床，是保护皮肤免受 UVA 伤害的最佳方法。UVA 照射会为皮肤癌、不良皮肤色素沉着（如日光性雀斑样痣）和皮肤老化埋下伏笔。

结论

均匀的肤色令人向往，与健康的皮肤息息相关。肤色是光线、真黑素、褐色素、血红蛋白和类胡萝卜素之间复杂相互作用的结果。角质层的光滑度和真皮层中胶原蛋白含量也会影响人们对肤色的感知。肤色的形成受黑色素生成和黑素小体转运的调控，表皮通过新角质形成细胞的增殖而实现自我更新的时间也会影响肤色。

想要实现均匀的肤色，患者教育尤为重要：如果不能坚持做到，就无法实现肤色均匀。紫外线、来自手机和电脑屏幕的蓝光、红外线（热）、雌激素和压力都可能影响皮肤色素沉着。每天坚持使用防晒霜、采取防晒措施并避免暴露于阳光和高温，这些都是实现肤色均匀必不可少的措施。

（廖勇　赵良森　尹恒　周国喻
范运龙　杨蓉娅 译校）

参考文献

扫描书末二维码获取

第 3 篇

特定的皮肤问题

第 15 章

有色皮肤

概要

要点

- 浅色与深色皮肤个体的黑素细胞数量差异微小。肤色受合成的黑色素类型、黑素细胞以及角质形成细胞中黑素小体的大小和分布所决定。
- 有多种基于肤色的评定量表和分类系统可用于患者的皮肤分类。其中最广泛采用的系统是 Fitzpatrick 皮肤分类系统；然而，它并不能充分描述深色皮肤个体，因此其他分类系统可能更适用于有色皮肤。
- 各种皮肤类型的角质层厚度似乎相似；然而，深色皮肤个体的角质层可能更加致密。研究表明，深色皮肤中肥大细胞颗粒较大，神经酰胺浓度较低。
- 关于脂质含量、经皮水分丢失、屏障功能、角质细胞自然脱落、含水量以及皮肤刺激性维度的种族差异数据存在不确定性，并且经常相互矛盾。
- 深色皮肤具有光保护效应，可延缓皮肤光老化的发生；但同时也会增加皮肤色素异常的风险，包括与治疗相关的色素异常。

新进展

- 随着美国人口的不断增长和种族、民族的多样性，对于肤色的关注度也在不断地升温。皮肤科医生需要更加重视不同种族 / 民族群体中皮肤结构和功能的相似性与差异性，从而更有效地诊断和治疗各类患者。

展望

- 现有数据的解释和应用由于样本规模较小、研究方法不一致、种族 / 人种群体定义不一以及研究方案的标准化不足而存在一些局限性。这些局限性提示我们有必要进行更多新的研究。
- 目前正在开展新的、大规模的、全面的和标准化的研究，这些研究采用了清晰的方法论，并根据患者皮肤类型进行分类。这些研究对于解决目前该研究领域存在的局限性非常有用。

有色皮肤（skin of color，SOC）是指具有较多表皮色素和较深肤色的人群。这部分人群具有特有的美容问题，在美容手术时需要特别考虑。有色皮肤通常泛指非洲裔、美洲原住民、亚裔和西班牙裔人群。

肤色生物学

浅色与深色皮肤个体之间的表皮黑素细胞数量差异很小。在头部和前臂每平方毫米的皮肤区域，大约有 2000 个表皮黑素细胞，而在身体其他部位约为每平方毫米 1000 个。这些差异早在出生时便存在 [1]。因此，所有人之间的黑素细胞总数是相对一致的。

黑色素可以分为两种类型：真黑素和褐黑素。真黑素颜色较深，相较于褐黑素具有更强的光保护作用。真黑素主要存在于肤色较深的个体中，可起到光保护和清除自由基的作用。褐黑素则作为较弱的紫外线吸收剂和内源性光敏剂，主要存在于肤色较浅的个体中。

虽然增加表皮色素可以导致肤色加深，但与肤色深浅更紧密相关的是一些微观结构特征。具体而言，转运到角质形成细胞中的黑素小体其密度和分布与皮肤颜色相关。白人皮肤中黑素小体较小且聚集成复合体。相比之下，黑人皮肤中的黑素小体较大，独立分布于角质形成细胞内 [2]。

有趣的是，在肤色较深的个体中，不同身体部位的黑素小体分布也会有所不同。在肤色较浅的个体中，大腿和掌侧皮肤的角质形成细胞都表现出黑素小体的聚集。然而，深肤色个体的大腿皮肤角质形成细胞显示出单个分散的黑素小体，而肤色较浅的个体掌侧皮肤角质形成细胞则呈现出黑素小体的聚集 [3]。因此，肤色较深的个体色素沉着较轻的掌侧皮肤中的黑素小体与肤色较浅的个体的黑素小体分布非常相似。这一发现进一步支持了肤色与黑素小体分布相关的理论。尽管如此，肤色也受其他因素的影响。

研究人员探究了黑色素、氧合血红蛋白和脱氧血红蛋白在中波紫外线（UVB）照射后对临床上观察到的色素沉着的影响。研究人员发现，皮肤色泽的临床评估受到表皮黑色素浓度以及浅层静脉丛中脱氧血红蛋白的影响。此外，通过施加压力或局部治疗改变皮肤中脱氧血红蛋白的浓度，也会显著改变视觉上感知的皮肤色素沉着 [4-5]。

肤色分类

人们越来越倾向于根据皮肤对对刺激因素（如损伤、紫外线、激光或美容治疗）的反应，对皮肤类型进行分类。在皮肤病学和美容皮肤病学领域，皮肤分型具有多个实际考虑因素，但所采用的分类系统千差万别。

Fitzpatrick 皮肤分型系统

皮肤光型分类是基于皮肤对紫外线的反应来对皮肤进行分类。1975 年，Fitzpatrick 提出了如今最常用的皮肤光型分级量表，有色皮肤被划分为 Fitzpatrick 皮肤光型（skin phototypes，SPT）Ⅳ ~ Ⅵ型。根据定义，这些肤色类型容易晒黑，但晒伤很轻微、极少晒伤或几乎不晒伤。最初，Fitzpatrick SPT 系统旨在评估患者对紫外线暴露的反应，以便采用光疗法治疗皮肤疾病而开发的 [6]。该系统根据患者自我评估的晒黑或晒伤能力来确定患者的皮肤类型。SPT 为每种皮肤类型定义了最小红斑剂量（minimum erythema dose，MED），用于指导各种皮肤疾病的紫外线光疗剂量。这一皮肤分型系统后来演变成了一种描述患者肤色的方式。皮肤科医生通常会根据其对患者肤色的临床评估结果来确定患者的 SPT 分型，而不一定要依赖于患者的晒黑或晒伤史（**表 15-1**）。

Fitzpatrick SPT 系统最初仅对白人皮肤进行分类，包括Ⅰ ~ Ⅳ型。所有有色皮肤（棕色或深棕色皮肤）都被认定为 SPT Ⅴ型皮肤。后来添加了 SPT Ⅵ型皮肤，以进一步对有色皮肤进行分类 [7]。虽然这一系统被广泛接受并在皮肤病学领域经常使用，但它并未完全解决与深色皮肤类型相关的某些问题。

在使用 Fitzpatrick SPT 系统时存在两个关键问题。首先，一些学者对基于自评晒黑和晒伤来评估患者 MED 的能力提出质疑。在一项有关白人患

表 15-1 Fitzpatrick 皮肤光型量表

Ⅰ型	Ⅱ型	Ⅲ型	Ⅳ型	Ⅴ型	Ⅵ型
非常白皙，苍白色	白皙，白色	中等，橄榄色	橄榄色，中等棕色	棕色，深棕色	非常深的棕色
总是晒伤，从不晒黑	通常易于晒伤，难以晒黑	有时会晒伤，逐渐晒黑	很少晒伤，易于晒黑	极少晒伤，非常易于晒黑	从不晒伤，非常易于晒黑，色素沉着很深

者的研究中发现，SPT（根据自评晒黑史确定）和MED之间的相关性较差。该研究发现MED与肤色特征更相关，例如眼睛和毛发颜色、雀斑倾向和黑痣数量[8]。其他针对亚洲和阿拉伯患者的研究也得出了类似的结论，即基于晒黑史的皮肤光型与MED之间的相关性较差[9-12]。这些学者认为，最初为白人皮肤制定的SPT系统在其他种族的患者中并不适用。

SPT系统的第二个问题涉及视觉评估的肤色与MED的相关性。如上所述，大多数皮肤科医生通常根据他们对肤色的临床评估结果来确定患者的SPT，过程中很少评估患者的日晒史。一些学者提出，根据观察到的肤色来确定的SPT与有色人种皮肤的MED无相关性。他们认为，有色皮肤中固有色素与MED之间无相关性，而这与目前常规应用的SPT系统相矛盾[4]。例如，大多数非洲裔患者通常被归类为Fitzpatrick皮肤类型Ⅴ型（棕色）或Ⅵ型（深棕色）。然而经过询问发现，其中一些患者报告自己经常晒伤。因此，如果真正根据自我报告的晒黑史进行分类，这部分患者将被分类为Ⅲ型或Ⅳ型皮肤。一项研究通过MED的漫反射光谱测量比较了皮肤色素沉着情况，该研究证实表皮色素并非是UVB辐射敏感性的准确预测因素[4]。该研究强调了SPT的局限性，因为其最初被设计用来评估浅肤色人群。尽管Fitzpatrick SPT仍被广泛使用，但目前已提出了其他分类系统，以更清晰地界定有色皮肤。

日本皮肤类型量表

日本皮肤类型（Japanese Skin Type，JST）量表已用于根据个人日晒反应史对日本患者进行分类[13]。该量表涵盖了从JST-I型到JST-Ⅲ型的不同类型，并已与日本患者的最小红斑剂量（MED）和最小黑素生成量（MMD）之间建立了相关性。随着JST等级的升高，MED和MMD的数值也相应增加。在所有JST皮肤类型中，MMD数值均高于相应的MED数值[14]。这些数据与高加索人皮肤的数据形成鲜明对比：在SPT Ⅱ型中，MED与MMD相近；而在SPT Ⅲ型和Ⅳ型中，MMD小于MED[15]。研究作者提出，这可能与中波紫外线（UVB）在日本患者中引发更多的红斑而非色素沉着有关。

Taylor 色素沉着量表

Taylor色素沉着量表（Taylor Hyperpigmentation Scale）是一种经过验证的量表，用于描述有色皮肤并监测色素沉着的治疗效果[16]。该量表包括15张塑料卡片，分别代表皮肤光型Ⅳ～Ⅵ型的不同色调。每张卡片上还有10个条带，显示皮肤色调逐渐加深的渐变。临床医生可借助该系统来评估和确定患者的肤色情况。Taylor色素沉着量表还提供了一个简单便捷的方式，用于测量色素沉着治疗后的改善情况（**图15-1**）。

Lancer 种族量表

Lancer种族量表（Lancer Ethnicity Scale，LES）是专门用于评估美容激光手术患者的风险和疗效的工具[17]。在充分了解患者种族背景的基础上，根据每位祖父母的情况，将其LES皮肤类型评定为1～5型。LES皮肤类型是基于祖父母的地理起源而定，范围从5型（非洲）到1型（北欧）。将4位祖父母的数字相加后除以4，即可确定患者的LES皮肤类型。作者认为，LES皮肤类型越低的患者在接受激光和手术治疗后，其发生瘢痕和色素不均的风险越低。因此，LES不仅关注肤色，还强调患者的种族和原籍国家因素。这一概念颇有见地，但需要进一步的研究来验证这一新的皮肤分型系统。

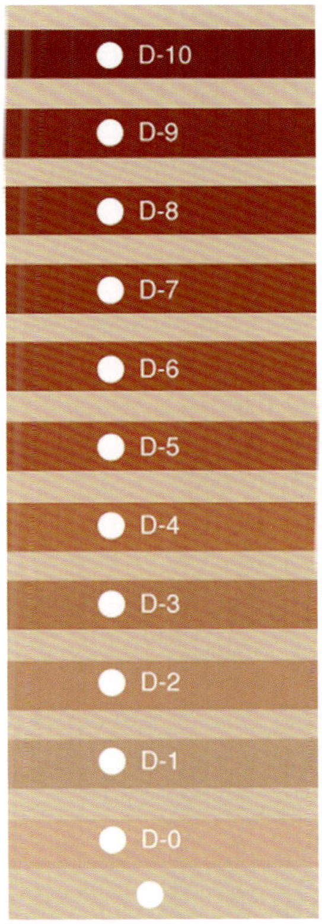

图 15–1 Taylor 色素沉着量表中用于测量肤色的卡片示例

鲍曼皮肤分型系统

鲍曼皮肤分型系统针对有色皮肤一个非常重要的美容问题，即患者产生色素沉着的倾向，而不需将其与种族或肤色挂钩[18]。这个问卷的主要功能是帮助预测哪些患者在接受特定治疗后最有可能出现色素沉着。它还指出，尽管一些 Fitzpatrick 皮肤类型Ⅳ ~ Ⅵ型的患者固有色素较深，但并不一定表现出强烈的色素沉着倾向。因此，对于这一特殊群体，某些治疗过程中可能的风险较小。同时，一些 Fitzpatrick 皮肤类型Ⅲ型的患者却表现出较强的色素沉着倾向。通过明确每位患者的色素沉着倾向，该系统为美容皮肤科医生提供了一个强大的工具。它能为特定患者的治疗方案提供更深入的见解，这超越了单纯对肤色外观的视觉评估（详见第 14 章“肤色不均”）。

有色皮肤的结构和功能定义

目前关于有色皮肤结构和功能的比较研究较少。值得注意的是，大多数关于这个主题的研究涉及的患者数量相对较少。大部分数据相互矛盾，难以解释。接下来的部分将对这些研究结果进行综述。

角质层：厚度和致密度

关于黑人和白人皮肤的角质层已进行了大量研究。多数研究认为，黑人和白人个体的角质层厚度无显著差异[19-23]。然而，有研究指出，黑人皮肤的角质层比白人更致密[22, 24]。研究者通过反复的胶带剥离试验发现，平均需要 16.6 条胶带才能剥离黑人皮肤的角质层，而白人皮肤则需要 10.3 条胶带[22]。作者得出结论，尽管两组的角质层厚度相同，但黑人皮肤的角质层包含更多的细胞层，且细胞间的黏附力更强。随后的研究证实了这一发现[25]。其中一项后续研究还检测了皮肤屏障受损后的恢复时间，发现深色皮肤在胶带剥离导致的屏障受损后恢复速度更快[24]。该研究纳入了非洲裔美国人、亚洲人和西班牙人受试者，结果发现角质层细胞层数和屏障功能的差异与肤色相关，而与种族无关。因此，尽管不同种族之间的角质层厚度相同，但深色皮肤的角质层更致密、更紧实。

角质层：脂质含量、神经酰胺和屏障功能

表皮角质层中的脂质对皮肤屏障功能具有重要作用，而理想的脂质组成对于实现最佳的屏障功能至关重要。表皮脂质主要由神经酰胺、胆固醇以及游离脂肪酸构成。有研究指出，相较于白人角质层，黑人角质层的脂质含量更丰富[26-27]。去除脂质后，黑人和白人受试者的去脂角质层质量相等[22]。

关于不同种族群体角质层脂质水平的研究结果存在一定争议。尽管有报道称黑人皮肤角质层中的总脂质含量更高，但随后的研究发现，黑人皮肤中的神经酰胺含量相对较低。Sugino 等研究显示，西班牙人、亚洲人、白人和黑人皮肤中的神经酰胺含量呈递减顺序。此外，神经酰胺水平与经皮水分丢失（TEWL）呈负相关，即神经酰胺水平与角质层的水分含量直接相关[28]。Hellemans 等人的实验再次证明了这一观点，他们通过水解法测定神经酰胺水平，发现黑人皮肤中的脂质含量最低[29]。另一项研究发现，跟白人及亚裔美国人相比，非裔美国人的神经酰胺含量明显较低[25]。

关于亚洲受试者的数据相对有限。有研究者比较了英国和泰国受试者的头皮脂质，发现两组之间的头皮脂质并没有明显差异[30]。最近，一项研究通过高效薄层色谱法评估了亚洲人、黑人和白人受试者的角质层脂质谱。结果显示，亚洲人的神经酰胺/胆固醇比例最高，而黑人的比例最低。然而，在神经酰胺亚组中并未观察到显著差异[31]。

基于各项研究的讨论内容，目前关于种族间脂质含量差异的数据尚不明确，但黑人的神经酰胺含量似乎普遍较低。

角质层：TEWL 和屏障功能

经皮水分丢失（TEWL）是评估角质层屏障功能的一项指标。有 5 项关于黑人皮肤 TEWL 的研究表明，相较于白人皮肤，黑人皮肤的 TEWL 水平更高[28, 32-35]。但也有 9 项研究结果与这些发现相矛盾。其中 7 项研究报告称，黑人和白人受试者的基线 TEWL 无显著差异[36-42]，而剩下 2 项报告称黑人受试者的 TEWL 更低[25, 43]。这些结果的差异可能与皮肤检测部位的选择有关[44]。

关于亚洲人皮肤 TEWL 的数据尚无定论。一些研究报告称，亚洲人皮肤的 TEWL 高于、等于或低于白人皮肤的 TEWL 水平[25, 28, 34-35]。一项研究通过测量皮肤蒸发水损失值的方法，比较了中国、马来西亚和印度受试者的 TEWL，发现三组之间没有显著性差异[46]。西班牙人和白人皮肤之间的 TEWL 水平也没有明显差异[33, 37]。

在涉及黑人受试者的研究中，14 项研究中有 5 项得出结论，认为黑人皮肤的 TEWL 在基线水平或受到刺激后有所增加。这些数据虽然尚无定论，但其意义可能非常深远。如果肤色确实对皮肤屏障功能有影响，那么这些数据将提示，后天性色素沉着可能会改变皮肤屏障的特性 [44]。另外，这对于不同肤色人群对环境刺激的耐受性以及对局部药物的吸收能力也具有重要意义。

角质层：角质细胞表面积和自发性脱屑

角质细胞是无核细胞，构成角质层。目前研究已证实，角质细胞表面积会影响皮肤的渗透性 [48]。一项研究发现黑人、白人和亚洲受试者的角质细胞表面积没有显著差异 [49]。

该项研究同时对黑人、白人和亚洲受试者的自发性脱屑也进行了测量。研究人员发现，白人和亚洲受试者的自发性角质细胞脱屑程度相似，但黑人受试者的自发性角质细胞脱屑程度最高 [49]。这一观察结果表明，较高的脱屑量可能解释了临床上黑人患者皮肤常见的干燥、“灰白”现象（**图 15-2**）。然而，后续研究并未证实这些数据。两项研究报告指出，白人受试者的脱屑指数更高 [43]。一项研究表明，白人脱屑指数最高，非裔美国人最低，而亚洲人介于两者之间 [25]。另一项研究报告称，白人和黑人的脱屑指数无显性差异 [50]。关于这些人群自发性角质细胞脱屑差异的数据仍不明确。

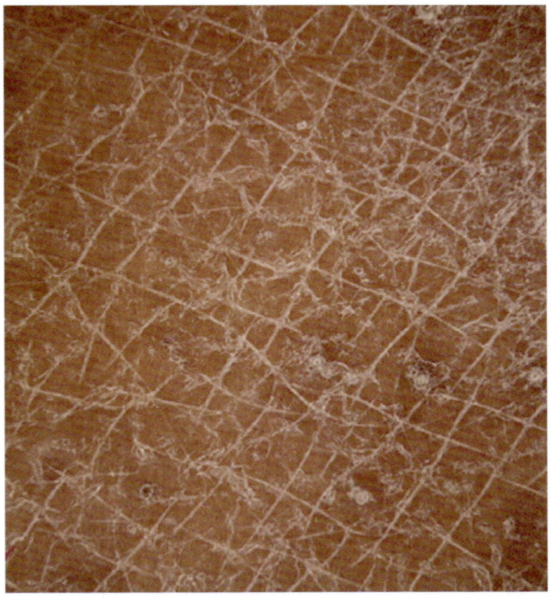

图 15–2　深肤色患者的皮肤干燥表现为“灰白皮肤”。

角质层：含水量

皮肤中的水分含量可通过电容、电导、阻抗和电阻等方法来测量。文献中仅有少数研究采用这些方法来比较黑人、白人、西班牙人和亚洲人的皮肤含水量。有 7 项关于黑人和白人皮肤的研究，其中 4 项研究结果显示无显著性差异 [33, 40-41, 50]。在这些研究中，有一项研究发现皮肤水分含量与临床鳞屑程度相关。一项研究表明黑人皮肤的含水量较高，而另一项则指出黑人皮肤的含水量较低 [43, 51]。还有一项研究表明，除手掌外，黑人和白人皮肤的含水量在统计学上没有差异，不过白人的角质层含水量更高 [42]。

一项研究检查了西班牙人和白人受试者，发现基线时水分含量没有差异 [47]，不过后续研究对这一数据提出异议。后续研究表明，白人、黑人和西班牙人的角质层含水量存在种族差异 [37]，同时含水量的数值也因不同的解剖部位而异。唯一一项纳入亚洲受试者的研究发现，亚洲人的皮肤含水量高于白人、黑人和西班牙人 [29]。

综合各项研究来看，不同种族之间的皮肤含水量差异未表现出明显的趋势。实际上，有关这一主题的数据是相互矛盾的且尚无定论。

经皮吸收

黑人和白人受试者的经皮吸收情况已有研究。有 3 项研究通过评估局部应用物质经尿液排泄的情况来估算吸收程度。其中 2 项研究表明，黑人和白人受试者之间没有明显差异。而另一项研究则表明，黑人受试者的尿液中应用物质的排泄量减少 [52-54]。所有这些研究的样本量均相对有限。还有一项研究观察了白人和黑人尸体皮肤的吸收情况 [55]。研究结果显示，黑人尸体皮肤的吸收能力较低。

综合各项研究来看，很难确认有色皮肤中经皮吸收是否存在任何差异。测量尿液排泄量的研究受到其他潜在变量的影响，例如尿液采集不完全、肾功能和代谢差异等。此外，对尸体皮肤的研究可能无法充分反映体内吸收情况。因此，关于有色皮肤经皮吸收的数据尚无定论。

皮肤血管反应性

皮肤血管反应性可通过激光多普勒测速法（laser doppler velocimetry，LDV）或光电容积描记法（photoplethysmography，PPG）来测量。LDV 是

一种非侵入性方法，用于测量血管内红细胞的流动情况。PPG 可测量皮肤血管中的搏动变化，并与脉率同步 [44]。这些方法已广泛用于检测皮肤对局部产品的刺激性、局部制剂的吸收情况以及局部药物的疗效。曾有 9 项研究采用 LDV 比较了不同种族间的血管反应性。其中一项研究还采用 PPG 观察了血管反应性。在所有研究中，均在涂抹局部制剂（扩血管剂、血管收缩剂或刺激物）后测量皮肤对给定制剂的反应性。

在 6 项纳入黑人受试者的研究中，有 2 项研究未发现差异 [33, 56]，3 项研究显示黑人受试者的血管反应性低 [34, 57-58]，而另一项研究则显示黑人受试者的血管反应性较白人高 [59]。还有两项研究比较了西班牙人和白人受试者，发现两者对局部刺激物或烟酸的 LDV 反应无差异 [47, 60]。

还有 3 项研究纳入了亚洲受试者，其中 2 项研究显示亚洲受试者的血管反应性增强 [34, 59]，而另一项研究则显示其与白人无差异 [45]。

需要指出的是，由于每项研究使用的局部制剂不同，关于有色皮肤的皮肤血管反应性的大部分数据难以解读。然而，9 项研究中有 5 项研究的作者得出结论称受试者之间无显著性差异。需要进一步研究来明确有色皮肤血管反应性的相关数据。

皮肤刺激性

种族对皮肤刺激性的影响存在一定的争议。最初的研究主要以肉眼观察红斑作为主要观察指标 [61-63]。然而，在深肤色人群中，这种评估皮肤刺激性的方法显然存在局限性。早期的研究表明，与白人相比，黑人受试者对刺激物的敏感性较低 [33, 47]。如前文提到的，这些研究的结论大多不一致或相互矛盾。后来学者们对皮肤刺激性的研究进行了回顾和重新审察，试图就有色皮肤人群的皮肤刺激性得出明确结论 [44, 64-65]。大多数学者一致认为，根据目前的数据来看，有色皮肤人群的皮肤刺激性似乎没有明显的增加或减少。

刺痛感是一种感觉刺激的表现，也在不同类型的皮肤中进行了研究。早期的报告表明，凯尔特血统的浅色皮肤人群感知刺痛感的情况最为常见 [66]。然而，随后的一项研究表明，刺痛感似乎与皮肤类型无关。有研究者报道称，刺痛感的增加极有可能与对肥皂、化妆品和药物等的过敏史有关（详见第 18 章“灼烧和刺痛型皮肤”）[67]。

大多数流行病学统计显示，过敏性接触性皮炎在各种族之间的发病率相当 [68-71]。因此，根据目前的客观数据，与白人皮肤相比，有色皮肤人群的皮肤刺激性似乎没有明显的差异（详见第 19 章“接触性皮炎”）。

pH 值、弹性恢复 / 可伸展性、肥大细胞颗粒、表皮神经支配

有 3 项研究探讨了有色皮肤的 pH 值 [34, 39-40]。其中一项研究发现，在进行 3 次胶带剥离后，黑人皮肤的 pH 值下降，但在基线、9 次、12 次或 15 次胶带剥离后未发生变化 [34]。另一项研究表明，黑人面颊皮肤的 pH 值略低于白人，但在腿部没有观察到明显差异 [43]。最近的研究显示，黑人和白人受试者的 pH 值没有显著差异 [40]。然而，这 3 项研究的数据还不足以得出关于有色皮肤 pH 值的明确结论。

此外，研究人员对黑人和白人皮肤的弹性恢复能力和可伸展性也进行了研究 [37, 43]。然而，目前的数据存在不一致或相互矛盾的情况，因此无法就不同种族皮肤的生物力学性质做出结论。

在研究肥大细胞的大小和特征时，一项研究发现黑人皮肤中肥大细胞数量和大小无组织学差异 [23]。然而，通过电子显微镜观察发现，黑人皮肤中的肥大细胞的颗粒更大，平行线性条纹更多，弯曲的片层结构更少。在黑人皮肤中，类胰蛋白酶位于平行线性条纹，而在白人皮肤中位于弯曲的片层结构。在这项小规模研究中，黑人受试者的肥大细胞呈现出显著的结构差异 [72]。

瘙痒、特应性皮炎和斑块状淀粉样变在亚洲人群中很常见。目前已在亚洲人和白人患者中进行了关于表皮神经支配的研究，以研究皮肤神经支配是否存在差异。共聚焦显微镜测量发现，欧洲白人、日裔美国人和华裔美国人之间的神经支配没有差异 [73]。

黑素和黑素小体分布

已证实，色素沉着的差异性是由角质形成细胞内黑素小体的大小和分布决定的。具体来说，较深肤色者角质形成细胞内的黑素小体大而分散，较浅肤色者角质形成细胞内的黑素小体则是小而聚集。随后的研究进一步证实并扩展了黑素小体在肤色中的作用，这些研究结果显示，黑素小体的聚集情况与白人、黑人和亚洲人群的色素沉积程度相关。较

深肤色的黑人受试者的黑素小体大而分散；而较浅肤色的黑人受试者的黑素小体既有大而分散的，也有小而聚集的。同样，较深肤色、日晒较多的白人受试者的黑素小体比较分散，而较浅肤色、日晒较少的白人受试者的黑素小体则较为聚集。此外，这种黑素小体的聚集现象也与日晒暴露有关。亚洲人前臂皮肤的黑素小体主要处于分散状态，而非光照暴露的腹部皮肤的黑素小体则是相对聚集的 [74-75]。

进一步的研究还发现，黑素小体形成聚集体的能力取决于它们的大小。研究表明，直径大于 0.35 μm 的黑素小体无法聚集成团 [74-75]。

与色素沉着程度相关的还有基底细胞层中的黑素小体和总黑色素含量。通过细胞培养测量发现，深色皮肤的黑色素含量较多，同时基底细胞层中黑素小体的密度也较高 [74]。与深色皮肤相比，浅肤色亚洲受试者的基底细胞层中的黑素小体较少 [77]。此外，黑人皮肤中的黑素小体不仅在基底层中大量存在，还分布在表皮的各个层次中 [23, 78]，这与白人皮肤中的黑素小体主要局限在基底层的情况形成对比。

角质形成细胞上表达的蛋白酶活化受体 -2（PAR-2）在通过吞噬作用摄取黑素小体的过程中发挥着重要作用，而胰蛋白酶在体内激活 PAR-2。研究人员发现，与较浅肤色的人相比，深色皮肤中的 PAR-2 和胰蛋白酶的表达更高。此外，PAR-2 诱导的吞噬作用效率在较深肤色的皮肤中更高。这些数据表明，PAR-2 的表达可能在深色皮肤类型的形成中起重要作用（参见第 14 章）[79]。

表皮：整体结构

已经证实不同种族之间的角质层厚度无差异 [19-23]。白人和黑人受试者用卡尺测量的整体皮肤厚度也没有差异 [80]。不同种族之间表皮结构的差异涉及如上所述的黑色素和黑素小体分布，而其他表皮结构的差异则与紫外线损伤相关。下面将阐述这些变化。

有色皮肤的光老化

紫外线反应性和光防护

黑色素的光防护作用在很大程度上影响了深色与浅色皮肤在紫外线照射下表现的差异性，黑人和白人受试者的表皮结构支持了这一观点。一项研究表明，暴露在阳光下的黑人皮肤透明层完整而紧致，而暴露在阳光下的白人皮肤则出现肿胀的、细胞样的透明层。黑人皮肤很少出现萎缩，而白人皮肤则有多处局部萎缩、坏死、空泡和角化不良区域 [23]。

黑色素对紫外线辐射的防护作用很明确。它像一个中性密度滤光器，能均匀地减少各种波长的光线穿透 [81]。在一项关于黑人和白人皮肤样本的研究中，研究人员发现，达到白人皮肤真皮上层的紫外线辐射量是黑人的 5 倍。作者认为，白人受试者的紫外线过滤的主要部位是角质层，而在黑人受试者中则主要是表皮生发层（malpighian layer）。黑人皮肤中黑色素提供的平均防护作用相当于防晒系数（SPF）13.4，而白人皮肤为 3.4。他们得出结论，黑人皮肤中观察到的光防护作用既是由于黑色素含量增加，也是由于深色皮肤中黑素小体的独特分布所致 [81]。

另一项研究比较了黑人和白人皮肤接受日光模拟辐射（solar-simulating radiation，SSR）前后的组织病理学检查结果。在接受 SSR 后，白人皮肤表现出表皮和真皮 DNA 损伤、嗜中性粒细胞增多、蛋白酶活性增强和大量的角质形成细胞激活；而黑人皮肤仅表现出基底层附近真皮层的 DNA 损伤。这项关于 SSR 后皮肤急性变化的研究证实了黑色素提供的紫外线防护功能的重要性 [82]。

已有研究描述了最小红斑量（MED）的种族差异。据测定，深色黑皮肤的 MED 是白皮肤的 33 倍 [75]。在日本受试者中，MED 也与肤色相关。在这项研究中，研究者发现表皮黑色素含量越高，对阳光的反应就越轻 [83]。然而需要注意的是，肤色较深并不总是能准确预测 MED。正如前文所述，对于深色皮肤，色素沉着与 MED 之间的相关性并不总是一致的 [4]。其他因素也可能影响有色皮肤的晒黑或晒伤能力。

不同种族和民族群体的皮肤晒黑过程已有相关研究。在一次 MED 暴露后观察到的最显著变化是黑色素在表皮中层的分布上移，这种变化在肤色较深的人群中尤为明显。这些数据为更深入地理解深色皮肤类型的晒黑过程提供了基础 [84]。

一项研究观察了韩国受试者的皮肤及其对阳光照射的累积反应。研究人员比较了不同年龄组中的固有色素和后天获得性色素，白人日晒后的获得性色素似乎反映了终身的紫外线累积暴露量。在这项研究中，韩国受试者的固有色素在生命的前十年中最高，在第二个十年中减少，并在第三个十年中保持不变。与白人不同，韩国受试者的后天获得性色素并没有随着年龄的增长而增加 [87]。

最近，可见光引起皮肤色素沉着的作用得到了更详细的评估。与浅肤色人群相比，深色皮肤个体在受到可见光照射后会出现更迅速且持久的色素沉着 [85]。然而，与单独的可见光相比，在 UVA1 与可见光的协同作用下，深色皮肤类型会产生更强的色素沉着 [86]。这些发现提示我们对于光保护措施的讨论十分重要。有机（化学）防晒霜通过吸收光线发挥作用，但对可见光无效。无机防晒霜（物理阻隔金属氧化物）提供的光谱保护范围最广，因光子会被反射和散射。然而，可见光的反射和散射会使肤色较深者的皮肤呈现不自然的白色色调。微粒金属氧化物可以改善这种外观上的担忧，但对可见光的防护作用较弱 [88]。但是，可以在防晒霜中添加氧化铁，其可以提供红色色调，不仅能增加美观度，还能提供更强的可见光防护 [89]。

组织学表现

尽管深色皮肤具有一定的光保护作用，但在黑人皮肤中仍可观察到与年龄变化相关的老化现象。一项研究发现，与年轻黑人受试者相比，年长黑人受试者的真皮 - 表皮连接处出现了扁平化 [78]。此外，在年长群体中还观察到弹性纤维的退化和浅层血管丛的增多。同时还发现年长黑人受试者皮肤的另一个特点是黑素细胞数量的减少 [78]。

另一项针对有强暴晒史的泰国老年受试者的研究也显示，表皮在暴晒后也会出现萎缩、细胞异型、极性变差和无序分化等现象 [90]。另一项探讨日本受试者的皮肤光型与面部皱纹之间关系的研究发现，正如预期的那样，Fitzpatrick 皮肤光型为Ⅰ型（SPT Ⅰ）的个体在深皱纹方面的评分较高。有趣的是，对于细纹的评分则未表现出相同的趋势 [91]。

临床表现

已有研究对有色皮肤老化的临床特征进行了描述。一项针对法国高加索人和中国人的研究结果显示，中国女性皱纹出现的时间比高加索女性晚了约 10 年。而色素沉着是中国女性衰老过程中一个更为重要的特征 [92]。

在一项针对日本和高加索受试者的研究中，年轻的日本受试者的皱纹评分明显较低，40 岁以上的日本受试者其皮肤松弛评分也显著低于高加索受试者。下面部老化在高加索受试者中更为常见 [93]。

与高加索人皮肤相比，非裔美国人的老化临床特征相对不太明显，且往往至少推迟 10 年出现。许多患者主诉眶下区域出现黑眼圈和凹陷，还有一些人则出现下眼睑眼袋。下眼睑的衰老迹象通常始于 30 岁左右时的中面部老化，表现为颧脂肪垫从位于眶下缘上方的位置下降，并沿着鼻唇沟积聚。这会导致眶下区出现凹陷外观，并使鼻唇沟明显加深 [94]。值得注意的是，这些变化主要是由内源性老化引起的，与光损伤的关系较小。深色皮肤的光老化主要表现为皮肤色素沉着不均，这是有色人种中最常见的美容问题之一。虽然深色皮肤的个体由于黑色素的增加而有助于延缓光老化，但黑素细胞的不稳定性也增加了色素变化的风险，最终可能导致光老化的发生。

此类患者中，脂溢性角化病和黑色丘疹性皮肤病也是衰老常见的临床特征。

基于这些研究，虽然有色皮肤人群的光老化过程进展较慢，但确实会发生。尽管黑色素对深色皮肤有明显的保护作用，但这些研究数据表明，对于这类患者仍然需要重视光防护。

关于有色皮肤结构与功能的其他考虑因素

真皮：整体结构

在比较黑人与白人的面部皮肤时，两者的真皮层存在显著差异。其中一些差异与紫外线损害有关，包括黑人皮肤中弹性组织变性减少 [23]。

其他差异似乎主要体现在成纤维细胞、巨噬细胞和巨细胞上。一项研究发现，黑人皮肤中含有更多由胶原纤维和糖蛋白构成的纤维碎片，成纤维细胞数量也更多且体积更大。这些细胞通常呈现双核和多核形态。此外，还观察到了更多双核和多核的巨噬细胞和巨细胞 [23]。

成纤维细胞的变化对有色皮肤个体而言具有重要意义，因为它们与罹患瘢痕疙瘩和瘢痕形成的风险增加相关。不同种族之间真皮结构的其他差异将在下文进行描述 [23]。

外泌汗腺

关于种族间外泌汗腺差异的研究结果存在矛盾。在 4 项对黑人和白人受试者汗液分泌量的研究中，有 2 项报告显示黑人受试者的出汗量减少，而另外 2 项则未观察到明显差异 [95-99]。

另外，还有 4 项研究通过测量电阻来间接评估外泌汗腺活动，结果显示深色皮肤患者的电阻增加，这表明他们的外泌汗腺活动增强 [55, 99-101]。基于这些研究结果，我们目前无法得出关于不同种族群体之间外泌汗腺活动存在差异的结论。

顶泌汗腺

关于顶泌汗腺的种族差异研究较为有限。两项小样本的非盲法研究表明，黑人受试者的顶泌汗腺较为发达 [102-103]。另一项规模较大的组织学分析报告称，黑人皮肤中的顶泌汗腺数量更多 [99]。综合这些数据可以推测，黑人皮肤中的顶泌汗腺可能更加发达。

顶泌 - 外泌汗腺

顶泌 - 外泌汗腺具有顶泌汗腺和外泌汗腺的特征。一项关于面部皮肤的研究报告指出，与白人皮肤相比，黑人皮肤中的顶泌 - 外泌汗腺的数量更多 [23]。

皮脂腺

有关皮脂腺及其活动的研究存在一些相互矛盾的结果。一项研究报告指出黑人受试者的皮脂腺体积增大 [104]，另一项研究则报告称黑人受试者的皮脂分泌量增加 [105]。此外，有 3 项研究结果显示，黑人和白人受试者之间的皮脂腺活动并没有明显差异 [40, 106-107]。然而，对于日本受试者的研究发现，皮肤表面脂质与色素沉着之间存在相关性（参见第 10 章“鲍曼皮肤分型系统”）[83]。

毛发

不同种族之间的毛发成分和结构是否存在差异已经有了广泛研究。黑人和白人受试者之间的角蛋白没有明显差异 [108]。尽管有一项研究表明在氨基酸组成方面存在一些差异，但随后的研究未能证实这一差异的存在 [109-110]。

已有研究对非裔美国人、亚洲人和高加索人的毛囊密度进行了探究。一些学者推测毛囊可能充当局部涂抹物质的潜在储存库。一项研究发现，与白人受试者相比，非裔美国人和亚洲人的毛囊密度相对较低。作者认为，这种差异可能会影响不同种族群体皮肤的吸收特性 [111]。另一项研究则显示，亚洲人的毛囊密度最高，其次是非裔美国人和高加索人 [41]。

不同种族之间的终毛结构差异也得到了广泛研究，将在下文中详细描述。

非洲人的毛发

非洲裔人群具有四种不同的毛发类型：直发、波浪发、螺旋发和卷曲发，其中卷曲发是最为常见的亚型 [112]。非洲裔人群的毛发横截面呈扁平椭圆形，呈带状外观 [113]，通常会紧密地盘绕在一起。大多数自然脱落的毛发末端呈现毛躁的尖端，容易自发打结。此外，还观察到毛干有纵向分裂、裂隙以及断裂现象 [114]。

有关黑人毛发的其他研究还发现，黑人的毛发中锚定于真皮层的弹性纤维数量较少 [23]。这与在黑人患者中常见的多种脱发问题有关，尤其是牵引性脱发。此外，与高加索人相比，非裔美国人的毛发密度较低 [115]。

白人的毛发

白人的毛发通常呈直的或略呈弯曲状。其横截面为椭圆形。相对于其他种族，其横截面面积较小，自然脱落的毛发通常保持原状或切断的尖端 [109]。自发打结的情况很少见 [114]。与非洲或亚洲人群相比，白人毛发的水分含量更高 [116]。

亚洲人的毛发

亚洲人的毛发通常是直的，其横截面为圆形，具有最大的横截面积。自然脱落的毛发通常保持原状或切断的末端 [113]，未观察到自发的打结现象 [91, 114]。与非洲人和白人的毛发相比，亚洲人的毛发生长速度更快 [117]。

结论

在皮肤病学中，了解有色皮肤的特征具有重要意义。有色皮肤中最明确且显著的差异与皮肤中的黑色素有关。有色皮肤中黑色素含量增多有助于延缓光老化。然而，黑色素也有其不利之处，对深色皮肤类型的人群影响较大，因为这种固有色素会增加他们在接受美容治疗后发生色素沉着的风险。

此外，有色皮肤中成纤维细胞的明显差异对皮肤科临床实践产生了重大影响。这些差异可能导致有色皮肤人群在接受手术和激光治疗后更容易出现肥厚性瘢痕和瘢痕疙瘩。

全球有超过一半的人口为有色皮肤。尽管如此，我们对这些患者的皮肤结构和功能的了解仍然有限。迄今为止的研究取得了一定的进展，但对有色皮肤的研究仍处于初期阶段。有必要进行更进一步的研究和更大规模的人群研究，以准确描述不同种族群体之间皮肤结构和功能的相似性和差异性。

（赵良森 李雪莉 于波 范云龙 杨蓉娅 译校）

参考文献

扫描书末二维码获取

第 16 章

痤疮（S1 型敏感性皮肤）

概要

要点

- 痤疮是全球最常见的皮肤疾病。因为它存在于皮肤表面且显而易见，是各年龄层求美者广泛关切的皮肤问题。
- 痤疮的病因复杂且是多因素的，涉及痤疮丙酸杆菌、炎症、皮脂腺分泌过多以及毛囊口角化异常之间的相互作用。
- 目前没有治疗痤疮的灵丹妙药，但常用药物包括口服和外用维 A 酸类、粉刺溶解剂（水杨酸等）、口服和外用抗生素以及过氧化苯甲酰。

新进展

- 虽然抗生素与过氧化苯甲酰联合治疗是预防耐药性的有效治疗方式，但是越来越多的证据表明痤疮丙酸杆菌已对抗生素产生普遍耐药性。美国 FDA 最新批准了窄谱四环素类药物——萨瑞环素（sarecycline），疗效显著，且全身副作用较少，耐药性风险也较低。
- 口服抗雄激素药物螺内酯仍被纳入女性患者的治疗方案中。并且，新型的外用抗雄激素药物克拉考特酮（clascoterone）已被证实全身吸收极少，因此在所有患者中使用安全性高。
- 由于新冠病毒等空气传播病原体的出现，导致口罩的佩戴率增加。同时，新兴市场上众多初创公司推出的护肤品更迭迅速且研发实力不足。近期，机械性痤疮和化妆品痤疮的发病率持续上升。

展望

- 光疗和激光治疗可能是未来治疗痤疮的常用方法，它们使用针对痤疮丙酸杆菌或皮脂腺的光敏剂来减少炎症和皮脂分泌，因此全身影响很小。金微球介导的光热疗法是美国 FDA 新批准的一种治疗方式，它是采用金微球作为辅助剂来减少皮脂分泌。
- 人们越来越关注并理解饮食在痤疮发病中的作用，以及如何通过调整生活方式（包括植物性饮食）来治疗和预防痤疮。

任何对美容皮肤病学实践的讨论一定有关于痤疮这一议题。尽管人们普遍认为痤疮不是一种“美容”问题，但因痤疮暴露在皮肤表面，对那些本就关注自身外貌的求美者来说非常苦恼。痤疮对患者的社会心理影响巨大。痤疮患者可能会遭受严重的自我形象受损，其生活质量的降低程度与哮喘、癫痫和糖尿病等相当[1-2]。痤疮对于成年人来说尤为烦恼，因为他们认为自己不应患上这种通常与青春

期相关的疾病。

寻常痤疮是一种常见的累及毛囊皮脂腺单位的多因素性疾病。仅在美国，每年就有超过5000万[3]人受到各种形式的痤疮困扰，其中75%～95%为青少年[4]。据估计，痤疮影响全球9.4%的人口，是全球第八大常见疾病[5]。除了青少年，其余大部分患者是成年女性，她们的痤疮通常与激素因素相关。有12%～22%的女性在44岁前一直长痤疮，但同龄男性中只有3%会如此[6-8]。在很多情况下，成年人比青少年对长痤疮更惊讶和苦恼。对所有痤疮患者来说，早期和个体化的治疗更易达到满意的治疗效果。本章将简要概述痤疮的主要病理生理机制，并提供治疗和预防的建议。痤疮的社会心理学维度或者说痤疮相关的心理困扰，不在本章的讨论范围之内。然而值得注意的是，许多因痤疮而寻求治疗的患者存在与该病相关的严重焦虑。不论痤疮的严重程度如何，它都是躯体变形障碍患者关注的主要问题之一[9]。

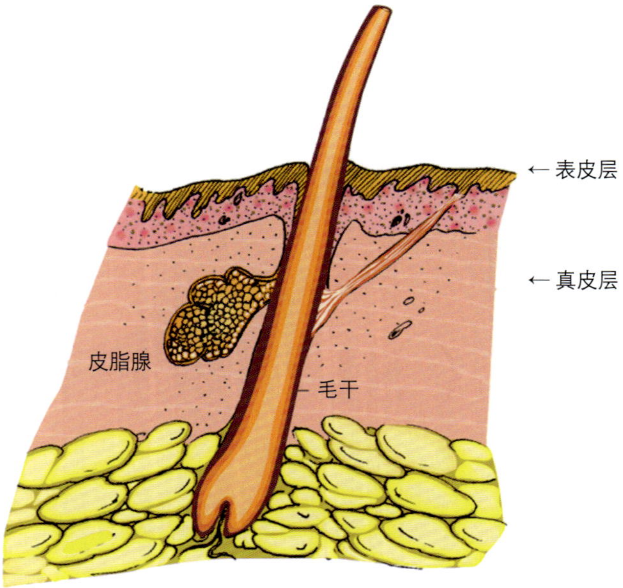

图 16–1 毛囊或"毛孔"是痤疮发生的位置

痤疮的病理生理学

粉刺形成与痤疮发生实际上是两个不同的过程，但它们通常相互关联，后者通常继发于前者。痤疮发生的特征是毛囊上皮发生炎症，导致毛囊内的过度角化物质松解，从而形成脓疱和丘疹（**图16-1**）。粉刺是一种非炎性的毛囊反应，表现为毛囊内致密的角化过度，通常发生在痤疮形成前。由于这种疾病的病因因人而异，因此很难明确或单独确定痤疮的基本病因。尽管如此，目前认为有4个主要因素。这些主要致病因素间是相互影响的，遗传和激素活动等重要因素也参与其中。

皮脂腺过度活跃

皮脂由皮脂腺不断合成，并通过毛囊开口分泌至皮肤表面。皮脂腺分泌皮脂受激素调控。皮脂腺虽广泛分布于全身，但在面部、背部、胸部和肩部的体积最大且数量最多。在青春期，雄激素尤其是睾酮的增加刺激皮脂腺分泌，这些腺体在青春期变得更加活跃。当皮脂合成和分泌失衡时，会导致毛囊中的皮脂堵塞，从而引发炎症。

激素会持续影响皮脂腺的活动直至成年。男性的脂质分泌受睾酮的调节，而女性在排卵后黄体生成素急剧增加，会加剧皮脂腺活动。通常在月经来潮前2～7天，较高的皮脂分泌会刺激或加重痤疮暴发。处于高雄激素状态的女性如患有多囊卵巢综合征者，也常遭受痤疮的困扰。

多项研究证实皮脂在痤疮形成中起关键作用，包括其致粉刺性。研究表明，将皮脂注射到皮肤内会引发炎症，且重度痤疮患者的皮脂分泌水平较高[10]。有报道称痤疮病变与皮脂腺产生异常大量的皮脂有关[11-12]。此外，引起皮脂腺萎缩和皮脂减少的药物，如抗雄激素、雌激素和口服维A酸等，是成功控制痤疮的重要治疗手段。

越来越多的证据表明，与痤疮相关的皮脂成分与健康皮肤的不同，并且这种差异程度与痤疮的严重程度相关[13]。例如，已有研究表明，痤疮中亚油酸的浓度降低[14]。Downing等学者推测，亚油酸浓度的降低与痤疮患者皮脂分泌率高相关，导致毛囊上皮局部缺乏必需脂肪酸[15]。这种缺乏导致上皮屏障功能减弱和毛囊角化过度，从而加重痤疮。

饮食通过影响皮脂分泌在痤疮形成中的作用日益受到关注。皮脂中含有的亚油酸是一种必需脂肪酸，只能从食物中获得。典型的"西方"饮食包括乳制品（尤其是脱脂牛奶）和高升糖指数的食物，被认为会增加胰岛素和胰岛素样生长因子1（IGF-1）的信号传导，进而诱导皮脂腺脂质生成、皮脂腺细胞和角质形成细胞的增殖，在痤疮的发病机制中发挥作用[16-17]。

毛囊角化改变

毛囊漏斗下部的角化过程与皮肤表面的角化过程一致。角质形成细胞成熟并随后脱落至毛囊中，标志着粉刺形成的开始。在痤疮患者中，由于正负电荷的作用、谷氨酰胺转氨酶的作用以及皮脂的黏性，使角质形成细胞更容易黏在一起。在痤疮皮损中，过度增殖的角蛋白表达水平升高[18]。丝聚蛋白（丝状聚集蛋白）的表达以及 IL-1α 也与角化异常有关[19-21]。

然而，关于毛囊过度角化的确切发病机制尚不明确。成簇的角质形成细胞会阻塞毛孔 / 毛囊，如果毛孔开放，就形成黑头粉刺（“开放性粉刺”）；而如果毛孔闭合，则会形成白头粉刺（“闭合性粉刺”）（**图 16-2**）。堵塞的毛孔是细菌重要的营养来源，因此痤疮丙酸杆菌（*C.acnes*）会在堵塞的毛孔周围聚集。免疫系统识别到细菌的存在并启动免疫反应，导致发红、化脓和炎症，最终形成典型的“痘痘”（**图 16-3**）。

细菌的影响

痤疮丙酸杆菌是一种共生菌，长期以来被认为与痤疮发生有关，尽管它也常见于正常皮肤微生物群中[22]。痤疮丙酸杆菌数量在痤疮患者与非痤疮患者之间没有差异。然而，最近对痤疮丙酸杆菌的系统发育分型研究揭示了与痤疮高度相关的特定菌株特征[22-23]。

众所周知，皮脂过度分泌和毛囊漏斗部的过度角化导致皮脂堆积，以致毛囊周围的痤疮丙酸杆菌数量增多。在痤疮患者的皮肤活检中，更常观察到痤疮丙酸杆菌形成的大菌落或生物膜[24]。在其他皮肤疾病中也观察到类似的生物膜。痤疮丙酸杆菌生物膜在痤疮发病机制中的确切作用是一个正在发展的研究领域。

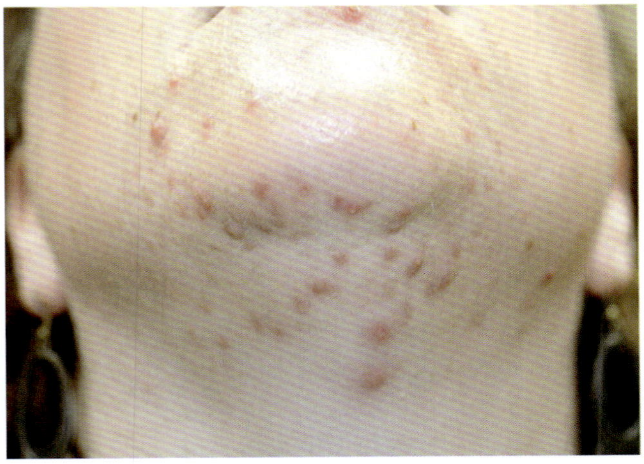

图 16-2　颈部的开放性粉刺和炎性丘疹

炎症

痤疮丙酸杆菌以 Toll 样受体 2（TLR2）依赖的方式刺激毛囊角质形成细胞、皮脂腺细胞和单核细胞释放促炎细胞因子[25]。这导致局部免疫反应激活，进而引发炎症。此外，痤疮丙酸杆菌触发炎症小体激活，导致 IL-1β（一种关键的炎症介质）大量释放，进一步上调宿主的炎症反应。痤疮丙酸杆菌引发炎症的另一种机制可能是通过 TLR 依赖的方式上调基质金属蛋白酶（MMPs），从而加剧炎症，并造成组织损伤和瘢痕形成[26]。

对单核细胞的体外研究表明，全反式视黄酸可导致 TLR2 的水平下调并调节 MMP 的表达，从而进一步阐释了维 A 酸类药物作用机制的更多细节（见第 4 章“皮肤微生态”）[26-27]。

鉴别诊断

有几种痤疮变体和其他疾病具有相似的临床表现，本章末尾将对这些情况进行简要概述。此外，痤疮可能与多种其他皮肤疾病相混淆（**框 16-1**）。尽管这些疾病与痤疮无关，但表现类似。

基本皮损

痤疮中的基本皮损是微型粉刺或微粉刺，即充满皮脂和痤疮丙酸杆菌的增大的毛囊。虽然能引起粉刺的物质很多，但粉刺的自发形成机制尚不明确。那些位于皮下的微粉刺俗称“白头”，而那些开口在皮肤表面因氧化反应而呈现黑色的粉刺则被称为“黑头”。痤疮的其他皮损形态包括丘疹（小的、

框 16-1　可能与痤疮混淆的疾病

皮脂腺腺瘤
毛周角化症
口周皮炎
糠秕孢子菌性毛囊炎
玫瑰痤疮
脂溢性皮炎
激素滥用皮炎 / 激素皮炎
须癣

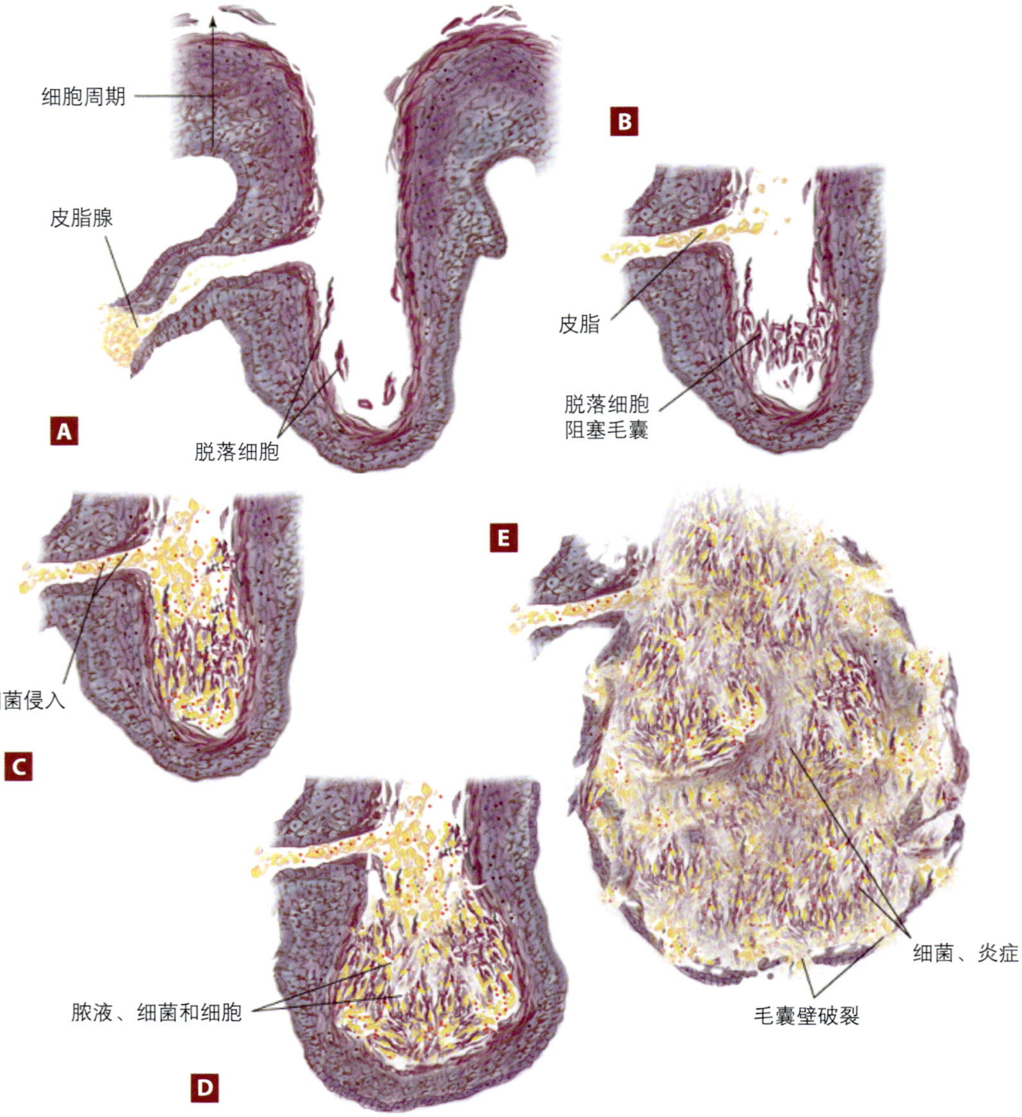

图 16-3 图示为毛囊和皮脂腺的放大图像，展示了痤疮的不同发展阶段。A. 角质形成细胞的脱落过程与皮肤表面的脱落相似。然而，这些角质形成细胞并未脱落至外部环境中，而是脱落至毛囊内部。这是一个连续而正常的生理过程，标志着细胞周期的终点。B. 痤疮的最初阶段亦称为粉刺形成阶段。脱落的细胞在毛囊内黏在一起，导致毛孔阻塞或形成粉刺。这是由多种因素引起的，包括皮脂分泌增加、毛囊侧壁的炎症阻止脱落的角质形成细胞排出、角质形成细胞间的聚集增加。C. 这些角质栓和皮脂为细菌提供了理想的营养来源。细菌侵入粉刺并释放炎症介质，从而引发痤疮进入下一阶段。D. 炎症继续升级，导致红肿并有脓液产生。这在临床上可表现为丘疹或脓疱。E. 持续的炎症刺激可能会导致毛囊破裂，使细菌和碎片进入真皮层。在严重情况下，可导致瘢痕形成。

炎症性、非脓疱状的触痛性粉红色皮损）；脓疱（小的、炎症性、触痛的脓疱性皮损，基底部通常为红色）；结节（较大的、球状的疼痛性皮损，位于真皮深层）；以及囊肿（更深层的、炎症性、脓疱性、疼痛性皮损，可能导致瘢痕形成）（**图 16-4** 和**图 16-5**）。

治疗

痤疮有多种治疗方案，其中大多数侧重于预防未来的暴发，而不是治疗当前的病变。这是大部分治疗需要 6 周以上才能显效的原因。只有外用维 A 酸类药物、水杨酸、过氧化苯甲酰以及糖皮质激素等，才能治疗皮肤上已有的痤疮皮损。虽然糖皮质激素偶尔会被使用，但因为它实际上会加重痤疮或

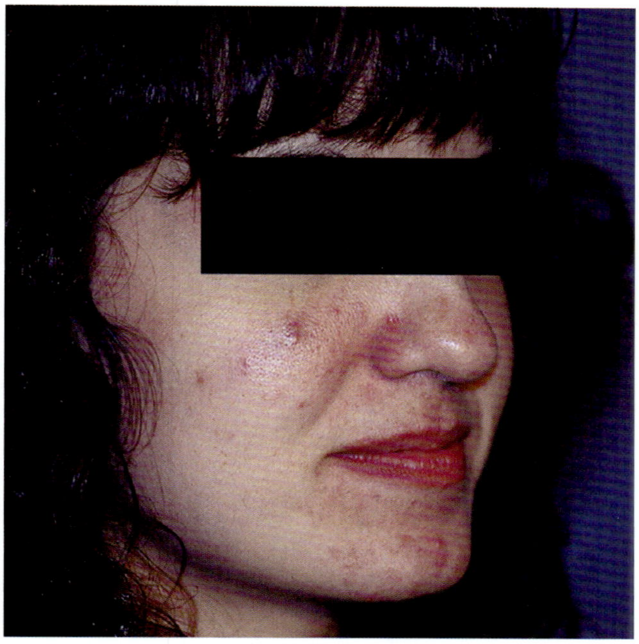

图 16-4　痤疮患者的多发丘疹和脓疱

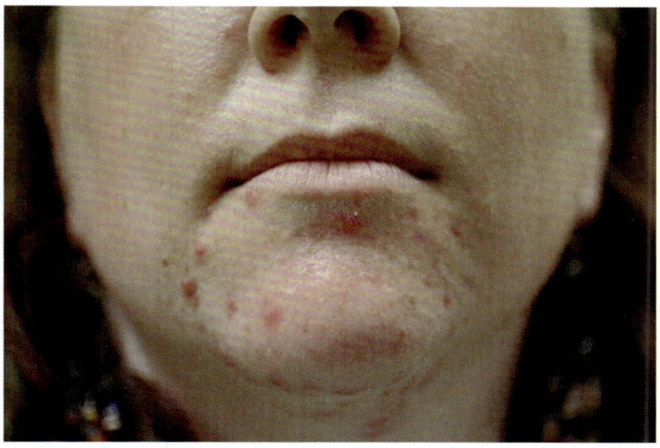

图 16-5　下巴上的痤疮。有此表现的患者应询问其是否拔毛或用蜡脱毛，因这种分布类似于毛囊炎。

引发新的皮损，因此并不推荐。成功治疗痤疮需遵循五大基本原则。

五个步骤

角质形成 / 角质剥脱的正常化

控制痤疮的第一步是使得角质形成细胞的脱落正常化（**框 16-2**）。维 A 酸类药物可显著抑制角质形成细胞的增殖和分化，这正是其具有强烈的粉刺溶解活性的原因[28]。对维 A 酸使用后的超微结构研究发现，其可松动毛囊栓塞物，并使微粉刺内的内聚性丧失[29]。维 A 酸类药物还具有抗炎特性，可对多个炎症通路产生影响，包括抑制 TLR2 的表达[12]。外用维 A 酸类药物对已存在的粉刺和炎性痤疮皮损具有显著疗效，并可预防新发皮损的出现。当前，可用的外用维 A 酸类药物包括全反式维 A 酸、他扎罗汀、阿达帕林和曲法罗汀等。每种活性成分均有多种浓度和剂型可供选择。值得一提的是，0.1% 阿达帕林凝胶可在药房购买。外用维 A 酸类药物应被视为痤疮的一线治疗，因其可增强其他联用的外用药和口服药的疗效[30]。

框 16-2　阻断步骤 1 的产品（维 A 酸类化合物）

- 全反式维 A 酸（Altreno®、Avita™、Renova™，Retin-A™、Retin-A Micro™ 和 Atralin™）
- 阿达帕林（达芙文）
- 他扎罗汀（Arazlo™ 和 Tazorac™）
- 曲法罗汀（Aklief®）
- 视黄醇、视黄醇亚油酸酯、视黄醇棕榈酸酯
- 口服维 A 酸类药物：异维 A 酸（Accutane™、Claravis、Sotret 和 Amnesteen）

对于囊肿性、瘢痕性或伴严重色素沉着性痤疮的患者，以及对所有其他疗法无效的痤疮患者，可予以口服维 A 酸类药物（如异维 A 酸）治疗（**图 16-6**）。口服维 A 酸类药物是唯一一类能够使角化正常并抑制皮脂腺功能的药物。研究表明，在治疗开始后的 6 周内，皮脂分泌量可显著减少高达 90%[31]。需要注意的是，所有口服维 A 酸类药物均存在致畸风险，因此应提醒患者在服药期间避孕。

清除或减少痤疮丙酸杆菌

抗生素或过氧化苯甲酰可攻击痤疮丙酸杆菌菌

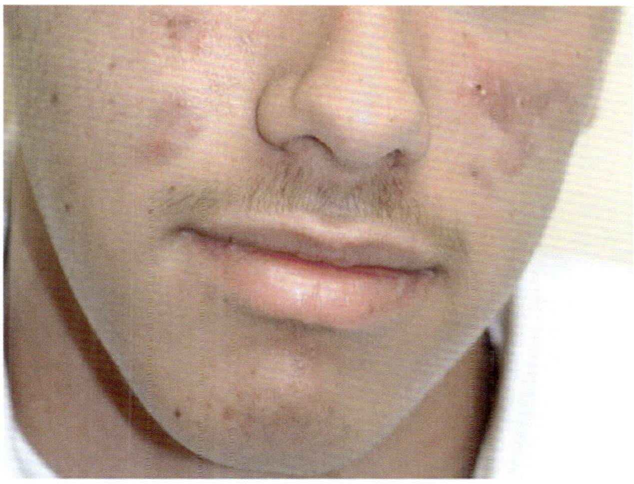

图 16-6　面颊的囊肿性痤疮

群，从而降低其引起的炎症水平（**框 16-3**）。痤疮治疗中使用最广泛的两种抗生素是外用的红霉素和克林霉素。除了具有抗菌作用之外，这些药物还表现出抗炎活性，因为它们能够降低细菌消化表面脂质所产生的炎性游离脂肪酸的比例[32]。

治疗痤疮的细菌感染方面，需要认真考虑抗生素耐药性不断上升这一问题。最近的研究发现，多达 60% 的痤疮患者体内存在对抗生素耐药的痤疮丙酸杆菌菌株[33]。痤疮丙酸杆菌对红霉素的耐药性降低了其临床效果，因此更推荐使用克林霉素。Cunliffe 等发现，单独外用克林霉素仅 2 个月时就导致耐药菌株显著增多；然而，当与 5% 过氧化苯甲酰联合使用时，在同时间段内并未出现耐药菌增加的情况[34]。

过氧化苯甲酰通过在毛囊皮脂腺内产生活性氧基团来杀菌；同时，它还表现出一定的粉刺溶解作用[35]。过氧化苯甲酰与维 A 酸类药物联合外用时，具有协同抗炎的作用，能提高临床疗效[36]。但需注意的是，维 A 酸（但不包括微球制剂的维 A 酸、阿达帕林、他扎罗汀或曲法罗汀）会被过氧化苯甲酰氧化并失去活性，故不宜同时使用[37-38]。

虽然口服抗生素（通常是多西环素或米诺环素）的标准剂量方案仍是主要的治疗手段，但是新型低剂量抗生素制剂的给药量低于最小抑菌浓度，或许是对抗细菌耐药的一种合理选择。在低剂量下，这些抗生素发挥抗炎作用而非抗菌作用。萨瑞环素是一种针对痤疮丙酸杆菌的新型窄谱四环素，对革兰氏阴性菌几乎无效，因此可减少耐药菌株的产生以及对肠道正常菌群的破坏[39]。虽然萨瑞环素尚未与多西环素或米诺环素进行横向比较，但早期临床试验显示其耐受性良好，而且四环素类药物的常见不良反应（如前庭反应、光毒性和胃肠道不良反应）发生率较低[40]。

磺胺醋酰钠和硫磺存在于多种复方制剂中，虽然它们的作用机制尚未明确，但磺胺醋酰钠是一种抗菌剂，而硫磺被认为具有抗菌和角质溶解的双重作用。

光与激光疗法是痤疮治疗方案中一个颇有前景的辅助治疗。内源性或外源性（外用）光敏剂被光激发产生活性氧基团，靶向痤疮丙酸杆菌或皮脂腺，从而减轻炎症和减少皮脂分泌[41]。有证据表明，热灭活的痤疮丙酸杆菌仍然能引发炎症，因此光和激光疗法应与抗炎药联合使用[42]。

框 16-3　影响步骤 1 的产品

- 外用抗生素：克林霉素、红霉素溶液
- 含过氧化苯甲酰和克林霉素或红霉素的复方制剂
- 过氧化苯甲酰
- 壬二酸（Azelex™ 和 Finacea™）
- 磺胺醋酰钠
- 硫磺
- 口服抗生素（多西环素、米诺环素和萨瑞环素）
- 光疗

清除毛孔堵塞

粉刺溶解剂如水杨酸（BHA）和 α- 羟基酸（AHA）被用于松解角质形成细胞并“疏通”毛孔（**框 16-4**）。与 AHA 相比，BHA 在减少粉刺数量方面可能疗效更强（参见“AHA 与 BHA 的比较”）。此外，粉刺清理术及痤疮外科手术也可用于清理毛孔。

抑制炎症反应

使用抗炎产品（如 BHA 和外用维 A 酸类药物）被证明是减轻痤疮主要症状的有效方法（**框 16-5**）。

AHA 与 BHA 的比较

水杨酸（BHA）和 α- 羟基酸（AHA）之间的化学特性明显不同。AHA 是水溶性的，而 BHA 则为脂溶性的。因此，这两种羟基酸家族作用于皮肤的不同区域。通常情况下，BHA 只作用于表皮上层，而 AHA 能穿透至真皮层[49-50]。这个差异或许能解释为什么使用 AHA 的患者比使用 BHA 的患者报告的刺痛持续时间更长。

与 AHA 不同，由于 BHA 是脂溶性的，其更容易渗透至毛囊内的皮脂中，从而引发漏斗部的角质剥脱[51]。BHA 的粉刺溶解特性已得到充分证明，尽管与 AHA 相比，其亲脂性在多大程度上能增强其粉刺溶解和抗痤疮作用仍不清楚[52]。BHA 以多种制剂形式销售，包括凝胶、乳液、面膜和洁面产品等。

由于其抗炎活性，BHA 也广泛应用于化学剥脱术治疗痤疮。最近的研究表明，BHA 不仅可以增加皮脂腺细胞凋亡（从而减少皮脂过多），还能抑制由痤疮丙酸杆菌引发的皮脂腺细胞炎症反应[53]。有报道称，BHA 在治疗玫瑰痤疮方面优于 AHA，因为 BHA 的抗炎特性较少引起红斑。但截至本书出版时，尚未有双盲研究来证明这一所谓的“优势”。

框 16-4　影响步骤 3 的产品

维 A 酸类药物
水杨酸
α- 羟基酸（主要为甘醇酸和乳酸）
壬二酸

框 16–5　影响步骤 4 的产品
水杨酸（非处方类的痤疮洗液、乳液、凝胶、面膜）
外用维 A 酸类药物
诊所内 BHA 化学剥脱术
口服非甾体类抗炎药

而皮质类固醇的注射和局部应用（尤其是局部使用强效皮质类固醇）存在明显风险，如皮质类固醇引发的类固醇性萎缩和类固醇性痤疮。然而，对于严重的囊肿性和瘢痕性痤疮，口服皮质类固醇以及皮质类固醇皮损内注射可能是合理且必要的，可迅速减轻炎症并防止瘢痕形成。最后，诊所内进行的 BHA 化学剥脱术对减轻痤疮的炎症表现也颇为有效（**表 16-1**）。

降低皮脂水平

口服和外用维 A 酸类药物能降低皮脂腺的活性。此外，通过口服避孕药来稳定激素水平，也能有效抑制女性患者的皮脂分泌（**框 16-6**）。尽管美国 FDA 目前仅批准四种口服避孕药（Ortho Tri-Cyclen、Estrostep、Beyaz 和 Yaz）用于治疗痤疮，但其他类似的药物也可以选择。Yaz 是炔雌醇和屈螺酮的复合药剂，其中的屈螺酮具有抗雄激素作用，其效果与 25 mg 螺内酯大致相当。Yaz 和另一种口服避孕药 Yasmin 相似，两者都含有屈螺酮，但雌激素含量不同，Yaz 的雌激素含量较低。

表 16–1　抗炎成分
芦荟
洋甘菊
辅酶 Q_{10}
黄瓜提取物
小白菊
绿茶
甘草提取物
蘑菇
烟酰胺
碧萝芷
水飞蓟素

框 16–6　影响步骤 5 的产品
口服避孕药
螺内酯
克拉考特酮
金微粒光疗
维 A 酸类药物（见步骤 1）

其他非避孕药物也可用于皮脂的调节。螺内酯是一种醛固酮受体拮抗剂，可与皮肤中的雄激素受体结合，竞争性抑制睾酮和二氢睾酮的作用，并减少睾酮的合成，从而发挥抗雄激素作用。尽管使用螺内酯的医学文献证据相对较少，但它仍被广泛认为是治疗成年女性痤疮的一种安全有效的方法。需要注意的是，这种药物已知有致畸性，仅适用于服药期间不打算怀孕的女性。克拉考特酮则是一种新型的外用雄激素受体抑制剂，系统性作用很小，已被证明可以减轻男性和女性痤疮患者的炎性和非炎性痤疮皮损 [41, 43]。

最后，金微粒介导的光热疗法是一种新近获得美国 FDA 批准的减少皮脂分泌的方法。吸光的金微粒能够选择性地被皮脂腺和痤疮丙酸杆菌摄取，随后进行光照以破坏皮脂腺并减少细菌数量 [44]。

保湿与痤疮

1980 年，Swinyer 报道了不同气候条件下（湿度相对正常的气候与干燥气候）痤疮患者的治疗差异。他指出，皮肤干燥是加重痤疮发病周期的重要因素，从而影响疗效 [45]。在接下来的一项四组研究中，Jackson 等验证了 Swinyer 的假说，对使用 10% 过氧化苯甲酰洗剂治疗痤疮时，不同清洁方案对疗效的影响进行了为期 3 个月的评估，将清洁剂的种类作为唯一变量。在减少开放性粉刺、丘疹以及整体疗效评估方面，润肤清洁剂明显优于纯肥皂或过氧化苯甲酰清洁剂 [46]（肥皂与安慰剂一组，在其余各组中，肥皂、润肤清洁剂和过氧化苯甲酰清洁剂作为变量，均与 10% 过氧化苯甲酰洗剂配合使用）。

采用不致粉刺性清洁剂来清洁皮肤似乎有助于治疗痤疮，并且可以作为相对有磨砂性的产品的适宜替代品，同时能满足痤疮患者通常期望的洗脸需求。在清洁的同时保湿，使用润肤清洁剂将有助于加速痤疮的消退，无论患者的治疗方案如何，都有助于整体疗效 [46]。

痤疮的预防方案

方案中应包含以上针对痤疮形成的五个步骤中的

每一步产品。其中一个仅外使用外用药的方案如下：

晨起：

（1）用2.5%过氧化苯甲酰清洁剂洁面。

（2）局部外用抗生素溶液或壬二酸。

（3）涂抹SPF 45的防晒霜和保湿霜（除非皮肤非常油，此时患者应尝试使用乳液或凝胶）。

晚间：

（1）如果粉刺数量较多，使用温和的水杨酸清洁剂洁面。如果皮肤感到刺激或干燥，则建议使用温和的保湿清洁剂。

（2）局部外用维A酸类药物。

（3）使用与晨起相同的保湿霜。

对于难治性病例，医生可以考虑增加在诊所内进行水杨酸化学剥脱、口服抗生素和维A酸类药物，以及口服避孕药（或其他减少皮脂分泌的药物）。一些粉底液中含有水杨酸作为添加剂，可用于预防或改善痤疮。

常见的痤疮变种

化妆品痤疮

化妆品引发痤疮的情况如今已不像几十年前那样常见。制造商在产品上市前会对其进行致粉刺性测试。如果一个人选择不油腻、不会堵塞毛孔的产品，那么化妆品就不太可能成为痤疮的病因。然而，随着护肤品市场的竞争不断加剧，特别是那些没有足够预算进行适当研发的初创公司，化妆品痤疮的出现频率开始升高。更多相关信息请参考第43章“保湿剂”。

机械性痤疮

2019年，一种新型冠状病毒（SARS-CoV-2）在全球范围内快速传播，引发了急性严重呼吸道疾病。由于需要经常佩戴口罩来防止感染经空气传播，新冠疫情导致机械性痤疮（也被称为“口罩痤疮”）的现象激增。这种痤疮通常出现在受摩擦的部位（例如文胸肩带、石膏模或头盔），刺激毛囊皮脂腺单位，随后导致粉刺形成。机械性痤疮是频繁佩戴口罩所引起的结果。治疗机械性痤疮的主要方法是摘掉封闭的口罩。其他治疗包括逐步使用上述的外用和口服痤疮药物。

清洁剂痤疮

患者过度使用肥皂或清洁剂可能导致痤疮。许多面部清洁剂和洗发水中含不饱和脂肪酸，已被证实具有致粉刺性[47]。其他成分如抗菌剂和植物成分，也可刺激毛囊引发痤疮。因此，重要的是要教育患者，单纯的清洗未必能改善痤疮症状，因为所使用的清洁剂只能清除表面油脂，对痤疮发生的源头——毛囊内的皮脂无实际影响（当然，含水杨酸成分的清洁剂是一个例外，已证实其能够渗透至粉刺内并改善皮损）。尽管清洁剂痤疮并不十分常见，但对那些每天清洁面部或皮肤超过4次的患者来说，仍需引起警惕[48]。

玫瑰痤疮

这是一种常见于25～60岁成年人的痤疮样皮损，其特征是面部红斑、潮红、丘疹和脓疱，以及面部血管扩张。这些患者如使用AHA或维A酸类药物常会加重，但使用抗生素、BHA、治疗血管扩张的激光或光疗的疗效良好。尽管确切的病因尚不明确，但玫瑰痤疮是一种不同于普通痤疮的疾病，而且部分患者可能同时患有这两种疾病（见第17章“玫瑰痤疮”）。

结论

痤疮是最常见的皮肤疾病，主要影响毛囊皮脂腺单位，包括毛囊、内壁细胞以及邻近的皮脂腺。痤疮是遗传、激素以及偶发的外源性因素复杂相互作用的结果。毛囊内壁发生变化，细胞脱落过快并聚积在一起，导致皮脂的正常排出通道受阻，并在毛囊开口处形成堵塞，这为痤疮丙酸杆菌的入侵和随后的炎症反应创造了条件。

由于病因复杂且是多因素的，治疗方法也各不相同，通常需要针对患者的具体情况制订个性化的治疗方案。到目前为止，尚未发现单一的病因，也没有适用于所有患者的万能药物。除了极为顽固的病例，早期干预和预防性治疗对解决这一常见的、影响美观且令人苦恼的状况通常非常有效。

（李远宏 赵良森 简丹 李吉
张星月 杨蓉娅 译校）

参考文献

扫描书末二维码获取

第 17 章

玫瑰痤疮（S2 型敏感性皮肤）

概要

新进展

- 考虑到先天性 / 获得性免疫失调以及定植菌和致病菌的相互作用，益生菌在玫瑰痤疮中可能发挥潜在作用。
- 瞬时受体电位通道中的香草酸亚型（TRPV）和锚蛋白亚型（TRPA）可能导致玫瑰痤疮出现潮红和灼烧感症状。
- 连蛋白是一种调控肠道通透性的人体蛋白，其表达在玫瑰痤疮患者中显著升高。
- 外用米诺环素泡沫剂（Zilxi）近期已获得美国 FDA 批准用于玫瑰痤疮的治疗。

要点

- 玫瑰痤疮的治疗重点在于患者教育、皮肤护理以及药物 / 光电治疗。
- 当患者出现潮红和灼烧感时，需区分玫瑰痤疮与其他疾病，并早期开始治疗。
- 玫瑰痤疮的治疗包括改善面部红斑和炎症性皮损。

未知领域

- 玫瑰痤疮的发病机制尚未完全阐明，4 种亚型是否为同一疾病的不同变体仍不明确。
- 蠕形螨激活 TLR2 的机制尚待阐释。
- 表皮葡萄球菌是否为玫瑰痤疮的潜在毒力因子尚不清楚。

展望

- 在玫瑰痤疮患者中使用肥大细胞稳定剂——色甘酸。
- 在玫瑰痤疮患者中使用丝氨酸蛋白酶抑制剂以预防异常抗菌肽（LL-37）的产生。

引言

玫瑰痤疮是一种公认的慢性皮肤病，其特征为面中部的红斑、毛细血管扩张、丘疹和脓疱。一项瑞典研究表明，约有 10% 的人患有玫瑰痤疮[1]。美国有 1300 万人患有该疾病。发病年龄通常在 30 ~ 50 岁。尽管男女皆可发病，但女性更为常见。与女性相比，男性更容易出现增生肥大型玫瑰痤疮。皮肤白皙的人群更易罹患此病。日晒损伤、面部潮红倾向以及遗传易感性均是玫瑰痤疮发病的危险因素。

病因学

尽管玫瑰痤疮的确切病因仍未知，但遗传因素、免疫系统过度活跃、环境和内源性触发因素，以及异常血管反应在疾病发生发展中发挥了关键作用。虽然对玫瑰痤疮患者的基因组学研究未能确定单一的致病基因[2]，但研究发现在玫瑰痤疮以及 1 型糖尿病、多发性硬化症、类风湿性关节炎和乳糜泻中存在三种人类白细胞抗原（HLA-DRB1*03：01、HLA-DQB1*02：01 和 HLA-DQA1*05：01），这提示玫瑰痤疮可能与自身免疫性疾病相关[3]。

环境因素包括紫外线、高温、酒精、热饮和辛辣食物，都是玫瑰痤疮已知的触发因素[2]，这些因素被认为能够诱发异常的血管反应和潮红，并诱导促炎细胞因子的合成。已知紫外线辐射会引起基质金属蛋白酶（MMPs）的过度表达、胶原蛋白变性、成纤维细胞生长因子 2 和血管内皮生长因子 2 的产生，以及活性氧（ROS）的生成[2]。

天然免疫系统的过度活跃已被证明直接参与了玫瑰痤疮的发展。Gallo 和同事于 2007 年观察到玫瑰痤疮患者的抗菌肽 cathelicidin 异常高表达。cathelicidin 在对抗各种细菌、病毒和真菌病原体的免疫应答中发挥关键作用[4]。cathelicidin 可被角质层胰蛋白酶（stratum corneum tryptic enzyme，SCTE）（也称为激肽释放酶 5，kallikrein 5，KLK5）酶解而生成 LL-37。玫瑰痤疮中 KLK5 的过度活跃导致 LL-37 的过度生成，进而引发炎症、红斑和皮肤血管扩张。此外，维生素 D 可显著促进 cathelicidin 的产生，从而解释了紫外线为何是玫瑰痤疮的诱发因素。Toll 样受体 2（toll-like receptor 2，TLR2）的活性增加也被认为是玫瑰痤疮的一个驱动因素。据称，蠕形螨可以激活 TLR2，继而导致 KLK5 水平增加[2]。

皮肤微生态中的蠕形螨、表皮葡萄球菌和芽孢杆菌均已被证实是玫瑰痤疮的刺激因素[5-7]。在有毛囊蠕形螨的玫瑰痤疮患者中，其成纤维细胞中的基质金属蛋白酶 -9（MMP-9）表达增加[8]。研究发现，MMP-9 的失控活化可以促进炎症反应和胶原蛋白降解。Afonso 等人证明，眼型玫瑰痤疮患者中的 MMP-9 也有所增加[9]。此外，毛囊蠕形螨已被证实携带一种名为 *Bacillus olenorium* 的寄生菌，该细菌被认为是引发玫瑰痤疮炎症的驱动因素[2]。某些表皮葡萄球菌菌株也被认为会分泌致病因子，导致免疫系统失衡，但这些致病因子在非玫瑰痤疮患者中并不会引起相同类型的免疫紊乱。最后，玫瑰痤疮患者中观察到肥大细胞水平升高，这些细胞被认为可分泌 MMP-9 并释放炎性细胞因子。

玫瑰痤疮与神经血管失调相关。玫瑰痤疮患者的面部皮肤表现出浅表血管增多、血流速度加快和血管反应过度敏感[10-13]。前列腺素、组胺、5- 羟色胺和 P 物质均已被证明会导致玫瑰痤疮患者出现异常血管扩张，从而引发潮红[13-15]。血管内皮生长因子（VEGF）是一种参与血管生成和血管扩张的细胞因子，也可能在玫瑰痤疮的发生中发挥一定作用[16-18]。神经 - 血管通信被认为部分由神经元组织上的瞬时受体电位通道中的香草酸亚型（TRPV）和锚蛋白亚型（TRPA）介导[2]，这些受体在高温和辛辣食物等因素的刺激下活化，导致玫瑰痤疮患者出现潮红和灼烧感。蛋白酶激活受体 2（PAR2）是一种存在于炎症细胞和上皮组织中的受体，被认为参与了感官神经和免疫系统之间的通信[2, 17]。

玫瑰痤疮是否与消化系统菌群变化相关尚存在争议。有学者提出，肠道微生态的改变会增加肠道通透性，导致全身性炎症[5]。血浆激肽释放酶 - 激肽途径可能参与玫瑰痤疮的发生，该途径会产生一种众所周知的血管扩张剂——缓激肽，导致皮肤神经和血管过度敏感（**框 17-1**）[6]。在玫瑰痤疮患者中发现连蛋白升高，它是一种摄入麸质后在小肠产生的蛋白质，参与调节小肠通透性[19]。小肠细菌过度生长（small intestinal bacterial overgrowth，SIBO）也可能参与玫瑰痤疮的发病，因为清除 SIBO 可以改善玫瑰痤疮的症状[20-21]。幽门螺杆菌（*Helicobacter pylori*）感染也被认为与玫瑰痤疮相关，但也有相反数据存在[22-24]。最后，有数据表明，炎症性肠病如乳糜泻、克罗恩病、溃疡性结肠炎和肠易激综合征也是玫瑰痤疮的致病因素[25]。

框 17–1

激肽 - 激肽释放酶系统又称为“激肽系统”，是一个难以定义的血液蛋白系统，在诸如炎症、血压调控、凝血和疼痛等生理过程中发挥作用。该系统的主要介质即缓激肽和胰激肽，均具有扩张血管作用。

临床表现

诊断标准

玫瑰痤疮通常被分为 4 个不同的亚型。玫瑰痤疮患者常表现为毛细血管扩张、丘疹和脓疱，但这些症状本身并不能作为诊断的依据[26]。截至 2016 年，由 17 位国际皮肤科专家组成的全球玫瑰痤疮共识（Global ROSacea COnsensus，ROSCO）小组对玫瑰痤疮的诊断标准和分类进行了重新评估。该小组认为，若出现面中部周期性加重的持续性红斑，便足以做出玫瑰痤疮的诊断。同时，专家组也认为增生肥厚是玫瑰痤疮的独立诊断特征（**表 17-1**）。该专家组得出结论，对于患者的诊断和治疗应该基于其本身的症状，而不是将其归入特定的亚型[26]。

表 17–1　玫瑰痤疮的诊断指南

以下一项或多项足以诊断	其他症状和体征
潮红（短暂性红斑）	灼烧 / 刺痛感
持续性红斑	面部水肿
毛细血管扩张	面部干燥
丘疹 / 脓疱	斑块
	眼部症状
	外周受累（+/- 面部玫瑰痤疮）
	肥厚增生改变

摘自：Wilkin J, Dahl M, Detmar M, et al.; National Rosacea So ciety Expert Committee. Standard grading system for rosacea: report of the National Rosacea Society Expert Committee on the classifica tion and staging of rosacea. *J Am Acad Dermatol*. 2004;50(6):907-912.

表 17–2　玫瑰痤疮的临床亚型和变体

红斑毛细血管扩张型
• 面部潮红
• 面中部红斑 / 水肿
• 面部毛细血管扩张
丘疹脓疱型
• 面中部持续性红斑
• 面部间歇性丘疹和脓疱
增生肥大型
• 鼻部皮肤增厚
• 鼻部结节
• 鼻部皮肤表面不规则
眼型
• 眼部灼烧和刺痛感
• 异物感
• 光敏感
• 结膜炎 / 睑缘炎 / 睑板腺炎
肉芽肿变异型
• 面部黄色、棕色或红色的丘疹和结节
• 可能出现瘢痕

传统玫瑰痤疮亚型

表 17-2 中详细列出了 4 种玫瑰痤疮亚型的特征。患者可能从轻度的亚型如面部潮红，逐渐发展为丘疹脓疱型和增生肥大型玫瑰痤疮，有时患者可能同时表现出多种亚型。早诊断和早治疗对于避免疾病进展至关重要。接下来，我们将深入探讨这四种传统玫瑰痤疮亚型。

亚型1：红斑毛细血管扩张型玫瑰痤疮

这一亚型的特征表现为面中部红斑，通常不累及眼周皮肤，同时伴随毛细血管扩张和皮肤潮红（**图 17-1**）。患者有时可能仅表现出其中一个症状。许多患者的症状在摄入热饮、辛辣食物、日晒和处于高温环境等刺激因素时加重。这类患者的皮肤敏感且易激惹，并在使用外用皮肤护理产品时经常出现灼烧感和刺痛感[27]。许多这一亚型的患者并未意识到他们患有玫瑰痤疮，因而未采用适当的皮肤护理措施以延缓疾病的进展。因此，皮肤科医生应对患者进行筛查，并询问患者是否存在面部潮红症状。这一亚型的患者毛细血管扩张虽然常见，但并非诊断的必要条件。

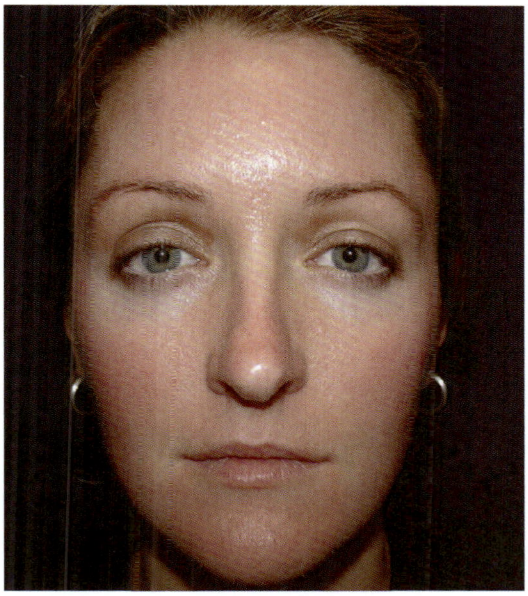

图 17–1　面部潮红是玫瑰痤疮的显著特征，此单独表现足以确诊该疾病。该亚型的患者通常没有意识到自己患有玫瑰痤疮，亦不会主动求医治疗。

亚型2：丘疹脓疱型玫瑰痤疮

丘疹脓疱型玫瑰痤疮又称为“经典型玫瑰痤疮”，其主要表现为面中部的丘疹、脓疱和红斑（**图 17-2**）。患者在持续性红斑基础上，出现周期性暴发的丘疹和脓疱。这一亚型有时容易被误诊为寻常痤疮。发病年龄（30 岁以上）、无粉刺、在辛辣食物等诱发因素后出现，以及伴有毛细血管扩张等，可帮助医生将丘疹脓疱型玫瑰痤疮和寻常痤疮区分开来。重症患者可能出现慢性面部水肿的症状。

亚型3：增生肥大型玫瑰痤疮

增生肥大型玫瑰痤疮以鼻部皮肤不规则增厚为特征（**图 17-3**），皮肤表面凹凸不平，并出现结节，通常被戏称为“W.C. Fields 鼻子”（W.C. Fields 是一位以其大鼻子而闻名的演员）。虽然增生肥大型玫瑰痤疮最常见于鼻部区域，但也可发生在颧部和下颏。该亚型多见于男性，通常在患者患病多年后发展而来。治疗方法包括口服异维 A 酸、激光换肤和外科手术。

亚型4：眼型玫瑰痤疮

眼型玫瑰痤疮的症状通常非特异性。大多数患者会主诉眼部灼烧感、刺痛、瘙痒、异物感和流泪。眼型玫瑰痤疮往往因被误诊为季节性过敏性疾病而漏诊。若患者出现以下任何症状之一，应考虑存在眼型玫瑰痤疮：结膜充血、眼部灼烧感、刺痛、光敏感、睑缘或结膜毛细血管扩张、异物感和眶周红斑[2]（**图 17-4**）。此外，患者还可能出现结膜炎、眼睑炎、睑板腺炎、睑板腺囊肿或睑缘不规则等[2, 28-29]。需要注意的是，眼型玫瑰痤疮的症状可能出现在皮肤症状之前。患过麦粒肿的儿童更容易在成年后进展为眼型玫瑰痤疮。极少数情况下，眼周瘢痕和皮肤表面不平整可能会导致视力下降[2]。

玫瑰痤疮的变异型

美国国家玫瑰痤疮学会专家委员会目前仅认定一种变异型的玫瑰痤疮，即肉芽肿型玫瑰痤疮[30]。值得注意的是，面部脓皮病（又称暴发性玫瑰痤疮）、类固醇诱导型玫瑰痤疮以及口周皮炎，目前被认为是不同的疾病，不再被归类为玫瑰痤疮的亚型。

肉芽肿型玫瑰痤疮

肉芽肿型玫瑰痤疮表现为面部口周和颧部出现

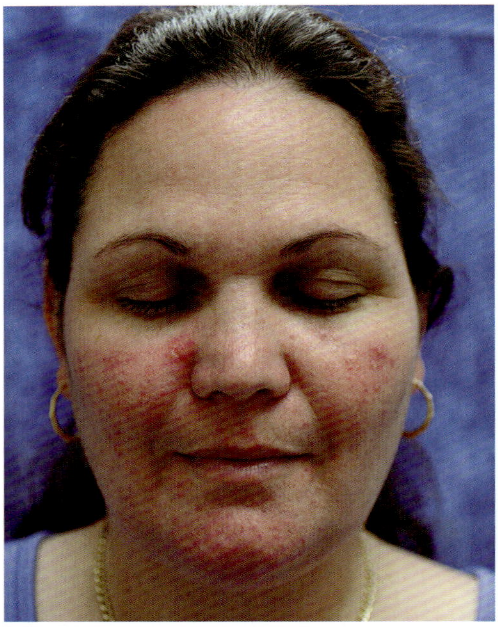

图 17-2 丘疹脓疱型玫瑰痤疮

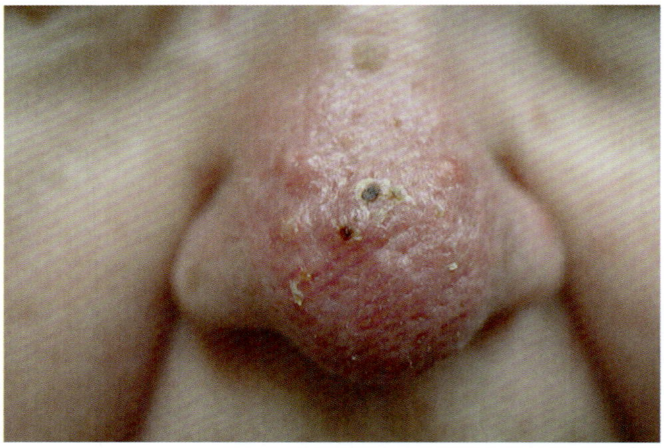

图 17-3 增生肥大型玫瑰痤疮，鼻部皮肤不规则增厚。此患者同时伴有丘疹和脓疱表现。

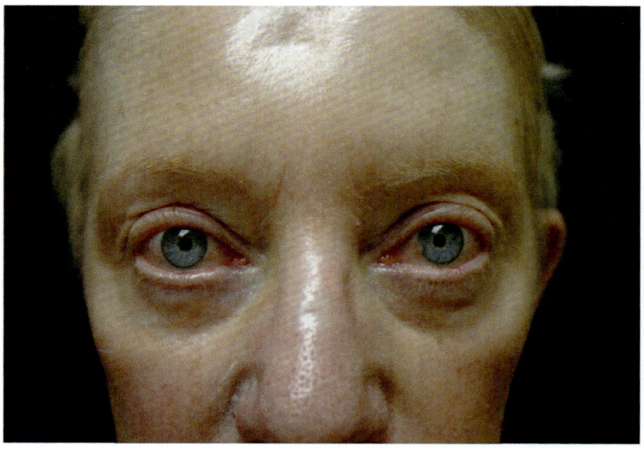

图 17-4 眼型玫瑰痤疮的典型特征为双侧结膜和（或）眼睑处的红斑。

红色斑块、黄褐色坚实丘疹和结节[30]。与丘疹脓疱型玫瑰痤疮相比，这些丘疹和结节的炎症程度较轻。在诊断这一变异型时，不需考虑其他亚型。

鉴别诊断

面部红斑和潮红可见于多种皮肤病和全身性疾病。临床病史和体格检查是进行患者评估的重要方面，特别是询问有关面部潮红的病史。如果怀疑存在全身性疾病，如胶原血管病（collagen vascular disorders），则可能需要进行实验室检查予以排除。对于老年患者，重要的是区分玫瑰痤疮与毛细血管扩张相关的光老化，后者的特征在于较少出现暂时性或非一过性的红斑，红斑分布更偏向面部侧面，伴有毛细血管扩张，不伴有潮红和灼烧感，并同时存在其他光老化表现如皮肤萎缩、面部皱纹、色素沉着、皮肤异色症、癌前病变或恶性肿瘤的病史[31]。玫瑰痤疮的鉴别诊断见**表 17-3**[32]。

治疗

玫瑰痤疮的治疗方法包括适当的皮肤护理、处方药物以及避免诱因，详见**表 17-4**。使用温和的清洁剂和保湿剂对维护皮肤屏障功能至关重要。由于紫外线可能引发相关症状，故防晒霜的使用以及避免日晒尤为关键。由于玫瑰痤疮患者通常皮肤敏感，因此选择合适的防晒霜颇具挑战性。与化学防晒剂相比，玫瑰痤疮患者的皮肤可能更容易耐受物理防晒剂（如氧化锌和二氧化钛）。此外，绿色的彩妆可用于遮盖面部红斑[33]。

表 17–3　玫瑰痤疮的鉴别诊断
良性皮肤潮红
变应性接触性皮炎
红斑狼疮
皮肌炎
混合结缔组织病
类癌综合征
嗜铬细胞瘤
甲状腺髓样癌
胰腺细胞肿瘤（VIP 瘤）
肥大细胞增多症
药物诱发的光敏感性
更年期 / 绝经期后

表 17–4　玫瑰痤疮加重因素
饮食
• 热饮
• 辛辣食物
• 巧克力
• 乳制品
• 香草
• 酱油
环境因素
• 高温
• 紫外线
• 寒冷
• 潮湿
化学物质
• 酒精饮料
• 药物
身体运动
• 压力
• 慢性咳嗽
• 剧烈运动

在制订治疗方案时，需考虑是否存在炎性丘疹和红斑。对于丘疹和脓疱，可根据症状的严重程度使用外用和口服抗生素。外用药物包括甲硝唑、壬二酸和伊维菌素乳膏[34]。近期，美国 FDA 已批准 1.5% 米诺环素泡沫剂（Zilxi）用于治疗玫瑰痤疮[35]。口服药物包括缓释型亚抗菌剂量的多西环素（10 mg 缓释 /30 mg 速效），以及超说明书使用抗菌剂量的多西环素或米诺环素。也有报道对严重的炎性丘疹患者可给予口服伊维菌素。对于重症或难治的病例，口服异维 A 酸可能有效。新兴治疗方法包括丝氨酸蛋白酶抑制剂 [可减少异常抗菌肽（LL-37）的合成] 以及外用色甘酸（一种肥大细胞稳定剂）[34]。

虽然抗生素治疗可以控制玫瑰痤疮的炎性皮损并可能预防其恶化，但无法改善面部的持续性红斑和毛细血管扩张。治疗持续性红斑可考虑采用外用 α- 肾上腺能受体激动剂（如羟甲唑啉和溴莫尼定），以及在难治性病例中可使用系统性 β- 受体阻断剂[34]。近年来，光疗和激光治疗已被广泛并成功地用于治疗毛细血管扩张。一项纳入 60 名玫瑰痤疮患者的研究表明，接受强脉冲光（IPL）治疗能清除约 78% 的毛细血管扩张，疗程通常需 3 次左右，并需要根据患者肤色调节波长、脉冲时间和能量[36-37]。另一种治疗选择是脉冲染料激光（PDL）。联合 IPL 和 PDL 的治疗方案也值得考虑。**表 17-5** 总结了玫瑰痤疮的不同治疗方法[38-39]。

表 17–5 玫瑰痤疮治疗方法
外用药治疗
抗生素
甲硝唑
克林霉素
红霉素
抗炎药物
壬二酸
马齿苋
绿茶
甘草查尔酮
甘草提取物
免疫调节剂
吡美莫司
他克莫司
硫制剂
硫磺
磺胺醋酰钠
口服抗生素
四环素类（四环素、多西环素和米诺环素）
大环内酯类（红霉素、阿奇霉素和克拉霉素）
甲硝唑
氨苄西林
甲氧苄啶 / 磺胺甲噁唑
其他口服治疗
异维 A 酸
阿司匹林
β- 受体阻断剂
选择性 5- 羟色胺再摄取抑制剂（SSRI）
可乐定
激素（口服避孕药）
激光和光疗
强脉冲光疗法
血管激光（脉冲染料激光、Dornier 940 nm 激光和 KTP 激光）
二氧化碳浅表磨削性激光
其他治疗（适用于增生肥大亚型）
热环电凝术
皮肤磨削术

结论

玫瑰痤疮的病因复杂，临床表现多种多样，对皮肤科医生和患者来说都是一种具有挑战性的疾病。对于患有玫瑰痤疮的个体而言，并不存在单一且普遍适用的治疗方案。如若能在疾病早期的潮红阶段及时诊断并采用抗炎疗法进行治疗，可能有助于阻止疾病进展。治疗方案应当根据患者的具体需求进行个性化调整。

（廖勇 李吉 吴艳 夏志宽 范运龙 杨蓉娅 译校）

参考文献

扫描书末二维码获取

第 18 章

灼烧和刺痛型皮肤（S3 型敏感性皮肤）

概要

要点

- "刺痛者"是指接触某些化学物质（例如护肤品成分）和（或）物理因素后感到刺痛、灼烧或其他疼痛感觉的一类人群。
- 鲍曼皮肤分型系统将刺痛型皮肤归为鲍曼 S3 型敏感性皮肤。使用鲍曼皮肤类型指标（Baumann Skin Type Indicator，BSTI）来识别这一皮肤类型，对于预防患者不适和依从性差具有重要的意义。

新进展

- 灼烧和刺痛是通过神经系统反应性增强产生的，这种反应由与表皮浅层特殊感受器相连接的感觉神经纤维介导。
- 引起刺痛的原因因人而异，但常见的成分包括酸性物质（如乳酸、甘醇酸、水杨酸和山梨酸等）、酒精和辣椒素。

展望

- 未来研究重点是探讨刺痛、灼烧和瘙痒之间的关系，以及玫瑰痤疮等疾病的病理生理学机制，以改善这一敏感性皮肤亚型的治疗效果。
- 需要在非白种人群体中开展关于刺痛的大规模研究，以更好地了解刺痛与种族之间的关系。

有部分人在接触某些护肤品时可能会出现刺痛和灼烧感。自从 1977 年 Kligman 首次提出这个概念以来，这类人群通常被称为"刺痛者"。这种皮肤类型也被称为反应性皮肤、高反应性皮肤、不耐受皮肤或易激惹皮肤。在鲍曼皮肤分类系统中，刺痛者被定义为鲍曼 S3 型敏感性皮肤（详见第 10 章"鲍曼皮肤分型系统"）；其中的"3"指的是刺痛和灼烧者，而非其他类型的敏感性皮肤，如痤疮（S1）、玫瑰痤疮（S2）或接触性皮炎（S4）。同一个患者可能同时表现出 1～4 种不同类型的敏感性皮肤。例如，很多玫瑰痤疮（S2）患者同时也是刺痛者和灼烧者（S3）。虽然这种皮肤类型在使用护肤品成分等化学因素时被称为"刺痛者"，但这种皮肤类型也包括那些因紫外线辐射、热、冷和风等物理因素而感到刺痛、发麻或轻微疼痛的人。心理压力或月经等激素因素也可能起一定作用。了解患者对 S3 型敏感性皮肤的易感性至关重要，因为这可能导致患者对某些会引起不适的药物和基质产生不遵医嘱的情况。以壬二酸凝胶为例，它是一种治疗玫瑰痤疮的药物，但部分使用者可能会感到刺痛。维 A 酸微球体凝胶中含有苯甲醇（苯甲酸衍生物），可能导致某些人使用后感到刺痛。本章将讨论刺痛和灼烧的机制，哪些成分最有可能引发这种感觉，以及如何识别潜在的“刺痛者”。

流行病学

3 型敏感性皮肤在全球范围内都非常普遍。根据一项英国研究，有 57% 的女性和 31.4% 的男性在一生中的某个阶段曾因个人护肤产品产生过不良反应，其中 23% 的女性和 13.8% 的男性在过去 12 个月内遇到了此类问题 [1]。另一项研究则表明，女性比男性对乳酸引发的主观反应表现出更高的敏感性 [2]。

灼烧和刺痛的机制

刺痛是一种主要发生在面部，尤其是鼻唇沟和面颊部位的问题。该区域高度敏感，被认为与角质层高通透性、汗腺和毛囊密度大以及感觉神经网络复杂相关 [3]。这种刺痛反应的特异性尚不清楚，也就是说，个体可能对乳酸产生刺痛反应，但对苯甲酸和壬二酸等其他成分却无此反应。一项研究指出，对乳酸产生刺痛的患者与对壬二酸产生刺痛的患者之间并无相关性 [4]，这表明其中涉及某种尚未阐明的特异性刺激反应。

感觉神经系统的作用

表皮中的感觉系统很可能参与了这一过程，而非真皮中的感觉系统。表皮中的感觉神经与角质形成细胞、黑素细胞、朗格汉斯细胞和梅克尔细胞相互联系（**框 18-1**）。感觉神经分为两种类型：表皮感受器和真皮感受器。有人认为表皮中的梅克尔细胞在感觉感知中发挥作用，但梅克尔细胞的确切功能及其可能的机械感知作用尚不清楚 [5]。梅克尔细胞内含神经分泌颗粒，这些颗粒含有类似神经递质的物质，如甲硫脑啡肽、血管活性肠肽、神经元特异性烯醇化酶和突触素 [6]。梅克尔细胞 - 神经复合体也被称为触觉小体、鹰爪状末梢、Iggo 囊、Pinkus 小体和毛鞘小体（Haarsheibe）。已发现梅克尔细胞 - 神经复合体与毛囊和汗腺导管相关。关于化学物质对梅克尔细胞等感觉单元兴奋性的影响了解甚少。

人们认为，那些有刺痛倾向的个体神经反应性增加。辣椒素即红辣椒中的刺激性成分，在商业上用作“辣椒喷雾”，接触到皮肤后能引发疼痛和灼烧感。通过对辣椒素作用机制的深入研究，有助于更好地理解化学性疼痛。尽管目前尚不清楚这些患者涂抹护肤产品时引发灼烧感是否是因为相同的通路，但有可能遵循类似的机制。因此，本部分将探究辣椒素的作用。辣椒素和其他化学物质刺激了 C 型多模态伤害感受器，辣椒素的作用受浓度影响。通常情况下，在完整的皮肤表面局部涂抹 1% 辣椒素，会导致对热的敏感性增加 [7]。研究发现辣椒素对热感知和机械刺激感知产生不同影响，使人们相信人体皮肤中存在两类功能不同的伤害感受器 [8]。这一领域还需要开展进一步研究，但热敏感的伤害感受器很可能在这种产生刺痛和灼烧感的皮肤类型中起到关键作用。

> **框 18–1 皮肤中的感觉神经**
>
> 表皮浅层包含与特殊感受器（如梅克尔细胞）相连的感觉神经纤维。感觉神经纤维通常可分为三类纤维：
> - β 纤维，最大且有髓鞘覆盖，负责传导触觉、振动觉和压力觉（传导速度为 2 ~ 30 m/s）。
> - δ 纤维，较小且有髓鞘覆盖，负责传导冷觉和痛觉（传导速度大于 30 m/s）。
> - C 纤维，最为缓慢、最小且无髓鞘覆盖，负责传导温度觉和痒觉（传导速度小于 2 m/s）。C 纤维参与调节大部分自主神经的外周功能。

瞬时受体蛋白

角质形成细胞中的瞬时受体蛋白（TRP）可感知不同环境因素的刺激。TRP 受体可能在敏感性皮肤所见的皮肤刺痛中发挥作用。瞬时受体电位香草酸 1（TRPV1）和 TRPV4 属于热感受性受体，并且与疼痛和瘙痒相关。TRPV1 是感知辣椒素（存在于辣椒中的成分）的受体，并能引发热感觉。同时，TRPV1 在低 pH 环境下也能被激活 [9]。TRPV1 可能是乳酸引发皮肤刺痛的机制之一。

血管扩张和瘙痒

S3 型敏感性皮肤患者常表现出异常感觉，并可能伴有或不伴有血管扩张。C 类无髓纤维可能在其中发挥作用，因为已知它们能传导温暖感觉。虽然这种皮肤类型特有的灼烧和刺痛并非总是与炎症有关，但炎症可能在这个过程中发挥作用。神经源性炎症可能由神经递质引发，比如 P 物质、降钙素基因相关肽（CGRP）和血管活性肠肽，从而导致血管扩张和肥大细胞脱颗粒 [10]。此外，非特异性炎症也可能与白细胞介素 -1、白细胞介素 -8、PgE2、PgF2 和 TNF 的释放有关 [11]。已知可引发皮肤刺痛的山梨酸会释放前列腺素 D2（PGD2），进而导致皮肤血管扩张 [12]。

瘙痒

瘙痒似乎与灼烧或刺痛有所不同，但它们可能存在一些重叠。关于瘙痒的详细解释超出了本章的范围，但近期 Chen 发表的一篇综述做了很好的阐述 [13]。通过在局部或皮内注射各种物质，如蛋白酶、肥大细胞脱颗粒剂和血管活性剂，可以在实验中诱发瘙痒反应。Grove 对 32 名年轻受试者的累积乳酸刺痛评分与组胺瘙痒评分进行了比较，所有感受到刺痛的受试者也出现了中度到重度的瘙痒，而 50% 出现中度瘙痒的受试者并未出现刺痛感 [14]。最新研究表明，一类传导速度极低且对机械刺激不敏感的新型 C 纤维可能被视为传导瘙痒感觉的传入单元 [15]。

皮肤屏障与刺痛感

皮肤的屏障功能在防止皮肤水分蒸发以及隔离过敏原和刺激物的侵入方面起着重要作用（详见第 19 章“接触性皮炎”）。有假设认为，受损的皮肤屏障会导致外用成分过度渗透，从而引发刺痛感。最近的一项研究评估了 298 名女性使用 5% 乳酸溶液后的情况，并测量了经表皮水分丢失、皮肤水合度、皮脂含量和 pH 值 [16]。结果发现，刺痛感与经表皮水分丢失增加之间存在正相关关系，这提示皮肤屏障受损在刺痛感的发生中起了一定作用。然而，刺痛感与其他参数（如皮肤水合度、皮脂含量或 pH 值）之间并未观察到相关性。需要指出的是，并非所有研究都显示刺痛者的皮肤屏障受损。一项研究分析了刺痛感人群（鲍曼 S3 型）与那些在 0.3% 十二烷基硫酸钠贴片试验中产生刺激反应的人群（鲍曼 S4 型）之间的关系，结果发现刺痛感人群不一定比无刺痛感人群更容易产生刺激反应 [3]。

玫瑰痤疮与刺痛感

玫瑰痤疮（鲍曼 S2 型）患者有易面部潮红的倾向，常伴随灼热感。许多玫瑰痤疮患者还抱怨对护肤产品不耐受。一项研究探讨了这一关系，32 名玫瑰痤疮患者和 32 名对照者均接受了乳酸刺痛试验。结果显示，24 名玫瑰痤疮患者和 6 名对照者表现为刺痛阳性（$P < 0.001$）。这一研究表明，玫瑰痤疮患者可能更容易出现刺痛感 [17]。

种族与刺痛感

尽管临床上普遍认为黑人对刺痛的反应性低于白人，而亚裔人群的反应性高于白人，但支持这一假说的数据缺乏统计学意义 [18]。Frosch 的研究指出，最常感到刺痛的是肤色较浅的凯尔特人后裔，他们容易晒伤且不容易晒黑 [19]。然而，Grove 等研究者发现刺痛感与种族无关，而主要与个体对肥皂、化妆品和药物的过敏史有关 [20]。此外，Aramaki 等研究者发现，尽管日本和德国女性对十二烷基硫酸钠测试的反应存在显著差异，但她们的主观感觉差异也很明显 [21]。他们得出结论，日本女性可能更倾向于报告更强烈的刺痛感，这反映了不同文化行为的影响。需要指出的是，目前仍缺乏大规模的种族差异性研究。

引起刺痛感的成分

常见的引起刺痛感的成分列于**表 18-1**。然而，由于每天不断有新成分被开发出来，因此无法完整列出。对于有刺痛倾向的患者，建议其仔细查看引发不适的产品中所含的成分。皮肤科医生可协助患者确定需要避免的成分，以便患者日后规避。通常，

表 18-1　已知在某些人群可引发刺痛感的成分
酒精
阿伏苯宗（Parsol）
壬二酸
苯甲酸
辣椒素
桉树油
香料
甘醇酸
乳酸
薄荷醇
薄荷
水杨酸
山梨酸
维生素 C
金缕梅提取物

低酸度（低pH值）的产品如乙酸、水杨酸和乳酸等，都可能引发刺痛感。为了增强吸收效果，维生素C产品的pH值通常较低，故某些形式的维生素C可能引起刺痛感。另外，酒精常用于爽肤水和收敛水中，亦有可能引起刺痛感。

如何识别潜在的刺痛因素

鲍曼皮肤类型指标（BSTI）涵盖了一系列问题，旨在识别鲍曼S3型皮肤类型的人群（详见第10章）。相关信息可通过在www.SkinIQ.com注册，在线访问此问卷。使用在线问卷版本有助于数据采集，以研究性别、种族以及气候等因素在皮肤刺痛中的作用。收集大量全球数据对于确定与该状况相关的因素至关重要。

在研究和临床中，可以使用客观指标来认别刺痛反应者。然而，值得注意的是，并非所有的刺痛反应者都会对所有已知的刺激剂产生反应。不过，临床测试可以深入了解这种令人困扰的情况。乳酸刺痛试验最早由Kligman于1977年描述[19]。目前，除了乳酸外，还使用其他各种刺激剂进行测试。使用棉签将所选的刺激剂涂抹于面颊。刺痛反应者通常在数分钟内会产生中度至重度的刺痛感，再用分级量表对受试者的刺痛强度进行分级[22]。需要注意的是，不能同时在两侧面颊上测试物质，因为一侧的强烈刺痛感可能会增强对另一侧面颊刺痛的感知。在实验室环境中，很容易识别刺痛反应者。但是，并不是所有个体都会对同一种物质产生刺痛反应。例如，对乳酸产生刺痛反应者可能对苯甲酸不产生刺痛反应。因此，在实验室环境之外，很难预测哪些成分会引发患者的刺痛感。BSTI可以通过历史数据帮助识别更有可能产生刺痛反应的易感人群。

如何预防刺痛

在这一点上，最明智之策是识别和避免引起刺痛的成分。应指导患者保存一份引发刺痛的成分清单，并避免使用含有这些成分的产品，包括洗发水、护发素、剃须用品和护肤品。改善皮肤屏障可能会减少刺痛反应的发生率。抗炎产品如抗氧化剂、芦荟和洋甘菊有助于减轻可能与刺痛反应伴随的炎症。值得注意的是，刺痛感不一定伴随炎症，也未必对皮肤造成损害。事实上，化学剥脱剂如乙醇酸和乳酸的pH值较低，大部分人会对它们产生刺痛感。然而，已有证据表明这些成分可提高皮肤水合度和改善光损伤皮肤的外观。

结论

鲍曼S3型敏感性皮肤是一种尚不完全了解的皮肤类型。具有这种皮肤类型的人表现为对某些护肤品不耐受，这可能会影响到他们对品牌及产品的选择。尽管刺痛感通常不伴随炎症，但可引起患者的不适，并可能导致他们无法遵守针对其皮肤状况的护肤方案。我们需要对这种颇具研究价值的皮肤类型的机制和相关性进行更多的研究，以便改善和（或）拓展因这种敏感皮肤亚型而出现症状的患者的治疗选择。

（陈柳青　罗雨潇潇　李雪莉　尹锐
杨佳曼　刘丽红 译校）

参考文献

扫描书末二维码获取

第 19 章

接触性皮炎（S4 型敏感性皮肤）

概要

要点

- 接触性皮炎包括刺激性和过敏性两种类型，约 20% 的人群在其一生中会发生接触性皮炎。个人卫生用品和化妆品是导致面部、颈部以及手部非职业性接触性皮炎的主要原因。
- 过敏性接触性皮炎可因长期使用含特定化学成分的产品而诱发。其皮肤反应（包括红斑、鳞屑和瘙痒）有可能超出过敏原直接接触的区域。
- 香料和防腐剂是过敏性接触性皮炎的常见过敏原。制造商若将香料成分用于非调香功能（如防腐），仍可能导致过敏，这会使“无香料”的包装标签具有误导性。
- 精油是香料的基本成分，“天然”不等同于“安全”。

新进展

- 甲基异噻唑酮已经取代甲醛释放性防腐剂和香料成为主要过敏原，并被确定为临床相关性最显著的过敏原。
- Dillarstone 效应是指一种致敏化合物被引入市场后 2 ~ 3 年，引发接触性皮炎流行的现象。
- 尽管媒体曾对对羟基苯甲酸酯发出警告，但研究证明其致敏性弱，在过敏性接触性皮炎中起的作用非常小。此外，流行病学数据也未显示其与激素效应或乳腺癌发生之间存在直接相关性。

展望

- 新冠疫情虽已趋缓，但在医疗保健领域和公共领域，与个人防护设备（口罩、手套以及手部消毒液）相关的过敏性接触性皮炎病例却有所增加。
- 消费者与行业从业者在社交媒体上的开放对话引发了一场运动，推动化妆品向更为“纯净”、道德透明、无过敏原的方向发展，这或许将成为未来十年的关注焦点。

接触性皮炎概述

接触性皮炎（contact dermatitis，CD）是一组因表皮与过敏原或刺激物接触而引发的皮肤反应性疾病。接触性皮炎可分为三大临床类型：刺激性接触性皮炎（irritant contact dermatitis，ICD）、接触性荨麻疹（contact urticaria，CU）和过敏性接触性皮炎（allergic contact dermatitis，ACD）。接触性皮炎在普通人群中发病率较高，据估计有 15% ~ 20% 的人群患有该病，仅在美国其医疗费用就超过 15 亿美元[2]。接触性皮炎的临床症状包括痛苦的皮疹、影响睡眠的瘙痒以及持续的烦躁不安。这些症状常导致患者发病率显著上升，无法正常参与日常活动，从而直接影响患者的生活质量[3-4]。由于个人卫用品和化妆品引发接触性皮炎是患者就医的常见原因，因此，美容皮肤科医生必须熟悉该病的诊断和治疗。

刺激性接触性皮炎

接触性皮炎最常见的类型为刺激性接触性皮炎，约占所有接触性皮炎患者的 80%[5]。刺激性接触性皮炎是一种非特异性、非免疫性炎症反应，由对刺激性物质或直接对皮肤有毒的化学物质引起。潮湿的工作环境，例如在流行病期间接触洗涤剂、水或频繁洗手[6]，容易导致个体出现这类刺激性反应（详见第 11 章），因为这会破坏皮肤屏障。此外，刺激性接触性皮炎还可由与生理性物质的接触而引发，如唾液（舔唇所致）或尿液、粪便（如尿布皮炎）。长时间接触液体中的天然酸和碱会直接破坏皮肤屏障并引发皮肤炎症。物理性刺激如摩擦和遮盖也可能诱发刺激性接触性皮炎。一项包括 1066 名患者的研究发现，化妆品是导致刺激性接触性皮炎最常见的原因[7]。一个典型的诱发刺激性接触性皮炎的例子是在化学剥脱术后发生的表皮角质形成细胞损伤（**图 19-1**）。

刺激性接触性皮炎的严重程度取决于多种因素，包括刺激性化学物质暴露于皮肤的持续时间、频率和浓度。此外，湿度和温度等环境要素也可影响其严重程度[8]。刺激性接触性皮炎的临床表现通常包括非特异性红斑、灼烧感或刺痛感。与过敏性接触性皮炎相比，刺激性接触性皮炎的瘙痒症状不那么常见，因此可作为诊断线索之一[8]。

接触性荨麻疹

疾病谱的另一端是接触性荨麻疹，其在接触性皮炎中占比约为 0.5%。这种反应可能是免疫性的和非免疫性的。免疫性接触性荨麻疹是由 IgE 介导的，表现为一种速发型超敏反应[9]。其典型临床症状包括风团和红斑（荨麻疹），在极端情况下，可能进展为严重的呼吸困难、过敏性休克，极少数情况下甚至可能导致死亡。免疫性接触性荨麻疹主要见于职业环境中，一个典型的例子是医护人员对乳胶的过敏反应。非免疫性接触性荨麻疹更为常见，且症状相对较轻。它是由血管活性物质如前列腺素、组胺、白三烯和 P 物质直接诱导引起的[10]。其临床表现通常在使用相关产品后一小时内出现，表现为刺

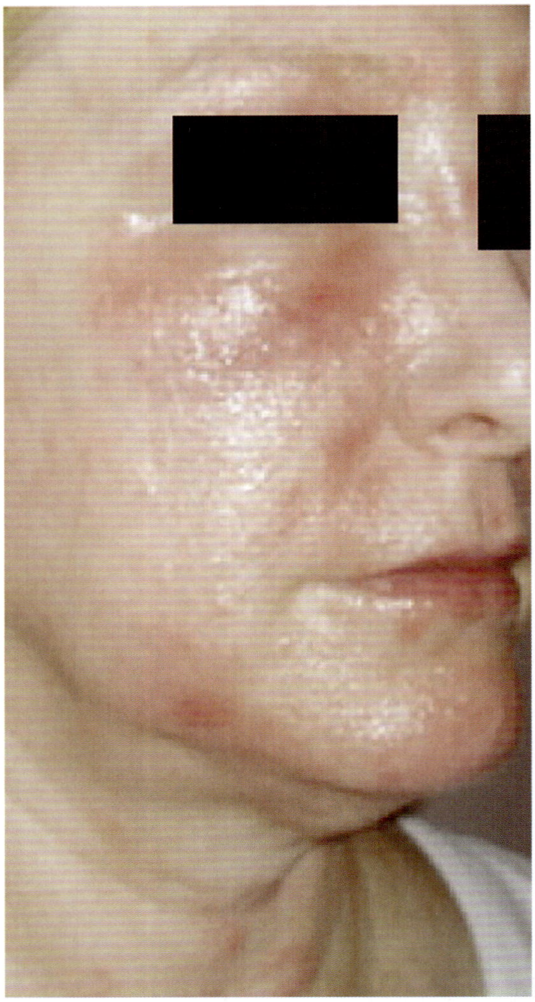

图 19–1 甘醇酸是一种刺激性物质，可导致角质溶解。图中患者使用 30% 甘醇酸剥脱剂处理后第 1 天，面颊出现了粉红色的薄嫩斑块。

痛、麻刺感，少数情况下出现荨麻疹。常见的诱因包括含有香料、防腐剂的化妆品[11]以及甘醇酸剥脱剂[12]等。由于接触性荨麻疹在接触性皮炎中属于较少见的类型，因此本章不再进一步讨论。感兴趣的读者可在参考文献中获取更多信息。

过敏性接触性皮炎

过敏性接触性皮炎是个人护理产品和化妆品相关的接触性皮炎的主要原因。过敏性接触性皮炎的病理生理学机制与其他类型的接触性皮炎有显著不同。最关键的区别在于过敏性接触性皮炎是一种免疫反应，这意味着它具有皮肤记忆性，再次暴露抗原时能够被触发。过敏性接触性皮炎是由 T 细胞介导的Ⅳ型迟发性超敏反应引起淋巴细胞激活所导致的。当皮肤接触到某种过敏原（从分子层面来说通

常是一种蛋白质抗原），会引发 T 淋巴细胞的克隆性增殖，这些增殖的淋巴细胞能够在将来再次接触相同抗原时进行识别并作出反应。这两个过程分别称为致敏和诱发。

通过反复接触过敏原并超过某一生理阈值时，就会致敏。这一点从临床角度来看非常重要。因为普遍存在一种误解，即认为长期使用的无反应的产品不会成为过敏原。然而，对某一产品的致敏可能会在多年使用期间逐渐形成。有些过敏原比其他过敏原具有更强的致敏性，因此对消费者的危害也更大[13]。每次再次暴露于某种抗原时，免疫系统都会得到强化，并且更有可能在将来再次接触时记住该抗原。以乙型肝炎疫苗为例，虽然病理生理反应不同，但需要接受三剂疫苗才能建立持久有效的“免疫”或对该药物的记忆。相反，破伤风疫苗需要每隔 10 年“加强”接种一次，以确保免疫系统的记忆。同样，过敏原的致敏性越强，在接触时诱发过敏性接触性皮炎所需的“增强”剂量可能就越少，例如毒葛和甲基异噻唑啉酮（MI）。然而，大多数过敏性接触性皮炎病例的“增强”或者暴露都是发生在小剂量情况下，当在一段时间内连续接触后，就会导致个体对该化学物质致敏。

过敏性接触性皮炎的发生发展

可能引发过敏性接触皮炎的化学物质通常是那些个体频繁接触的低分子亲脂性化合物。这些物质的分子量通常小于 500，使其能够穿透皮肤或黏膜并触发免疫级联反应[14-15]。这些物质一旦进入皮肤，将被抗原提呈的树突状免疫细胞吞噬，然后经进一步处理以呈递给原始 T 淋巴细胞。这一捕获和呈递的过程被称为诱导致敏的阶段。

反复接触致敏化学物质会激发记忆性 T 细胞的克隆扩增，每个细胞都继承了产生免疫反应的潜能。随着每次重新接触或刺激，诱导过敏的阶段逐渐增强，直至出现临床症状。这个过程涉及免疫细胞包括抗原提呈细胞、淋巴细胞和角质形成细胞，以及它们之间复杂的细胞因子相互作用。需要注意的是，达到初始诱导致敏的激活能量可能需要数天至数年的时间，但一旦建立，致敏个体再次接触致敏化学物质通常会在 48 ~ 120 小时内导致激发反应再次发生[15]。这一点在临床中具有重要意义，因为患者可能对某种成分致敏前已使用某产品多年，而难以将暴露与迟发的皮炎表现联系起来。

过敏性接触性皮炎的临床表现

过敏性接触性皮炎通常发生在与刺激性过敏原接触的部位，但与刺激性接触性皮炎（通常局限于暴露部位）不同，过敏性接触性皮炎可能会扩散到接触区域之外。化妆品和个人护理产品接触过敏的典型发病部位是面部、颈部、手部和腋下，与这些部位使用的产品中含有化学成分，如香料、防腐剂、乳化剂和溶剂有关（**图 19-2**）[16]。此外，薄荷、肉桂和甘菊等香料成分可能引发过敏性接触性皮炎，其中大多数与口周皮肤反应（即口周皮炎）相关。在某些情况下，当接触性皮炎是由伴侣、同事或同睡者（如幼儿与父母）使用的产品引起时，可能会发生所谓的“同伴”或“夫妻”接触性皮炎。

皮肤水分、摩擦程度、过敏原强度以及接触时间的不同，可能导致皮炎表现的差异[17]。此外，根据皮炎的表现程度、持续时间及相关体征，过敏性接触性皮炎通常分为亚急性、急性和慢性三个主要亚型[15]。在亚急性表现中，皮肤会出现斑状红斑和脱屑。急性型则通常表现为皮肤瘙痒、红斑、水肿和丘疱疹样改变。然而，当皮炎进展至慢性时，患者可能表现出皮肤苔藓样变和皲裂，可能与其他慢性皮肤病（如特应性皮炎）难以鉴别[18]。

过敏性接触性皮炎的反应通常发生在与过敏原接触部位的皮肤，因为这些区域的免疫反应增强。不过，需要注意的是，远离过敏原接触部位的皮肤也可能出现自身湿疹化，而且如果在新的、可能相距较远的部位接触过敏原时，之前已经致敏的部位可能会被远程激活而发生“回忆反应”。这种延迟反应和回忆反应的混杂因素给过敏性接触性皮炎的诊断带来了特殊的挑战。

以一个案例为例，一位已知对对苯二胺（PPD）染发剂过敏的患者在注射透明质酸填充剂后的第二天，面部和头皮出现了严重的红斑、疼痛、瘙痒和脱屑。她怀疑这与透明质酸有关。值得注意的是，红斑不仅出现在注射透明质酸的部位，包括鼻唇

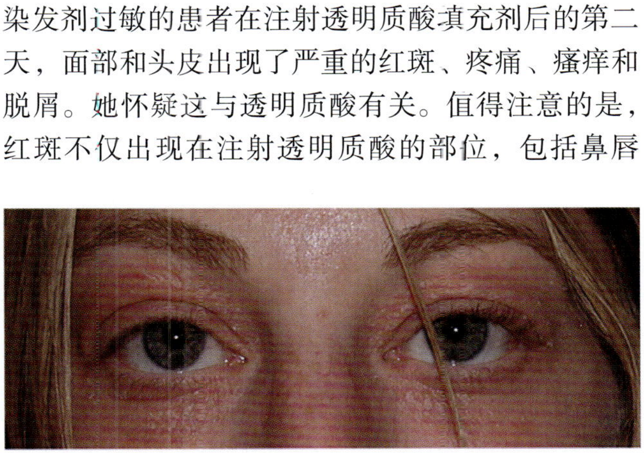

图 19–2 香料引起的眼睑接触性皮炎

沟、颞部、下颌和面颊部，而额部、头皮、发际线和颈后部等未进行美容治疗的部位也出现了红斑。回顾这一案例发现，患者治疗前在目标皮肤区域使用 70% 乙醇进行了“预处理”，并涂抹了含有丁卡因 - 苯唑卡因的局部麻醉剂 1 小时。此处的关键临床要点在于，酯类局部麻醉剂和 PPD 都是氨基苯甲酸的衍生物。由于回忆反应现象，尽管她仅在面部接触了麻醉剂，但她先前对 PPD 过敏的其他皮肤区域也发生了反应。此外，她的皮炎进展迅速，仅在 1 天后就发生，这是因为她对强过敏原的先前致敏具有强烈的记忆效应。

过敏性接触性皮炎的诊断

为了确定大多数过敏性接触性皮炎患者的病因，详尽的病史记录至关重要（因为了解病史对于确定过敏原的临床相关性至关重要）。建议患者携带他们常用的护肤产品（如果已知过敏原的话）前来就诊，往往会有所帮助。皮肤斑贴试验被视为过敏性接触性皮炎诊断的金标准工具 [19]。合理使用斑贴试验并向患者提供相关教育已被证明可以提高患者的生活质量，因此建议对怀疑患有过敏性接触性皮炎的患者进行该测试。对于那些患有顽固性或重度慢性皮炎，症状已经持续了 2 个月或更长时间，且未能通过标准治疗方案得到改善，或者需要接受系统性免疫抑制剂治疗的患者，同样建议进行斑贴试验 [20-21, 23]。经过培训的皮肤科医生和过敏性疾病专家可以执行斑贴试验，包括选择和应用过敏原以及评估和分析测试结果。

斑贴试验可使用限定的 35 种预制商业测试试剂，例如由 SmartPractice 公司（位于美国亚利桑那州凤凰城）制造的薄层快速使用皮肤测试（T.R.U.E. Test™），或者通过数目不定的商业化标准试剂板即综合测试来进行。综合测试允许根据患者的个人接触史和皮炎的临床分布情况，量身定制过敏原的选择，包括各种香料、化妆品、基质和防腐剂等，以对患者进行测试。此外，临床医生还可以进行重复的开放性应用测试和封闭或开放室测试，以检测患者自带的个人护理产品和化妆品，从而提供一种个性化的确认方法。

综合测试遵循标准程序，即将可疑的化学物质（过敏原）手动加载到测试室中，并使其接触患者未受累的皮肤区域，通常选择在背部和（或）手臂内侧，保持 48 小时（**图 19-3** 和**图 19-4**）。在最初 48 小时贴敷期结束后，移除斑贴，进行皮肤标记并评估。在贴敷后 48 小时和贴敷后 72～120 小时的延迟观察时间内均对贴敷部位进行评估。刺激性接触

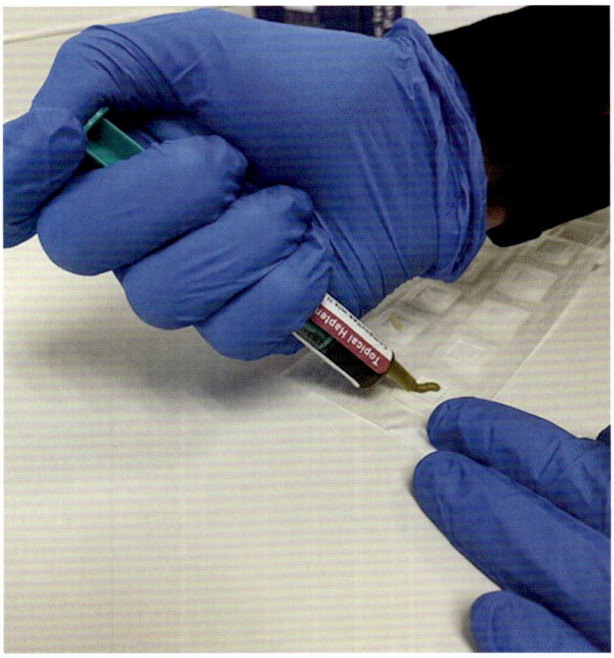

图 19-3 综合测试室准备——标准托盘及部分化妆品基质

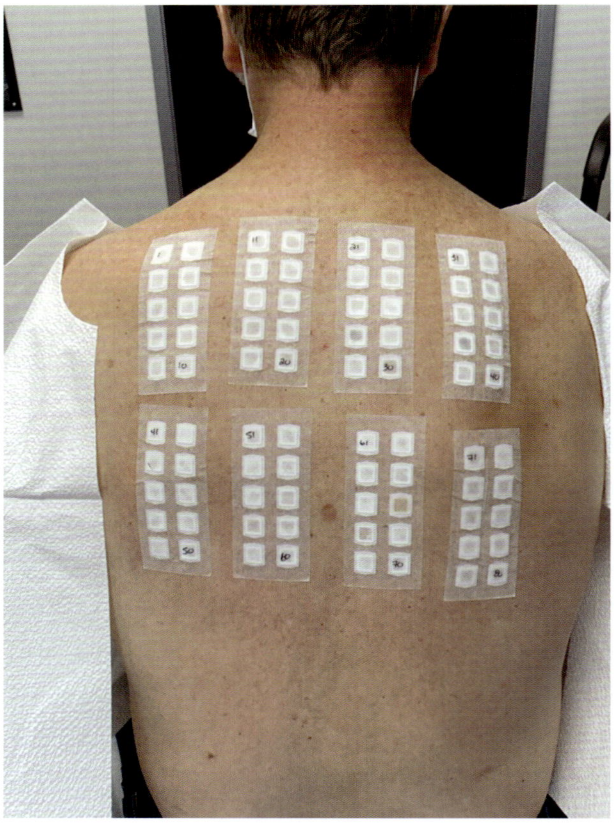

图 19-4 斑贴试验在患者身上的应用

性皮炎反应在 24 小时内达到高峰（并在 72 ~ 96 小时内改善），而接触性超敏反应通常会在测试期间逐渐进展，并在延迟观察时恶化。此外，刺激性接触性皮炎往往表现为红斑而非硬结和湿疹化 [19]。根据国际接触性皮炎研究小组（ICDRG）的方案，将反应分为 0 到 3+ 级和和刺激性反应 [22]。

十二烷基硫酸钠（SLS）测试一直作为刺激反应的阳性对照，常与皮肤斑贴过敏原测试结合使用，特别适合敏感性皮肤患者。因为它可以协助区分过敏反应与刺激反应 [23]。在斑贴试验中，如果 SLS 呈阳性反应，则表明患者斑贴测试样本中的片状红斑更有可能为刺激反应；反之，若 SLS 测试在斑贴试验中未显示反应，那么红斑反应更有可能是过敏性皮炎。尽管 SLS 测试具有一定的实用价值，但重要的是要注意，临床表现与接触史的临床相关性对于正确区分过敏性接触性皮炎和刺激性接触性皮炎至关重要。

治疗

治疗任何接触性皮炎的第一步是确定致病因子，无论是过敏原还是刺激性化学物质。一旦确定，接下来的步骤包括避免再次接触该致病因子，对于过敏性接触性皮炎，还应避免有交叉反应的物质。为了患者的健康，必须用其他产品替代。此外，需采取相应措施来保护皮肤屏障的完整性，例如减少用肥皂洗手，增加保湿剂的使用，这无论对于过敏或刺激引起的皮炎都至关重要。保湿剂的使用有助于促进皮肤愈合，特别是在处理刺激性反应时（参见第 31 章）。

在此期间，在采取避免方案的同时，为了让免疫系统有机会"遗忘"（减少对致敏原的记忆），可能需要对症治疗。可局部使用皮质类固醇和（或）免疫调节剂，而在严重急性或慢性病变广泛受累的情况下，可能还需要使用全身性药物，如泼尼松、环孢素、霉酚酸酯、甲氨蝶呤或紫外线治疗 [24]。最近有报道称，度普利尤单抗（一种结合 IL-4 受体并抑制 IL-4 和 IL-13 通路的单克隆抗体）对于过敏性接触性皮炎中由弱过敏原引发的 Th2 轴反应有改善作用，未来可能成为首选的治疗药物 [25-26]。

接触性皮炎对化妆品行业的启示

根据美国 FDA 的定义，化妆品是指"通过擦、倒、撒、喷、涂等方式施用于人体皮肤表面或以其他方式施用于人体，以达到清洁、美容、提升吸引力或改变外观（不包括肥皂）的产品" [27]。根据《联邦食品、药品和化妆品法案》，化妆品及其成分（除着色剂外）在上市前不需获得 FDA 批准。因此，从法律上讲，化妆品成分引发接触性皮炎的潜在风险并不是其是否允许使用的决定因素。

然而，从临床角度来看，由于化妆品成分可能存在致敏性，因此它们可能对人体健康存在风险。眼部和面部化妆品、保湿霜以及护发产品等化妆品一直被报道为过敏性接触性皮炎最常见的致病因素 [28-29]。在对 30 000 多名过敏性接触性皮炎患者的 7 项综合研究的回顾中发现，9.8% 的阳性反应是由化妆品过敏原引起的 [30]。

除了水和精制凡士林外，几乎所有外用产品的成分都有可能在某些时候对某些人造成过敏或皮肤反应。大多数病因归因于添加的防腐剂、基质和香料 [11]。带有保质期的产品含有防腐剂，以防止微生物活动和分解。美容医生和制造商必须了解哪些化学物质引发接触性皮炎的风险最高，并指导、开发和生产采取最高安全措施的产品，以保障消费者的安全。

在接下来的部分，我们将提供化妆品行业内常见过敏原的核心信息，旨在教育临床医生和制造商，提高化妆品产品的质量，并保护患者和家人免受可能导致严重皮肤反应的接触性皮炎的影响。

化妆品中的主要过敏原

虽然本章无法全面探讨化妆品中含有的各种致敏化学物质，但**表 19-1** 中列出了最常见的过敏原。有三类化学物质在化妆品接触性过敏中特别值得关注，即香料、防腐剂和基质成分。

香料

自 1957 年首次报告对香料化学物质过敏以来，香料一直位列接触性过敏原的前十大元凶之一（**表 19-1**）[31-32]。事实上，香料是导致过敏性接触性皮炎的第三大常见过敏原，也是化妆品接触性过敏最常见的原因 [7]。化妆品占这些接触性过敏反应病例的 30% ~ 45%，而香水和抗汗剂 / 除臭剂则分别占 4% ~ 18% 和 5% ~ 17% [16]。据估算，普通女性每天会使用约 12 种个人护理产品，其中包含了超过 160 种成分；而普通男性则平均使用 6 种产品，

表 19-1 2015—2016 年美容领域常见致敏原

顺序	物质	阳性反应 (%)	潜在的美容应用
1	硫酸镍（2.5%）	17.5	金属：睫毛夹、剃须刀、镊子、矿物质化妆品
2/5	甲基异噻唑啉酮 / 甲基氯异噻唑啉酮 + 甲基异噻唑啉酮	13.4/7.3	化妆品、洗发水、肥皂、湿巾
3	香料混合物（8%）(α- 戊醛香兰素、肉桂醇、肉桂醛、丁香酚、香叶醇、羟基柠檬醛、异丁香酚和橡苔苔藓精油）	11.3	香料与风味剂
4/9	甲醛（2% 水溶液）/（1% 水溶液）	8.4/6.4	防腐剂—清洁剂、化妆品
6	秘鲁香脂（25%）	7	香料与风味剂—香水、化妆品、乳液、卸妆乳
7	新霉素（20%）	11.6	抗生素
8	巴西卡霉素（20%）	7.9	抗生素— Obagi Nuderm
10	4- 苯二胺	6.4	染发剂、临时文身

Adapted from DeKoven JG, Warshaw EM, Zug KA, et al. North American Contact Dermatitis Group Patch Test Results: 2015–2016. Dermatitis: contact, atopic, occupational, drug. 2018;29(6):297–309.

含有 85 种成分 [33]。因此，由于这些不同的使用习惯，香料过敏在女性中更为普遍，女性与男性的比例大致为 3.5：1[34-35]。北美接触性皮炎小组（North American Contact Dermatitis Group，NACDG）在 2015—2016 年记录的 10 983 次阳性过敏反应数据显示，香料过敏的最新患病率估计为 11.3%[7]。如果将这一患病率推算到美国当前人口，则相当于超过 3700 万人受到影响。

众所周知，香料是重要的过敏原。由于香料在发达国家和发展中国家几乎无处不在，人们有可能通过个人护理产品和化妆品制剂（例如香水、古龙水、皮肤和护发产品、除臭剂、洗衣产品和清洁产品）广泛接触到它们 [16, 34]。这就是为什么儿童患者中也开始出现香料过敏这一严重问题 [36]。检测香料过敏可能相当复杂。市面上有超过 5000 种可供使用的香料成分和化学物质，其中很多都有多个不同的名称 [37-38]。有时要确定特定化妆品中实际使用了哪些香料几乎是不可能的。许多特定的香料成分受到《公平包装和标签法》的保护，因为它们被认为是商业机密 [39]。一般情况下，这些成分仅被简单地标示为“香料”，而没有更具体的信息。调制香水的香味可能需要平均 30 ~ 50 种不同的化学物质，甚至有时多达 200 种 [40]！

随着过敏现象的不断增加，人们呼吁建立香料的识别措施。Larsen 于 1977 年提出了一个由 8 种成分组成的混合物（包括异丁香酚、丁香酚、肉桂醛、肉桂醇 [也叫肉桂油]、香叶醇 [香叶、玫瑰、茉莉、薰衣草和香茅精油的基础物质]、橡苔绝对酊 [来自树地衣]、羟基香叶醛 [合成] 和 α- 淀粉醛 [合成]）作为香料接触性过敏的筛查工具 [15, 41]。这种混合物又称复合香料 I，现在已商业化，用在美国 FDA 批准的 T.R.U.E. Test™（由 SmartPractice，Phoenix，AZ 制造）筛查系列及筛查香料过敏的综合测试。重要的是，复合香料 I 与秘鲁香脂一起使用，被认为可检测出大约 90% 的香料过敏 [42]。然而，目前通常会对一系列补充香料过敏原进行斑贴试验，这表明仅使用复合香料 I 和秘鲁香脂的原始组合是不够的。研究结果表明，复合香料 I 、秘鲁香脂以及两种附加的过敏原组合（复合香料 II 和肉桂醛）结合使用，只能鉴定出 73.2% 的香料引发的眼睑皮炎患者 [43]。**表 19-2** 列出了几种香料来源的致敏率。值得强调的是，患者可能对多种香料产生过敏反应，而且香料之间可能存在交叉反应。

同样重要的是，复合香料 I 中致敏性最强的 4 种成分也是秘鲁香脂或秘鲁香树脂（Myroxylon pereirae）的天然交叉过敏原 / 成分 [15]。秘鲁香脂是一种深棕色、复杂的黏稠液体，主要采自分布于萨尔瓦多的成熟秘鲁香脂树中。它包含挥发性油香脂醛，是肉桂酸、苯甲酰肉桂酸酯、苯甲酰苯甲酸酯、苯甲酸、香兰素和内乙醇的混合物，这些成分在制药、化妆品和调味品行业中均有广泛应用 [44]。2005 年，研究发现肉桂醇在番茄和秘鲁香脂中天然存在，这一发现为“番茄是已知对秘鲁香脂过敏患者的诱发因素”这一普遍说法提供了证据支持 [45]。

由于秘鲁香脂具有轻度的杀菌和毛细血管刺激

表 19-2 基于香料的过敏原

过敏原混合物	过敏原	预估致敏率（%）
秘鲁香脂[a,d]		7
复合香料Ⅰ[b,d]		11.3
复合香料Ⅱ[c,d]		5.3
	肉桂醇[a,b]	0.6
	丁香酚[a,b]	1
	肉桂醛[a,b]	1
	异丁香醇[a,b]	1.1
	香叶醇[b]	2.8[3]
	莉拉醛[c]	2.7[57] ~ 0.4[56]
	依兰[d]	1.3
	羟基柠檬烯醛[b]	1.3
	橡苔净油[b]	2
	苯甲醇[a,d]	0.3
	水仙	1.3[55]
	茉莉	1.2[55] ~ 0.4[56]
	柠檬醛[c]	0.6
	檀香木	0.9[55]
	芬尼索醇[c]	0.9
	香茅醇[c]	0.5
	茶树[d]	1.2
	α- 己基肉桂醛[c,d]	0.1
	香豆素[c]	0.4
	α- 戊基肉桂醛[b]	0.1

[a]：对秘鲁香脂产生过敏反应。
[b]：属于复合香料Ⅰ的成分。
[c]：构成复合香料Ⅱ的一部分。
[d]：目前纳入 2007 年 NACDG 筛查试剂板。

DeKoven JG, Warshaw EM, Zug KA, et al. North American Contact Dermatitis Group Patch Test Results: 2015–2016. *Dermatitis : contact, atopic, occupational, drug*. 2018;29(6):297–309.
Frosch PJ, Johansen JD, Menne T, et al. Further important sensitizers in patients sensitive to fragrances. *Contact Dermatitis*. 2002;47(5):279
Schnuch, A., Uter, W., Geier, J., Lessmann, H. and Frosch, P.J. (2007), Sensitization to 26 fragrances to be labelled according to current European regulation. *Contact Dermatitis*. 57: 1–10. doi:10.1111/j.1600-0536.2007.01088.x

作用，因此被广泛用于创伤、烧伤、痔疮和尿布皮炎的外用药物中。此外，秘鲁香脂的成分（如苯甲醇）因其轻度的麻醉和防腐性能在化妆品中也被广泛应用，例如 BOTOX™ -reconstituted（保妥适重配溶液）（无香料标识）。尽管在神经科或皮肤科手术中未报道肉毒毒素（Botox）发生迟发型过敏反应的病例[46]，但对于有明显香料过敏的患者而言，仍应考虑这一潜在风险。同样，在美容手术前，也可将此风险纳入任何知情同意书中加以说明[47]。

医疗人员应当了解这些隐蔽的香料化学物质的使用情况。根据《美国联邦法规》第 21 篇第 7 卷第 700.3 节（d）规定，“香料”一词适用于任何仅用于为化妆品赋予气味的天然或合成物质或物质组合[48]。根据这个定义，如果添加香料成分的目的是达到除影响产品气味以外的其他用途，比如用于防腐，那么该产品可被标记为“无香料”[49]。

消费者和医疗人员都应该意识到，“无香料”和“无味”的包装标识通常并非基于证据。一般而言，“无香料”指的是不含增香化学物质，而“无味”意味着“没有可以察觉到的气味”，这可能意味着添加了掩盖气味的化学物质。然而，这两种标签都不能证实成分列表中确实不含香料，因为它们仍然可能作为防腐剂被添加。此外，“低致敏性”标签是另一种未经监管的营销手段，几乎没有或完全没有证据支持，这会使得消费者感到困惑，因为这些产品通常包含高度致敏的成分[50]。

临床举例来说，一位对秘鲁香脂极度敏感的患者可能会选择易于识别的“无香料”产品作为替代品，然而患者可能不知道的是这些产品可能包含苯甲醇等香料，其与秘鲁香脂有交叉反应，并且具有次要防腐功能，因此可被用于带有“无香料”标签的产品。该案例中使用含有苯甲醇的“无香料”产品的患者可能会在涂抹该产品的区域出现严重的大面积皮炎，以及在先前对香料敏感的区域出现记忆性皮炎。因此，了解各种香料和它们之间的交叉反应物引发过敏性接触性皮炎的能力对于患者化妆品咨询和教育至关重要。

最后必须提及精油，因为患者常常错误地认为它们由“天然”成分组成而广泛使用。必须强调的是，精油中没有“必需”成分，而关于其纯度和安全性是一个重大的社会误解[51]。精油实际上由植物提取加工的亲水性挥发性化合物和各种稳定添加剂及溶剂组成，包括甲醇，它是一种有毒的农药[52]。报告称有 80 多种精油能够引发过敏性接触性皮炎，而某些精油在摄入时可能具有潜在的致命性[51]。其中，茶树油在引发过敏性接触性皮炎中占比最大。因此，作为医疗人员，我们必须继续教育和保护我们的患者免受错误信息和潜在有害化妆品的影响。

防腐剂（表 19-3 和表 19-4）

甲醛及释放甲醛的防腐剂

甲醛及释放甲醛的防腐剂是化妆品相关接触性皮炎最常见的五大过敏原之一[54]。在 2015 年至 2016 年间进行的一项研究中，有 5597 名患者接受斑贴试验，结果显示甲醛的致敏率达到 8.4%[7]。因甲醛与潜在的致癌风险相关而臭名昭著，其在现代化妆品中罕见使用[55]。然而，由于甲醛是一种强效的防腐剂，生产厂家已开始采用其他成分，这些成分在降解后会产生甲醛作为副产物，被称为甲醛释放性防腐剂（formaldehyde-releasing preservatives，FRPs）[56]。**表 19-4** 中列举了一些 FRPs。需要特别注意的是，FRPs 是最具致敏性的防腐剂。甲醛 / FRPs 引起的接触性皮炎通常表现为眼睑皮炎，通常与使用含有甲醛的指甲硬化剂、指甲油或化妆品有关。一些睫毛膏、腮红、眼影、粉底和洗发水中也含有 FRPs，可能导致接触部位如眼睑和面部发生过敏性皮炎。此外，其他潜在的甲醛基化学物质和 FRPs 的暴露来源还包括免烫衣物、清洁剂、婴儿湿巾、消毒剂、香烟烟雾以及甜味剂阿斯巴甜[57]。随着新冠疫情期间外科口罩和 N-95 口罩等防护装备的广泛使用，含有甲醛的头面部覆盖物以及衣物导致过敏性接触性皮炎的发病率上升[58-59]。

表 19-3　化妆品中的防腐剂及其预估致敏率（%）	
硫柳汞（merthiolate）	10.2
季铵盐 15（Dowicil®）（FRP）	3.6
溴酚（Bronopol®）（FRP）	1.3
二尿素（Germall11®）（FRP）	1.2
咪唑尿素（Germall115）（FRP）	1.1
DMDM 乙内酰脲（Glydant®）（FRP）	0.8
甲基二溴戊二腈和苯氧乙醇（Euxyl K400）	3.5
甲基异噻唑啉酮 / 甲基氯异噻唑啉酮和甲基异噻唑啉酮（Euxyl K100）	13.4/7.3
苯甲醇	NA
对羟基苯甲酸酯	0.6
碘丙炔丁基氨基甲酸酯	3.9

DeKoven JG, Warshaw EM, Zug KA, et al. North American Contact Dermatitis Group Patch Test Results: 2015–2016. Dermatitis: contact, atopic, occupational, drug. 2018;29(6):297–309.

表 19-4　可能引起接触性皮炎的防腐剂
苯甲酸
苯甲醇
Euxyl K 400（甲基二溴戊三腈和苯氧乙醇）
甲醛
甲醛释放性防腐剂（FRPs）
季铵盐 15
咪唑尿素（杀菌灵）
二咪唑尿素（杀菌灵 Ⅱ）
溴硝基丙二醇（Bronopol）
DMDM 脒
甲基氯异噻唑啉酮和甲基异噻唑啉酮（MCI/MI）
对叔丁基酚甲醛树脂
对羟基苯甲酸酯
丙二醇
苯甲酸钠
甲苯磺酰胺甲醛 甲苯磺酰胺（树脂）

甲氯异噻唑啉酮和甲基异噻唑啉酮（EUXYL K100）

1977 年，甲氯异噻唑啉酮（MCI，5- 氯 -2- 甲基 -4- 异噻唑啉 -3- 酮）和甲基异噻唑啉酮（MI，2- 甲基 -4- 异噻唑啉 -3- 酮）首次在美国以 Kathon CG 和 Euxyl K100（Dow Chemical，Midland，MI）的名义进行注册[60]。这两种化学防腐剂按照 3∶1（MCI∶MI）的比例混合，广泛应用于泡泡浴制品、化妆品和肥皂中[61-62]。由于其化学性质具有极性（一端亲脂性，另一端亲水性），MCI 和 MI 与众多表面活性剂和乳化剂相容。此外，异噻唑啉酮还具有生物杀菌性，因为它们能与微生物上可接触的细胞硫醇相互作用并将其氧化[63]。这种多功能性再加上其替代甲醛释放性防腐剂的功效，使其在数百万种个人护理产品中得以广泛应用。

随着 MCI/MI 混合物的广泛使用，20 世纪 80 年代开始出现过敏性接触性皮炎的流行，其致敏率达到 5%[64]。为了应对这一问题，化妆品成分审查委员会建议将冲洗类产品中 MCI/MI 的最大含量从 300 ppm 降低至 15 ppm，留置类产品中的含量降低至 7.5 pp[15]。此外，MI 被认为是比 MCI 更温和的防腐剂，因此被批准单独使用。然而，MI 的杀菌效果不如 MCI，因此需要使用更高的浓度以达到其效果[65-66]。

不出所料，关于 MI 致敏率增加的报告开始不断出现[65, 67-68]。MI 于 2013 年被美国接触性皮炎协会命名为年度接触性过敏原，自那时起，其致敏率每年都在不断上升 [60]。

最新的北美接触性皮炎小组（NACDG）报告汇总了超过 10 000 例斑贴试验结果，显示 MI 的致敏率高达 13.4%，仅次于镍 [7]。此外，MI 在 NACDG SPIN 计算中排名第一，凸显其在临床上的高度相关性，其最高记录值比排名第二名的致敏原高出 50% 以上 [7]。

因此，化妆品供应商和制造商必须认识到 MCI 和 MI 防腐剂引起敏感的可能性增加，以及导致过敏性接触性皮炎的高风险。需要注意的是，MCI 或 MI 可能与甲硝唑发生交叉反应，因为它们具有相似的分子结构 [69]。因此，在为对 MCI 或 MI 过敏的患者开具用于治疗玫瑰痤疮的药物如诺尔特（Noritate™，Bausch Health US，LLC，Bridgewater，NJ USA）和美托齐（Metrogel™，GALDERMA HOLDING S.A.）时，医生可能需要注意到这一点。

苯甲酮类化合物

苯甲酮类化合物是紫外线的化学吸收剂，由于其在化妆品和防晒霜中应用逐渐增多，在 2014 年被美国接触性皮炎协会（American Contact Dermatitis Society，ACDS）列为年度过敏原 [70]。此类物质最初设计用于涂料和塑料中，以抵御紫外线引起的降解，但在 20 世纪 50 年代被引入作为防晒剂成分。苯甲酮类化合物也可能存在于保湿剂、护发和美甲产品中。

苯甲酮 -3 又称氧苯酮，是引发过敏性接触性皮炎最常见的紫外线吸收剂之一 [71]。然而，已有报道显示苯甲酮类化合物还可能引发其他不良反应，包括光接触性皮炎、荨麻疹和过敏性休克 [70, 72]。此外，评估苯甲酮类安全性的研究指出，氧苯酮会被人体系统吸收，进入在母乳、羊膜液、尿液和血液中 [73-75]。因此，临床医生应意识到苯甲酮类化合物可能存在引发皮肤及全身性不良反应的风险。

对羟基苯甲酸酯

对羟基苯甲酸（对羟基苯甲酸酯）是一类含有五种烷基酯的化合物家族。它们在苯环的对位上的化学基团不同，包括甲基对羟基苯甲酸酯、乙基对羟基苯甲酸酯、丙基对羟基苯甲酸酯、丁基对羟基苯甲酸酯以及苄基对羟基苯甲酸酯。这些基团使每种对羟基苯甲酸酯具有不同的溶解性和抗微生物活性谱。制造商经常利用这些特性，将不同的对羟基苯甲酸酯互相组合使用，以增强其抗微生物效果 [33]。此外，对羟基苯甲酸酯无臭、无味、pH 值中性，不会随时间变色或变硬，因此成为局部外用产品、工业产品和食品中理想的防腐剂 [76]。实际上，对羟基苯甲酸酯在我们的产品和环境中随处可见 [76-77]。据估计，普通美国人每天暴露于约 76 mg 的对羟基苯甲酸酯，其中约 2/3 来自化妆品 [78]。

美国 FDA 认为对羟基苯甲酸酯在化妆品中的使用通常是安全的，并规定其在化妆品中的使用浓度不得超过 0.4%，而对羟基苯甲酸酯混合物的使用浓度不得超过 0.8%[79-80]。

对羟基苯甲酸酯在化妆品中的应用已经得到广泛研究。在德国的 4000 种产品中，有 39% 含有至少一种对羟基苯甲酸酯 [81]，而在欧洲的一项研究中，99% 的驻留类产品和 77% 的冲洗类产品至少含有一种对羟基苯甲酸酯 [82]。美国接触性皮炎协会（ACDS）对超过 5400 种化妆品进行了评估，发现 66% ~ 87% 的化妆品中存在对羟基苯甲酸酯，洗发水中的检出率为 30%，唇部产品中的检出率为 77% ~ 82%，防晒霜中的检出率为 30%，皮肤湿巾中的检出率为 23%[83]。然而，尽管对羟基苯甲酸酯应用广泛，但其引发致敏反应和过敏性接触性皮炎的发生率仍然较低，这也反映在 ACDS 将其评为 2019 年的“年度非过敏原”[76]。

在多项关于对羟基苯甲酸酯类过敏性接触性皮炎的综述中，总体致敏率和过敏率估计为 1%[76]。Fransway 等对 1992 年至 2016 年间北美接触性皮炎小组（NACDG）的文献进行了回顾，发现在超过 55 000 名患者中，对羟基苯甲酸酯的平均阳性率为 1.1%，仅相当于 618 名患者 [76]。

化妆品中对羟基苯甲酸酯的致敏性已进行了广泛研究。总体数据表明，尽管对羟基苯甲酸酯应用广泛，但它们属于弱致敏原，极少引发过敏性接触性皮炎 [84]。Fransway 等统计了 14 项评估化妆品的研究，共涉及 21 132 名患者，仅有 508 名患者（占 2.3%）对对羟基苯甲酸酯过敏 [76]。

对羟基苯甲酸酯通过皮肤吸收后，部分会在皮肤、肝脏和肾脏中的羧酸酯酶作用下发生代谢 [85]。研究表明，部分对羟基苯甲酸酯可能在人体组织中积聚，而不是通过组织酯酶水解，这引起了对其潜在不良反应的担忧 [86]。特别值得关注的是其雌激素样作用，这一效应最早由 Routledge 等于 1998 年描述，并已在多项研究中得到进一步验证 [87-89]。

由于雌激素是人类乳腺组织和乳腺癌发生的主要因素，Darbre 等提出，对羟基苯甲酸酯和其他腋下应用的化妆品中使用的化学成分可能是导致 2003 年乳腺癌发病率上升的原因之一[90]。在一项非对照研究中，涉及 20 名乳腺肿瘤患者，90% 的乳腺肿瘤样本中检测到对羟基苯甲酸酯；然而，有学者提出可能是实验技术员使用的洗涤剂导致样本处理容器（玻璃器皿）的“污染”[87,91]。

腋窝与乳房的位置相近，这进一步引发了人们对对羟基苯甲酸酯与乳腺癌潜在相关性的疑虑[92]。这促使化妆品成分审查委员会在 2005 年、2016 年和 2019 年重新评估了对羟基苯甲酸酯的安全性[93]。该委员会初步结论认为，关于化妆品中对羟基苯甲酸酯安全性的最初结论依然成立，即“对羟基苯甲酸酯的暴露与疾病或其他不良健康状态无显著相关性”。他们还指出，“化妆品的使用是对羟基苯甲酸酯暴露的主要来源”。然而，大量的生物监测数据表明，“这些成分的全身暴露量非常低，其雌激素活性远不及体内自然产生的雌激素”[93]。Fransway 等于 2018 年进行了广泛的文献回顾，得出结论，尽管对羟基苯甲酸酯在日常环境中广泛存在，但它们总体上是安全的[76]。多项经同行评审的大规模流行病学研究也得出结论，腋下产品与乳腺癌之间没有直接相关性，并且对羟基苯甲酸酯的雌激素效应比天然激素低 10 万倍[93-96]。此外，一些关于对羟基苯甲酸酯的虚假报道导致化妆品行业专门标注“不含对羟基苯甲酸酯”的标签。然而，这并不意味着产品就一定安全，因为制造商转而使用其他防腐剂如异噻唑啉酮，而这些防腐剂具有极强的致敏性，导致了新的过敏性接触性皮炎流行[97]。

因此，化妆品从业者应认识到对羟基苯甲酸酯的争议性、媒体误导以及对羟基苯甲酸酯背后的科学数据，以便为患者提供高水平的指导和教育。

基质和表面活性剂

丙二醇

丙二醇是一种润肤剂兼乳化剂，以其无味特性和在水、油甚至丙酮等多种环境中的稳定性而著称。它广泛用于各类化妆品，尤其在处方药和非处方药制剂中，以提高产品的渗透性[94]。据 2020 年的数据显示，对 746 种外用皮质类固醇制剂的分析发现，其中有 56.6% 含有丙二醇成分[98]。自 20 世纪 50 年代以来，已有报道丙二醇可能引发过敏性接触性皮炎。当前丙二醇的致敏率估计已高达 3.5%[100]。由于丙二醇的使用量增加，美国接触性皮炎协会（ACDS）将其评为 2018 年的“年度过敏原”[101]。考虑到丙二醇常与各种“止痒”和舒缓药物以及美容治疗（如化学剥脱后的外用类固醇）同时使用，美容临床医生应认识到丙二醇在致敏、刺激性接触性皮炎和过敏性接触性皮炎方面的潜在作用。

糖苷

脂肪烷基糖苷是一类表面活性剂（SURFace ACTive AgeNTS），具有能使油水相互混合的性质。其机制在于通过降低空气和水之间的表面张力，从而使水能够产生泡沫，通常用于清洁产品中[102]。最常用的糖苷种类包括癸基糖苷和月桂基糖苷，它们常见于洗发水、消毒剂、乳液、霜、防晒霜以及化妆品等产品的成分中。化妆品成分评审专家小组认为糖苷的使用是安全的[103]。在过去的 10 年中，糖苷引发过敏的比例大约为 2%[7]。由于糖苷通常被认为是较弱的过敏原，因此其在化妆品中的应用逐渐增加。这也导致糖苷在 2017 年被美国接触性皮炎协会（ACDS）评为“年度过敏原”，以提醒人们注意其对特定群体尤其是湿疹患者的风险[104]。研究表明，86% 对癸基糖苷或月桂基糖苷过敏者有特应性病史[104]。因此，随着糖苷在各种产品中的持续使用，尤其是那些被认为适用于“敏感性皮肤”的产品，可能会引发新的过敏问题，尤其是在皮肤屏障受损的个体如湿疹患者中。

皮肤、毛发和指甲护理产品中的其他过敏原（表 19-5 和表 19-6）

已有报道描述了使用护发产品以及头发处理和染发化学品后出现的皮肤反应。天然植物成分（**表 19-7**）是主要的香料添加剂，据报道也可能引发皮肤过敏。指甲油中含有的甲苯磺酰胺甲醛树脂（**表 19-8**）是常见的导致接触性皮炎的元凶，以至于一些公司如 Sally Hansen™（Coty Inc，New York，NY）和 Revlon™（The Estée Lauder Companies Inc，New York，NY）已研发出不含甲醛和甲苯磺酰胺成分的指甲油。实际上，在瑞士等部分国家，禁止在指甲护理产品中使用“甲醛树脂”。而且，由指甲产品引起的接触性皮炎通常会波及其他皮肤区域，最常见的是眼睑和面部。在过去的 10 年里，丙烯酸指甲、凝胶指甲、指甲贴片和胶质指甲油的使用日

表 19–5　皮肤产品中检测到的其他过敏原物质

2,6- 二叔丁基 -4- 甲苯酚（BHT）
2- 叔丁基 -4- 甲氧基苯酚（BHA）
4- 氯 -3- 甲苯酚（PCMC）
苄醇
水杨酸苄酯
鲸蜡醇
氯乙酰胺
双乙酰葡萄糖酸氯己定
异丙酸肉豆蔻酸酯
羊毛脂醇
没食子酸丙酯
山梨酸
单油酸山梨酸酯（Span 80）
倍己酸单酯
硬脂醇
叔丁基对苯二酚
三氯生（Irgasan DP 300）
三乙醇胺
过氧化苯甲酰
DEA 椰油酰胺
椰油酰胺丙基酸盐
双 α- 生育酚醋酸酯（维生素 E）
甲基丙烯酸甲酯
重铬酸钾

表 19–6　可能引起皮肤敏感的防晒成分

2- 乙基己基 -4- 二甲氨基苯甲酸酯（Eusolex 6007）（帕地马酯 O）（辛基二甲基对氨基苯甲酸酯）
2- 乙基己基 -4- 甲氧基肉桂酸酯（Parsol MCX）
2- 羟基 -4- 甲氧基 -4- 甲基苯并苯酮（美克西酮）
2- 羟基 -4- 甲氧基苯并苯酮 -5- 磺酸（磺异苯酮）
2- 羟基 -4- 甲氧基苯并苯酮（Eusolex 4360）
3-(4- 甲基苯基亚甲基）樟脑（Eusolex 6300）
4- 氨基苯甲酸（PABA）
4- 叔丁基 -4- 甲氧基二苯甲酮（Parsol 1789）（阿伏苯宗）
苯并苯酮 -3（氧苯酮）
水杨酸酯（胡莫柳酯）
异戊基对 - 甲氧基肉桂酸酯
辛基水杨酸酯（水杨酸辛酯）
苯并咪唑啉 -5- 磺酸（Eusolex 232）

表 19–7　皮肤和毛发护理产品中可能致敏的植物成分

芦荟
当归
山金车
秘鲁香脂（秘鲁香脂树脂）
蜂蜡
裙带菜
猫薄荷
洋甘菊
松香
菊科植物混合物
芫荽
黄瓜
狗玫瑰果
紫锥菊
银杏
金缕梅
穿心莲（积雪草）
绿茶
啤酒花
海带
薰衣草
甘草
金盏花
蜂胶（蜜蜂胶）
迷迭香
鼠尾草
倍半萜内酯
圣约翰草
茶树油
金缕梅
依兰依兰精油

益普及。这些产品包含多种类型的丙烯酸酯，可在硬化之前引发过敏性接触性皮炎。尽管预制的塑料指甲本身不会引发过敏性接触性皮炎，但用于粘贴预制指甲到指甲板上的黏合剂通常含有氰基丙烯酸酯，可能是一种过敏原 [105-106]。

表 19–8 染发、护发及美甲产品中可能引起皮肤敏感的成分

毛发	2,5- 二氨基甲苯硫酸盐
	2- 硝基 -p- 苯二胺
	3- 氨基苯酚
	4- 氨基苯酚
	过硫酸铵
	硫醇羟乙酸铵
	硫醇羟甘油酸酯
	过氧化氢
	氢醌
	对苯二胺（PPD）$^+$
	间苯二酚
指甲	0.1% 乙基丙烯酸乙酯（宠物用途）
	10% 乙基氰基丙烯酸酯（宠物用途）
	2- 羟基 -4- 甲氧基苯并酚 -5- 磺酸
	2% 甲基丙烯酸羟甲酯（宠物用途）
	2% 甲基丙烯酸甲酯（宠物用途）
	10% 甲基磺酰氯甲醛树脂（宠物用途）

展望

过敏性接触性皮炎由于使用个人护理产品和化妆品而十分常见。面部、颈部和手部是最易受累的皮肤区域。潜在致敏的化学物质种类繁多，但香料和防腐剂始终是引发过敏性接触性皮炎的主要元凶。斑贴试验是诊断过敏性接触性皮炎的金标准方法，而后续的避免过敏原接触则是主要的治疗策略。随着老旧或有争议的防腐剂逐渐退出化妆品市场，并被新型化学物质所取代，对新出现的致敏流行病进行长期监测对于保护患者至关重要。

消费者（通过他们的认知、倡导和诉讼行为等手段）在推动制造业变革方面发挥着重要作用。借助社交媒体这一开放的数字平台，消费者可以直接反馈意见，他们开始更加关注化妆品成分的安全性和透明度，以及制造商是否采取了环保的生产方式。临床医生和学术界的医学专家有责任继续向患者和行业制造商普及各种成分在引发过敏性接触性皮炎方面的潜在风险，以及替代成分的安全性。

2019 年至 2022 年的新冠疫情对化妆品行业产生了深远影响。社交距离和隔离措施导致人们减少了对美容治疗的需求，也减少了寻求医疗护理评估的意愿，这往往导致对严重疾病（包括过敏性接触性皮炎）的评估被延误。消费者更倾向于在家自行进行换肤、敷面膜等其美容护理，而使用的往往是未经监管、进口和未标明成分的化妆品，这增加了发生接触性皮炎的风险[106]。此外，政府要求在公共场所佩戴口罩，这也带来了新的面部物理刺激因素，导致口周区域的湿度增加并破坏了皮肤屏障，从而导致刺激性接触性皮炎和过敏性接触性皮炎的病例增加。

随着未来几年化妆品行业的逐步复苏，其关注点是否会重新调整到采取更科学的成分选择方式，即除了评估成分的系统毒性外，还将接触性皮炎的风险纳入考量，这仍有待观察。

（廖勇 李邻峰 杨蓉娅 译校）

参考文献

扫描书末二维码获取

第 20 章

皮肤色素沉着性疾病

概要

要点

- 色素沉着性疾病颇为常见，常对患者造成严重困扰，通常需要采取综合治疗的方法才能达到满意的效果。
- 色素沉着往往由多种因素引起，可能源于环境（如光照诱发）和内源性（与个体皮肤特性相关）因素的共同作用。
- 黑色素生物合成途径复杂，深入了解这些机制有望为将来的治疗提供更多新靶点。

新进展

- 紫外线光谱之外的光线对皮肤的影响正逐渐得到阐明。可见光会导致深色皮肤人群出现色素沉着问题。因此，在向患者提供色素沉着性疾病的管理建议时，强调可见光谱的防护也至关重要。
- 在黄褐斑治疗领域，新的皮肤美白方法不断涌现并应用于临床。这些治疗药物包括甲巯咪唑、氟他胺、半胱胺和氨甲环酸。

展望

- 随着技术的不断进步，不断有新的色素沉着的治疗方案被开发出来。皮秒激光代表了黄褐斑治疗领域的一项新进展。目前，正在积极探索将这些新技术整合到临床实践中的最佳方法。
- 目前正在进行针对不同人群的大规模研究，旨在比较不同药物和手术干预措施的效果，以确定治疗各类色素沉着性疾病的最佳干预组合。

皮肤色素沉着与色素沉着性疾病

色素沉着性疾病往往给患者带来极大的心理负担，因此有必要深入了解现有的治疗手段。紫外线和可见光引起的皮肤变化均可能导致皮肤色素沉着。本章将详细介绍色素形成的相关机制，并探讨美容皮肤科医生最常遇到的几种色素沉着问题。还有许多罕见的色素沉着性疾病，如色素性扁平苔藓、持久性红斑性色素沉着等，不在本章的讨论范畴之内。美容皮肤科医生经常遇到黄褐斑、雀斑、炎症后色素沉着以及眶周色素沉着的患者。本章将讨论这些疾病并介绍一些常见的治疗方法。美白剂将在第 41 章中详细讨论，而能量设备相关的治疗将在第 26 章中介绍。

肤色

尽管肤色受多种因素的影响，如类胡萝卜素或血红蛋白等，但人类肤色主要取决于表皮内黑色素的数量、质量和分布。不同种族皮肤中的黑素细胞数量是相等的。然而，肤色主要由黑素细胞的活性及其与角质形成细胞之间的相互作用所决定[2]。肤色较深的个体中黑素细胞产生更多的黑色素，黑素小体体积更大，浓度更高，并且与肤色较浅的个体相比，其降解速度相对较慢[3]。肤色是内外因素共同作用的结果。专家将其划分为构成性肤色（constitutive skin color，CSC，受遗传因素影响）和可变性肤色（facultative skin color，FSC，受环境因素影响，尤其是阳光）[4]。更多有关肤色的关键概念可参考第 15 章。

黑色素生物合成和黑素小体转运

黑色素在黑素细胞（一种细胞质细胞器）的黑素小体中生成。黑素小体内黑色素的合成过程始于铜依赖性酪氨酸酶的作用，它将酪氨酸羟基化为 3,4- 二羟基苯丙氨酸（DOPA）（又称多巴）。随后，酪氨酸酶将 DOPA 氧化成多巴醌。通过一系列中间产物的加工后，最终形成黑色素（**图 20-1**）[5]。通过这个途径生成两种类型的黑色素：真黑素和褐黑素。这两种黑色素的相对含量决定了个体的头发颜色和肤色。肤色较深的人主要含真黑素，而褐黑素的含量较少；肤色较浅的人则相反。

酪氨酸酶是黑色素合成的限速酶，其活性受到多种因素的刺激，包括紫外线辐射（通过产生胸腺嘧啶二核苷酸等 DNA 片段）[6]、促黑素细胞激素（MSH）以及碱性成纤维细胞生长因子（bFGF）和内皮素等。蛋白激酶 C[7] 的激活以及环磷酸腺苷（cAMP）± 蛋白激酶 A 途径[6] 在促进黑色素合成中发挥作用，前列腺素 D2、E2、F2，肿瘤坏死因子（TNF）-α，白细胞介素（IL）1α、IL-1β 和 IL-6 也同样发挥作用[8]。维生素 D 也可能在刺激黑色素合成中发挥作用[9]。

人体皮肤中的黑素小体在黑素细胞内经历 4 个发展阶段。前两个阶段不含色素。第一阶段，前黑素小体的特点是其球形结构和无定形基质。在这个阶段，前黑素小体在管腔内开始形成，并在第二阶段完成。第二阶段，黑素小体逐渐变为椭圆形。第三阶段，基于酪氨酸酶的活性开始生成黑色素，并持续到第四阶段，在此阶段，细胞器中黑色素的浓度非常高，以致内部结构模糊不清。完全成熟的黑素小体随后通过肌球蛋白 V 细丝[10]、动力蛋白和驱动蛋白，从微管转运至黑素细胞树突中[11]。每个黑素细胞与大约 36 个角质形成细胞接触，构成“表皮黑素单元”[1, 12]（**图 20-2**）。黑色素融入角质形成细胞的过程尚不清楚，但已提出 4 种潜在的转移机制：①角质形成细胞吞噬充满黑素小体的黑素细胞树突尖端（细胞吞噬模型）；②黑素小体通过角质形成细胞和黑素细胞之间的细胞膜连接进行移动（膜融合模型）；③黑素细胞脱落含有高浓度黑素小体的膜封闭囊泡（脱落 - 吞噬模型）；④黑素细胞通过胞吐作用释放黑素小体的黑色素核心，并随后被角质形成细胞所吞噬（胞吐 - 胞吞模型）[13]。

对于黑色素转运的细胞机制，人们不断有新的发现。Sieberg 等发现，角质形成细胞表达的蛋白酶激活受体 2（PAR-2）对于调节培养物中的角质形成细胞对黑素小体的吞噬作用非常重要[14]。PAR-2 是一种 G 蛋白偶联受体，可被丝氨酸蛋白酶裂解而激活[15]，并能增强角质形成细胞吞噬黑素小体的能力。PAR-2 可以上调或下调，但紫外线照射会使其上调[16]。它被认为在色素沉着性疾病中具有重要意义，因为已发现干扰 PAR-2 激活的丝氨酸蛋白酶抑制剂可通过减少黑素小体转运和分布来诱导色素脱失[17]。大豆含有丝氨酸蛋白酶抑制剂——大豆胰蛋白酶抑制剂（soybean trypsin inhibitor，STI）和 Bowman-Birk 蛋白酶抑制素（Bowman-Birk protease inhibitor，BBI），已被证明可抑制黑素小体的转运，从而改善面部色素沉着[18]。此外，使用胰蛋白酶和其他合成肽激活 PAR-2 也已被证实会导致皮肤变黑[17]。

其他系统也在黑素小体转运过程中发挥作用。以 β- 淀粉样前体蛋白（β-amyloid precursor protein，APP）的 N- 端可溶性部分（即 sAPP）为例，它是一种表皮生长因子，已被证实具有促进黑色素释放并增强黑素细胞树突尖端运动的作用[19]。角质形成细胞生长因子（KGF/FGF7）也可通过激发吞噬过程来促进黑素小体的转运[20]。

促黑素细胞激素与色素沉着

促黑素细胞激素（melanocyte-stimulating Hormone，MSH）源自阿黑皮素原（proopiomelanocortin，POMC）基因。在 MSH 的 3 种形式中（α、β 和 γ），α-MSH 是人体内最活跃的形式，它与黑素皮质素 1 受体（melanocortin-1 receptor，MC1R）结合。MSH 与 MC1R 的结合会激活腺苷酸环化酶，从而

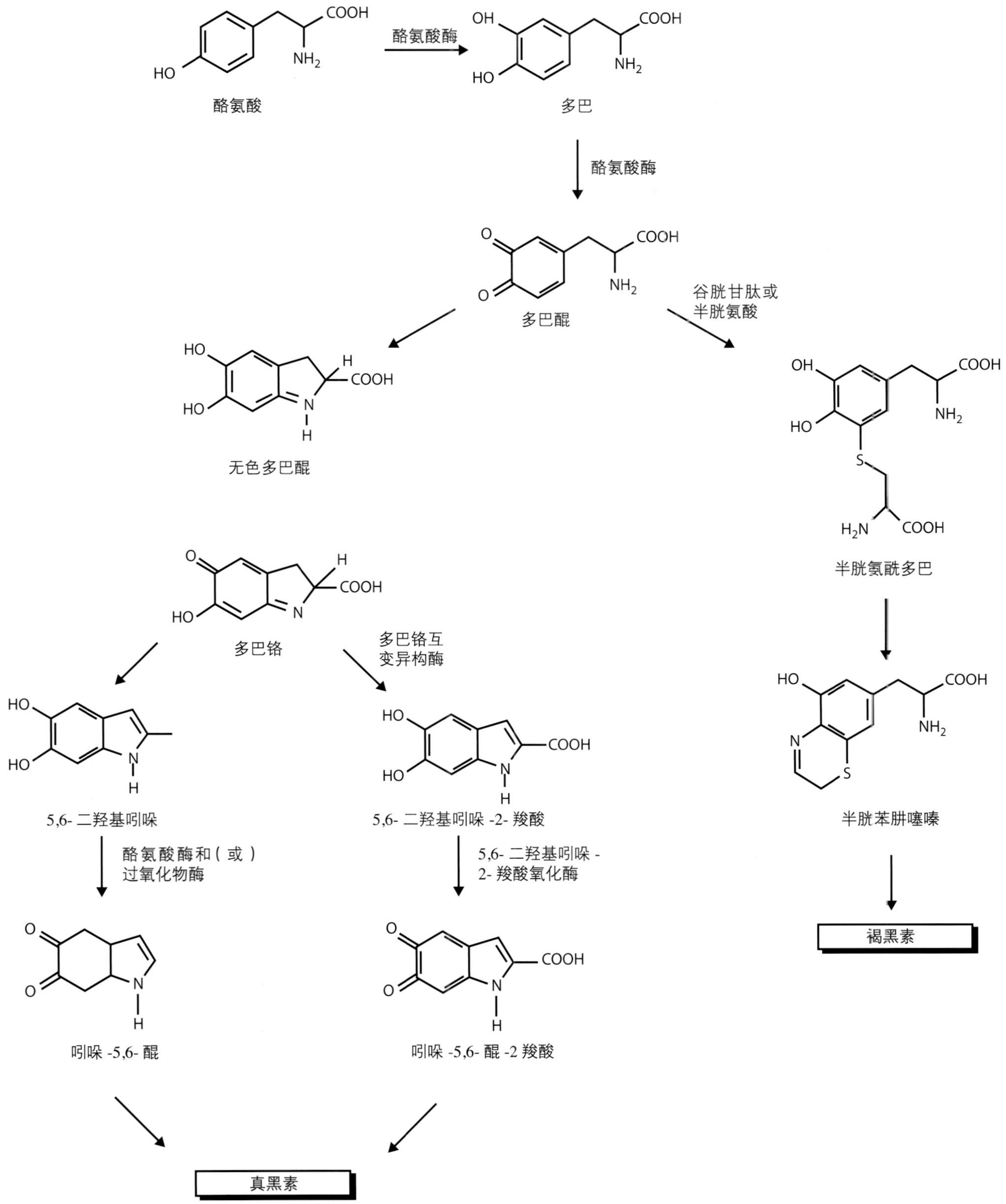

图 20–1 黑色素生物合成途径。许多美白剂通过抑制酢氨酸酶发挥作用。

增加 cAMP 水平，激活酪氨酸酶，进而促使真黑素的合成（**图 20-3**）。当 MC1R 发生突变或功能异常时，褐黑素合成增加。MC1R 突变导致褐黑素水平增加这一现象常见于红发人群 [21]。该途径引人关注的原因有多个。MSH 与皮肤晒黑机制有关。红发人群由于 MC1R 存在缺陷，因此难以晒黑 [22]。此外，促肾上腺皮质激素（ACTH）刺激 POMC 转录，从而调节 MSH 的产生。内分泌疾病可导致 ACTH

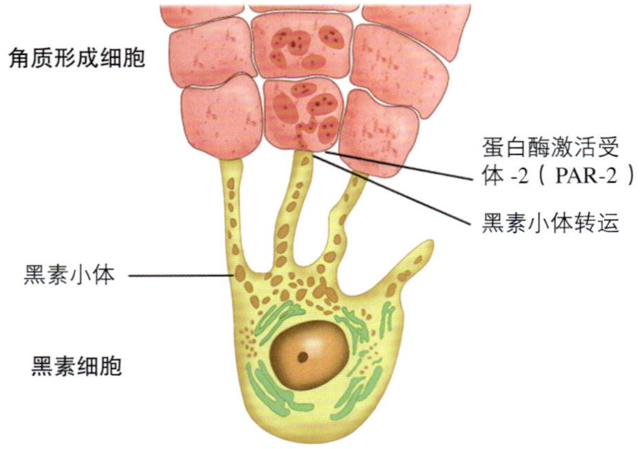

图 20–2 表皮黑素单元。一个黑素细胞可与多个角质形成细胞相互作用。

水平升高，进而出现色素沉着。生理应激也能激活交感神经系统的下丘脑 - 垂体 - 肾上腺轴，从而促进皮肤色素沉着。一项小鼠研究表明，UVB 照射引发应激小鼠出现显著的色素沉着，而使用 ACTH 抑制剂皮质类抑素（corticostatin）后，色素沉着则受到抑制[23]。

光照对色素沉着的影响

日光可对皮肤产生明显的影响。红外辐射（IR）、可见光（VL）和紫外线辐射（UVR）均对皮肤产生影响。IR 的波长范围为 700～2500 nm，VL 的波长范围为 400～700 nm，而 UVR 的波长范围为 100～400 nm。UVR 可分为 UVC（100～290 nm）、UVB（290～320 nm）和 UVA（320～400 nm）。UVA 进一步分为 UVA1（340～400 nm）和 UVA2（320～340 nm）。UVC 被地球大气层过滤，与常见皮肤疾病无关。当皮肤暴露于紫外线后，黑色素合成是一种保护机制，可以限制紫外线诱导的光损伤。UVA 照射会导致迅速的色素沉着，这是由现有黑色素的光氧化所致，其会导致一种短暂的灰色变色，在 UVA 暴露后数分钟内出现，并在 6～8 小时内迅速消退。UVB 和 UVA 均可引起延迟性晒黑，该过程在紫外线暴露后 2～3 天出现，并持续 10～14 天。延迟性晒黑后，黑色素的合成和黑素小体的转运增强[24]，并通过在细胞损伤发生前吸收活性氧物质，来保护细胞免受进一步的紫外线损伤。

在无紫外线辐射的情况下，DNA 损伤或 DNA 修复中间产物本身也可以刺激黑色素合成[25]。事实上，像胸腺嘧啶二核苷酸（pTpT）这样的小分子的单链 DNA 片段能够通过激活 p53（一种众所周知的抑癌基因）来促使晒黑[6, 26]。一旦发生 DNA 损伤，p53 将引发细胞周期停滞并促进 DNA 修复，或者在 DNA 损伤无法修复的情况下引发凋亡。有研究者提出皮肤晒黑与 p53 的表达之间存在关联，这或许能解释那些经常晒黑的人所报告的愉悦感受[27]。当紫外线照射刺激 p53 时，将激活 POMC 基因的转录，从而增加 MSH 和 β- 内啡肽（一种内源性阿片

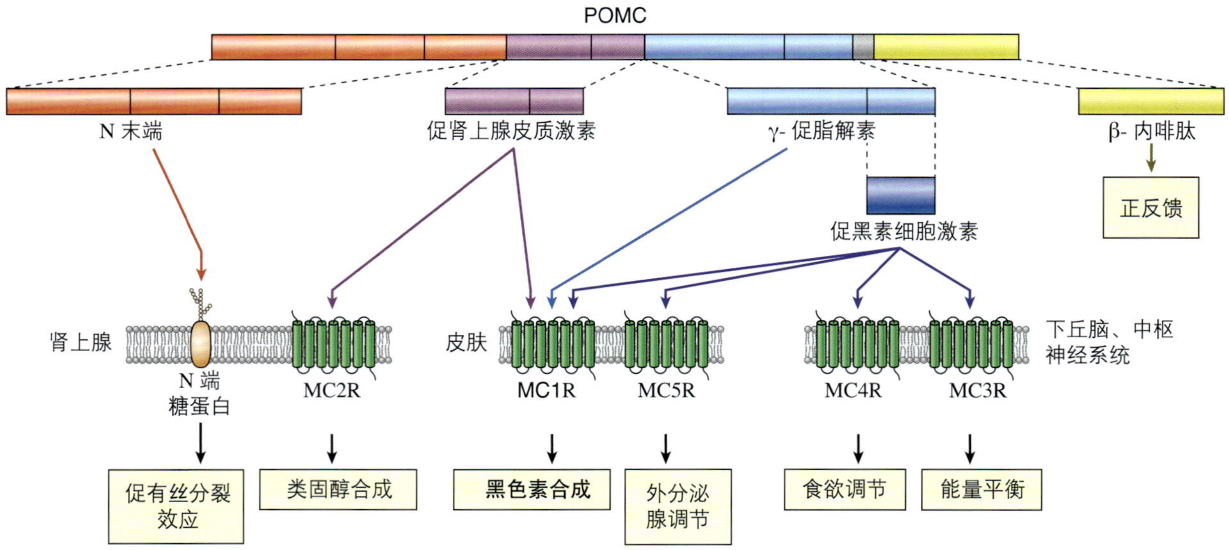

图 20–3 阿黑皮素原（POMC）基因广泛分布于角质形成细胞、肾上腺组织、下丘脑和中枢神经系统。当 POMC 被激活时，它转录 4 个主要序列：N 末端、促肾上腺皮质激素（ACTH）、γ- 促脂解素（γ-LPH）和 β- 内啡肽。这些序列随后导致黑素皮质素（MC）受体的激活，如图所示。黑素皮质素 1 受体（MC1R）的激活导致黑色素生成。

类神经肽）的合成。这可能为某些个体对晒黑产生愉悦反应提供了理论支持[28]（**图 20-4**）。

近期研究表明，不同皮肤类型对光照的反应存在差异。此外，紫外线光谱之外波长光线的作用已被更清晰地阐释。长波 UVA1 和 VL 都能引起肤色较深的个体出现色素过度沉着；然而，在肤色较浅的个体中却未观察到此效应[29]。红外光会导致持续不到 1 小时的一过性红斑，但似乎并不会导致皮肤长期色素沉着[30]。深入了解不同波长光线的生物学效应，将为光敏性皮肤病患者提供更加个性化的光防护指导。

黄褐斑

黄褐斑是一种皮肤科门诊常见的色素性皮肤病（**图 20-5**）。尽管黄褐斑在肤色较深的女性中更为常见，但也可见于男性。黄褐斑通常表现为前额、面颊、鼻部、上唇、下颌和颈部的形状不规则但边界清晰的浅褐色斑片。临床分布有 4 种模式：面中部型、颧骨型、下颌型和面部以外型。涉及前额、上唇、鼻部和下颌的面中部型最为常见[31]。虽然黄褐斑最常见于光暴露部位，但也有报道称在光照相对较少的部位如乳晕和外生殖器也会出现黄褐斑[32-33]。

根据色素在皮肤中分布的位置，黄褐斑可分为两类：表皮型和真皮型。表皮型黄褐斑表现为褐色至黑色斑片。而真皮型黄褐斑则可能呈蓝灰色。由于表皮型黄褐斑的黑色素沉积相对较浅，因此更容易通过局部外用产品来治疗。相对而言，真皮型黄褐斑的治疗较为困难，因此确定真皮层色素沉积的范围对于合理预期和预测可能的治疗反应至关重要。可借助伍德灯检查来确定真皮层的色素分布范围[34]（**图 20-6**）。表皮型黄褐斑在伍德灯下观察时

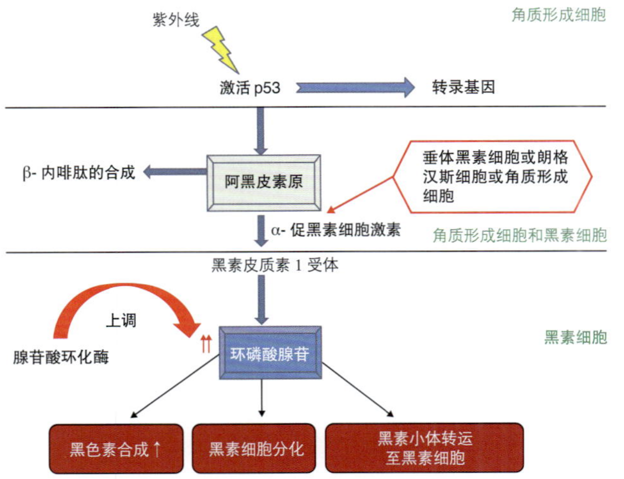

图 20–4　紫外线辐射激活 p53 蛋白，从而诱导阿黑皮素原（POMC）基因的转录，生成 α- 促黑素细胞激素（α-MSH）。随后，α-MSH 与存在于黑素细胞膜上的黑素皮质素 1 受体（MC1R）相结合，触发腺苷酸环化酶合成环磷酸腺苷（cAMP）。cAMP 的产生进一步刺激酪氨酸酶的活性，促使黑色素的合成。值得注意的是，激发 POMC 基因的转录不仅增加 α-MSH 的合成，还促使 β- 内啡肽的生成增多，从而形成潜在的正反馈机制。

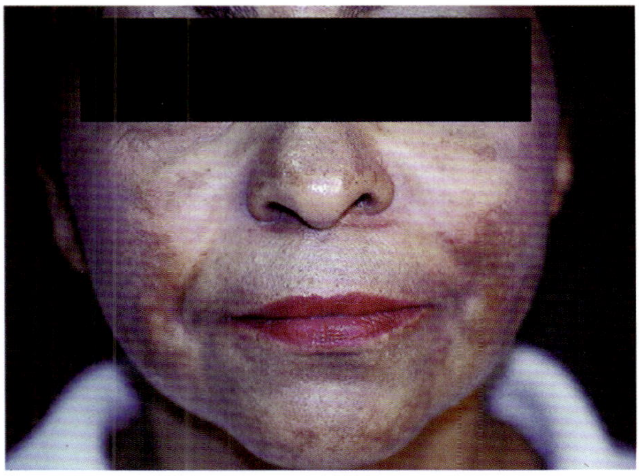

图 20–5　弥漫性黄褐斑患者。尽管采取了多种治疗方法，包括美白剂、化学剥脱术以及良好的防晒措施，但该患者的病情未见改善。

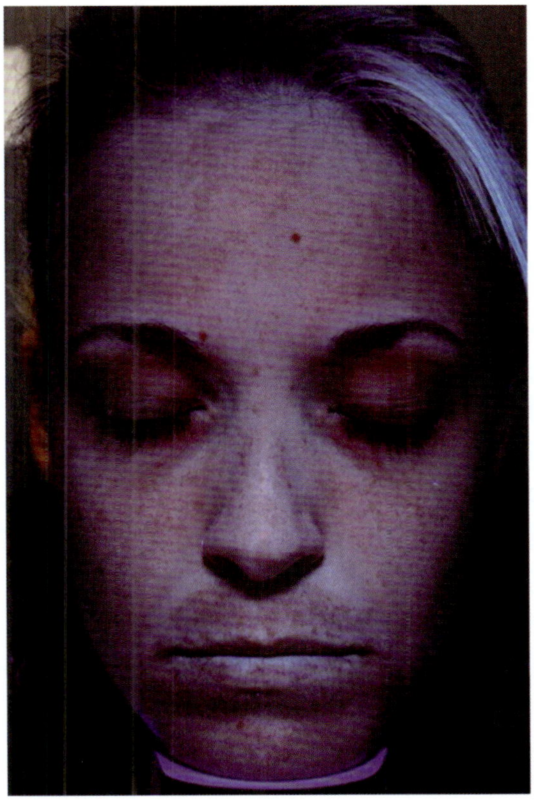

图 20–6　伍德灯观察面部色素。

颜色加深，而真皮型黄褐斑的颜色加深则不那么明显。尽管如此，部分学者认为，如果怀疑是混合型黄褐斑（表皮型叠加真皮型），则伍德灯检查可能无法准确预测临床治疗的反应[35]。

黄褐斑的病因是多因素的，紫外线（UV）和可见光（VL）暴露、激素影响以及遗传因素等均被认为在其总体发病机制中发挥作用[36]。虽然有少数家族病例的报道，但鲜有明确证据表明黄褐斑具有遗传性[37]。众所周知，日晒会加重黄褐斑，并且似乎是其发展所必需的[5, 34]。实际上据报道，在平均日照较少的冬季，黄褐斑则不那么明显[5]。由真皮成纤维细胞和角质形成细胞分泌的干细胞因子（SCF）——黑素细胞表面c-kit的配体，被认为能持续引发由紫外线辐射（UVR）和可见光导致的色素沉着。黄褐斑患者的皮损中SCF和c-kit水平升高的发现支持了这一观点[38]。

目前，尚不清楚激素在黄褐斑总体病理生理学中的直接作用。已知激素17β-雌二醇会影响其他神经嵴来源的细胞，当添加黑素细胞培养物时，会显著增加酪氨酸酶的活性[39]。许多学者还观察到，年轻女性在口服避孕药后会出现黄褐斑[32-33]，孕妇或有妊娠史的女性也常出现黄褐斑。这两类人群占病例的很大一部分。更年期和月经前期的女性有时也会出现黄褐斑。尽管黄褐斑可能会在患者妊娠后几个月或停用口服避孕药后减轻，但皮损仍然会持续存在。由于激素的作用，黄褐斑可能与某些卵巢疾病同时发生。一些学者还提出某些外源性药物可能会加重黄褐斑。例如，乙内酰脲和苯妥英钠等抗癫痫药物被证实会加重女性和男性的黄褐斑[33, 37]。

组织病理学

表皮型黄褐斑的基底层及其上层的黑色素水平较高[5, 32]。黑素细胞看起来更大，树突更为明显；然而，与未受影响的皮肤相比，黑素细胞总数并未增多[40]。而在真皮型黄褐斑中，富含黑色素的巨噬细胞以环绕血管的方式分布于真皮浅层和中层。混合型黄褐斑中可以同时观察到表皮型和真皮型的组织病理特征。

对黄褐斑患者的皮肤进行电子显微镜检查，结果显示在皮肤色素沉积区域内，黑素小体数量增加，树突状结构显著[40]。

治疗

黄褐斑的治疗非常棘手，通常需要采用综合治疗策略才能获得令人满意的效果。局部治疗包括应用皮肤美白剂，如氢醌、曲酸、维A酸类、糖皮质激素和羟基酸等。还可采用一些操作性治疗，也能取得良好的美容效果。无论采用何种治疗方法，都建议使用常规相机和紫外相机进行连续拍照，以记录治疗反应[41]。

局部治疗仍然是治疗的核心。通常情况下，可将多种药物成分组合使用，以抑制黑色素生物合成和转运途径的不同环节。这些药物协同作用，共同改善色素沉着。最早且最广泛应用的联合治疗之一是“Kligman配方”，该配方由0.1%维A酸、4%氢醌、0.1%地塞米松和亲水性软膏混合而成。尽管此配方自1975年问世以来因其疗效显著而广受欢迎[42]，但目前尚未商业化销售，需要由药房根据医嘱配制。考虑到这一情况，美国FDA批准了一种含有4%氢醌、0.05%维A酸和0.01%氟轻松的处方组合制剂，现已商业化销售，在黄褐斑治疗中备受欢迎。

氢醌（对苯二酚）一直以来是治疗色素沉着性疾病的主要药物，其通过抑制酪氨酸酶来发挥作用。在美国，2%浓度的氢醌制剂不需处方即可获得。长期使用4%或更高浓度的氢醌需要谨慎。高浓度氢醌可能会导致刺激性接触性皮炎，引起炎症后色素沉着，这样有可能会使原有的黄褐斑色素更加明显。此外，长期使用还可能引发外源性褐黄病。因此，建议以间歇性和周期性方式使用含有氢醌的产品。例如，每日使用含氢醌的产品3个月，然后停用1个月（使用不含氢醌的产品），之后再继续使用含氢醌的产品。

局部外用维A酸可以降低酪氨酸酶的活性，减少黑色素合成，并促进表皮更替[43]，从而改善表皮色素沉着。虽然已有研究将0.1%维A酸作为黄褐斑的单一治疗方法[44-45]，但其起效时间可能较长，可能长达10个月之久。因此，多数医生会选择与其他局部外用药物联合使用。维A酸剥脱也是另一种可选择的治疗方法。在一项针对10名亚洲黄褐斑女性的研究中，1%维A酸剥脱与70%甘醇酸剥脱具有类似的疗效且更易耐受[46]。

近期其他研究表明，曲酸也能增强联合局部外用药物的治疗效果。一项为期12周的半脸对照试验比较了10%甘醇酸和2%氢醌单独使用，以及与2%曲酸联合应用的疗效，结果显示联合治疗的一侧改善更加明显[47]。

局部使用糖皮质激素被认为能持续诱导色素减

退，并有助于治疗色素沉着。一些学者提出，糖皮质激素可减少黑素细胞中黑色素的合成与分泌 [42]。鉴于糖皮质激素可能引发皮肤萎缩等不良反应，除非与维 A 酸类药物联合使用，否则不建议在面部常规使用弱效糖皮质激素。研究表明，维 A 酸类药物有助于预防局部糖皮质激素引发的萎缩 [48]。

近期还研究了其他有前景的局部治疗方法，包括每日局部使用 5% 甲巯咪唑 [49]、每日局部使用 1% 氟他胺 [50]、每日局部使用 5% 半胱胺酸 [51] 以及每日局部使用 2 次 2%～5% 氨甲环酸 [52]。口服氨甲环酸是一种治疗月经过多的药物，已尝试以每日 500～750 mg 的剂量用于治疗难治性黄褐斑患者，并取得了显著效果。然而在使用该药物时，需警惕血栓形成等不良反应。在开始使用前，应对患者进行血栓栓塞疾病的个人或家族史筛查，以及评估是否存在引发患者血栓栓塞疾病的基础情况，包括吸烟或使用激素类避孕药引发的高凝状态、肾功能不全等。不良反应从轻度的胃肠不适到肌肉痛、头痛和痛经等 [52]。患者在用药期间应密切监测，并在使用 3 个月后重新评估。

羟基酸可促进黄褐斑患者的角质形成细胞更替。此外，羟基酸还有助于提高其他局部药物的渗透，从而增加其疗效 [53]。单独使用甘醇酸剥脱或与 Jessner 溶液联合使用，可与外用药物联合以加速黄褐斑的消退（参见第 24 章）。Jessner 溶液和 70% 甘醇酸（在两次剥脱期间与维 A 酸和氢醌联合使用）在治疗黄褐斑方面效果相当 [35]。

激光和基于光的设备在皮肤病学中被广泛用于各种疾病的治疗。在治疗黄褐斑方面也有相关文献发表，结果令人鼓舞。然而，能量治疗通常应被视为辅助手段，并与适当的局部治疗结合使用。患者应该充分了解序贯治疗的预期效果、疾病反弹的风险，以及治疗效果的持久性可能因人而异。

强脉冲光（IPL）是一种非相干宽谱光源，波长范围为 500～1200 nm，是另一种可用于治疗黄褐斑的方法，对于经过专业培训的医生而言，该方法具有休工期短、不良反应风险低的优点。在一项针对 31 名患有真皮型和混合型黄褐斑的亚洲女性的研究中，比较了每月一次的 IPL 治疗与局部使用 4% 氢醌的效果，结果显示 IPL 组中 35% 患者的改善程度超过 50%，而氢醌组中仅有 14%[54]。初始滤光片波长为 570 nm，剩余治疗使用 590～615 nm 的滤光片以针对较深的色素。正如预期的那样，IPL 治疗表皮型黄褐斑的效果优于真皮型黄褐斑 [55]。尽管 IPL 被认为是一种安全的治疗方法，但仍可能导致炎症后色素沉着。

Q 开关 755 nm 激光已被成功用于黄褐斑的治疗 [56]。此外，这种激光也与超脉冲 CO_2 激光联合使用 [57-58]。一项研究表明，Q 开关 755 nm 激光和超脉冲 CO_2 激光联合治疗比单独使用 Q 开关 755 nm 激光的不良反应更多，但联合治疗的效果更好 [58]。

选择性光热作用是改善面部色素沉着的一种方法。一项研究纳入 10 名难治性黄褐斑患者，其皮肤类型为 Fitzpatrick Ⅲ ～ Ⅴ型，接受 4～6 次 1535 nm 和 1550 nm Fraxel 激光治疗，治疗间隔为 1～2 周。根据医师的评价，60% 的患者黄褐斑清除了 75%～100%[59]（参见第 26 章）。

皮秒激光（755 nm 和 1064 nm）已被用于治疗黄褐斑，迄今为止共有 7 项研究，对 140 名患者试用了皮秒激光 [60]。尽管这项技术前景乐观，因为不良反应较少，但目前不建议作为单一疗法使用 [60]。

治疗后应与患者讨论护理和预防疾病加重的问题。适当的光防护至关重要，因为 UVA、UVB 和可见光（VL）均会加重黄褐斑 [61]。我们建议使用无机（物理）防晒剂，因为与吸收光的有机（化学）防晒剂相比，无机（物理）防晒剂能反射更宽的光谱（UV 和 VL），而有机防晒剂对可见光没有防护作用。对于有色素沉着的患者而言，使用无机防晒剂可能在美容上不受欢迎，因为它会在涂抹区域留下白色痕迹。微粉化配方可以改善美观并最大程度减少这种白色痕迹，但对 VL 无明显的防护作用。将氧化铁添加至防晒剂中，可以提供更好的颜色匹配，并可通过额外阻挡 VL 来增强防晒效果 [62]。患者应该遵循重复涂抹防晒剂、穿着防晒服、避免阳光暴露，并坚持使用局部治疗药物，以确保治疗的有效性。

虽然黄褐斑的治疗方法取得了许多新进展，但这些研究大多样本量较小，且方法各异。因此，需要在不同人群中对这些药物和治疗设备进行更大样本量的比较研究，以确定最佳的治疗组合。

日光性黑子

90% 以上的老年人患有日光性黑子 [63]，表现为褐色斑点和斑片，主要分布于面部和手背（**图 20-7**）。它们是长期日晒累积形成的，其大量存在有发生恶变的风险，是黑色素瘤和非黑色素瘤皮肤癌的重要危险因素[64-65]。对于那些患有大量日光性黑子的患者，有必要进行定期皮肤检查，以筛查皮肤恶性肿瘤。

组织病理学

日光性黑子表现为表皮突延长，这些表皮突含有与黑素细胞相互交织的色素性基底样细胞（**图 20-8**）。其特征是角质形成细胞中的黑色素积聚增加，而黑素细胞的数量保持不变。已有研究证实，面部日光性黑子的表皮层黑色素含量是光损伤皮肤的 2.2 倍[66]。

治疗

日光性黑子的治疗方法主要取决于患者的需求。有些患者可能会选择恢复时间较短的较为保守的疗法，而其他患者可能希望迅速且彻底去除黑子。对于那些希望获得更快和更显著效果的患者，可采用化学剥脱术、激光、强脉冲光和冷冻疗法等方法。

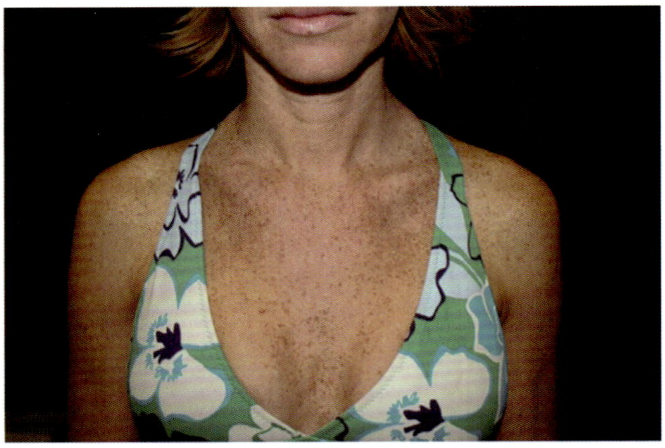

图 20–7 日光性黑子的临床照片

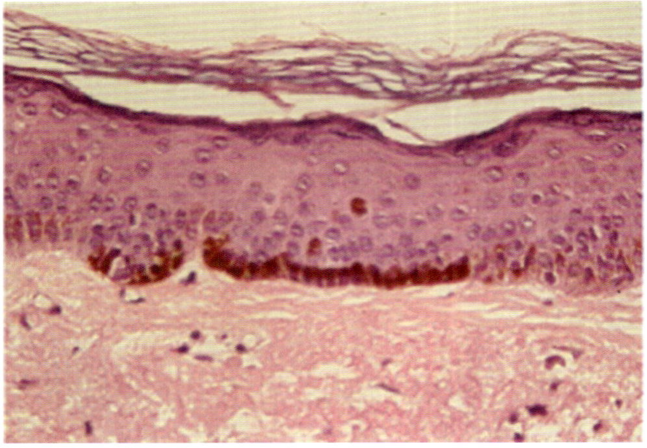

图 20–8 日光性黑子的苏木精 - 伊红染色（H&E 染色）（图片由 George Ioannides, MD 提供）。

多年来，三氯醋酸（TCA）、甘醇酸和复合酸等化学剥脱剂一直被用于治疗日光性黑子[67-69]。尽管这些方法有效，但在治疗大面积皮损时可能引起疼痛和灼烧感，这限制了它们在临床中的使用。有多项研究比较了不同治疗方法的疗效。在一项液氮和 35% TCA 治疗 25 名患者手部日光性黑子的对比研究中，冷冻疗法显示出更好的效果，71% 的受试者表现出 50% 或以上的改善，而 TCA 剥脱术仅有 47% 的改善[70]。在这项研究中，尽管大多数患者认为 TCA 剥脱术的休工期较短，但液氮的疗效更为显著。建议仅进行一次冷冻治疗，因为过于激进的治疗可能导致瘢痕和色素沉着[71]。

皮肤磨削术同样是治疗日光性黑子的一种有效的破坏性方法[72]，相比冷冻疗法，色素脱失的风险较小。在接受冷冻疗法治疗后的 6 个月内，超过 50% 的患者在治疗区域仍持续存在色素脱失，而接受皮肤磨削术的患者中这一比例仅为 11%。

针对表皮色素的激光治疗日光性黑子非常有效，包括 Q 开关和长脉冲 755 nm 激光[73]、Q 开关 532 nm 激光、1550/1927 nm 飞梭双波长激光[75]以及 IPL[76]，它们都能有效治疗日光性黑子。新型皮秒激光[74]（532 nm、755 nm）在治疗日光性黑子方面表现出色，不良反应较小[60]。激光治疗的具体内容将在第 26 章详细讨论。尽管激光对这些病变非常有效，但应告知患者，治疗区域可能会出现红斑，并根据所使用的激光类型可能有 7 ~ 10 天的结痂。最常见的不良反应是炎症后色素异常。

对于不愿接受有创治疗的患者而言，局部外用药物是一个良好的替代选择。局部维 A 酸类药物（如维 A 酸、他扎罗汀、阿达帕林和潜在的曲法罗汀）是有效的选择，可以单独使用或与其他皮肤美白剂联合使用。维 A 酸类药物不仅能够增加皮肤美白剂和化学剥脱剂的渗透能力，还能减少黑色素的合成。已证明 0.01% 维 A 酸与氢醌的联合应用对治疗日光性黑子有效[77-78]。Ortonne 等报道了 406 名日光性黑子患者持续应用 24 周 2% 氢醌 / 0.01% 维 A 酸溶液联合防晒剂的疗效，其中 325 名患者（88%）的面部皮损几乎完全消退，298 名患者（81%）前臂的皮损也有相似的效果[79]。在另一项研究中，Kang 等使用阿达帕林凝胶（0.1% 或

0.3%）治疗 90 名日光性黑子和日光性角化病患者，并将结果与其基质组进行比较；治疗 1 个月后，接受阿达帕林凝胶治疗的患者光损伤明显改善[80]。此外，一项研究对 562 名面部光老化患者每日使用 0.1% 他扎罗汀乳膏一次，连续使用 24 周，结果显示与基质组相比，日光性黑子和斑点状色素沉着至少改善了 1 个等级（使用 7 分制量表评估）[81]。治疗后，患者继续接受 28 周的 0.1% 他扎罗汀乳膏治疗，观察到持续改善且未出现平台效应[82]。因此，需要告知患者，局部维 A 酸类药物可能需要持续使用数月时间才能显现效果。

“日光浴床”性雀斑

据报道，在使用长波紫外线（UVA）日光浴床后，黑素细胞会出现异常病变。这些病变通常出现在胸部和上背部，类似于接受补骨脂素光化学疗法后出现的雀斑样改变[83]。组织病理学检查显示黑素细胞增生，并有细胞不典型增生[84]。这类患者可能会面临更高的皮肤癌风险。应提醒这些患者关注使用日光浴床的危害，并建议他们每年接受皮肤检查。

炎症后色素沉着

炎症后色素沉着（postinflammatory hyperpigmentation，PIH）又称炎症后色素改变（postinflammatory pigment alteration，PIPA），是皮肤炎症的直接结果，由皮肤损伤导致的黑色素合成增加和色素失禁所致。其表现为褐色斑点或斑片，出现在既往曾发生过炎症或皮肤损伤的区域。根据既往炎症反应的程度，色素沉着可能呈弥漫性或局限性分布。尽管 PIH 在深色皮肤类型患者中最常见，但它可能影响任何皮肤类型的人群[85-87]。亚裔人群即使肤色较浅，也容易罹患 PIH。遗憾的是，这种现象在易感个体中容易复发[88]。这是导致患者尤其是有色皮肤患者就医的最常见原因之一[89]。

根据第 10 章讨论的鲍曼皮肤分型系统，可以根据患者的病史信息对其色素沉着风险进行评估。

组织病理学

PIH 的特征是真皮浅层中存在大量噬黑素细胞，在浅表血管周围和炎症活跃的真皮乳头层可见淋巴组织细胞浸润[90]。

治疗

该病的治疗颇具挑战性，因为它往往发生在炎症后容易发生色素沉着的人群。治疗应首先关注这些炎症后变化的主要原因。如果炎症是由旨在改善色素沉着的美容治疗所引起，那么它可能会进一步发展为 PIH。因此，进一步序贯治疗的风险和益处应该与患者讨论并权衡利弊。一旦发现有活跃性炎症的征象，应迅速采用局部抗炎药物进行治疗。尽管氢醌和维 A 酸类等局部用药在 PIH 治疗方面可能有一定效果，但它们也可能引发刺激性接触性皮炎。因此，初始治疗时建议选用浓度较低的维 A 酸类和氢醌。同时，应强调严格光防护和防晒的重要性。应向患者说明治疗预期和可能的效果，因为清除炎症后的色素改变往往需要数月时间。

眶周色素沉着症

眶周色素沉着是一个常见的美容问题。尽管其确切成因尚不明确，但可能由一种或多种因素导致，包括色素沉着体质、真皮层黑素细胞增多、炎症后色素改变、水肿、血管增生以及由光老化引起的皮肤松弛和泪沟畸形造成的阴影效应[91]。研究表明，内眦下部和外侧部位血液聚集且流速较慢，这可能是导致黑眼圈形成的一个重要因素[92]。

药物也可能在诱发色素改变方面起重要作用。例如，用于治疗青光眼的前列腺素类似物，如拉坦前列素和比马前列素，是导致眶周色素沉着的一个常见原因[93-95]。比马前列素引发的色素沉着通常在治疗开始后的 3～6 个月内出现，而停药后 3～12 个月内可能逐渐消退[95]。对接受比马前列素治疗后出现色素沉着的患者进行的眼睑皮肤活检显示，黑素小体和黑色素合成增加[96]，这可以通过前列腺素在黑素合成途径中的作用来解释。

局部美白剂在治疗色素沉着方面非常有效，可以与非侵入性方法结合使用，以治疗不同因素引起的色素沉积。532 nm、755 nm 和 1064 nm Q 开关激光和皮秒激光已被证明可有效减少眶周色素沉着中的色素和血管成分[60,91]。当主要问题是容量缺失时，自体脂肪移植可以增加容积。最近，通过真皮注射富血小板血浆有助于矫正泪沟畸形和皱纹[97]。如果非侵入性治疗未能达到预期效果，还可以考虑进行眼睑整形手术。

遮瑕化妆品

对于难治性色素沉着性疾病，治疗过程中可考虑使用遮瑕产品，以使外观更为自然。这些不透明产品的配方与患者的正常肤色相匹配，可有效掩盖底层色素沉着的皮肤。一些公司已开发了利用分光光度计来测量肤色的先进技术，然后根据测量结果制作出与患者期望的肤色完全匹配的富含色素的粉底。若无法采用此方法，则建议使用互补色来进行遮瑕，以隐藏不想要的颜色。绿色可用于遮盖红色色素沉着，而紫色适用于遮盖黄色色素沉着。对于黄褐斑和棕色色素沉着性疾病，黄色和白色的遮瑕产品效果最佳。随后，患者应在遮瑕产品上涂抹日常使用的面部粉底，以达到自然的妆效。

总结

所有皮肤类型均容易出现色素沉着问题，尤其是肤色较深的个体，这一问题可能尤为突出。治疗上颇具挑战性，因为需要坚持使用外用药物，严格防晒，并且往往还需要辅助性的治疗手段。

（廖勇　赵良森　高琳　尹锐
卢忠　夏志宽　杨蓉娅 译校）

参考文献

扫描书末二维码获取

第 21 章

皮肤皱纹

概要

要点

- 面部皱纹是一种常见的生理性衰老的表现，常让人感到沮丧。
- A 型肉毒毒素注射是针对面部皱纹最常用的治疗方法，有多种制剂可供选择。这些治疗已成为美国应用最广泛的美容手术之一。

新进展

- 面部注射软组织填充剂在中面部容量补充和面部皱纹治疗方面备受欢迎。
- 新的研究证实，含有抗氧化剂、肽类和多种生长因子等成分的局部外用产品，在皮肤抗衰老方面具有潜在的效果。

展望

- A 型肉毒毒素多次注射治疗的效果、严重不良事件的发生率以及效果持续时间等方面，需要进行更多的临床研究。
- 随着对神经内分泌通路、甲状腺功能调节和脂质代谢等年龄相关变化机制的深入理解，未来可能会出现新的治疗方向。

追求保持或恢复青春容颜已成为当今世界很多人关注的焦点。显然，“皱纹”的治疗被认为是这个领域的主要问题之一。对不同种族、年龄的男女的研究发现，面部皱纹（作为评价肤质的重要指标之一）是感知年龄和评估疲惫感的一个主要因素，这为最受欢迎的皮肤美容手术之一——A 型肉毒毒素注射提供了基础[1-2]。该注射已成为美国最常进行的美容手术[3]。2021 年，一项纳入 14 919 名受试者、涵盖 65 项随机对照试验的系统评价发现，A 型肉毒毒素在治疗 4 周内可有效减少皱纹，但可能增加上睑下垂的风险；然而，关于 A 型肉毒毒素多次使用的效果、不良反应的发生率、效果的持续时间以及与其他治疗方法的比较等方面，尚缺乏相关证据[4]。此外，在颈部使用肉毒毒素也有美学方面的顾虑，因为尚未发现其特别有效[5]。

皮肤皱纹即皮肤表面的沟壑或褶皱，其原因似乎是多因素的，是内源性和外源性老化的结果（详见第 5 章和第 6 章）。虽然遗传因素是皱纹形成的重要因素，但过度日晒、吸烟等特定生活方式也是皮肤老化的已知原因（详见第 6 章）。本章主要关注非日晒所致的皱纹，即由内源性老化引起的皱纹。治疗方法更多关注皱纹本身，同时也涉及与外源性老化相关的行为因素。

衰老

衰老是各器官都会经历的生理进程，但其在皮肤上表现尤为显著。皮肤往往能够准确反映内部器官衰老的进程，宛如外在的镜像。值得关注的是，皱纹是经验证的用于评估女性面部皮肤肤质的数字化照相评估量表中的一个维度（其他5个维度包括皮肤弹性、年龄、色素沉着、红斑和整体皮肤质量）[6]。此外，面部皱纹的形成与日光弹力组织变性（光老化）有关[7]。相关研究还发现，在慢性阻塞性肺疾病（COPD）的患者中，面部皱纹数量与肺部病变严重程度相关[8]。皮肤弹性的下降与吸烟者的肺气肿、炎症生物标志物和基质金属蛋白酶（MMP）活性相关[9]。除了COPD之外，面部皱纹评分还与肺功能/气流受阻、氧化应激等病理指标相关[10-11]。

器官自然功能随着年龄的增长而逐渐减退，环境因素可能进一步加速这一过程，而遗传因素也对衰老过程有着重要影响。实际上，近年收集的数据表明，基因不仅与已知的早衰综合征（如Werner综合征，详见**表21-1**）[12-14]有关，还与其他形式的早衰相关。人I型胶原蛋白α-2链（由COL1A2基因编码）可刺激正常人皮肤成纤维细胞合成胶原蛋白、促进创面愈合以及弹性蛋白的生成[15]。紫外线辐射可通过诱导IL-6、IL-8和单核细胞趋化蛋白-3等可溶性因子产生，并可能参与面部皮下脂肪的流失，导致皮肤松弛和皱纹的出现[16-17]。源自核糖体蛋白S3的修复域肽能够调节紫外线（UV）诱导的MMP-1，有助于预防紫外线诱发的皱纹形成[18]。在UVB辐射下，微小RNA特别是miR-34家族的表达上调，并通过激活MMP降解细胞外基质中的胶原蛋白，从而加速皱纹的形成[19]。绝经、紫外线照射和低饮水量可能与胶原代谢相关的遗传变异相互作用，是中年女性皮肤皱纹形成的风险因素[20]。哺乳动物细胞在经历一定数量的细胞分裂后会进入复制性衰老状态，之后它们便无法继续分裂[21]，这可能是大自然防止相关细胞癌变的方式。然而，这一过程在衰老中也发挥了作用。

表21-1 早衰综合征[a]

综合征	缺陷
Werner综合征	DNA解旋酶
Cockayne综合征	DNA解旋酶
Progeria综合征	Lamin A

[a] 这些早衰综合征表明，DNA修复能力对于减缓衰老至关重要。

病理学和病因学

皱纹的组织病理学是一系列有趣发现的综合。明显的微观特征之一是表皮的变薄，特别是在皱纹的最深处，这种萎缩变化更为显著（图6-8）。其他变化包括表皮-真皮连接处扁平化、皮下脂肪组织的减少，以及胶原蛋白、糖胺聚糖和弹性组织的逐渐流失。

胶原蛋白流失

皱纹的组织病理学的主要特征是胶原蛋白异常和减少，无论是暴露于阳光下的皮肤还是非暴露于阳光下的皮肤，均呈现出上述病理特征[22]。在皮肤衰老过程中，胶原蛋白在皱纹皮肤中的变化可以通过多种信号通路和分子来表征，这些通路和分子在皮肤衰老进程中发挥着重要的调节作用。众所周知，衰老皮肤中胶原蛋白的合成减少，同时降解增加，这可能与MMP水平的升高有关。这是因为MMP几乎可以降解维持皮肤组织结构完整性所需的所有细胞外基质成分，包括胶原蛋白、纤连蛋白、弹性蛋白和蛋白聚糖[23]。此外，紫外线辐射也会激活MMP并诱导其在皮肤中表达，进而参与皮肤光老化进程[24]。环磷酸腺苷（cAMP）通过影响MAPK/AP-1信号通路来调节MMP的表达，从而导致胶原蛋白的降解[25]。在皮肤衰老过程中，另一个导致真皮胶原蛋白异常的因素是胶原蛋白糖基化[26]。如第2章中所讨论的，胶原蛋白糖基化是一个非酶促过程，涉及将还原糖分子连接到细胞外基质胶原蛋白和蛋白质上。经过氧化反应后，糖基化胶原蛋白和蛋白质的终末产物——晚期糖基化终产物（advanced glycation end products，AGEs）形成。这些AGEs生成后沉积在胶原蛋白和弹性蛋白组织中，使其变得更加僵硬，难以受到皮肤收缩和重塑的影响[27]。此外，糖基化胶原蛋白还可以修饰成纤维细胞的肌动蛋白细胞骨架，并抑制其对胶原蛋白的收缩作用[28]。糖基化的弹性纤维在光暴露皮肤中异常聚集并与溶菌酶相互作用，这表明糖基化在光老化中发挥了作用[29]。AGEs可以与某些受体相互作用，触发细胞内信号传导，导致氧化应激反应增强并促进关键的促炎细胞因子分泌。由此产生的自由基和细胞因子会导致胶原蛋白的降解[30]。

核心蛋白聚糖（decorin）是一种存在于细胞

外基质蛋白质中的小分子富含亮氨酸的蛋白聚糖（SLRP），它参与了对胶原蛋白的“修饰”（详见第 2 章）。核心蛋白聚糖呈“马蹄形”，有助于胶原纤维的整齐排列[31]。有趣的是，在成人皮肤中存在一种名为“decorunt”的核心蛋白聚糖片段，其含量高于胎儿皮肤[32]。由于 decorunt 对胶原纤维的亲和力较低，核心蛋白聚糖降解为 decorunt 可能在衰老皮肤真皮胶原网络的破坏中发挥作用。

在人体皮肤中，多功能蛋白聚糖和核心蛋白聚糖均随年龄增长而发生变化，其中多功能蛋白聚糖的变化体现在其糖胺聚糖的大小和硫酸化模式上，而核心蛋白聚糖的变化体现在其糖胺聚糖的大小上。在各个年龄段的皮肤中都可以检测到多功能蛋白聚糖的分解片段，但成人皮肤中的含量低于胎儿皮肤。相比之下，核心蛋白聚糖的分解片段存在于成人皮肤中，但在胎儿皮肤中几乎不存在。这表明人体皮肤中的蛋白聚糖降解存在与年龄相关的差异，并在衰老过程中发挥作用[33]。

弹性蛋白降解

皱纹皮肤的特征在于其弹性组织异常，导致弹性下降。在紫外线照射下，负责降解弹性蛋白的酶——弹性蛋白酶的数量增加，进而引发“弹性组织变性”，这被认为是光老化皮肤的典型特征。然而研究表明，即使在没有紫外线暴露的情况下，老化皮肤也会呈现出弹性蛋白组织减少[34-35]。弹性纤维的老化过程十分复杂，涉及酶促降解、氧化损伤、糖基化、钙化以及机械疲劳等多种因素[36]。

端粒缩短

端粒即哺乳动物染色体的末端部分，由数百个重复的 TTAGGG 碱基对短序列组成，其位置在染色体的末端，防止染色体融合[37]。在细胞分裂时，染色体分裂，末端碱基对无法被 DNA 聚合酶复制，因而导致这些末端序列在每次复制中逐渐丢失，进而导致染色体逐渐缩短。当端粒变得过短时，会触发细胞的凋亡，因此端粒被认为在衰老过程中发挥作用。端粒酶是一种存在于干细胞中的逆转录酶，其功能在于复制末端碱基对，但绝大多数细胞缺乏此酶。众多科学家正在研究端粒酶在衰老和癌症中的作用。

紫外线照射可能导致端粒缩短。端粒通常以环状结构存在，其最后 150 ~ 200 个碱基位于 3’链上，形成单链突出部分（**图 21-1**A 和 B）。学者们认为，当该环状结构遭到破坏，导致延伸部分暴露时，将诱发 p53（一种抑癌蛋白）及其他 DNA 损伤应答蛋白的激活[38]，从而导致细胞凋亡或衰老。端粒还作为自分泌和旁分泌 DNA 损伤的强烈信号，常在皮肤老化过程中发挥作用[39]。紫外线辐射可导致胸腺嘧啶二聚体的形成，这可能引发端粒环的破坏（**图 21-2**）。这为解释内源性和外源性衰老机制的重叠提供了一种可能途径。值得注意的是，一项针对来自英国生物库中的 417 772 名受试者自我报告的面

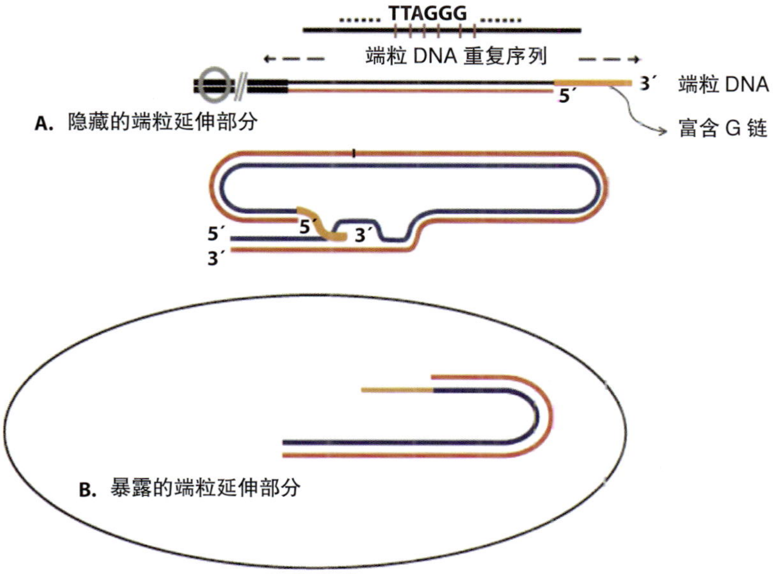

图 21-1 A. 典型的端粒环结构。3' 端固定于 3' 链上最后的 150 ~ 200 个碱基对。B. 损伤发生后，环状结构解体，3' 端暴露。

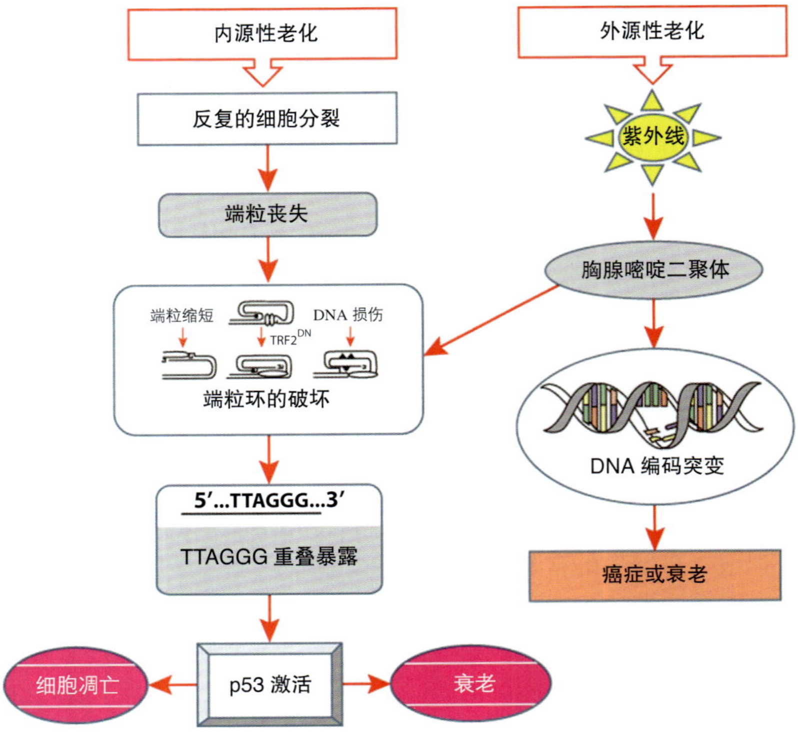

图 21-2 外源性老化和内源性老化均可引发相似的结果——细胞凋亡或衰老。这一图谱生动呈现了这两个过程的重叠，揭示了可能导致衰老的潜在机制。反复的细胞分裂、胸腺嘧啶二聚体以及其他引发端粒环破坏的因素，皆会导致端粒环的受损。这一损坏将导致 TTAGGG 重叠区域的暴露，并激活 p53。

部皮肤老化的全基因组关联研究（GWAS）发现，基因预测的端粒长度与面部皮肤的老化之间存在相关性[40]。

免疫系统

衰老与促炎细胞因子增加密切相关（参见第 8 章“皮肤衰老免疫学”）。这些细胞因子引发炎症反应，在分解胶原蛋白、弹性蛋白以及其他皮肤重要组分方面发挥关键作用。尽管细胞因子在衰老过程中的确切作用尚待深入阐明，但这可能是未来研究的重点领域。随着年龄的增长，抗原递呈细胞、T 细胞和 B 细胞的功能逐渐衰退。其中，T 细胞受到的影响尤为显著，可能与胸腺退化、代谢异常、端粒缩短以及与衰老相关的表观遗传变化加速有关。T 细胞功能的下降不仅影响免疫功能，还可能引发炎症（称为免疫衰老），导致生物体内稳态被破坏，甚至诱发心血管疾病等病理进程[41]。这些变化被认为是老年患者感染和癌症风险增加的原因之一[42]。

内分泌系统

内分泌系统可能与衰老相关。随着年龄的增长或病理功能障碍，调节神经肽、神经激素和神经递质生成的皮肤神经内分泌通路可能会衰退[43]。特别值得注意的是，激素尤其是雌激素和雄激素，在皮肤老化过程中起着重要作用（详见第 5 章）。随着年龄的增长，雌激素的减少通常会对皮肤健康产生不利影响，而激素疗法则有助于恢复皮肤的健康状态[44]。此外，直接调节皮肤稳态和再生的表观遗传机制也在细胞衰老过程中发挥着重要作用[45]。随着研究的不断深入，最近的研究开始揭示胰岛素、维生素 D 和甲状腺激素水平如何影响皮肤衰老。

胰岛素

动物模型研究表明，与年龄相关的变化可能与维持脂质储存所需的胰岛素 / 胰岛素样生长因子 -1（IGF-1）类信号传导存在拮抗作用[46]。

维生素 D

2021 年的两项研究表明，随着年龄的增长，对维生素 D（又称骨化三醇）的需求逐渐增加。这是因为已经有证据表明，老年人的维生素 D 储备减少，无法发挥其对抗衰老的保护作用。此外，这一现象与超重的老年人体内的炎症标志物有关[47-48]。

甲状腺激素

甲状腺激素对肌肉功能和能量代谢至关重要。Di Iorio 等学者在 2021 年的研究揭示，三碘甲腺原氨酸 / 四碘甲腺原氨酸（FT3/FT4）比值较高的非高龄老年人群的肌肉衰老水平较低 [49]。

预防与治疗

识别易产生皱纹的皮肤类型是患者管理的第一步。鲍曼皮肤分型系统（参见第 10 章）为医生和患者提供了一个实用的分类工具，有助于了解和管理患者的皮肤需求，以预防和治疗皱纹。其他分类系统也有助于医生评估皱纹的严重程度。在评估皱纹严重程度后，患者教育就成为下一个关键步骤。患者必须明白，防止皱纹进一步形成是管理皮肤皱纹的主要手段。应与患者讨论过度日晒和吸烟等行为对皮肤的影响，并向患者详细解释治疗计划的预期效果以及实际效果。

众所周知，防晒和避免日晒是预防外源性老化的关键。尽管 UVA 与皮肤衰老更相关，但在选择防晒霜时建议同时考虑 UVA 和 UVB 的覆盖。含有维 A 酸类化合物的日常皮肤护理方案在预防和治疗老化皮肤方面也具有重要价值。局部应用维 A 酸类化合物已被证明能够促进胶原蛋白的合成 [50]，降低与胶原蛋白和弹性蛋白降解相关的 MMPs 活性 [51]。由于紫外线照射和自由基引起的氧化应激与皮肤老化相关，抗氧化剂在预防和治疗皱纹方面具有重要作用（详见第 39 章“抗氧化剂”）。维生素 C（抗坏血酸）是众多抗氧化剂中值得特别关注的。维生素 C 通过脯氨酸羟化酶在胶原蛋白合成途径中发挥作用，这一点已得到广泛认可。研究表明，局部应用维生素 C 能够减少皱纹 [52-54]，这与治疗区域组织学上的胶原蛋白增加相一致 [53]。最近的研究发现，含有维生素 C 和 E 以及绿茶多酚的外用精华液能够改善面部光老化皮肤的外观 [55-57]。

其他抗氧化剂如视黄醇、多肽、生长因子和辅酶 Q_{10}（泛醌），以及绿茶等多酚类物质，也被认为对预防和治疗老化具有价值 [58-60]。Heinrich 等于 2011 年进行的一项双盲安慰剂对照研究发现，补充绿茶多酚可显著减少紫外线照射引起的面部皮肤红斑，改善皮肤弹性、粗糙度、致密度以及水合状态，并增加了皮肤的血液供应 [61]。

近年来，光子嫩肤已成为减少皱纹的热门技术。强脉冲光（IPL）和发光二极管（LED）在治疗皱纹和光老化方面也显示出良好的前景（详见第 26 章“激光和光疗设备”）[62-65]。此外，软组织填充剂的使用尤其是含透明质酸的填充剂，已成为矫正面部皱纹特别是中面部皱纹的一种越来越受欢迎的方式 [66-67]。非透明质酸填充剂的代表包括聚甲基丙烯酸甲酯（PMMA）、聚左旋乳酸（PLLA）、羟基磷灰石（CaHA）以及自体脂肪。

结论

关于衰老的科学或生物力学机制仍有待深入研究。然而，这一领域正在迅速发展，对于遗传学、干细胞、端粒、免疫系统以及激素等的作用有了更为深刻的认识。这些理论和实验室研究的进展可能会在未来催生新型疗法的发展。本书的各章节详细探讨了特定的预防措施和治疗方法，包括饮食和吸烟对衰老的影响。防晒霜和外用维 A 酸类化合物是基础的治疗选择，已被证明在治疗皱纹皮肤方面具有显著效果。维 A 酸类化合物可改善由内源性老化和光损伤引起的皮肤问题。在这方面，患者教育和治疗依从性至关重要，通过提供全面的信息，包括阐明治疗和行为改变的益处以及不遵医嘱的弊端，可以实现更好的医患合作。

（廖勇　夏志宽　张星月　杨蓉娅　译校）

参考文献

扫描书末二维码获取

第 4 篇

医学美容治疗

第 22 章

非手术身体塑形

概述

要点

- 适应证选择至关重要。
- 所有的非手术身体塑形方式都适用于那些正在锻炼和节食且体重仅超重 10 ~ 15 磅（4.54 ~ 6.8 kg）的个体。
- 治疗效果并非立竿见影。

新进展

- 热、冷以及超声波设备可用于身体减脂。
- 注射用脱氧胆酸可用于减少体内脂肪。

未来展望

- 研究正在评估去除体内脂肪是否对脂肪燃烧激素（脂联素或胰岛素）的敏感性有何影响。
- 医生开始将注射用脱氧胆酸与身体塑形设备结合起来，以提高疗效。

引言

近年来，非侵入性身体塑形技术越来越受欢迎。越来越多的患者正在寻求一种非侵入性的方式来进行身体塑形，原因在于相较于传统的脂肪抽吸手术和手术塑形，非手术方式不良反应的发生率更低、恢复时间更短以及治疗成本更经济[1]。根据美国整形外科医师协会的数据，2017 年共进行了 427 965 例非手术身体塑形治疗，而 2016 年为 388 742 例[2]。美国美容整形外科协会的学术报告显示，2012 年至 2017 年期间，非侵入性身体塑形治疗数量增长了 217%[3]。

有多种非侵入性身体塑形技术可供选择，包括各种注射和基于设备的治疗方式。技术的选择受多种因素的影响，包括治疗区域的解剖位置、治疗费用、所需治疗次数以及治疗区域皮肤的松弛程度。最常见的治疗部位包括腹部、腰部赘肉、臀部 / 侧腹部、大腿内侧、颏下区和胸罩脂肪区[4]。

选择适当的患者至关重要。不适合进行任何类型身体塑形的患者包括皮肤过度松弛的患者，以及抱有不切实际预期的患者。虽然这些治疗方法有效，但将其与运动和改善饮食等生活方式变化联合使用，将显著提高疗效[5-6]。一些医生建议使用补充剂来促进肝脏对脂肪的代谢分解，但这种方法的有效性尚未得到证实[7]。

无论采用何种方式，使用标准化且可重复的方法准确地测量整个治疗过程中的变化至关重要。在每次治疗前都在固定位置和相同条件光源下采集标准化照片必不可少。尽管卷尺是有效的测量工具，但它会受位置、姿势、光线、体重变化以及呼吸的影响。因此，可能需要在同一天的相同时间进行重复测量，或者使用具有标准化张力的设备进行检测。此外，超声技术也被广泛用于量化评估脂肪减少的情况，因其能够广泛检测并可视化评估脂肪层。确定测量的特定部位对于保持可重复性至关重要，这可能会根据患者需求而变化。脂肪层厚度的变化在多大程度上会引起超声可检测的变化仍不清楚。另外，磁共振成像虽然可用于测量脂肪减少，但由于成本高昂且不易获得，因此测量应限于四肢部位。主观测量如盲法观察者评分或患者报告的结果也具有一定价值。虽然所有这些方法都未经过正式验证，但那些经过验证的方法通常被认为是可靠的 [8]。

医生应定期监测患者的基线体重以及治疗后的体重情况。大多数医生要求患者在治疗期间保持体重稳定或将体重指数（BMI）保持在一定范围内，以控制体重波动 [9-10]。

身体塑形治疗对代谢的益处

肥胖与糖尿病、心脏疾病及其他健康问题密切相关。随着体重减轻，相关风险也随之降低。尽管吸脂手术尚未被证明能改善心脏疾病的危险因素 [11]，但大容量吸脂术已被证实可以提高脂联素水平 [12]。脂联素是由脂肪细胞分泌的一种激素，它是一种理想的激素，因其已被证明可以减少炎症和动脉粥样硬化，并增强细胞对胰岛素的反应。高水平的脂联素与较低的心脏疾病风险相关，而低水平则与肥胖和橘皮组织相关 [13]。除大容量吸脂术以外，采用其他身体塑形方式治疗的患者的脂联素水平尚未进行相关研究。

注射剂

脱氧胆酸

研究显示，过多的颏下脂肪会对一个人的吸引力和情绪健康造成负面影响 [14]。直至最近，希望拥有轮廓分明的下颌线的颏下脂肪过多患者，还只能依靠外科手术或有针对性的吸脂术 [15]。对于颏下区域，一直缺少非侵入性的治疗方案。

2015 年，商品名为 Kybella（Kythera Biopharmaceuticals，Westlake Village，CA，由 Allergan 股份有限公司收购）的注射用脱氧胆酸（deoxycholic acid，DCA）被批准用于治疗成人中度至重度颏下区脂肪堆积 [16]。脱氧胆酸是一种天然的胆汁酸，它能够乳化脂肪并使其在肠道内吸收。它能不可逆地破坏脂肪细胞膜，导致脂肪细胞溶解 [17]。

Kybella 直接注射至颏下区的颈前脂肪内，剂量按 2 mg/cm² 的标准进行调整。每 0.2 ml 注射间距为 1 cm，最多可注射 50 个点位，可按图示网格进行注射（**图 22-1**）。最多可进行 6 次治疗，每次治疗间隔大约 4 周。一些医生将肿胀情况作为下次注射时间的参考，从而将治疗间隔进一步拉长。所需要的治疗总次数取决于下颌区的脂肪量（**图 22-2**）。为避免注射时对易受损结构造成损伤，如下颌缘神经、颈阔肌或淋巴结，需要有正确的注射技术和对解剖的深刻理解 [18]。与 Kybella 注射相关的肿胀程度可能会显著不同，这取决于脂肪积聚的多少和 Kybella 的使用量。通常，首次治疗引起的肿

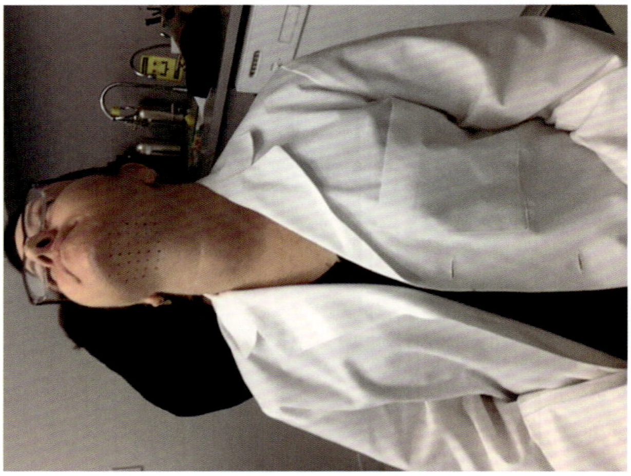

图 22–1 Kybella 套装附带预制网格，可如图所示贴附于患者颏下区。

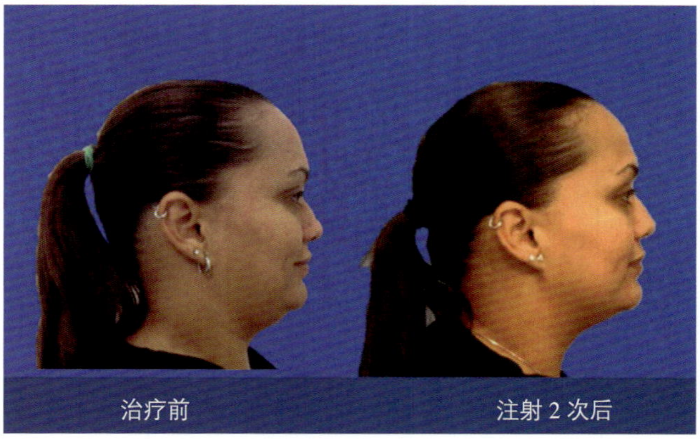

图 22–2 该患者的脂肪量需注射 2 次，每次 3 ml Kybella，两次注射间隔 4 周。

胀要明显重于后续治疗，这可能是因为后续的脂肪较少。山金车贴片或口服山金车可以减轻治疗的肿胀和不适。在治疗颏下区时，应提醒患者关注肿胀情况，因为此处属于暴露区域，肿胀可能会持续 10～14 天。在大多数情况下，肿胀会在 5～7 天内缓解（**图 22-3**）。根据作者的经验，至少需要进行

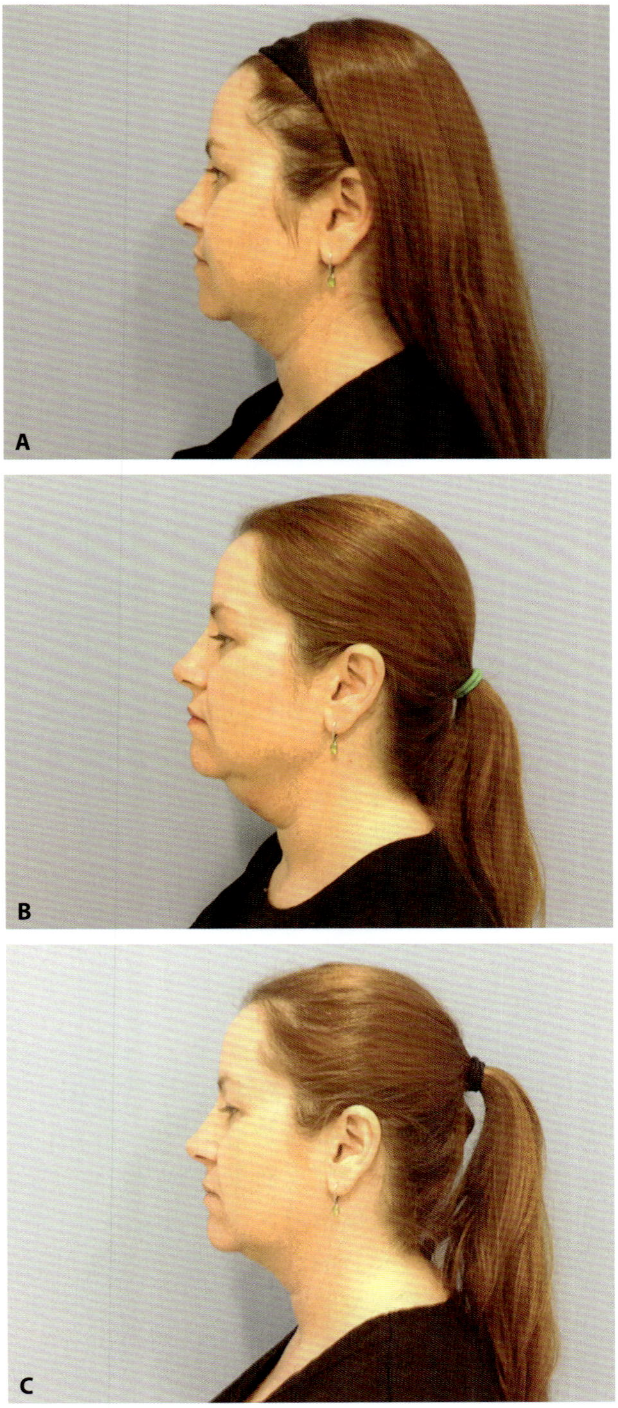

图 22-3　A. Kybella 注射前的颏下区。B. 注射后第一天，肿胀轻微。肿胀出现在注射 2 ml Kybella 后。C. 注射 Kybella 后第 25 天。

2 次治疗才会有明显的效果。**图 22-3** 中患者的治疗效果是个例，她在首次治疗后即有明显效果。

Kybella 的 I 期试验未观察到对全身脂质谱或炎症标志物（例如 C- 反应蛋白或 IL-6）的影响 [19]。常见的不良反应包括不适感、可能持续 14 天的肿胀和淤青 / 瘀斑 [20]。相关并发症包括可能出现下颌缘神经损伤、吞咽困难、注射部位脱发和皮肤溃疡。4.3% 的患者出现下颌缘神经损伤，表现为微笑不对称，约 42 天后恢复。1.9% 的患者出现与注射量或注射后肿胀相关的吞咽困难，中位持续时间为 3 天。0.4% 的患者出现注射部位脱发，中位持续时间为 151 天。0.2% 的患者出现皮肤溃疡，可能由注射技术不当造成，并在 23 天内恢复 [21]。

接受 Kybella 治疗的轻至中度皮肤松弛的患者在治疗后皮肤明显收紧 [18]。这种皮肤紧致的效果是脂肪细胞溶解引起的急性炎症反应产生的。这一炎症过程经 M1 型巨噬细胞清除，这些巨噬细胞可减少促炎细胞因子的合成，并诱导抗炎细胞因子以及 M2 型巨噬细胞的产生。M2 型巨噬细胞产生促进肉芽组织生长的因子，从而导致肌动蛋白微丝和胶原基质的沉积，随后使组织收缩 [22]。

考虑到脱氧胆酸注射治疗颏下区脂肪堆积非常有效，有理由推断 Kybella 对治疗身体其他部位的脂肪堆积同样有效 [23]。脱氧胆酸注射已成功用于女性“胸罩线”区域（上臂和腋下前后区域）的局部脂肪堆积的治疗（**图 22-4** A 和 B）[24-25]。脱氧胆酸还可用于其他区域，包括膝关节内侧和外侧脂肪以及腹部皮下脂肪的治疗 [23]。另有报道称其可以注射于面颊、颏区、下颌脂肪垫、下颌、脂肪瘤和男性假性乳房发育 [20, 26]。

溶组织梭菌胶原酶

脂肪团（橘皮组织）一直是很多患者特别是青春期后女性关注的主要问题。脂肪团的出现被认为是由激素介导的脂肪沉积、脂肪小叶压迫毛细血管

> **提示：**
> - 确认颏下饱满是由于皮下脂肪过多而非其他原因（如甲状腺肿大、二腹肌肥大、皮肤松弛等）引起 [27]。
> - 在治疗前，需要向患者明确治疗预期：需要多次治疗（最多 6 次），逐渐减少颏下脂肪，伴随持续的肿胀，恢复时间长以及可能出现并发症 [27]。
> - 为减轻注射后的刺痛感，建议将利多卡因混入脱氧胆酸中。

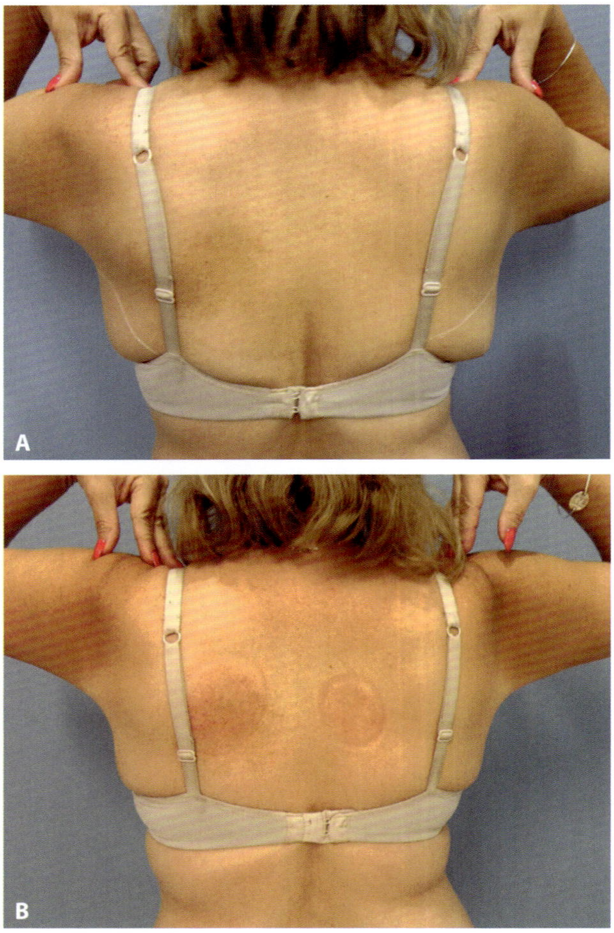

图 22–4 A. 女性"胸罩线"区域脂肪堆积接受 Kybella 注射前；B. 经过 3 次治疗，每侧注射 5 ml（每次治疗共注射 10 ml）。圆形瘀斑是与此次治疗无关的拔罐操作引起的。

导致静脉回流减少，以及蛋白质在成块脂肪小叶周围积聚引起的 [28]。从组织学角度来看，脂肪团表现为皮下脂肪不规则地突出至真皮网状层和乳头层中，同时皮下深层存在较薄、呈放射状排列的纤维隔 [29]。

溶组织梭菌胶原酶（collagenase clostridium histolyticum，CCH）（Endo Pharmaceuticals, Malvern, PA）是一种可分解胶原蛋白三螺旋结构的酶 [30]。在获得美国 FDA 批准之前，这种可注射胶原酶正在进行研究，通过溶解皮肤隔膜（女性皮肤凹陷的潜在原因）来治疗女性的脂肪团 [31]。

射频

Velashape（维拉）

Velashape（维拉）（Syneron-Candela, Wayland, MA）是首个获得美国 FDA 批准的一款用于减少脂肪团和缩小腹部、侧腹、臀部、大腿和上臂区域周长的Ⅱ类医疗器械 [32-33]。该系统包含 4 种治疗模式，包括脉冲真空负压、机械按摩、双极射频（radiofrequency，RF）技术和红外线。脉冲真空负压与按摩滚轮的作用相结合，会引起血管扩张，增加治疗区域的血流量、氧供和淋巴引流。红外和射频的应用增加了现有的含氧量，可以促进局部脂肪代谢增加 [32]。这种组合技术诱导结缔组织（包括纤维隔）深层加热，促进胶原蛋白沉积、细胞代谢增加，并减少局部皮肤松弛和脂肪体积 [34]。治疗方案通常为每周 1 次，连续 6 周 [35]。

对于孕妇或哺乳期妇女、有瘢痕疙瘩病史、治疗区域有肿瘤、已知光敏性疾病或治疗前 6 个月内使用过异维 A 酸的患者，不建议采用此疗法。由于射频和红外能量既不会被表皮黑色素散射，也不会被其吸收，因此该治疗方式对所有皮肤类型都是安全的 [33]。相关并发症包括短暂的红斑 / 水肿、淤青 / 瘀斑以及浅表结痂 / 烫伤 [32-33]。

Vanquish

2015 年获得美国 FDA 批准的 Vanquish（BTL Industries, Framingham, MA）是一款非接触式射频设备，其治疗头置于皮肤上方约 1 cm 处 [36]。这种选择性场域射频仪器通过电磁诱导电偶极子的快速振荡来加热脂肪组织，从而破坏脂肪细胞组织。获得专利的能量流控制（energy flow control，EFC）系统可以选择性地将能量输送至脂肪组织层，同时最大限度地降低皮肤、肌肉和其他内部结构过热的风险 [37]。拥有多极宽场的治疗头可以优化电磁场形态，使其具有最佳的穿透深度并最大限度地扩大了治疗面积。治疗方案为每周 1 次，每次 45 分钟，持续 4 周 [38]。

Vanquish 系统配备两种治疗头：EX 治疗头用于治疗腹部和侧腰部，AB 治疗头则用于治疗大腿和马鞍脂肪区。Vanquish 特别适用于高 BMI 患者，因为其单次应用就可治疗大面积体表，如同时覆盖腹部和侧腰部，光斑面积最大可达 2100 cm^2。最常报告的不良反应是短暂的红斑和压痛，偶尔可能因浅表汗液积聚而引起皮肤水疱、小面积脂膜炎和局部烫伤 [39]。

减脂效果不是永久性的，但已被临床证明可长期维持。一项德国的小规模研究表明，患者在治疗后 4 年仍然保持腰围的减少 [40]。然而，对于皮下脂肪层较薄的低 BMI 患者，这种疗法可能并不理想 [41]。

BodyFX

BodyFX（InMode Invasix，Irvine，CA）的前身是 TiteFX，采用负压耦合双极多频射频技术，通过施加高压超短脉冲时长的电流，实现永久性脂肪细胞破坏。手柄配备有一个外部温度监测器，可以连续读取皮肤温度。这些超高压超短射频脉冲可以引起脂肪细胞膜不可逆的电穿孔，从而引发细胞凋亡延迟和脂肪细胞死亡。脂肪细胞膜上形成的“孔道”导致脂质从细胞内空间渗出到细胞外，造成明显的脂肪体积减小和细胞程序性死亡 [42]。治疗后的组织学检查表明，脂肪细胞出现萎缩、收缩，部分细胞膜破裂，但无坏死迹象 [43]。

除周长减少外，该设备还被证明可以减少脂肪团，这是由于射频导致的网状真皮层增厚所致。这为防止脂肪组织再次突出至皮下提供了更大的阻力，并减轻了垂直纤维隔松弛，从而呈现更加平滑的轮廓 [44]。建议的治疗方案是每周一次，连续 6 周。相关的不良反应包括红斑、强烈的热感、短暂的轻度瘀斑和轻微不适 [35]。

一般禁忌证包括妊娠和哺乳期、使用心脏起搏器、癫痫、甲状腺功能障碍、糖尿病、心律失常、心脏病、未控制的高血压、癌症病史、肝脏或肾脏疾病、使用免疫抑制剂、术前 6 个月内使用过异维 A 酸、伤口愈合异常、使用利尿剂和抗凝剂 [43]。

冷冻溶脂术

Coolsculpting（酷塑）

已有研究表明，脂肪组织对低温造成的损伤特别敏感。一种罕见的临床现象被称为“冰棒脂膜炎”（popsicle panniculitis），其特点是婴儿长时间接触冷冻食品后，面颊部出现寒冷引发的脂肪坏死 [45]。该寒冷损伤机制是冷冻溶脂技术的基础。

Coolsculpting（酷塑）（Zeltiq Aesthetics, Pleasanton, CA，由 Allergan 股份有限公司收购）采用选择性冷冻溶脂技术，对表皮、真皮或深层肌肉组织无不良影响 [46]。它结合负压吸引从脂肪细胞中有控制地、有选择地抽取热量，阻止血液流动，并诱导靶组织的脂肪细胞结晶来破坏脂肪细胞 [4]。这种渐进性的细胞凋亡的特征表现为脂肪细胞内出现脂肪冰晶、炎性脂膜炎、吞噬细胞增多，然后逐渐被清除。在治疗结束后，脂肪组织因温度升高引起的缺血再灌注损伤会进一步破坏脂肪细胞 [47]。重要的是，在外周神经功能、血清脂质和肝功能测试的研究中，这种可控的皮下脂肪冷却已被证明是安全的 [48-50]。

Coolsculpting 设备有一个吸引探头，可将组织吸入两个冷却板之间，持续 30 ~ 60 分钟 [39]。由于冷冻溶脂可作用于不同区域，吸引探头被设计成弧形表面，以最大程度地增加组织与冷却表面的接触。根据治疗区域的大小、形状和可触及性，吸引探头有不同的专门设计 [51]。

该治疗最常见的并发症是治疗区域感觉减退，持续时间超过 4 周。另一个需要注意的并发症是反常性脂肪过度增生（paradoxical adipose hyperplasia，PAH），表现为可见的轮廓不规则 [52]。PAH 是在冷冻溶脂治疗后观察到的一种现象，表现为治疗部位的组织无痛性地逐渐增生，增生组织的大小和形状与治疗区域一致。据推测，这可能是由于受损脂肪细胞引发的反应性纤维化所致。到目前为止，作为上市后监测数据的一部分，已向该设备制造商报告了 33 例 PAH 确诊病例。尽管受影响个体无明显的共同特征，但男性 PAH 的发病率似乎更高 [53]。其他相关的不良反应包括治疗区域疼痛、红斑、肿胀、敏感和紫癜 [54]。

禁忌证包括有冷球蛋白血症、寒冷性荨麻疹、冷凝集素病、阵发性冷血红蛋白尿症和雷诺病病史 [26]。在有严重静脉曲张、皮炎或其他皮肤病变的区域应避免使用冷冻溶脂 [55]。该治疗不适用于严重皮肤松弛的肥胖患者 [56]。

研究表明，治疗后手动按摩可以提高临床疗效。这种协同作用可能是由于治疗后即刻出现了另一种损伤机制——组织再灌注损伤 [57-58]。在同一部位进行多次治疗可进一步减少脂肪，但后续治疗的效果似乎会减弱 [4]。即使疗效是非永久性的，也可维持较长时间。病例报告显示，治疗后的临床效果可维持 2 ~ 5 年 [59]。

超声波

Liposonix（热立塑）

高强度聚焦超声（high-intensity focused ultrasound，HIFU）已被广泛应用于多个治疗领域。HIFU 能够将超声波束精确聚焦，以非侵入方式将声能传递至目标区域。其目的是加热大块组织，同时不影响超声波传播路径上的其他组织。HIFU 可使目标区域的组织温度提高至 55 ℃以上，从而导致组织凝固性坏死和细胞立即死亡 [60]。脂肪细胞破坏的两个潜在机制是超声能量的机械效应导致的脂肪细胞膜破坏，以及温度升高引起的凝固性坏死 [61]。

Liposonix（热立塑，Solta Medical，Pleasanton，CA）已获得美国 FDA 批准，可利用 HIFU 进行腰围环形减脂。该设备配备一个带有陶瓷元件的半球形换能器，可以产生固定频率为 2 MHz 的 HIFU 能量。水作为皮肤和换能器之间的偶联剂，通过调节发射能量的峰值功率和持续时间来控制所输送的能量。可编程模式发生器确保超声能量的准确传递，该发生器使换能器头部在治疗区域以机械调整后的预定深度进行扫描，同时防止过度重叠 [62]。

该设备的优势在于一次治疗重复两遍，就可使腰围在 3 个月内比基线水平平均缩小 4.6 cm[63]。据报道，单次治疗后 4 周腰围就明显缩小 [64]。

与治疗相关的最常见的不良反应包括治疗时疼痛、治疗后疼痛、肿胀和瘀斑。目前尚未有关于皮肤凹陷、硬结、瘢痕、烫伤或皮肤松弛加重的报告。禁忌证包括妊娠和哺乳期、凝血功能障碍、使用抗凝药物、糖尿病和心血管疾病 [65]。

UltraShape（优立塑）

UltraShape（优立塑，Syneron-Candela，Wayland，MA）系统采用聚焦超声技术，产生 200 ± 30 kHz 频率范围内的声波。这些声波汇聚至皮肤表面以下 1.5 cm 深度形成一个有限的焦点，靶向皮下脂肪。这种聚焦的脉冲式超声通过产生快速的压力变化来实现选择性的机械脂肪细胞破坏，从而导致间质液中的气泡内爆并破坏脂肪细胞膜 [66-67]。这种空化效应似乎仅限于脂肪细胞，而周围的其他组织和细胞无任何改变 [68-69]。

有关本章中各种技术的作用机制、适用部位、注意事项、不良反应和恢复期请参考**表 22-1**。

与 Liposonix（热立塑）不同，该设备采用非热

表 22-1

技术	作用机制	适用区域	注意事项 *	不良反应	休工期
注射剂					
脱氧胆酸	是溶细胞药物，可破坏细胞膜，引起脂肪分解	颏下区	注射部位感染；接受抗凝治疗的患者使用时需谨慎；可能引起下颌缘神经受损	水肿、红斑、瘙痒、麻木、硬结、瘀斑	2 ~ 3 周肿胀
溶组织梭菌胶原酶（CCH）	CCH 是一种蛋白酶，可水解胶原蛋白的三螺旋区域，并有可能裂解正常的纤维隔膜	大腿和臀部（尚未获得美国 FDA 批准）	暂无资料	瘀斑	暂无资料
射频					
Velashape	双极射频，利用组织阻抗导致靶组织加热，同时加入脉冲真空、机械按摩和红外线	大腿、臀部、腹部	光敏史 [33]	红斑	无
Vanquish	非接触选择性射频	腹部、侧腰部、大腿、髋旁区	无	红斑、压痛、皮肤刺激、腹部不适、过敏症。罕见：水疱、小面积皮下脂膜炎、局部烫伤	无
BodyFX/TiteFX	使用两种不同的射频结合负压吸引，提供大面积加热，引起脂肪细胞膜电穿孔	腹部、侧腰部、大腿前后部	无	红斑、水肿，特别是在骨性突出部位附近的不适感、瘀点 [42]	无
冷冻溶脂					
Coolsculpting	低温触发脂肪细胞凋亡	腹部、大腿内侧、侧腰部、胸罩区、膝关节内侧、髋旁区（马鞍袋）、手臂、踝部 [4,39]	禁忌证为患有、冷球蛋白血症和雷诺病者	反常性脂肪过度增生	

表 22-1（续表）

技术	作用机制	适用区域	注意事项 *	不良反应	休工期
超声波					
Liposonix	HIFU 将脂肪细胞从 56 ℃加热至 70 ℃，导致热坏死	腹部和侧腰部；臀部、大腿内外侧、下胸部 [61]		治疗期间严重不适感；瘀斑、红斑、水肿、硬肿块 [35]	
UltraShape	非热脉冲超声空化	腹部、侧腰部、大腿 [70]			无
激光疗法					
Zerona	利用 635 nm 二极管激光在脂肪细胞膜上产生瞬时空隙，导致脂质从脂肪细胞外流；低能量激光疗法（LLLT）刺激胞质脂肪酶的合成	臀部、腰部、大腿		耐受性良好；研究中未报告任何不良反应	无
Sculpsure	利用 1060 nm 二极管激光将脂肪组织的温度从 42 °C 升至 47 °C，导致脂肪细胞受损（高温激光脂肪溶解）	腹部、侧腰部		治疗期间不适感、水肿、红斑、水疱、瘀斑、皮下结节	
HIFEM 疗法					
EMSculpt	产生腹部肌肉的超负荷最大收缩，诱导肌肉肥大和脂肪分解	腹部		无至轻微不适	无

* 所有治疗技术均不适用于以下人群：妊娠期和哺乳期妇女、治疗前 6 个月内使用过异维 A 酸者、治疗区域存在感染或恶性肿瘤，以及患有任何延迟伤口愈合的疾病（糖尿病、高血压控制不佳、使用免疫抑制剂和抗凝剂者）。

脉冲波，因此更为舒适，无需麻醉或镇痛。机械超声波破坏脂肪细胞后，脂肪细胞的内容物外泄至细胞间隙，并通过淋巴系统运送至肝脏，在那里甘油三酯被代谢为甘油和游离脂肪酸。截至目前，接受治疗的患者血脂水平未出现异常变化 [70]。

治疗方案为每隔 2 周进行一次治疗，共 3 次 [9]。在治疗期间，使用医用级、与换能器兼容的油剂，以确保换能器与患者皮肤之间达到最佳声学接触。必须在治疗区域表面涂抹一层厚厚的声学接触油，以确保有效能量输送并防止不适感 [71]。该治疗通常耐受性良好，多数患者在治疗过程中报告的不适感极轻微或无不适感（**图 22-5** A 和 B、**图 22-6** A 和 B）。最常见的并发症是一过性的红斑。其他相关并发症包括轻微的刺痛、紫癜和水疱。无色素沉着或

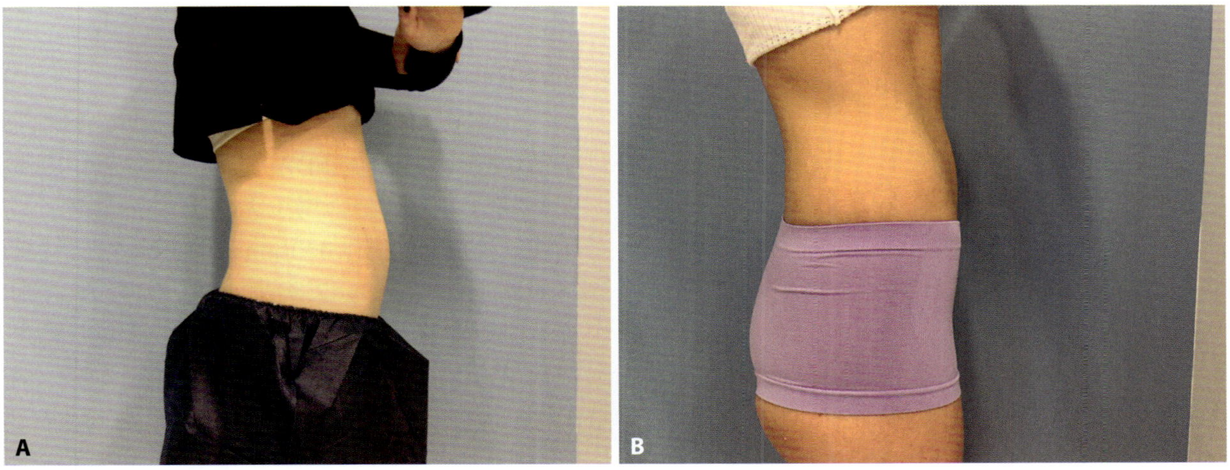

图 22-5　A. 腹部超声塑形治疗前；B. 第三次治疗后 1 个月，治疗每隔 2 周进行一次（照片由 Ali Dispazio 提供）。

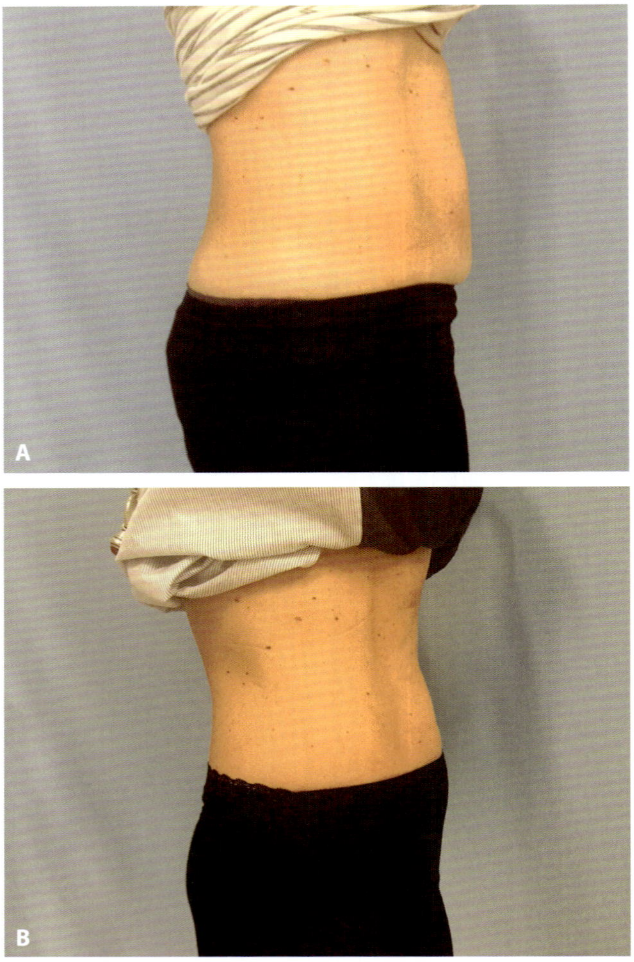

图 22-6 A. 腹部超声塑形治疗前；B. 第三次治疗后 1 个月，治疗每隔 2 周进行一次（照片由 Ali Dispazio 提供）。

色素减退、结节或轮廓不规则的报道。禁忌证包括妊娠、使用心脏起搏器、腹壁疝、糖尿病以及凝血功能障碍或使用抗凝剂[72]。

该设备的一个缺点是在亚洲患者中的疗效相对较差。通过超声进行的客观测量以及周长和卡尺测量未能显示出显著改善，导致亚洲患者的整体满意度较低。这可能是因为相较于白人，亚洲患者的体型和骨架较为纤细[73]。

激光疗法

Zero LipoLaser

激光设备在医学领域已广泛应用数十年。近年来，低能量激光设备被用于治疗目的，尤其是用于减轻退行性疾病和骨科损伤中的疼痛、炎症和肿胀[74]。皮下脂肪暴露于低能量激光疗法（low-level laser therapy，LLLT）已被证明会导致活性氧（reactive oxygen，ROS）增加，从而引发称为脂质过氧化的过程。产生的 ROS 与脂肪细胞细胞膜上的脂质发生反应，导致脂肪细胞膜产生孔隙而暂时破坏细胞，进而释放细胞内脂质。也有学者提出，LLLT 激活环磷酸腺苷，触发次级级联反应，刺激胞质脂肪酶的释放，将细胞内甘油三酯分解成脂肪酸和甘油，导致脂肪细胞萎缩[10, 75]。

Zerona LipoLaser（Erchonia Medical，Inc.，Melbourne，FL）是一款配备 4 ~ 6 个旋转二极管激光头的设备，每个激光头发射波长为 635 nm、功率为 17 mW 的激光。该设备内含机械装置，可收集每个激光二极管发出的光，经透镜系统处理后，通过线性折射器将光束重新定向。这些折射后的光被弯曲成独立于其他单个二极管的随机环形图案。每个二极管在距离治疗区域 3 英寸（7.62 cm）处发射大约 9 mm 长、3 mm 宽的光，治疗区域的能量约为 0.0002 J/（$cm^2 \cdot min$）；在距离 4 英寸（10.16 cm）处，治疗区域的能量约为 0.0001 J/（$cm^2 \cdot min$）[76]。

该设备于 2010 年获得美国 FDA 批准，用于减少臀部、腰部和大腿周围的脂肪，但研究表明其对于减小上臂围度也同样有效[7, 77]。大多数治疗方案要求每周进行 3 次治疗，持续 2 ~ 4 周[7, 78]。

与其他非侵入性身体塑形方法相比，LLLT 相关的并发症通常较少见，有多项研究报告称未发生严重不良事件[79]。禁忌证包括妊娠期 / 哺乳期、肾衰竭、肝衰竭以及未控制的糖尿病[80]。

有趣的是，LLLT 已被证明能够降低血液胆固醇和瘦素水平。这可能是由于转录因子的调节，这些转录因子有助于降低胆固醇水平及抑制胆固醇生成[80-81]。

有关本章所述治疗方法的优缺点以及治疗细节见**表 22-2**。

Sculpsure（塑可秀）

Sculpsure（塑可秀，Cynosure，Westford，MA）于 2017 年获得美国 FDA 批准。该设备利用激光能量来减少皮下脂肪，用于无创性去除腹部和侧腰部脂肪。该设备使用 1060 nm 二极管激光，直接将皮下脂肪加热至 42 ~ 47 ℃[82]。在此温度下，脂肪细胞的细胞膜结构完整性会受到破坏，随后导致细胞死亡。虽然高温激光溶脂导致脂肪的减少，但所选的波长使能量能够穿透到适当深度，以充分靶向脂肪细胞，同时在真皮层内的吸收非常有限，故适用于各种肤色类型，安全性高[83]。

表 22-2

技术	优势	不足	治疗次数 / 治疗间隔	治疗时间
注射剂				
脱氧胆酸	能够治疗设备手柄难以处理的区域；随后皮肤出现收缩	肿胀时间长	最多治疗 6 次，至少间隔 4 周	暂无资料
溶组织梭菌胶原酶（CCH）	在同类产品中率先治疗纤维隔膜的产品	暂无资料	暂无资料	暂无资料
射频				
Velashape	临床研究还显示其可以改善脂肪团及减小腰围		每周治疗 1 ~ 2 次，共进行 6 次治疗；每周一次，连续 4 ~ 5 周 [33]	达到热敏终点前会有所不同，需要 25 ~ 45 分钟 [32-33]
Vanquish	适用于高 BMI（≥25）患者的大面积部位 [39]；一旦定位，不需手动操作；通过循环空气进一步对皮肤进行冷却 [84]	不推荐用于低 BMI 患者 [41]	4 次	45 分钟
TiteFX/BodyFX	无停工期		每周一次，共治疗 6 次 [44]	45 分钟
冷冻溶脂				
Coolsculpting	经过一次治疗后明显减少；有多种不同尺寸 / 形状的治疗头；一旦定位，不需手动操作；数据显示疗效持续 2 ~ 5 年 [59]	可能会感觉不适；在随后的治疗中疗效似乎有所减弱 [4]	1 ~ 3 次 [39]	30 ~ 60 分钟
超声波				
Liposonix	经过一次治疗后明显减少 [35]；同时，腰围减小及皮肤紧致	疼痛	单次治疗	60 ~ 90 分钟
UltraShape		亚洲患者效果不佳；治疗头的尺寸固定	3 次治疗，间隔 2 周	30 ~ 120 分钟
激光疗法				
Zerona	已被证明可降低胆固醇和瘦素水平 [85]；即刻可见最佳效果 [35]；治疗舒适	如果患者不坚持改变生活方式，去除的容量可能会反弹		
Sculpsure	适用于肤色较深的患者；可根据目标区域的大小和形状调整治疗头的数量；一旦定位，不需手动操作		2 次治疗，间隔 4 ~ 6 周	25 分钟
高强度聚焦电磁				
EMSculpt	改善腹直肌分离；低 BMI 患者经治疗可获得良好效果		4 次治疗，间隔 2 ~ 3 天	30 分钟

该激光设备配备有 4 个治疗头，用户可以根据个性化需求进行选择。每个治疗头都配备了水冷却蓝宝石触面，直接与皮肤接触，在治疗过程中使皮肤保持在 15 ℃的低温状态。报告的最常见不良事件为治疗期间的不适感。其他不良反应包括红斑、一过性水肿、水疱、瘀斑和皮下结节。最佳治疗时间范围为 20 ~ 25 分钟。治疗时间超过 30 分钟可能会导致可触及的结节形成 [86]。治疗方案通常包括 1 ~ 3 个疗程，每个疗程之间至少间隔 4 周 [39, 83]。

这种治疗的理想患者是非肥胖者（BMI 小于 30），其局部脂肪堆积，并且无法通过饮食和锻炼消除 [83]。

高强度聚焦电磁疗法

EMSculpt

手术身体轮廓塑形和非侵入性身体塑形设备主要聚焦于减少脂肪。这些治疗方法并未专门针对深层的肌肉结构，这些肌肉结构在赋予腹部轮廓紧致和雕刻感方面发挥重要作用，通常被认为具备审美吸引力。除了体育锻炼之外，电磁刺激已被应用于肌肉训练和肌肉强化[87]。

EMSculpt（BTL Industries，Framingham，MA）是一款创新设备，利用高强度聚焦电磁（high intensity focused electromagnetic，HIFEM）技术，通过特定频率引发肌肉产生紧张性收缩。该设备发出的脉冲可以产生自主收缩无法达到的超最大收缩，从而激发组织中的应激反应。为肌肉收缩提供能量的物质被认为是通过脂肪分解作用从脂肪细胞中获取的。腰围减小归因于脂肪分脂解作用导致脂肪减少，以及腹壁的增强和收紧[88]。关于高强度肌肉训练的研究表明，脂肪分解发生在收缩肌肉附近的脂肪组织中[89]。组织学研究显示，经HIFEM治疗皮下脂肪后，脂肪细胞会出现凋亡[84]。

使用该设备进行治疗可以减小腰围，提高肌肉质量，并且已被证明可以通过减小腹部分离来改善腹直肌分离[90]。它已经被应用于腹部以及非侵入性臀部提升和紧致。治疗方案通常包括4次治疗，每次治疗之间间隔2～3天[91]。

该疗法的一个优势是它适用于低BMI的患者，这些患者可能不适合采用其他身体塑形治疗。禁忌证包括妊娠期和哺乳期妇女、患有任何禁忌应用电磁场的疾病以及心脏病患者[88]。

（廖勇　赵良森　尹锐　高琳　夏志宽　杨蓉娅 译校）

参考文献

扫描书末二维码获取

第 23 章

肉毒毒素

概要

要点

- 所有 A 型肉毒毒素（BTX-A）均表现出相似的功能机制，基本可相互替代。

新进展

- Revance 公司研制了一款新型 BTX-A，其中包含了稳定的 RTP004 多肽，并已成功上市。
- 持续使用 BTX-A 有助于令皮肤呈现"年轻"状态，从而延缓衰老的过程。

展望

- 需进一步研究以明确弥散的调节方式，以及在美容应用中适宜的弥散程度。
- 亟需深入研究以验证皮下注射 BTX-A 治疗细纹的安全性。
- 初步数据表明 BTX-A 除了肌肉麻痹作用外，还具备抗衰老效果，但需更多数据以明晰 BTX-A 的"年轻化"功效。
- 即将推出作用时间更短的 BTX。
- 目前正开展研究，评估 BTX-A 治疗玫瑰痤疮、痤疮及减少皮脂分泌的疗效。

肉毒毒素（botulinum toxin，BTX）是一种由肉毒杆菌（*clostridium botulinum*）产生的外毒素，存在于自然界中。BTX 会引发一种称为肉毒中毒的双侧对称性神经麻痹性疾病。"肉毒"（botulinum）一词源自拉丁语中的"香肠"（botulus）。肉毒中毒是在 19 世纪初的拿破仑时代命名，当时人们注意到它是由食用变质香肠引发的。1817—1822 年，德国医生 Justinus Kerner 描述了食源性肉毒中毒及其临床症状。1946 年，Schantz 报告分离出了结晶形态的 BTX-A。近 1/4 世纪后，Alan Scott 成为首个运用 BTX 治疗猴子斜视的医生[1]。

A 型肉毒杆菌外毒素通常称为 A 型肉毒毒素（BTX-A），在过去 20 年中已成为对抗皮肤衰老征象（尤其是面部动态皱纹）最受欢迎的方法之一。这种强效神经毒素在皮肤美容领域的治疗实践中具有明确定位的原因在于：治疗效果在给药数天内显现，治疗本身持续时间短，并且副作用轻微。

尽管 BTX 在临床中被广泛应用，但在最佳治疗方法方面，专业人士存在分歧。例如，BTX 的理想稀释度、注射单位以及制备和冷藏持久性仍然存在争议（**框 23-1**）。本章所述的方法代表了作者最常采用的方法。初学注射者应尝试经验丰富的专家所推荐的各种方法，以确定哪种方法在其实践中可获得最佳效果。

框 23-1 BTX 的单位

1个单位（U）的BTX是导致特定测试小鼠群体中50%死亡率（LD50）的剂量。对于一个体重为70 kg的个体而言，Botox的LD50介于2500～3000 U。然而，不同制造商采用不同的鼠类模型，因此一个品牌的1 U与另一个品牌的1 U并不相等。鉴于这些差异，在评估文献中的剂量信息时了解所使用的BTX类型非常重要。在美容应用方面，通常注射20～75 U的BTX。医务人员曾经使用剂量高达1000 U的BTX来治疗脑瘫和其他神经系统疾病。

作用机制

乙酰胆碱（acetylcholine，Ach）是与诱导肌肉运动相关的神经递质。BTX通过降解一个或多个释放Ach所需的蛋白质，实现横纹肌的化学去神经支配。具体的靶蛋白质取决于所用毒素的血清型（**表23-1**）。结果表现为注射后肌肉短暂麻痹，持续时间为3～5个月。随着新的神经肌肉接头的形成，肌肉功能逐渐恢复。BTX存在7个血清型（A～G），其中A型是最强效的，也是美国第一个用于临床的血清型。Botox Cosmetic™（Allergan Inc., Irvine，CA）、Dysport®（Ipsen Products，Maidenhead，Berkshire，UK）、Xeomin®（Merz Pharmaceuticals，Frankfurt，Germany）、Jeuveau（Evolus，Newport Beach，CA）和最近上市的Revance（Therapeutics，Inc. Newark，CA）均属于A型。它们通过裂解SNAP-25蛋白来发挥作用，SNAP-25蛋白是SNARE（可溶性N-乙基马来酰亚胺敏感因子附着蛋白受体）复合物的一部分（**框23-2**）。完整的SNARE复合物包括小突触泡蛋白、SNAP-25和突触融合蛋白，这对含有Ach的囊泡与细胞膜的融合以及Ach释放至神经肌肉接头至关重要（**图23-1**）。

表 23-1 各种 BTX 血清型的结合位点

BTX 血清型	结合位点
BTX-A	SNAP-25
BTX-B	小突触泡蛋白
BTX-C1	SNAP-25 和突触融合蛋白
BTX-D	小突触泡蛋白
BTX-E	SNAP-25
BTX-F	小突触泡蛋白
BTX-G	小突触泡蛋白

框 23-2 BTX 的组成

BTX包含三个主要结构域，即结合域、转位域和酶活性域。结合域的职责在于与突触前神经末梢相互作用，这些受体对于每一种BTX血清型都具有特异性，不同血清型之间不会与其他受体相互结合。与BTX的结合触发分子的内吞和内化。一旦进入细胞内的囊泡，酸性环境被认为会改变BTX的转位域的构象，从而使轻链得以穿越囊泡膜，进入细胞质[3]。一旦释放到胞质中，轻链内的酶活性域将对SNARE复合物中的蛋白质进行裂解，导致该复合物失去活性，从而阻止Ach囊泡与细胞膜的融合，也阻止Ach释放到突触间隙。裂解特定的SNARE复合物蛋白质取决于BTX血清型，例如，BTX-A裂解SNAP-25分子，其位于谷氨酰胺197和精氨酸198之间的多肽链上；而BTX-B裂解突触蛋白，其位于谷氨酰胺76和苯丙氨酸77之间[4]。有趣的是，破伤风毒素也能裂解突触蛋白，但它使用另一种酶。

此外，在美国上市的BTX-B即Myobloc™（在欧洲称为Neurobloc）通过裂解小突触泡蛋白，从而阻止Ach的释放。

临床适应证

20世纪70年代，Alan Scott博士成为第一位使用BTX治疗猴子斜视的科学家。7年内，他进行了首次人体试验[2]。随后，眼科医生开始应用BTX治疗斜视、眼球震颤和眼睑痉挛[5-6]。1990年，首篇关于BTX在美容领域应用的论文发表[7]。自那时起，BTX的应用范围日益扩大，如今它已成为非手术美容领域最受欢迎的治疗方法，仅在2018年就进行了180万次BTX注射[8]。

目前，BTX在美容领域的适应证包括预防和治疗动态皱纹，即由肌肉活动引起的皱纹，以及改善多汗症。BTX还被用来纠正颈阔肌条索，这些条索导致了“火鸡颈（turkey neck）”。除此之外，一些专业人士还报告了其在治疗下面部衰老方面取得了满意疗效[9-10]。同时，新的适应证也不断被报道。

BTX-A

Botox Cosmetic（OnabotulinumtoxinA）

该产品最初以Botox™（保妥适，Allergan, Inc., Irvine, California）的名称上市，于1981年首次用于美容目的。2002年，Botox Cosmetic（通常称为“Botox”）获得FDA批准用于改善（眉间）皱纹。

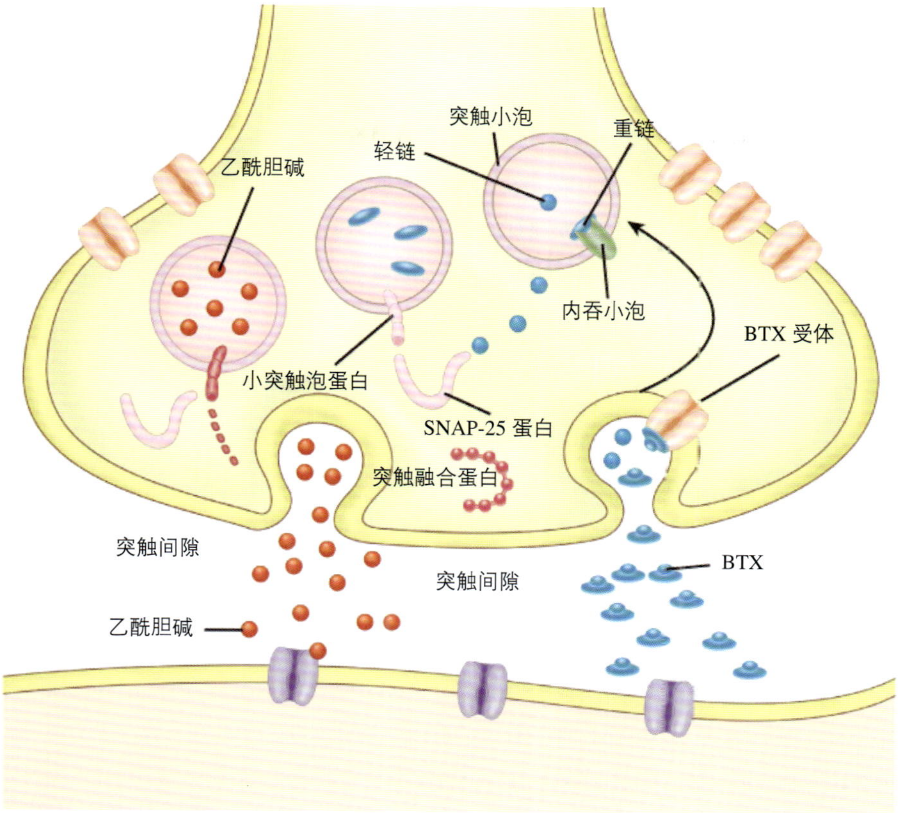

图 23-1　BTX 抑制 Ach 释放至神经肌肉接头

Botox 由肉毒杆菌（*C. botulinum*）的发酵培养物制备。这些培养物通过自溶作用，释放出一个分子量为 900 000 的毒性复合体。在装瓶之前，该化合物会用人血清白蛋白稀释，并由制造商进行冷冻干燥和密封。最终，一瓶 Botox 含有 100 U 的 BTX-A。

稀释和储存

医生们对肉毒毒素的最佳稀释比例以及稀释后肉毒毒素保持效力的时间尚未达成一致意见。然而，Klein 发表了一份对 Botox 专业使用者的调查报告，发现他们大多数人在每 100 U 的 Botox 中使用 2.5 ml 的稀释液 [11]。这种稀释液也用于 Allergan 公司的眉间纹试验。文献中也支持使用 1～10 ml 的稀释液 [11]。若需详细的稀释指南，请参阅**表 23-2**；或者下载一个名为“Dilution Calc！”的移动应用程序（手机 APP），该应用程序可用于计算如何稀释肉毒毒素以获得正确的剂量。

100 U 瓶装的 Botox 使用 0.9% 的生理盐水稀释。最初推荐使用不含防腐剂的生理盐水，但研究发现使用含有防腐剂的生理盐水时会减轻注射时的疼痛感 [12]。在稀释时，必须小心地将生理盐水缓慢注入瓶中，以免产生泡沫和气泡，因为这可能会使毒素变性并降低其效力。很多医生在注入生理盐水之前会取下橡胶塞，这样可以防止由于瓶内真空而使生理盐水迅速注入瓶中，同时有助于避免在小瓶中留下几滴昂贵的 Botox。务必告知初学者切勿将用于注射的注射器针头插入橡胶塞中，这会使针头变钝并增加注射时的疼痛。此外，不要摇晃药瓶或“轻弹”注射器来消除气泡，因为搅动毒素可能会使其效力降低。

表 23-2　Botox 稀释表

稀释液量（ml）	每 0.1 ml 的单位数
1.0	10
2.0	5
2.5	4
3.0	3.3

稀释 Botox、Xeomin 和 Jeuveau 的生理盐水量决定了每 0.1 ml 的单位数。另一个可选方案是使用 Dilution Calc！应用程序。

一旦 BTX-A 用生理盐水稀释，它就开始失去效力，但在何时变得失去效力在临床上尚不明确。

许多学者建议在48小时内使用BTX-A；然而，有部分学者声称Botox可以在冰箱中保存长达4周[13]。如果计划储存Botox一段时间，应使用含防腐剂的生理盐水，并将已复溶的Botox存放于冰箱中。根据作者的经验，最佳的Botox是“新鲜”的Botox，应在稀释后24小时内使用。稀释好的Botox不应再冷冻，因为这会由于冰晶的形成而导致效力明显丧失。

Dysport（AbobotulinumtoxinA）

Dysport®（吉适，Ipsen, Ltd., Paris, France）每瓶含有500 U的BTX-A。类似于Botox，这种神经毒素是由肉毒杆菌制备而成。1 U的Botox相当于2.5～4 U的Dysport[14-15]。在使用时，需要相应地调整单位和稀释度。Dysport每瓶产品都制成了300 U和500 U的冻干粉，并以此形式保存[16]。1瓶Botox含有5 ng蛋白质，而1瓶Dysport含有4.35 ng蛋白质[17]。

稀释和储存

在2～8 °C的冷藏条件下储存，包装好的Dysport小瓶的有效期约为1年[16]。与Botox相似，出于同样的原因，Dysport应在混合后24小时内使用。可以使用无防腐剂或含防腐剂的生理盐水稀释Dysport（**表23-3**）。如果用2.5 ml溶液稀释，则每0.1 ml可提供20 U的Dysport。复溶后的Dysport不应冷冻。作者在临床实践中通常会用3.0 ml溶液稀释Dysport，因此无论选择哪种品牌，所有神经毒素的注射体积基本相同。

在FDA批准之前，美国各大医美中心先后各自进行了有关眉间纹的研究，旨在评估Dysport的疗效、耐受性和安全性。有两项平行的安慰剂对照双盲研究分别招募了300名和158名患者，受试者被随机分配到Dysport（50 U）组或安慰剂组。

表23-3 Dysport稀释表[a]

稀释剂：		
0.9%生理盐水	每瓶300 U	每瓶125 U
1.0 ml	30 U	12.5 U
2.0 ml	15 U	6.25 U
2.5 ml	12 U	5 U
3.0 ml	10 U	4.1 U

a：U/0.1 ml。另一个可选方案是使用Dilution Calc！应用程序。

研究的时长分别为150天和180天。通过研究者和患者的视觉反应评分，两项研究都得出了相似的结论：Dysport注射后30天，90%的患者显著达到研究设计的改善终点，并且其减轻眉间纹的严重程度明显优于安慰剂（$P<0.001$）。两项研究中，Dysport的中位数起效时间为2或3天，中位数效果维持时间为85天，到第120天时疗效仍然显著[18]。

此外，美国的21个中心进行了一项更大规模的多中心开放性研究，纳入了1200名患者，历时13个月，以评估Dysport（50 U）在处理眉间纹方面的效果和维持时间。结果表明，Dysport的起效时间在3天内，中位数效果维持时间为88天。在所有队列中，Dysport被认为是安全的，不良反应非常罕见[19]。Dysport的疗效与Botox类似，注射部位和方法也相同。重要的是要记住，Dysport的使用剂量与Botox不同；除此之外，这两种产品几乎没有区别。

Xeomin（incobotulinumtoxin A）

Xeomin®（西玛，Merz Pharmaceuticals, Frankfurt, Germany）也是一种BTX-A产品，含有的神经毒素成分分子量为150 000。这种化合物的体积相对较小，可能会增加其弥散速度，然而这一点尚无定论。Xeomin于2005年在德国推出，并于2010年获得美国FDA批准。它以单剂量瓶装50 U、100 U或200 U的冻干粉剂形式生产[20]。Merz制药公司宣称该产品高度纯化，仅含有600 pg的细菌蛋白质[21]，具有较低的免疫原性。此外，与Botox和Dysport不同，Xeomin含蔗糖，而非氯化钠和乳糖。据报道，Botox和Xeomin的临床转换率为1∶1[22]。

Jost等人进行的多项重要研究表明，Xeomin在治疗局灶性肌张力障碍的疗效和安全性方面与Botox相当。5项临床试验纳入862名患者，未发现两种BTX-A毒素在起效时间、维持时间或效果消退方面存在差异[23]。需要进行进一步的研究，以评估该产品在美容皮肤学领域的疗效和抗原反应。

稀释和储存

Xeomin在室温下未复溶的情况下能够保持稳定长达48个月[24]。复溶后的Xeomin应在24小时内使用。该时间段内未使用的复溶Xeomin可保存在原始容器内，储存在2～8 ℃（36～46 °F）的冰箱中，直至使用[20]。2015年的一项研究表明，将复溶的 Xeomin 在 25 ℃（77 °F）下储存，效力可维持 1 周[25]。Xeomin 与 Botox 相同，用 2.5 ml 溶液稀释。

一项多中心、随机、Ⅲ期临床研究评估了 Xeomin 治疗 276 名患者眉间纹的疗效与安全性。患者按 2∶1 的比例随机分配，分别接受 20 U 的 Xeomin 或安慰剂注射。结果显示，治疗 30 天后，与安慰剂相比，Xeomin 明显优于安慰剂（$P<0.001$）。研究者和患者评估显示，在注射 Xeomin 后，眉间纹的改善更显著（$P<0.001$）[26]。另一项纳入 271 名中至重度眉间纹患者的多中心研究在 120 天内得到了类似的结果[27]。

从临床角度来看，缺乏复合蛋白质可能具有优势。已有证据表明，复合蛋白质会引起免疫反应[28]。抗体诱导的治疗失败是治疗过程中众所周知的现象，报道中治疗失败的比例从 4% 至 9.5% 不等[29]。在 BTX-A 用于美容性治疗中，很少产生中和抗体。目前有几篇关于 Dysport 和 Botox 治疗失败的报告[31-32]。

Jeuveau（prabotulinumtoxinA）

Jeuveau®（Evolus, Inc., Newport Beach，CA）于 2019 年 2 月 1 日获得 FDA 批准，用于治疗中至重度眉间纹。Jeuveau 是一种分子质量为 900 000 的 BTX-A 制剂，最初由韩国的 Daewoong Pharmaceutical Co., Ltd 开发，并授权 Evolus 在美国、欧洲和加拿大进行临床开发和销售[33]。Jeuveau 是唯一一种专门用于美容的 BTX-A 产品，因其由 FDA 批准的唯一适应证是治疗眉间纹[34]。

稀释和储存

Jeuveau 采用每瓶 100 U 包装，再与 2.5 ml 的 0.9%无菌生理盐水混合，所得剂量为每 0.1 ml 4 U。Jeuveau 应在复溶后 24 小时内使用。在此时间段内，未使用的复溶 Jeuveau 应存放于 2～8 ℃（36～46 °F）的冰箱中[34]。

一项长达 150 天的多中心、双盲、对照、单剂量Ⅲ期研究观察了 540 名最大皱眉时具有中至重度眉间纹的患者。该研究比较了 Jeuveau 与 Botox 以及安慰剂在治疗眉间纹方面的疗效和安全性。结果表明，就疗效和安全性而言，两种 BTX-A 产品之间没有统计学上的显著差异[33]。此外，还进行了两项多中心、随机、双盲、安慰剂对照的单剂量Ⅲ期临床研究（EV-001 和 EV-002），以评估 Jeuveau 在治疗 330 名成年受试者眉间纹方面的安全性和疗效。研究结果显示，在 EV-001 和 EV-002 中，与安慰剂相比，有效率分别为 66.3% 和 69.1%（$P<0.001$）[35]。

DAXI（daxibotulinumtoxin A）

DAXI（Revance Therapeutics Inc.，Newark，CA）是一种新型的 BTX-A 产品，由纯化的分子量为 150 000 的分子构成，不含辅助蛋白，并以一种名为 RTP004 的专利稳定肽制成冻干粉末。该肽构建在连续的赖氨酸骨架上，赖氨酸携带正电荷，从而使肽与 BTX-A 分子通过静电键紧密结合[36]。临床前研究表明，相较于 Botox，DAXI 的弥散程度较小，这提示注射 DAXI 后可能获得更持久的效果。临床前研究还表明，DAXI 组和 Botox 组肌肉张力完全恢复所需的时间分别为 31.6 周和 15.8 周。这些数据表明，有限的弥散可能允许更安全地使用更高和更有效的剂量[37]。目前，DAXI 正等待 FDA 批准，以用于治疗眉间纹、颈阔肌张力障碍、上肢痉挛和足底筋膜炎[38]。

稀释和储存

DAXI 在室温下具有良好的稳定性，不含任何白蛋白或其他动物或人类血液制剂成分。每支注射瓶内含有 160 U 的冻干制剂。使用 1.6 ml 不含防腐剂的无菌生理盐水将其稀释至 100 U/ml 的浓度[29]。

两项Ⅲ期关键临床研究合并了 609 名成人的数据，以评估 DAXI 治疗中重度眉间纹的安全性和有效性。结果显示，DAXI 组在 16 周和 24 周的治疗有效率分别为 72.6% 和 32.3%，而安慰剂组分别为 4.4% 和 2.0%。DAXI 组中，98% 的受试者在最大皱眉时眉间纹得到改善，这一改善在 4 周时即已显现，而安慰剂组只有 3.1%。此外，注射 DAXI 后，患者的眉间纹恢复至基线状态的中位时间为 27.1 周。少于 20% 的受试者报告了与治疗相关的不良事件，且主要是轻度的。未观察到新的或意外的安全性事件，也没有受试者对 DAXI 产生中和抗体[39]。

BTX-B

Myobloc

Myobloc™（Solstice Neurosciences，South San Francisco，CA）于 2000 年 12 月获得美国 FDA 批准在美国使用。Myobloc 由 BTX-B 组成，其作用机制是裂解小突触泡蛋白，从而阻止乙酰胆碱（Ach）

在突触间隙的释放。该药物为即用型配方，无需复溶，但需冷藏保存。在冷藏条件下，Myobloc 可稳定保存长达 21 个月。该产品提供三种瓶装规格，分别为 2500 U、5000 U 和 10 000 U，每毫升含 5000 U BTX-B。一旦开瓶，Myobloc 的效力便开始降低。每周注射 Myobloc 次数较少的医生可以选择较小规格的包装，以避免剩余的肉毒毒素浪费，从而确保肉毒毒素尽可能保持最大效力。

美国 FDA 已批准 Myobloc 用于颈阔肌张力障碍的治疗；然而，其在美容领域的使用尚未获得批准。该药物用于治疗颈阔肌张力障碍的Ⅲ期临床试验报告显示其疗效可维持 12~16 周。Baumann 等人的一项研究使用 Myobloc 治疗 20 名鱼尾纹患者，最大疗效被确认出现在第 30 天，平均在 67.5 天时开始消退 [40]。

50 U Myobloc 大约相当于 1 U Botox。虽然 Myobloc 以即用形式售卖，但可添加不含防腐剂的生理盐水来改变 0.1 ml 中的单位数。稀释 Myobloc 药瓶时，需要认识到瓶中的实际含量比标签上所示的量略多，这是为了弥补可能残留在针尖和瓶体边缘损失的量。

BTX-E

E 型肉毒毒素（botulinum toxin serotype E，BTX-E）是导致北极地区食物相关肉毒中毒的主要亚型 [41]。与 BTX-A 在 197 和 198 位氨基酸残基之间切割 SNAP-25 不同，BTX-E 在 180 和 181 位氨基酸残基之间切割 SNAP-25[42]。BTX-A 的疗效能维持 3~12 个月，而试验显示 BTX-E 的效果持续时间不到 4 周。共聚焦显微镜观察到 BTX-E 的长链停留在神经元的细胞质内，更容易被降解。被 BTX-E 切割的 SNAP-25 蛋白会被迅速清除并由完好的 SNAP-25 所替代 [43]。而 BTX-A 及其切割的 SNAP-25 长链则保留在细胞质膜上。这解释了为何 BTX-A 切割的 SNAP-25 能在突触前末梢持续存在 [44]。

BTX 的弥散特性

随着多个品牌 BTX 的出现，为了使患者获得最佳效果并尽量减少并发症，需要评估这些制剂的差异及其效果。尽管各类 BTX 制剂产生的效果非常相似，但存在一些微小的差异。BTX 的弥散速率可能会导致毒素影响的“效应区”不同或受其影响的表面积不同。

BTX 的弥散特性及其迁移取决于多个因素，包括分子的大小和结构 [45]、BTX 的亚型 [46-47]、注射时生理盐水的体积 [48]、蛋白质负荷、制剂内辅料的含量 [49]，以及最终注射的肌肉和部位 [19]。有关 BTX-A 和 BTX-B 的弥散情况和潜在并发症，已经有一些研究对它们的效应区或弥散范围进行了描述和针对性探讨。

Myobloc 似乎具有比 Botox 更大的效应区。一项研究对 8 名中重度额纹患者进行了 Myobloc 和 Botox 弥散半径的比较。患者的一侧额肌注射 5 U Botox，另一侧注射 500 U Myobloc（1 U Botox 相当于 100 U Myobloc）。利用数字千分尺在追踪扫描图像上进行评估，结果显示 Myobloc 的弥散范围更大 [50]。另一项比较 Botox 和 Myobloc 的研究中，Matarasso 发现，与 Botox 相比，Myobloc 治疗鱼尾纹会产生更强的紧绷感和僵硬感，他推测这一现象是由 Myobloc 的弥散能力增加所致 [51]。效应区扩大可能具有益处，因为它可以减少所需的注射点数而达到相同的效果。在治疗掌部多汗症等情况时，这一优势尤为明显，因为这些部位的注射常伴有较强的疼痛感。实际上，根据本文作者的经验，Myobloc 在治疗多汗症方面是最有效的毒素，因为其弥散范围较广 [52]。

Dysport 可能具有比 Botox 更大的效应区。2007 年的一项研究比较了 20 名前额多汗症患者接受 Botox 和 Dysport 治疗后的弥散情况 [53]。患者在前额 4 个区域随机注射 3 U 的 Botox 或 Dysport（效价比分别为 1：2.5、1：3 和 1：4，相当于 7.5 U、9 U 或 12 U），所有治疗的注射量保持一致。采用淀粉 - 碘试验评估无汗区。与接受 Botox 治疗的患者相比，接受 Dysport 治疗的患者前额无汗区的平均面积明显更大。另一项研究比较了 12 名健康受试者，他们在前额随机接受 3 次 0.1 ml 皮内注射：一侧注射 4 U Botox，对侧注射 12 U Dysport（效价比为 1：3），前额中央注射生理盐水。同样采用淀粉 - 碘试验进行评估，结果表明，在接受 Dysport 治疗的 12 名受试者中，有 11 名受试者的无汗区平均面积更大，研究者得出结论认为 Dysport 的弥散潜力高于 Botox[54]。更大的弥散潜力可能意味着治疗区域所需的注射点数更少（关于注射次数和商业方面的简短讨论请参见**框 23-3**）。这对于鱼尾纹等常见针眼淤青的区域尤其有益。需要进一步的研

框 23-3　BTX 的商业应用

每个治疗部位所需的 BTX 量取决于患者的肌肉组织情况。因此，大多数医生选择按照单位来计费，而不是根据治疗部位计费。当采用一致的稀释技术时，可根据所使用的单位数来计费。每单位的价格因地区而异。患者需要了解的是，由于每个人的肌肉情况各不相同，在下次治疗时可能需要额外的注射并相应增加费用。换句话说，按单位数计费的方式可能需要额外的补充注射费用。采用单位数的计费方法可以简化库存跟踪和重新订货的管理工作。

究来确定更大的效应区是否带来优势。Xeomin 是 BTX-A 制剂中体积最小的一种，因为它由纯神经毒素成分组成，不包含周边的复合蛋白[21]。因此，Xeomin 可能比其他 BTX-A 制剂具有更大的弥散能力。但是，还需要进行更多的研究以确定美容治疗中弥散程度多少为宜。

BTX 的初级应用

本部分重点介绍针对初学者的 BTX 注射方法。内容包括常见适应证以及目前已获得美国 FDA 批准的适应证（不包括鼻肌注射）。建议在熟练掌握这些技术并积累至少一年经验后，再深入学习下一部分讨论的高级技术。

动态纹

BTX 可以注射至特定肌肉中，引发暂时性麻痹，从而导致治疗肌肉上方的皮肤无法运动和产生皱纹。BTX 主要适用于动态皱纹，即运动时产生的皱纹。对于静态皱纹，其效果并不明显，但是长期使用 BTX 可能有助于防止动态皱纹演变为静态皱纹。BTX 可与皮肤填充剂（参见第 25 章）、微针疗法（参见第 27 章）、激光及光疗（参见第 26 章）以及维 A 酸类化合物（参见第 45 章）等联合应用，以最大限度提高患者的满意度。上面部包括多个不同的肌肉群，熟练的注射医师可以有针对性地麻痹这些肌肉群。而下面部的肌肉群边界不太清晰，因此难以实现准确的注射（**图 23-2**）。BTX 的麻痹效应通常在注射后 3～7 天开始显现，但可能需要 2 周才能完全显现。根据作者的经验，效果在第 14～15 天时最为显著，之后效果会略有减弱。因此，建议在第 14～17 天重新对患者进行评估。

在使用 Botox 时，需将 100 U 的瓶装制剂用 2.5 ml 无防腐剂的生理盐水稀释，这样每 0.1 ml 就含有 4 U。在使用 Dysport 时，需将 500 U 的瓶装制剂用 2.5 ml 无防腐剂的生理盐水稀释，这样每 0.1 ml 就含有 20 U。另外，Dysport 也可以用 3.0 ml 的稀释液，这样每 0.1 ml 就含有 30 U。在使用 Myobloc 时，需将 2500 U 的瓶装制剂用 1.2 ml 生理

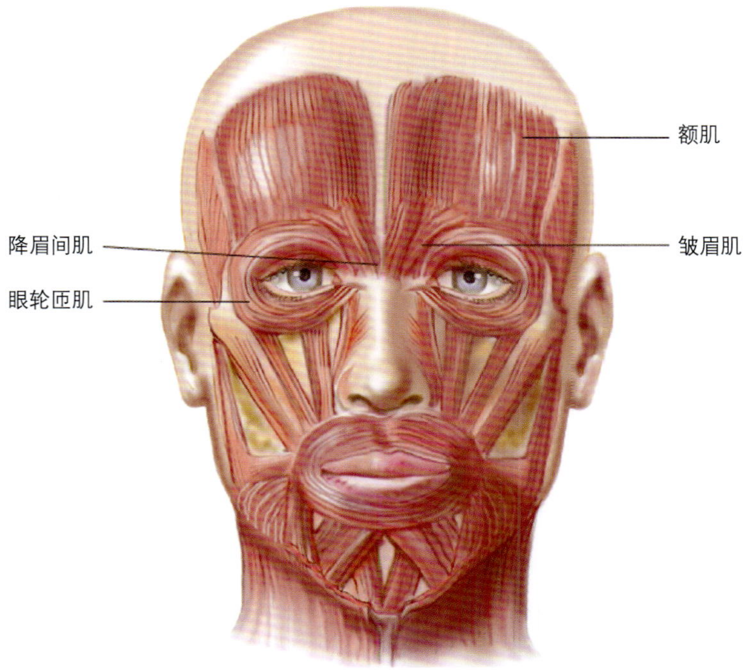

图 23-2　面部肌肉。每块肌肉可通过注射 BTX 来有针对性地使其放松。需要注意的是，上面部的肌肉较下面部的肌肉分界更为清晰且相互独立。

盐水稀释，这样每 0.1 ml 就含有 200 U。注射时可使用 1 ml 注射器和 30 G 针头。另外，也可使用 3.0 ml 的稀释液注射 Dysport，每 0.1 ml 可注射 30 U。

在注射后 64 分钟内，BTX 即与胆碱能受体位点发生结合 [55]。长期以来，临床医生会建议患者在注射后 4 小时内进行面部运动。有研究指出，注射后的面部运动有助于 BTX 注射的临床效果更早出现，但不会影响效果的持久性 [56]。（译者注：该建议在国内专家共识及临床指南中尚未被提及。）

眉间区

治疗眉间区时，需向每块皱眉肌注射 0.1 ml（4 U Botox、Xeomin 或 Jeuveau，或者 200 U Myobloc，或者 10 U Dysport），并向降眉间肌注射 0.1 ml（**图 23-3 ~ 23-5**）。Dysport 已经获得美国 FDA 批准用于眉间区的美容治疗。Rzany 等对 221 名眉间纹受试者进行了一项双盲、安慰剂对照研究，以评估 Dysport 的效果。受试者在眉间区注射了 30 U、50 U 或安慰剂，并进行了 16 周的随访。4 周后，各治疗组之间几乎没有统计学差异。与安慰剂组相比，接受 30 U 和 50 U 治疗的受试者的有效率分别为和 86.1% *vs.*18.9% 和 86.3% *vs.*7.9%[57]。

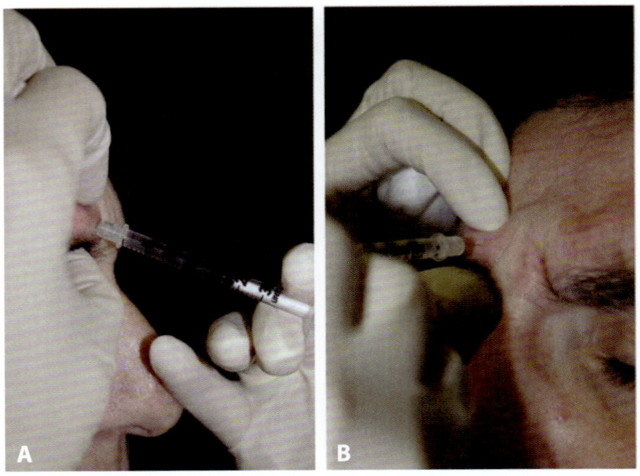

图 23-5 皱眉肌注射角度。A. 用一只手捏住皱眉肌。B. 如图 A 所示，将另一只手的手指放在鼻子上，以稳定手部。

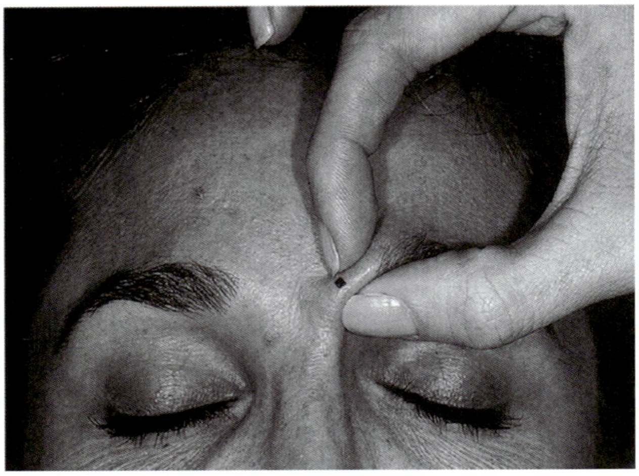

图 23-3 皱眉肌注射位点

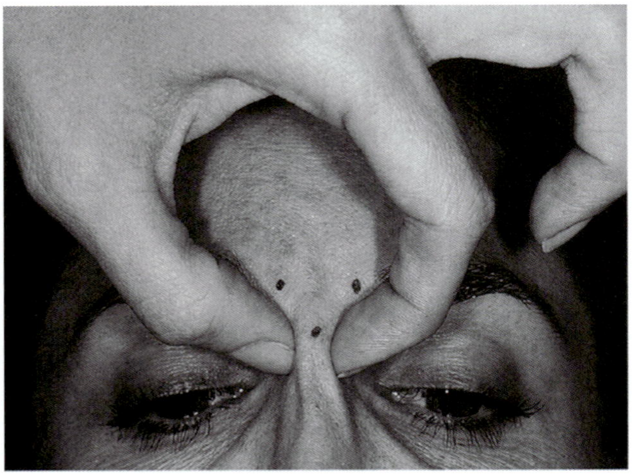

图 23-4 降眉间肌注射位点

女性和男性患者的注射位点如**图 23-6** 中的 A 和 B 所示。对于男性或肌肉较为发达的患者，可能需要在皱眉肌上方区域注射两个位点。作者发现，大多数男性在眉间区注射 20 U 的剂量即可获得自然的效果，但有一项研究指出，男性注射 40 ~ 60 U 效果更佳 [58]。注射时务必避免针尖刺穿骨膜，以免引起注射后头痛。降眉间肌注射后，需横向按摩鼻背区域，以确保 BTX 充分扩散至皱眉肌的降眉部分（**图 23-7**），从而轻微提升患者的内侧眉部位，呈现更年轻的外观。恰当处理眉间区或“眉间纹”

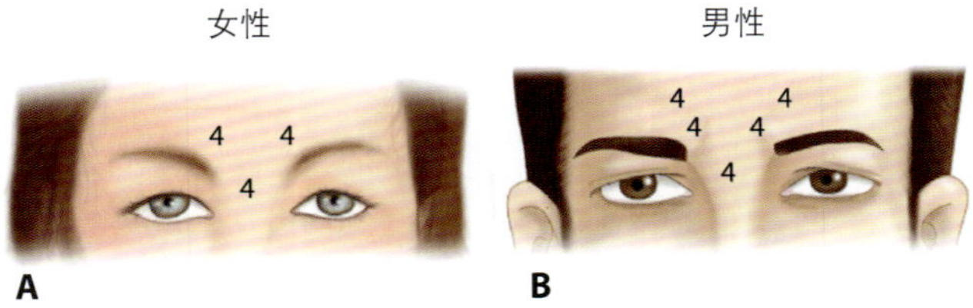

图 23-6 每个数字“4”代表 0.1 ml 剂量中包含的 4 U 的 Botox、Xeomin 或 Jeuveau。A. 一般而言，年龄在 18 ~ 25 岁的年轻女性通常只需要注射图示的 3 个位点。B. 对于那些肌肉较发达的女性和男性，通常需要额外增加图示中的 2 个注射位点，因为他们的肌肉量更大。

能够有效防止患者皱眉，使其面容更加放松和平和（图 23-8 和图 23-9A 和 B）。此外，长时间放松这些肌肉也有助于预防或减少眉间纹的形成。

额区

2017 年，美国 FDA 批准使用 BTX 治疗额肌过度活跃引起的水平额纹。一项多中心、随机对照试验证实了它单独治疗鱼尾纹或与眉间纹联合治疗的安全性和有效性[59]。在治疗额纹时，如图 23-10 和图 23-11 所示，注射 0.1 ml（4 U Botox、Xeomin 或 Jeuveau；10 U Dysport；或 200 U Myobloc）于额部。额部注射既是一门艺术，也是一门科学，因为它会显著影响眉形。因此，在进行额部注射之前，医生应该考虑是要突显眉弓的弧度，还是要打造出更水平的眉形。一般来说，女性更喜欢拥有较有弧度的眉形，因为这样看起来更富有女性特征，而男性则更喜欢水平的眉形（表 23-4）。额部应每隔 2 cm^2 注射一次，注射位点应根据眉毛抬高时所见肌肉活动的部位而定。重要的是，不要对所有患者采用相同的注射方式，而是需要根据患者额部的大小和形状来制订个性化的方案。此外，还必须考虑眉毛在眶上缘的位置。对于眉毛较低的患者，在

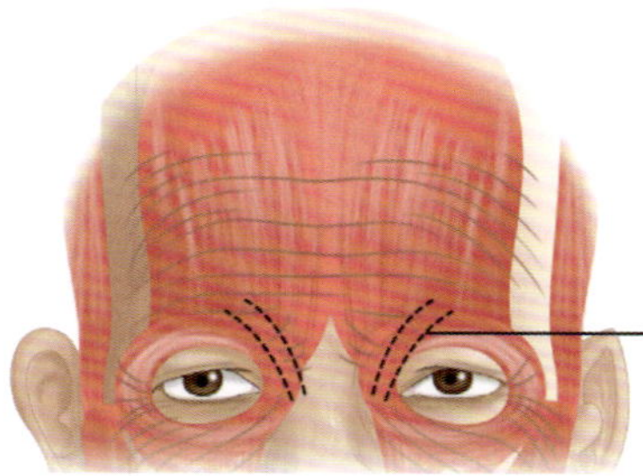

图 23-7　降眉肌是皱眉肌的一个分支，主要作用是降低内侧眉毛。通过注射 BTX 至该区域通常可使内侧眉毛上抬。

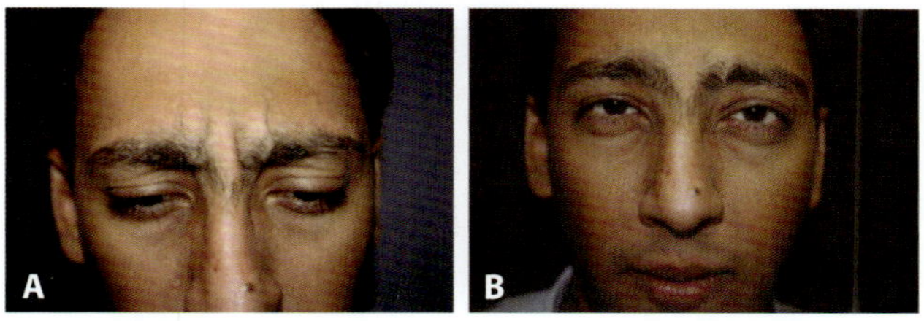

图 23-8　男性患者示例。A. 注射前；B. 眉间区注射 20 U BTX 后。注意，治疗后他需要动用眉部中央的肌肉才能皱眉。

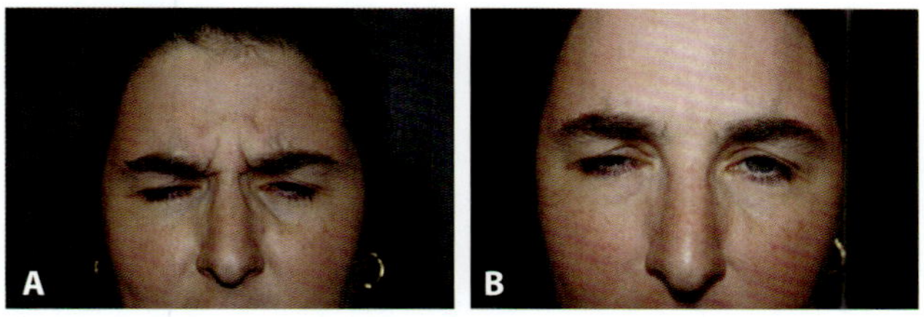

图 23-9　女性患者示例。A. 注射前；B. 眉间区注射 12 U BTX 后。注意，治疗后她需要动用眉部中央的肌肉才能皱眉。

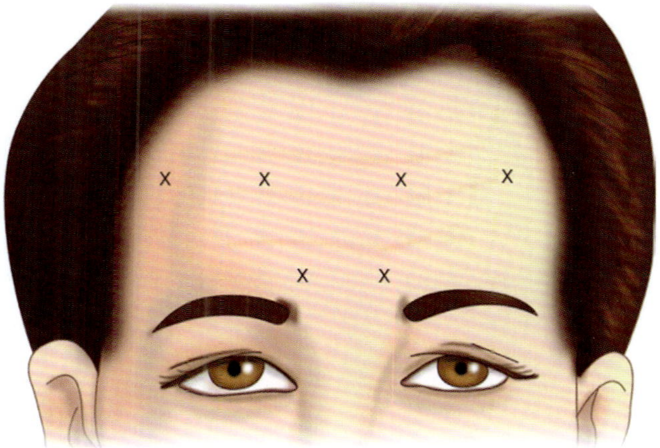

图 23-10　强化拱形眉的注射方式，旨在塑造更为女性化的眉形。图中每个“x”表示使用 4 U Botox、Xeomin 或 Jeuveau。

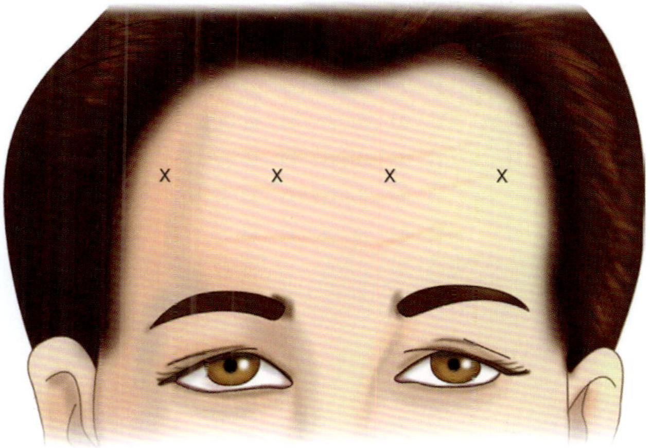

图 23-11　强化水平眉的注射方式，旨在塑造更加男性化的眉形。图中每个"x"表示使用 4 U Botox、Xeomin 或 Jeuveau。

表 23-4　眉形的女性和男性特征

女性眉毛	男性眉毛
拱形	水平形
眼到眉的距离较长	眼到眉的距离较短
眉毛较细	眉毛较粗

额部注射 BTX 后，眉毛会进一步下垂；因此，对于某些患者可能不适合进行额部注射。或者，对于眉毛较低的患者可以选择在额部较高的区域进行注射。

本部分的建议可作为大致的指导原则，应根据每位患者的解剖结构调整注射技术。额部注射的主要风险包括：眉形不理想（**图 23-12**）、眉下垂、遗漏区域（**图 23-13** 和**图 23-14**）以及眼睑下垂。切忌过度注射额部，以免导致眉下垂。此外，需特别留意避免注射眉毛上方 1 cm 的区域，以减少眉下垂的风险（**图 23-15**）。医生应告知存在低位额纹（位于眉上方 1 cm 区域内）的患者，这些皱纹无法通过 BTX 治疗，治疗后仍会存在，如**图 23-16** 和**图 23-17** 所示。对于眉毛位置较低和（或）眼睑皮肤较厚的患者，避免在额部进行注射。对于年龄较大或眼睑皮肤较厚的患者，额部过度治疗可能导致眼睑下垂。眉毛组织下垂会遮盖上眼睑，这会引发神经

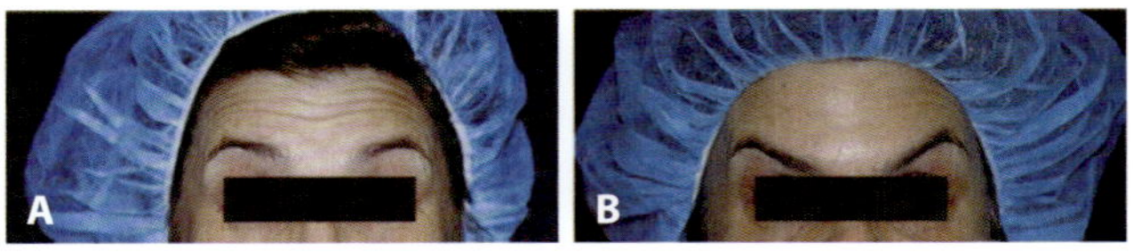

图 23–12 多数 BTX 专家所教授的 V 形注射模式治疗前后效果。然而，如 A 图所示，该患者的外侧额肌仍然表现出明显的活动。在这种额肌功能的患者中采用 V 形注射技术可能导致 B 图所示的不受欢迎的“恶魔眉”。这种情况可以通过在眉外侧上方 2 cm 处肌肉运动区域注射 4 U Botox、Xeomin 或 Jeuveau，加以避免或纠正。

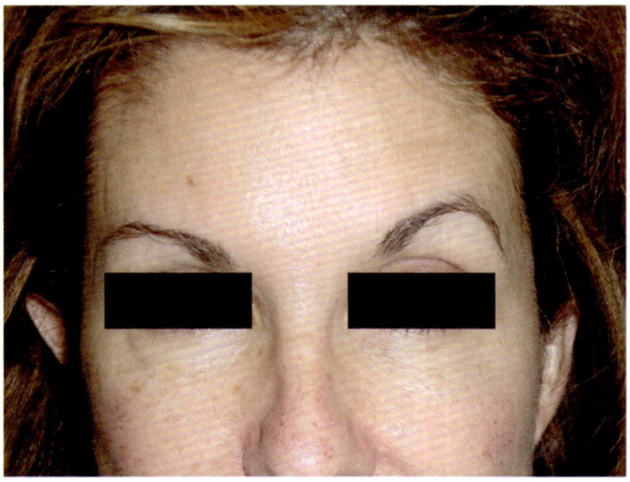

图 23–13 该患者的额部由一位新手医生进行了 BTX 注射。她的右侧额部外侧接受了注射，而左侧没有。为确保对称性，必须在两侧额部进行等剂量注射，这一点至关重要。

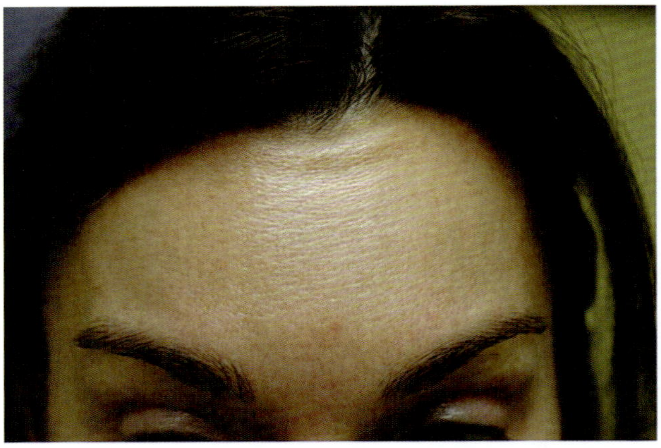

图 23–14 为这名女性患者进行注射的医生遗漏了发际线下方区域。在男性患者中，这种情况通常出现在脱发区域的外侧，因此男性患者可能需要在后退的发际线下方的上外侧区域进行注射。

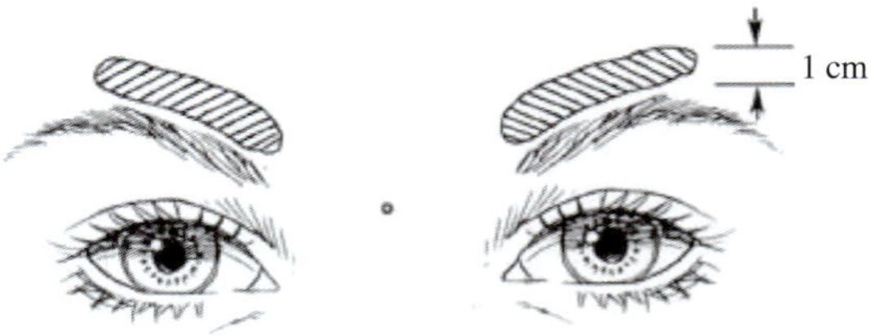

图 23–15 在距离眉毛内侧上方 1 cm 的区域被定义为“危险区”。为避免上睑下垂，应避免在此区域注射。

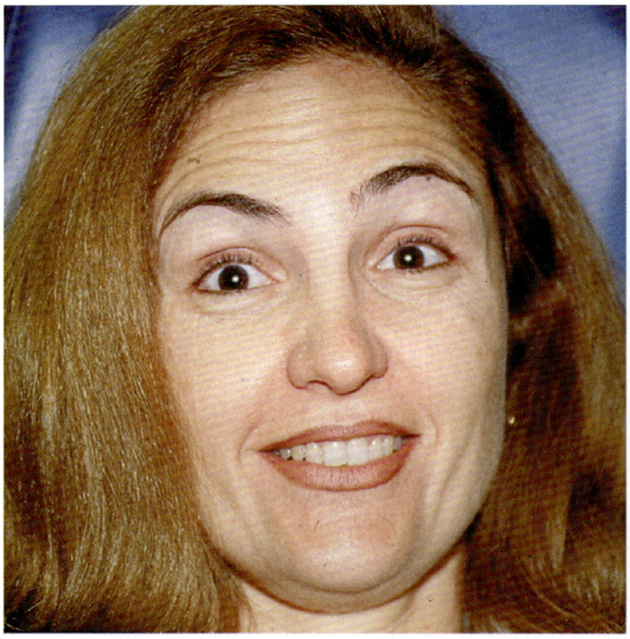

图 23–16 注射 BTX 前，额部和眉毛上抬的状态。

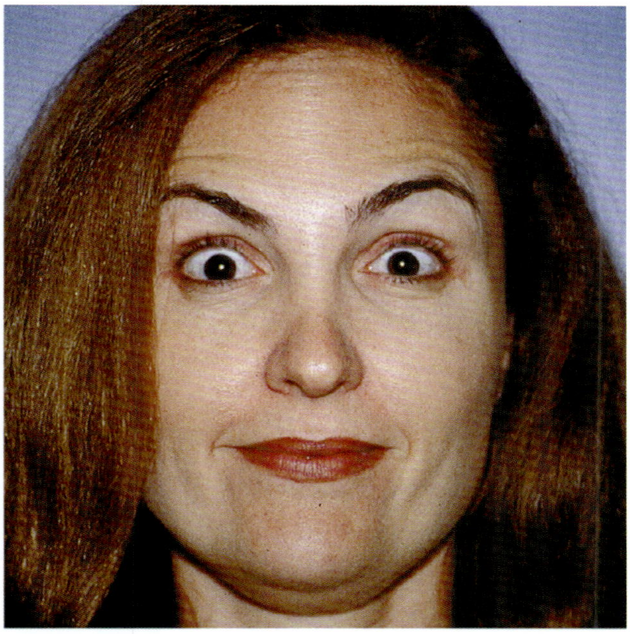

图 23-17 注射 BTX 后，眉毛上扬时的额部。尽管前额下部的皱纹仍然存在，但在眉毛未上扬时，皱纹并不明显。

反射，增加额肌的活动，以维持正常视线，否则下垂组织可能阻碍视线或干扰眼睑功能[60]。这类人群需要额肌上提以抬高松弛的上睑皮肤，最好先进行眼睑成形术，然后再考虑 BTX 治疗。额部 BTX 治疗的理想患者是年轻患者（20 ~ 40 岁），其上睑无多余皮肤（**图 23-18** 和**图 23-19**）。

鱼尾纹

2013 年，美国 FDA 批准 Botox 用于治疗眼角外侧的皱纹，也被称为“鱼尾纹”。一项多中心、随机对照试验证实了其在单独治疗鱼尾纹或与眉间纹同时治疗的安全性和有效性[61]。在用 BTX（即 Botox）治疗鱼尾纹时，需在外眦外侧 1 cm 注射 0.1 ml。然后如**图 23-20** 和**图 23-21** 所示，在首个注射点上方 1 cm 处注射 0.05 ml，下方 1 cm 处注射 0.1 ml。如果皱纹向内侧延伸，可以沿眶缘至瞳孔中线的方向每隔约 1 cm 注射 0.05 ml。使用 Dysport

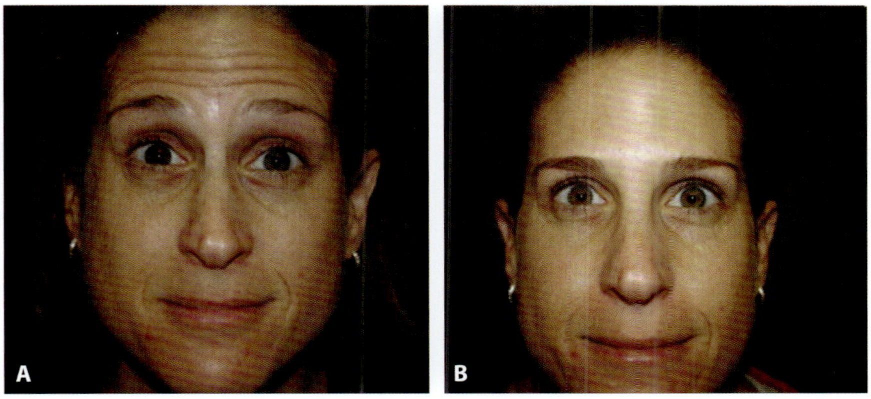

图 23-18 Botox 注射前（A）和注射后（B）。

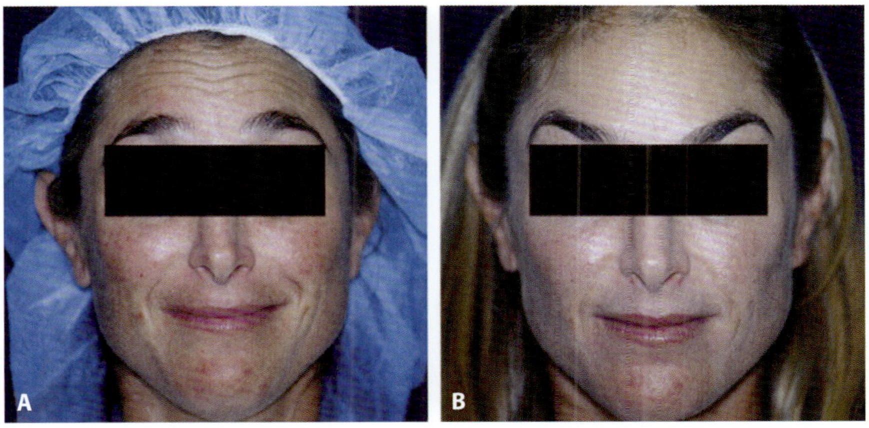

图 23-19 额部、眉间和鱼尾纹注射 Botox 前（A）和注射后（B）。

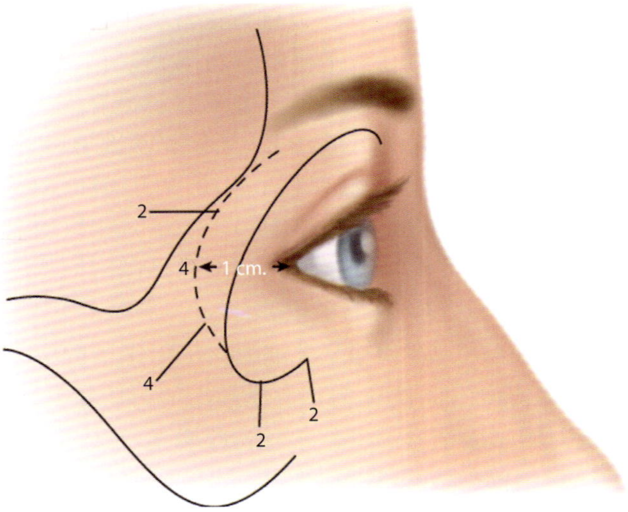

图 23-20 鱼尾纹区域的注射位点。注射技术应根据所选用产品的作用范围而异。若选用 Dysport，可能只需要较少的注射位点（两处），因其作用范围较广。Botox、Xeomin 或 Jeuveau 的注射位点请参见图中示意。确切的注射位点应根据患者的面部解剖结构而定，该图可作为一个大致的参考。

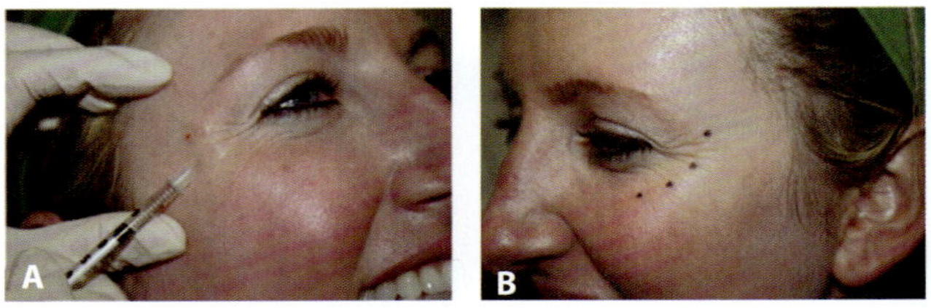

图 23-21 A. 在鱼尾纹区域注射 Botox 时，请让患者轻轻微笑。B. 在肌肉收缩最明显处注射，该部位通常位于眼角外侧 1.0 ~ 1.5 cm 处。

时，由于其弥散更广泛，可能需要减少注射位点。需要注意的是，在瞳孔中线内侧注射不能纠正内侧皱纹，并可能导致睑外翻，因此应该避免在该区域注射。多数患者在接受 BTX 注射前未曾察觉到这些皱纹，有时甚至会错误地将其归因于 BTX“导致”了这些以前未被注意到的皱纹。正确使用 BTX 能够暂时消除外侧鱼尾纹（**图 23-22**）。

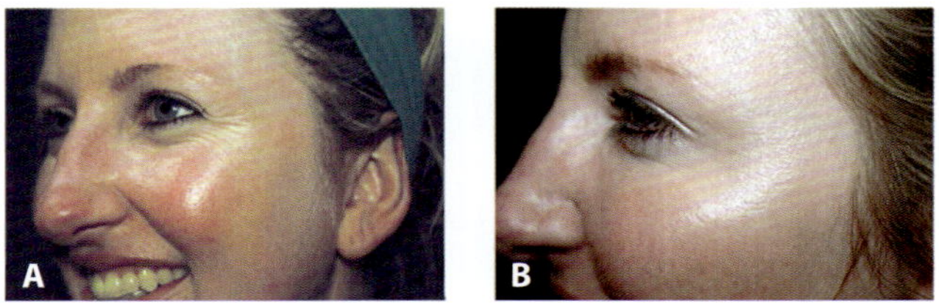

图 23-22 Botox 注射前（A）和注射后（B）。

鼻肌（“兔纹”）

对于执业医师和医美服务商而言，允许扩大药物使用范围，这被称为“超适应证”使用。鼻肌横跨鼻背骨质表面，可能导致鼻根位置出现扇形皱纹，甚至在眼周内侧产生皱纹。如图所示，将 2 ~ 4 U Botox 注射于鼻肌，可有效减轻或消除这些皱纹。许多医生常误将 BTX 注射至皱纹部位，而非鼻肌处，致使矫正效果不够彻底。如**图 23-23 ~ 23-26** 所示，正确的注射位置位于肌腹、角静脉下方。若注射位置偏低，上唇提肌便会松弛，进而引发不希望出现的上唇下垂问题。

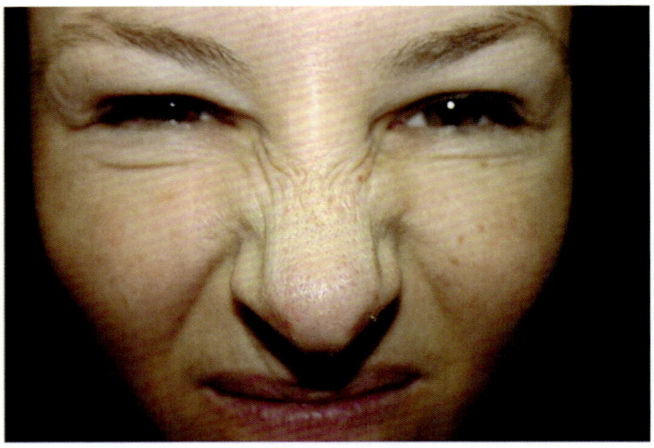

图 23-23 鼻肌皱褶或称“兔纹”导致眼睛下方内侧出现皱纹。

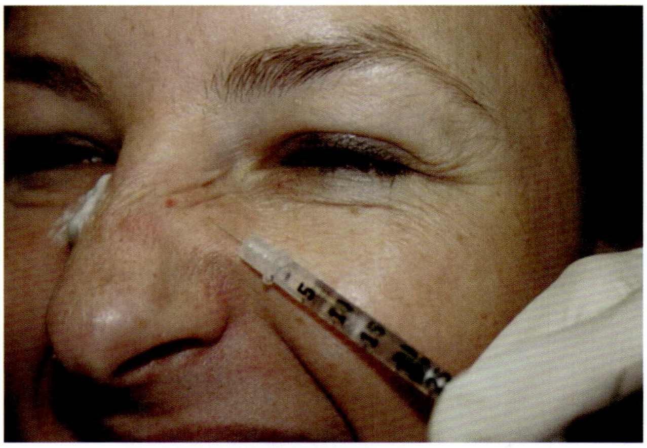

图 23-24 治疗“兔纹”的注射位点

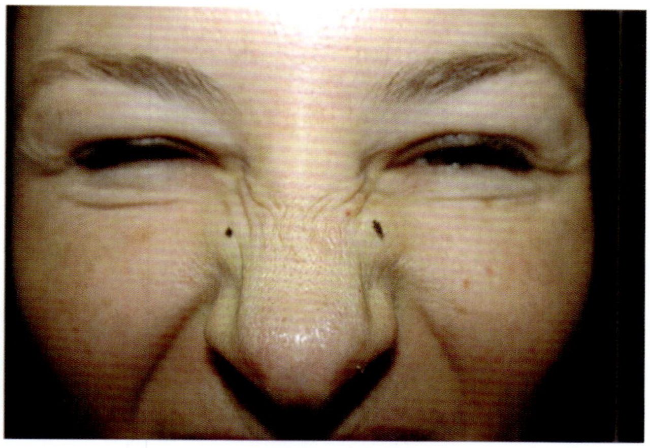

图 23–25　治疗“兔纹”的注射位点

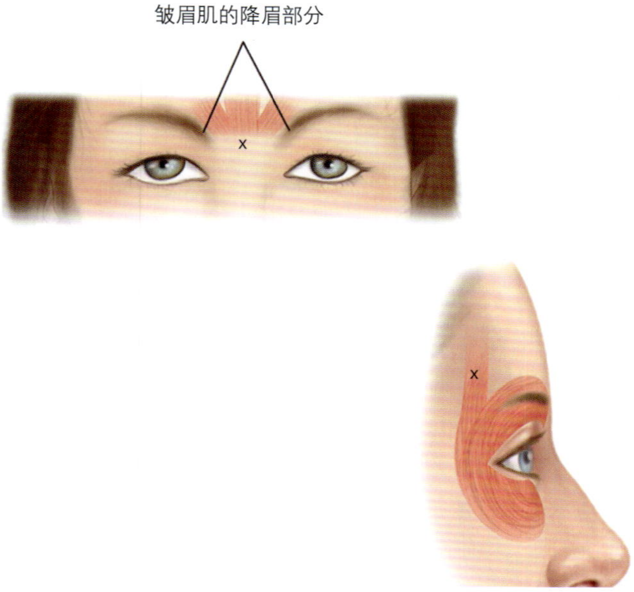

图 23–26　提升眉毛的注射位点。在降眉间肌注射 4 U Botox，并向外侧按摩。随后如图所示，在眉毛外侧再注射 2 U Botox。

BTX 的高阶应用

眉提升与微滴技术

BTX 可注射于眉间和眉外侧，通过相对较少的注射位点和相对较大（1.5 ~ 2.5 U）的注射剂量来提升眉毛位置[63-64]。然而，该技术存在局限性，即 BTX 可能会意外扩散至上睑提肌（负责提升眼睑的肌肉），从而可能发上睑下垂这一不良副作用[65]。

眉毛的位置和外观在面部静态和动态表情中由作用于眉毛的几组肌肉的对抗作用决定。额肌主要负责抬高眉毛，而眼轮匝肌隔部和眶部（包括眼轮匝肌的降眉部分以及降眉间肌）则对抬眉动作产生拮抗作用[66]。此外，皱眉肌活动也会影响眉毛内侧位置。此外，眉毛的形状也受到眉毛上提肌和眉毛降肌活动的影响，这些肌肉沿着眉毛相互交错，从而形成面部表情[67]。随着年龄的增长，眉毛的位置会逐渐下垂，这被称为眉下垂，导致眼睛看起来更小，影响容貌。

BTX 也可以用于提眉，从而呈现更年轻的外观。这一技术在文献中被称为“化学提眉术”。提眉技术包括如上所述的眉间区注射。注射 0.1 ml Botox 至降眉间肌后，通过按摩鼻背以确保毒素进入皱眉肌的降眉部分（**图 23-8**），可用于矫正眉毛内侧的不对称。如**图 23-26** 所示，将 0.05 ml Botox 注射至眉外侧的降眉肌可使眉毛外侧上翘[68]。Ahn 等研究表明，治疗眉外侧降肌时，测量外眦角到眉毛上缘的距离，结果显示可使眉毛平均抬高 4.83 mm[69]。另有研究发现，注射 Botox 至睑板区和眉外侧，测量眉毛至瞳孔中点的距离，结果显示可使眉毛上扬 1 ~ 3 mm[68]。尽管如此，根据作者的经验，使用 Botox 进行眉外侧提升的效果因人而异，在部分患者可能导致眉外侧下垂（在这种情况下，注射降眉间肌可持续抬高眉毛）。

Steinsapir 提出了一项新技术，旨在暂时提升眉毛而不会引发任何不良反应。这项被称为“微滴技术”的方法使用少量 BTX 溶解在生理盐水载体微滴中来治疗患者面部两侧的眼轮匝肌睑部和眶部。该技术通过在多个位置注射非常少量的液体来治疗额部及额部以下区域[70]。这些微滴的容量通常为 10 ~ 50 ml 可注射生理盐水，其中含有 0.001 ~ 1 U Botox。治疗基于 100 U 的 Botox 和 3 ml 可注射生理盐水，即每 10 μl 大约含有 0.33 U Botox。一次典型的治疗包括在眉毛上方、眉毛内和眉毛下方区域注射约 100 个微滴，这些微滴排成双排或三排，直到眉毛毛囊的下缘。微滴注射深度为皮肤表层下约 1 mm，以确保 Botox 留存于眼轮匝肌与皮肤的交界处。对于鱼尾纹，需在外侧睑缝中线之前穿刺。眉间区也需要治疗。将这些方法结合应用可以实现整体提升眉毛的效果[14]。

Woffles Wu 博士将 Microbotox 的应用扩展到多个领域。通过向真皮层注射微量 BTX，可以减少汗腺和皮脂腺的分泌，使皮肤更加光滑和有光泽，同时减少面部浅层肌肉的活动。这显著减少了表面皱纹的产生[71]。这一技术既可用于上面部，也可用于颈阔肌。在该技术中，使用20～28 U（100 U BTX瓶中加入2.5 ml生理盐水稀释后，取0.5～0.7 ml）装入1 ml注射器中。再加入0.5～0.3 ml 0.5%利多卡因，使溶液总量达到1.0 ml。治疗整个额部通常需要20 U BTX。而下面部和颈部每侧则使用含有28 U的溶液（共56 U），以减少颈阔肌的浅表活动，并获得更好的颈颌线和下颌线轮廓[72]。

治疗鼻尖下垂

BTX已被用于上提鼻尖。虽然有多种技术，但尚未就最佳方法达成共识。主要影响鼻尖的肌肉包括鼻肌、鼻中隔降肌、提上唇肌和鼻翼肌。Atamoros在2003年描述了在鼻肌的鼻翼部分和鼻中隔降肌分别注射4 U Botox的方法。后来，Dayan和Kempiners描述了在每侧鼻中隔降肌注射5 U Botox，并在每侧提上唇肌注射3 U Botox的方法。Ghavami等得出了与Dayan和Kempiners相似的结果，他们仅在每侧鼻中隔降肌注射1～2 U，并进一步强调，在单独推荐注射Botox作为治疗动态鼻尖下垂的方法之前，需要进行适当的研究，以排除混杂因素，如同时进行的鼻整形术或协同肌的化学去神经支配。作者将2～3 U Botox注射于鼻小柱基部，这一方法对上唇较短或正常大小的患者效果最佳。对于上唇较长者，即鼻小柱顶端与上唇缘顶端之间的距离较长者，使用该方法效果较差（**图23-27**）。上唇较长者可以考虑使用皮肤填充剂来提升鼻尖（详见第25章“皮肤填充剂”）。

BTX-A在下面部美容的应用

使用BTX-A进行的美容治疗主要集中于上面部，特别是眉间、额部和眶周区域。随着每年BTX美容注射数量的急剧增加以及其临床疗效的提升，出现了多种将BTX-A用于下面部的超适应证临床应用[77]。然而，该区域副作用的发生率较高，应由经验丰富的BTX注射医师进行治疗。

如上所述，目前BTX-A广泛应用于下面部和颈部的年轻化治疗，包括下颌部和口角的矫正，以及下颌角的塑形。此外，BTX-A在美容领域的另一个应用是治疗面部和胸部潮红。与上面部肌肉相比，下面部肌肉对BTX-A的反应更加明显。此外，已经证明下面部肌肉对BTX-A的反应持续时间比上面部肌肉更长。因此，下面部肌肉的用量需要根据肌肉大小和患者性别进行调整，通常为上面部肌肉注射剂量的1/2或1/3。

露龈笑

提上唇鼻翼肌的过度活跃会导致上唇过度收缩，使上牙龈和上切牙过度显露。在鼻骨隆起处的两侧，向提上唇鼻翼肌注射1～2 U BTX，可以使唇部轻微下垂，从而避免上牙龈的过度显露。这一方法在年轻患者中效果更好，因为它能使口唇在垂直方向上拉长。这可以与唇红缘注射皮肤填充剂结合使用，以避免唇部过度拉长（**图23-28**）。

口角沟纹

口角沟纹又称为木偶纹，它们从口角下垂处延伸至外侧下颌。这些褶皱的形成是由于降口角肌与颧大肌和颧小肌相互对抗，下拉口角所致。通常，木偶纹的矫正方法是使用皮肤填充剂，这也是大多数专家首选的方法。然而，一些医生更喜欢将皮肤填充剂与BTX注射结合使用。BTX可以注射到降口角肌处，减弱其活动，从而使颧部肌肉能够提升口角，将其恢复到水平位置[10]。为了减少这些褶皱，应在下颌角上方的降口角肌处以及距离口角外侧1 cm的位置注射2～4 U BTX[78]。注意剂量不宜过大，以免导致下唇外侧下垂、面颊松弛、口角闭合不全或笑容不对称。

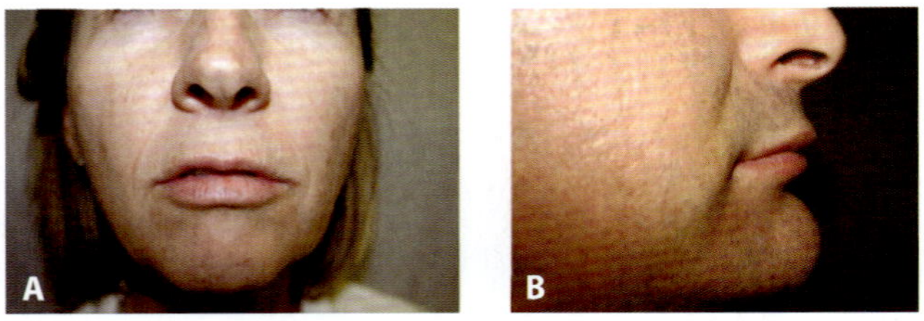

图23–27 A. 上唇较长者。B. 上唇较短者。这位患者更适合注射Botox来提升鼻尖。

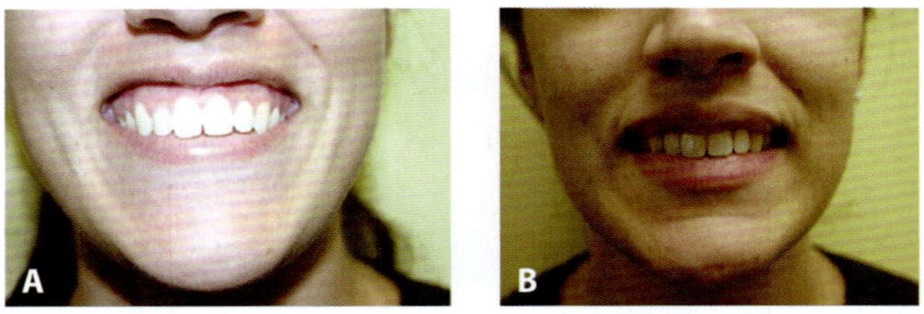

图23–28 上牙龈显露注射Botox前（A）和注射后（B）。

口周纹

口周纹的形成涉及多个因素。吸烟、光老化、下面部皮下组织流失以及口轮匝肌的收缩活动是最主要的原因。BTX-A 注射通常用于改善因口唇肌肉收缩而使深层口周纹愈加明显的情况。注射剂量取决于皱纹的深度，但每个注射点通常注射 1 U BTX-A，上唇每侧各注射 2 U 即可。对于那些期望保留丘比特弓（即上唇中央的弓形部分）的患者，应避免在上唇中部注射。至关重要的是首先准确测量上唇的注射位点，以确保两侧的注射位点完全对称，从而保持对称性（**图 23-29**）。当将 BTX 与激光换肤或唇部填充剂联合使用时，能够突显唇部轮廓并平滑皮肤表面，效果最佳。

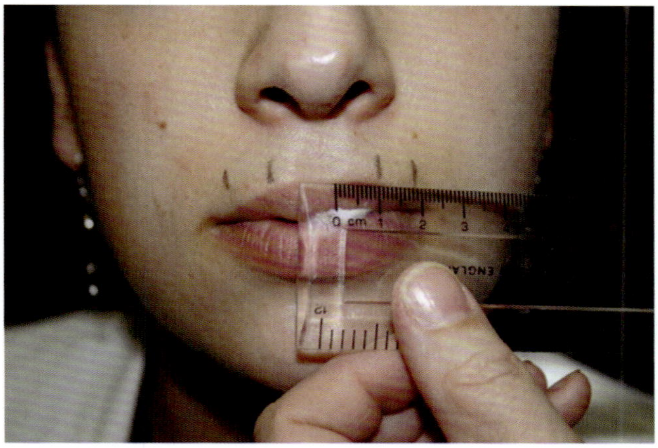

图 23–29 在上唇注射 Botox、Xeomin 或 Jeuveau 以治疗吸烟纹（由于吸烟的人数减少，现在通常被称为“条形码纹”）。每个注射位点仅需 1 U，整个上唇总共使用 4 U。

颏肌放松

使用 BTX-A 放松颏区及颏肌过度活跃的肌纤维，能够有效减轻和消除颏部皱纹（**图 23-30**）。注射 4 ~ 6 U BTX-A 至颏突的中央位置即可获得显著效果。该区域的过度注射可能导致下唇无法紧贴牙齿，最终引起饮水时嘴唇不自主地漏水或从口角流出（**图 23-30**）。

咬肌肥大 / 夜间磨牙症

良性咬肌肥大是一种罕见的临床状况，其特征为下颌角附近的咬肌出现单侧或双侧肥大。咬肌肥大通常伴随磨牙症、颞下颌关节紊乱和错殆畸形[80]，还与肌肉变形和面部不对称相关。传统治疗方式为手术切除咬肌[81]。1994 年首次报道了采用 BTX 治疗咬肌肥大的方法[82]，该方法为一种非侵入性替代方案（**图 23-31** A 和 B）。

注射方式为在下颌角突出部位的 5 ~ 6 个位点进行注射，每侧注射 24 ~ 30 U BTX[83-84]。Ahn 等在 2004 年进行的一项研究中，患者最初在咬肌下注射 25 U，然后根据需要 1 周后每侧再注射 25 U。术后 1 ~ 2 个月可达到最大的缩减效果[85]。

颈部和胸部

Brandt 和 Bellman 首次报道了使用 BTX 治疗颈部老化问题[86]。特别是那些常年在户外暴露于日光下的人，颈阔肌带和颈部纵行条索能够准确反映他们的实际年龄。随着年龄的增长，颈阔肌前部会出现分离，导致形成颈阔肌带或“火鸡颈”。BTX-A

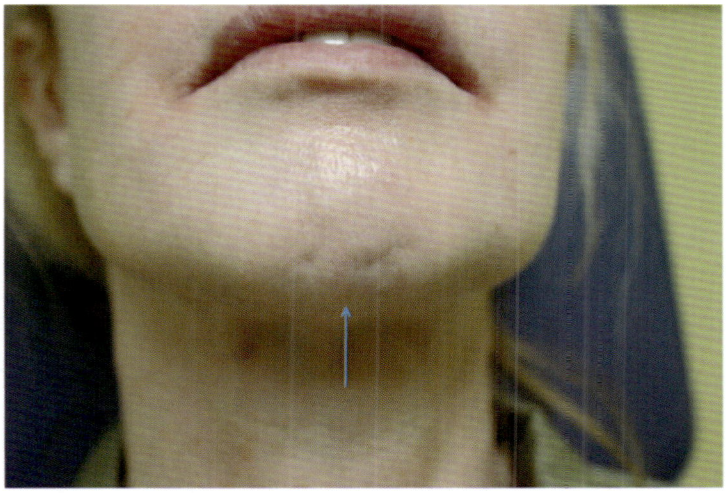

图 23–30 下颏褶皱或“橘皮样”皮肤可使用 BTX 治疗。

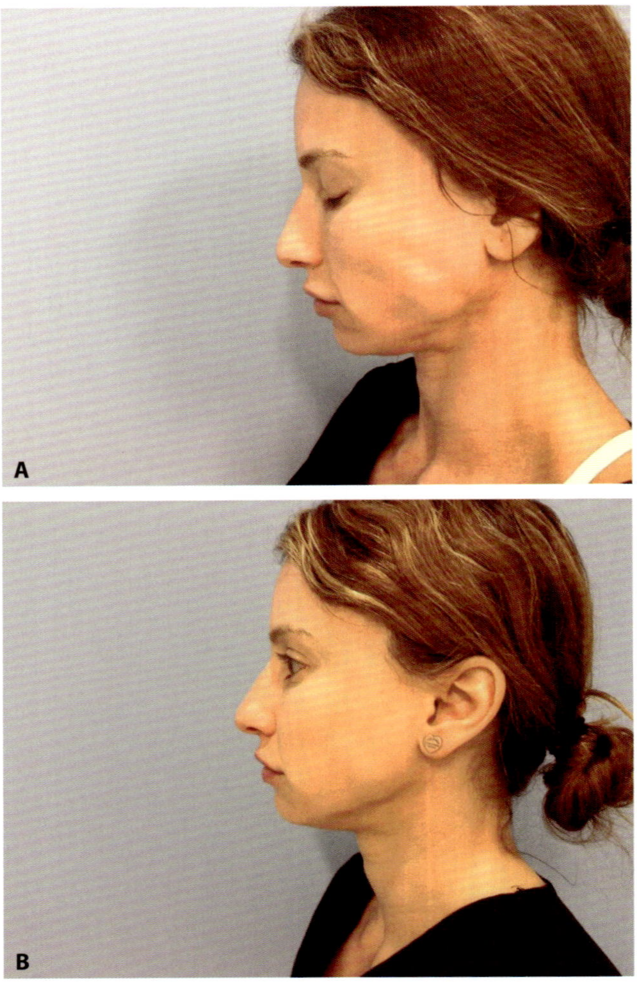

图 23–31 A. 治疗前咬合咬肌的情况；B. 每侧注射 12 U Botox 后咬合咬肌的情况。

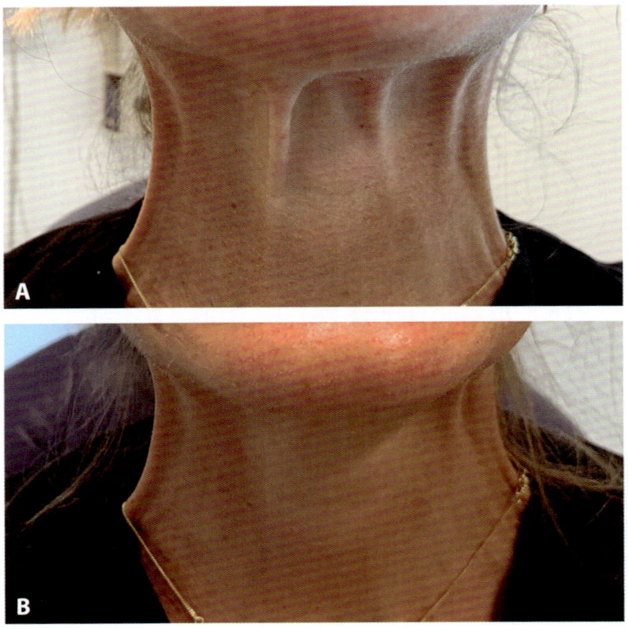

图 23–32 A. 颈部注射 Botox 前；B. 每条颈阔肌带注射 12 U，颈部总计注射 24 U Botox 后的效果。

可有效治疗垂直颈阔肌带。治疗时，医生用拇指和示指捏住颈阔肌带的延长或明显突出部分，然后将针垂直插入肌肉带中。通常，每隔 4 cm 注射 2 ~ 4 U，每条肌肉带的总剂量为 8 ~ 12 U，颈部总的最大剂量为 25 ~ 30 U。由于肌肉性质和注射部位的差异，如果注射的深度过大或用量过多，可能会引发吞咽困难和发音困难等并发症[87]，患者应当对上述风险保持警惕（**图 23-32**）。作者还注意到，当治疗颈阔肌带时，沿下颌线至木偶线外侧的松弛下垂情况会有所改善，同时口角略微上扬。这两种情况都被认为是理想的治疗结果。

Nefertiti 提升术

随着年龄的增长，颈阔肌会向下拉扯，导致下颌赘肉形成和频繁出现皱纹。文献中关于使用 BTX 进行下颌线重塑的研究相对较少，而且对于该区域取得最佳改善的确切剂量和技术存在争议。2007 年，Levy 提出了一项名为“Nefertiti 提升术”的技术（以古埃及女王完美的下颌线命名）[88]。这一技术通过释放老化颈阔肌产生的向下张力，松弛皮肤，从而有助于提肌发挥提拉作用。这种“微创提拉”技术需要在每侧下颌沿线和下方以及后方颈阔肌带上部注射 2 ~ 3 U BTX-A，每侧总共注射 15 ~ 20 U[88]。

胸部

胸部上方是光损伤的常见部位。胸部的 V 形区域经常可见质地、色素和光损伤改变。上胸部的静态和动态皱纹是由光损伤和上胸部肌肉松弛引起的。从解剖学上讲，颈阔肌起自第 2 肋骨，但它可延伸至第 4 肋骨以下，之后穿过胸大肌并插入下颌骨[89]。迄今为止，关于在上胸部注射 BTX-A 的适应证和方法尚未达成共识。然而，上胸部注射 BTX 的方法有多种。这些方法包括弧形法、“V”形法和三角形法，注射点位于相应的弧形、“V”形或三角形区域内。通常在每个区域确定 5 ~ 10 个注射位点，每个位点注射 2 ~ 8 U BTX[73]。推荐注射深度为真皮深层或真 - 表皮交界处，大约 4 mm 深[79, 90]。为了尽可能减少胸前区皮肤的皱纹，通过注射大量超稀释浓度的 BTX，可将注射的 BTX 广泛扩散以达到整体覆盖[79]。

BTX 治疗顽固性面部潮红和玫瑰痤疮

在凯尔特人和北欧后裔的皮肤白皙者中，面部潮红并不是一个罕见现象。这是一种血管舒缩现象，会导致红斑增加。持续性面部潮红可能伴随面部毛细血管扩张和味觉性出汗。面部潮红可分为自主神经介导型（湿性）或直接血管舒张剂介导型（干性）。至于 BTX-A 影响血管扩张的作用机制尚不清楚，并且其对该适应证的疗效尚无定论。一种理论认为，BTX 可能通过减轻局部亚临床炎症来发挥作用，而这种炎症会导致持续性红斑。此外，BTX-A 在阻断 P 物质、香草酸受体 1（TRPV-1）和降钙素基因相关肽（CGRP）方面的抗炎作用，对于减轻可能导致红斑症状的亚临床炎症非常重要[91]。仅 Yuraitis 等人在有限的病例报告中描述了 BTX-A 对面部潮红的改善情况[92]。而 Alexandroff 等人和 Kranendonk 等人在已发表的 3 个病例中均未观察到 BTX-A 对面部潮红的有效反应[93-94]。

研究人员已观察到，通过阻断神经肌肉接头处乙酰胆碱（Ach）释放的化学去神经支配，可直接抑制血管扩张及随之而来的面部潮红[95-96]。常规剂量是在双侧面颊注射 BTX 的超稀释溶液（浓度为 1.4～2 U/0.1 ml），注射点间隔 0.5～1 cm[96-97]。近期研究表明，玫瑰痤疮患者的肥大细胞也会上调，而 BTX-A 和 BTX-B 均能抑制肥大细胞脱颗粒[98]。尽管需要进一步的研究来更全面地评估这一治疗方法的安全性和有效性，但大量病例报告均显示出良好的前景。

BTX 与寻常痤疮

痤疮最常见于青春期，受多因素影响（参见第 16 章“痤疮”）。其病理改变主要集中于毛囊皮脂腺、毛囊和毳毛。促进粉刺（白头粉刺或黑头粉刺）形成的因素包括：①皮脂分泌增加；②炎症介质诱发真皮层和毛囊炎症；③毛囊上部过度角化和阻塞；④痤疮丙酸杆菌在毛囊中定植。青春期的特征是循环中雄激素水平升高，尤其是硫酸脱氢表雄酮（dehydroepiandrosterone sulfate，DHEAS）。雄激素水平升高被认为会导致皮脂腺增生和皮脂分泌增多。虽然大多数痤疮患者的激素水平正常，但皮脂分泌增多在痤疮发病中起着重要作用。皮脂分泌速率与痤疮的严重程度相关。此外，痤疮患者分泌的皮脂中通常缺乏亚油酸，这可能是导致角化异常和毛囊阻塞的潜在原因。皮脂水平升高还会刺激角质形成细胞，导致释放白细胞介素 -1，进而引起毛囊过度角化。这些致痤疮的通路并非相互排斥，其最终的共同通路是毛囊阻塞[99]。

BTX 可抑制导致痤疮的一系列事件。这可能是通过副交感神经作用实现的，抑制汗腺活动和皮脂腺分泌，并刺激角质形成细胞迁移。相关的抗炎和抗雄激素作用也可能发挥作用。BTX-A 可能通过至少三种不同途径抑制痤疮的形成。首先，BTX 通过抑制 Ach 释放和皮脂腺细胞分化来抑制皮脂腺分泌皮脂。BTX 可抑制导致皮脂分泌增加的 Ach 释放，从而降低皮脂腺导管和皮肤的皮脂分泌[100]。此外，皮脂腺细胞促分化减少和皮脂水平降低可能通过减少痤疮丙酸杆菌的生长来改善痤疮。因此，减少皮脂分泌可减少痤疮丙酸杆菌的生长和抑制痤疮的发展。另外，BTX 还能抑制汗腺分泌汗液。汗液减少可能通过减少痤疮丙酸杆菌的生长来改善痤疮的临床症状[101]。而且，角质形成细胞导致的毛囊阻塞是导致痤疮的各条通路中最后的共同通路。大剂量刺激烟碱型 Ach 受体可抑制角质形成细胞的更替。通过抑制 Ach 的释放，BTX 可间接增加角质形成细胞的更替，从而减少毛囊阻塞[102]。众所周知，青春期雄激素激增是痤疮的诱发因素，研究表明雄激素会增加 Ach 受体的数量。有趣的是，雄激素受体存在于皮脂腺导管角质形成细胞表面，而角质形成细胞在毛囊阻塞中起重要作用。据推测，在青春期，雄激素会增加皮脂腺角质形成细胞表面 Ach 受体的数量，从而通过增加 Ach 刺激进一步抑制角质形成细胞的更替。BTX 通过抑制 Ach 的释放，减少了角质形成细胞表面 Ach 受体的数量，从而通过减少 Ach 的刺激来增加角质形成细胞的更替[103]。

另外，上述研究的惊人结果表明，全浆分泌腺的分泌由各种神经肽调控，其中 P 物质发挥重要作用。BTX-A 可阻断 P 物质、TRPV-1 和 CGRP，这些均是重要的炎症介质，因此有助于减轻痤疮发展过程中的炎症表现。

BTX-A 已被用于改善面部毛孔粗大和皮脂分泌。有三种不同的技术可实现该目的。第一种是传统的肌内注射，在额部注射 10～45 U[105-106]。第二种是使用超稀释浓度（每 100 U BTX 加入 5 ml 无菌生理盐水）的皮内注射技术，也被证明有效[107]。第三种是使用电动注射装置在 3～3.5 mm 处皮下注射超浓缩 BTX-A 溶液，可改善皮脂分泌、毛孔大小、皮肤弹性和松弛度[108]。

BTX-A 与美容外科手术

BTX-A 可以在手术操作之前或之后使用，以增强或维持疗效。若在术前注射 BTX，可减少切口张力，改善组织血运，从而促进愈合。在内镜提眉术或内镜面部提升术前注射 BTX-A，有助于提升眉毛位置，减少必要的手术操作次数。最后，术后应用 BTX-A 可减弱肌肉力量，延长预期效果[109]。

作者建议在术前注射 BTX-A。创面愈合阶段垂直于创面的张力会导致持续的微损伤，加剧炎症，从而导致胶原蛋白和糖胺聚糖过度产生，使创面愈合延迟[110]。使用 BTX-A 稳定面部创面可改善创面愈合，并最终改善手术瘢痕的外观[111]。

BTX-A 联合应用其他年轻化技术

在作者的美容皮肤科临床实践中，BTX-A 注射通常与皮肤填充剂注射、紧肤治疗、换肤治疗或化学剥脱等年轻化治疗技术联合使用。研究发现，将 BTX-A 注射与皮肤填充剂同时使用时，可能会获得更持久的效果[110]。

建议在进行微针或 CO_2 激光等换肤治疗前 2 周进行 BTX-A 注射。在进行换肤治疗前，使用 BTX-A 进行预处理，以减少面部动态皱纹，可防止再上皮化过程中皱纹的再次出现，从而获得更理想的美学效果[112]。同样，在进行微聚焦超声和射频紧肤等紧肤治疗前 2 周，也可以采取类似的策略。专家共识建议在同一诊疗过程中，先使用神经调节剂，再使用软组织填充剂。如果可能的话，至少在 3 天后的第二次就诊时，再进行紧肤治疗。理想的情况是将这些治疗间隔 1 ~ 2 周，以便消除肿胀、淤青和其他不良反应[113]。然而，出于实际需求（例如时间限制、患者的日程安排、患者不在本地且已计划回程等原因），BTX-A 注射可能需要与其他治疗在同一天进行。在同一诊疗过程中，紧肤和激光治疗应在任何注射之前进行。建议先进行 BTX-A 注射，再进行皮肤填充剂注射，因为填充剂的肿胀可能会影响 BTX-A 注射的位置。

其他临床应用

多汗症

多汗症是一个令人苦恼的问题，会在社交场合给患者带来尴尬。遗憾的是，对于大多数患者，外用和口服药物、电离子透入疗法以及手术均未能证明有效。小汗腺由交感神经支配，而交感神经使用 Ach 作为神经递质。因此，BTX 能暂时性减少或消除汗液分泌。Botox 是唯一一种获美国 FDA 批准用于治疗腋下多汗症的 BTX。

治疗多汗症时，需将 Botox 用 5.0 ml 不含防腐剂的生理盐水稀释，这样每 0.1 ml 含有 2 U。Dysport 也可用 5.0 ml 不含防腐剂的生理盐水稀释，每 0.1 ml 含有 10 U。如使用 Myobloc，则需要将 5000 U 的药瓶以 2.1 ml 生理盐水稀释，这样每 0.1 ml 含有 200 U。使用带有 30 号针头的 1 ml 结核菌素注射器，在皮下注射 0.05 ml，深度约为 3 mm，注意避免肌内注射。在手掌或足底（包括指 / 趾蹼），每平方厘米注射一个位点。治疗腋窝多汗时，应询问患者哪些部位令其感到困扰，以确定注射范围应超出毛发覆盖区多远。注射前可以进行淀粉 - 碘试验，以确定需要注射的区域。在患处涂抹碘溶液，然后覆盖淀粉。出汗部位将变黑，从而指示需要注射的位置（**图 23-33**A ~ E）。虽然这种测试方法有些繁琐，但它是评估注射效果和确定注射区域的有用技术。作者还会注射手指尖和足趾尖，以避免这些部位出现代偿性出汗（**图 23-34** 和**图 23-35**）。通常情况下，每个手掌或足底需要注射 100 U Botox、Xeomin 或 Jeuveau，或者 300 U Dysport，或者 5000 U Myobloc；每个腋窝需要注射 50 U Botox 或 2500 U Myobloc。效果通常持续约 4 个月，但也有文献报道效果可能更持久[114]。Lowe 等人在一项为期 52 周的多中心、双盲试验中纳入 322 名腋窝多汗症患者[115]。受试者接受了 50 U 或 75 U Botox 注射，并与注射安慰剂的对照组进行比较。结果显示，在接受 Botox 注射的患者中，有 75% 发现多汗症有所减轻，而安慰剂组中仅有 25% 的患者注意到有差异。与安慰剂组相比，接受 Botox 治疗患者的中位疗效维持时间也明显更长。两组接受 BTX 治疗的患者在统计学上无显著性差异。首次治疗后，接受 50 U Botox 注射的患者的中位疗效维持时间为 205 天，而接受 75 U Botox 注射的患者的中位疗效维持时间为 197 天。

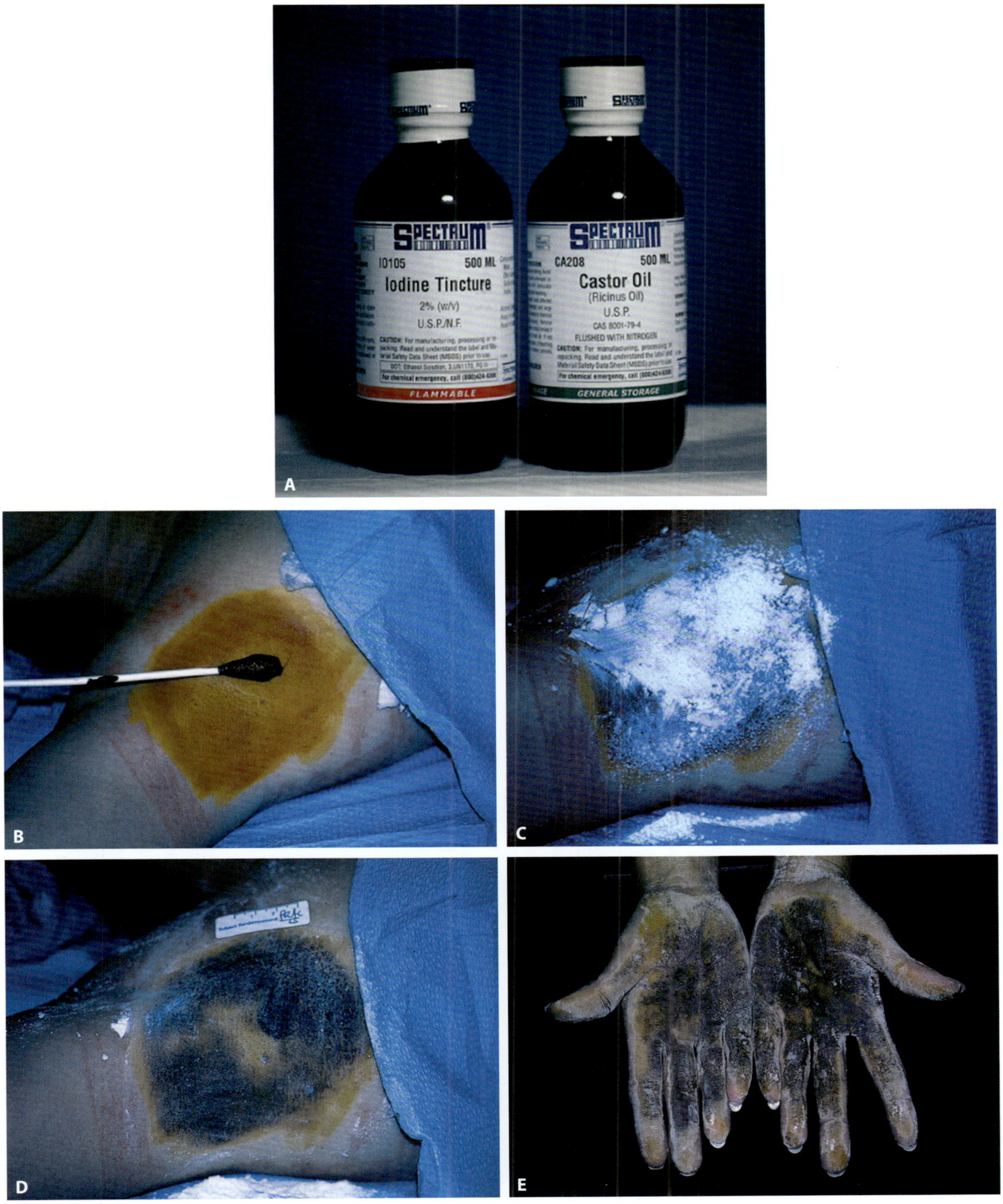

图 23–33　A. 淀粉 - 碘溶液由 9 份碘和 1 份蓖麻油配制而成；B. 用棉签将碘混合液涂抹于患处；C. 撒布土豆淀粉于碘溶液表面；D. 汗液会使淀粉变黑，从而标示患处；E. 该测试有助于确定需要注射的部位。该患者可以不用注射指尖，因为碘 - 淀粉试验表明指尖没有出汗。

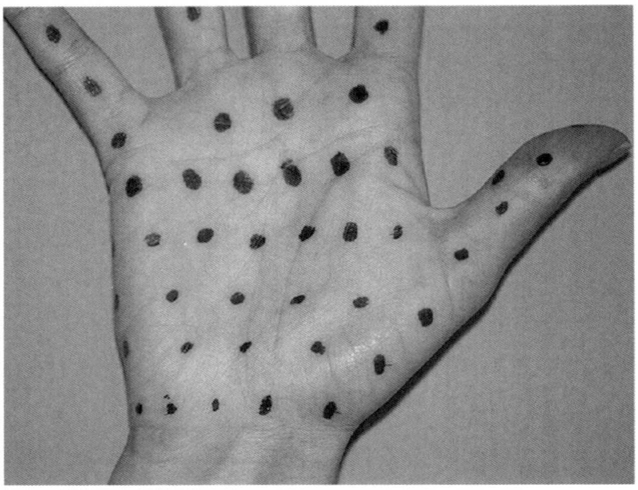

图 23-34 手部注射位点相距约 1.5 cm。

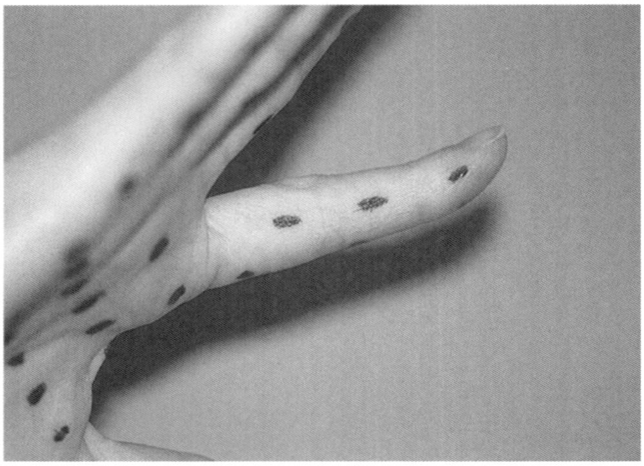

图 23-35 手指注射位点

Baumann 等进行了一项双盲、随机、安慰剂对照试验，研究了 Myobloc 对 20 名腋窝多汗症患者的治疗效果。受试者双侧腋窝注射 Myobloc（每侧 2500 U，即 0.5 ml）或 0.5 ml 基质（含 100 mmol 氯化钠、10 mmol 琥珀酸以及 0.5 mg/ml 人血白蛋白）。结果显示 Myobloc 的起效时间为 5～7 天，维持时间为 2.2～8.1 个月，平均为 5 个月 [116]。此外，Baumann 等还进行了另一项研究，使用 Myobloc 治疗 20 名手掌多汗症患者。受试者双侧手掌分别注射 Myobloc（每只手掌 5000 U）或 1.0 ml 基质（含 100 mmol 氯化钠、10 mmol 琥珀酸和 0.5 mg/ml 人白蛋白）。Myobloc 在这些患者中的作用持续时间为 2.3～4.9 个月不等，平均为 3.8 个月 [40]。

腹股沟多汗症

腹股沟多汗症（inguinal hyperhidrosis，IH）是一种局部原发性多汗症，患者表现为腹股沟区域大量出汗。该疾病通常在青春期 25 岁以前发病，并持续至成年。腹股沟区域长期大量出汗可能使患者感到尴尬。受累区域通常是对称的，包括耻骨上区、腹股沟褶皱正下方的浅凹（相当于股三角区）、大腿内侧上部的内侧表面以及生殖器区域。它还可能包括臀大肌下部、臀褶皱和臀裂 [117]。目前为止，尚无研究描述 BTX 治疗多汗症的理想剂量。BTX-A 治疗多汗症的阈值剂量取决于病情的严重程度 [118]。治疗腹股沟区域的多汗部位时，每平方厘米需要使用 2～3 U BTX-A。有少数文献报道了与注射相关的不良反应，如罕见的小血肿和暂时性水肿 [119]。

其他神经腺体疾病

关于 BTX-A 在神经腺体接头处的作用，尚未像其在神经肌肉接头处的作用那样研究如此广泛。临床研究表明，皮下注射 BTX 治疗局部多汗症时，注射部位的出汗现象通常在 3～7 天内完全消失。而在接下来 5 个月的随访中，多汗症未出现临床复发，且未发生任何不良反应 [120]。此外，BTX-A 还被证明对治疗味觉性出汗（或 Frey 综合征）有效。该综合征是一种神经腺体功能障碍，患者在进食时面颊皮肤会大量出汗。这种症状可能是由于腮腺切除手术后支配面部汗腺的再生副交感神经纤维误入神经所致。据报道，皮内注射 BTX-A 可以显著减少或预防这种出汗现象，作用持续时间超过 6 个月，并且患者未出现面部无力等临床症状 [121]。另外，据报道，将 BTX-A 注射至颌下腺后，由于刺激舌神经，唾液分泌明显减少，但这种唾液减少是暂时的，而且似乎不会对腺体的尖顶细胞产生直接毒性影响 [122]。此外，犬类研究还发现，血管运动性鼻出血（一种副交感神经调控的现象）在局部应用 BTX-A 后反应良好。尽管 BTX-A 在神经肌肉接头处作用的持续时间约为 3 个月，但在腺体层面可能会产生更持久的效果。对于味觉性出汗患者，BTX-A 保持无汗状态可超过 12 个月。至于作用维持时间存在差异的原因，尚无确切解释，但可能涉及 SNAP-25（被 BTX 分解的蛋白质）在神经肌肉突触中的再合成速率更高，以及轴突萌发和肌纤维再神经支配的面积与腺体组织相比更大 [123-124]。

疼痛管理

随着 BTX 在美容临床实践中的广泛应用，疼痛缓解成为注射治疗的一个重要方面。疼痛的程度取决于多个因素，其中最重要的因素包括注射部位神经肽（P 物质）的浓度、组织密度（组织密度越大意味着疼痛感越强）以及注射部位伤害感受器的分布密度。此外，注射量、使用的针头口径、注射的皮肤层次、液体注射的速度以及医生的经验水平，也会对疼痛感产生影响[125]。

关于接受现有 BTX 制剂注射治疗的患者在疼痛感知方面的差异，目前尚未进行广泛研究。唯一一项对三种已上市的 BTX 制剂的比较研究结果表明，Neurobloc/Myobloc（BTX-B）引起的疼痛明显高于 Botox 和 Dysport（BTX-A）引起的疼痛，而后两者之间未发现明显差异。该研究认为，A 型和 B 型 BTX 中不同的化学特性和药物辅料可能会影响疼痛感知，并推测 Neurobloc/Myobloc（pH 值为 5.6）与 Botox/Dysport（pH 值为 6.8）之间的 pH 差异可能会对疼痛产生影响。

注射 BTX 时的疼痛感通常是短暂的，采取一些简单的措施可以提高患者的舒适度[126]。在进行面部皱纹治疗时，除非患者特别要求，一般不需要麻醉。用于注射的 30 号针头与针灸针的大小相当，因此在患者保持平静的情况下只会引起轻微疼痛。将 BTX 提前达到室温可能会减轻患者的疼痛感。如果医生在注射前和注射过程中以抚慰和安慰的方式接触患者，避免患者看到针头，患者的焦虑和疼痛感将显著减轻。

在注射前，可以使用含有利多卡因的局部麻醉膏来减轻疼痛感。需要注意的是，不应将 BTX 与局麻药混合使用，因为局麻药可能会改变制剂的酸碱度并降低其效力。此外，注射前使用冰袋也可以减轻疼痛感，并促使血管收缩，从而减少淤青的发生。

对于多汗症患者，特别是手掌和足底的多汗症，疼痛的管理至关重要。虽然有些医生会采用神经阻滞，但作者采用以下方法：在治疗之前至少 1 小时，在需要治疗的部位涂抹局部麻醉剂。然后，在治疗手部和足部多汗症时，使用塑料薄膜或手套封闭治疗区域；而在治疗腋窝多汗症时，则使用胶带封闭。为了减轻 BTX 治疗手掌多汗症时的疼痛，可以采用多种方法，包括局部麻醉剂、静脉局部麻醉、神经阻滞、冷敷或冷冻喷雾等[127]。使用一氧化二氮（笑气）需要进行诊室培训，并且其主要具有抗焦虑作用而非镇痛作用[127]。因此，需要进行不断的试验，以评估不同麻醉剂对注射效果和疼痛的影响，从而充分发挥各种方法的潜力，以减轻 BTX 注射引起的疼痛感。

BTX-A 在治疗头痛方面的潜在益处

大约 18% 的女性和 6% 的男性患有偏头痛，这会导致严重的功能障碍和生活质量下降[128]。一些接受 BTX 美容治疗的患者报告偏头痛和慢性头痛症状有所改善。关于 BTX 对头痛作用的研究存在争议。尽管一些研究未能证明 Botox 在预防偏头痛或慢性头痛方面的积极作用[129-131]，但 BTX 可能有助于减轻一些患者头痛的严重程度[131]。一些专门研究头痛和慢性偏头痛的研究发现，BTX 对慢性偏头痛患者有效，并建议进行进一步的试验，以就这种毒素在偏头痛 / 头痛治疗中的安全性和有效性达成理想共识[132]。2010 年 10 月，美国 FDA 批准 Botox 用于成人慢性偏头痛的预防性治疗[133]。

BTX 与性别

每年寻求美容手术的男性数量都在不断增加。2007 年，男性接受了近 110 万例美容手术，占美国美容手术总量的 9%。截至 2019 年，男性美容手术的数量比 2006 年增加了 17%[8]。男性和女性的 BTX 注射技术相似，然而重要的是要认识到，与女性相比，男性往往需要更高的剂量[134]。一项研究比较了 468 名 18～88 岁男性和女性的肌肉质量差异，结果显示男性面部肌肉中的骨骼肌含量明显高于女性，这或许是由于睾酮的促进作用[135]。此外，Monks 等发现雄激素受体在神经肌肉接头附近大量存在[136]。他们推测，雄激素甚至可能增加接头的数量。作者建议，作为起始剂量，男性在注射眉间区时使用的 BTX 总量为 20 U。首选方法是在 5 个注射位点分别注射 4 U，以保持更为自然的外观。在为男性注射眉部时，必须极为小心，以避免产生负面的美学影响，如眉毛女性化或眉形上扬。在颞肌和咬肌注射时，男性可能需要比女性多 25%～100% 的剂量。此外，由于眼轮匝肌的周径较宽，男性需使用更高的剂量来进行眼轮匝肌麻痹注射。

不同种族对 BTX 反应的差异

关于 BTX 临床效果的种族差异或剂量问题，目前相关信息较为有限。到目前为止，对于不同皮肤类型的剂量考虑尚未达成共识，并且对于某些皮肤类型是否需要更高或更低的剂量以获得最佳效果也存在不同意见 [137]。在决定剂量时，必须考虑多个因素，如皮肤的厚度和质地、皮肤肌肉结构和骨骼隆起的周长。尽管 BTX 通常是肌内注射，但真皮层的厚度可能会影响注射技术。举例来说，一些研究表明，亚洲人的皮肤往往比白种人更厚，含有更多的胶原纤维，因此可能需要更高的注射剂量 [138]。然而，亚洲人的其他研究却发现，与白种人相比，可能需要更低的剂量 [139]。Arimura 等学者采用电生理学测量方法，评估了 48 名亚裔和白人受试者使用 BTX-B 后肌肉松弛效果方面的差异，该研究得出结论，BTX-B 对亚裔和白人的肌肉松弛效果相似 [140]。有关 BTX 反应的种族差异仍未得到明确阐释。需要进一步的研究来确定不同皮肤类型对 BTX 反应是否存在潜在差异。本章的作者在其临床实践中并未观察到不同种族之间存在一致性的差异。

亚洲美容患者与 BTX

大多数研究和出版物探讨了针对西方人的美学建议。亚洲患者在面部外貌、面部老化速度和解剖结构方面存在显著差异，更为重要的是，他们对面部美学和年轻化的理念也有所不同。

脸型对于塑造美丽的脸庞至关重要。椭圆形脸在所有种族中均被认为是富有吸引力和年轻感的 [141]。亚洲女性理想的面容特征包括椭圆形脸、V 形下颌线条、平滑凸出的额头、大眼睛、挺拔的鼻梁、娇小的鼻子以及丰满但不突出的嘴唇。以往有人认为这是试图将亚洲人的面容西方化，但现在我们知道，不论人种如何，这些特征都能优化求美者的外貌 [138]。

与白人面容相比，亚洲人的面容特征包括内眦间距较宽、存在内眦赘皮、颧弓和下颌更宽、前额和眶缘后缩、鼻梁较低、梨状孔边缘后缩以及下颌骨发育不良。与白人相比，亚洲人的面部老化速度较慢，衰老开始时间较晚，这不仅与解剖学差异有关（如浅表肌肉腱膜系统和深筋膜之间的脂肪和纤维结缔组织更致密），还与社会文化因素（如富含抗氧化剂的饮食、护肤习惯以及在发音和做面部表情时的肌肉使用）有关 [142]。

2015 年，一组亚洲美容专家包括皮肤科医生和整形外科医生，就 BTX-A 在亚洲人美学方面的应用达成了共识。总体而言，由于亚洲人的额肌、眼轮匝肌和眉间肌较为薄弱，建议在上面部使用较低剂量的 BTX-A。在中面部和下面部，亚洲人普遍使用微量 BTX 来减少汗液和皮脂腺活动，而使用 BTX-A 来缩小咬肌的做法也由来已久 [72, 143]。此外，BTX-A 还被用于减小腮腺的大小和活动度，以进一步塑造 V 形面部轮廓。该区域的 BTX-A 注射极少引发口干，因为研究表明，大部分唾液是由颌下腺分泌的 [144]。值得注意的是，BTX-A 在亚洲人中用于塑形越来越受欢迎，其中瘦小腿是最常见的适应证之一。由于大多数亚洲患者的小腿相对于躯干较短，而较细的小腿可以呈现出更优雅的外观。BTX-A 注射还被用于其他部位（如三角肌）的形体雕塑 [143]。

BTX 的耐药性

抗体的产生

BTX 可能具有免疫原性，导致抗体生成，从而使其失去活性。BTX 分子由一条轻链和一条重链组成。这些分子被嵌入一个蛋白质复合物中，保护 BTX 的结合位点，直到达到所需的 pH 值，才会释放毒素。与 BTX 分子重链上的关键结合位点相互作用的抗体会阻止 BTX 与其受体结合，从而降低其效力。据报道，在脑性瘫痪等神经系统疾病患者中使用高剂量 BTX 治疗后会出现中和抗体。需要强调的是，有多种类型的抗体可以与 BTX 相互作用，但只有中和抗体才会对 BTX 的效力产生影响。尽管患者可能产生对 BTX 无效的抗体，但能中和毒素的抗体令人担忧，因为它们有可能降低 BTX 的效力。根据定义，中和 BTX-A 的抗体不会中和 BTX-B，反之亦然。对 BTX-A 产生抗体的患者仍然可以享受 BTX-B 的益处。因此，建议医生准备多种不同的 BTX 血清型。

根据小鼠致死试验测定，抗体介导的 BTX 耐药性发生率据报道为 3%～9.5%，一般认为约为 5%。抗体产生的唯一明显症状是后续注射治疗无效。对于已产生抗体耐药性的患者，使用其他血清型如 BTX-B 或 BTX-F 可能有效。对 BTX 的耐药性分为原发性和继发性两种类型。对于首次注射 BTX-A 后无反应的患者被称为“原发性无反应者”，但无反应的原因可能包括注射部位不当、技术不佳和（或）剂量不足[145-146]。

若患者在早期成功接受 BTX-A 注射，后续注射不再产生反应（“继发性无反应者”），应怀疑其出现免疫原性。抗体的形成可能针对 BTX 的神经毒素部分或其非毒性蛋白部分。建议的方法是在小鱼际肌或额肌内注射 20 U BTX。如果患者对 BTX 有反应，那么注射后的 1～2 周内，肌肉会出现短暂的无力。另一种方法是抽血检测抗体，但这种方法不常用。对于继发性无反应者，如果对 BTX-A 产生耐药性，可以考虑使用不同的 BTX 血清型（如 BTX-B）来解决这个问题。

产生抗体的风险因素包括使用大剂量、注射间隔较短、增加剂量以及年龄较小。为预防抗体产生，建议采取以下措施：①使用最小有效剂量以达到缓解效果；②注射间隔至少 1 个月（最好是 3 个月），③避免进行“补针”。

一些研究人员推测，抗体形成的风险部分归因于 BTX 中蛋白质的数量或“蛋白质负荷”、毒素中蛋白质的类型以及**表 23-5** 中所列的其他因素。BTX 制造商已尽量减少这些因素，以生产出免疫原性更低的产品。例如，1997 年 12 月之前使用的原始 Botox 所含的蛋白质水平高于目前使用的 Botox，因此其导致抗体形成的发生率应较低。如前所述，新型 BTX 产品 Xeomin 的生产商 Merz Pharmaceuticals 声称，其产品中的细菌蛋白质含量极低（0.6 ng），引起的免疫反应较低。尽管对免疫原性存在担忧，但在使用任何现有 BTX 产品进行美容适应证治疗的患者中，尚无关于抗体产生的已知或已发表的报告，这可能是因为与神经系统和颈部肌张力障碍相关的适应证（抗药性报告主要集中在这些适应证中）相比，用于美容适应证的剂量较低[147]。

表 23-5　增加蛋白质中免疫原性的因素
外源性而非内源性
大分子而非小分子
变性的而非天然的
存在佐剂
聚合的而非未聚合的
应用剂量
使用频率

不良反应

BTX 注射引起的并发症并不常见，而且通常是短暂且可逆的。注射部位出现淤青是最常见的不良反应之一。为了降低其发生率，应在治疗前 10 天避免使用阿司匹林、非甾体抗炎药、绿茶、维生素 E 以及其他抗凝剂。此外，有少数病例报告显示，治疗前在注射区域使用冰袋可以减轻注射过程中的疼痛，并降低淤青的发生率。一些研究还指出，在大剂量用于神经系统适应证的情况下，注射这些产品后会出现流感样症状（Botox 和 Myobloc）和口干（Myobloc）。

BTX 治疗上面部时，最严重的不良反应包括不对称、上睑下垂，以及罕见的复视或睑外翻[148]。正确的注射技术和注射位点将大大降低这些暂时性不良反应的发生率。实际上，许多专家根据经验指出，新手医生在进行上面部 BTX 注射时诱发上睑下垂的发生率大约为 4%，而随着经验的积累，这一比例会降至 0.5%。

颈阔肌注射引发的不良反应包括淤青、流涎、口角下垂、颈部肌肉无力和吞咽困难。在该区域的注射还可能导致唇下垂或唇部不对称。

治疗手掌和足底多汗症可能会引起暂时性肌无力。在为需要强握力（例如网球运动员）和手部灵活性（例如钢琴演奏者）的患者进行治疗时，应格外谨慎，并且这些患者需要了解治疗手掌部位的相关风险。还有一点需要注意的是，有报道称一名患者在使用 Botox 后出现了潜在的重症肌无力症状[149]。因此，患有重症肌无力、系统性红斑狼疮以及其他与神经肌肉疾病相关的自身免疫性疾病患者，不适合使用 BTX。Dysport 是唯一含有乳糖的 BTX 品牌，曾有报道称一名患者因使用该药物而引发固定性药疹[150]。应注意在所有含 BTX 的注射器上贴上标签，以避免误用。

根据上市后的报告，BTX 产品的作用可能会从注射部位扩散，导致各种症状，包括虚弱、全身肌肉无力、复视、上睑下垂、吞咽困难、发音障碍、构音障碍、尿失禁以及呼吸困难。这些症状可能在注射后数小时至数周内出现，并且吞咽和呼吸困难可能危及生命，甚至有死亡病例的报告[133]。

结论

BTX-A 注射是一项安全、快速、微创的技术，广泛用于皱纹矫正、眉部提升和多汗症的改善。全球范围内有大量医生实施此美容治疗。市场上不断有众多新型和品牌的 BTX 产品涌现。其中一些产品的效果维持时间各不相同，有的更持久，而有的则更为短暂。科学家们正在积极研究能够逆转 BTX 效应的物质。可以确定的是，在不久的将来，我们将见证更多关于这些有趣制剂的研究成果。

（廖勇　卢忠　罗雨潇潇　于波
张歌　高琳　杨蓉娅 译校）

参考文献

扫描书末二维码获取

第 24 章

化学剥脱术

概要

要点

- 皮肤浅层剥脱引发表皮受损，适用于轻度痤疮、黄褐斑、毛孔粗大、皮肤质地问题以及轻度光老化。
- 皮肤浅层剥脱方法包括水溶性 α- 羟基酸（AHA，包括乳酸、扁桃酸、甘醇酸和丙酮酸）、脂溶性酸、β- 羟基酸（BHA，包括水杨酸）、维 A 酸、Jessner 溶液和 10% ~ 35% 的三氯乙酸（TCA）。
- 甘醇酸（GA）和丙酮酸（PA）剥脱需使用清水或 10% 碳酸氢钠进行中和。
- 中层剥脱可渗透或穿透真皮乳头层，形成Ⅱ级白霜（融合成片的白霜，伴基底红斑）或Ⅲ级白霜（融合成片的白霜，不伴基底红斑）。
- 头面部中层剥脱的经典组合包括固态 CO_2（干冰）联合 35%TCA、Jessner 溶液联合 35%TCA，以及 70% 甘醇酸联合 35%TCA。
- 1962 年至 2000 年期间，标准的苯酚 - 巴豆油剥脱剂是 Baker-Gordon 配方（2.1% 巴豆油），但自 2000 年以来，Hetter 配方（≤ 1.6% 巴豆油）已成为标准方案。
- 局部苯酚 / 巴豆油剥脱剂仅限于 1 个或 2 个美容亚单位，每个单位处理时间为 10 ~ 15 分钟，不需进行心脏监测。

新进展

- 中深层化学剥脱在安全性、患者选择、组织学、技术、愈合过程以及治疗终点方面的新进展。
- 化学剥脱在痤疮瘢痕治疗中的应用。

展望

- 需要开展更多关于深层剥脱（区域和整个面部）的研究，以探讨其安全性、治疗策略和关键技术要点。

引言

化学剥脱术是一项安全且经济实惠的浅表皮肤重建技术。虽然自古埃及时代以来就一直有化学剥脱的应用，但在过去 30 年中，与化学剥脱术相关的科学研究取得了飞速发展。最新的科学研究探讨了化学剥脱的组织学和长期效应，进一步支持了它作为医学和美容治疗中一项可控性损伤技术的有效性[1]。化学剥脱术可看作一门艺术，其成功取决于以下因素：根据患者的皮肤需求进行个性化剥脱、正确的技术、患者教育以及严格的安全标准。只有在选择适当的剥脱方法并达到预期的治疗终点时，才能将并发症风险降至最低。因此，严格的临床实践和培训对于提高医生教育质量至关重要。

根据治疗深度的不同，化学剥脱术可分为浅层、中层和深层剥脱（**表 24-1**）[2]。浅层剥脱导致颗粒层到基底细胞层的全部或部分表皮坏死（**图 24-1**），适用于各种皮肤类型。这种类型的剥脱可治疗黄褐斑、痤疮、痤疮瘢痕、轻度脂溢性角化症以及炎症后色素沉着，同时对皮肤质地和毛孔粗大有轻度改善作用[2]。中层剥脱在Ⅰ～Ⅲ型皮肤中最为安全，会造成表皮和真皮乳头层坏死。这种类型的剥脱可用于治疗日光性角化病、细纹、松弛、黄褐斑、脂溢性角化症、日光性黑子、痤疮瘢痕以及改善皮肤质地。而深层剥脱对Ⅰ～Ⅱ型皮肤最为安全，其损伤层次可达真皮网状层中部，能显著改善面部深层皱纹、痤疮瘢痕以及光老化[3-4]。

表 24-1

剥脱深度	损伤范围（深度）	恢复时间
浅层	表皮颗粒层至真皮乳头层（＜0.45 mm）	0～7 天
中层	真皮乳头层至真皮网状层上部（0.45～0.60 mm）	7～10 天
深层	真皮网状层中部（0.60～0.80 mm）	10～14 天

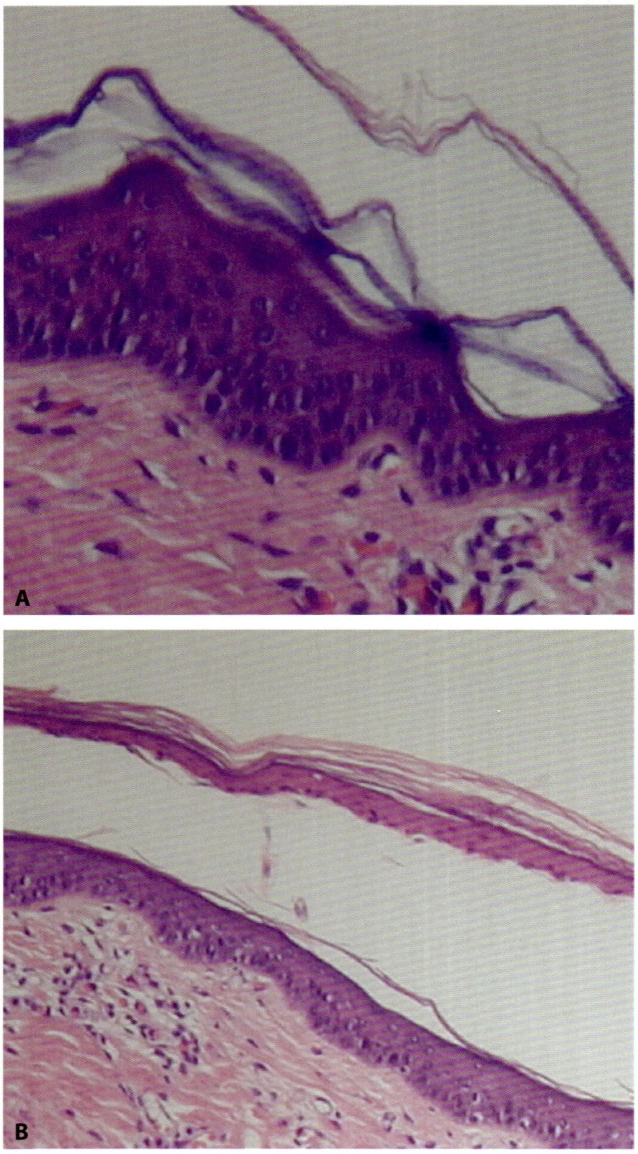

图 24-1 未经处理的正常牛皮（A）与经 Pigment Peel Plus 浅层化学剥脱剂处理的牛皮（B），H&E 染色后的对比。组织活检显示表皮棘层裂隙。

患者选择

化学剥脱术的成功取决于严格的患者筛选和个体化治疗。首要步骤为仔细评估患者的皮肤类型和肤色。通过捏取皮肤（颧骨最凸出的部位），可判定皮肤的厚度。若厚度小于 1 cm，则被归类为薄；1 cm 者为正常；而大于 1 cm 者则为厚。相对而言，由于皮肤较薄的患者其附属结构较少，因此接受激光和剥脱治疗时面临的风险较高。薄皮肤患者较少涂层即可形成白霜[5]；而油性皮肤可能会阻碍剥脱剂的吸收，因此需要更多的剥脱前处理。对于肤色较深的患者，中至深层的剥脱治疗应谨慎考虑（除非由经验丰富的专家操作）。对于存在异维 A 酸导致的干燥症和有辐射病史的患者，中至深层的剥脱治疗也应避免。近期角质层受损的患者，例如刚开始使用维 A 酸、进行剃须、蜡膏涂抹、使用去角质磨砂膏或长期留有浓密胡须的人，对浅层化学剥脱的反应更为显著，可能导致剥脱深度超出预期（**图 24-2**）。因此，在首次剥脱前，有必要仔细评估患者的皮肤状况，收集详细的病史信息，并提前制订随访计划（**框 24-1**）。对于存在自我刮痂癖好或有严重精神疾病的患者，应避免采用化学剥脱术。绝对禁忌证包括活动性感染。

在进行化学剥脱前，必须充分评估患者的期望和生活方式。需要充分讨论恢复时间，因为化学剥脱的恢复过程可能较长。恢复时间的长短与效果的持久性息息相关，即恢复时间越长，效果的维持时间就越长，反之亦然。已有临床和组织学研究表明，对于深层剥脱，其效果可维持 15～20 年[6]。然而，对于长周期的恢复期，需要明确设定预期，包括停工期可能持续 2 周，红斑可能会长达 3 个月，皮肤敏感可能会持续 6 个月，同时还存在唇周皱纹治疗失败的风险。相反，对于浅层剥脱，需要患者理解要获得疗效可能需要多次治疗，并且这些治疗是维养方案的一部分（**框 24-1**）。每次浅层化学剥脱只

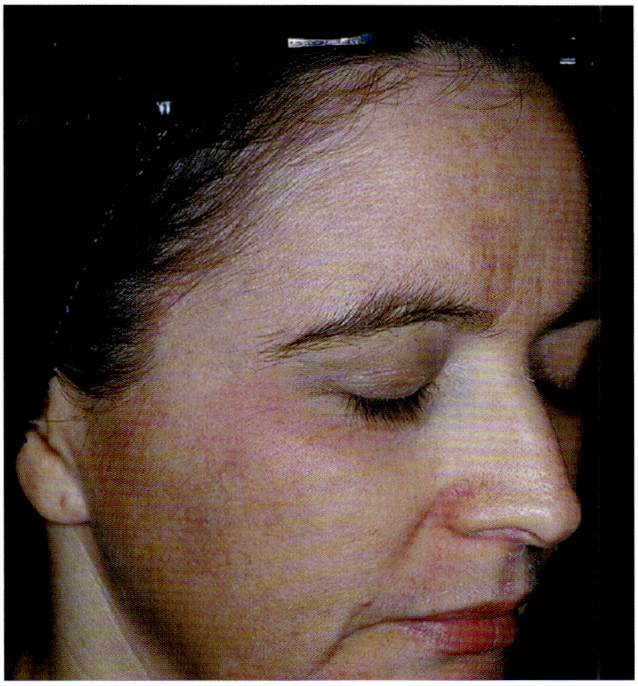

图 24–2　外用维 A 酸引发的维 A 酸皮炎。对此类患者施行剥脱疗法将引发过度红肿和脱屑。建议等待 1 周后再考虑进行化学剥脱治疗。

框 24–1　前 3 次就诊中的化学剥脱术应用——鲍曼博士观点

1. 患者首次就诊时，应借助紫外线或伍德灯评估其皮肤，以明确色素异常的程度，这将有助于说服患者相信使用防晒霜的必要性。此时，必须就护肤、防晒霜的使用以及局部维 A 酸治疗的重要性进行详细讨论，并根据患者的皮肤类型提供相关产品建议。尤为重要的是要提醒患者避免在家中外用 AHAs、BHA 和其他刺激性成分如维生素 C，以免引起皮肤过度刺激。每次就诊都至关重要，特别要在首次就诊时了解患者是否有任何重要的社交需求，因为红斑或明显的皮肤脱屑可能对其造成影响。
2. 在第 2 次就诊时，如果患者在首次剥脱后只出现轻微或没有脱屑情况，则医生可以考虑提高剥脱的强度。由于大多数患者在首次就诊时可能已开始使用外用维 A 酸，因此必须注意避免"维 A 酸皮炎"引起的皮肤脱屑问题（**图 24-2**）。在这种情况下，医生应等待维 A 酸皮炎缓解后再继续进行剥脱治疗。在本次就诊中，还需着重评估化学剥脱对患者社交和心理方面的影响。如果患者抱怨出现皮肤脱屑或红斑，医生应减缓剥脱的速度。如果患者认为明显的红斑和（或）脱屑是充分剥脱的必要条件，医生可能会选择更激进的治疗方法。
3. 在第 3 次及后续就诊中（多数浅表化学剥脱品牌制造商建议每 10 ~ 14 天进行一次治疗），患者可继续进行剥脱治疗，直至初次症状消失，然后每 4 周进行一次维持性剥脱。需定期询问患者维 A 酸和防晒霜的使用情况，以确保患者的依从性。在第 3 次剥脱后，若患者持续使用维 A 酸而无皮肤刺激，可考虑添加家用 AHA 或 BHA 制剂。

会在皮肤表面引起微小变化，因此需要进行至少 4 次治疗才能开始观察到光老化、日光性黑子和黄褐斑的改善，症状更为严重的患者可能需要进行 8 次或更多次的治疗。如果不向患者清晰地解释这一点，他们可能会在接受 1 ~ 2 次化学剥脱后感到失望，从而不会积极遵守治疗计划。对于中层剥脱，需要设定明确的预期，即需要 7 ~ 10 天的停工期，而深层皱纹将继续存在，但肤质、肤色和皮肤状态将得到明显改善。

术前准备

每种化学剥脱术的术前准备可能是不同的，但通常需要包括以下四类措施：①疼痛管理措施，例如冰水、毛巾、风扇、冰袋、冷却设备（如 Zimmer 冷却系统）以及神经阻滞药物等。②在使用多种不同酸时，必须正确标记和妥善储存它们。③眼部冲洗安全措施。④准备多个刷子，以确保溶液均匀涂抹（**图 24-3**）。

化学剥脱术可使用貂毛或山羊毛刷、纱布、棉球、采样棉签或木签。木签的一端缠绕 1 ~ 2 个棉球，呈均匀的圆柱形（**图 24-4**）。对于浅层剥脱，刷子可以快速涂抹从而减少溶液的浪费，并且可用肥皂和水清洁。而纱布或棉球能吸收更多的材料，因此会浪费更多溶液。木签的棉球端用于施加有压力的滚动动作，而非擦拭，有助于均匀涂抹，避免出现条纹[5]。单个采样棉签适用于在患者仰头时在

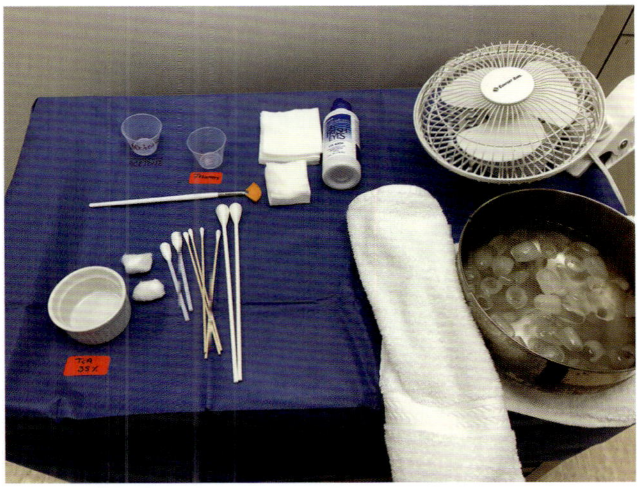

图 24–3　Jessner 溶液和 35% TCA 中层剥脱的术前准备，清晰标记了丙酮、Jessner 溶液以及 35% TCA。此外，还备有多个刷子、眼部冲洗液和疼痛管理措施，如装有冰水和毛巾的碗以及风扇等。通常还会使用冰袋、神经阻滞药物或 Zimmer 冷却设备等，这些在图中未予展示。

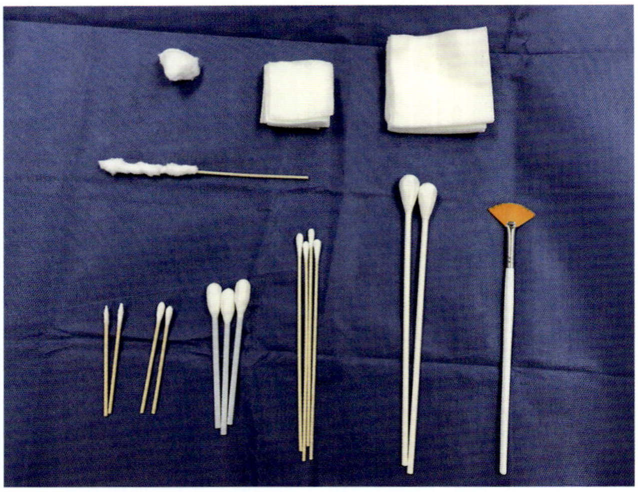

图24–4 选择应用物品，从左上至右上分别为：棉球、2×2纱布、4×4纱布、木制竹签（一端均匀包裹棉花形成圆柱体）、小锥形尖棉球刷子、3英寸采样棉签、4英寸塑料棒采样棉签、6英寸采样棉签、8英寸妇产科尖头刷子以及貂毛刷。一般而言，刷子越干，手术越安全。具体选择应基于个人偏好。

眼部下方应用，湿润的4×4纱布适用于中层剥脱，迅速并施加一定压力涂抹至面部的其余部位。深层化学剥脱则使用采样棉签进行涂抹，因为它能够承受相当大的压力，并可控制每个采样棉签的湿度。多余的溶液可通过挤压棉签至玻璃或金属容器边缘以去除。

患者应该头部略微抬高，仰卧于手术台上。重要的是要有一名助手随时准备干燥的棉球，用于检查泪点和外眼角是否有裂口。研究表明，使用酒精、氯己定葡萄糖酸盐和丙酮进行预处理具有相同的效果。对于皮脂过多的皮肤或严重光老化的患者，建议在化学剥脱前进行彻底的清洁。如果鼻部和眉间区未充分去脂，那么结霜速度可能比面颊中央要慢。相反，对于痤疮、皮脂溢出或皮肤薄而透明的患者[4]，以及进行甘醇酸剥脱时，使用湿巾擦拭清洁即可。

预处理

预处理是指在化学剥脱治疗前的2～4周进行的使表皮变得更薄、减少炎症后色素沉着和促进愈合的措施。常用于皮肤准备的产品包括防晒霜、维A酸、AHAs和酪氨酸酶抑制剂。在剥脱前的3～4周，应避免脱毛或皮肤磨砂处理。中层和深层的剥脱通常会涉及真皮的网状层，为了减少并发症，应预防性使用抗病毒药物、抗生素以及口服抗真菌药物。所有中层和深层剥脱以及某些浅层剥脱（有单纯疱疹感染史）的患者必须采取措施以预防疱疹感染。作为预防性治疗，需使用阿昔洛韦或伐昔洛韦7～10天。

肤色较深的患者（Fitzpatrick皮肤类型Ⅲ及以上）应在剥脱前4周和剥脱后使用氢醌，以降低色素沉着的风险[7]。对于皮肤类型高于Ⅲ型的患者，建议使用酪氨酸酶抑制剂，如氢醌、曲酸、壬二酸、熊果苷和甘草提取物等，以预防炎症后色素沉着，并建议在剥脱前4周开始使用。皮肤类型为Ⅳ～Ⅵ型的患者应在剥脱前1周停用维A酸[8]。维A酸或AHAs（例如10%甘醇酸）可使表皮更薄，以确保化学剥脱均匀渗透，但不适用于明显毛细血管扩张（可能提示玫瑰痤疮）或者皮肤薄的患者。请注意，薄皮肤的风险在于化学剥脱剂的渗透可能比预期更深。维A酸还具有加速愈合的额外好处，不论在哪个身体部位，即使仅使用2周，也能显著发挥作用[9]。另外，治疗前患者应每日使用保湿霜，因为干燥可能增加过度渗透或并发症的风险。

治疗后护理

经化学剥脱治疗后，患者应使用防晒霜并避免日晒。在愈合期间，需谨慎遵循以下准则：不要搔抓皮肤、洗澡、游泳及剧烈运动，避免高温、阳光暴晒，以及避免宠物接触面部或枕头。

尽管浅层化学剥脱在正确使用时是相当安全的，但仍可能导致红斑、瘙痒、脱屑、皮肤敏感度增加，甚至表皮松解。据报道，间苯二酚、水杨酸、曲酸、乳酸和氢醌可引发过敏性接触性皮炎。刺激性接触性皮炎与甘醇酸有关。任何一种剥脱若使用过于频繁、浓度不当，或者使用丙酮或其他“脱脂”溶液进行高强度皮肤准备，均可能引起刺激性接触性皮炎。

对于多数中层剥脱，后期护理需要温和清洁，随后使用药膏至少3～5天。建议使用封闭性药膏，有助于伤口愈合并促进再上皮化。对于中层和深层剥脱，可将稀释乙酸或白醋制成冰浴或喷雾瓶（一汤匙醋稀释于一杯水中），起到抗炎、抗真菌、抗细菌和舒缓的作用。痤疮患者在中至深层剥脱后可能会出现痤疮暴发的现象，建议在暴发初期口服抗生素。

中层和深层剥脱的并发症包括瘢痕、色素沉着或色素减退以及感染。疼痛通常是感染的典型症状，最常见的感染病原体包括白色念珠菌、金黄色葡萄球菌、铜绿假单胞菌和单纯疱疹病毒。因此，若剥脱后出现疼痛、不适或脓疱，建议使用氟康唑单次剂量 200 mg、复方新诺明每日 2 次，以及 0.1% 庆大霉素乳膏每日 3 次，连续 7 天。中层剥脱后的红斑通常持续 2 ~ 3 周。若红斑持续超过 3 周，可能是由感染、TCA 过度渗透（白霜持续时间超过 30 分钟）、刺激性或过敏性接触性皮炎引起 [4, 10]。深层剥脱后的红斑持续 1 ~ 3 个月是正常现象。

浅层剥脱

尽管多种剥脱剂已被证明有效，但临床常用的剥脱剂包括 AHA、BHA、Jessner 溶液、改良 Jessner 溶液、间苯二酚和 TCA。这些化合物通过促进角质细胞脱落，从而加速表皮更替，使皮肤表面更加光滑，色素更为均匀。值得注意的是，这些剥脱成分通常会以不同的组合方式使用，商用剥脱剂中也常见到类似的组合（**表 24-2**）[11]。大多数浅层剥脱可由美容师独立操作或在医生的监督下操作。

浅层剥脱剂的评估和比较

游离酸的含量是影响浅层化学剥脱强度最重要的因素。游离酸的含量受以下因素的影响：剥脱剂的浓度、酸制剂的解离常数（pKa）、溶液的 pH 值（也受所用溶剂的影响），以及剥脱剂是否经过缓冲处理。物质的 pKa 值反映了其提供质子的能力。pKa 值是指游离酸浓度与酸的盐浓度相等时的 pH 值（**表 24-3**）。通过添加碳酸氢钠或氢氧化钠等碱性物质到溶液中，某些化学剥脱配方被“缓冲”处理，或使其更容易被耐受。这会增加盐形式的含量，导致游离酸的含量减少和 pH 值提高。虽然缓冲溶液对 pH 值的波动具有一定的抵抗力，但可能会降低剥脱剂效力。这些配方更适合初学者和非医生使用，这也是它们更受欢迎的原因。需要注意的是，溶剂本身也可能引起刺激并影响临床效果。研究表明，与 AHA 产品相关的刺激通常与配方中其他成分有关，而与 AHA 本身无关 [12]。事实上，研究表明，在不影响皮肤屏障功能的情况下，将已知刺激物置于皮肤上时，AHA 实际上可以减少皮肤所感受到的刺激 [12-14]。

AHA 与 BHA

AHA 与 BHA 为天然存在的有机酸，有助于促使角质剥落，促进皮肤细胞更替。20 世纪 70 年代的研究表明，含有 AHA 的局部制剂对表皮角化有显著影响 [13]。高浓度的 AHA 和 BHA 会导致角质形成细胞的分离和表皮松解；而低浓度则直接减少颗粒层上方角质细胞的黏附，促进剥落，从而使角质层变薄 [12]。AHA 对干燥皮肤有益，因为它具有保湿的特性（详见第 32 章“化妆品与药品法规”），有助于皮肤保持水分。一旦角质剥落增强，皮肤会变得更加柔软、光泽度更好。

AHA 与 BHA 的主要区别在于 BHA 具有亲脂性，这使其能够渗透至毛囊，从而清洁毛孔。此外，与某些 AHA 不同，BHA 不需被中和 [15]。AHA 是水溶性的，不具有 BHA 的粉刺溶解作用（**表 24-4**）[16]。

AHA

甘醇酸

甘醇酸（glycolic acid，GA）（**图 24-5**）是皮肤科医生与美容师最常用的 AHA，因其能在午休时间完成且无明显痕迹，不影响患者返工，故有“午餐换肤”的美誉。甘醇酸为水溶性，有四种递送系统：游离酸（无中和）、部分中和（与一种碱如氢氧化铵混和）、缓冲（在剥脱中无实际益处）与酯化（乙二醇 - 柠檬酸溶液）[17]。对于特应性皮炎、干燥皮肤、炎症或敏感性皮肤者，宜选用部分中和或低浓度游离甘醇酸。口服异维 A 酸或外用维 A 酸者，慎用甘醇酸剥脱，以规避高渗透风险。**表 24-5** 列出了常用的甘醇酸剥脱剂。当看到明显红斑或感觉到灼烧感的临床终点反应时，或治疗 2 ~ 5 分钟后（以先发生者为准），就必须中和甘醇酸，以避免过度渗透（**表 24-6**）。甘醇酸在低浓度（如 35% ~ 50%）时是安全的，但 70% 高浓度则有较高的局部刺激与灼伤风险，可导致表皮迅速出现水疱（也称为表皮脱落）。与其他剥脱剂不同，甘醇酸在使用后必须中和，否则会出现灼伤。因此，不建议大面积使用甘醇酸，宜在小面积迅速涂抹和中和。

经过严谨设计的研究已经明确证实了 AHA 剥脱作为光老化治疗方法的有效性。1996 年，Ditre 的研究证实，AHA 在组织学上能够使皮肤厚度增加 25%，真皮中的酸性黏多糖增加，弹性纤维质量提高，胶原蛋白密度增加 [18]。实际上，Kim 等在研究中发现，甘醇酸不仅在体外促进成纤维细胞的增

表 24-2 目前已上市的复合剥脱剂

剥脱剂	三氯醋酸	水杨酸	苯酚	巴豆油	氢醌	视黄醇	维 A 酸	间苯二酚	柠檬酸	乳酸	壬二酸	苦杏仁酸	曲酸	其他成分
Jessner		14%						14%		14%				乙醇（95%）
改良 Jessner		17%							8%	17%				
PCA 强效改良 Jessner		14%						14%	是	14%			是	异丙醇
VI 剥脱	＜12%	＜12%	＜12%				＜0.1% 化妆棉片							4% 维生素 C 化妆棉片
VI 精准增强剂	＜12%	＜12%	＜30%				＜0.1% 化妆棉片							
VI 精准加强剂	＜12%	＜12%	＜30%		4%		＜0.1% 化妆棉片							4% 氢醌，维生素 C 和 HC 化妆棉片
Z.0.3 步刺激剥脱	17%	10%	-				6% 乳霜，涂抹 2 次			5%				
专业剥脱强效（活力）	20%	8%	2%			10%				-				
Apeele 轻柔剥脱（3 步）	10%	20%	3.5%		8%	3% 为红色	0.5% 为黑色			15%	10%			
Apeele 中效剥脱	15%	20%	5%		8%	3%	0.5%			15%	10%			
Apeele 强效剥脱	20%	20%	7.5%		8%		0.5%			15%	10%			
Melanage HP 面膜（Young）	-	-	-		14%					-				20% 熊果苷，氢醌前体
RevePeel 中层剥脱	10%～14%	10%～14%	＜10%	＜0.1%						10%～14%				
RevePeel Enlighten Rx	-	6%			8%	3%								熊果苷，维生素 B_3，THD 抗坏血酸，银离子
生物医学色素剥脱增强剂	30%	20%												LaRoche-Posay 甘油基

（续表）

表 24-2 目前已上市的复合剥脱剂

剥脱剂	三氯醋酸	水杨酸	苯酚	巴豆油	氢醌	视黄醇	维 A 酸	间苯二酚	柠檬酸	乳酸	壬二酸	苦杏仁酸	曲酸	其他成分
PCA 超级剥脱	10%									20%	是		是	
PCA 超级剥脱 Forte（医生版）	20%									10%	是		是	
PCA 敏感剥脱	6%									12%	是		是	甘油基，抗坏血酸，车前树提取物
PCA 无氢醌剥脱		15%							10%	15%			3%	57% 乙醇
PCA 含氢醌剥脱		15%			2%				10%	15%			3%	
PCA 含氢醌和雷索尔西酚剥脱		14%			2%				1%	14%	14%		3%	
Replenix MD 完美 10		是				是		是		是		是		甘醇酸，丙酮酸
Skin Medica 活力剥脱		10%					是	10%		10%				
Skin Medica 年轻化剥脱		15%					是	15%		15%				泛醇，异丙基硬脂酸酯 -20
Skin Medica 美白剥脱		是						是		-		是		植物酸，苹果酸
Melanage 光泽剥脱	17%	17%				2 个化妆棉片				-	17%			
通用剥脱		是	30%				0.05%			-	10%		是	植物酸
亮白剥脱	＞5%	＞5%	＞5%	~0.1%		1% BID 第 2~4 天				26%				

表 24-3 理解化学剥脱酸度和强度 * 3,5（引用）

pH＞pKa	AHAs 本质是保湿剂	中和后的 AHA 形成盐形式，具有更强的保湿效果和较低的刺激性；pH 值越高，效力越低，刺激性越小
pH ≤ pKa	AHAs 促进皮肤去角质和细胞更替	以酸性形式为主，更易吸收，渗透性更好（酸性形式为活性形式）；pH 值越低，刺激性和功效越大
TCA	pKa=0.53	* 所有剥脱酸中 pKa 最低，因此是最强效的酸
水杨酸	pKa=2.97	→如果将 AHA + BHA 混合在 pH 值为 3.5 的溶液中，AHA 会以酸性形式为主，BHA 将形成盐形式，并导致 BHA 的效果不佳
AHAs	pKa =3.83	

*pKa 是指游离酸的浓度与盐形式浓度相同时的 pH 值。

表 24-4 AHA 与 BHA 的比较

	AHA	BHA
治疗玫瑰痤疮	否	是
治疗痤疮	是	是
治疗黄褐斑	是	是
适用于干性皮肤	是	是
加快细胞周期	是	是
增强角质层剥脱	是	是
亲脂性	否	是
抑制花生四烯酸	否	是
具有麻醉特性	否	是
具有抗炎特性	可能	是
必须中和	是	否
可见白霜反应	否	是
多种不同浓度可用	是	是
已证实促进胶原蛋白合成	是	否
妊娠 / 哺乳期间可用	是	否

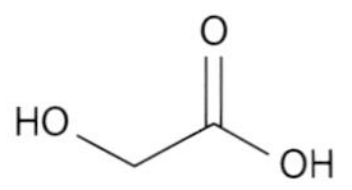

甘醇酸
（2- 羟基乙酸）

图 24–5 甘醇酸（GA）的化学结构。OH 基团位于 α 位，故其属于 α- 羟基酸家族。

殖，还能够促进胶原蛋白的合成[19]。鉴于此，浅表化学剥脱（例如甘醇酸）可与一些物理方法联合用于治疗痤疮瘢痕（**表 24-7**）。Sharad 的研究对 60 名痤疮瘢痕患者（Fitzpatrick 皮肤分型Ⅲ ~ Ⅴ型）进行了 5 次治疗，第一组 30 名患者仅接受微针治疗，第二组 30 名患者在同一天接受了微针和 35% 甘醇酸剥脱联合治疗。在 3 个月随访时，第一组患者的平均改善率为 31%，而第二组达到了 62%[20]。对于深肤色人群，最安全的联合治疗方法是每 3 ~ 4 周交替进行微针和剥脱治疗，而不是在同一天进行。

甘醇酸应用技巧

剥脱前，不应对皮肤进行脱脂或擦洗，只需轻柔擦拭或温和清洗。甘醇酸应快速涂抹，最多 20 秒，以确保接触时间均匀。首先涂抹在面部最耐受的区域（如侧面部或额部），最后涂抹在面部中央。接触时间是指 AHA 在皮肤上发挥作用的时间，中和会终止其作用。接触时间是相对的，治疗终点更多取决于红斑的出现和患者报告的烧灼感。由于水溶性 AHA 的渗透不均匀，导致红斑也不会均匀分布。因此，必须始终密切观察患者，视线不能离开治疗区域。一旦出现红斑，应立即停止接触，尤其是在使用 70% 或更高浓度时，因为它会快速出现白霜，对皮肤造成严重损伤。在进行这种剥脱时，必须不断地从患者那里得到反馈。因为红斑通常难以辨认，首先应中和灼烧感强烈的区域。此外，在中和过程中，面部可能会发出嘶嘶声。务必小心中和所有甘醇酸，以确保所有的灼烧感消失。整个过程中不应出现白霜，因为白霜的存在表明皮肤受损和潜在的表皮松解。

丙酮酸

丙酮酸（pyruvic acid）为 α- 酮酸，在生理上可转化为乳酸。由于其需要中和（类似于甘醇酸），以及在使用过程中会引发强烈的刺痛和灼烧感，皮肤科医生很少使用。丙酮酸最安全的使用浓度为 40%，并且与甘醇酸一样，一旦达到时间终点或红斑的终点反应时必须立即中和，以避免过度渗透引起并发症[8]。丙酮酸剥脱术已成功用于治疗炎症性痤疮、光老化、炎症后色素沉着和黄褐斑[21-22]。需

表 24-5 常用的甘醇酸（GA）剥脱剂品牌[a]

产品	公司	甘醇酸浓度	游离酸百分比	pH	中和	缓冲	添加剂
35%GA	Delasco	35%	35	1.63	否	否	
70% GA	Delasco	70%	70	1.17	否	否	
Refinity 皮肤解决方案	Cosmederm Technologies	70%	70%	>1	否	否	硝酸锶
Gly Derm—20% GA 拭子	ICN	20%	游离酸被酯化	1.4			5%柠檬醇
MicroPeel 20	BioMedic	20	20	1.3	否	否	甘油
MicroPeel 30	BioMedic	30	30	1.3	否	否	甘油
MicroPeel 50	BioMedic	50	50	0.8	否	否	甘油

[a] 游离酸的含量决定了剥脱的强度。酯化的游离脂肪酸必须被皮肤的天然酯酶分解为游离酸才具有活性。

表 24-6 治疗终点

剥脱深度	皮肤类型	剥脱剂	治疗终点
浅层	所有类型	Jessner 化学剥脱剂	斑点状假霜与红斑
		改良 Jessner 化学剥脱剂	斑点状假霜与红斑
		20% ~ 30% 水杨酸无水乙醇制剂	白色假霜 +/- 红斑
		20% ~ 30% 水杨酸聚乙二醇制剂	清晰均匀的涂层，伴或不伴红斑
		乳酸	清晰的涂层，伴轻度红斑
		10% ~ 25%TCA	表皮 Ⅰ级白霜：网状浅白霜，伴基底红斑 真皮乳头层 Ⅱ级白霜：融合成片的浅白霜，伴基底红斑 表皮滑移：短暂捏起皮肤时，皮肤出现过度皱纹
		丙酮酸 < 40%	红斑和灼烧感
		固态 CO_2（干冰）	短暂的白色凝块（或因冷冻而增厚）伴残留红斑（**图 24-16**）
中层	Ⅰ ~ Ⅲ型	CO_2+35%TCA Jessner + 35%TCA 甘醇酸 + 35%TCA CROSS 88% 苯酚	真皮网状上层 水肿：表皮滑移消退，可通过捏起皮肤观察到水肿 Ⅲ级：坚实白霜，无红斑
深层	Ⅰ ~ Ⅱ型	改良巴豆油 / 苯酚	真皮乳头层 粉红白霜：用于眼睑、额部或颞部的薄皮肤，应观察底层红斑 真皮网状上层 坚实白霜：下颌或颧区无红斑的坚实白霜 真皮网状中层 灰白不透明霜（持续存在）：下颏、口周区域、眉间皮肤较厚的区域 微细灰色薄痂：是由于皮肤水肿引起的一种延迟出现的视觉变化，使得霜白样外观变成灰色（**图 24-22**） 红褐色水疱（表皮松解）：白霜消退后 10 分钟出现的延迟终点反应（**图 24-23**）

要注意的是，不应以高浓度（50%）或全浓度使用丙酮酸，因为可能导致瘢痕形成。浓度超过 50% 时仅适用于局部角化性病变，如日光性角化病和脂溢性角化症（**表 24-8**）[23]。丙酮酸与 5- 氟尿嘧啶联合使用可成功治疗日光性角化病和病毒疣；当浓度达到 70% 时，可与水杨酸治疗病毒疣的效果媲美[24-26]。如果长时间储存，丙酮酸将会分解为 CO_2 和乙醛，CO_2 的积聚可能导致储存瓶爆炸[27]。

表 24-7 常见皮肤问题推荐的全面部剥脱治疗方案

深度	皮肤问题	化学剥脱
浅层	痤疮	20%～30% 水杨酸 Jessner 溶液
	炎症后色素沉着	20%～30% 水杨酸
	黄褐斑	氢醌 / 维 A 酸复合面膜 20%～30% 水杨酸 10%～15%TCA（单次） Jessner 溶液 35% 甘醇酸
	痤疮瘢痕	35% 甘醇酸与微针交替使用 TCA 与微针交替或联合使用 20% TCA 与微针以及点阵激光交替使用
中层	日光性角化病	任何 35%TCA 复合剥脱剂
	痤疮瘢痕	任何 35%TCA 复合剥脱剂 使用固态 CO_2 进行中层深度化学剥脱，以改善瘢痕边缘
	Glogau Ⅰ～Ⅱ	任何 35%TCA 复合剥脱剂
深层	痤疮瘢痕	改良苯酚 - 巴豆油剥脱剂（次日结合清创、化学磨削和 / 或皮下分离时效果更佳）
	Glogau Ⅲ～Ⅳ	改良苯酚 - 巴豆油剥脱剂

表 24-8 常见的局部化学治疗方法

日光性角化病	40% 丙酮酸 50%TCA 苯酚 - 巴豆油剥脱剂
脂溢性角化症	40%～70% 丙酮酸
痤疮瘢痕（冰锥型和厢车型）	88% 羧酸（CROSS 技术*） （苯酚） 30%～90% TCA（CROSS 技术）
寻常疣	50%～100% TCA 40%～70% 丙酮酸

*CROSS 技术又称皮肤瘢痕化学重建术（chemical reconstruction of skin scar，CROSS），是局部采用高浓度剥脱剂进行皮肤剥脱，用于治疗痤疮瘢痕。

乳酸

乳酸（lactic acid）（**图 24-6**）是备受美容师喜爱的 AHA，也被广泛运用于多款家用产品和处方保湿剂中。乳酸能够减弱角质细胞的黏附力，使角质层变薄，同时具备保湿、美白和改善瘢痕外观的作用[18]。乳酸被视为皮肤天然保湿因子的一部分，具有出色的保湿功效。多项研究证实了 12%乳酸铵缓冲液（LacHydrin™）的保湿性能[28]。近期的研

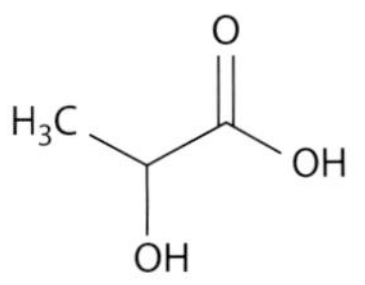

乳酸
（2- 羟基丙酸）

图 24-6 乳酸的化学结构

究发现，乳酸通过抑制酪氨酸酶的生成来阻止黑色素的产生，这种特性与其酸性程度无关[29]。实验证明，每 2 周使用一次 92% 乳酸（pH 3.5）对摩擦性皮肤黑变病及黄褐斑有效[31]，而 15%乳酸对下睑黑色素沉着有效[32]。Dayal 等比较了每周使用一次乳酸与甘醇酸（持续 3 周）治疗眶周黑变病的疗效，在 12 周时，总体评估显示 15%乳酸有统计学上的显著改善，而甘醇酸的改善效果更明显（但不良反应更多）。与每天使用 20%维生素 C 相比，每周使用 15%乳酸疗效更佳[32]。随着乳酸的临床应用领域不断拓展，需要进行更多的研究。

BHA

BHA 又名水杨酸（salicylic acid，SA），是一种常见的化学剥脱剂。因其具有亲脂性、粉刺溶解性、抗炎和抗微生物作用，故常用于痤疮治疗。水杨酸提取自柳树皮、冬青叶和甜桦树，是 BHA 家族中唯一的成员。它之所以如此命名，是因为它在分子结构中的 β 位含有一个羟基基团（**图 24-7**）。

大多数医生在临床中使用 20% 或 30% 的水杨酸制剂。研究表明，水杨酸剥脱淡化色素斑点和改善皮肤粗糙的效果类似 AHA[16]。然而，与 AHA 不同的是，水杨酸影响花生四烯酸的级联反应，因此具有一定抗炎作用。这些特性可能使水杨酸剥脱在起效的同时，比 AHA 引起的刺激性更小。水杨酸的抗炎作用使其成为治疗痤疮和玫瑰痤疮非常有效的一种剥脱剂（**表 24-4**）。它可与传统的痤疮治疗方法联合使用，以加速粉刺和红色炎症性丘疹的消退。对于深肤色人群，水杨酸剥脱还具有美白作用。

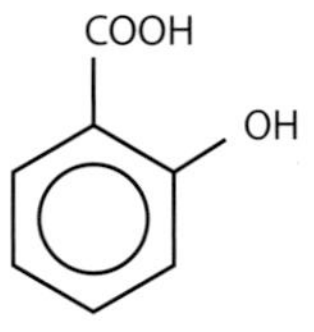

图 24-7 水杨酸的化学结构

在一项针对 24 名亚洲女性的研究中，患者每 2 周使用以无水乙醇为载体的 30% 水杨酸进行面部剥脱治疗，连续 3 个月，发现肤色有所提亮[15]。

水杨酸有两种不同的载体：无水乙醇（HA）和聚乙二醇（PEG）[33]。采用乙醇或无水乙醇为载体制备的水杨酸会产生典型的白色“假霜”（**图 24-8**）。这种“假霜”是乙醇挥发后留下的水杨酸晶体，无法渗透皮肤，可以用湿布轻松擦除。然而，任何过度的浅层剥脱都可能导致更深的剥脱或超出预期的终点反应。例如，水杨酸剥脱也可能产生 I 级白霜，即在“假霜”被擦掉后，可能留下如**图 24-9** 所示的不规则网状白霜。

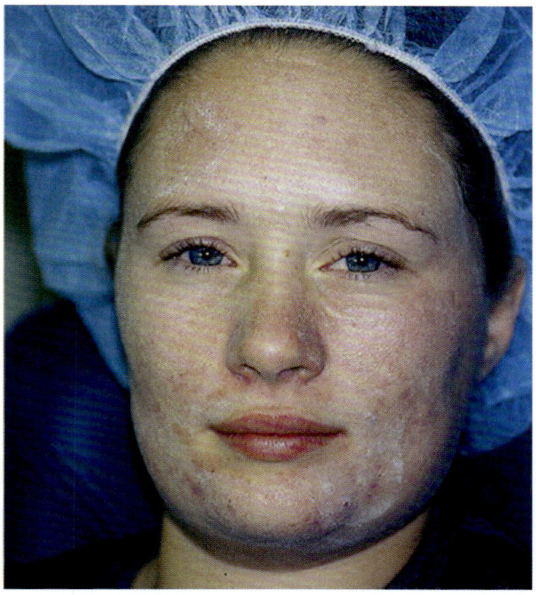

图 24-8　水杨酸剥脱适用于治疗身体各部位的痤疮、玫瑰痤疮和光老化。当水杨酸溶于乙醇或无水乙醇时，随着酒精挥发，形成典型的白色“假霜”。

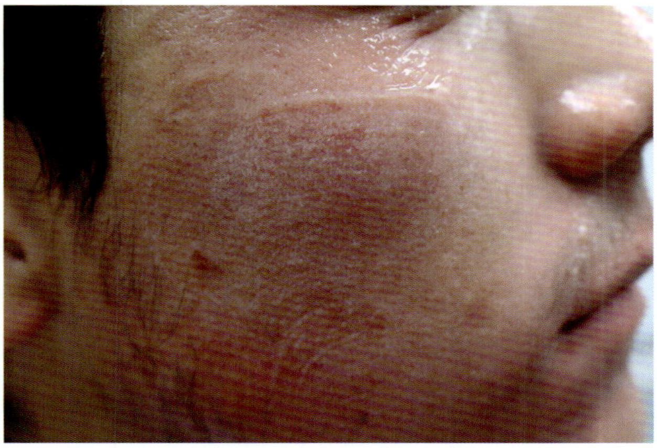

图 24-9　30% 水杨酸剥脱过度渗透可能导致 I 级白霜。白霜被擦掉后，涂抹芦荟胶，但不规则的白霜印迹仍然存在。患者经历 3 ~ 5 天的轻微脱屑或脱皮。

以无水乙醇为载体的水杨酸最适合用于治疗色素沉着或油性痤疮皮肤，但过度渗透的风险略高，并且可能导致炎症后色素沉着，尽管水杨酸也被用于治疗炎症后色素沉着（**表 24-7**）。在使用前，操作者应向肤色较深的患者详细说明使用后皮肤颜色变浅或变深的风险。治疗目标是使用足够强度的剥脱以获得效果，但又不至于剥脱效果过强而引发炎症。如果不确定，可以选择较低浓度的剥脱剂，然后在后续的连续治疗中调整为浓度更高的剥脱剂。在涂抹以无水乙醇为载体的水杨酸时，灼烧感通常会在 3 分钟内消退，灼烧感消失后，可以保留或冲洗掉“假霜”。对于伴有严重痤疮的油性皮肤，保留白霜会更有助于保持皮肤干燥。任何未完全剥脱的区域都很容易辨别，然后通过重新涂抹水杨酸溶液进行治疗（**框 24-2**）。水杨酸在开瓶后应尽快使用，否则它会在乙醇挥发后结晶。此外，在使用此剥脱剂时，请避免使用风扇，因为它会加速乙醇的挥发，降低剥脱的效果。

相较而言，聚乙二醇（PEG）不会形成白霜，而是形成均匀透明的涂层，可能会伴有轻微的红斑（**表 24-6**）。Dainichi 等学者发现，PEG 为载体的水杨酸（SA-PEG）能更好地渗透毛囊，并且脱屑现象较轻。因此，在痤疮治疗方面，聚乙二醇为载体优于无水乙醇载体。然而，目前还没有研究讨论面部保留水杨酸结晶是否比 SA-PEG 涂抹在面部 5 分钟后洗去更有益。由于 SA-PEG 全身吸收较少，因此更适用于较大面积的治疗，比如治疗背部痤疮或同时涂抹于面部、胸部和背部，但仍需要在 5 分钟后冲洗掉[33]。尽管尚无关于用于剥脱治疗的水杨酸导致中毒的事件报告[3]，但有病例报告显示，儿童多发性剥脱和老年鱼鳞病患者在局部使用水杨酸治疗后出现水杨酸中毒的症状[34]。国际剥脱学会（International Peel Society）的共识是，水杨酸中毒非常罕见，其症状包括恶心、方向感障碍和耳鸣。

框 24-2

需注意的是，水杨酸剥脱中所观察到的白霜为乙醇挥发后沉淀的水杨酸晶体，而三氯乙酸（TCA）剥脱中的白霜则代表皮肤蛋白质的沉淀。水杨酸剥脱中“遗漏”的区域很容易识别，可给予补涂。而 TCA 剥脱中的情况则不同，因 TCA 剥脱的白霜生成时间取决于使用的浓度，通常需约 5 分钟方能显现，低浓度时则需要更长时间才能形成白霜。

在大面积如面部、胸部、手臂和腿部治疗时，应使用 SA-PEG，因其不会引发全身吸收，所以没有水杨酸中毒的风险。当然，水杨酸无论是作为剥脱剂还是家用产品，在妊娠期、哺乳期或对阿司匹林过敏者都禁忌使用。

其他剥脱剂

间苯二酚

自 Unna 于 1882 年首次描述间苯二酚（亦称间二羟基苯酚）的应用以来，这一物质便被用作化学剥脱剂[35]。其作用方式类似于氢醌（对二羟基苯酚）。它主要应用于治疗色素性疾病和痤疮，同时也常作为 Jessner 溶液等复合化学剥脱剂的重要组成部分。间苯二酚糊剂即 Unna 糊剂有 30% 和 50% 两种浓度。在完成过敏测试后，患者可以连续使用 3 天，每次停留 10 ~ 25 分钟（**图 24-10**）。然而，鉴于该治疗方法的复杂性、潜在风险和术后恢复期较长，大多数患者对其接受度较低。

长期使用间苯二酚与黏液性水肿和甲状腺功能减退有关。间苯二酚被认为通过干扰碘代谢来抑制甲状腺功能[36]。尽管间苯二酚在治疗色素性疾病方面表现出良好的效果，但它可能导致 Fitzpatrick 皮肤分型在Ⅳ型及以上的患者出现色素沉着，因此禁用于Ⅳ ~ Ⅵ型的患者[37]。

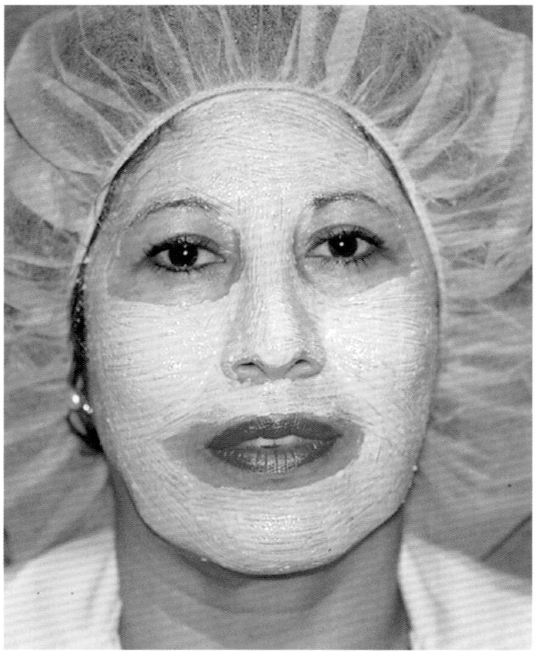

图 24–10 间苯二酚面膜

Jessner 溶液

这种常见的剥脱剂由 14 g 间苯二酚、14 g 水杨酸和 14 g 乳酸混合制成，加入足量的乙醇（95%）制成 100 ml 溶液。Max Jessner 博士最初配制这种剥脱剂是为了降低每种单一成分的浓度和毒性，同时提高疗效[38]。剥脱剂的强度取决于涂抹层数以及是否与其他剥脱配方联合使用。Jessner 溶液不需中和，常与其他剥脱剂联合使用。一旦出现白霜，可在 Jessner 溶液之上再涂抹第二种剥脱剂（如 TCA）以增加整体剥脱的深度。尽管这种剥脱剂非常安全，但应用于肤色较深的患者时还需谨慎，因为间苯二酚会增加炎症后色素沉着和红肿的风险。为避免全身吸收以及间苯二酚和水杨酸联合产生的副作用，不应将这种剥脱剂同时应用于多个身体区域。水杨酸中毒的报道仅见于剥脱剂被同时涂抹于面部、胸部、手臂和腿部时[36, 38]。

Jessner 溶液的使用

如果只想达到几天的剥脱效果，应涂抹 1 ~ 3 层，直至出现轻微的红斑和白色粉状外观（轻微假霜）（**表 24-6**）。若要达到 2 ~ 4 天的红褐色剥脱物和 1 周的显著剥脱效果，应涂抹 4 ~ 10 层，直到红斑基础上出现点状白霜。一旦出现白霜（通常在 4 ~ 6 分钟内），第一层涂抹就完成了。对容易出现色素不均情况的患者（例如黄褐斑或炎症后色素沉着等患者），使用该剥脱剂时，最好每 1 ~ 3 周缓慢涂抹一层溶液，以避免加重色素沉着。Jessner 溶液已被证明是治疗痤疮尤其是背部痤疮的有效方法。由于其含有水杨酸，因此对玫瑰痤疮患者也有效。

改良 Jessner 溶液

改良 Jessner 溶液（包含 17% 乳酸、17% 水杨酸、8% 柠檬酸，溶解于 95% 乙醇中）的设计旨在规避潜在的间苯二酚引发的过敏反应以及色素沉着风险，特别是对于Ⅴ型和Ⅵ型皮肤（**图 24-11**）[39]。研究表明，在使用改良 Jessner 溶液进行表皮处理后，再应用 15% ~ 20 % TCA 剥脱，对治疗黄褐斑具有显著的疗效。通过将改良 Jessner 溶液作为 TCA 剥脱前的角质预处理剂，可使药物吸收更快、更均匀，并减少在深色皮肤类型患者中常见的 TCA 剥脱后的不良反应[40-41]。

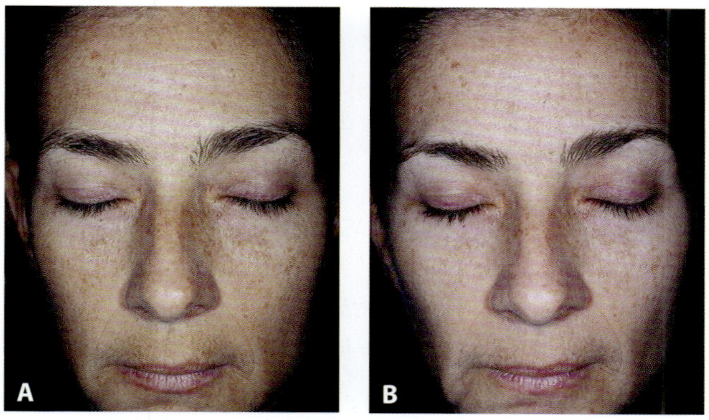

图 24–11 浅层改良 Jessner 化学剥脱。A. 日光性黑子治疗前；B. 经过一次改良 Jessner 化学剥脱后，日光性黑子有轻度改善，但患者需至少再进行 3 次剥脱，才可显著改善这些色素性病变。

维 A 酸剥脱剂

维 A 酸不具有酸性，其作用机制主要针对细胞核，因此基本无痛感。皮肤在剥脱后的第 2 至第 3 天逐渐愈合，表现为轻度红斑或晒伤样外观，并伴有轻微的脱屑。一项随机试验表明，每晚使用 0.05% 维 A 酸乳膏与每 2 周进行一次 5% 维 A 酸剥脱的效果相当 [42]。剥脱剂溶液呈橙色，保存于棕色容器中，可直接涂抹于需治疗的部位。建议患者在涂抹 4 ~ 6 小时后洗掉溶液。维 A 酸的剥脱反应具有异质性，通常在 2 天后开始显现。Kligman 等研究了 50 名 30 ~ 60 岁被诊断为光老化、玫瑰痤疮和痤疮的女性患者使用 0.25% 维 A 酸溶液（含有 50% 乙醇和 50% 聚乙二醇 400）的情况，患者每隔一晚将溶液涂于面部，连续 2 周，此后每晚涂抹。结果表明，患者达到了临床改善，皮肤更加光滑、细纹减少以及色素沉着改善。皮肤组织学检查显示基底层增厚、真皮乳头层成纤维细胞增多、黑素小体数量减少、角质层厚度减小以及表皮突排列更规则。Kligman 等提出，使用低浓度维 A 酸 6 ~ 12 个月可实现与使用 4 ~ 6 周高浓度维 A 酸同等的效果 [43]。

10% ~ 35% TCA剥脱剂

TCA 具有腐蚀性，能使蛋白质凝固。其浓度越高，酸性越强，渗透越快，作用层次越深。TCA 剥脱剂的应用极为灵活，不仅适用于浅层，还适用于中深层剥脱。仅根据 TCA 浓度来判断剥脱深度并不妥当，因为涂抹次数越多，剥脱深度越深。一般采用低浓度的 TCA（10% ~ 15%）以改善细纹、色素沉着（如黄褐斑）及痤疮瘢痕，使皮肤更加光滑、健康 [44]。TCA 常与 Jessner 溶液联合使用以增强疗效（**图 24-12**）。此外，TCA 可与微针联用治疗痤疮瘢痕，可在同一天以任意次序进行，或隔周交替使用（**图 24-13**）[45]。El-Domyati 等研究表明，每 2 周进行一次 TCA 和微针联合治疗，共治疗 6 次，相较于微针联合富血小板血浆（PRP）或单一微针治疗，对痤疮萎缩性瘢痕的疗效更为显著 [46]。另一项由 Leheta 等进行的研究将 39 名痤疮萎缩性瘢痕患者随机分为三组：第一组接受了 6 次经皮胶原诱导疗法（即微针治疗）联合 20%TCA 治疗，第二组接受了 6 次 1540 nm 点阵激光治疗，第三组交替采用前两种方法。结果显示，第三组的瘢痕严重程度评分平均改善 78.27%，具有显著统计学意义 [47]；而第一组改善约为 60%，第二组约为 62%。TCA 剥脱

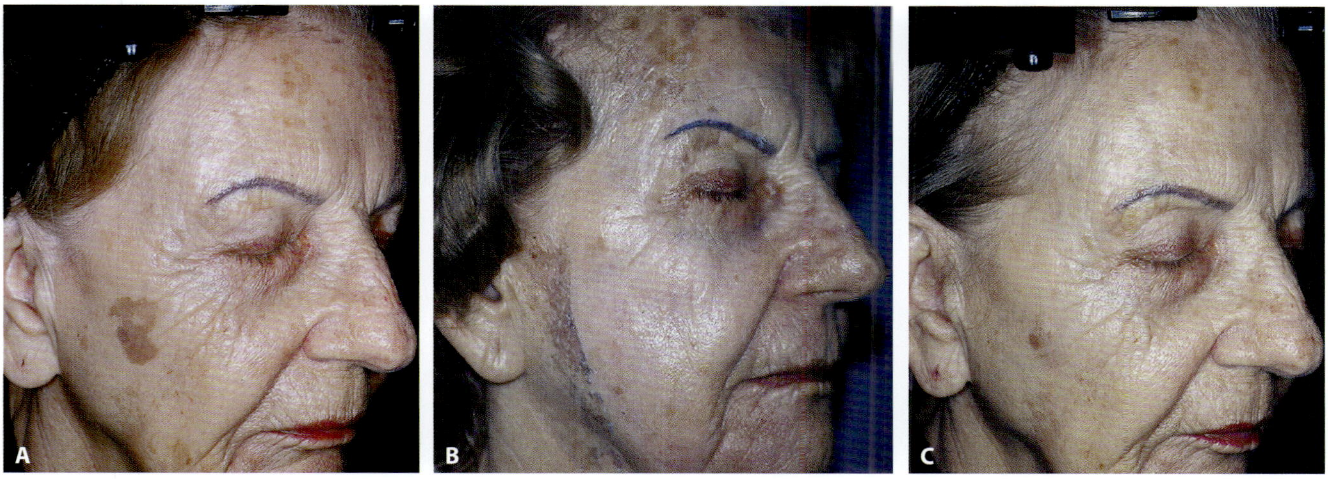

图 24–12 A. 一名面部光损伤患者接受了一种市售的 16% TCA 剥脱治疗（涂抹一层），图为治疗前。B. 4 天后，剥脱过程启动。右颊部的日光性黑子明显改善。C. 8 天后，右颊部的日光性黑子再次显现，这在较大皮损和浅层剥脱时是常见现象。

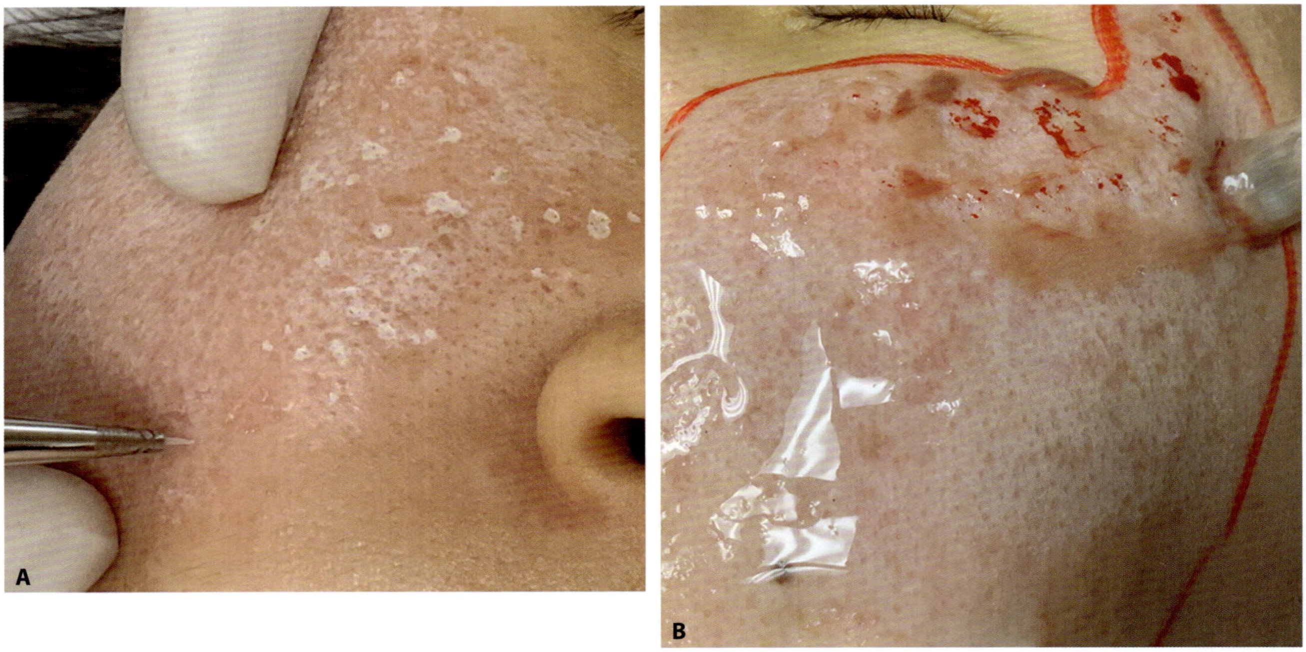

图 24–13 A. 20%TCA 外用于面颊萎缩性痤疮瘢痕，随后使用细毛刷在冰锥型瘢痕内进行 88% 苯酚 CROSS 技术。B. 最后使用微针进行盖章式治疗，达到点状出血的效果。

常与激光或微针联用治疗痤疮瘢痕（**表 24-7**）。

目前，TCA 的制备标准采用质量体积比（wt/vol）（**表 24-9**）。但并非所有研究者都采用这种测量标准。在阅读文献时，必须理解剥脱强度的计算方式，以避免低估剥脱的效力。这种预防措施有助于降低瘢痕形成的风险 [39]。**表 24-10** 中列出了市面上常用的 TCA 剥脱剂。

表 24–9 TCA 的制备标准为质量体积法（wt/vol）
TCA 50%(wt/vol）=35% TCA（wt/wt）
TCA 50%(wt/vol）= 50 g TCA 溶于 100 ml 水
TCA 50%(wt/wt）= 50 g TCA 溶于 50 g 水
wt/vol 比相同百分比的 wt/wt 更为稀释，因此 wt/wt 比 wt/wol 具有更高的并发症风险。

TCA 的独特之处在于可视的变化或白霜，这反映了蛋白质凝固的程度。TCA 的白霜程度取决于涂抹的层数，而 AHA 的效果则与停留时间相关。使用 TCA 时，医生可以通过控制涂抹的层数以及治疗终点来调节剥脱的深度。涂抹的层数越多，剥脱的深度就越大。因此，多次涂抹 15%TCA 可以达到涂抹一层或两层 35%TCA 的效果。较低浓度的 TCA 使得操作者有更多的时间观察皮肤的白霜变化。此外，通过涂抹更多的溶液，可以使剥脱深度

表 24–10 现有 TCA 剥脱剂的成本和性质比较

名称	公司	强度 (wt/vol）	包含 TCA	供应规格	价格	人均费用	便捷性	其他
30% TCA 溶液	Delasco	30%	是	2 盎司 / 瓶	$45	$1.50	快	清澈，可滴用
35%TCA 溶液	Delasco	35%	是	2 盎司 / 瓶	$49	$1.50	快	清澈，可滴用
Obagi 蓝色剥脱剂	Obagi	15% 20% 22.5% 24%	否	6 盒装	$740	$123	渗透慢、均匀，耗时但更可控	蓝色，可均匀涂抹
ZO 可控深层剥脱剂	ZO	20% 26%	否	可提供 12 次治疗	$300	$25	渗透慢、均匀，耗时但更可控	蓝色，可均匀涂抹

更深。TCA 具有亲水性，通常形成斑片状白霜。在治疗前外用维 A 酸类药物可使角质层变薄，有助于 TCA 更均匀地渗透，可减轻白霜反应。如果 TCA 液体不慎进入眼睛，应随时用水或生理盐水冲洗以确保安全。TCA 剥脱的操作虽然简单，但往往被忽视的一点是 TCA 的渗透速度较慢。因此，在两次涂抹之间等待 3 ~ 6 分钟至关重要。

白霜反应分为三个级别（**表 24-6**），反映了表皮和真皮蛋白质变性的深度。要实现Ⅰ级浅层剥脱的白霜，只需薄涂一到两层，以几乎没有白霜为宜。Ⅰ级白霜表现为轻微的网状白霜，并伴有红斑（表皮渗透）。另一个重要的浅层剥脱终点称为“表皮滑移（epidermal sliding）”，如**图 24-14** 所示，当捏起皮肤时，皮肤会出现明显的皱纹，这是表皮和真皮之间的锚定纤维被破坏所致，表明已渗透至真皮乳头层。Ⅱ级白霜（红斑基底上融合成片的白霜）与真皮乳头层的渗透相关。无论是Ⅰ级还是Ⅱ级白霜的浅层剥脱，都应该出现底层红斑。胸部和颈部区域也应该只有斑点状的白霜和粉红色背景（Ⅰ级白霜）；而手部和前臂区域可以耐受较深的剥脱，呈现均匀的白霜和底层红斑（Ⅱ级白霜）。此外，不应将浓度高于 35% 的 TCA 用于整个面部或较大区域，而应仅用于局部治疗单个皮损（如冰锥型瘢痕），以降低色素沉着和瘢痕的风险。

中层剥脱

三种最常用的中层改良 TCA 剥脱方法包括 Jessner 溶液 -35% TCA 剥脱（“Monheit 剥脱”）[48]、70% 甘醇酸 -35% TCA 剥脱（“Coleman 剥脱”）[49]和干冰 -35% TCA 剥脱（“Brody 剥脱”）[50]。这些联合剥脱方法的第一步是应用物理或化学制剂，通过降低表皮细胞的黏附性（表皮松解）来减少并均匀去除角质层，从而增强后续 35% TCA 溶液的渗透。这些联合剥脱方法能有效治疗真皮浅层或表皮病变，包括光损伤、日光性角化病、日光性黑子、雀斑、细纹和非常浅层的痤疮瘢痕[48, 50]。联合剥脱旨在提高安全性，并保证均匀的渗透。按照定义，中层剥脱可以达到Ⅲ级坚实白霜并渗透至真皮网状浅层。中层剥脱只应用于面部和头皮，不应在皮脂腺分布有限的躯干部位进行治疗。

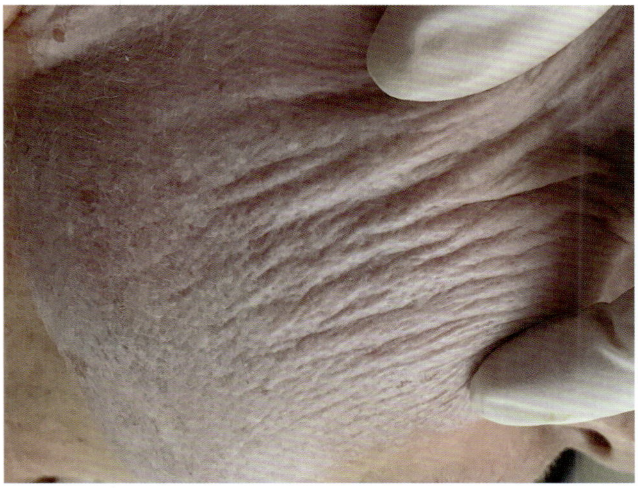

图 24-14　皮肤被捏起后，皱纹明显增加，称为“表皮滑移”，是由真皮乳头层损伤导致表皮与真皮之间锚定纤维被破坏所致。

35% TCA 是联合中层剥脱法的标准 TCA，但也可以使用 20% TCA（适用于薄、干燥或敏感皮肤，或初学者）。有 5 种技巧可增强 TCA 剥脱的深度：第一，使用丙酮脱脂；第二，涂抹剥脱剂时施加适度的压力；第三，涂抹更多层数；第四，使用更高的浓度；第五，剥脱前使用不同类型的去角质剂。相对较薄的皮肤需要涂抹的层次较少，而较厚的皮肤需要涂抹的层数更多。尽管 35% ~ 50%TCA 可进行中层剥脱，但不建议使用这种浓度，因为可能存在渗透不均匀、溃疡、炎症后色素沉着和瘢痕形成的风险。同样，不添加巴豆油的 88% 纯苯酚溶液（羧酸）可用于中层剥脱，但不应全脸使用，因为存在心脏毒性和色素减退的风险[51-52]。

在一项半脸对照研究中，比较了 Jessner 溶液 +35% TCA 联合剥脱与局部应用 5- 氟尿嘧啶（每天 2 次，持续 3 周）治疗日光性角化病的疗效。结果显示，两组患者的皮损均减少了 75%，活检结果表明角质形成细胞的异型性减少[53]。12 个月后，两组患者的疗效持续且相当[54]。使用固体 CO_2 联合 TCA 剥脱可以实现最深的组织学剥脱，当出现Ⅲ级坚实白霜时，可改善皱纹。然而，要最大程度地发挥中层剥脱的潜在效果并改善皱纹，必须确保其渗透至整个真皮乳头层[50]。Ⅱ级白霜剥脱不太可能消除静态皱纹。

联合中层剥脱的第二步是涂抹 35%TCA 溶液（但也可以使用 20%TCA，通过增加涂抹量或重复多次，以达到与 35%TCA 相同的深度）。酸的浓度影响渗透速度而非深度。薄皮肤应该减少湿敷次数或使用较低浓度的 TCA。可随时采取疼痛管理措施，如冷风或冰敷，以缓解不适，它们不会中和剥脱剂。在涂抹一层剥脱剂并等待 3 ~ 6 分钟，将观察到Ⅰ级白霜，其表现为斑状白色（非均匀的白点）并伴有底层红斑。再涂抹几层并继续等待3～6分钟，Ⅱ级白霜将形成，表现为与底层红斑融为一体的白霜，这与真皮乳头层的渗透有关。表皮滑移是一种视觉指示，可用于确认已达到真皮乳头层渗透。真正的中层剥脱的最终目标是Ⅲ级坚实白霜，不伴有红斑，这与真皮网状层上部的渗透相关（**图24-15**）。红斑的消失与表浅血管丛被蛋白质凝固破坏相关。应谨慎标记已经正确达到终点白霜的区域，以避免在初始白霜消退后再次涂抹TCA。白霜应在20分钟内消退。持续20分钟以上的白霜可能表示渗透过度，存在持续性红斑和瘢痕的风险。

头皮剥脱通常用于治疗日光性角化病。头皮剥脱仅应达到Ⅱ级白霜，否则可能引发脱发或因皮肤变薄出现瘢痕倾向。其他容易出现瘢痕的区域包括颧部和下颌。尽管从定义上来看，中层剥脱可出现Ⅲ级白霜，但在高风险区域（如薄皮肤、脱发的头皮和骨性突出部位），出现Ⅱ级白霜即可。**表24-11**详细列示了常见的中层剥脱的区别。

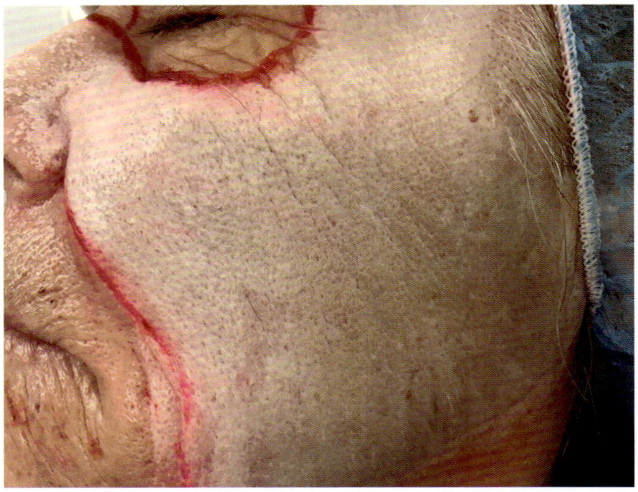

图24-15 运用Jessner溶液和35% TCA实施Monheit剥脱，终点反应为Ⅲ级白霜（不伴红斑的坚实白霜），实现损伤层次达真皮网状层上部的中层化学剥脱。

蓝色TCA剥脱剂

Obagi蓝色剥脱剂和ZO可控深层剥脱剂是改

表24-11 中层剥脱

制剂	步骤	备注
固态CO_2和35% TCA（Brody剥脱）	将从当地超市购买的干冰（CO_2）碎裂成小块，用毛巾包住。皮肤脱脂处理。将干冰浸入丙酮与酒精比例为3：1的溶液中，以减少对皮肤的摩擦。接着用温和的压力（3～5秒）、中等压力（5～8秒）或强压力（8～15秒）的方式将其涂抹于皮肤，直至出现皮肤冻结，如图24-16所示。为了获得最佳效果，皮肤应保持紧绷。对于深层皱纹、痤疮瘢痕的边缘、静态皱纹或角化皮损，采用强力按压；对于易产生瘢痕的骨性突出部位如颧弓和下颌，施加较小的压力。随后，将皮肤擦干，然后涂抹35%TCA，每次涂抹之间间隔5分钟。Brody医生建议按照以下次序涂抹TCA：首先是眼睑，然后是鼻部、口周颊部和额部。最后，冰敷2～5分钟，再涂抹软膏。	优点：最强效的组合（当干冰施加压力12～15秒时），对痤疮瘢痕或较厚的表皮病变更有效。 缺点：CO_2储存困难，获取不便，以及对白霜终点的评判依赖经验技巧。
Jessner溶液和35% TCA（Monheit剥脱）	经过丙酮充分脱脂后，采用2×2的纱布均匀涂抹Jessner溶液，连续涂抹数层，直至产生均匀的斑点状白霜和红斑。等待6分钟，然后使用纱布或采样棉签涂抹35% TCA，每层涂抹之间等待3～6分钟，步骤类似于Brody的剥脱疗法。具体操作如**图24-3**所示。	由于Jessner溶液易于应用，所以是最受欢迎的组合之一。 与甘醇酸不同，Jessner溶液具有亲脂性，适用于油性皮肤或痤疮皮肤。
70%甘醇酸和35%TCA（Coleman剥脱）	使用温和的肥皂洁面，不需要进一步脱脂处理。使用大棉签或2×2英寸的纱布涂抹70%未缓冲的甘醇酸，并在皮肤上停留2分钟，或出现严重灼烧感或红斑反应时中和。随后用水或10%碳酸氢钠溶液冲洗皮肤，直至灼烧感完全消退且残留甘醇酸被完全冲洗掉。最后按前述方法涂抹35% TCA。	优点：是一种有效的组合，相较Jessner溶液和35% TCA，能刺激更多的弹力纤维形成[62]。 缺点：甘醇酸可能在炎症或擦伤的区域有过多吸收，且甘醇酸需要中和。
使用88%苯酚（石碳酸）或50%～90% TCA的CROSS技术	使用牙签、尖锐的木制刷具或细毛刷作为涂末器，将涂抹器浸于含有88%苯酚或TCA的小容器内。然后，将其小心置于冰锥或箱车型瘢痕内，小心地涂抹溶液，确保不会溢出瘢痕之外。持续涂抹，直至出现坚实白霜（如**图24-13A**所示）。每2～6周治疗一次，至少需要5次治疗才能达到临床改善。	苯酚比90%TCA的不良反应更少，但效果相当[67]。 对深色皮肤类型安全，炎症后色素沉着（PIH）可控。

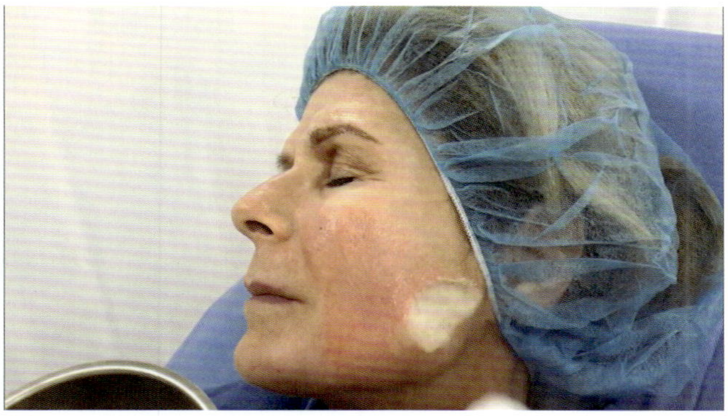

图 24–16 在 Brody 中层剥脱中，皮肤出现白色冻结（或冷冻导致的皮肤变厚）即为固体 CO_2（干冰）治疗的终点。

良的 TCA 剥脱剂，其设计旨在实现对真皮乳头层至真皮网状层浅层的精确剥脱。两者均含有甘油、皂苷和蓝色染料，有助于确保更均匀的涂抹。不同于传统的透明涂层，这些剥脱剂的色敏反应指示了使用量，从而保证了涂抹的均匀性。此外，皂苷能够减缓剥脱的速度，以更好地控制渗透深度。皂苷作为一种乳化剂，可实现更均匀且缓慢的渗透，并且比传统的透明 TCA 剥脱剂更少出现不均匀斑块。这些剥脱过程更为安全，因为皂苷可使 TCA 更可控地渗透[55]。因此，这些市售的蓝色剥脱剂对于颈部、胸部或手部剥脱是一个不错的选择（**图 24-17**）。

中层剥脱的愈合过程

深至真皮网状层浅层的、不伴红斑的坚实白霜会引发长达 10 天的剥落，愈合需要长达 3 周时间。而真皮乳头层的剥脱（伴有红斑的坚实白霜）则需 7 天可以恢复[54]。剥脱 24 小时后不应感到任何疼痛或不适。水肿预计在 24 ~ 48 小时内达到高峰。水肿使得皮肤呈现出“灰白”的色调，覆盖在褐色的结痂之上（**图 24-18**）。通过保持睡觉时头部抬高，以及在头 24 小时内每小时冰敷面部 10 分钟，可以最大限度减轻水肿[54]。随着水肿减轻，灰褐色逐渐变暗，48 小时后变为红褐色。随着面部原有的褐色斑点变暗，在剥脱后的第 3 和第 4 天，红斑最明显；最终，皮肤开始呈现片状脱皮，犹如裂纹陶器的外观，从面部活动区域（口周）开始，并在剥脱的第 4 ~ 10 天逐渐向外扩展（**图 24-19**）。

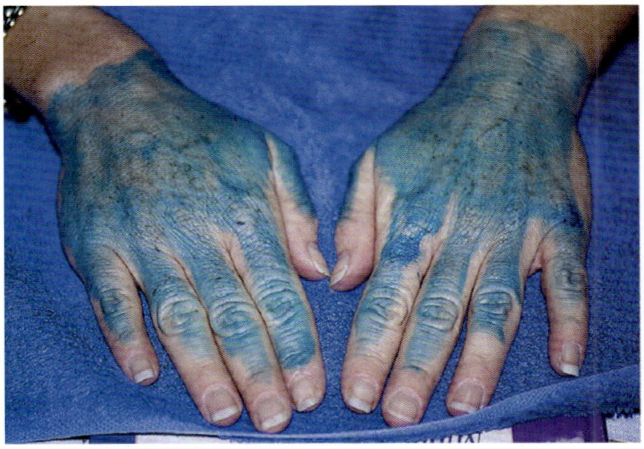

图 24–17 采用 Obagi 蓝色剥脱剂进行手部皮肤剥脱治疗。ZO 和 Obagi 改良 TCA 剥脱的优点是含有蓝色染料和皂苷。这种皂苷能够乳化酸，使 TCA 的渗透缓慢而均匀，蓝色染料有助于观察 TCA 的分布是否均匀，因此更可控和安全。

深层剥脱

自 20 世纪 20 年代以来，苯酚 - 巴豆油剥脱剂开始在欧洲民间流传。1960 年，Brown 公布了一种民间剥脱剂的配方，确定苯酚为其活性成分。1961 年，Baker 公布了一种可重复的配方，使剥脱术广泛传播。他在 1962 年对配方进行了改进，减少了

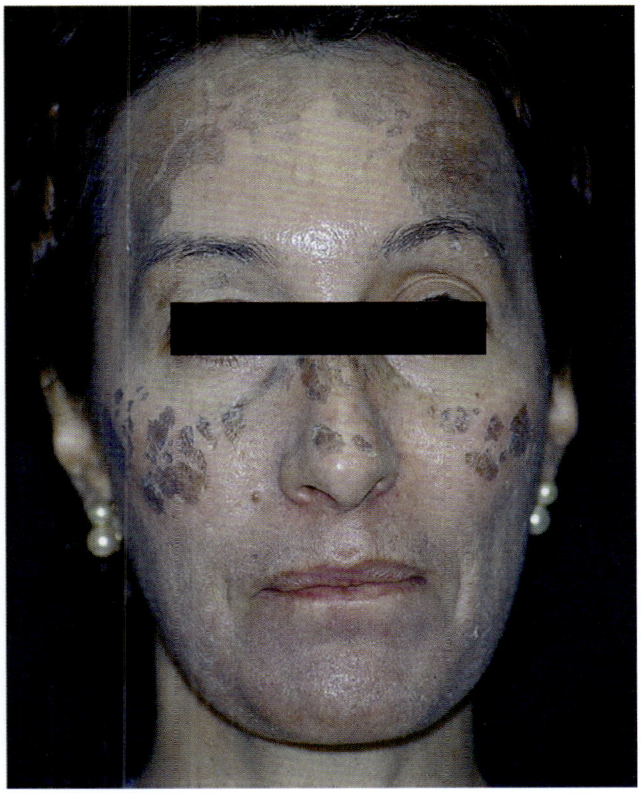

图 24–18 患者涂抹 4 层 Obagi 蓝色剥脱剂后的第 4 天。需告知患者待深褐色皮肤自然脱落，切勿自行剥离。这些片状的深褐色脱皮是 TCA 剥脱至整个真皮乳头层的典型特征。

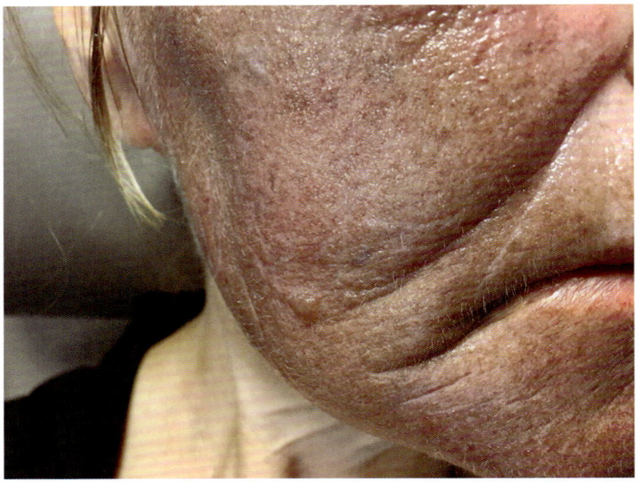

图 24–19 用力按压涂抹干冰和35% TCA（Brody 剥脱）24小时后。中层剥脱时，水肿达到高峰，皮肤呈现出典型的灰褐色外观。水肿使皮肤呈灰色。因此，伴随水肿的灰褐色外观会持续2天，水肿消退后变为红褐色。

苯酚和水的含量，因为他不想要太多的溶液，但他保留了三滴巴豆油不变，使其浓度从1.2%提高至2.1%，由此使剥脱剂的疗效得到了显著提升。Baker的这一改进对深皱纹非常有效，但也存在色素减退、瘢痕、持续性红斑和较长的愈合期等常见风险，甚至涉及心脏毒性的风险。直至2000年，Hetter进行了四项综合研究，对成分、浓度及疗效进行了评估，明确巴豆油是活性成分。他将新的剥脱剂配方命名为"Hetter Heresy 配方"，其中巴豆油的浓度在0.1%～1.1%[56]。Stone也研究了不同因素作用下的组织学损伤深度，包括操作技术、不同治疗遍数以及包括民间配方在内的多种配方[58]。自2000年以来，标准苯酚-巴豆油剥脱剂被称为"Hetter配方"[53]。然而，自20世纪20年代以来，有多个家用剥脱剂配方（**表24-12**）一直在安全使用，其中一些至今仍被世界各地的专业人士使用[57]。

成分

巴豆油（croton oil，CO）是决定渗透深度的活性成分。巴豆油是从巴豆种子中提取的油。它不溶于水，但在酒精和苯酚中高度溶解。浓度超过2%的巴豆油与色素减退相关。通过调整苯酚中巴豆油的浓度，可以定制适用于不同程度光损伤治疗的配方。低浓度（如0.1%）巴豆油适用于眼周的薄皮肤，而高浓度（如1.1%）巴豆油则用于处理唇纹[53]。苯酚（又称石碳酸或羟基苯）的含量为88%～89%，具有疏水性。它具有黑色素毒性、抗菌作用、细胞毒性和镇痛作用。它能破坏硫键并诱导蛋白质凝固。88%浓度的非封包苯酚剥脱效果可媲美任何中层剥脱剂。Septisol（也称为六氯酚）是一种具有表面活性剂特性（一般为肥皂或洗涤剂）并可降低表面张力的抗菌剂。表面张力的降低有助于促进油在水溶液中的乳化，以实现更均匀和更深的渗透[59]。然而，Septisol已停产，因此目前有研究正在探讨其他替代品，如氯己定和Novisol（PEG-80山梨醇月桂酸酯）[60]。保湿剂也可作为洗涤剂的替代，例如在家用剥脱配方如Grade、Stone和Exoderm™中使用的甘油或橄榄油。橄榄油和芝麻油可降低皮肤对成分的吸收速度，从而降低毒性；而甘油则有助于保持水分，防止蒸发。**图24-20**展示了纯苯酚的透明溶液（左侧）、乳白色的Hetter苯酚-巴豆油混合物（中间），以及橙色的不含乳化洗涤剂的Stone配方（右侧）。

表 24–12

配方名称	巴豆油	88% 苯酚（USP）	水	Septisol*（六氯酚）	甘油	橄榄油
Stone Venner-Kellson	3 滴（0.16%）	60 ml (62.5%)	8 ml	无	无	5 ml
Stone Ⅱ	12 滴（0.2%）	159 ml (60%)	73.5 ml	无	无	3 滴
Grade Ⅱ	12 滴（0.2%）	159 ml (60%)	73.5 ml	无	无	3 滴
Hetter Heresy Very Light 1996	0.35% 3 ml（0.10%）	2 ml (27.5%)	5 cc	0 滴	无	无
Hetter Heresy Medium Light	1 滴（0.35%）	4 cc (33%)	6 cc	16 滴	无	无
Hetter Heresy Heavy	3 滴（1.1%）	4 cc (33%)	6 cc	16 滴	无	无
Hetter Heresy Medium Heavy	2 滴（0.7%）	4 cc (33%)	6 cc	16 滴	无	无
Bakers（classic）1962	3 滴（2.08%）	3 cc (49.25%)	2 cc	8 滴	无	无
Bakers 1961	3 滴（1.2%）	5 cc (47.48%)	4 cc	5 滴	无	无

*Septisol 已退市。

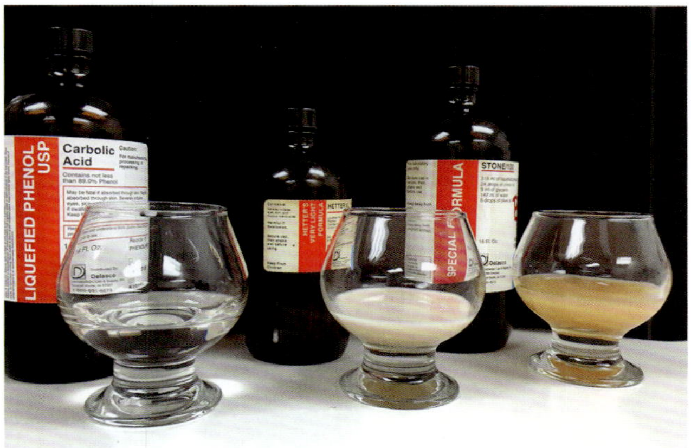

图 24–20 Delasco 溶液在外观上存在差异，左侧为纯苯酚 88% 溶液，呈透明状；中间的 Hetter 溶液因含有 Septisol 而显乳白色；右侧的 Stone 配方则因含有甘油和橄榄油而呈现橙褐色外观。

表 24–13

中层剥脱组织学表现	深层剥脱组织学表现
• 真皮层可见增厚的新生胶原束，网状层弹性纤维带上方可见 Grenz 带 [62] • Coleman 剥脱后新生的弹性纤维多于 Monheit 剥脱 [63] • 单独使用 35% 苯酚进行中层剥脱后，真皮深层淋巴细胞浸润，少量胶原新生 [64]	• 可见致密的真皮胶原新生带 [61] • 2020 年的猪模型组织学研究显示，未封包的 Hetter 剥脱剂处理后出现中性粒细胞带状浸润，平均胶原新生带厚度为 600 μm（0.6 mm）（**图 24-21B**）[64]

组织学

Kligman 等学者对深层剥脱的长期组织学效应进行了评估，发现治疗后区域可见一条宽的健康真皮带，与未治疗的深层光损伤真皮带之间界限清晰。深层剥脱带来的变化包括胶原纤维和弹性纤维的平行排列，并且这些效应可持续存在长达 15 ~ 20 年 [6]。组织学研究一致显示出真皮层有致密的新生胶原形成（**表 24-13**）[61-64]。最近的猪模型组织学研究结果显示，经未封包的 1.6% Hetter 剥脱处理后第 21 天，胶原新生带的平均厚度为 600 μm（0.6 mm）（**图 24-21**）。研究者们推测，巴豆油中的佛波酯具有直接诱发中性粒细胞炎症反应（愈合过程中可见脓肿样外观）的作用，因此与不含巴豆油的 35% 苯酚单独处理相比，其刺激胶原新生的作用更强 [66]。

在为期 3 个月的随访中，经 Baker-Gordon 剥脱剂封包处理区域的新生胶原带厚度为 350 μm，未封包区域为 260 μm，而 CO_2 激光治疗区域为 150 ~ 200 μm[65-66]。苯酚 - 巴豆油剥脱对深层日光弹力变性的清除作用是其他剥脱剂不可比拟的。

局部深层剥脱

局部深层剥脱最适合治疗日光性角化病、日光性黑子以及痤疮瘢痕。日光性角化病和日光性黑子的病理学变化位于皮肤的基底层，因此为了有效治

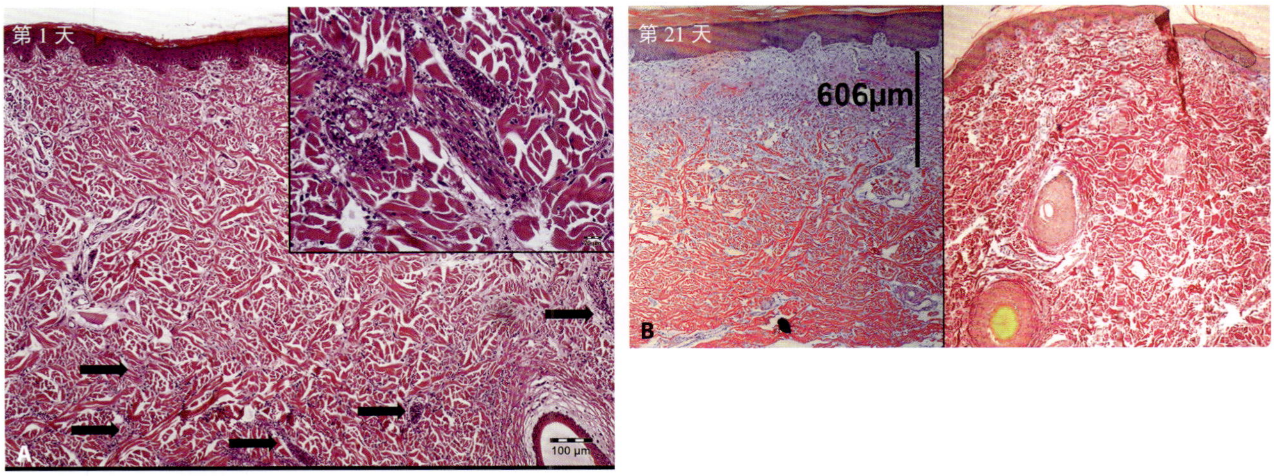

图 24–21 该图片由布朗大学 Alpert 医学院的 Carlos Wambier 博士与巴西庞塔格罗萨州立大学的 Flavio Beltrame 教授提供。A. 35% 苯酚与 1.6% 巴豆油溶液（Hetter 高效剥脱配方）剥脱术后第 1 天，观察到水肿与深层凝固性坏死，伴有血管扩张以及坏死区显著的中性粒细胞浸润带（黑色箭头）。H&E 染色，放大倍数：×100，插图放大倍数：×400。B. 35% 苯酚与 1.6% 巴豆油剥脱术后第 21 天，可见明显的胶原新生（蓝染区示Ⅲ型胶原）。35% 苯酚治疗后可见少量胶原新生，类似于浅至中层化学剥脱。Herovici 染色，放大倍数：×20[65]。

疗这种情况，剥脱必须达到真皮乳头层。终点为伴或不伴红斑基底的坚实白霜。根据皮肤的厚度，可以在局部使用不同浓度的苯酚 - 巴豆油溶液。临床中，我们常用这种方法来治疗面部的角化疾病，因为相较于冷冻疗法，这种方法操作简便、疼痛较轻、色素沉着较少，尤其在敏感区域（如鼻部和眼周）效果更为显著。对萎缩性痤疮瘢痕，包括冰锥型和厢车型瘢痕，可以采用高浓度 TCA 或纯苯酚（也被称为 88% 羧酸）并结合 CROSS 技术（皮肤瘢痕化学重建术）进行治疗。这两种酸均表现出良好的疗效，但也报道了一些较为严重的不良反应，例如 TCA 治疗可能导致色素脱失和瘢痕扩大 [67-68]。

2002 年，Lee 等首次描述了 CROSS 技术：使用一个尖木头刷子，涂抹 65% 或 100%TCA，此法在Ⅳ ~ Ⅴ型深色皮肤中也适用 [67]。2007 年，Lee 等将刷子替换为 1 ml 注射器，搭配 31 G 针头，内装 0.1 ~ 0.2 ml 剥脱剂。术后 5 天（或痂皮脱落前），患者不能使用护肤品或化妆品。对于较深肤色的患者，50%TCA 通常是最高浓度，建议在痂皮脱落后尽快重新开始使用氢醌。

此外，治疗萎缩性痤疮瘢痕也可以采用“化学磨削”技术，即先进行化学剥脱，再进行机械磨削。将机械剥削与深层剥脱相结合，可以获得更显著的效果。化学磨削是由 Fintsi 提出的一种治疗方案，包括封包 24 小时、清创，并在第二天重新应用苯酚 / 巴豆油 [69-70]。此后，Rullan 等进行了进一步优化和技术改进 [71]。化学磨削已被证明比单独的皮肤磨削或深层化学剥脱术更为有效 [69-71]。

分区深层剥脱

对于大多数皮肤科医生而言，进行全面部苯酚剥脱并非理想选择，因其需要进行心脏监测、镇静和镇痛。然而，进行分区深层剥脱以及对其他区域采用剥脱性激光或中层剥脱是一个明智的选择。分区剥脱在不同的美容单位根据光损伤程度来选择合适的剥脱剂。通常情况下，口周或眼周区域会出现 Glogau Ⅲ或Ⅳ级皱纹，而面部的其他区域只表现出轻度光损伤，这时可选择中层剥脱（**图 24-22** 和**图 24-25**）或剥脱性激光。在采用多种方法时，应先进行中深层剥脱，或剥脱完成且完全干燥后再使用剥脱性激光（激光与剥脱区域重叠 1 cm 以获得羽化效果）[72]。当苯酚用于小于 2% 体表面积（相当于 1 ~ 2 个美容亚单位）时，不需进行心脏监测。然而，

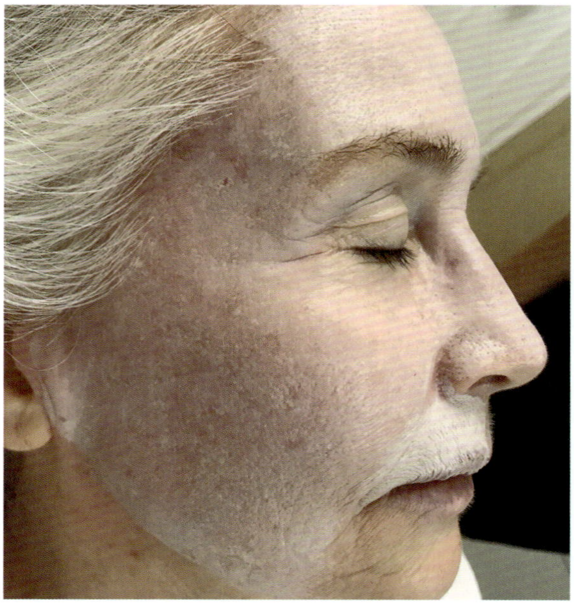

图 24-22 采用未封包 Rullan Formula（35%苯酚，0.7%巴豆油）进行口周分区深层剥脱，其他区域采用 Monheit 中层剥脱，直至达到Ⅲ级白霜水平。照片显示面部白霜几乎达到Ⅱ级，而上唇出现坚实灰白色白霜。

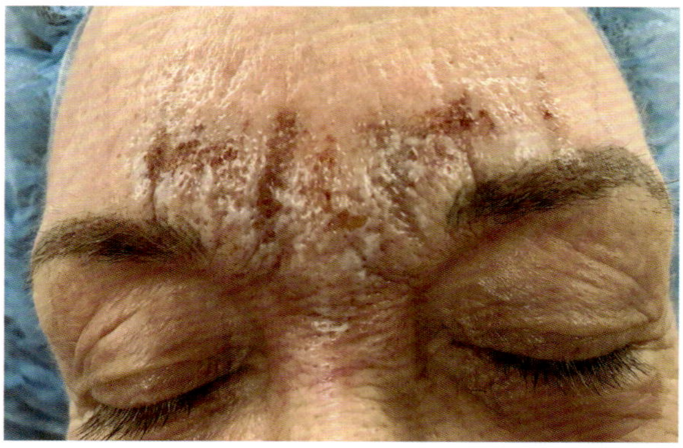

图 24-23 针对眉间区 Glogau Ⅳ 型深层皱纹和日光性弹力组织变性进行局部深层 1.1% 巴豆油 / 33% 苯酚剥脱术，随着白霜消退，显示出由于真皮水肿导致灰白色外观这一延迟终点反应，深层皱纹中因表皮松解呈现红褐色。

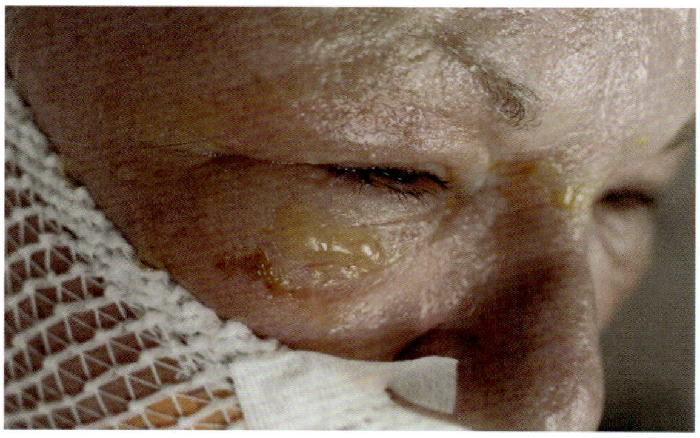

图 24-24 深层剥脱后的理想治疗终点示例，呈现蜂蜜状结痂，伴有明显水肿和渗出物。每日使用过氧化氢轻柔地去除蜂蜜状结痂，有助于促进愈合。

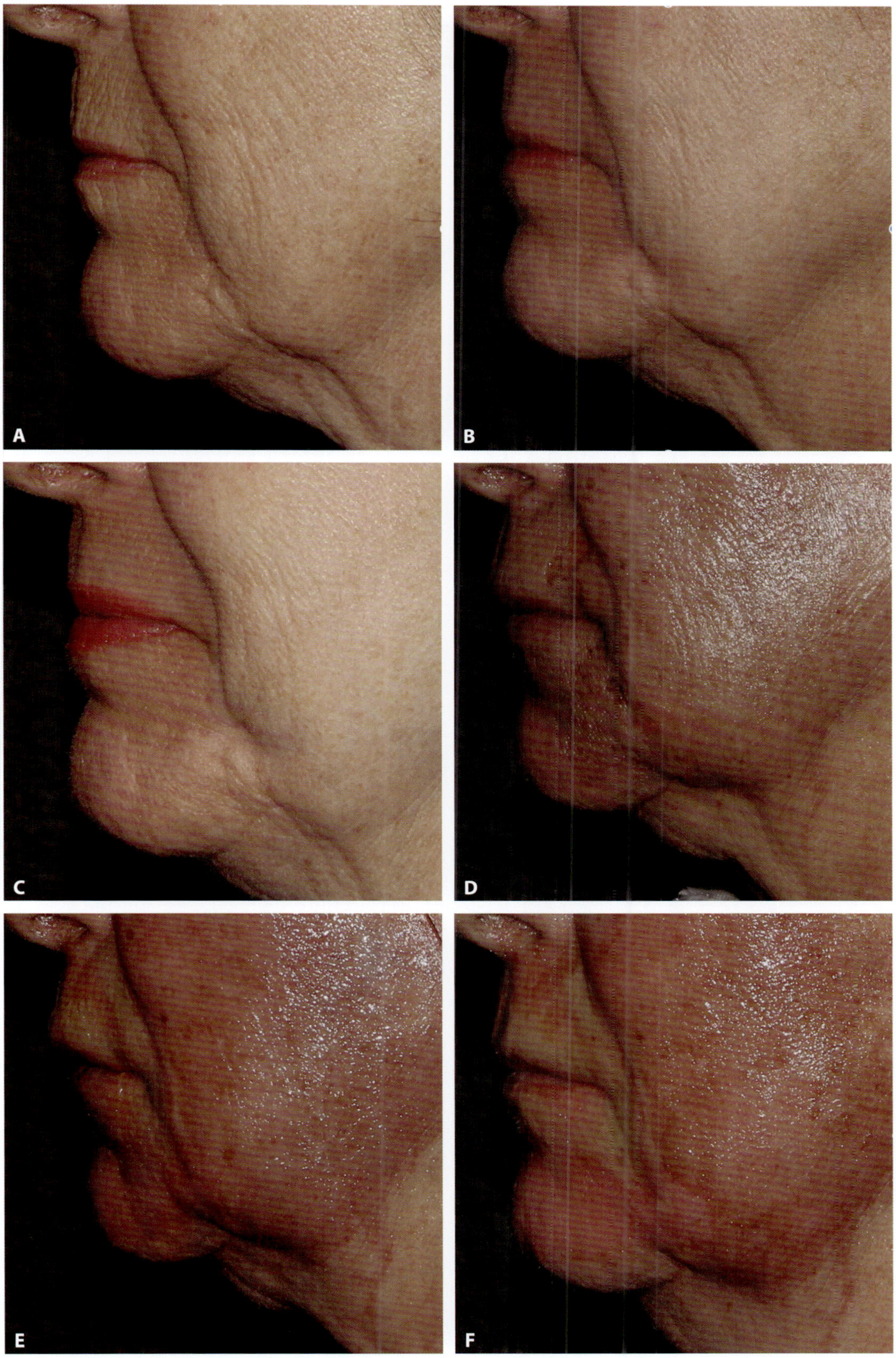

图 24-25　A. 对口周进行分区 1.1% 巴豆油/33% 苯酚剥脱和对面颊进行中层 Coleman 剥脱术前；B. 术后 2 周；C. 术后 3 个月；D. 术后 24 小时：口周（深层）出现棕色糜烂和蜂蜜状结痂（表皮松解），伴有明显水肿；面颊（中层）变为灰褐色并伴有水肿；E. 术后 48 小时：口周出现黄绿色脓性凝块（坏死表皮和真皮乳头层伴有中性粒细胞浸润）；面颊先是褐色变深，而后灰褐色变深；F. 剥脱后第 3 天：口周乳黄色脓性凝块达到高峰；面颊红褐色变深并伴有早期脱屑。

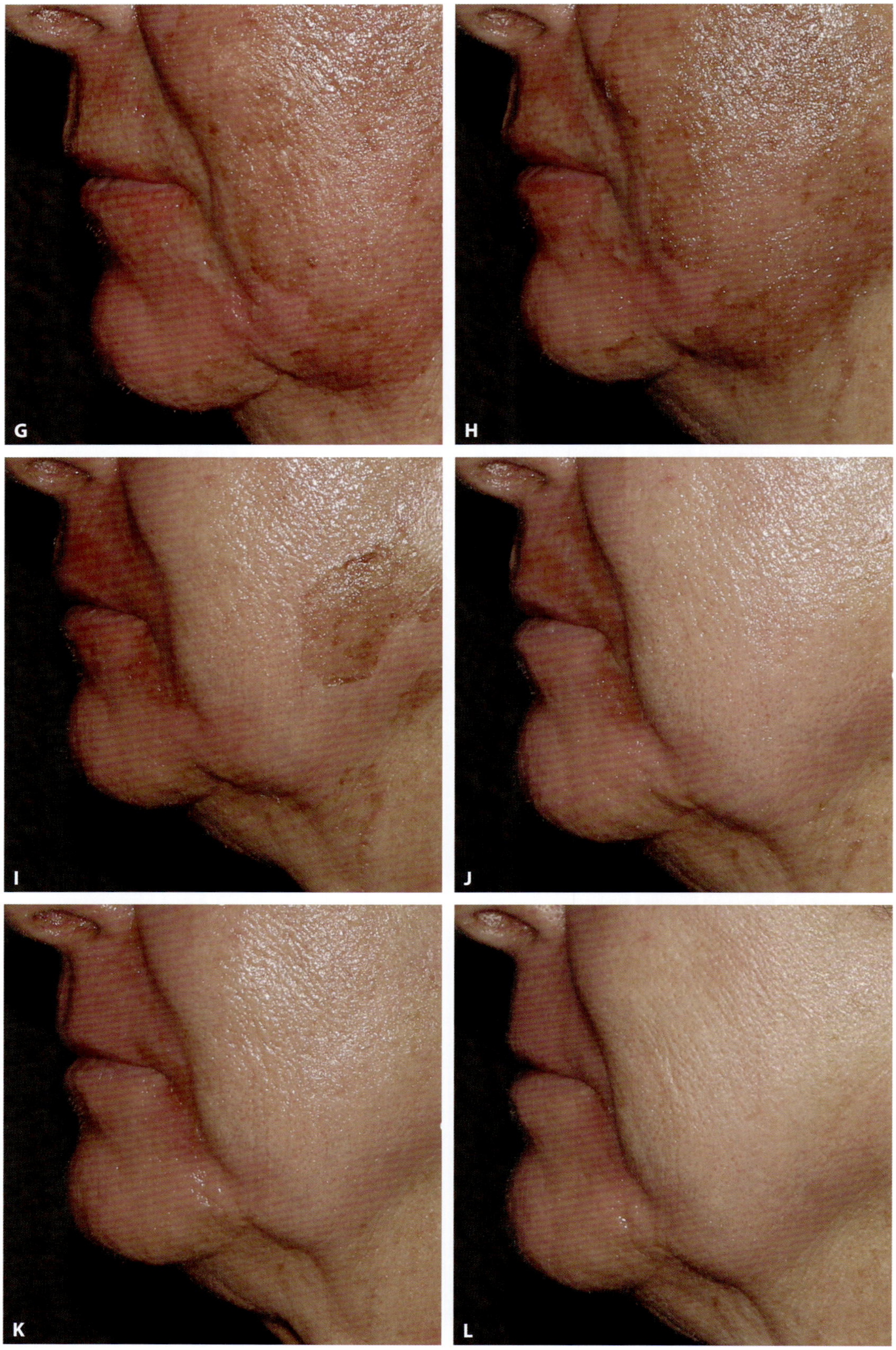

图 24–25（续） G. 剥脱后第 4 天；H. 剥脱后第 5 天；I. 剥脱后第 6 天：口周结痂逐渐好转，红斑最明显；面颊重新上皮化，似裂纹陶器般的棕色片状脱皮；J. 剥脱后第 7 天：口周红斑仍然存在；面颊呈淡粉色，已愈合，中层剥脱愈合如常；K. 剥脱后第 8 天：口周深层几乎完全重新上皮化（仅鼻唇沟尚未完全愈合）；L. 剥脱后第 9 天：口周深层如预期的那样 99% 重新上皮化，残留红斑预计将持续 1 ~ 3 个月。

进行全面部苯酚剥脱时需要进行心脏监测，因为有7% 的患者可能出现瞬时心律失常，这种情况在服用延长 QT 间期药物（如抗抑郁药、麻醉药）或镇痛不足的患者中更为常见[64, 72-73]。这些深层剥脱还必须以每个美容单位 10 ~ 15 分钟的速度进行，并确保充分水化。

愈合阶段

表 24-6 所示为苯酚 / 巴豆油剥脱的终点反应。无论采用何种技术或浓度，均需依据可视线索和白霜特征来确定剥脱深度。三种主要的白霜类型包括粉红色白霜（达到真皮乳头层）、坚实白霜（达到真皮网状层上部），以及在施加压力和皮肤绷紧后，出现更加坚实、更加致密、均匀不透明的灰白色白霜，这表明剥脱已达到真皮网状层的上部至中部（**图 24-22**）。对于眼部或颞部周围的薄皮肤，应将剥脱深度控制至真皮乳头层；而对于唇缘的厚皮肤，应采用更高浓度的巴豆油，直至形成灰白色白霜。在没有进一步剥脱的情况下，白霜通常会在 15 ~ 20 分钟内逐渐消失，在此期间会观察到两个延迟的终点反应。首先，在 5 ~ 10 分钟内可见由于真皮水肿呈现灰白色外观（**图 24-23**）。另一个延迟终点是红褐色结痂或水疱，也称为表皮松解，用于确认剥脱已达到真皮网状层中部（**图 24-23**）[74]。深层剥脱的理想终点是在 24 小时内形成伴有明显水肿和渗出的蜂蜜状结痂（**图 24-24**）。建议每日轻柔使用过氧化氢去除蜂蜜状结痂，以促进愈合[71-72]。关于口周深层剥脱和颊部中层剥脱愈合阶段的详细信息可参见**图 24-25** A ~ K。

结论

浅层和中层剥脱是治疗痤疮、色素性疾病和光老化的有效治疗方案，在临床中被广泛采用。这些方法应该与避免日晒、涂抹防晒霜、使用维 A 酸类药物以及家庭护理产品相结合，以达到最佳疗效。苯酚 - 巴豆油剥脱的持续效果相对较长，胜过许多其他皮肤重建术[65-66]。其安全性的提升为化学剥脱术的发展注入了新动力，不仅能显著改善皱纹、紧致皮肤，而且不会导致类似经典 Baker-Gordon 剥脱的“雪花白”色素脱失问题。苯酚 - 巴豆油剥脱被认为是改善深层皱纹和实现长期皮肤紧致的最有效的面部重建术。不过，令人遗憾的是，由于皮肤科住院医师的培训不足，限制了深层剥脱的应用。无论是培训项目还是继续教育，在高级医生指导下进行的实操培训是不可或缺的。国际剥脱学会每年都会举办多次研讨会，以弥补这一培训需求。与其他皮肤重建术相比，中层和深层化学剥脱的成本效益是不可比拟的。无论哪种化学剥脱方法，都需要在医生的艺术和技巧、患者教育以及安全标准之间取得平衡，以获得理想的效果。

（骆丹 李晓雪 赵良森 蒋献 杨蓉娅 译校）

参考文献

扫描书末二维码获取

第 25 章

皮肤填充剂

概要

- 皮肤填充剂市场正在全球范围内迅速增长，多项创新推动了产品种类的扩大。
- 目前可供选择的皮肤填充剂包括临时性填充剂（如透明质酸填充剂）、半永久性填充剂（如羟基磷灰石和聚左旋乳酸）以及永久性填充剂（如聚甲基丙烯酸甲酯、硅胶和自体脂肪）。透明质酸填充剂是最常用于软组织增容的填充剂。
- 美容医师需要深入了解现有皮肤填充剂的特殊物理和流变学特性，以实现最佳的美容效果。此外，美容医师还必须全面了解与软组织填充剂注射相关的潜在不良反应和并发症，以在必要时采取预防或适当的治疗措施。
- 在进行皮肤填充剂注射之前，患者的评估（包括讨论合理的预期和潜在的不良反应）至关重要。
- 最新上市的透明质酸产品是一系列设计独特的填充剂，更具弹性，更接近天然透明质酸，适用于治疗动态纹和静态皱纹，不良反应较少。
- 目前正在进行填充剂产品的研发工作，以弥补早期产品的不足，并整合和扩大其优点。此外，还在研发其他透明质酸产品、透明质酸 - 羟基磷灰石组合产品以及一些新型填充剂产品。
- 为了适应美容皮肤科领域的快速变化，美容医师有必要了解皮肤填充剂当前的可用性、应用情况和未来潜力。

引言

皮肤填充剂市场在全球范围内迅速增长，大量创新不断推动产品种类的扩大。根据 2018 年美国皮肤外科学会（American Society of Dermatologic Surgery）的医生调查，软组织填充治疗自 2012 年以来增长了 78%[1]。同样，根据 2018 年国际美容整形外科学会（International Society of Aesthetic Plastic Surgery）的数据，透明质酸（hyaluronic acid，HA）填充剂注射成为全球排名第二的非手术治疗，全球共有 3 729 833 例记录（**表 25-1**）[2]。如果将皮肤科医生以及其他美容领域医生和助理医生开展的治疗操作考虑在内，实际数量可能更高。尽管胶原蛋白产品（Zyplast 和 Zyderm）曾经是最早的广泛使用的皮肤填充剂，但大多已被透明质酸填充剂所替代。

表 25-1　2018 年国际美容整形外科学会会员实施的软组织增容手术

治疗项目	2018 年进行的数量
脂肪移植注射	49 413
羟基磷灰石（Radiesse/Radiance）	30 349
透明质酸	763 000
聚左旋乳酸（Sculptra）	21 798

皮肤填充剂治疗的最终目标是抚平皱纹和褶皱，修复瘢痕，增加凹陷皮肤的容量，改善不平整和松弛，使皮肤呈现整体年轻化的外观。在过去的 25 年中，推出了多种用于软组织填充的产品。随着行业研究的深入，出现了越来越多的填充剂可供选择，并且越来越规范。因监管机制的不同，在最新产品获批使用方面，美国较其他发达国家会滞后几年。

历史

1893 年，Neuber 医生将手臂的脂肪移植至面部缺损处，开创了软组织填充手术的先河 [3]。20 世纪中叶，液体硅胶主导了软组织填充领域。尽管在 20 世纪 40 年代和 50 年代广受欢迎，但硅胶的注射使用与异物肉芽肿的发生密切相关，这最终导致硅胶在 1992 年被禁止使用，直至 20 世纪 90 年代末，美国食品药品监督管理局（FDA）批准了一种用于眼科的新型硅胶材料。与此同时，20 世纪 70 年代，斯坦福大学的研究人员开始使用动物源性胶原蛋白植入物，迈出了软组织填充的重要一步 [4]。到了 20 世纪 80 年代，使用胶原注射剂填充皱纹已成为主流。当美国人享受着牛源性胶原蛋白填充剂（如 Zyderm 和 Zyplast）的优点时，其他国家在 20 世纪 90 年代中期至晚期开始尝试使用真皮透明质酸填充剂，如 Hylaform 和后来的 Restylane。21 世纪初，新型非牛源性胶原蛋白填充剂如 CosmoDerm 和 CosmoPlast、透明质酸填充剂如 Captique 和 Juvéderm，以及其他合成填充剂如 Sculptra、Radiesse 和 Artefill，进入了美国市场。由于目前美国市场上有多种不同类型的软组织填充剂，还有其他正在研发的产品，因此选择合适的填充剂对医生和患者来说都是一项挑战。为了获得最佳疗效，皮肤科医生必须深入了解现有填充剂的特性、适应证、禁忌证、优缺点以及应对潜在并发症的方法。本章将回顾美国市场上的众多皮肤填充剂的基础知识和科学原理。在此之前，我们将简要探讨监管问题、患者评估和咨询。

监管

皮肤填充剂在美国被明确定性为医疗器械，并受到严格监管。为获得 FDA 的批准，生产皮肤填充剂的公司必须满足严格的安全性和有效性标准，其中包括非致畸、非迁移、非致癌性、生物相容性和高纯度，以及在矫正皮肤缺陷方面的可重复性和持久性。遗憾的是，仍有人使用未经 FDA 批准的皮肤填充剂产品。因为涉及违法和未经安全验证等多重问题，这种做法是不可取的。鉴于市场上已有多种安全、有效且持久的填充剂产品，没有必要且没有正当理由在美国使用未经批准的皮肤填充剂。

患者评估与咨询

进行软组织填充时，适当的患者评估至关重要。首次咨询应包括对患者面部结构进行远距离和近距离评估，并讨论美容治疗方案。详细了解患者的病史，以评估禁忌证，包括对填充剂成分的过敏反应、单纯疱疹或唇疱疹病史、妊娠 / 哺乳、瘢痕体质以及自身免疫性疾病等情况。此外，还应详细了解抗凝药物如阿司匹林和布洛芬等的使用情况。通过多种不同美容治疗方案的组合来实现理想的美容效果，如肤色均匀、皮肤质地光滑、面部容量饱满和轮廓清晰。详细讨论每个治疗方案的顺序和细节、替代方案、风险与收益、费用成本以及康复期，有助于患者做出明确选择，医患对治疗达成一致，形成现实的期望并做出明智的决策。在决定治疗方案并签署知情同意书后，患者应在治疗前拍照；治疗后即刻拍照，并在随访期间进行拍照存档。对于首次接受治疗的患者，最好从临时性和可预测性的填充剂（如透明质酸填充剂）开始，然后根据患者的舒适度和需求逐渐过渡至更持久的填充剂（如 Sculptra 和 Radiesse）。

减少软组织填充不良反应的最佳方法首先是预防。为减少瘀斑，患者在治疗前的 10 天内和治疗后的几天内应避免服用抗凝药物（如阿司匹林）或补充剂（如维生素 E、鱼油等，参见第 21 章）。虽然山金车口服片、局部凝胶或治疗后口服蛋白酶补充剂在临床实践中常用来减少淤斑，但尚无确凿证据证明其有效性。与注射相关的疼痛可以通过外敷（如利多卡因乳膏、冰敷）、神经阻滞（如眶上、眶下、颏孔神经阻滞）或术中麻醉（如含有利多卡因的填充剂）来缓解。局部单纯疱疹易复发的患者在治疗前应接受抗病毒预防性治疗，口服用药如伐昔洛韦 1 g，每天 2 次，连续 3 天，治疗前一天开始。手术应在清洁、安全、光线充足的安静环境中进行，以应对任何潜在的并发症。由于血管迷走神经性反应并不罕见，因此患者在感到头晕或晕倒时应提供橙汁或苹果汁。如果对利多卡因乳膏产生接触性过敏反应，可能需要使用局部外用类固醇药物。最为关键的是，使用透明质酸填充剂的医生应始终备有透明质酸酶，以备不时之需（参见下文讨论）。

填充剂类型

皮肤填充剂可以根据以下各项标准进行分类：植入深度（包括真皮浅层和中层、真皮深层和皮下层）；效果的持久性（包括临时性、半永久性和永久性）；免疫原性（是否需要进行治疗前过敏测试）；成分特质（包括异体移植、同种移植、自体、半/全合成）；以及生物刺激行为（促进内源性组织增生的生理过程）和替代填充物（空间替代效应）。FDA要求对现有填充剂进行安全性和有效性研究，但对填充剂的持久性研究并非强制，故而常引发争议，常依赖引述个体证据。填充剂的持久效果取决于其成分、用量、注射层次和载体。以下首先讨论临时性透明质酸填充剂，随后探讨半永久和永久性填充剂。为回顾历史，还将提及胶原蛋白填充剂。

临时性填充剂

可注射的填充剂如胶原蛋白和透明质酸具有生物降解性，其效果可维持4~12个月。这些填充剂通常是对软组织填充感兴趣的初诊患者的首选。由于其作用短暂，患者潜在的不满和不良反应也是暂时的。因此，对于初诊患者，通常首选临时性填充剂，根据其注射后的反应，再选择长效填充剂。

在应用透明质酸填充剂之前，胶原蛋白曾被用作临时性填充剂。胶原蛋白是真皮的主要结构成分，是人体和皮肤中含量最丰富的蛋白质，为皮肤提供强度和支撑。胶原蛋白还是皮肤最坚韧的天然蛋白质之一，赋予皮肤弹性，占皮肤干重的70%（详见第2章“真皮的基础科学”）[5]。无论是牛源性胶原蛋白还是人体来源的胶原蛋白，都被广泛使用，但存在一个局限性，即在使用牛源性胶原蛋白制剂之前，需要进行皮肤测试以评估是否存在超敏反应或过敏反应的风险。常规在术前6周和术前2周进行2次皮肤测试，以降低诱发超敏反应或过敏反应的风险（**图25-1**）。

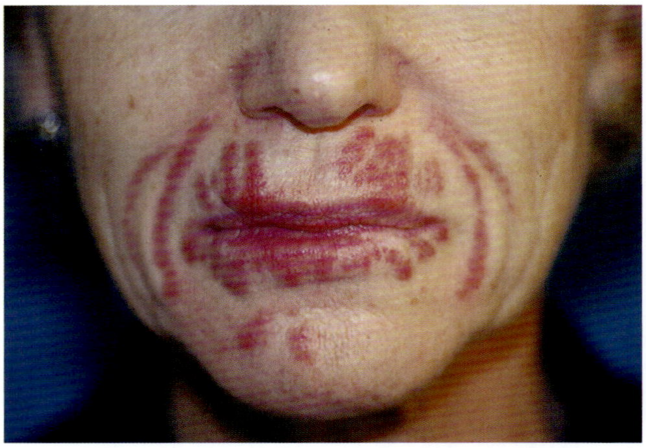

图25-1 该患者仅进行了一次皮肤测试后就由另一位医生治疗，发生了胶原蛋白超敏反应

透明质酸

近年来，透明质酸填充剂作为填充治疗的金标准，其使用量已经远远超过其他软组织填充剂[6]。透明质酸是一种非硫化的糖胺聚糖（glycosaminoglycans，GAGs），存在于皮肤和其他组织中，特别是结缔组织、上皮组织和神经组织，是细胞外基质的重要组成部分。透明质酸在多种动物物种中广泛存在，因此不容易引发免疫反应。这种多聚糖能结合高达其质量1000倍的水。透明质酸的生物学行为是可预测的，它通过维持水分和可塑性框架结构，促进润滑、支撑容量，并与胶原蛋白、弹性蛋白和细胞发生相互作用。随着年龄的增长，皮肤中透明质酸的占比下降，导致皮肤松弛、苍白且失去光泽。透明质酸的黏弹特性有助于恢复皮肤饱满度，呈现更年轻的外观。天然存在的、未修饰或未交联的透明质酸在皮肤中的半衰期约为24小时，因此在制备皮肤填充剂时需要进行交联。适当交联的透明质酸产品延长了维持时间，但需要保持生物相容性和持久性之间的适度平衡。值得注意的是，过度交联可能引发生物相容性问题。透明质酸可以在肝脏代谢为副产物、水和二氧化碳，同时也会受到皮肤中的透明质酸酶、面部肌肉活动引发的机械降解以及自由基降解的影响。虽然理论上口服补充抗氧化剂可能会延长透明质酸填充剂的维持时间，但这一点尚未得到证实（参见第34章“医疗过程中护肤品的销售”）。

透明质酸填充剂分为两大类：动物来源（如Hylaform）和细菌来源（如Restylane、Juvéderm、Revanesse Versa、Belotero Balance和RHA Collection）。由于动物来源产品成本较高，现在绝大多数透明质酸产品都是细菌来源的。许多产品添加了利多卡因以提高注射的舒适性，并且在多项随机试验中已被证明可以在不影响产品功效的情况下减少患者的不适感[7-12]。由于其非致敏性和制备工艺，透明质酸填充剂不需要预先进行过敏测试，可以在室温下存储。与胶原蛋白产品相比，其优势包括更长的维持时间（6 ~ 12 个月）、更好的可塑性、更低的免疫原性、更少的过敏性不良反应等风险。总体而言，各种透明质酸填充剂的不良反应相似，轻微且罕见，包括瘀斑（**图 25-2**）、暂时性肿胀、肿块、痤疮样皮疹以及非常少见的急性超敏反应[13]。此外，由于透明质酸植入物肿胀或血管内注射，可引起血管栓塞，但非常罕见（**图 25-3**）。

透明质酸填充剂的主要优势之一是，如果出现皮肤结节或血管栓塞，这些反应可以通过局部注射透明质酸酶来溶解（**图 25-4**）。

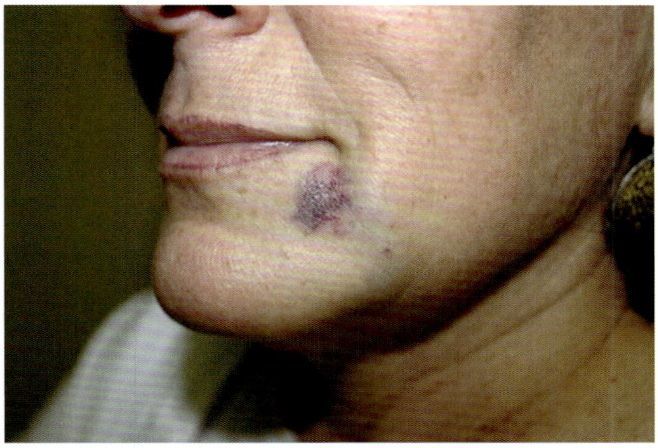

图 25-2 皮肤填充剂注射后出现瘀斑的常见部位

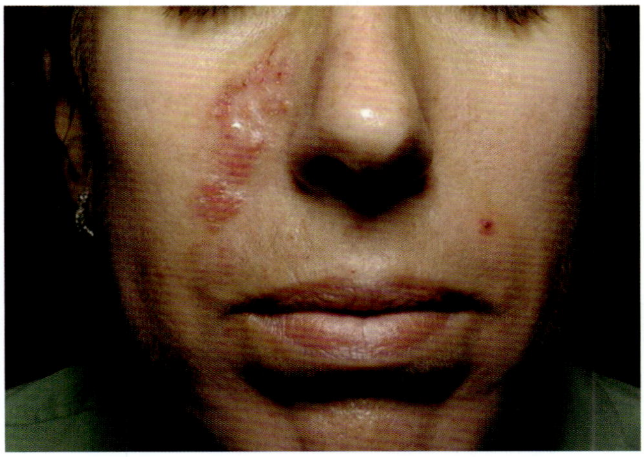

图 25-3 该患者在透明质酸注射后出现发红、水疱和肿块。最可能的原因是植入物引起局部肿胀，进而导致局部血供受损。所有细菌培养结果均为阴性，其他治疗部位正常，病变消退，无瘢痕形成。

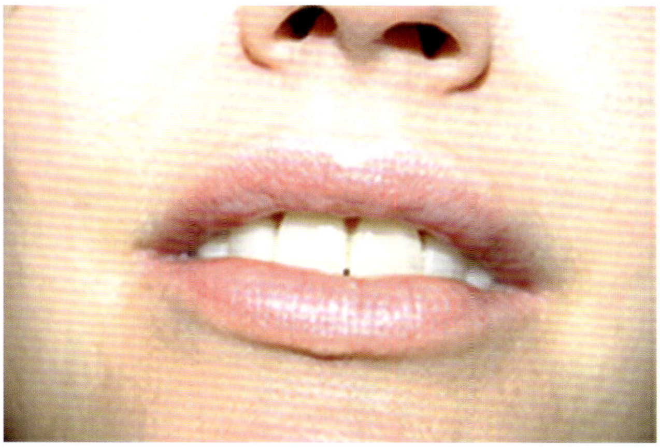

图 25-4 Hylaform 注射后可见上唇形成肿块。

选择透明质酸填充剂的考虑因素

透明质酸填充剂不需要进行皮肤测试，并且所有获得 FDA 批准的产品过敏风险极低。在选择产品时，考虑因素包括成本、可用性、效果维持时间以及所需的注射针头大小，这些都会影响最终决策。制造商致力于提供价格适中且持久的产品，并可使用 30 G 或更小的注射针头。然而，在选择填充剂时，还有其他一些不太显而易见但极为重要的科学因素，其中之一是特定填充剂的流变学特性（**表 25-2**）。其中，产品的硬度或 G'（G prime）是最为关键的考虑要素之一。G' 是用来衡量凝胶硬度

表 25-2 选择透明质酸填充剂时要考虑的因素
透明质酸的浓度
成本
交联
交联程度
交联与非交联透明质酸的比例
交联技术类型
效果维持时间
G'（弹性模量）
注射器内产品的水合水平
是否含有利多卡因
注射所需的针头尺寸
与颗粒大小相关的制备技术
注射器
注射器类型
尺寸

数据来源于 www.surgery.org.

的指标，将凝胶放置于平板上，在凝胶上放置第二块板并施加一个横向的力即可测得该值。其对变形的抵抗力称为弹性模量或 G'（**图 25-5**）。结合产品的黏性，G' 值可用于确定透明质酸填充剂合适的填充部位。以具体示例说明，硬度较高的产品（具有较高的 G' 值和较高的黏性），如 Juvéderm Ultra Plus 和 Restylane Lyft，适用于深层皱纹如鼻唇沟和木偶纹，以及用于提升外侧眉弓、矫正鼻背、丰满耳垂、上翘乳头、抬高鼻尖等情形。相反，具有较高流变性的产品如 Juvéderm Ultra 和 Restylane，更适合用于大面积注射，例如颧部和面颊部。对于需要更柔软的填充剂的区域，比如唇部或泪沟，低 G' 值的产品如 Restylane Silk、Juvéderm Ultra 和 Juvéderm Volbella，则显得不可或缺。随着新产品的不断推出，了解 G' 值将有助于从业者能够针对特定适应证和解剖部位选择适当的填充剂，以获得最佳的美学效果。

产品的透明质酸浓度亦是考虑的一个关键要素（**表 25-3**）。多位权威人士认为，透明质酸浓度越高，产品的硬度和持久效果将越加显著。这在比较同一品牌的产品时通常是正确的。然而，在不同品牌之间，这一原则并不成立，因为并非所有的透明质酸都经过统一的交联处理。许多透明质酸填充剂包含非交联透明质酸、微交联链和片段。虽然非交联透明质酸、透明质酸片段以及微交联透明质酸包含在总浓度测量中，但这些成分在皮肤内的保留时间有限，对填充剂的持久性影响微乎其微。非交联透明质酸的存在有助于改善填充剂的挤压性，使注射更为顺畅，这也是将其引入的主要原因。Restylane 的透明质酸浓度为 20 mg/ml，而 Juvéderm 的透明质酸浓度则介于 15 ~ 24 mg/ml，因此医生无法仅凭此参数来决定应选择哪种填充剂以获得更持久的效果。实际上，修饰透明质酸的量在维持期内起到了主要作用。

所选用的修饰类型（交联）和交联剂也非常重要（**表 25-3**）。为了更清晰地理解交联，我们可以将其比喻成梯子的结构（**图 25-6**）。在这个比喻中，梯子的每一边代表透明质酸链，而“横档”则对应着交联点。当横档连接到梯子的两侧时，我们认为修饰完全。然而，所使用的交联剂可能导致透明质酸链的不完全交联，从而横档的两侧未能完全连接，进而产生不完全的修饰。在这种情况下，所

表 25-3 透明质酸填充剂：交联技术和透明质酸浓度

产品	交联技术	浓度（mg/ml）
Captique	细菌来源透明质酸	4.5 ~ 6.5
Hylaform	禽类来源透明质酸	4.5 ~ 6.5
Prevelle Dura	细菌来源透明质酸	20
Prevelle Silk	细菌来源透明质酸	4.5 ~ 6.5
Restylane	NASHA（非动物源稳定透明质酸）	20
Restylane Lyft	NASHA（非动物源稳定透明质酸）	20
Restylane Silk	NASHA（非动物源稳定透明质酸）	20
Restylane Refyne	XpresHAn	20
Restylane Defyne	XpresHAn	20
Restylane Kysse	XpresHAn	20
Juvederm Ultra XC	Hylacross	24
Juvederm Ultra Plus XC	Hylacross	24
Juvederm Voluma XC	VyCross	20
Juvederma Vollure XC	VyCross	17.5
Juvederm Volbella XC	VyCross	15
Revanesse Versa	Thiofix	22 ~ 28
RHA 2	Resilient（弹性）	23
RHA 3	Resilient（弹性）	23
RHA 4	Resilient（弹性）	23

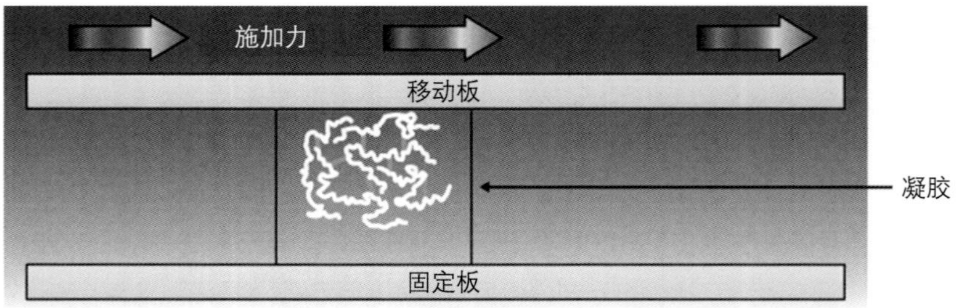

图 25-5 G' 值测定。对顶板施加一个横向的力，凝胶对这种运动的抵抗越大，凝胶越硬，G' 值也越高。

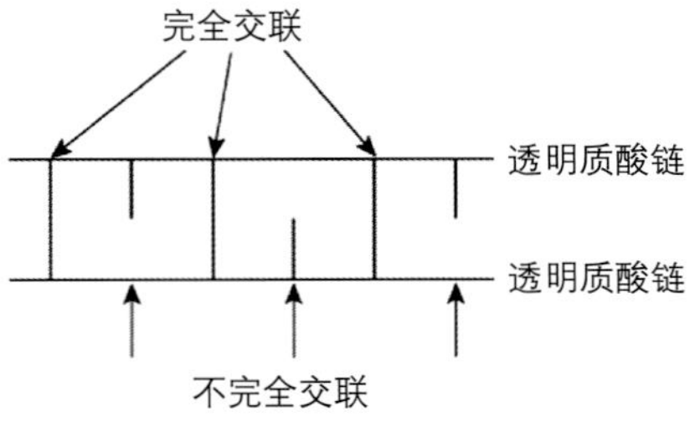

图 25-6　交联过程中发生的交联可表现为完全或不完全。

得产品在耐用性方面可能不如完全交联的产品。需要指出的是，透明质酸梯子中存在两种类型的横档，分别是醚键和酯键。醚键由 1,4- 丁二醇二缩水甘油醚（BDDE，用于 Restylane、Juvéderm 和 Revanesse Versa 的交联剂）以及二乙烯砜（DVS，用于 Prevelle Silk、Captique 和 Hylaform 的交联剂）形成。而在 Prevelle Dura 中使用的交联剂 1,2,7,8-双环氧辛烷（1,2,7,8-diepoxyoctane，DEO），则同时形成醚键和酯键（被称为"双交联"）。目前尚不清楚醚键是否在皮肤填充剂性能方面具有某些优势，这需要进一步的研究来确定。

注射器内装载的填充剂水合程度也会对其性能产生重要影响。众所周知，透明质酸能够与自身重量高达 1000 倍的水结合。在将制备好的透明质酸预灌装入注射器前，与其结合的水量将决定注射至皮肤后的填充剂能够吸收多少水分。换句话说，注射器中充分水合的填充剂将在注射后吸收较少的水分，因此其体积膨胀度较小。而未充分水合的填充剂则会在治疗后的 24 小时内略有膨胀。因此，谨慎的做法是进行适度的矫正不足。此外，我们还应告知患者，注射后 24 小时会看到更加明显的改善。Restylane 和 Juvéderm 在注射器中并未完全水合，而 Captique 和 Hylaform 则接近完全水合状态（**表 25-4**）。

最初，人们一般认为透明质酸填充剂的作用主要是通过其与水结合和空间填充特性来增加组织容量。然而，最新的研究结果表明，透明质酸填充剂还能刺激胶原蛋白的新生[14-16]。注射透明质酸填充剂后，在真皮层为细胞外基质提供结构支持，从而激活成纤维细胞，并启动胶原蛋白的产生和沉积。在注射透明质酸填充剂后的 3 个月内，皮肤活检结果显示 I 型胶原蛋白增加[14-15]。因此，透明质酸填充剂诱发的软组织增容效应似乎是由水合作用、直接填充以及新生胶原合成共同作用的结果。

表 25-4　透明质酸填充剂在注射器中的水合情况

几乎完全水合[a]	未完全水合[b]
Captique	Restylane
Hylaform	Juvéderm
Prevelle Silk	Prevelle Dura

[a] 不需要矫正不足。
[b] 适度的矫正不足。

另一种可能会影响填充剂性能的过程被称为"微粒化技术"。Allergan 公司采用此术语来区分 Juvéderm 与其他透明质酸填充剂。当透明质酸填充剂发生交联时，修饰糖链会形成一种凝胶结构。在 Restylane 系列产品的制造过程中，这种凝胶通过筛网挤出，从而产生各种各样的被视为"颗粒"的凝胶块。其中，较大的颗粒用于制备 Restylane Lyft（原名 Perlane），而小颗粒则被命名为 Restylane Silk，中等大小的颗粒则为 Restylane。较大颗粒的产品最适合用于真皮中下层，而较小颗粒如 Restylane Silk 则可用于更浅的皮肤层。Juvéderm 系列产品未采用颗粒化技术。换句话说，Juvéderm 并非通过筛网挤出并切割成不同大小和形状的颗粒，因此其由随机大小和形状的颗粒组成[17]。目前尚不清楚微粒化技术在填充剂性能中是否起任何作用。

为了选择最适合的透明质酸填充剂，必须充分理解多个因素。需要进一步收集数据以明确微粒化技术是否会导致性能差异，或者酯键是否比醚键具有更长的维持时间。随着更多的透明质酸填充剂上市并积累更多的数据，这些差异将变得更加明确和重要。以下是对各个透明质酸品牌的讨论。

Restylane（瑞蓝）

概述

Restylane（Galderma Labs，For Worth，TX）为美国首个获准的非动物来源透明质酸产品。它是经过发酵制成的非动物来源的合成透明质酸（NASHA）凝胶，含有糖分，在马链球菌细胞培养物中制备。相较于 Hylaform 和 Captique，Restylane 具有更高浓度的透明质酸，其 G' 值是目前市场上填充剂中最高的，这表明它是一种略硬的产品。由于其卓越的安全性、品牌知名度以及方便的注射方式，Restylane 在美国是最受欢迎的透明质酸填充剂。Restylane 的颗粒数量约为每毫升 10 万个（平均颗粒直径约为 250 μm，范围为 350～450 μm），含有 20 mg/ml 透明质酸[18]。Restylane 是 2003 年美国 FDA 批准的第一款透明质酸填充剂，可用于唇部增容以及改善中到重度面部皱纹[19-21]。Restylane系列的另一款产品Restylane Lyft也获得FDA批准，用于更深的面部皱纹和手部填充。需要指出的是，这款产品于2016年在美国更名为Restylane Lyft。这些产品由大小相同的颗粒悬浮在凝胶基质中组成。Restylane由中等大小的透明质酸凝胶颗粒组成；而Restylane Lyft由较大的（750～1000 μm）透明质酸凝胶颗粒组成[18]，但透明质酸浓度相同。与其他透明质酸产品相比，Restylane的颗粒尺寸较小，交联度较低，因此其内聚性较低而表现出较小的扩散性。Restylane系列产品还包括Restylane-L、Restylane Lyft、Restylane Refyne、Restylane Defyne以及Restylane Kysse。这些产品的配方与Restylane相似，主要区别在于颗粒直径以及含有0.3%利多卡因。

Restylane-L和Restylane Silk采用NASHA技术生产，具有与Restylane相似的流变学特性、临床效果和适应证。但Restylane Silk的颗粒尺寸稍小，G'值略低于Restylane-L，从而形成更软的凝胶，非常适用于细纹和唇部填充[22-23]。如前所述，Restylane Lyft的凝胶颗粒尺寸更大，凝胶珠的数量更少。在一项比较各种透明质酸填充剂理化特性的研究中，Restylane Lyft显示出最高的G'值[22]。较大的颗粒尺寸理论上可降低降解速度并延长效果维持时间[22, 24-25]。然而，根据既往的研究，Restylane和Restylane Lyft似乎具有相似的效果维持时间[26]。

Restylane Refyne、Restylane Defyne和Restylane Kysse采用XpresHAn交联技术设计，每种产品都具有独特的性能，使它们的临床效果存在差异[27-29]。Restylane Refyne是一种较为柔软的凝胶，G'值较低，适用于矫正轻至中度的面部皱纹和褶皱。相比之下，Restylane Defyne是一种更坚硬的凝胶，具有更高的G'，使其更适合矫正突出的、更深的皱纹和褶皱[22, 30]。Restylane Kysse是Restylane系列的最新成员，专为唇部设计，并已获得FDA批准用于唇部增容和口周皱纹矫正。其具有介于Restylane Refyne和Defyne之间的流变学特性，是一种理想的弹性产品，非常适合口周区域和口唇等活动部位的使用[31]。

Restylane产品以透明凝胶包装，保质期为18个月，建议存放于室温环境。产品封装在1.0 ml注射器中，通过29 G或30 G针头注射，是Restylane系列中唯一一款不含利多卡因的产品。在使用Restylane时，可采用连续穿刺注射法、线性顺行或逆行注射技术，以及交叉划线技术进行注射。若用于鼻唇沟或口角区，可使用扇形穿刺技术，注意避免在针头拔出时注射，以免导致浅表注射，形成蓝色结节。

优点

总体而言，Restylane由于其较高的G'值、增加的硬度、较低的内聚性且较小的扩散性而适用于皮下注射，主要用于治疗中到重度的面部皱纹。相较于Restylane，Restylane Lyft的颗粒尺寸较大，它对于面部较深的缺陷可能表现得更为出色。在美容效果方面，Restylane和Restylane Lyft被认为能够维持6个月以上，一些研究表明甚至可以持续长达18个月。同样，Restylane Refyne和Restylane Defyne的效果已被证实可维持长达12个月。由于产品的硬度特点，Restylane、Restylane Lyft和Restylane Defyne更适合处理中度和深层皱纹，而不适合用于唇部或泪沟区域。Restylane非常适合填充鼻唇沟、口周凹陷、下颌和颏部凹陷、鼻部畸形、鼻尖提升以及痤疮瘢痕等各种缺陷。至于Restylane Kysse，它是专为唇部设计的首款填充剂，可提供灵活的运动和自然的容量感，根据当前研究，其效果可以持续长达12个月[31-32]。此外，与Juvéderm Volbella相比，Restylane Kysse在丰唇时所需的产品体积更小，但美学改善效果相当[32]。

不足

瘀斑是与所有透明质酸填充剂相关的常见问题。然而，若非技术娴熟的医生使用，推注不均匀会出现团块，甚至蓝色结节。当注射到泪沟区时，可能导致可见的结节或肿块。缓慢注射任何透明质酸填充剂都有助于减少各种注射风险。Restylane可用于增强唇红线，但由于其硬度中等，Restylane和Restylane Lyft并不适用于唇体部位。相反，Restylane Kysse专为该区域而设计，并已获得FDA批准。与其他与利多卡因预混的Restylane产品相比，Restylane可能会引起更多的与注射相关的疼痛。可以使用局部麻醉剂和（或）口腔神经阻滞来作为减轻注射疼痛的辅助措施。一般而言，与Juvéderm相比，尽管它们的pH值均约为7.0，但Restylane在注射后引起的刺痛感较小，尚不清楚这一现象的原因。

Juvéderm™（乔雅登）

概述

Juvéderm（Allergan，Irvine，CA）是一种由细菌发酵制备的透明质酸，类似于其他稳定的透明质酸填充剂，已于 2006 年年底获得美国 FDA 批准。Juvéderm 系列产品包括 Juvéderm Ultra XC、Juvéderm Ultra Plus XC、Juvéderm Voluma XC、Juvéderm Volbella XC 和 Juvéderm Vollure XC。这些产品由不同大小的颗粒悬浮在凝胶基质中，与 Restylane 的较窄粒径范围不同。这些产品的设计采用 Hylacross 技术（Juvéderm Ultra 和 Juvéderm Ultra Plus）或 VyCross 技术（Juvéderm Voluma XC、Juvéderm Vollure XC 和 Juvéderm Volbella XC）[20]。总体而言，这些产品依赖于较高的内聚性来实现高提升能力，尽管其 G' 值较低 [22-23]。它们之间的区别在于透明质酸浓度、交联程度和交联规则性的不同。由于其独特的制备特性，这些产品在流变学特性上略有差异，从而导致不同的临床效果和性能表现。Juvéderm Ultra 和 Ultra Plus 的透明质酸浓度均为 24 mg/ml，但 Juvéderm Ultra Plus 的交联度高于 Juvéderm Ultra，因此更适用于深的面部皱纹和褶皱。Juvéderm Voluma 具有所有 Juvéderm 产品中最高的 G' 值和最大的提升能力，尽管其 G' 值仍低于 Restylane 产品。Juvéderm Volbella XC 在 VyCross 系列的填充剂中 G' 值和内聚性最低，而 Juvéderm Vollure XC 的 G' 值和内聚性介于 Volbella XC 和 Voluma XC 之间 [34]。这些产品采用 VyCross 技术制造，使用高分子量和低分子量的透明质酸颗粒，提高了交联效率，形成具有高内聚性、更坚韧的凝胶，具有更持久的临床效果 [22, 25]。

Juvéderm 产品以透明质酸凝胶的形式封装在 1.0 ml 注射器中，预混合 0.3% 利多卡因，在室温条件下储存。Juvéderm Ultra、Juvéderm Volbella 和 Juvéderm Vollure 通过 30 G 针头注射至皮肤中层，而 Juvéderm Ultra Plus 和 Juvéderm Voluma 则通过 27 G 针头注射至更深层 [35]。针头必须牢固地连接到 Luer-lock 注射器上，以防止注射过程中发生脱落。Juvéderm 注射过程中可采用多种注射技术，包括连续注射和隧道穿行技术。

优点

Juvéderm Ultra 和 Ultra Plus 的硬度属于中等范围，可广泛应用于治疗中度和深度皱纹以及瘢痕。这两款产品具有高浓度的透明质酸和高交联度，因此在美学效果的持久性方面，相较于 Hylaform 等其他产品表现更为卓越。与 Restylane 相似，Juvéderm Ultra 的效果持续时间为 6～9 个月，而 Ultra Plus 的效果可能长达 12 个月。Juvéderm Voluma 在 Juvéderm 系列产品中具有最卓越的容积恢复效果，是治疗长期深度容量不足的首选。提高的交联度也延长了 Juvéderm Voluma 的临床效果，研究表明其效果可维持长达 24 个月 [20, 36-37]；而大多数其他透明质酸填充剂只有 6～12 个月的效果维持时间 [33-34, 38]。至于 Juvéderm Ultra 和 Juvéderm Volbella，它们可以轻松注射至唇红缘或唇体。与其他透明质酸产品一样，这些填充剂的总体不良事件发生率较低、程度轻微且短暂。需要注意的是，Juvéderm 在注射器中并非完全水合，因此在注射后会吸水轻度膨胀 [35]。在注射唇部时，这一点需要特别注意，应略矫正不足以充分考虑膨胀的情况。

不足

所有透明质酸产品在植入后，都可能出现红斑、肿胀和瘀斑（详见第 21 章）。由于所有 Juvéderm 产品均预混有 0.3% 利多卡因，因此注射时的疼痛在一定程度上得以缓解。额外使用局部或区域麻醉可进一步提高手术的耐受性。尽管透明质酸填充剂很少引起超敏反应或形成迟发性结节，但最新研究显示，VyCross 系列的 Juvéderm 产品可能与更高的免疫原性和迟发性结节的发生率相关 [39]。自 VyCross 技术制造的透明质酸填充剂上市以来，与透明质酸填充剂相关的迟发性结节的发生率（此前被认为是 0 到小于 1%）已增加到 1% 至 4.25% 不等。有学者推测，低分子量的透明质酸片段可能更具免疫原性和促炎作用，刺激免疫反应，从而增加迟发性结节形成的风险。这些低分子量透明质酸链是 VyCross 系列填充剂的特点。最近，Humphrey 等 [40] 对 4500 名接受 Juvéderm Voluma 治疗的患者迟发性不良反应进行了回顾性评估。迟发性不良反应的发生率为 0.98%，每支注射器为 0.23%，迟发性肿胀和结节形成是最常见的反应，通常发生在治疗后 4 个月左右。与未发生迟发性不良反应的患者相比，发生迟发性不良反应的患者接受 Juvéderm Voluma 的累积剂量略高。研究还观察到，这些不良事件在 10 月至 1 月期间发生更频繁，大约有 1/3 的反应在发生之前存在可识别的免疫刺激因素（如口腔手术或鼻窦感染）。因此，研究人员推测，在填充剂降解过程中产生的片段增加可能在免疫刺激后引发炎症反应。对于这些情况，可采用多种治疗方法，包括系统或局部注射类固醇、透明质酸酶和口服抗生素，其中口服泼尼松的效果最佳。多数肿胀和结节在未复发的情况下自行消退，似乎不会增加患者在后续接受 Juvéderm Voluma 或其他透明质酸填充剂治疗后出现不良反应的风险[40]。进一步的长期研究将继续阐明这些反应的确切病因和性质。目前的建议倾向于使用全身性类固醇（联合或不联合透明质酸酶）进行治疗，而在这种情况下口服抗生素的适用性仍不明确[41]。

在泪沟区注射 Juvéderm 时需要谨慎。由于注射部位靠近眼部，针尖可能会移位，因此在注射时应该非常缓慢，施加的挤压力也应适中。当推注量接近用尽时，针尖更容易移位，应及时打开新的一支来注射，残留部分可用于注射危险程度较低的区域比如鼻唇沟。和其他填充剂一样，医生的技能和经验对于获得最佳效果至关重要。如果 Juvéderm 注射得过于浅表，可能会导致泪沟区域出现蓝色色调，这被称为丁达尔效应。此时，可以使用透明质酸酶来矫正蓝色结节和不必要的隆起。注射唇红缘时也需要小心，避免过度注射，以防出现不自然的“鸭嘴”外观。

Belotero Balance®（保柔缇）

概述

Belotero Balance®由Merz Aesthetics（Merz North America, Inc.Raleigh, NC）制造，是美国 FDA 批准的另一种用于治疗中重度皱纹的透明质酸皮肤填充剂，特别适用于鼻部和口周的皱纹[20-21, 42]。该产品采用了一种独特的致密聚合基质（cohesive poly-densified matrix，CPM）技术，制备出均匀的凝胶，不含单独的颗粒，由不同交联程度的透明质酸链组成。可变交联区域确保了凝胶的最佳延展性，从而可以用凝胶中密度较高的部分来填充较大的缺陷，用凝胶中密度较低的部分填充较小的缺陷。该凝胶的透明质酸浓度为 22.5 mg/ml。与其他填充剂相比，这种填充剂的组织融合通常更加均匀，呈现更自然的效果。Belotero 预灌装于一个 1.0 ml 的注射器中，附带两个无菌的 30 G 针头。

优点

与其他透明质酸填充剂相比，Belotero 的 G' 值更低，提升能力较为有限，但其高度的内聚力使其能够轻松地融合入皮肤中，因此特别适合用于浅层注射，以处理较轻和微小的面部皱纹[22, 24-25]。尽管其也可以用于中层至深层真皮注射，但与众多其他透明质酸产品相比，Belotero 更适宜用于浅部注射，而且不会增加结节形成或丁达尔效应的风险。Belotero 的卓越之处在于其非常适合浅层注射，用于修正较软的、细小的面部皱纹包括口周皱纹，从而打造出自然的外观。

不足

Belotero 是市场上少数没有预混利多卡因的皮肤填充剂之一，因此，与许多含有利多卡因成分的 Restylane 和 Juvéderm 产品相比，注射过程可能会更疼痛。本章的作者通常会在注射前将该产品与 0.3 ~ 0.5 ml 不含肾上腺素的利多卡因混合，以减轻注射时的不适感。

Revanesse® Versa™

概述

Revanesse® Versa™ 由位于加拿大奥罗拉（Aurora）的 Prollenium Medical Technologies 公司制造，已于 2017 年获得美国 FDA 批准，适用于注射中至深层真皮，以治疗中至重度的面部皱纹和皱褶，如鼻唇沟等[20, 43]。该产品采用 Thiofix 技术制备，其由单相透明质酸球形颗粒组成，相对于其他透明质酸填充剂而言，其亲水性稍低。尽管目前关于该产品真实的流变学性质的数据有限，但 Revanesse® Versa™ 的 G' 值似乎介于 Restylane 和 Juvéderm Ultra Plus 之间。透明质酸的浓度范围为 22 ~ 28 mg/ml。该产品提供两种选择，分别是 Versa™ 和 Versa™+，其中 Versa™+ 预混了 0.3% 利多卡因。该凝胶预灌装于一次性玻璃注射器中，每盒 Revanesse® Versa™ 包含两支 1.0 ml 或 1.2 ml 的产品注射器以及两个无菌 27 G 针头。

优点

Revanesse® Versa™ 是一款中等硬度和提升能力的透明质酸填充剂，特别适用于处理中至深层皱纹、脂肪萎缩和面部组织松弛的问题。它的美容效果可维持 6 ~ 12 个月。不建议将此产品用于活动度较大的区域，如唇部和口周区域。

不足

与其他透明质酸产品类似，基于以往的研究，最常见的治疗相关不良反应是短暂而轻微的，包括瘀斑、肿胀、疼痛以及注射部位的红斑。Revanesse Versa+ 较其他产品疼痛感较轻，这或许与其含有利多卡因成分相关。截至目前，尚未有关于注射 Revanesse® Versa™ 后出现迟发性结节形成的报告。

然而，鉴于该产品上市时间较短，有关治疗相关不良反应的长期研究仍然有限。

RHA® 系列

概述

RHA® 系列弹性透明质酸皮肤填充剂由 Revance 公司（Newark，CA）和 TEOXANE SA 公司（Geneve，Switzerland）销售。该系列包括 RHA®2、RHA®3 和 RHA®4，是 2017 年上市的最新型透明质酸填充剂，也是第一个也是唯一一个获得美国 FDA 批准用于治疗面部动态纹和褶皱的透明质酸填充剂 [20]。RHA®2 和 RHA®3 适用于注射至中至深层真皮，以治疗中至重度面部动态纹和褶皱；而 RHA®4 则适用于注射至深层真皮至皮下组织浅层，用于治疗中至重度面部动态纹和褶皱，例如鼻唇沟。

该系列透明质酸填充剂的独特之处在于采用了网络保护技术（Preserved Network Technique，PNT），制造出透明质酸链更长、化学修饰程度更低、共价键保留更多和 BDDE 键更少的填充产品，以确保稳定性。因此，这些产品更具柔韧性，不那么僵硬，更接近皮肤中天然存在的透明质酸。尽管这些产品的透明质酸浓度相同（23 mg/ml），但它们的交联程度各不相同，其中 RHA®2 的交联程度最低（3.1%），而 RHA®4 的交联程度最高（4.0%）。交联程度与填充剂的硬度和提升能力相关。一项比较研究评估了 RHA 填充剂与目前已上市的透明质酸填充剂在硬度和黏弹性方面的表现 [44]。与 Juvederm Ultra 相比，RHA®2 表现出更高的黏弹性，但硬度较低；与 Juvederm Volbella 相比，RHA®2 具有更高的黏弹性和硬度；RHA®3 相较于 Juvéderm Ultra 和 Juvéderm Vollure，显示出更高的动态硬度和黏弹性；RHA®4 在动态黏弹性和硬度方面表现出较高水平，但是其提升能力不及 Juvéderm Voluma[44]。

所有这些产品均预混有 0.3% 利多卡因，并搭配一支 1.0 ml 的产品注射器，附带两个无菌的 30 G 针头。可采用多种注射技术将填充剂注入中至深层真皮（RHA®2、RHA®3）或深层真皮至皮下组织浅层（RHA®4），包括串状注射、线性注射和扇形注射技术。在注射此类产品时，缓慢注射十分重要，这与其他透明质酸填充剂相同，以预防治疗后的水肿和瘀斑。

优点

这些填充剂具有独特的设计，不论是在运动还是静止状态下，都能呈现出自然的效果。其低程度的交联和较长的透明质酸链保持了其灵活性、黏弹性和硬度，使产品能够随组织运动而非抵抗组织移动，因此在运动时依然能够呈现出自然的外观。这与市面上其他透明质酸填充剂有所不同，后者通常具有更高的交联度，质地稍显坚硬。因此，RHA 产品不仅适用于面部的动态区域，甚至还可进行较浅表的注射。RHA 产品提供了持久的美学改善，效果可维持长达 15 个月 [44-45]。

相较于其他透明质酸填充剂，其独特的设计、增强的黏弹性和灵活性使这些产品更易于推注。此外，由于这些产品更接近天然存在的透明质酸，理论上其不良反应的风险较低，反应也较为温和。目前的研究证实了这些产品良好的安全性，仅报告了短暂且轻微的相关不良事件。截至本章撰写之时，尚未见到有关注射这些填充剂后出现迟发性结节的报告。由于这些产品预混利多卡因，因此注射部位的疼痛感也相对较轻。

不足

与其他透明质酸填充剂类似，RHA 系列也伴有短暂和轻度的不良反应，如瘀斑、疼痛、肿胀、刺痛、红斑、瘙痒、硬块和结节。产品中预混合了利多卡因，能够有效减轻疼痛感，同时通过缓慢注射的方式，有助于降低肿胀和瘀斑的风险。

透明质酸酶

透明质酸酶（hyaluronidase）是一种可溶性酶，可水解皮肤和眼球玻璃体中的透明质酸、其他糖胺聚糖（GAGs）以及其他结缔组织成分 [46]。它已获得美国 FDA 批准，其商业名称包括 Vitrase、Hylenex、Amphadase 和 Hydase，主要用于增强注射药物的吸收以及放射性造影剂的再吸收。然而，该酶在非适应证领域也有广泛的应用，包括创面护理、术后皮瓣护理以及溶解透明质酸填充剂等。

多份报告显示，透明质酸酶可以有效溶解透明质酸填充剂以纠正过度治疗，实现轮廓对称，以及处理与透明质酸填充剂相关的并发症，如蓝色变色或结节、视网膜动脉栓塞、即将发生的组织坏死以及透明质酸填充剂引发的肉芽肿反应 [32, 40, 47-52]。具体来说，Hirsch 等报道了 2 例因透明质酸动脉内注射和周围组织压迫重要血管而导致即将发生组织坏死的病例，这些病例经透明质酸酶治疗后得以缓解。在使用其他方法处理即将发生的组织坏死，包括系统应用阿司匹林、每天2次封闭敷用硝酸甘油软膏以及热敷和按摩后，仍未取得显著疗效。随后，作者沿受累动脉分布采用连续穿刺法将30 U透明质酸酶注射至深层真皮和皮下组织中，症状在1天内得以缓解[46-47]。尽管早期报告建议仅在严重事件发生后16分钟内使用透明质酸酶，但Hirsch等的报告表明，数天后亦可见有效反应[46]。透明质酸酶的最佳剂量尚未明确，文献中报道的剂量范围从每个注射部位不到5 U到75 U不等。有效剂量可能因所治疗的问题、并发症（如血管栓塞或肉芽肿反应）以及需要溶解的具体透明质酸填充剂而异。在血管栓塞的情况下，有效使用剂量为450～1500 U。此外，透明质酸酶在处理因透明质酸填充剂过度矫正引起的蓝色（丁达尔）现象和不对称肿块方面，各种浓度下均表现出有效性[48-49, 53]。

最近有研究表明，对于不同的透明质酸填充剂产品，需要不同剂量的透明质酸酶来溶解。由于交联程度较高，VyCross透明质酸填充剂更难降解，因此建议使用约30 U的透明质酸酶来溶解0.1 ml的Juvéderm Voluma，10 U的透明质酸酶溶解0.1 ml的Juvéderm Ultra，0.1 ml Restylane则需要5 U的透明质酸酶溶解[54]。此外，Ryu等对12种不同的透明质酸填充剂凝胶对不同剂量的透明质酸酶的反应进行了评估[52]。Restylane-L和Lyft最容易被溶解，2.5 U的透明质酸酶对0.2 ml的上述填充剂反应良好。Juvéderm Ultra、Belotero、Restylane Silk和Restylane Defyne对透明质酸酶具有中等抵抗力，而Restylane Refyne、Juvéderm Ultra Plus、Juvéderm Volbella、Juvéderm Vollure、Juvéderm Voluma和Renavesse Versa最具抵抗性，每0.2 ml需要20 U透明质酸酶溶解。

近期关于透明质酸填充剂引发血管栓塞的治疗共识建议包括：①立即注射透明质酸酶；②应用温热敷并用力按摩受累区域；③涂抹硝酸甘油软膏；④开始口服阿司匹林（每日剂量650 mg）[55]。有许多专家建议采用高剂量脉冲疗法，即每小时注射一次透明质酸酶，直至观察到毛细血管再充盈[56]。甚至有学者主张，即使使用的是非透明质酸填充剂，也应注射透明质酸酶，因为它可以减轻组织肿胀和血管栓塞的压力[57]。如果使用透明质酸酶后仍未见改善，也可考虑一些报道中显示有效的替代和辅助疗法，包括硝酸甘油、低分子量肝素、前列腺素E、西地那非和高压氧[57]。

对于接受透明质酸填充剂注射的患者，美容皮肤科医生必须在治疗室备有透明质酸酶[58]。透明质酸酶是一种透明的液体，储存于冰箱中，用1 ml生理盐水重新溶解以生成150 U的制剂。已有报道提到透明质酸酶存在罕见的不良反应，如急性和迟发型超敏反应，因此在使用该制剂前进行皮试可能是明智之举。注射透明质酸酶的禁忌证包括被膜翅目（hymenoptera）昆虫蜇伤和对硫柳汞（thimerosal）过敏[47]。

半永久性填充剂

羟基磷灰石和聚左旋乳酸具有一定的生物刺激性和生物可降解性，故被视为半永久性填充剂。这种平衡性使其效果能够维持1～3年[59]。半永久性填充剂的不良反应包括罕见的肉芽肿形成。为保持这些填充剂的美学效果，通常需要每年进行补充注射。

羟基磷灰石

概述

羟基磷灰石（calcium hydroxylapatite，CaHA）的商品名为Radiesse（Merz North America Inc.，Frank-sville，WI），于2006年获得美国FDA批准。目前，它适用于治疗中度至重度皱纹、与HIV相关的面部脂肪萎缩以及手背部增容[20, 60]。此外，该产品的超稀释配方也可用于超适应证使用，包括下面部和面部以外区域如颈部、胸部、上臂和大腿的紧致和年轻化治疗。其由悬浮于水凝胶载体（1.3%羧甲基纤维素钠、6.4%甘油和36.6%无菌生理盐水）中的30% CaHA微球（25～45 μm）组成。胶原蛋白的新生似乎是其临床效果的主要原因。注射后，可以立即观察到来自凝胶载体的填充和提升效果，然后在数周内逐渐减退，但CaHA微球会留在注射部位。随着凝胶载体在数月内逐渐吸收，微球会刺激产生亚临床炎症反应，并作为促进成纤维细胞增生和新胶原蛋白形成的支架[60-64]。微球被纤维蛋白、胶原蛋白和成纤维细胞包裹，从而减缓了巨噬细胞对其的降解和代谢，并最终转化为钙离子和磷离子。由于CaHA的矿物成分类似于人类骨骼，没有外来抗原特性，故其具有出色的生物相容性。患者需要注意的是Radiesse是一种不透X线的材料，因此能在面部X线片上显影并可能被误读。然而值得强调的是，它在X线片上不会掩盖周围组织。

Radiesse是一种白色材料，预装于0.8 ml或

1.5 ml 的注射器中，通过 25～27 G 针头注射至真皮深层或皮下组织，治疗时不需要矫枉过正。Radiesse+ 是另一种产品，其包装类似，但与 0.3% 利多卡因预混合。该产品应储存在室温下。Radiesse的合理注射方法是隧道或交叉穿刺技术[60]。将 Radiesse 置于骨膜上平面可以更好地控制这种较坚硬的填充剂，也能更好地塑造皮肤轮廓[65]。

优点

由于 Radiesse 在免疫原性方面表现出惰性状态，因此不需进行皮肤测试。作为一种在耳鼻喉科和骨科领域已有 20 多年应用历史的可植入材料，CaHA 具有良好的安全记录。Radiesse 的平均效果持续时间为 9～18 个月。适合注射的区域包括颧弓、颧突、鼻唇沟、口周纹、下颌前沟和下颌区域。Radiesse 非常适合需要显著提升但扩散较小的区域，对于皮肤较厚的个体能提供更出色的提升效果。有趣的是，尽管 Radiesse 可能引发异物反应，但据称不会导致肉芽肿的形成。在凝胶状态下，该材料相当柔韧，可给予及时调整和适度修饰。此外，它可与其他填充剂如 Sculptra、透明质酸和胶原蛋白结合使用。

不足

与 Sculptra 类似，Radiesse 的实际效果通常需要约 6 个月方可显现出来。需要提醒患者，不同于透明质酸填充剂，其治疗效果并非立即显现，故应建立合理的预期，以获得最佳的患者满意度。Radiesse 的主要缺点在于其不像透明质酸填充剂那样完全可逆。然而，最近的病例报告及动物模型研究已证明，通过局部注射硫代硫酸钠，可有效溶解 CaHA 结节[66-67]。此外，动物研究及少数个案报告描述了局部注射生理盐水或无菌水通过稀释效应成功清除了可疑的 CaHA 结节[68-69]。Radiesse 注射后会出现短暂的瘀斑、水肿和红斑等轻微不良反应。Radiesse 亦与罕见的结节相关，但可通过局部激素治疗或手术切除予以处理。类似于 Sculptra，不建议将 Radiesse 注射至浅层和活动区域的皱纹（如口唇和眼周区域）以及唇体，因为这可能导致出现可触及的白色丘疹，俗称“爆米花唇”。对于计划进行隆鼻手术的患者，不宜在鼻部注射 Radiesse。几位面部整形外科医生报道这会使鼻整形手术变得复杂。对于需要进行隆鼻手术的患者，选择透明质酸或胶原蛋白填充剂更为合适。

聚左旋乳酸

概述

聚左旋乳酸（poly-L-lactic acid，PLLA）是一种人工合成多肽聚合物，具备生物可降解性、生物相容性以及免疫原性较低的特性。其商品名为 Sculptra[20, 70-72]。Sculptra（Galderma Laboratories，Fort Worth，TX）的主要成分包括 PLLA 微球、羧甲基纤维素钠以及无热原甘露醇，由粉状可吸收缝合线材料制成。不同于其他填充剂，Sculptra 是唯一一种在使用前需要重新混悬的填充剂。需要强调的是，Sculptra 并非传统的真皮填充剂，因为它不会像胶原蛋白和透明质酸那样直接填充真皮层。它的机制在于刺激真皮层内胶原蛋白的有序生成，因此被归类为一种生物刺激性填充剂，类似于 CaHA。Sculptra 会刺激亚临床炎症反应，随后诱导胶原蛋白生成，从而增加组织容积并达到预期的美容效果[62, 73-75]。最终，Sculptrat 通过吞噬细胞消化从皮肤中清除。美国 FDA 已批准 Sculptra 用于治疗 HIV 相关的面部脂肪萎缩，以及免疫功能正常的个体中出现的严重皱纹。然而，它也被超适应证应用于面部年轻化以及其他身体区域（如胸部和臀部）的容积治疗和紧致。初上市时，由于较低的稀释比例，出现了颗粒感和结节的报道。因此，新的建议是将一瓶 Sculptra 用 5～10 ml 无菌生理盐水稀释，并在注射后进行按摩。有学者建议在面部注射时使用 9 ml 无菌生理盐水稀释，而在面部之外的区域注射时使用 18 ml 无菌生理盐水稀释。这些新的建议有效降低了不良事件的发生率。

Sculptra 的冻干粉末需在室温下存储，注射前需使用含或不含利多卡因的无菌生理盐水重新混悬。产品包装上明确规定应在 72 小时内使用。通常情况下，建议使用已混悬至少 48 小时的 Sculptra，因为该溶液更易于使用，并且针头堵塞的风险较小。更长时间的混悬似乎也与并发症风险（如结节形成）降低相关。Sculptra 可以在冷藏状态下保存，其混悬时间范围为 2 天至 2 周。尽管产品包装建议使用 5 ml 的无菌生理盐水重新混悬，但许多医生选择将其与 4 ml 的无菌生理盐水和 1 ml 含肾上腺素的 2% 利多卡因混合。利多卡因可以减轻疼痛，而肾上腺素有助于减少瘀斑。在注射前，建议充分混匀已装有填充物的注射器，以确保均匀混合白色的悬浮液（因为 Sculptra 容易在注射器底部沉淀）。注射时可采用网格状隧道或交叉穿刺技术，使用26 G针头将Sculptra注射至真皮深层和皮下层。

Sculptra的作用机制和正确的注射技术要求医生恢复选定治疗区域的容积，而非针对特定的皱纹[76]。实际上，注射Sculptra更类似于脂肪注射，而与胶原蛋白或透明质酸注射不同，因为它用于重塑与深层软组织缺失相关的凹陷和深沟。此外，在注射Sculptra之前需要接受专门的培训。将Sculprta少量而精确地均匀注射到正确的组织平面，避免过度矫正。应直接注射于骨膜上。一般来说，30多岁的患者使用2～3 ml，40多岁的患者使用4 ml，而年龄较大的患者可能需要使用5 ml或更多。

一旦注射了Sculptra，由于注射的液体容积，患者会在短暂时间内（约1小时）看到轻微的效果。然而，这一效果很快消失，实际的效果通常在治疗约4周后才开始显现。通常每月注射一次，直到达到所预期的效果。所需的注射次数因人而异，很难预测所需的总注射次数。一般来说，容积减少的程度决定了所需的注射次数。注射间隔时间一般为4～8周。据称，绝经前女性和接受激素替代疗法（hormone replacement therapy，HRT）的绝经后女性所需的治疗次数少于未接受HRT的绝经后女性，未接受HRT的绝经后女性可能需要多达8次的治疗。男性通常比女性更快地看到效果，其原因尚不清楚。治疗后，用力按摩患者皮肤，外用含有抗凝作用的山金车，以减少瘀斑、疼痛和结节的形成。同时，医生应告知患者每晚按摩治疗区域5分钟，连续按摩5天。

Sculptra治疗可以与其他填充剂结合使用，以获得即时满意的效果。在这种情况下，先注射Sculptra，然后用山金车进行按摩，再在治疗区域使用透明质酸或胶原蛋白填充剂。Sculptra通常用于面颊和颧骨区域，而在鼻唇沟、木偶纹和唇部使用透明质酸填充剂。或者，可先进行3～4次Sculptra治疗，然后在最后一次就诊时再使用透明质酸填充剂。Sculptra应始终在透明质酸注射前使用，并进行按摩，以免按摩影响透明质酸填充剂的位置。

优点

Sculptra不需要事先进行皮试。它非常适合用于面颊、鼻唇沟和颧骨区域的容量减少。此外，Sculptra对于身体容量和质地问题（臀部、手臂以及橘皮组织）的矫正也很有效。一旦达到期望的效果，其持续时间为18～24个月[70, 75, 77]。治疗效果非常自然。聚左旋乳酸（PLLA）已经在各种医疗材料中成功应用了30多年，具有良好的安全记录[78]。此外，与最初产品包装为NewFill时相比，新的产品指南和注射技术（如使用更稀释的产品、避免过度矫正、避免注射过于表浅和注射后按摩）已经显著降低了不良反应（如肉芽肿和结节的形成）的发生率[79]。

不足

Sculptra注射的效果不会立即显现，通常需要多次治疗才能达到最佳的美容效果，治疗次数取决于缺失的容量[71]。值得注意的是，混悬可能会导致时间安排上的限制，因为必须提前至少2小时进行这一步骤。由于针头经常堵塞，注射混悬液可能有点困难，需要频繁更换针头。虽然不良反应相对少见，但与其他产品相比，PLLA可导致注射部位疼痛、瘀斑和肿胀，部分原因是使用的针头较粗。在稀释剂中添加利多卡因可以减轻注射疼痛。通过在PLLA混悬液中添加肾上腺素并在注射后服用菠萝蛋白酶补充剂（每日500 mg，每天2次）可减少瘀斑（见第21章）。活动区域（如鱼尾纹和口周）以及皮肤较薄的区域（如眼周和嘴唇上方的吸烟者线）不适合使用Sculptra进行治疗，因为可能会出现不规则的丘疹。大多数肿块是由于注射过于浅表所致，虽然患者可以触及，但并不可见。向患者保证这些肿块是暂时的非常重要，当然，也可以考虑其他辅助治疗方法（如局部皮下注射激素或5-氟尿嘧啶）。结节和血肿形成是罕见的不良反应，如果遵循新的注射指南操作，则发生的可能性较小[80-81]。需要注意的是，Sculptra的注射技术与透明质酸填充剂大相径庭，需要更长的学习曲线。此外，与透明质酸填充剂不同，Sculptra的注射效果是不可逆的，这在发生意外的动脉内注射或血管栓塞时可能会是个棘手的问题。Sculptra制造商要求医生在使用产品之前接受专门的培训。

永久性填充剂

尽管当前美容市场正朝着更加安全的临时性填充产品方向发展，但由于永久性填充剂的成本较低，在美国以外地区仍然很受欢迎。其中许多产品被不熟练的从业者使用，导致了令人难以接受的结果。若从业者决定使用永久性填充剂，他们必须熟练掌握相关技术并确切了解患者的期望。在本文作者看来，最佳做法是先使用临时性填充剂，以确保患者满意，然后再考虑永久性或半永久性的产品。这些非生物可降解的填充剂会存在于皮肤内，持续的时间无法确定。它们可能引发罕见且严重的不良反应，如肉芽肿、移位和不对称，因此最好由经验丰富、有软组织增容经验的医生来进行注射。请谨记，与任何永久性事物一样，若效果不如预期，患者将不得不承受长期的后果。

聚甲基丙烯酸甲酯

概述

美国 FDA 于 2006 年 10 月批准了一种新型的永久性填充剂，即聚甲基丙烯酸甲酯（polymethylmethacrylate，PMMA），名为 Artefill（Suneva Medical，Inc.，San Diego，CA）。该填充剂用于鼻唇沟的矫正[82]。Artefill 是第三代 PMMA，由均匀分布的 PMMA 微球（占 20%）悬浮于部分改性的 3.5% 牛胶原蛋白（来自圈养的美国牛群）以及 0.3% 利多卡因平衡液中构成。2014 年，Artefill 在美国市场更名为 Bellafill（Suneva Medical，Inc.，San Diego，CA，USA）。目前，FDA 已批准 Bellafill 用于治疗鼻唇沟和中度至重度的面部萎缩性痤疮瘢痕[83-84]。此外，它还成功用于矫正颧部萎缩、眶下皱纹以及非手术隆鼻[85-89]。它是目前美国唯一获得 FDA 批准的永久性填充剂。与最初的欧洲产品 Artecoll 相比，Bellafill 由大小均匀的 PMMA 微球（30 ~ 50 μm）组成，降低了肉芽肿形成的风险。而 Artecoll 含有不同大小的 PMMA 微球，导致肉芽肿形成的风险增加。Bellafill 之所以独具特色，是因为其微球较小且均匀、光滑，可促进生物相容性，抵抗吞噬细胞的降解和迁移，同时确保被胶原包裹，从而实现持久的非免疫原性效果。

与羟基磷灰石（CaHA）和聚左旋乳酸（PLLA）相似，PMMA 的增容效应可以通过其促进胶原蛋白合成的能力来解释。PMMA 依赖于宿主反应来实现其最终的美容效果，而非在治疗时直接填充，尽管在治疗过程中可见微妙的即刻的填充效果。注射后会诱发亚临床炎症反应，促使胶原蛋白新生并形成包裹 PMMA 微球的纤维化网络[90]。值得注意的是，胶原蛋白载体的黏度似乎对确保微球均匀分布至关重要，这有助于在微球之间促进组织生长[90-92]。这些微球随后保留在原位，充当胶原和组织新生的支架，而牛胶原载体则被代谢。与 CaHA 和 PLLA 不同，PMMA 微球相对较大，无法通过吞噬作用降解，因此在注射至皮肤后是永久性的[90]。

Bellafill 以套装形式提供，包括 3 支 0.8 ml 和 2 支 0.4 ml 的注射器，使用 26 G 针头注射至真皮深层和皮下层，采用线性注射技术，不宜过度矫正[93]。对于萎缩性瘢痕，可以运用逆行线性注射和连续穿刺注射技术进行治疗。注射后建议轻柔按摩，以确保材料均匀分布于皮肤，防止团块形成。Bellafill 需要在冰箱中（2 ~ 10 ℃）存放，并在使用前加热。为了达到最佳的皱纹治疗效果，建议进行 2 ~ 3 次治疗，间隔数月进行一次。与 Sculptra 类似，Bellafill 注射需要接受特定的培训。

优点

Bellafill 具备双重作用，既可以通过胶原蛋白即刻消除皱纹（效果可维持 1 ~ 3 个月），又可以通过 PMMA 持久淡化深层褶皱（效果可维持 5 年以上）[82, 94]。PMMA 对周围皮肤具有刺激作用，从第 1 个月开始刺激材料周围成纤维细胞和胶原蛋白增生，从而实现持续而长期的软组织增容效果，这是其他生物填充剂无法比拟的，因为它们在 6 个月到 1 年内就会完全代谢[90, 92-93]。Bellafill 特别适用于治疗萎缩性痤疮瘢痕和显著的容量缺失，或使用其他填充剂后效果不佳或持续时间不理想的情况。其含有利多卡因，不需要使用其他麻醉剂和缓解措施来减轻注射时的不适感。与标准牛胶原相比，研究表明 PMMA 填充剂的功效更佳，安全性也相当[90, 95]。PMMA 已在植入式医疗器械领域广泛应用了 50 多年，安全记录良好。

不足

Bellafill 含有牛胶原成分，因此强烈建议在注射前 4 周进行皮试，以减少超敏反应的发生风险。这意味着患者不能在首次就诊时接受治疗。此外，由于 Bellafill 的黏度较高，临床医生需要施加更大的注射压力，比胶原和透明质酸填充剂更难注射。虽然 Bellafill 引起的大多数不良反应都是轻微和短暂的（例如肿胀、发红、超敏反应和暂时性肿块，可通过按摩改善），但也报告了罕见的中度到重度不良反应，包括肉芽肿和注射后数月至数年形成炎性结节[90, 95]。根据目前的文献，PMMA 植入后肉芽肿的发生率约为 1.9%[95]。虽然肉芽肿通常可使用全身性或局部皮质类固醇治疗（联合或不联合 5- 氟尿嘧啶），但管理可能会非常困难。可以采用手术切除，但很难被患者接受，因为这些肉芽肿或结节通常位于面部的美观敏感区。最新的个案报告显示，长脉冲 1064 nm 钕掺钇铝石榴石（Nd:YAG）激光治疗后，7 名接受 PMMA 注射的患者结节体积缩小。虽然这似乎是治疗这种不良的迟发性并发症的一种有希望的备选方式，但激光治疗在这种情况下的真实有效性尚不明确。由于据报道这种产品可能会引起凹凸不平，目前不建议用于填充唇部、口周或眼周区域，或任何浅表皱纹的治疗。由于需要使用更大直径的针头注射，可能会引起更多的治疗后水肿和瘀斑，需要较长时间的停工期。Bellafill等永久性填充剂的不足在于无法预测患者的长期外观，因为皮肤会随着年龄的增长而变化，自然外观也会有所改变。这种填充剂确切的风险 - 收益比将随着时间推移而显现。

硅胶

概述

硅胶由通过氧链连接的二甲基硅氧烷链组成，其黏度因聚合物的长度而异。自 20 世纪 40 年代开始应用于患者，这种产品的液态形式是历史最悠久的软组织填充材料之一[96]。由于最初使用的未纯化处理的产品与长期毁容性不良反应（包括移位和肉芽肿形成）相关，这种可注射填充剂一直备受争议。直到最近，美国的一些州仍然禁止进行硅胶注射。然而，由于液态硅胶的纯化和注射技术的改进，这种软组织填充剂已重返市场，并且在巴西非常受欢迎。21 世纪初，美国 FDA 批准了两种医用级硅胶产品：ADATO（或 Sil-ol 5000，Bausch & Lomb Surgical，Inc.，San Dimas，CA），其黏度为 5000 cs；以及 Silikon 1000（Alcon Laboratories，Inc.，Fort Worth，TX），其黏度为 1000 cs。这两种产品均用于眼科的视网膜复位和脱离的治疗。尽管这两种产品都未被 FDA 批准用于皮肤注射，但它们仍被超适应证使用。此外，美国正在进行研究，评估 SilSkin（一种 1000 cs 高度纯化的聚二甲基硅氧烷，OFAS-Therapeutic Silicone Technologies，Inc.，New York，NY）在治疗鼻唇沟和与 HIV 相关的脂肪萎缩方面的安全性和有效性。对 HIV 脂肪萎缩患者的初步研究显示出令人满意的效果，不良反应较少[97]。

与 PMMA、PLLA 和 CaHA 类似，硅胶会在皮肤周围引发生物刺激反应，缓慢产生局部纤维肉芽肿反应，从而实现永久性容积的增加。Zappi 等对液态硅胶的微观生物学行为进行了分析，得出结论：它是一种有效、持久（长达 23 年）且免疫学相容的填充剂[98]。与 ADATO 相比，Silikon 1000 是首选的注射填充剂，因为其黏度较低，易于注射。它可以在常温下保存，并以透明的油剂形式包装。注射技术的熟练程度是成功使用硅胶进行软组织增容的关键因素。首选的技术是使用带有 30 G 针头的玻璃注射器进行微滴连续穿刺，每次注射 0.01 ~ 0.02 ml 硅胶，注射点之间间隔 2 ~ 4 mm。关键是不要过度矫正。患者应预期在几个月内，通过间隔 1 ~ 2 个月的多次治疗来获得最自然和安全的效果。

优点

由于硅胶免疫惰性的特性，故不需要进行术前皮试。具有 Silikon 使用经验的从业者已经报道了硅胶在处理皱纹、修复瘢痕、唇部增容以及全面部深层皱纹和凹陷轮廓塑造方面的临床价值[99]。其低成本和持久性是明显的优势。

不足

在与患者探讨这种治疗选择时，与任何临时性填充剂一样，应当提及潜在的长期后果。与医用硅胶注射相关的大多数不良反应通常较为轻微，包括预期的暂时性疼痛、水肿、瘀斑和发红[100-101]。疼痛可能是由于产品配方未添加麻醉剂，因此在治疗前应采取适当的麻醉措施。然而，需要记住的是，也有极少数报道表明即使注射的是纯化硅胶，也可能引发明显的结节、肉芽肿、蜂窝织炎和溃疡[102-107]。由于硅胶是永久性填充剂，医生的操作技术至关重要。本文作者曾亲眼目睹许多由其他医生治疗后出现肿块和不对称问题的不满患者（**图 25-7、图 25-8**）。此外，许多非专业医生治疗的患者被注射了不纯

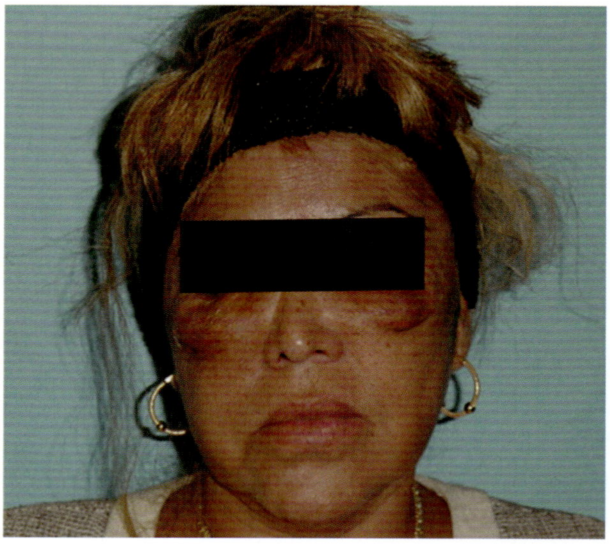

图 25–7 此患者曾在迈阿密一家酒店房间里由美容师注射了一种不明物质。对材料的活检分析显示该物质为硅胶。目前没有任何治疗方法对该患者是长期有效的。

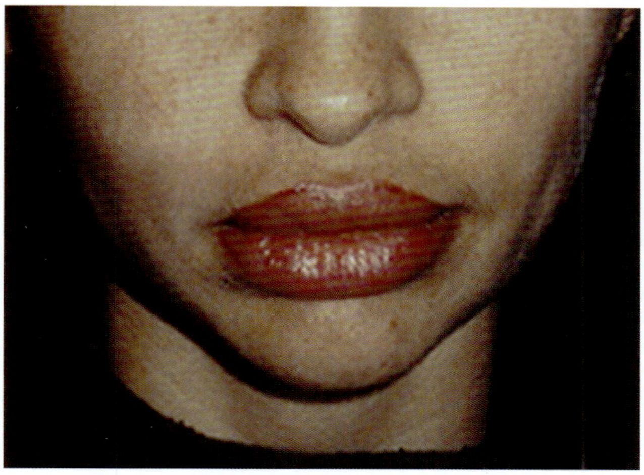

图 25–8 该患者曾在嘴唇注射硅胶。她对自己嘴唇太大感到不满。

的硅胶，导致了毁容性水肿和长期并发症。有报道称，这些并发症的管理策略包括在病灶内注射类固醇、他克莫司、环孢素和咪喹莫特，但这些方法只能带来短期且有限的改善。手术切除仍然是唯一有效的长期治疗方法。

自体脂肪

概述

自体脂肪移植的历史可以追溯到 20 世纪 90 年代，是从患者身体的某一部位抽取多余的脂肪组织，再将其移植到其他皮肤缺损处，这一技术被认为是最早的软组织增容方法 [3]。脂肪注射填充因其具有多种优势而受到认可。首先，患者自身脂肪组织构成的填充物引起过敏或炎症反应的风险较低，因此被认为具有极高的生物相容性。其次，自体脂肪移植技术经过多年的发展已得到显著完善，尤其是皮下脂肪的采集过程变得更加便捷，通过吸脂法从患者的臀部、大腿和腹部等区域获取脂肪细胞。整个过程分为多个步骤，包括脂肪细胞的提取、分离、储存（冷藏保存可长达 18 个月），并将脂肪注射回患者的面部、手部和其他需要增加容量的区域。正如预期的那样，这一过程是有创的，对医生而言，准备和操作更耗时，患者的恢复也需要更长时间，而且成本也更高。实际上，只有经技术娴熟的美容医生施行手术，才能实现最佳的治疗效果且不良反应最小。通常使用 17 ~ 18 G 针头以隧道技术边退针边推注，每次注射约 0.1 ml 的脂肪至皮下组织中，避免过度矫正 [108]。术后按摩有助于轮廓的塑造。

优点

由于其自体特性，脂肪移植不太可能引起组织敏感和反应，从而最大程度地减少了潜在的长期不良反应，并省去了术前皮试。鼻唇沟、面颊凹陷、泪沟、木偶纹、瘢痕和唇部是最适合用脂肪移植进行矫正的部位。此外，据报道，脂肪移植的效果可维持约 12 个月，尽管其确切的维持时间仍存在争议 [109]。由于所使用的注射材料源于患者的自身组织，因此减少了实际填充物的成本开支。脂肪移植还具有令人满意的双重优势，可同时解决两个美容问题，即脂肪过多和脂肪不足。目前已从脂肪细胞中成功分离出干细胞。研究者认为，脂肪中的干细胞有助于实现皮肤年轻化（参见第 3 章）。如果由技术娴熟的医生进行操作，脂肪移植的效果是非常显著的 [110]。

不足

脂肪移植注射需要进行预防性局部或区域麻醉。由于该治疗是一项侵入性的外科操作，因此需要更复杂的准备和设备，就诊时间较长，需要多次就医。尽管供区可能存在恢复期延长、感染、瘢痕等副作用的风险，但实际注射的不良反应总体上与其他填充剂相似，包括水肿、发红、瘀斑和持续数天的不适感 [48]。在评估患者的适应证时，另一个需要考虑的因素是确保患者具有足够的脂肪。对于某些患者，脂肪移植注射的效果可维持数年；而在其他患者中，效果可能仅持续数月。尽管目前已采用多种技术以延长注射效果，但目前尚无任何保证。

如何选择填充剂

市面上有多种填充剂可供选择，因此很难决定使用哪种填充剂。“ABCD”方法可以提供一些指导（**表 25-5**）。在该方法中，“A”（assess）代表对患者进行全面评估，确定哪些区域治疗后改善潜力最大。观察患者的整个面部，决定哪里可以实现“物有所值”的美容效果。例如，如果患者的鼻唇沟明显，则主要有两种选择：一是治疗鼻唇沟，另一个是通过增加面颊容量、紧致皮肤来改善鼻唇沟。对于面颊丰满的患者来说，治疗鼻唇沟通常是最佳选择（**图 25-9**）；而对于面颊瘦削且容量不足的患者，治疗面颊可能会获得更好的效果（**图 25-10**、**图 25-11**）。作为从业者，在患者表达他们的想法之前，先形成

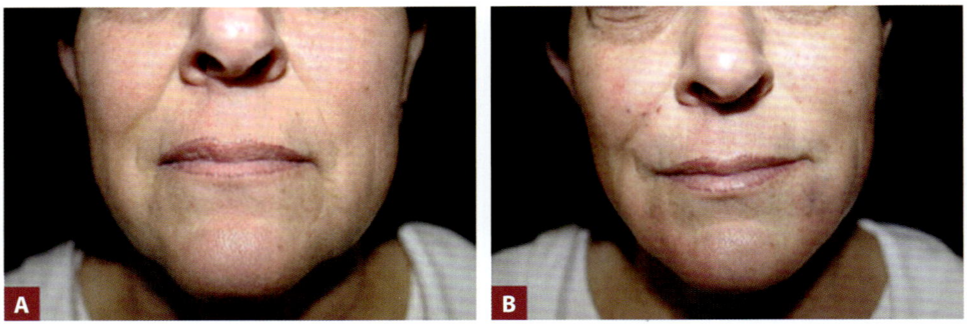

图 25-9 A. 对于颊脂垫正常至丰满的个体，可优先考虑直接注射于鼻唇沟和木偶纹区域；B. 鼻唇沟和木偶纹治疗后即刻。

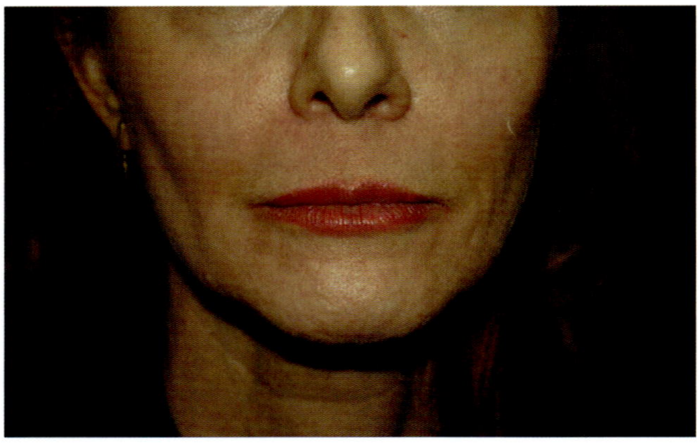

图 25-10 该患者因颊脂垫萎缩显得面颊较薄。因此，她适合在颧部下方的面颊区域注射填充剂，如 Sculptra、Juvéderm Ultra 或 Restylane。

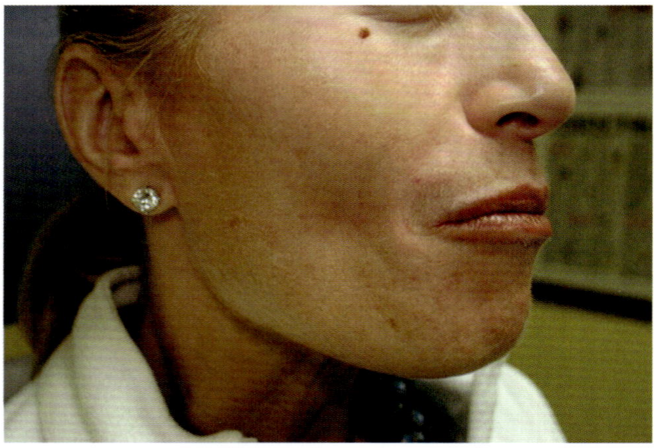

图 25-11 该患者看似有颊脂垫萎缩，但实际上是由于该侧缺失了一颗牙齿导致的缺陷。对于该患者来说，去口腔科就诊显然比使用皮肤填充剂更为合适。

自己的判断很重要。在某些情况下，你可能会察觉到患者并未意识到的导致其面容显老的因素（**图 25-12**、**图 25-13**）。这些观察能力是通过丰富的临床经验逐渐培养起来的。**表 25-6** 总结了不同填充剂在不同面部区域的最佳应用。一旦明确哪些区域治疗后会产生最显著的效果，接下来就进入“B”（budget）部分，即预算问题。确定患者愿意投入多少费用至关重要。通常情况下，患者的预算较为有限，因此医生必须确定在患者的预算范围内治疗哪些区域能获得最佳的美容效果。此外，医生还需要考虑患者的时间成本或日程安排。例如，如果患者是从外地来访并计划在次日离开，那么注射 Sculptra 可能不是明智之选。一旦确定了时间和费用预算，医生应该与患者讨论其他考虑因素（C，considerations）。其中最重要的问题是哪项面部特征最让患者感到困扰。这往往与医生观察到的不尽相同。患者的满意

表 25-5 选择合适填充剂的“ABCD”方法
A— 评估患者 a. 哪些区域显示老化或不对称？ b. 哪些区域容易治疗？ c. 想象一下，如果各个区域都得到了治疗，患者会看起来如何。 d. 确定最佳注射区域，然后继续下一步。
B—预算 a. 确定患者的费用预算。 b. 确定患者的时间成本。 c. 在心中完善计划，确定哪些部位最需要治疗。
C—考虑因素 a. 了解更多关于患者的信息。 b. 患者最关心什么？ c. 询问之前使用填充剂的经验。 d. 患者是否有宗教限制？ e. 患者能否返回接受后续的治疗？ f. 患者近期是否有活动安排？ g. 患者是否正在服用抗凝药物？ h. 患者是否对治疗效果有任何担忧？ i. 当前是否有任何产品促销活动？
D—材料 a. 评估现有填充剂的优缺点。 b. 将填充剂的属性与步骤 A、B 和 C 中所知的信息相匹配。 c. 选择合适的材料。 d. 与患者讨论治疗计划。

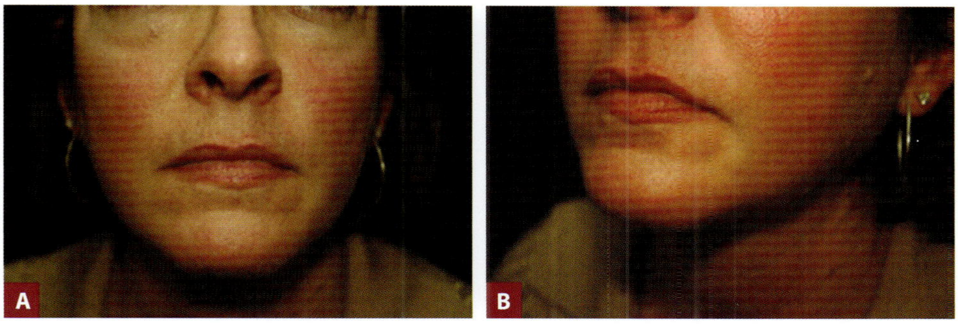

图 25-12　（A, B）颏区周围的软组织缺失通常是面部衰老的最早迹象之一。这种情况在照片上很难捕捉，除非他人指出来，患者通常不会注意到。

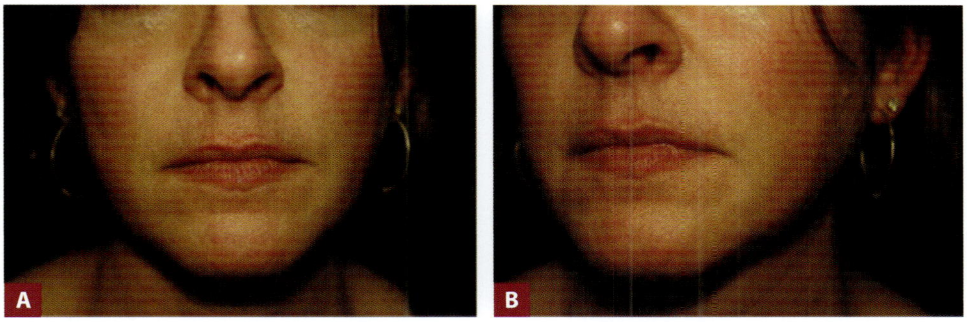

图 25-13　（A, B）一旦在颏区周围的软组织进行填充后，面部就会显得更加年轻。该患者使用了透明质酸填充剂。

表 25-6　面部填充剂按部位分类（从上至下列出）
额纹
CosmoDerm Ⅰ
Restylane Fine Lines、Juvederm[18] 或 Prevelle Silk
Zyderm Ⅰ
Belotero Balance
RHA2
提升眉尾（几乎都适用）
CosmoPlast
Evolence
Juvéderm Ultra
Juvéderm Ultra Plus
Restylane Lyft
Prevelle Silk
Prevelle Dura
Radiesse
Restylane
Zyplast
Revanesse Versa
RHA3
眉间区（谨慎使用）
CosmoDerm Ⅰ
Zyderm Ⅰ
Belotero Balance
RHA2
泪沟区（推荐使用柔软的填充剂）
Hylaform
Juvéderm Ultra
Prevelle Silk
Restylane
Restylane Refyne
Revanesse Versa
RHA2
RHA3
鱼尾纹
CosmoDerm Ⅰ
Juvéderm Ultra
Prevelle Silk
Restylane
Zyderm Ⅰ
RHA2

表 25-6（续） 面部填充剂按部位分类（从上至下列出）
颧骨
Juvéderm Ultra
Juvéderm Ultra Plus
Juvéderm Voluma
Prevelle Dura
Prevelle Silk
Radiesse
Restylane
Restylane Lyft
Restylane Defyne
Sculptra
RHA3
RHA4
鼻唇沟
CosmoPlast
Evolence
Juvéderm Ultra
Juvéderm Ultra Plus
Restylane Lyft
Prevelle Silk
Prevelle Dura
Radiesse
Restylane
Sculptra
Zyplast
Revanesse Versa
RHA3
RHA4
唇红缘
CosmoPlast
Evolence
Juvéderm Ultra
Juvéderm Volbella
Prevelle Silk
Restylane
Restylane Kysse
RHA2
Belotero Balance
Zyplast
唇体
Hylaform
Prevelle Silk
Restylane Silk
Restylane Kysse
Juvéderm Ultra
Juvéderm Volbella
木偶纹
CosmoPlast
Evolence
Juvéderm Ultra
Juvéderm Ultra Plus
Restylane Lyft
Prevelle Silk
Prevelle Dura
Radiesse
Restylane
Restylane Refyne
Restylane Defyne
Revanesse Versa
Zyplast
RHA3
RHA4
下颌前沟
CosmoPlast
Evolence
Juyéderm Ultra
Juvéderm Ultra Plus
Restylane Lyft
Prevelle Silk
Prevelle Dura
Radiesse
Restylane
Sculptra
Zyplast
RHA4

度取决于改善他们认为有问题的方面，而非医生认为的问题。在尝试为患者确定最合适的填充剂时，可以提出以下或类似的问题来组织讨论：您之前尝试过哪些方法？您对效果是否满意？为什么满意或不满意？您有什么担忧？您是否经常出现瘀斑？您是否担心嘴唇看起来太大？您是否讨厌口红晕染到上唇的纹路中？您有任何宗教限制吗？您近期有活动安排吗？您能接受的恢复期有多长？这些都是决定最合适的填充剂的关键问题。收集完所有这些信息后，医生就可以选择一种符合所有标准的填充材料（D, device）。在回答了上述问题后，选择就相

对容易了。此外，医生还应准备多种不同的填充剂以供选择，以便使患者获得最佳效果。

注射技术

不同填充剂的注射技术各不相同。大多数医生采用线性（顺行或逆行）、扇形或连续穿刺技术。大多数胶原蛋白和透明质酸填充剂以 45° 注射（**图 25-14**）。针对每种填充剂的注射技术进行个性化培训至关重要。填充剂可以与肉毒毒素（BTX）等其他美容治疗联合使用（**图 25-15**）。虽然本章主要关注面部应用，但填充剂也可以注射到身体其他部位，如手部。实际上，一些填充剂（如 Radiesse 和 Restylane Lyft）已经获得美国 FDA 的批准应用于面部以外区域（**图 25-16**）。在注射技术方面，有多种方法可供选择。然而，若没有视频和实操演示，很难传授各种技术。美国皮肤病学会和美国皮肤外科医师学会为皮肤科医生提供专门的培训课程，以确保他们具备为患者提供最佳效果所需的必要技能。

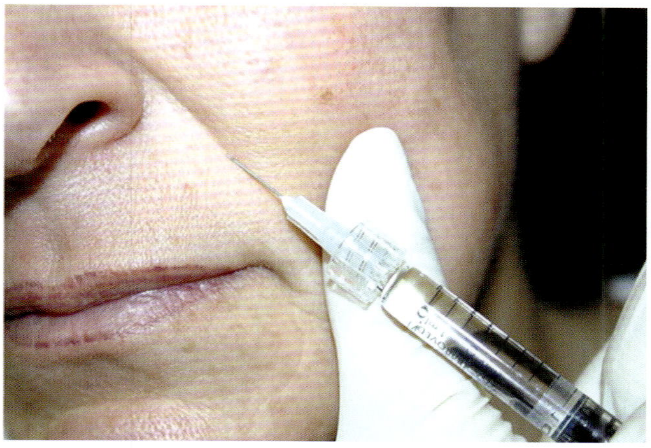

图 25-14 大部分胶原蛋白和透明质酸填充剂以 45° 注射。在拇指上方进行注射有助于确保该注射角度。

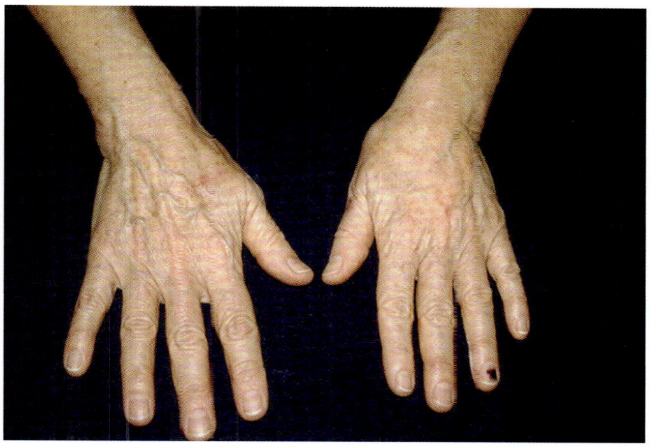

图 25-16 左手是接受 Radiesse 注射前。右手深色指甲的照片为 Radiesse 治疗后（照片由 Lisa Grunebaum, MD 提供）。

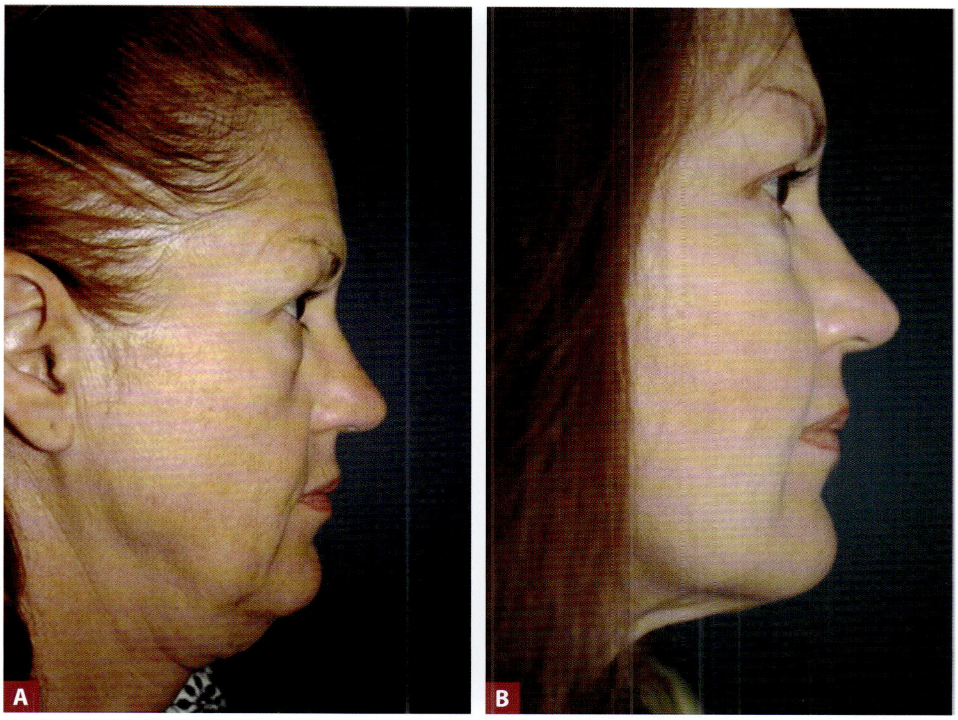

图 25-15 （A, B）这位患者在面部多个区域接受了 Radiesse 注射，并在颈阔肌区域接受了 Botox 注射（照片由 Lisa Grunebaum, MD 提供）

结论

基于早期产品长期以来成功应用的经验，软组织填充剂现如今已得到广泛应用。大多数软组织填充剂均可以安全地单独使用或与其他产品联合使用。最常用的填充剂是含透明质酸的填充剂。随着软组织填充治疗的广泛普及以及开发比现有产品更安全、更持久的填充剂的需求持续增加，市场上不断有新的填充剂问世。自软组织填充剂问世以来，软组织填充治疗的需求稳步增长，相关研究也在持续进行，以改进早期产品的不足，同时融合并扩大其优势。此外，将填充剂与其他美容治疗方法（如肉毒毒素注射）联合应用，不仅增强了其持久性和功效，还能打造出更加自然真实的美学外观[111]。为了紧跟快速变化的美容皮肤科学领域，美容从业者有必要深入了解现有皮肤填充剂的可用性、应用方法以及未来的发展潜力。

（廖勇　罗雨潇潇　隋志甫　王健
张歌　苑凯华　王琳 译校）

参考文献

扫描书末二维码获取

第 26 章

激光与光设备

概要

要点

- 激光和光疗是一个不断扩展的皮肤病学领域，在皮肤、毛发和黏膜疾病方面的应用日益增多。选择性光热作用原理彻底改变了激光和光作用于皮肤的方式，更加注重靶向特定色基（如血红蛋白、黑色素、水），以达到预期的临床效果。

新进展

- 新型皮秒技术改变了激光治疗的适用范围，提高了多种不同皮肤类型患者治疗的安全性。皮秒激光在文身去除和皮肤年轻化方面尤其有效。

展望

- 皮肤紧致设备，尤其是射频和超声设备，正在医疗设备领域迅速崭露头角。它们带来了更出色的临床效果并提升了患者的安全性。

特别提醒

- 激光和光疗法是治疗治疗各种皮肤疾病的有效方法。
- 皮秒技术是一项相对较新的技术，已被证明是一种更为安全的、优秀的激光传递方式。
- 激光治疗和光疗适用于各种皮肤类型的患者；然而，对于深色皮肤的患者，需要更加谨慎，以避免诸如炎症后色素改变等不良反应。

患者教育

- 应向患者提供激光和光疗前后的指导，以充分优化治疗效果并降低风险。

临床要点

- 在充分了解激光和光疗的功能和安全性后，它们可以成为皮肤科医生治疗各类患者的有效工具。

从爱因斯坦最初提出的光子和量子力学理论，到 1960 年 T.H. Maiman 在休斯研究实验室发明第一台激光器，激光的研究和开发已稳步发展为一个价值数十亿美元的产业。科学家、医生以及普通民众都对激光技术的潜力和可能性表现出浓厚的兴趣。从红宝石激光器开始，这些仪器迅速成为皮肤病学领域不可或缺的一部分。如今，激光和光设备几乎应用于所有医学专业领域和我们的日常生活中，包括眼科手术、口腔科治疗、条码扫描、照明显示甚至交通信号灯设备。

激光基础

为了全面理解激光在医学领域尤其是美容医学中的应用，对激光术语的基础认知至关重要（**框 26-1**）。这些术语基于电磁辐射原理。而深刻理解光与皮肤的相互作用，对于确保患者和医生的安全以及提高临床治疗的成功率均极为关键。“激光（laser）”一词实际上是“light amplification by stimulated emission of radiation”的缩写，即受激辐射光放大。激光通过激发光子、储存光子，并以光束的形式释放它们，从而实现光的放大。为实现这一过程，激光必须依赖一个能量源，被称为泵浦。泵浦能量以光子的形式被原子吸收，然后以光的形式重新辐射出来。这种光随后在透镜之间被进一步放大，从而产生高强度的光束。需要强调的是，整个过程都发生在激光介质内部。许多激光器的命名是基于其所含激光介质的类型，这些激光介质可以是液体（如罗丹明染料）、固体（如晶体，包括翠绿宝石、掺钕钇铝石榴石或红宝石；或半导体，如二极管）或气体（如氩、二氧化碳或氦 - 氖）。

美容设备中的一些仪器并非真正的激光器。这一事实并不影响它们在患者治疗中的有效性，但理解这一区别却很重要。其关键在于光与皮肤相互作用的本质。1983 年，Anderson 和 Parish 提出了选择性光热作用理论[1]。根据该理论，激光的选择性取决于不同波长的光在皮肤中被不同的靶色基吸收（**框 26-2**）。这使得可以有选择性地破坏目标组织而不影响周围组织。要实现这一目标，激光脉冲的持续时间（定义为激光活跃持续的时间，也称为脉宽）应足够长，以便将组织加热到破坏的程度，但又不能太长，以免热量传递到目标周围的正常皮肤。目标组织选择性破坏的理想脉冲持续时间由目标组织的大小决定。目标组织将其 **2/3** 的热量散发到周围组织所需的时间与其大小成正比，这一时间被称为热弛豫时间（thermal relaxation time，Trt）。脉冲持续时间应等于或短于 Trt，以实现对目标组织的选择性破坏，同时不影响正常周围组织。如果激光脉冲持续时间长于 Trt，则有可能对周围其他组织造成不必要的损伤。

框 26-1 设备只有在满足以下三个条件时才被认为是真正的激光设备

- 单色性：该设备以单一波长的光进行辐射。
- 单向性：所有波均沿单一方向传播。
- 相干性：所有波均保持相位一致。

框 26-2 皮肤中的三个主要靶色基

- 水
- 血红蛋白
- 黑色素

重要的是要注意，激光可采用连续或脉冲方式发射光。选择性光热作用理论仅适用于脉冲激光设备，因为连续激光会导致组织整体加热，选择性较差。几乎所有的皮肤科激光治疗设备均采用脉冲激光（译者注：连续激光在光动力治疗、外科领域、静脉畸形的治疗以及溶脂等方面均有较多的应用）。

当任何波长或强度的光照射到皮肤上时，会产生四种可能的结果：光可直接从皮肤反射回来，这通常发生在角质层，这也是为何操作人员即使不在眼睛附近进行激光治疗也必须佩戴防护眼镜的原因。穿过角质层的光可能会被真皮层中的胶原蛋白散射，或透过真皮层传递至皮下组织。最后，实际对组织产生作用的光是被组织吸收的光。

皮肤中存在三个主要吸收光的靶色基。每个靶色基吸收不同波长的光（**图 26-1**）。通过利用这些吸收光谱，我们可以有针对性地选择被靶色基吸收的激光波长，从而实现只治疗靶组织而不损伤正常皮肤。当靶组织位于表皮下方时，如果不采取表皮保护措施，就很难实现治疗靶组织而不损伤表皮。在许多激光治疗中，冷却系统对于实现这种保护至关重要。目前，激光治疗中采用多种冷却方式，包括接触式（如铜制治疗头、蓝宝石治疗头、冰或水凝胶）和非接触式（如冷冻剂喷雾、强制冷却空气）方法。这些方法有助于减少对表皮的损伤。相反，当靶组织位于表皮时，过多地使用冷却则可能导致治疗无效。在激光脱毛过程中，冷却系统至关重要，因为需要高能量才能破坏毛囊。如果在不冷却表皮的情况下向皮肤施加如此高的能量，将会导致表皮严重受损。即使使用冷却，在某些情况下，尤其是在深色皮肤类型的患者中，仍然可能无法完全保护表皮。

激光的能量用焦耳（J）表示，而能量密度则是每单位面积的能量，单位是每平方厘米焦耳（J/cm^2）。激光的功率用瓦特（W）表示。在临床应用中，使用激光时，全面考虑激光的各个方面很重要，包括波长、脉冲持续时间、能量密度以及冷却措施。激光本身仅是一项工具，操作人员需要进行精确的调整和正确的操作，以达到期望的临床效

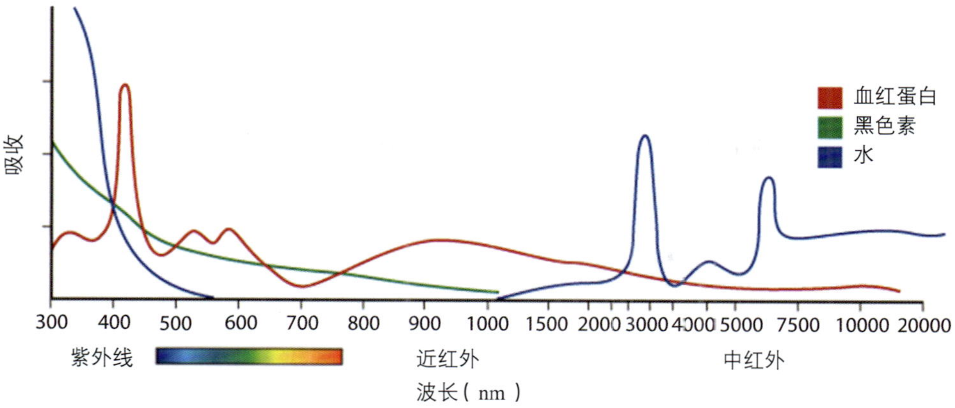

图 26–1 三种主要皮肤靶色基的吸收光谱（图片由 Dr. Joely Kaufman, MD. 提供）

果，并将发生不良反应的风险降至最低。

下文将回顾激光在临床诊断中的应用。对于每种病变类型，均可采用多种激光进行治疗，但有些激光的效果会比其他激光更好。接下来将讨论在各种情况下最为有效的激光治疗方法。

血管靶向激光

激光是治疗多种不同类型血管性病变的有效方法。这种治疗方式随着 20 世纪 70 年代氩离子激光的问世而开始流行。自那时起，已研发出多款专用于治疗血管性病变的激光系统。血管性病变的主要靶色基是血红蛋白。根据病变类型的不同，靶色基可以是氧合血红蛋白或脱氧血红蛋白。血红蛋白的吸收峰位于 400 ~ 600 nm。因此，多数用于治疗血管性病变的激光发射的光波长在这个范围内。然而，由于较长波长的激光穿透更深，且受胶原蛋白散射的影响较小，因此 400 ~ 600 nm 范围以外的波长也可用于治疗更深层的血管性病变。适合采用血管波长激光治疗的疾病包括血管瘤、鲜红斑痣（葡萄酒色斑）、玫瑰痤疮、淋巴管瘤、静脉湖、婴幼儿血管瘤、毛细血管扩张、蜘蛛痣和 Civatte 皮肤异色病。此外，血管靶向激光还可以成功治疗其他多种皮肤病，如寻常疣、瘢痕疙瘩、增生性瘢痕和妊娠纹。

早期的血管靶向激光常常与色素异常和瘢痕形成的高发生率相关。认识到选择性光热作用和脉宽的重要性后，使我们可以安全有效地治疗血管性病变，而不会产生上述不良反应。为了获得最佳和安全的治疗效果，靶色基血红蛋白必须吸收光、产生热量并使血管凝固，同时对周围组织不造成损伤。由于血管位于真皮层，因此在治疗血管性病变时，若使用的波长也处于黑色素吸收光谱范围内，则需要进行皮肤冷却。而较长波长的血管靶向激光则可以在无需皮肤冷却的情况下进行安全操作。

脉冲染料激光（pulsed dye laser，PDL）于 1989 年问世，至今仍被认为是治疗血管瘤的金标准。最初的 PDL 波长为 577 nm，后续的几代 PDL 的波长略长，相应地增加了穿透深度。然而，波长更长的激光作用于血红蛋白吸收峰之外，因此需要更高的能量密度才能获得类似的治疗效果。目前，用于治疗血管性病变最常用的激光设备包括 PDL（585 nm）、长脉冲染料激光（595 nm）、磷酸钛钾盐（KTP，532 nm）和 1064 nm 钕掺杂钇铝石榴石（Nd:YAG）激光。还有一些对治疗血管性病变非常有效的二极管系统，包括 940 nm 二极管，对面部毛细血管扩张、躯干部位的蜘蛛痣和血管瘤都有很好的治疗效果（**表 26-1**）。

PDL 设备以氧合血红蛋白为靶色基，对面部、颈部和胸部的毛细血管扩张症治疗效果非常显著，但在身体其他部位的效果较差（**图 26-2**）。这与激光的短波长和表层穿透能力相关。PDL 也广泛应用于成人和儿童的血管畸形治疗，包括血管瘤、鲜红斑痣和淋巴管瘤。目前市面上的 PDL 设备配备冷却系统，提供多种光斑大小和可调的脉冲持续时间。所需的脉冲持续时间应根据血管直径及其热弛豫时间来调整。正如前文所述，血管直径越大，最佳脉宽应当越长。脉宽过短可能导致血管破裂，进而产生紫癜。以往，这种常见但影响美观的不良反应使 PDL 在求美者中非常不受欢迎。近来，采用较长的脉宽和双重扫描技术，几乎不会出现紫癜，而且在治疗毛细血管扩张症方面取得了相似的疗效。然

表 26-1 血管靶向激光和光设备

激光类型	波长（nm）	光设备
脉冲染料激光	585, 595+1064	Candela Vbeam Cynosure Cynergy
强脉冲光	500 ~ 1200	Lumenis One, Lumenis IPL Quantum, Palomar StarLux, Palomar MediLux
二极管激光	940	Dornier
KTP	532（用于皮肤和静脉）	
长脉冲 Nd:YAG	1064	Cutera Xeo, Cutera Coolglide, Candela Gentle Yag, Laserscope Lyra, Wavelight Mydon, Cynosure Acclaim
静脉 Nd:YAG	1320	Cooltouch CTEV

一些强脉冲光（IPL）设备也配有 1064 nm 波长的手具，用于血管病变的治疗。

而，在治疗血管瘤和鲜红斑痣时，仍然需要设置紫癜模式以确保充分清除病变。此外，PDL 的不良反应还包括水疱、由冷冻喷雾引起的炎症后色素改变（PIPA）以及因能量过高导致的瘢痕。在治疗胸部和颈部的病变时，应始终使用比面部更低的能量水平。

磷酸钛钾盐（potassium titanyl phosphate，KTP）激光的波长为 532 nm，也能被氧合血红蛋白高效吸收。已证实其在治疗面部毛细血管扩张症方面的效果至少与 PDL 相当[2]。此外，它还可用于治疗鲜红斑痣和血管瘤。KTP 激光能以较长的脉冲持续时间运行，而不诱发紫癜。其缺点主要与波长较短和穿透能力有限相关。因此，KTP 激光在治疗非常浅表的血管时效果最佳。此外，对于晒黑或色素丰富的皮肤需谨慎处理（如果确实需要治疗的话），因为 532 nm 波长会被黑色素良好吸收，即使采用接触式冷却，也可能导致表皮损伤。

长波长的激光如 1064 nm Nd:YAG 或 940 nm 二极管，同样可有效治疗血管性病变，如面部毛细血管扩张、血管瘤或鲜红斑痣[3]。其对有色人种患者也很有效，可减少色素沉着和瘀斑的风险。长波长能够穿透得更深，因此非常适合治疗下肢病变。此外，它们特别适用于治疗面部蜘蛛痣或高流量血管。

色素性病变的激光治疗

在治疗色素性病变时，考虑激光的物理特性以及靶向色基的性质非常重要。由于黑素小体非常小，故其热弛豫时间（Trt）极短，仅约 1 ms。为了在不损害周围组织的情况下选择性地靶向黑色素，需使用等于或短于黑色素 Trt 的脉冲持续时间。Q 开关激光和皮秒激光的脉冲宽度分别在纳秒和皮秒范围内，是选择性破坏表皮层和真皮层中黑色素（如咖啡牛奶斑、伊藤痣、太田痣、雀斑样痣和黑素细胞痣）的理想选择。

在激光治疗色素性病变时，临床终点是使这

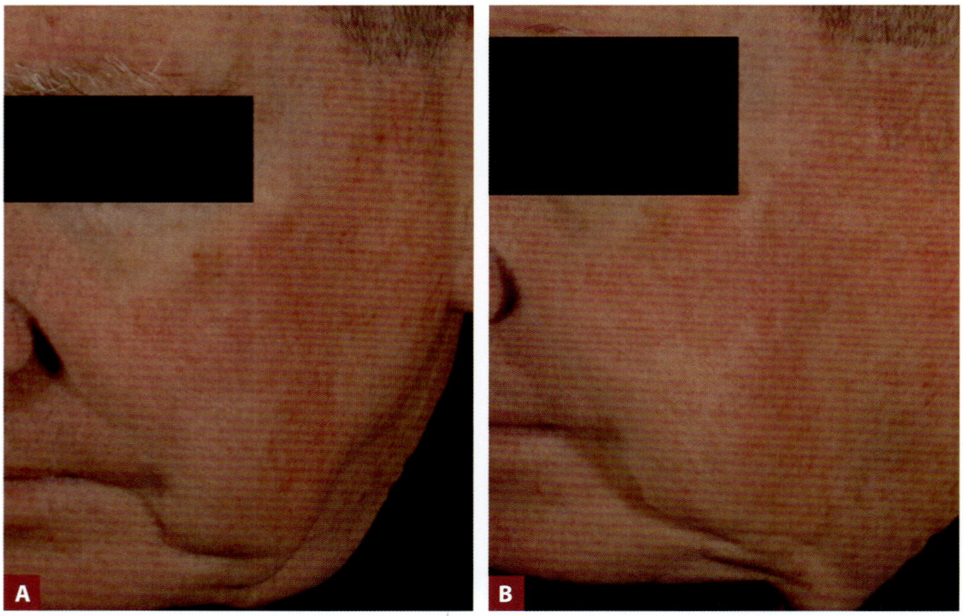

图 26-2 毛细血管扩张症 PDL 治疗前（A）与治疗后（B）（照片由 Dr.Joely Kaufman, MD 提供）。

些病变褪去色素，同时保护周围皮肤的完整性。选择使用哪种激光主要取决于待治疗病变的颜色和深度。对于深层色素和深色皮肤患者的病变，更适合使用波长较长的激光；而较短波长的激光则更适合浅层病变和浅色皮肤的患者。

红宝石激光是发明的第一种激光，也是第一种被用于去除色素的激光。其波长能被黑色素很好地吸收。然而，遗憾的是，它无法区分正常色素和不需要的色素。因此，由于高发的色素减退现象，它在色素和脱毛治疗中已逐渐不再受青睐。

如今，用于治疗色素性病变最常见的 Q 开关激光包括 Q 开关翠绿宝石激光（755 nm）、Q 开关 Nd:YAG 激光（1064 nm）和倍频 Nd:YAG 激光（532 nm）（**图 26-3**）。正如前文所述，自 2013 年以来，皮秒激光治疗仪就已在市场上销售，对于对 Q 开关激光治疗效果不佳的色素性病变特别有效 [4-6]。532 nm、755 nm 和 1064 nm 波长的皮秒激光已被证明在去除色素性病变方面是成功且安全的 [7-8]。

治疗色素性病变的替代方法包括强脉冲光（IPL）、KTP 和 PDL 等 [9-11]。激光和光疗法也被研究用于治疗一线或二线治疗方案均无效的难治性色素性病变。例如，越来越多的证据显示，在治疗黄褐斑时可使用 Q 开关 Nd:YAG 激光、皮秒激光、PDL、非剥脱性点阵激光和 IPL。此外，还有多种用于激光辅助药物输送的设备 [12-16]。

在使用任何能被黑色素吸收的波长的激光时，重要的是要记住激光不能区分皮肤中的正常黑色素和异常的不需要的黑色素。因此，使用这些激光时最常见且最严重的并发症是色素改变。炎症后色素过度沉着可能由高峰值能量引起的炎症直接导致，也可能由激光消融正常黑色素继发产生。这些并发症在深色皮肤类型人群中更为常见。

最后一点，医生在使用激光治疗色素性病变时必须小心谨慎。治疗前最好明确诊断，因为病变复发可能是黑素瘤等恶性肿瘤的征兆 [17]。

去除文身激光

文身的流行度持续上升，并且与美国主流文化有着千丝万缕的联系。随着颜色种类和墨水质量的持续改进，这一趋势预计将持续，随之而来的将是文身去除需求的增加。以往，激光去除文身是通过对文身部位的表层皮肤进行非特异性磨削，虽然能去除文身，但也会导致色素异常和瘢痕形成。非选择性去除方法包括 CO_2 激光、氩离子激光和皮肤磨削术。目前，文身去除主要采用选择性光热技术，将文身墨水视为靶色基。不同颜色的墨水吸收不同波长的光，因此文身中墨水颜色越多，去除越困难。

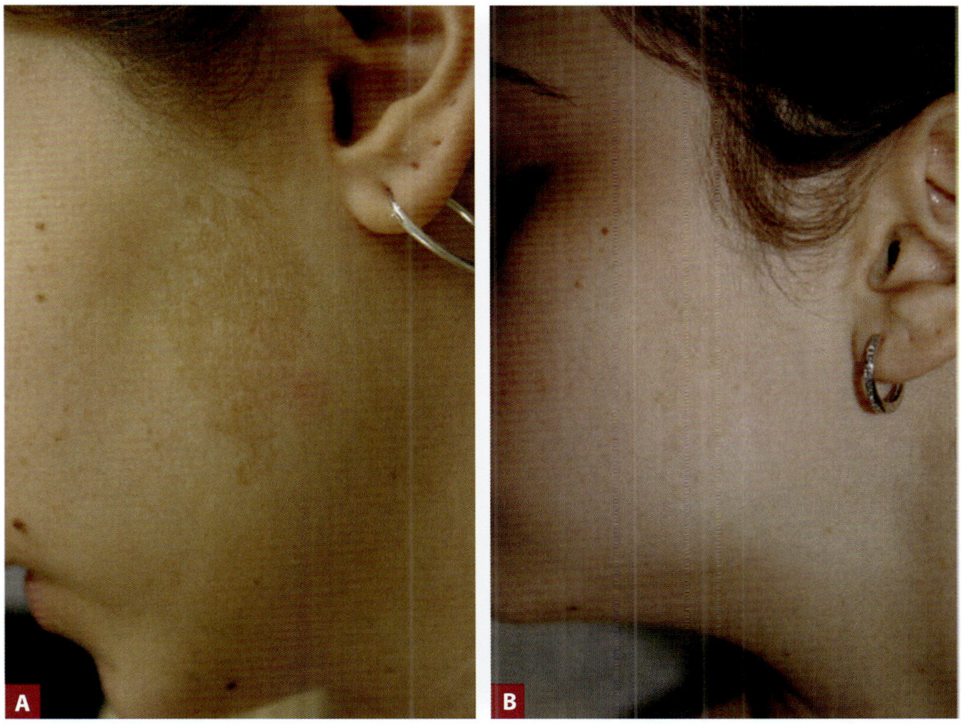

图 26–3　咖啡牛奶斑用 Q 开关激光治疗前后的照片（照片由 Dr.Joely Kaufman, MD 提供）。

通常，美容性文身由多种不同颜色的墨水混合，这使激光去除变得极具挑战性。专业文身通常将墨水置于真皮中层，因此需要能够穿透到这一深度的设备才能达到有效的治疗效果。而业余文身通常使用的墨水较少，位置较浅，因此去除较为容易。

与去除皮肤黑素小体类似，去除文身墨水必须使用纳秒（Q开关）或皮秒范围内的超短脉宽设备。光斑测试对于确定哪种激光最优至关重要。

红宝石激光器是第一台可用的Q开关设备，波长为694 nm，非常适合用于去除黑色、蓝色、棕色、绿色和紫色颜料[18]。

翠绿宝石激光（波长755 nm）在去除黑色、蓝色、棕色和绿色文身方面也非常有效。它被认为是去除绿色文身的金标准，因为其他两种Q开关激光在此方面效果通常较差[20]。

在皮秒激光出现之前，Nd:YAG激光（波长1064 nm）因其具有较深的穿透能力，一直是专业文身去除的首选。Q开关Nd:YAG激光至今仍被用于去除业余和专业文身中常见的黑色墨水，以及深蓝色和棕色颜料。倍频Nd:YAG激光（波长532 nm）则可用于去除橙色、红色和黄色颜料文身。

对于白色文身，采用点阵CO_2激光或Er:YAG激光是最佳选择。

近年来，皮秒激光已崭露头角，成为去除文身新的金标准。这些激光以更短的脉冲持续时间传递能量，较之以往方法更加高效[21-24]。第一台商用皮秒激光于2013年问世，与Q开关激光器相比，其需要的治疗次数较少，能量密度也更低[25-28]。最新发表的一项研究表明，皮秒激光器在去除蓝色、绿色和黄色文身方面优于其他文身去除激光设备[7-8]。

治疗前，为患者设定切实的期望是文身去除的关键。激光去除文身并非一劳永逸，因为对于大多数文身来说，无论治疗多少次，都无法完全去除。在大多数情况下，即使经过多次治疗，可能仍然残留墨水或文身的阴影。此外，有报道称，由于文身颗粒氧化，某些文身墨水（尤其是含氧化亚铁的浅色/肤色文身）在激光治疗后可能会变暗，因此可能需要增加治疗次数。专业文身的去除通常需要6～10次治疗，每次治疗间隔至少6周。对于业余文身，通常需要3～5次治疗[29]。对于深肤色的患者，去除文身可能导致瘢痕或色素沉着。许多研究者建议患者在治疗区域定期使用局部美白剂和防晒霜，以减少竞争性色基（皮肤黑素小体）的数量，并降低不良反应的风险。对于每位患者，定期在治疗区域使用防晒霜至关重要。任何治疗区域皮肤被晒黑的患者都不应接受此治疗。

伤口愈合和术后护理也是激光去除文身的重要组成部分。医生通常建议患者在接受激光治疗后1～2周内局部使用润肤霜和敷料以促进伤口湿性愈合。不遵循这一护理程序可能会增加患者出现炎症后色素改变和瘢痕的风险，并可能延误后续的治疗。

脱毛激光

脱毛是最常用的美容激光治疗。众多美容院、水疗中心和医疗机构使用各种不同的设备为患者提供该项服务。已有文献报道了多种使用激光和光设备脱毛的方法。其中最常见的方法是通过选择性光热作用，以毛干、外根鞘和毛球基质中的黑色素作为靶色基。然而，要实现毛发的永久去除，不仅要去除毛发本身，还要清除毛囊中的再生细胞。虽然黑色素的热弛豫时间（Trt）很短，但仅破坏黑色素只会导致毛发暂时性脱落，随后毛发又再次生长。因此，激光脉冲的持续时间需要比黑色素的Trt更长，以确保热量能从黑色素色基传导到毛囊干细胞上。需要注意的是，每次激光脱毛治疗只能实现15%～30%的长期脱毛，通常需要3～12次治疗才能获得最佳效果[30]。

选择哪种激光设备脱毛应考虑3个关键因素：①毛发颜色；②毛发直径；③患者的肤色。必须充分考虑这些因素，才能确保成功脱毛。浅色或细软的毛发可以使用较短波长的光进行治疗，因其能够更好地吸收黑色素；相反，深色或粗硬的毛发则更适合使用被黑色素吸收较少的较长波长的光，它们会吸收更多的激光能量。皮肤中的黑色素与毛发中的黑色素会竞争激光的吸收，故肤色越深，激光就越难区分这两种黑色素来源，治疗也越具有挑战性。因此，冷却措施对于保护表皮、避免热损伤和其他不良反应至关重要。色素很少的毛发（如白色、灰色、红色/金发）无法实现永久去除，因为它们缺乏足够的激光靶色基。

翠绿宝石激光（755 nm）是目前使用的波长最短的脱毛设备，通常是浅肤色患者的首选，因其具有高效、安全和患者满意度高等优点[31]。然而，使用翠绿宝石激光的一个不足之处在于其波长极易被黑色素吸收，因此在治疗深肤色患者时需要极其谨慎，否则可导致炎症后色素改变（PIPA）。然而，研究表明Fitzpatrick Ⅳ～Ⅵ型皮肤的患者接受翠绿宝石激光治疗是安全有效的[32]。此外，对最近晒黑的皮肤使用翠绿宝石激光治疗也可能导致短暂的色素异常。还有报道称，肤色较深的女性接受翠绿宝石激光脱毛后可能会出现反常性多毛症（paradoxical hypertrichosis）[33]。

长脉冲二极管激光（800 ~ 810 nm）可安全用于 Fitzpatrick Ⅰ ~ Ⅴ型皮肤的患者，特别适用于粗硬、深色毛发。研究发现，肤色较深的患者使用此激光后不良反应的风险增加[34]。Nd:YAG（1064 nm）设备的工作波长被黑色素吸收极少，因此主要用于去除深色、粗硬毛发。这种激光的引入使得深肤色患者能够广泛且安全地进行激光脱毛，同时它也是 Fitzpatrick Ⅴ ~ Ⅵ型皮肤患者的金标准。

脱毛激光设备的比较研究评估了翠绿宝石激光、二极管和 Nd:YAG 激光的临床效果。翠绿宝石激光和二极管在效果和疼痛耐受性方面相当。在一项研究中，Nd:YAG 激光被认为更具疼痛感且效果更差[30, 35]。其他研究则表明三种激光设备的效果相当[36-37]。**表 26-2** 列出了用于脱毛的激光设备。

以下讨论的强脉冲光（IPL）不是激光，但被广泛用作一种基于光的脱毛方法。多项研究表明，与 Nd:YAG 或翠绿宝石等其他光脱毛方法相比，IPL 的效果较差[37]。

在进行全面治疗之前，每位患者都应该由接受过激光脱毛实践培训的医生进行评估。皮肤不应晒黑、受损或有任何感染迹象。对于肤色较深的患者，通常建议在治疗前使用美白剂以预防炎症后色素改变。除色素沉着外，作为知情同意的一部分，还要评估激光脱毛的其他潜在风险，包括水疱、瘢痕、毛囊炎、感染、溃疡或荨麻疹（**图 26-4** 和**图 26-5**）[30]。为了充分去除毛发，毛发至少应具有一定量的黑色素，因为黑色素是激光脱毛的靶色基。因此，患者必须明白，这些设备无法很好地去除白色、灰色、红色 / 金色或非常细的毛发。在进行全面治疗前，通常会进行试验点治疗。如果反应良好且无不良反应，可在 2 周后进行全面治疗。

治疗后，治疗区域会立即出现毛囊水肿和红斑

表 26-2　激光脱毛设备

波长	光设备
694 nm 红宝石激光	目前不用于脱毛
755 nm 翠绿宝石激光	Candela GentleLASE, Cynosure Apogee
800 ~ 810 nm 二极管	Lumenis LightSheer, Opusmed F1 Diode, Syneron eLaser
1064 nm Nd:TAG 激光	Candela GentleYag, Cutera Coolglide, Cynosure Apogee Elite

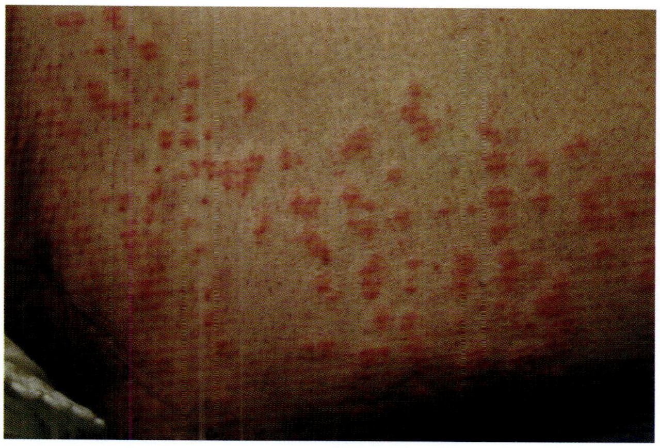

图 26-4　1064 nm Nd:YAG 激光脱毛后出现荨麻疹（照片由 Dr. Joely Kaufman, MD 提供）。

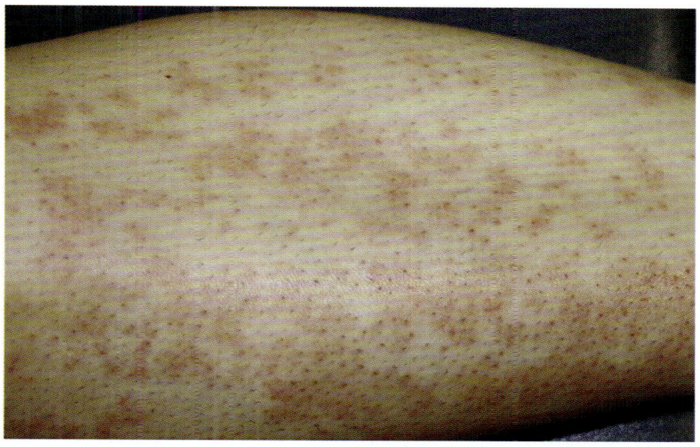

图 26-5　755 nm 翠绿宝石激光脱毛后出现荨麻疹（照片由 Dr. Joely Kaufman, MD 提供）。

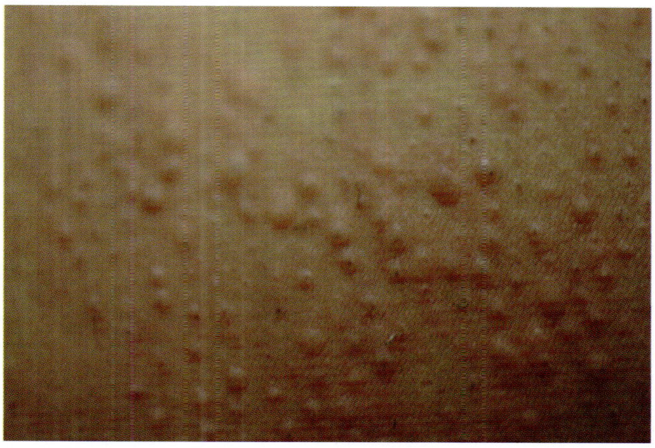

图 26-6　激光脱毛后毛囊水肿（照片由 Dr. Joely Kaufman, MD 提供）。

（图 26-6），这是毛囊受到激光加热后的正常反应。对于深色皮肤类型的患者，治疗后通常连续5天局部涂抹5级或6级类固醇药物，以预防炎症后色素改变。根据毛发类型、治疗区域和皮肤类型的不同，完全脱毛可能需要3～12个治疗疗程。这些治疗通常间隔1个月左右，对于毛发生长较慢的区域，如腿部和背部，间隔时间应更长。在激光脱毛治疗前后都需要采取防晒措施，这一点至关重要。

换肤激光

许多激光和光设备可用于皮肤年轻化和皱纹的治疗。然而，最令人印象深刻的成果来自于剥脱性重塑，最初是使用 CO_2 激光进行的。剥脱性激光通过对皮肤实施受控的微损伤，在加热真皮层的同时去除表皮。去除表皮有助于使皮肤轮廓更加平整，而更深层的加热则促进了胶原蛋白的生成。

自1968年首次引入以来，CO_2 激光已广泛用于治疗瘢痕、皱纹和其他光老化迹象。10 600 nm 波长的 CO_2 激光因其对水分的高吸收率而能够迅速去除表皮。Er:YAG 激光也用于剥脱性重塑，其发射的波长为2940 nm，更容易被水分吸收。相较于 CO_2 激光，Er:YAG 激光对水分的高吸收使其穿透深度更浅。剥脱性激光导致组织迅速汽化，这将产生显著的皮肤紧致和平滑效果，这是大多数非剥脱性激光设备难以实现的。在目前现有的剥脱性设备中，CO_2 激光的紧肤效果最为显著。然而，剥脱性换肤激光可能带来的并发症，包括瘢痕形成和色素减退，以及较长的恢复期，已经导致其使用率有所下降。最新技术的进展已经催生了新一代换肤设备，这些设备可以在降低不良反应风险的同时实现一定的紧肤效果。

点阵激光换肤

点阵激光换肤的概念由 Manstein 等于2004年提出[38]。"点阵"指的是治疗皮肤的一部分或者"小部分"。该定义并未明确说明激光的类型、光斑大小或波长的具体要求，它仅描述了治疗光斑的分布方式。通过在单次治疗中仅处理微小区域，每个治疗区域周围都有正常的健康皮肤，这有利于角质形成细胞从这些区域迁移，从而大大缩短了愈合时间。每个治疗点都被称为一个显微治疗区（microscopic treatment zone，MTZ）。MTZ 的愈合是通过周围正常表皮细胞的迁移来实现的，而非通过分化愈合[39]。由于这种独特的光斑排列方式，即使不进行大面积的加热，也能耐受非常高的能量。研究已证明，使用真正的微点阵设备能够在36小时内完成表皮愈合。这种快速的愈合时间有助于降低感染、术后炎症性色素沉着（PIPA）和瘢痕形成的发生率。

光斑大小是点阵激光换肤的一个关键因素，但治疗光斑需要多小才能符合点阵激光换肤的概念尚不明确。点阵激光设备和其他激光设备一样，具备能量调节功能。此外，它们还能够进行密度调节，这也是治疗效果的关键因素。密度越高，MTZ 之间的距离越近，治疗就越激进。同时，密度越高，出现术后炎症性色素沉着（PIPA）的风险也越大。在非常高的能量和密度条件下，任何设备都可以实现剥脱效果。

点阵激光设备分为非剥脱性和剥脱性两类。首台非剥脱性点阵激光设备是 Fraxel Restore（Reliant Technologies），于2004年问世，采用1550 nm 非剥脱掺铒光纤点阵激光器。此后，又研发出了多款以水为靶色基的非剥脱性点阵激光设备。这些激光设备之所以被称为非剥脱性，是因为它们不会引起表皮剥脱，而是使表皮凝固。MTZ 可以以随机或盖章的方式排列。每个 MTZ 周围的未治疗皮肤充当表皮细胞的储备库，这些细胞会迅速迁移以愈合治疗区域。能量越高，激光穿透深度越深。激光深入真皮层可以更好地促进胶原蛋白合成。随着能量的提高，MTZ 的直径也会增加，因此在理想情况下，每台设备应具备密度调节功能以适应这种变化。为了避免在高能量下产生大面积加热，应降低治疗密度，增加 MTZ 之间的间距。目前，这些非剥脱性点阵激光设备已获批用于治疗眼周皱纹、光老化和痤疮 / 手术后瘢痕（**图 26-7**）。据报道，它们对妊娠纹、黄褐斑和日光性黑子也有效。非剥脱性点阵激光还可安全用于面部以外的皮肤。对深色皮肤类型的研究显示，在调整能量和密度设置后，1440 nm、1540 nm 和1550 nm 波长的非剥脱性点阵激光是安全的。

鉴于全剥脱性激光并发症的发生率较高，点阵式激光设备已经超越全剥脱设备。像 Fraxel Repair（Reliant Technologies）这类采用点阵激光传递系统的 CO_2 设备的重新引入，改变了人们对传统 CO_2 激光的看法。还有其他一些点阵激光剥脱设备，如钇 - 钪 - 镓 - 石榴石和 Er:YAG 激光，均可用于改善皮肤质地和肤色，效果显著且不良反应极小。

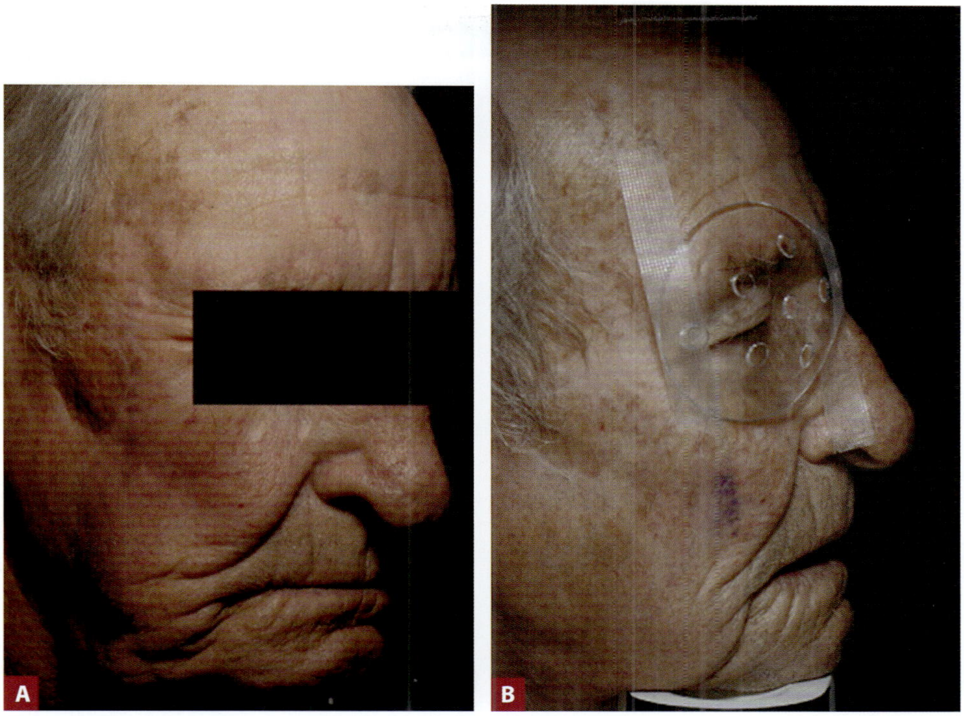

图 26-7　Fraxel 点阵激光换肤治疗手术瘢痕。A. 治疗前；B. 治疗后（照片由 Dr. Joely Kaufman, MD 提供）。

最近的研究表明，无论是点阵还是非点阵的皮秒激光，在治疗光老化方面均表现出色[40]。对于有色皮肤患者来说尤其如此，因此皮秒技术的安全性更高[8, 41]。

非激光设备

强脉冲光

强脉冲光（IPL）设备是一种光疗仪器，其使用方式可能与激光类似。但由于缺乏相干性和单色光，IPL 并非真正的激光。一些 IPL 系统能够配备真正的激光装置，这些装置可单独操控，使得一个系统能够满足多种治疗需求。自 1995 年推出以来，IPL 系统便备受青睐。最早的系统是 Photoderm（Lumenis），当时被认为是治疗下肢静脉问题的最佳选择。然而直到该系统早期投入使用后，人们才认识到它对其他皮肤病变如雀斑和毛细血管扩张症也具有显著疗效[42]。IPL 已应用于治疗多种疾病，包括痤疮、面部毛细血管扩张症、脱毛、雀斑、光损伤、皮肤异色症和蜘蛛痣。

IPL 设备发射非相干多色光，波长范围在 400 ~ 1200 nm。这些系统依赖闪光灯技术，内含滤光片以及多种可更换的外部阻断滤光片。外部阻断滤光片的作用是阻挡低于所需波长的光发射。每个系统提供多个不同的阻断滤光片，通常安装在一个可替换的手具中。通过利用这些滤光片，尽管发射的是非相干多色光，但同样也遵循选择性光热作用原理。

IPL 设备同样具有多个可调节的脉冲持续时间这一优势。根据治疗靶目标和患者皮肤类型的不同，可以相应地调整脉冲宽度。对于具有较短热弛豫时间（Trts）的治疗靶目标，可以缩短脉冲宽度；而对于具有较长 Trts 的治疗靶目标，则可以延长脉冲宽度。这在治疗毛细血管扩张症时尤为关键。例如，当血管对治疗产生抵抗时，通过调整脉冲宽度就能获得有效的临床反应。序贯脉冲技术能够在脉冲之间留出冷却时间，从而降低了热损伤和瘢痕形成的风险。此外，序贯脉冲也被认为有助于治疗毛细血管扩张症，其原理是利用第一个脉冲产生脱氧血红蛋白，并将其作为第二个脉冲的治疗靶目标[12]。

与某些激光系统相比，IPL 设备因其具有更大的光斑尺寸而更受欢迎，这使得治疗更大面积变得更加可行。IPL 设备的另一个重要部件是冷却装置，通过降低表皮温度，可以将出现水疱和色素沉着等并发症的风险降至最低。目前，大多数 IPL 设备都配备了冷却装置。

IPL 设备是治疗面部毛细血管扩张症（**图 26-8**、

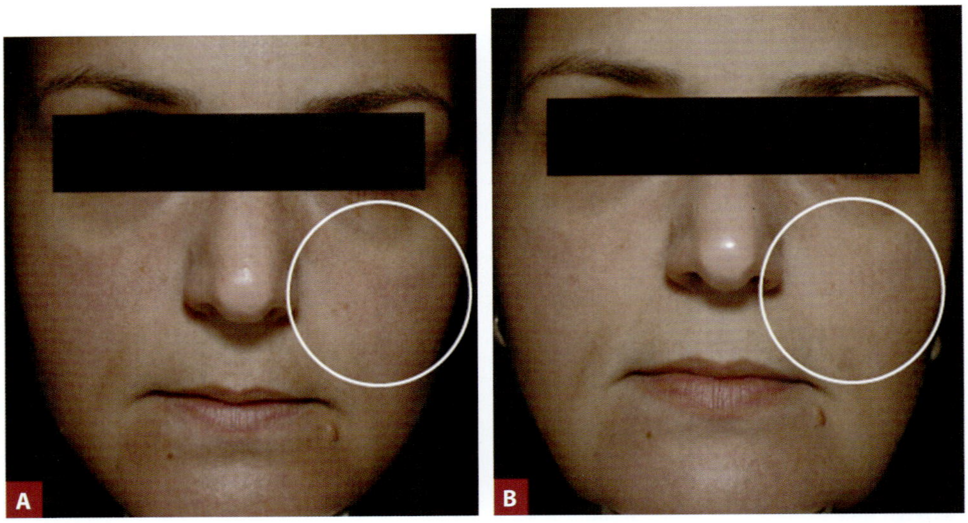

图 26–8 A. 玫瑰痤疮 IPL 治疗前；B. 玫瑰痤疮 IPL 治疗后。为达到最佳效果，需进行 2 ~ 3 次治疗（照片由 Dr. Joely Kaufman, MD 提供）。

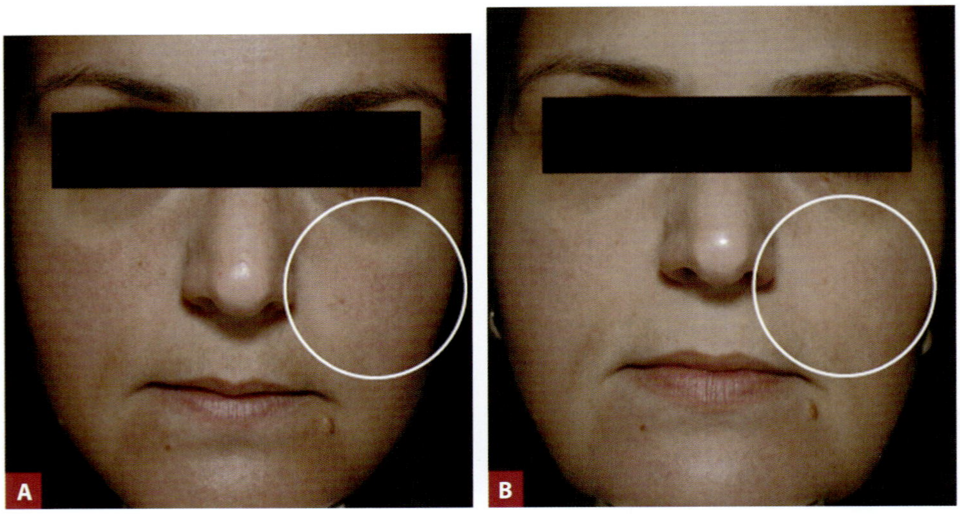

图 26–9 A. 玫瑰痤疮 IPL 治疗前；B. 玫瑰痤疮 IPL 治疗后（照片由 Dr. Joely Kaufman, MD 提供）。

图 26-9）、雀斑、皮肤异色症和嫩肤的主要方法之一。多种 IPL 设备还配备了可替换的滤光片手柄，用于脱毛、非剥脱性紧肤，甚至点阵换肤等治疗。在接受 IPL 治疗前，需要确定患者的皮肤类型和近期是否接受过日晒。若患者近期晒过太阳，治疗可能会导致黑色素吸收而引起色素减退（**图 26-10**）。应指导患者在治疗前后采取适当的光保护措施。对于肤色较深的患者（FitzpatrickI V 型和 V 型皮肤），因为存在热损伤和 PIPA 的风险（**图 26-11**），在使用这些设备进行治疗时应格外小心，应延长脉冲宽度和脉冲间隔。治疗时应注意将脉冲紧密排列，因为脉冲间隔过大可能会导致严重光损伤患者出现“条纹状”痕迹（**图 26-12**）。当使用较高的能量密度且脉冲未紧密排列时，任何患者都可能出现这种情况。通过对未治疗区域进行进一步治疗，可轻松解决这一问题。

在使用 IPL 时，光源直接照射到涂抹在皮肤表面的薄薄一层超声凝胶上。治疗后，应清除治疗区域的所有凝胶，并涂抹防晒霜。一次全面部治疗通常需要大约 15 分钟。大多数 IPL 治疗不需要局部麻醉，但在治疗鲜红斑痣时使用的能量密度较高，某些患者可能需要局部麻醉。治疗光损伤时，建议每月进行一次治疗，共 3 ~ 5 次[43]。对于鲜红斑痣和其他血管畸形的治疗，通常需要更多次的治疗。雀斑治疗后会轻微加深，并出现红斑，但恢复期短，还可能会出现结痂和脱屑（**图 26-13**）。患者通

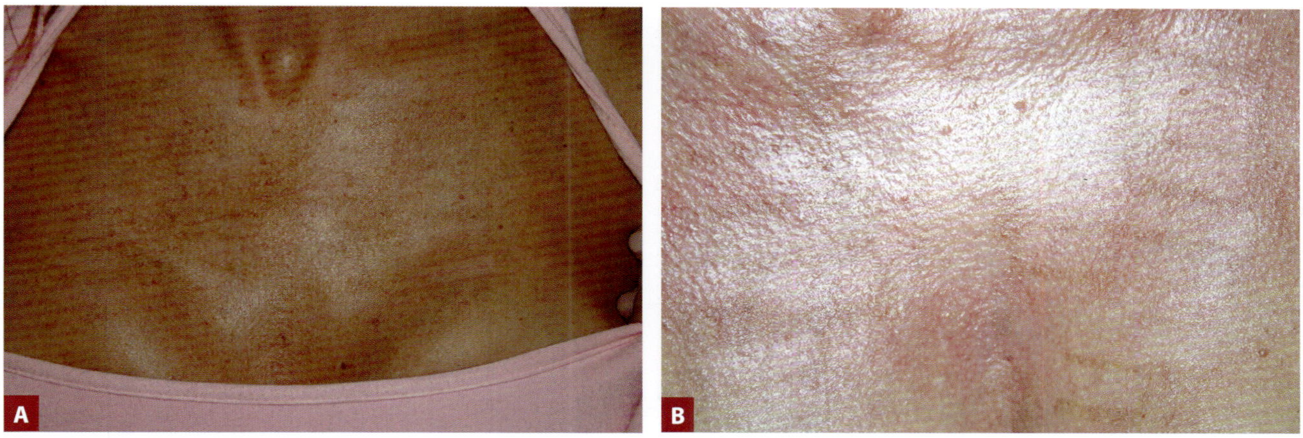

图 26-10　A. IPL 治疗后，胸部出现非预期的印迹；B. IPL 治疗后，胸部出现非预期的红色印迹（照片由 Dr. Joely Kaufman, MD 提供）。

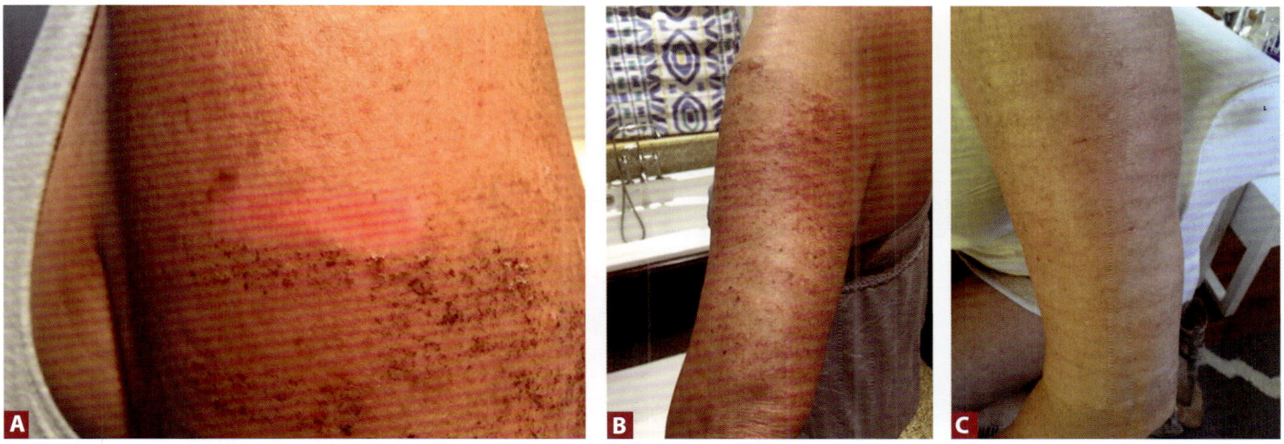

图 26-11　A. 深色皮肤 IPL 治疗后灼伤部位的近景；B. 深色皮肤 IPL 治疗后出现灼伤；C. 深色皮肤 IPL 治疗后出现炎症后色素改变（照片由 Dr. Joely Kaufman, MD 提供）。

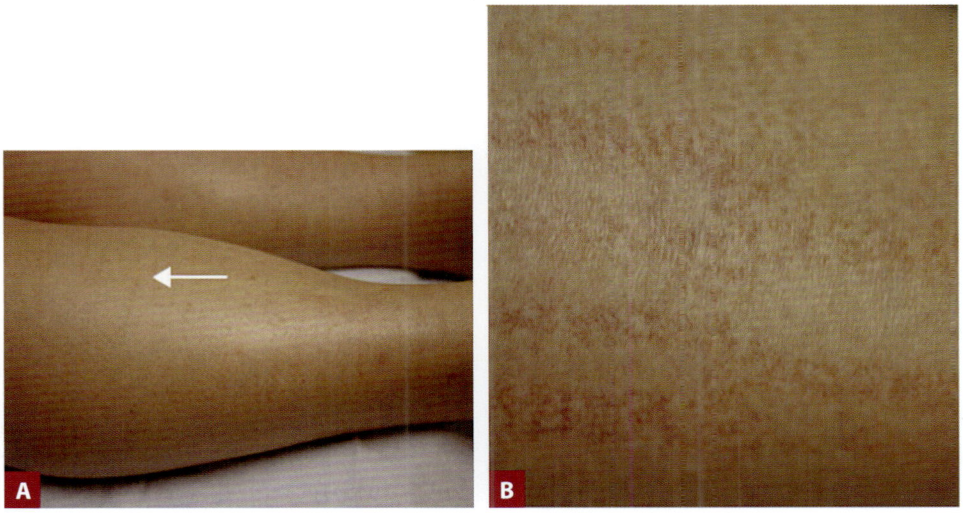

图 26-12　A. IPL 设备可能导致形成矩形的“条纹状”区域。下一次治疗时，将手柄旋转 90° 即可治疗这些区域。B. IPL 治疗导致的“条纹状”区域的近距离照片。这种情况在腿部和胸部最常见（照片由 Dr. Joely Kaufman, MD 提供）。

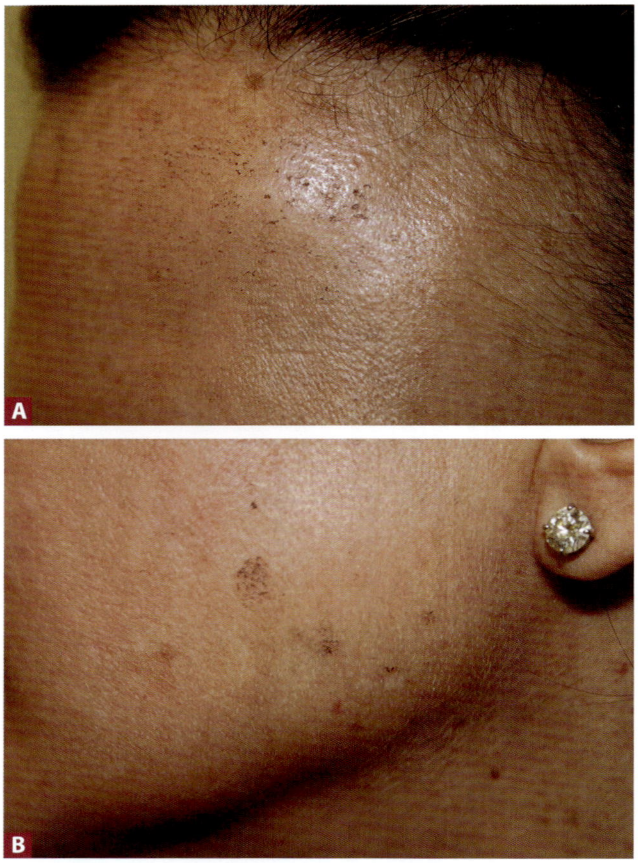

图 26-13 A. IPL 治疗后，额部出现正常结痂；B. IPL 治疗后，下颌部出现正常结痂（照片由 Dr. Joely Kaufman, MD 提供）。

常可以在治疗后立即返回工作岗位，这使得 IPL 备受患者欢迎。当正确使用上述设备时，一台仪器可以治疗血管和色素性病变，且治疗时间短并能获得一致且可重复的结果，这些优势使 IPL 系统跻身行业前沿。

发光二极管

近年来，发光二极管（light emitting diodes，LEDs）因其使用简便以及在光动力疗法中作为 5- 氨基乙酰丙酸的激活光源而备受关注。这些设备发射单一主波长或短波长范围内的非相干光。与前面提到的仪器不同，LEDs 的工作原理不是基于选择性光热作用理论，而是遵循光生物调节理论，即光能够改变细胞活性的原理。实验室环境已证实光通过这种方式能够改变细胞代谢 [44]。在随后的体内研究中，LEDs 可改变成纤维细胞和免疫细胞的活性 [45]，并导致胶原蛋白合成的增加 [46]。

LEDs 是一种基本上不产生热能的皮肤治疗方式，其作为低能量激光疗法（low level laser therapy，LLLT）已被证明对多种疾病有效 [47]。LED 系统的出现引入了一种可以轻松且无痛治疗大面积皮肤区域的方法。这些系统由特定波长或波长范围的灯板组成。目前可用的 LEDs 包括蓝光、黄光、红光、近红外光和红外光。LEDs 最常用于痤疮治疗和年轻化治疗。文献中也有关于 LEDs 在创面愈合、银屑病、湿疹和皱纹治疗中应用的报道 [48]。相较于激光治疗，LEDs 的主要优势在于能够无痛、快速、安全地对各种皮肤类型进行治疗，且操作简便。其主要缺点是临床效果可能不如某些其他激光和光疗法那么显著。不良反应通常较轻，包括干燥、刺痛和色素改变。

目前市场上有多种波长和脉冲序列的 LEDs 可供选择。迄今为止，还没有证据表明某一种特定的脉冲序列优于其他序列。有必要进行进一步研究和不同波长之间的比较，以优化这些设备的使用，并扩大其适应证范围。

光动力疗法

光动力疗法（photodynamic therapy，PDT）的理念自 20 世纪初就已问世，但直到 Kennedy 等学者重新将 PDT 引入皮肤科领域，其真正的优势才得以显现 [49]。PDT 依赖于光敏剂使用光激活方式，可实现对皮肤的选择性治疗。目前，美国已批准使用 PDT 治疗面部非角化过度性光线性角化病，采用 5- 氨基乙酰丙酸（5-aminolevulinic acid，5-ALA）（Levulan® Kerastick，DUSA Pharmaceuticals），并通过蓝光 LED 光源进行激活。然而，文献中已关注到其他几种超适应证应用，并且现在常用于美容领域，如治疗光老化和皮脂腺增生等 [50-51]。PDT 还可用于治疗基底细胞癌或原位鳞状细胞癌等恶性肿瘤 [52]。

5-ALA 是一种前体药物，应用于目标区域并被增殖细胞和毛囊皮脂腺单元选择性吸收。5-ALA 经代谢生成原卟啉 IX（protoporphyrin IX，PpIX），这是一种自然光敏剂。随后，PpIX 被几种不同波长的光激活，产生自由基，并选择性地破坏目标细胞。目前获批用于 PDT 的药物包括 5-ALA 和 5-ALA 的甲酯（methyl ester of ALA，mALA）（Metvix，Galderma）。常用的激活光源包括 LED（红光和蓝光）、脉冲染料激光（585 nm 和 595 nm）以及 IPL 设备。

近年来，PDT 已用于增强常规光子嫩肤治疗的效果。多项半脸研究表明，在传统 IPL 治疗中加入 ALA 与单独使用 IPL 相比，可增强光老化的临床改善效果 [50, 53]。甚至有研究表明，相较于单纯使用 IPL，PDT 和 IPL 联合治疗可显著促进胶原蛋白的合成 [54]。除了光损伤美容治疗外，对于需要治疗癌前病变的患者来说，将 ALA 与 IPL 光子嫩肤治疗相结合具有显著的疗效。

表 26-3 皮肤紧致设备

设备	技术
Titan（Cutera）	红外光
Aluma（Lumenis）	射频：双极
Accent（Alma）	射频：双极、单极
ReFirme（Syneron）	射频
Lux Deep IR（Palomar）	红外光（850 ~ 1350 nm）
ThermaCool（Thermage）	射频：单极

紧致设备

关于光设备的一个较新的研究领域是皮肤紧致。虽然非剥脱性点阵激光换肤在皮肤年轻化方面相当成功，但在实现皮肤紧致方面已证明其效果不足。目前，评估“紧致”效果可能颇具挑战，因为没有标准化的定量测量方法。通常情况下，摄影评估无法满足需求，因为受试者轻微的体位变化也可能会影响观察结果。此外，要测量在数月内发生的任何细微的紧致效果几乎是不可能的。然而，许多使用这些设备的从业者仍然确信它们在某些患者中的疗效。

皮肤紧致的治疗基于胶原蛋白在受热时会发生收缩的原理。为此，已引入了多种基于光和能量的设备，旨在将热量传递至真皮层而不损伤表皮。这些热能据推测会引起胶原蛋白的收缩，从而实现皮肤紧致的效果。由于采用动态冷却技术，表皮层得到保护。该过程无痛，治疗后仅产生轻微红斑，通常会在数分钟至数小时内消退。胶原蛋白的收缩效应几乎是即时发生的，但此外，还刺激了胶原蛋白的合成。然而，并非所有患者对这些治疗都会出现一致的反应。患者选择、使用的能量强度以及整体皮肤状态均可能对治疗是否成功产生影响。

传统剥脱性激光治疗，如 CO_2 激光或 Er:YAG 激光等，作为一种通过促进胶原蛋白生成和创面愈合过程中的重塑来实现皮肤紧致的方法，已进行了研究 [55-56]。非剥脱性激光尽管效果相对温和，但也已被证明可以改善皮肤松弛 [57]。

一些非激光皮肤紧致设备包括单极、双极和单双极组合的射频设备（**表 26-3**）。它们的工作原理相似：通过与皮肤直接接触将非选择性热能传递到真皮层，同时表皮层则通过冷却系统进行保护。射频治疗通常比红外治疗稍感疼痛，因此，一些射频设备在治疗前需要涂抹局部麻醉剂。射频治疗的不良反应较轻微，包括暂时性红斑、皮肤凹陷和浅表烫伤，目前尚未有永久性瘢痕的病例报道。射频治疗适用于所有皮肤类型，且安全性良好。

其他非激光类的紧致设备还包括红外光和高强度聚焦超声。红外光已被证明通过加热皮肤并以水作为靶色基，从而有效治疗皮肤松弛，促进胶原蛋白的延迟重塑 [58]。高强度聚焦超声则是利用声能来加热组织，导致组织立即收缩并随后促进胶原蛋白的延迟重塑 [59-61]。无论是红外光系统还是超声系统，均可以安全地用于所有皮肤类型 [62]。

对于几乎所有的激光和非激光治疗方式来说，重要的是要提醒患者，改善是一个逐渐的过程，可能需要 6 个月到 1 年的时间才能观察到最终的效果。

结论

自 1960 年激光问世以来，其普及程度和可用性持续攀升。Anderson 和 Parrish 提出的选择性光热作用理论彻底改变了激光科学的发展轨迹。根据这一理论，我们对激光在多种疾病治疗中的应用有了更加深刻的理解。近年来，皮秒激光因其能有效治疗皮肤病且不良反应极少而备受关注。随着我们对创面愈合机制的深入研究，激光行业的新发展显著提高了这些治疗方法的安全性和疗效。每年都会有新技术问世，旨在开发出更加安全和有效的设备（**图 26-14**）。建议从业者在使用任何新设备或治疗新患者时要循序渐进。过于激进地使用任何激光或光疗设备都可能导致严重的并发症，有时甚至是永久性的。目前，这一领域的研究仍在进行中，同时激光培训和操作规范也在不断加强。通过持续教育、监管以及激光技术和实践的不断完善，将确保所有患者都能接受安全有效的治疗。

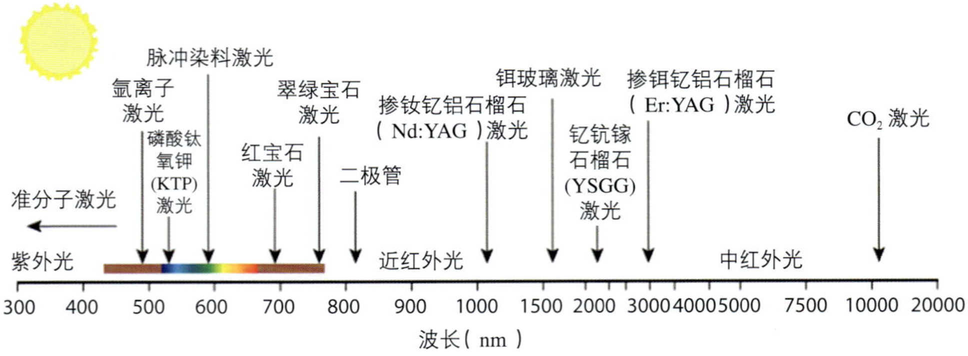

图 26-14 现有设备的波长图 (图片由 Dr. Joely Kaufman, MD 提供)。

（廖勇 陈瑾 苑凯华 蔡宏 周国瑜 杨蓉娅 译校）

参考文献

扫描书末二维码获取

第 27 章

微针和富血小板血浆

概要

要点

- 微针疗法对痤疮瘢痕、其他皮肤瘢痕、妊娠纹、面部细纹均有效。

新进展

- 已证明微针疗法无论是否联合富血小板血浆（PRP）使用均有效。

展望

- 目前尚不清楚在微针治疗后使用哪些产品是安全的，因此目前的护理标准是治疗后 24 小时内不要在皮肤上涂抹任何产品。

特别提醒

- 微针疗法是一种将营养成分输送到真皮层的有效方法。
- 针对通过微通道递送而开发的产品将有助于提高微针疗效。
- 正在开展相关研究以评估多肽、干细胞和生长因子在微针治疗后的疗效。

微针的历史

1971 年，Martin S. Gerstel 和 Virgil A. Place 申请了一项美国专利，描述了一种如今被称为微针的新型药物输送装置[1]。然而，当时尚无制造这种装置的技术。直到 1994 年，Orentreich 夫妇首次引入了“皮下分离术”的概念，该技术通过针头来治疗痤疮瘢痕和皱纹[2-3]。在这一过程中，使用小型皮下注射针刺穿皮肤，以松解皮肤凹陷产生（如深瘢痕和皱纹）的皮下纤维。

Camirand 和 Doucet 随后使用不含墨水的文身枪和针头成功治疗了两名患者的手术瘢痕[4]。2002 年，整形外科医生 Desmond Fernandes 基于这些研究成果，发明了第一个微针装置——一种带有细针的滚轮微针，它可以沿着皮肤滚动以形成微通道，从而刺激皮肤胶原蛋白和弹性蛋白的产生。他将此过程称为“经皮胶原诱导（percutaneous collagen induction）”，简称 PCI[5]。

尽管在此之前，滚轮微针在消费者中已成为流行的家用设备，但直到 2018 年，美国 FDA 才批准了首个微针仪器 SkinPen®。目前，微针疗法在医疗领域中的应用越来越受欢迎，与其相关的功效研究也日益增多。

微针的现状

目前，微针疗法被用于治疗多种皮肤问题，包括痤疮瘢痕、烧伤和手术瘢痕、脱发、皱纹、皮肤松弛和妊娠纹。当前已有的微针设备包括滚轮微针和手持式电动微针笔，装备长度通常为0.5～1.5 mm的微小针头[6]。这两种类型的设备均可通过针刺在皮肤上制造多个微小创口即微通道，而不造成皮肤损伤。微针治疗过程是通过诱导皮肤内的伤口愈合反应，促进皮肤中的生长因子、胶原蛋白、弹性蛋白以及糖胺聚糖（如透明质酸）等物质的合成[2]。

与滚轮微针相比，电动微针笔有许多优点。其注射速度和刺入深度可调，因此治疗效果更确切。电动微针笔配备有一次性针头，从而降低了医疗感染的风险[2]。

针号

针头尺寸和长度的选择取决于治疗区域以及需解决的皮肤问题。Singh和Yadav发现，1.5～2 mm的针长适合治疗痤疮瘢痕，而0.5～1 mm的针长更适合治疗皮肤老化和皱纹[7]。据Henry等报道，针长在0.75 mm以下的微针通常是无痛的，因此非常适合经皮给药[8-9]。针头的长度需根据所治疗的问题以及该区域的表皮和真皮的厚度而变化（**图27-1**和**表27-1**）。

用于药物输送的微针

微针可在皮肤中形成微通道，是一种有效的经皮给药方式。许多原本由于分子量太大而无法渗透入皮肤的药物成分（包括各种蛋白质等）都可以通过微通道输送[9]。用于经皮给药的微针可以由钢、硅酮和聚合物组成，并且可以是空心的、实心的或

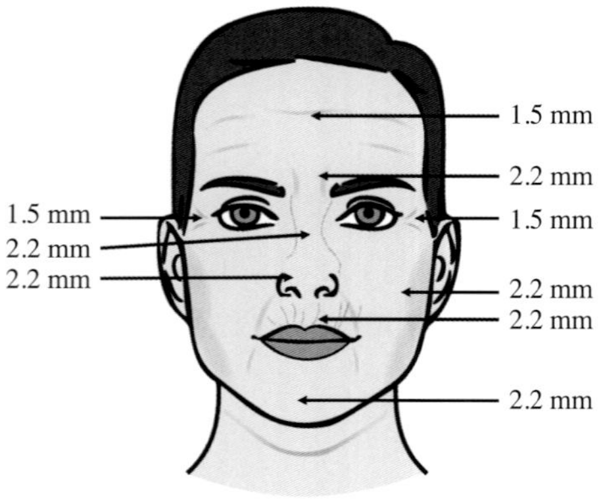

图27–1 用于治疗面部各个部位细纹的针长

表27–1 最佳针长因适应证而异

针长	适应证
0.5～1 mm	皱纹
0.75 mm	药物输送
1.5 mm	脱发
1.5～2 mm	瘢痕

可溶解的[1, 10]。虽然微针疗法主要是一种在医疗机构内进行的治疗，但含有处方药的微针贴片或微针阵列可以像绷带一样贴在皮肤上居家使用。它们被设计为使用时几乎是无痛的，并且已被证实可以增加一些外用药成分的功效[10]。

富血小板血浆

微针疗法通常与富血小板血浆（platelet-rich plasma，PRP）结合使用。PRP中含有高浓度的生长因子和人体血液中重要的蛋白质。Kim等人研究发现，当PRP经过适当制备后注射或涂抹到皮肤上时，可以有效刺激胶原蛋白生成和组织重塑，从而改善瘢痕、皱纹和脱发问题[11]。

制备PRP需进行常规采血（过程类似于献血）。通常每个治疗区域需使用一管血液。接下来，将血液放入离心机中，将PRP与其他血液成分离心分离[11]。在微针治疗后，可直接将PRP注射到治疗区域的皮肤内（如面部、颈部），或在应用微针建立微通道后即刻涂抹到局部皮肤上。

功效研究

许多研究表明，单独使用微针治疗痤疮瘢痕、皱纹和妊娠纹等皮肤问题取得了良好的效果。痤疮瘢痕是微针疗法最常见的应用之一。在一项针对20名成年人的随机临床试验中，Alam等发现痤疮瘢痕进行3次微针治疗后（每次治疗间隔2周），皮损外观改善了41%[12]。每次治疗时，受试者的一侧面部接受微针治疗，而对照侧只使用局部麻醉剂而不接受微针治疗。微针治疗前，对治疗区域涂抹含2.5%利多卡因和2.5%丙胺卡因（普鲁卡因）的局部麻醉剂。卸除麻药后，使用滚轮微针进行治疗，

针长为 1 mm 或 2 mm，针长的选择取决于治疗区域皮肤的厚度和痤疮瘢痕的严重程度。治疗结束后，在治疗区域涂抹生理盐水。

2012 年，Fabbrocini 等对 10 名年龄为 50 ~ 65 岁的女性受试者的口周皱纹进行微针治疗。经过 2 次治疗后，治疗区域的皱纹严重程度评定改善了 2 分 [13]。El-Domyati 等也进行了类似的治疗，他们对 10 名Ⅱ级或Ⅲ级皱纹的受试者进行 6 次微针治疗，每次治疗间隔 2 周。在最后一次治疗后 3 个月，对治疗区域皮肤中Ⅰ型、Ⅲ型和Ⅶ型胶原蛋白和弹性蛋白进行了定量分析，结果显示均明显增加 [14]。将微针疗法与 PRP 相结合使用可能会增强治疗效果。2014 年，一项针对 30 名痤疮瘢痕成年患者的半侧脸对照研究发现，使用微针联合 PRP 治疗比局部使用维生素 C 更有效 [15]。右面部进行 PRP 治疗前，先在皮肤上涂抹局部麻醉剂。使用针长为 1.5 mm 的滚轮微针进行治疗，将 1 ml 葡萄糖酸钙添加到 9 ml PRP 中涂抹于治疗区域。左面部涂抹 2 ml 15% 维生素 C。受试者每隔 4 周接受一次治疗，共进行 4 次治疗。每次治疗后，建议受试者口服抗生素 2 ~ 3 天，并涂抹防晒霜。经过 4 次治疗后，每位患者根据痤疮瘢痕改善程度给出“一般”“好”或“极好”的评价。在 PRP 治疗组中，有 18.5% 的患者治疗结果为“极好”，而维生素 C 治疗组的患者仅为 7%。总体而言，与维生素 C 治疗组相比，PRP 治疗组的患者满意度更高 [15]。

一项 2016 年的半侧脸对照研究发现，微针疗法联合 PRP 的疗效优于单独使用微针疗法。这项研究纳入了 50 名年龄在 17 ~ 32 岁患有萎缩性痤疮瘢痕的患者。使用带有 192 根 1.5 mm 针长的滚轮微针在两侧脸部进行治疗。右面部接受局部 PRP 注射和涂抹，其中氯化钙与 PRP 的比例为 1∶5。左面部注射蒸馏水，未接受任何 PRP 治疗。结果显示，微针联合 PRP 治疗的右面部改善了 62.2%，仅接受微针治疗的左面部改善了 45.8%。此外，根据 Goodman 定性评分量表，接受 PRP 治疗后的 20 名萎缩性瘢痕患者对治疗效果评价为“极好”，30 名患者评价为“好”。相比之下，在未接受 PRP 治疗的患者中，仅有 5 名和 42 名患者的评价分别达到“极好”和“良好” [16]。

不良事件

微针治疗可能出现感染、瘢痕和皮肤敏感等风险，而正确的术前准备及术后护理方案可以最大程度地减少不良反应发生的可能性。色素沉着是由皮肤炎症引起的慢性不良反应。治疗区域暴露于阳光、光线和高温下时，会增加炎症后色素沉着发生的可能性，因此需教育患者尽可能避免暴露于高温环境、光线和阳光。

微针疗法术前和术后护理

在微针治疗前 10 天，建议患者避免服用含阿司匹林、非甾体抗炎药（NSAID）的药物，或者含圣约翰草、维生素 E 及 omega 脂肪酸等的补充剂。这些产品可能会增加微针治疗后出现淤血的风险，同时也会降低 PRP 的有效性 [17]。在微针治疗前应至少外用 2 ~ 4 周的维 A 酸类和维生素 C，以促进皮肤胶原蛋白的产生 [18]。

建议患者在微针治疗后至少 2 小时内避免触摸皮肤，并且在至少 24 小时内避免剧烈的体力活动。此外，在微针治疗后的 24 小时内，患者不应在皮肤上涂抹包括防晒霜在内的任何产品。在此期间，皮肤无保护措施，因此避免阳光照射非常重要。24 小时后，唯一可应用的护理产品是温和的清洁剂、屏障修复保湿剂和物理防晒霜。还应指导患者在前 7 天内避免使用化学防晒霜和其他外用产品。7 天后，患者可以恢复正常护肤。

治疗方案

为了达到最佳效果，需要进行多次微针治疗（**图 27-2**）。所需的治疗次数取决于待解决的皮肤问题、治疗区域（面部或者身体部位）以及所使用的针长 [7]。通常需要 3 ~ 6 次治疗才能获得最佳效果。每个疗程之间的平均间隔时间为 4 周，但对于一些时间紧张的患者，可以间隔 2 周进行治疗。为了维持效果，可以每 6 个月进行一次维持治疗（**表 27-2**）。

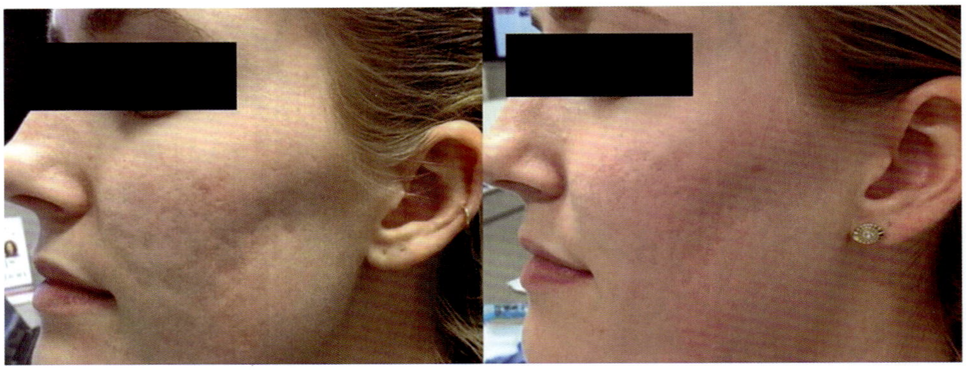

图 27–2 脸颊上使用 1.5 ~ 1.75 mm 针头，前额使用 1 mm 针头，5 次治疗前后对比可见患者的痤疮瘢痕有所改善（照片由 Ilanit Samuels PA-C 提供）。

表 27–2 按部位划分的治疗方案

适应证	治疗次数	治疗间隔
脱发	4 ~ 6 次	每 4 ~ 6 周一次
鱼尾纹	4 ~ 6 次	每 4 ~ 6 周一次
皮肤细纹	4 ~ 6 次	每 4 ~ 6 周一次
中面部	4 ~ 6 次	每 4 ~ 6 周一次
颈部	4 ~ 6 次	每 4 ~ 6 周一次
胸部	4 ~ 6 次	每 4 ~ 6 周一次
面部痤疮瘢痕	至少 6 次	每 4 ~ 6 周一次
身体瘢痕	至少 6 次	每 4 ~ 6 周一次
妊娠纹	至少 6 次	每 4 ~ 6 周一次

结论

微针联合 PRP 疗法是当前非常流行的治疗方式，可由受过专业培训的美容师、护士和医生执行。尽管目前正在研究将生长因子、透明质酸、硫酸肝素和防御素用于辅助微针联合 PRP 治疗，但对于 PRP 治疗后适合应用哪些产品，目前尚未达成共识。

（王岩 葛格 谢宜彤 陈瑾 于波 张歌 译校）

参考文献

扫描书末二维码获取

第 28 章

硬化疗法

概要

要点

- 毛细血管扩张、小静脉扩张、网状静脉扩张和顽固的静脉曲张是慢性静脉高压及瓣膜功能不全的常见表现，常与年龄相关。下肢静脉疾病的发病机制涉及多种因素，包括遗传、激素、重力、血栓形成和久坐等。
- 硬化剂通过形成永久性纤维化和破坏血管壁来发挥作用。治疗指南包括使用最小剂量和最低浓度的硬化剂使静脉壁发生纤维化，在治疗远端较小的静脉之前应先治疗近端较大的静脉。
- 硬化治疗后常见的并发症包括色素沉着、毛细血管扩张、皮肤溃疡和坏死。硬化治疗后进行 2 ~ 3 周的渐进式加压对于降低并发症和血管再通的风险至关重要。
- 硬化疗法是小腿浅静脉疾病美容治疗的一种有效、安全且令人满意的治疗方式。正确的评估、合理使用双功能超声检查、了解硬化剂相关知识和注射技术是治疗成功的关键。

新进展

- 硬化疗法与激光治疗相结合能够提升治疗效果。
- 双功能超声检查可以为泡沫硬化剂治疗腿部深静脉疾病提供实时引导。

展望

- 新型静脉内消融装置和硬化剂有望成为静脉疾病医学美容治疗的潜在发展方向。

除了面部、颈部、胸部和手部，腿部的美容也受到求美者的关注。2018 年，美国整形外科医师协会收集的统计数据显示，硬化疗法在微创美容手术中排在第 11 位 [1]。为了最大限度地提高硬化疗法治疗腿部静脉疾病的成功率，从业者必须深入了解静脉疾病特别是静脉高压和慢性静脉功能不全的病理学。

本章的目的是让读者熟悉静脉高压的基本病理、诊断和治疗，并帮助读者区分医疗性硬化疗法与美容性硬化疗法。本章的治疗部分将重点关注与美容患者相关的硬化疗法，特别是腿部毛细血管扩张症、小静脉扩张症和网状静脉的治疗。同时简要介绍静脉疾病的临床治疗方案。虽然静脉曲张在技术上属于美容皮肤科医生的治疗范畴，但本章不会详细讨论。最后，尽管硬化疗法在治疗头颈部淋巴管畸形方面取得了很大进展，但本章不讨论这一新型技术。

静脉系统与静脉曲张

静脉系统是一个低压系统，具有贮存血液和将去氧血输送回心脏的功能。动脉携带氧合血，动脉壁有一层厚厚的弹性肌肉，可以承受较高的压力；而静脉携带去氧血，静脉壁薄，容易随着压力的增加而扩张。静脉循环路径比动脉循环路径更具多样性，且静脉之间通常有相互连接的吻合支。这种多样性使得去氧血可通过多条路径返回心脏，从而为静脉系统的手术修复提供了可能。正常的静脉功能依赖于心脏和骨骼肌的收缩以推动血液向前流动，以及一系列单向瓣膜来防止血液倒流。骨骼肌收缩挤压静脉内血液，将血液输送回心脏。这一点在下肢尤为重要，因为下肢必须克服重力才能维持正常的血液循环。骨骼肌（主要是小腿肌肉）的收缩作用有助于向上输送血液。

腿部静脉系统

腿部静脉系统由相互连接的浅静脉和深静脉网组成。浅静脉位于筋膜上方，包含不到5%的静脉血；而深静脉位于筋膜下方，包含95%以上的静脉血。

主要的浅静脉包括从踝部延伸至膝关节的小隐静脉以及从踝部延伸至腹股沟的大隐静脉。腿部浅静脉通过穿透筋膜（将腿部分隔成几个间室）的穿静脉与深静脉相连并汇入其中。深静脉最终将去氧血输送回右心。

腿部皮肤表面分布有浅粉红色的扩张毛细血管，位于真皮乳头层，其汇入位于真皮网状层中的蓝色网状静脉，这些网状静脉又汇入筋膜上方的浅表静脉系统。这些浅表静脉最终汇入位于筋膜下方和肌肉内的深静脉系统。

除了可以根据其位置进行辨别外，静脉还可以根据大小进行分类。毛细血管扩张是指直径达1 mm的扁平红色血管；小静脉扩张是突出于皮肤表面的蓝紫色血管，直径为1～2 mm；网状静脉是指直径为2～4 mm的青紫色血管。非隐静脉曲张血管直径为3～8 mm，而隐静脉主干血管曲张的直径通常大于5 mm。这些较大的血管通常位于皮肤深层，双功能超声可以更好地对其进行可视化观察。

静脉曲张

静脉在其走行过程中每隔几英寸就有一个单向瓣膜以阻止血液回流，从而使去氧血可以持续朝着心脏的方向流动。腿部和小腿肌肉的收缩有助于静脉血通过单向瓣膜向前流动。静脉曲张是指静脉失去弹性。虽然体内任何部位的静脉都可能出现曲张，但腿部浅静脉出现曲张最常见。这些脆弱的静脉在抵抗重力的同时承受血液的压力，曲张的静脉口径比正常静脉大，且静脉瓣膜突不再闭合，这会导致静脉瓣膜功能不全和血液反流。静脉曲张时，血液无法正常回流至心脏，降低了整个静脉系统的工作效率，并导致静脉高压。静脉高压的严重程度与慢性静脉功能不全所见的皮肤改变直接相关。慢性静脉功能不全进展时，液体会从静脉漏出并进入血管周围组织，引起腿部肿胀、疼痛等症状，并最终导致皮肤表现，如血管可见、皮肤变色（色素沉着或色素减退以及含铁血黄素沉积）、淤滞性皮炎、脂性硬皮病，甚至可能出现溃疡。

静脉曲张的病因是多因素的。具有家族史的患者通常在年轻时就出现症状。性别似乎也是一个更重要的因素，因为女性患者约占26%，而男性患者仅占5%。此外，年龄增长也是一个相关因素，35岁以上人群的患病风险几乎是24～35岁人群的3倍[2]。妊娠、肥胖、缺乏运动和长期便秘等会增加静脉系统压力、影响静脉回流的生理状态，与静脉曲张形成的风险增加有关[2-4]。其他加剧因素如妊娠期的雌激素增加以及雌激素和孕激素的补充，已被证明会对血管系统产生影响。虽然雌激素似乎对下肢静脉溃疡的形成有保护作用[5]，但据报道，它也会增加毛细血管丛生（telangiectatic matting）（直径＜0.2 mm的微小血管）的出现，这种情况常发生在女性接受腿静脉曲张硬化治疗后[6]。

目前对静脉曲张和慢性静脉功能不全的病因和病理学研究表明，静脉曲张的潜在病理机制是由静脉内皮细胞剪切应力增加所引起的炎症反应。多项研究表明，静脉压增高可诱导白细胞聚集和自由基伴随产生，导致金属蛋白酶损伤血管瓣膜[7-9]，金属蛋白酶可降解胶原蛋白、弹性蛋白和细胞外基质的其他成分。在基于这种自由基驱动的静脉损伤模型中，黄酮类化合物（植物来源的自由基清除剂）已被证明可以改善慢性静脉功能不全的症状并延缓其进展[10-13]。

硬化疗法的相关检查与慢性静脉功能不全的诊断

目前，双功能超声是用于浅静脉和深静脉系统血流检查的首选检测方法。该检查适用于有症状的患者和有慢性静脉功能不全临床证据的患者（见下文）。双功能超声对静脉可进行实时可视化检查，比多普勒（手持式）超声更快速、更准确。建议对上下肢（浅静脉和深静脉以及交通支静脉）进行双功能超声检查，以准确定位需要治疗的反流点[14]。

大多数慢性静脉功能不全患者都有能揭示其疾病状态的特定症状和临床体征。慢性静脉功能不全的体格检查阳性体征包括含铁血黄素沉积、可见的静脉扩张、网状青斑样血管病、湿疹性皮炎、脂性硬皮病以及既往发生或正在发生的溃疡。详细的临床检查足以诊断大多数原发性静脉曲张[15]。血管多普勒检查对于复发性静脉曲张或有慢性静脉功能不全体征和症状但无明显静脉曲张临床表现的肥胖患者具有实用价值[16]。并非所有静脉反流患者都有慢性静脉功能不全的症状，但有慢性静脉功能不全症状的患者更有可能出现静脉反流。此外，症状的严重程度与静脉疾病的严重程度相关[17-18]。疼痛和下肢沉重感是慢性静脉功能不全最常见的症状[16, 19]，而水肿是最常见且是最先出现的体征[19-21]。血管直径＞4 mm可能与静脉功能不全相关[22]，并且，通过双功能超声检查发现，有冠状静脉扩张症状的患者（足踝和足内侧或足外侧扇形的皮内毛细血管扩张；**图28-1**）比没有此临床表现的患者，出现腿部或小腿穿支功能不全的风险高4.4倍[23]。

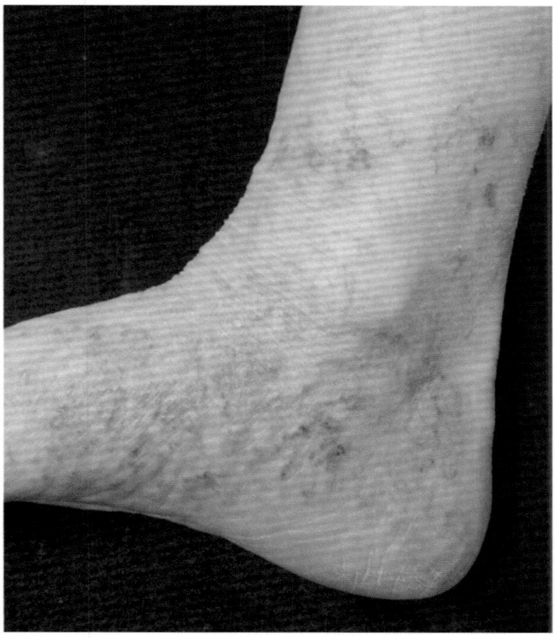

图28-1 内踝周围冠状静脉曲张。脚踝周围出现这些扇形血管是潜在静脉回流的临床体征，有此体征的患者应进行双功能超声检查。

根据目前的研究结果，对硬化治疗患者的建议如下：如果患者有症状（腿部疼痛、沉重、肿胀、疼痛、痉挛、瘙痒或任何其他与静脉功能不全相关的症状），则需要进行血管检查。同样，如果患者没有症状，但体检显示有两个或两个以上的体征，也需要进行血管检查。这些体征包括水肿、血管直径＞4 mm、下肢花纹（corona）、色素沉着或色素脱失、皮炎、纤维化、溃疡或已愈合的溃疡。此外，如果患者既往有硬化治疗效果不佳的病史，如硬化治疗后血管复发或在既往治疗区域出现新的血管，则需要进行血管检查。否则，对于出现腿部毛细血管扩张伴或不伴网状静脉扩张，且无上述症状的患者，则可以考虑进行美容治疗。在这种情况下，治疗医生可能会决定这些患者不需要进行初步的血管检查。有血栓栓塞、偏头痛和卵圆孔未闭（有栓塞风险）、糖尿病和外周动脉疾病（有溃疡风险）的患者不应进行硬化治疗[24-25]。值得注意的是，一项关于妊娠期和哺乳期美容手术安全性的系统文献综述认为，妊娠3个月后至妊娠第36周之间进行硬化治疗是安全的[26]。虽然如此，作者仍不建议在妊娠期间接受硬化治疗。

硬化剂

许多研究报道了硬化疗法成功治疗功能性和美容性静脉疾病。理想的硬化剂能完全破坏血管壁内膜，导致炎症、纤维化，并最终形成血管闭塞。去除血管内皮层至关重要，因为在血管内皮完整的情况下，仅存在血栓将会导致组织型纤溶酶原激活物分泌、血栓溶解和血管再通。

根据其作用机制，硬化剂可分为两大类：高渗透型硬化剂和清洁剂类硬化剂。高渗透型硬化剂如高渗盐水和非铬化甘油，通过脱水作用对血管内皮产生损伤。清洁剂类硬化剂如十四烷基硫酸钠、鱼肝油酸钠、乙醇胺油酸酯和聚多卡醇，通过改变内皮细胞周围的表面张力，降低细胞间相互黏附的能力，导致血管损伤。铬化甘油和聚碘化物还可以产生化学刺激，或利用其重金属成分的腐蚀作用损伤血管内皮细胞。对硬化剂的系统综述并未得出任何一种方法优于其他方法的结论[27-28]。

目前，硬化剂的使用类型包括将硬化剂溶解于液体中或被制成泡沫剂型。液体硬化疗法是治疗大多数下肢毛细血管扩张和网状静脉（＜6 mm）的金标准。泡沫硬化剂（十四烷基硫酸钠或聚多卡醇与空气混合）主要用于治疗大静脉（≥6 mm）和功能性静脉疾病，如慢性静脉功能不全和超声引导下的静脉溃疡的治疗[29-30]。这种疗法对于需要硬化剂治疗的患者非常成功。然而，值得注意的是，泡沫硬化剂治疗有致短暂视力障碍的风险[31]。

其他硬化剂还包括氰基丙烯酸酯胶和机械化学消融法。氰基丙烯酸酯胶的微珠可以闭塞隐静脉和股静脉交汇处的远端静脉。该技术需要将注射导管从近端拉回到远端的同时注射硬化剂产品。这一过程通常需要在超声探头配合下使用。机械化学消融法是一种血管内技术，通过搅拌丝破坏近端静脉以及在远端注射硬化剂来闭塞静脉。聚多卡醇和十四烷基硫酸钠均可作为这项手术的潜在硬化剂[32]。

在美国，经FDA批准用于硬化治疗的药物包括十四烷基硫酸钠（Sotradecol®）、聚多卡醇（Varithena™、Asclera®、Aethoxysklerol®）、鱼肝油酸钠（Scleromate®）和乙醇胺油酸酯；后两种因副作用较多，主要用于治疗食管静脉曲张。虽然高渗生理盐水常被用作硬化剂，但它的获批适应证是一种堕胎剂，而非硬化剂。铬化甘油是一种公认的治疗腿部毛细血管扩张效果更佳的药物，其清除血管的效果明显优于聚多卡醇或聚多卡醇泡沫剂型[33]。然而，铬化甘油未被美国FDA批准用于硬化治疗，且在美国市场上无法购得。甘油本身就是一种高渗透剂，其在硬化治疗中的作用机制可能是导致血管壁脱水，类似于高渗盐水。另一种未获FDA批准的硬化剂溶液是多碘化碘。总之，目前在美国常用的主要硬化剂包括十四烷基硫酸钠、高渗盐水、甘油和聚多卡醇。

了解常用硬化剂的风险非常重要（**表28-1**）。高渗盐水在注射时会引起灼痛感和痉挛，并增加因药物外渗而导致的注射部位继发性溃疡、坏死的风险。十四烷基硫酸钠也与色素沉着、液体外渗时的疼痛和皮肤坏死有关。十四烷基硫酸钠偶尔会引起过敏性超敏反应，而聚多卡醇引起此类反应的情况则更为罕见。虽然有报道认为，清洁剂类硬化剂引起的过敏反应通常是由于注射器中橡胶柱塞的乳胶成分溶解进入硬化剂液体中引起，但这种观点尚未得到证实，仍存在争议。总的来说，过敏反应的发生率约为0.3%，且任何种类的硬化剂都可能发生[34]，因为注射过程中与患者接触的手套、注射器和其他用品中的成分均可导致过敏反应的发生。因此，在每次硬化治疗术后，均应谨慎留观20分钟，特别是对那些有哮喘或有过敏史的患者。同时必须掌握基本生命支持技能，并备好皮下注射肾上腺素、糖皮质激素、抗组胺药、氧气和其他复苏设备，以便出现这种可能危及生命的并发症时能够及时救治。

表28-1 常用硬化剂溶液的特点

硬化剂溶液	FDA批准	优点	风险/缺点	每个疗程的推荐剂量限制
高渗盐水（23.4%）[a]	是，用于流产	非致敏性	• 超说明书 • 疼痛和痉挛 • 皮肤坏死 • 色素沉着 • 微血栓形成	10 ml
十四烷基硫酸钠（0.25%）[a]	是	可以在超声引导下用泡沫剂型来治疗静脉曲张	• 外渗时疼痛 • 皮肤坏死 • 色素沉着 • 微血栓形成 • 罕见严重过敏反应	3%，10 ml
聚多卡醇（0.25%）[a]	否	• 无痛 • 可以在超声引导下用泡沫剂型来治疗静脉曲张	• 色素沉着 • 微血栓形成 • 过敏反应 • 罕见严重过敏反应	3%，10 ml
甘油（72%甘油与1%利多卡因及1：10万肾上腺素按2：1混合）[b]	否	罕见色素沉着	• 疼痛和痉挛 • 罕见过敏反应 • 对大静脉疗效欠佳	10 ml

[a] 报告的平均浓度用于治疗直径为1～4 mm的静脉。

[b] 最适用于治疗细小的毛细血管扩张（直径达1 mm的血管）。

硬化剂的最佳浓度可能因治疗血管的直径不同而变化，血管直径越大，所需的硬化剂浓度就越高[35]。如果硬化剂浓度过低，则对血管内皮细胞的破坏不彻底，可能形成血栓，最终使血管再通，治疗失败。相反，如果硬化剂浓度过高，则可能发生药物外渗，导致血管内皮层乃至更深层血管壁受到过度破坏，进而引发色素沉着、毛细血管扩张性血管丛生和溃疡。

处理这些副作用可能颇具挑战。虽然疼痛与痉挛是急性的且很快可以缓解，但色素沉着、毛细血管扩张性血管丛生和溃疡则更为慢性和持久。

硬化治疗后的色素沉着可能会延迟出现，并且可能需要数月乃至 1 年的时间才能消退。其发生与机体全身铁储备量有关[36]。这种类型的色素沉着是由血管外含铁血黄素沉积引起的，而不是黑素细胞性的；因此，即便使用局部漂白剂，也不能缩短恢复时长。Q 开关红宝石激光治疗可能对于这类色素沉着有一定效果。

毛细血管扩张性血管丛生通常持续 3 ~ 12 个月，在雌激素水平过高、肥胖患者和妊娠期间更常见[37]。这种情况是由于注射压力过大和每个注射点注射的硬化剂量超过 1 ml 所致。毛细血管扩张性血管丛生也可能是潜在静脉反流的征象，应通过双功能超声进行检查。强脉冲光可能对改善毛细血管扩张性血管丛生[38-39]和色素沉着[39-40]有益。

需要强调的是，任何硬化剂渗出到皮肤中或不小心进行动脉内或动脉周围注射，都可能导致坏死并随后形成溃疡。甘油似乎是诱发坏死风险最小的硬化剂，但它仅对腿部毛细血管扩张有效。硬化剂外渗到皮肤的情况通常发生于针对小血管的治疗，如治疗毛细血管扩张或网状静脉。这种并发症常表现为疼痛性小水疱、糜烂或溃疡，愈合缓慢，愈合后通常会留下与肤色相近的瘢痕。如果注射后出现皮肤苍白，可以用 2% 硝酸甘油软膏涂抹，增加血流量，减少溃疡发生的可能性。相比之下，硬化剂注入动脉内的报道多发生在治疗更大、更深的血管时。如治疗踝关节、膝关节周围的静脉或更深的静脉时，由于静脉和伴行动脉相距较近，这种风险会大大增加。当意外注射入动脉时，动脉供血的整个区域将很快变得缺血和苍白并伴有疼痛。在这种情况下，受累区域较大，常累及腿部甚至足部的一部分。硬化剂注入动脉是一种血管急症，因为硬化剂会形成污泥状栓子并部分阻塞动脉循环。所幸，硬化剂注入动脉是非常罕见的事件，但其发生风险并非完全可以避免，即使在超声引导下仍有可能发生[41]，严重者甚至可导致截肢，因此一旦发生需紧急处理。为尽量减少常见并发症的发生，正确的注射技术至关重要。根据血管直径选择最低浓度的硬化剂、小剂量、缓慢注射以保持血管内的低压力，将确保治疗安全。应避免使用硬化疗法对踝关节周围的静脉进行美容性治疗，并且在这类特定患者中，应考虑到反流的可能性。

美容患者的硬化疗法

在治疗腿部静脉时，应首先治疗近端部位和较大的血管，因为这些血管被封闭后，那些远端和较小的血管可能自然消退或更容易被封闭。

如前所述，只有当患者没有任何慢性静脉功能不全的临床体征或症状，或已经接受过所有血管反流相关治疗后，才能进行美容性治疗。术前拍照并充分告知，签署知情同意书，术前谈话要告知所有可能发生的风险和并发症，同时交代术后护理事项。

制作一份用于记录每次治疗情况的腿部分区图（**图 28-2**）。因血管内膜的完全纤维化时间约 6 周左右，所以硬化治疗每隔 6 周进行一次，以便让之前治疗过的部位完全恢复。根据医生的方案设计、患者的临床表现和期望值，硬化治疗次数通常为 1 ~ 6 次不等。

腿部静脉美容性治疗常用四种注射技术：穿刺填充技术、抽吸技术、空静脉技术和空气团技术。穿刺填充技术依赖于血管壁穿刺时的感觉。对于初学者来说，它可能是最常使用的技术，但也是

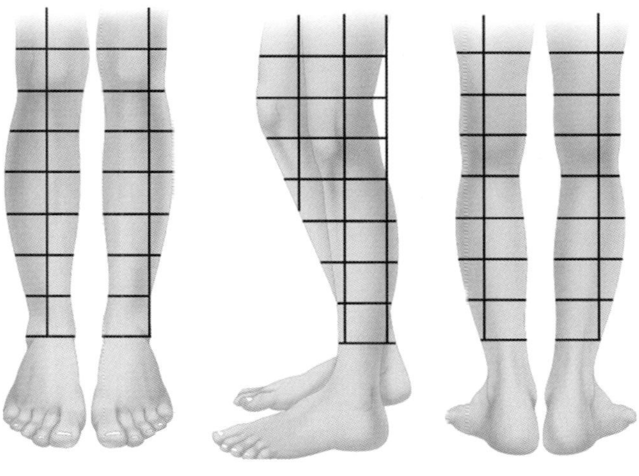

图 28-2　用于记录硬化治疗过程的腿部分区图

最难掌握的，需要随着时间的推移，在使用其他方法的同时逐渐熟练。抽吸技术对网状静脉的治疗最为有用，通过观察进入注射器内或蝴蝶针内的血液颜色，可以确认针头放置是否正确。空静脉技术需要在注射硬化剂之前抬高腿部和揉捏血管，以尽可能多地清除静脉血液；注射前排空静脉可以最大限度地使血管内皮暴露于硬化剂，以提高疗效。空气团技术是指在注射硬化剂之前注入少量的空气（0.2 cm^3 或更少）；注射器尖端的空气会排挤血管中的血液，可用来确认针头放置是否正确。

注射前，可以用酒精来清洁皮肤，还能增加皮肤的折射指数，使血管更容易显露于皮肤表面。一种常用的方法是将抽吸技术和空静脉技术相结合来治疗网状静脉；而将穿刺填充技术用于静脉扩张和毛细血管扩张的封闭。对血管最浅表的部分进行注射对穿刺填充技术至关重要。对直径小于 1 mm 的毛细血管扩张，进针手法很关键，用针尖在皮肤表面向斜下方刺入，斜面朝上（**图 28-3**）。在治疗网状静脉时，使用蝴蝶针有助于确保静脉通路的安全；然而，在注射这些血管之前，需回抽注射器活塞，以显示针管内有暗红色静脉血，以确保针头位于静脉管腔内（**图 28-4**），然后才可以缓慢注射。当注射遇到阻力时应停止注射，否则有发生药物外渗的风险。

在注射之前，针头可以调整弯曲到 20°～45° 的角度。医生使用非主导手或助手向上牵拉周围组织使皮肤保持紧绷。缓慢推注硬化剂，使其有充足的时间与内皮细胞接触，并防止血管膨胀和破裂。在每个穿刺部位使用少量的硬化剂（毛细血管扩张 0.1～0.3 cm^3，网状静脉 0.5～1 cm^3），以最大程度减少外渗引起的溃疡、毛细血管扩张性血管丛生和色素沉着等副作用的发生。网状静脉沿血管长轴间隔 3～6 cm 穿刺注射，由近端至远端进行治疗。对较大的血管如网状静脉的注射治疗要先于较小的血管（如静脉扩张和毛细血管扩张）处理，分支区域的治疗先于孤立的线性区域。注射结束拔针后，应立即按压治疗区域。然后，每个区域用干棉球或牙科棉卷贴上胶带，并用 Coban 或弹力绷带包裹（**框 28-1**）。要求患者保持治疗部位制动至少 4 h。之后 24 h 穿戴压缩袜 2～3 周，压力至少 15 mmHg，以防止静脉扩张。研究发现，加压疗法可以通过提高特异性紧密连接的表达来收紧细胞旁屏障，抑制液体渗透至血管周围组织，从而防止慢性静脉功能不全的进展[42]；它还能减轻慢性静脉功能不全的症状[43]，如疼痛、不适[44]和水肿[45]。

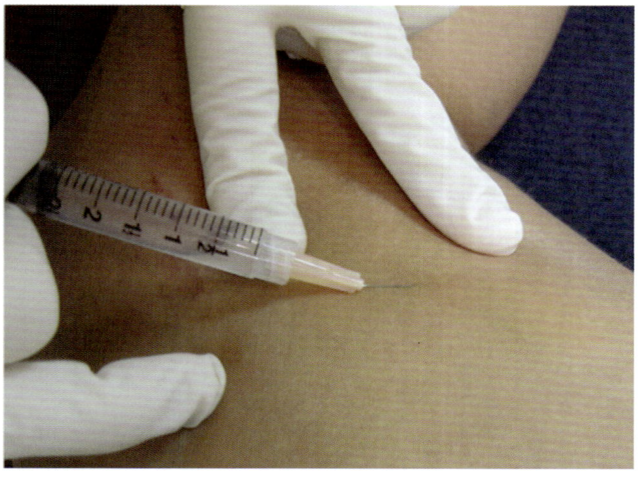

图 28-3 硬化剂注射治疗腿部毛细血管扩张症。用手指牵拉保持皮肤紧绷，针头以 30 度角弯曲，刺入皮下，针头斜面朝上；缓慢注射以保持对血管壁的低压力，最大程度减少硬化剂的外渗。

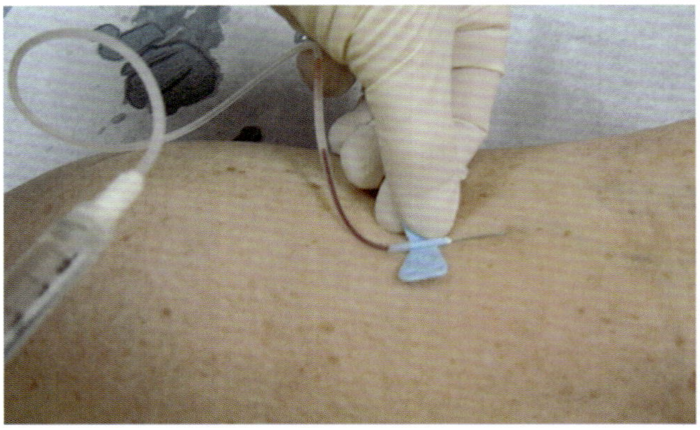

图 28-4 网状静脉的硬化剂注射。25 号蝴蝶针连接一个 3 ml 的注射器，在注射前，反向拉动注射器的柱塞来确认针头位于静脉腔内，然后缓慢注射硬化剂。

框 28-1 用于美容患者硬化治疗的材料

1. 用 70% 异丙醇浸泡过的棉球或棉签
2. 防护手套
3. 防护眼镜
4. 3 ml 一次性注射器
5. 32 号针头
6. 光源
7. 25 号或 27 号蝴蝶针
8. 牙科棉卷（或干棉球）
9. 纸胶带
10. Coban® 或弹力绷带

最后，在硬化治疗后，加压疗法也可最大限度地增加硬化剂和静脉壁之间的接触，进一步增强了管腔闭塞效果，同时减少了毛细血管扩张性血管丛生、色素沉着和静脉再通的风险。虽然很多患者对长期使用压缩服依从性不佳，特别是在炎热天气下，但医务人员必须要强调这些用具的使用与增加临床效果和降低色素沉着风险密切相关[45]。患者在术后 2～3 周内穿戴压缩袜时应避免运动。

激光在腿部静脉美容治疗中的应用

腿部静脉的激光治疗已采用多种波长进行了研究，其中长脉冲 1064 nm Nd:YAG 激光显示出相对优异的效果[46-47]。然而，在治疗下肢毛细血管扩张方面，与激光治疗相比，硬化治疗仍能提供更为优越的临床效果[46]。值得注意的是，激光治疗仅适用于那些在手术前数周治疗区域避免日晒的 Fitzpatrick 皮肤分型为Ⅰ～Ⅲ型的患者。激光或强脉冲光治疗腿部静脉的主要适应证包括踝关节毛细血管扩张、针头恐惧症、毛细血管扩张性血管丛生、对硬化剂过敏、硬化治疗后效果不佳或管径太细无法插管者（＜0.3 mm）。与硬化疗法的原则一样，激光治疗也应从近端和较大的供养血管开始，以获得最佳效果。

静脉曲张的治疗

静脉曲张是静脉高压和慢性静脉功能不全的最终并发症之一，可以通过多种方法来治疗。每天的常规加压疗法对于减缓静脉疾病的进展、控制相关疼痛和肿胀、降低血栓形成和静脉溃疡发生的风险至关重要。加压疗法的工作原理是通过减小静脉直径来增加血流速度，减少血液在周围组织的淤积和外渗，并降低静脉血栓形成的风险。口服药物如类黄酮（存在于柑橘类水果、浆果、绿茶、红酒、可可含量至少为 70% 的黑巧克力等食物中）也被证明是有益的。每天摄入足量的维生素 C 也可能有帮助（尚未进行直接研究）。其他推荐措施包括保持积极的生活方式和避免肥胖。

最好在双功能超声检查确定了所有的静脉回流点后，再探讨治疗方案。除了使用泡沫硬化剂治疗之外[29-30, 48-49]，其他可用于治疗腿部静脉曲张的方法还包括点式静脉切除术（ambulatory phlebectomy，AP）、静脉剥离和（或）结扎术，或静脉内消融技术。

结论

硬化疗法仍然是腿部静脉美容治疗的金标准。当评估个别患者的特征时，可获得最佳效果，从而将美容性硬化治疗患者与医疗性硬化治疗患者区分开来。硬化疗法是一种需要通过不断实践来掌握的技术。通过了解静脉的病理学和病因学，并为特定静脉选择合适的硬化剂和正确技术，是治疗成功的保证。

（敖俊红　祝贺　夏志宽　杨蓉娅　刘玮　译校）

参考文献

扫描书末二维码获取

第 29 章

线技术提升

概要

要点

- 悬吊缝合线通过将软组织固定在骨膜上来对抗衰老的过程。
- 与传统美容手术相比，线技术提升的优点是恢复期短、成本低，不需要全身麻醉，手术侵入性小。
- 部分学者认为，线技术提升的效果并不十分显著，而且只是暂时的。

新进展

- 随着其他微创技术的出现，线技术提升越来越受欢迎。
- 可吸收锯齿线的发展加速了线技术的普及。而在过去，不可吸收缝合线并发症的发生率较高。

展望

- 可吸收缝合材料如聚二氧环己酮和聚左旋乳酸，由于具有刺激胶原蛋白生成的特性而备受青睐，但由这些材料制成的线材植入后的远期效果尚不明确。
- 随着线技术提升的进一步普及，由聚左旋乳酸和其他具有刺激胶原蛋白生成特性的材料制成的线材仍在继续开发中。

引言

历史

面部除皱术长期以来一直被认为是面部年轻化的金标准，但微创技术的发展和人们对它的兴趣却在急剧增长。在全身麻醉下，对浅表肌肉腱膜系统（SMAS）进行手术提升是一种高度侵入性的手术，除了术后恢复期长和会留下瘢痕外，还存在许多潜在的围术期并发症[1]。随着我们对衰老过程的机制及所涉及的机械解剖向量（尤其是 SMAS 松弛）的理解不断深入，侵入性更小的手术方法已被开发出来并越来越受欢迎。尽管肉毒毒素、注射填充、射频和剥脱性换肤术在面部年轻化中发挥着重要作用，但它们并不能解决提升下垂组织松弛度的问题[2]。最近流行的微创手术包括小切口面部提升术、具有高分辨率超声可视化功能的微聚焦超声（MFU-V），以及锯齿线提升术。这些技术据称具有恢复时间短、不需要全身麻醉、手术时间短和并发症少等优点，为患者和医生带来了更大的便利[3]。

注射填充、光电嫩肤和 MFU-V 在微创面部年轻化中发挥着重要作用。但是填充材料可能导致不自然的轮廓，而光电嫩肤和 MFU-V 并不能真正改善组织下垂的程度[4]。缝合线悬吊也被称为线技术提升，最早是由 Sulamanidze 等人在 20 世纪 90 年代提出[5]，并在皮肤科医生、整形外科医生和美容医生中广受欢迎。虽然线技术提升最初使用的是传统的聚丙烯、聚乳酸和聚四氟乙烯缝合线，但长期效果差强人意[6]。后来引入了带有倒刺的缝合线，称为抗下垂线（Aptos 线），并研发了可吸收线[7]。此后还研发了其他变体，包括 Xtosis[8]、Isse Endo 渐进式面部提升线、Silhouette 线和轮廓线（**表 29-1**）[9]。

意义

线技术提升的原理是在下垂组织下方沿着特定轨迹放置锯齿线以解决组织下垂问题[10]。首先，线材被植入真皮层，当线向相反的方向拉拽时，倒刺会锚定在脂肪组织中，从而增加悬挂在真皮和上层组织中的张力强度。锯齿线最初用于肌腱修复术[11]，能产生一种纤维粘连包膜，有助于长期锚定缝合线[4]。纤维化作用已被证明可以增加局部胶原蛋白的产生[12]。悬吊技术可以提拉 SMAS，或者在骨膜上层重新排列面部结构。缝合线可以通过内镜放置，从而锚定到筋膜或骨膜上。

此外，据理论认为，聚二氧环己酮（PDO）和聚左旋乳酸（PLLA）制成的线材可以刺激胶原蛋白的生成[15-16]。和传统外科面部除皱术相比，线技术提升具有恢复时间短、费用低、无需全身麻醉以及手术创伤小的优点；然而，线技术提升的效果通常不那么明显，且多为暂时性的。

按线材特点分类

不可吸收线

Aptos 线、Isse Endo 线和多锚定悬吊线

早期线技术提升采用的是不可吸收的锯齿线，如 Aptos 线。这些首批市售的锯齿线是由聚丙烯制成的 2-0 双向悬浮锯齿线。在 Sulamanidze 等人（Aptos Ltd., Moscow, Russia）[5] 和 Lycka 等[20] 发表的研究中，不良事件包括缝合线断裂、缝合线外露、不对称、显形、疼痛、移位、感染、肉芽肿、皮肤凹陷或不平整[9, 12]。其他研究人员报告了更严重的并发症，如血管破裂、神经损伤、慢性异物感染和术后 2 年时出现瘢痕等[21-25]。

后期随访中发生率较高的并发症包括缝合线移位和外露，导致 Aptos 线的使用率下降[21, 26-27]。目前，Aptos 线尚未获得美国 FDA 的批准。

2005 年，Lee 和 Isse 改进了 Aptos 线，增加了远端倒刺，以便将缝合线近端锚定在颞浅筋膜中以提升中面部[28]。除一例颧下凹陷外，其余不良事件均为暂时的。Isse Endo 渐进式面部提升线（KMI Inc，Anaheim, CA）目前尚未获得美国 FDA 批准。

Eremia 等人描述了一种中面部悬吊技术，使用 2-0 可吸收单丝缝合线和大型多锚定线，这些锚定线也使用相同的可吸收单丝缝合线制成[29]。这

表 29-1　锯齿线的特性和当前可用性总结

线材名称	线材设计	是否获得 FDA 批准
不可吸收线		
Aptos 线		
2 G Aptos 线	25 cm 带多向倒刺普理灵或聚乳酸缝合线	否
2 G Aptos 针	60 cm 带多向倒刺 2-0 普理灵或聚乳酸缝合线	否
Isse Endo 渐进式面部提升线	25 cm 聚丙烯缝合线，沿远端 10 cm 有 50 个倒刺；近端 15 cm 为平滑线，以便在筋膜层手动打结固定，并用手术网片加固	否
多锚定悬吊线	2-0 PDO 线或 Maxon 线［乙交酯（GA）和三亚基碳酸酯（TMC）共聚物制成的手术缝合线］，距离远端 15 cm 带有 5 ~ 7 个锚钉	否
轮廓线	25 cm 聚丙烯缝合线，中央有单向倒刺	是，仅适用于缝合材料
Silhouette 线		
Featherlift Silhouette 线	25 cm 3-0 聚丙烯缝合线，带 11 个聚乳酸 / 聚乙醇酸共聚物（PLGA）锥体	是
Silhouette Lift	26.8 ~ 30 cm 3-0 聚丙烯缝合线，9 个 PLGA 锥体位于中心	是
可吸收线		
PDO 线	17 ~ 43 cm 1-0 PDO 缝合线，带单向、双向或多向倒刺	是，仅适用于缝合材料
PLLA 线		
Silhouette Instalift	带 8 ~ 16 个双向 PLGA 锥体的 PLLA 线	是
Aptos 线	7 ~ 25 cm 聚左旋乳酸和己内酯缝合线，带多向倒刺	否

些线材由市售的2-0 PDO和聚乙醇酸线制成，目前尚未提交给FDA进行审批。据报道，中面部、下颌部和颈部的改善率为100%。由于该缝合线是可吸收的，在术后6个月随访时观察到效果消失。在术后1年随访时，100%的下颌部改善效果和80%~100%的中面部改善效果消失。未报告不良事件。

轮廓线

轮廓线的专利名称为“Featherlift加长型Aptos提升线”（Featherlift Extended Aptos Length Threads，Surgical Specialties Corp，Reding，PA）。与原始的Aptos线有所不同，该线材是2-0聚丙烯缝合线，中心部分带一段单向倒刺，利于近端固定。2004年10月，该缝合线被美国FDA批准用于中下面部年轻化治疗。

Abraham等人于2009年对33名受试者进行了一项回顾性研究：其中10名受试者仅接受轮廓线提升术，23名受试者接受线技术提升的同时还接受了其他年轻化治疗。研究者将这两组的结果与10名仅接受非线技术提升的患者进行了比较[3]。受试者进行了12~31个月（平均21个月）的随访，术后结果由医生盲视下进行评分。仅接受线技术提升组的平均得分为0.2~0.5分（0分表示无改善，3分表示显著改善），而接受线技术提升加其他手术组和仅接受非线技术提升组的平均得分分别为0.5~1.4分和1.8~2.3分。研究报告了皮肤凹陷和可见的结节，其中3名受试者需要在术后移除线材。

Garvey等人于2009年发表的另一项回顾性研究中，研究人员对72名接受轮廓线提升的女性受试者进行了效果调查[30]。报告称，64.8%的受试者出现了并发症，但所描述的不良事件大多比较轻微。此外，42.3%的受试者在平均8.4个月后接受了修复手术，11.3%的受试者因可触及线结或缝合线露出而需要移除线材。

2010年，Rachel等人对29名接受轮廓线（Angiotech Pharmaceuticals，Vancouver，BC）提升术的受试者进行了一项回顾性研究[31]。据报道，14%的受试者在8周内出现松弛复发，45%的受试者在6个月内出现松弛复发。大约69%的受试者描述了不良反应，59%的受试者在随访期间需要进行额外的修复手术。

和Aptos线一样，由于关于轮廓线并发症的报告越来越多，导致其被停用。在美国，虽然轮廓线已不被批准用于线技术提升，但是这些缝合线仍被FDA批准用于中面部悬吊手术，特别是Featherlift加长型Aptos提升线（Surgical Specialties Corp.，Reading, PA）和Featherlift加长型Aptos线（Kim KolsterMethods, Inc.，Corona, CA）。

Silhouette线（铃铛线）

Featherlift Silhouett线（Kolster Methods，Inc.，Corona，CA）是3-0聚丙烯缝合线，带有可吸收锥体，已获得美国FDA批准，可通过将脸颊皮下组织锚定在提升位置来实现中面部年轻化和下颌线塑形[32]。这些缝合线近端锚定在颞筋膜中，然后用聚丙烯网加固。de Benito等人在2年内治疗了316名受试者，并进行了18个月的随访，其中294名受试者仅接受了线技术提升。虽然出现的不良反应大多较轻微，但有2名受试者因不对称而需要进行修复手术，1名受试者需要去除缝合线[32]。

2008年，Gamboa等人在17名受试者中使用Silhouette Lifts（Silhouette Lift Inc，Irvine，CA）进行了线技术提升并观察了手术效果。这种线材目前也获得FDA批准用于中面部悬吊术[33]。术后9个月，90%的受访者表示非常满意，10%的受试者表示比较满意。大约5.6%的受试者需要接受修复手术。在该研究中，仅报告了轻微的不良事件。

可吸收线

PDO线

鉴于报告的不可吸收锯齿线的并发症，可吸收线提升术越来越受欢迎。亚洲已经发表了几项使用PDO线的研究。在美国，Quill无结组织闭合装置和合成可吸收锯齿线（Quill Medical Inc.Research Triangle Park，NC）是FDA批准用于软组织闭合的可吸收PDO线。

自2015年以来，有5项关于PDO线的研究发表，每项试验包含31~39名受试者。每项研究都显示出较高的患者满意度（每项研究中满意度均超过80%），且效果可持续6~12个月[34, 36]。在医生评价指标上，这些产品也同样表现良好。除一例线材外露外，不良事件均为短暂且轻微的[6]。

值得注意的是，一项针关于1-0至2-0单向倒刺PDO线（Youngs Lift，Y. Jacobs Medical，Seoul，Korea）[35]的研究使用超声和三维扫描仪，分别评估了术后平均皮肤厚度和中面部体积的变化。大约86.3%的患者在术后3个月表示至少中等的满意。

在 3 个月的随访中，中面部体积减少了 7.6%，皮肤厚度从 1.30 mm 增加至 1.87 mm；7 个月时，平均体积减少了 8.7%，皮肤厚度稳定在 1.89 mm。

Lee 等人于 2017 年发表了一项研究，患者满意度得分同样很高，且不良事件也很少 [37]。在这项研究中，35 名受试者接受了 PDO 线提升术，术后口服抗生素，平均随访 1 年后，94.3% 的受试者对手术效果感到满意。非施术医生评估了手术前和手术后的照片，认为所有受试者的情况均有所改善。

目前，美国市场上的其他 PDO 锯齿线包括 PDS™ 锯齿线（Ethicon，Inc.，Somerville，NJ）和合成可吸收轮廓锯齿 PDO 线（Surgical Specialties Corp.，Reading，PA）；然而，包括 Quill 合成可吸收锯齿线在内的这些缝合线已获得美国 FDA 批准用于软组织对合，而不是专门用于中面部悬吊术。

PLLA 线

最近，人们对聚左旋乳酸（Poly-L-lactic acid，PLLA）线材越来越感兴趣，源于它们具有潜在的促胶原蛋白生成特性 [38]。然而，使用 PLLA 注射填充的一个已知并发症是皮下结节和迟发性肉芽肿的形成 [39]。其他由 PLLA 制成的产品如螺钉和销钉，据描述也会发生迟发性炎症反应 [38]。Silhouette Instalift（Silhouette Lift，Inc.，Westwood，MA）（塑立爱童颜线）又称 Silhouette Soft 或 Lift，是一种 PLLA 缝合线，具有双向聚乳酸 / 聚乙醇酸共聚物（polylactide/glycolide，PLGA）锥体，设计用于提升眉毛、下颈部、下颌和脸颊 [40]。这和之前的线材不同之处在于，它们使用锥体而不是倒刺，并已获得美国 FDA 批准，用于临时性中面部悬吊，以提升脸颊真皮下层，这与 PDO 线不同。在一项研究中，148 名受试者使用这些 PLLA/PLGA 线进行了提升术，目的是提升脸颊、颧骨、眉毛、颈部和下颌。在平均 22 个月的随访中，报告的不良结果大多为短暂的；其中一名受试者出现持续性皮肤凹陷，需要后续进行皮下分离术。

随后，一项试点研究使用 Silhouette Instalift 线对 20 名女性进行了下颌线轮廓的改善治疗 [41]。在术后 6 个月的随访中，75% 的受试者被盲视测评医生认为有所改善。术后 1 年随访时，55% 的受试者被评为有所改善，70% 的受试者报告了高度或中度满意，55% 的受试者效果持续超过 6 个月。在该研究中，仅报告了短暂的不良事件。

Goldberg 进行了一项前瞻性研究，使用 Instalif 线对 17 名患者中面部进行治疗 [42]。在术后 9 个月的随访中，患者的满意度持续提高。此外，在缝合线插入部位附近打孔取活检。使用 I 型多克隆胶原蛋白抗体评估胶原蛋白和弹性蛋白含量，结果显示，与基线相比，第 270 天时胶原蛋白显著增加（P=0.0015）。该研究仅报告了短暂的不良事件，包括红斑和水肿。

最近，Aptos 公司推出了由聚左旋乳酸和己内酯组成的可吸收锯齿线。Khiabanloc 等人发表了一项研究，使用这些线材对 58 名患者的中面部、颈部、下颌和鼻部进行了治疗 [43]。手术医生和另一位独立医生在术后第 1 周、第 3 个月和第 6 个月时，使用全球美学改善量表（GAIS）对患者进行了评估：分别有 81%、88.7% 和 79.3% 的患者表示满意。并发症包括瘀斑（30%）、疼痛（17.2%）、肿胀（6.9%）和反肤凹陷（1.7%）。Aptos 线目前尚未获得美国 FDA 的批准。

展望

线技术提升是越来越受欢迎的众多微创年轻化手术之一。由于患者对特定美容手术的兴趣往往受到患者需求和公司营销而非支持性客观临床数据的驱动，因此从业者必须批判性地分析新材料和技术，以提供对患者安全且有益的前沿治疗 [44-45]。使用不可吸收缝合线进行的缝合线悬吊存在诸多弊端 [46-47]。虽然对于美容手术而言，修复并不一定是特有的现象，但仍有报告称线技术提升的并发症和修复率较高。同样重要的是，据推测，术后早期短暂的改善效果可能是由于局部炎症和水肿，而不是线技术提升本身引起的 [9, 48-49]。关于不可吸收锯齿线的另一个担忧是，它们的去除很困难，常常会留下残留的碎片，这些碎片仍然会有症状。最后，SMAS 层瘢痕化的长期影响尚不确定 [50]。

尽管获得 Aptos 线专利的医生认为并发症发生率在很大程度上取决于操作者，但推广微创技术的一个必要前提就是易于实施和广泛采用。由于最初有几款锯齿线获得了美国 FDA 的批准，随后因不良反应而从市场上撤出，因此在采用任何新技术时，保持适当的怀疑和谨慎态度非常重要。

最近，随着可吸收缝合线的出现，人们对线技术提升的兴趣再次高涨。已发表的多项研究表明，使用 PDO 线可获得良好的效果且并发症罕见，PDO 线在体内 4 ~ 6 个月可降解。已知 PDO 和

PLLA 均为胶原蛋白刺激剂，推测其可对年轻化带来长期益处[15, 38]。使用带倒刺的 PDO 线进行提升时，可联合 MESH 技术，即将平滑的 PDO 线插入皮下中空区域以刺激胶原蛋白生长，并作为支撑结构来增强悬吊缝合线的疗效[56]。然而，已发表的研究随访时间较短，尚未提供太多关于长期益处的客观数据，尽管 Kim 等人使用 3D 扫描仪和超声检查评估了皮肤厚度和提升效果，Goldberg 等人也进行了组织学检查确认[35, 42]。与不可吸收缝合线一样，也有人认为观察到的短期改善可能是局部水肿和炎症的结果，而不是结构变化带来的直接改善，特别是实验室研究缝合线置入后纤维组织增加的长期持续性尚未得出明确结论[1, 9, 24, 47, 50-52]。

关于线技术提升的总体证据不足。相关研究的随访时间较短且未采用标准化方案，大多数研究对受试者的随访时间不到 1 年，没有研究的随访时间超过 3 年。许多研究还探讨了线技术提升与其他年轻化手术联合应用的效果，但未设置对照组。在结果方面，很少有研究报告了客观的手术效果或采用了广泛认可的患者报告结果指标。尽管受试者对线技术提升的满意度很高，但使用心理测量学验证的结果指标进行更精准的数据收集，可以帮助医生更好地评估和调整未来材料的迭代，以最大程度地提高受试者满意度[53]。

随着技术的不断进步，线技术提升在面部年轻化方面可能会继续发挥作用。在适应证明确的情况下，倒刺缝合线悬吊仍然是一种非常有效的技术。促进胶原蛋白生长的新型缝合材料以及对衰老机制的更好理解，可能会使线技术提升的疗效得到进一步提高。线技术提升也可能成为解决其他美容问题（例如痤疮瘢痕）的有用手段。虽然市场上存在多种倒刺 PDO 线，但它们仅获得美国 FDA 批准用于软组织缝合，而 Silhouette Instalift PLLA/PLGA 线则被批准用于中面部悬吊。最近完成的一项临床试验研究了由甘醇酸和三亚甲基碳酸酯可吸收共聚物组成的 3-0 V-Loc 180 倒刺线（Surgical Devices，Tycho Healthcare Group LP，New Haven，CT），用于将韧带锚定至颞筋膜，是线技术提升的另一种新方法[55]。

目前，谨慎的做法是充分告知患者有关线技术提升的支持证据有限、预期效果以及潜在的不良事件。对于有轻度衰老迹象且对面部年轻化手术不感兴趣的患者，线技术提升通常被认为是一种合适的治疗方案[56]。此外，明显超重、皮肤较厚和皮肤过度松弛的患者均不是理想的适应证人群。另外，对于希望中面部更丰满的求美者，尤其是那些希望改善鼻唇沟的患者，软组织填充剂被认为更有效，但线技术提升可能对那些想要更 V 形脸的求美者更有帮助[57]。虽然不可吸收线提升术的前景看似光明，但在广泛采用新技术之前，我们必须谨慎行事，并从以往上市但随后失败的美容项目中汲取经验。

结论

在过去的几十年里，尽管方案差异很大，但线技术提升一直是面部年轻化的常用美容手术。已经发表了小规模的研究表明其很有前景，但目前尚无线技术提升效果的可靠数据。早期使用不可吸收缝合线的方法并发症和修复率很高，但新发表的使用可吸收缝合线的方法已显示出有关安全性和有效性的积极证据。需要采用标准化方案开展进一步的多中心研究，包括线材类型和线材数量及更大的样本量、更长的随访时间和结果测量，以更好地评估疗效和安全性以及最佳治疗方案。

（张歌　隋志甫　王健　王琳　杨蓉娅 译校）

参考文献

扫描书末二维码获取

第 30 章

紧肤治疗

概要

要点

• 随着医疗美容领域的新技术不断涌现，皮肤紧致项目正经历着持续的增长。这些新技术不仅提升了患者的治疗体验和临床效果，还使更多的患者愿意接受皮肤美容治疗。由于皮肤紧致是众多求美者的共同追求，这要求医生必须了解各种可用的设备和治疗方式，以确保能为患者提供最佳的治疗效果。

新进展

• 较新的射频设备通过配备皮下探头和实时监测装置，显著提升了治疗的安全性，有效减少因过热导致的潜在损伤。新型超声设备则采用高强度、高频率的平行超声波束，其独特的设计能够绕过表皮层，将热损伤控制在 0.5 ~ 2 mm 的深度范围内，避免了对更深层解剖结构的损伤。此外，可吸收线提升术因其显著的皮肤紧致效果受到广大求美者的青睐。与前代可吸收线相比，新型可吸收线在安全性和有效性方面有了显著提升。

展望

• 热机械点阵损伤（thermomechanical fractional injury，TMFI）是一项创新性技术，它将热能与机械能巧妙地结合在一起，以实现皮肤紧致的效果。现有的TMFI装置特别设计了带有锥体网格的钛尖，通过将热能集中于这些钛尖，并在脉冲式的接触中将热能传输到皮肤表面，从而凝固组织，达到紧致皮肤的目的。值得一提的是，这些紧肤设备还结合了激光和其他能量设备，进一步促进了局部药物的渗透和传输，可产生更好的协同效应。

引言

皮肤松弛和下垂是皮肤老化的必然征象。皱纹的出现及其严重程度受到多种内源性因素的影响，如随年龄增长的成纤维细胞的衰老、遗传和种族差异，以及各种外源性因素影响，如紫外线辐射、环境毒素、饮食、吸烟和压力。组织学上，皮肤松弛表现为由于胶原蛋白和弹性蛋白流失以及水分减少而导致的真皮萎缩[1]。面部皮肤松弛可表现为深皱纹、眼睑皮肤松弛或冗余以及下颌松弛。在身体部位如手臂内侧、腹部或大腿上部，可能会在三四十岁中后期甚至更早（如产后或有快速减重史的患者）开始出现松弛。治疗皮肤松弛的金标准是除皱术，通过切除多余组织并重新悬吊深层筋膜和肌肉组织，以机械方式收紧皮肤。然而，许多患者难以接受全身麻醉、恢复时间长、不可避免的手术瘢痕等相关风险，因此更倾向于选择创伤较小的微创或无创治疗方式。

此外，年轻且有治疗需求的轻度皮肤松弛患者逐年增多，他们开始寻求预防性干预措施。对于轻度至中度皮肤松弛的年轻患者，以下讨论的微创方式可能是合适的选择。2019 年，包括皮肤紧致手术在内的塑形治疗需求量激增，增长了 62%，成为所有美容手术类别中增幅最大的一项[2]。一系列用于紧致和提升松弛皮肤的非手术方法应运而生，包括微针疗法、胶原蛋白刺激软组织注射剂、激光和光设备、射频、高强度聚焦超声、线技术提升、等离子体和热机械点阵损伤设备。随着多种方法的问世，医生可以结合不同的治疗方式，为求美者提供安全和个性化的治疗方案。

皮肤紧致的机制

尽管过去几十年里，可用的皮肤紧致设备不断增多，但它们的作用机制都是依赖于增强真皮和皮下组织的张力。理想的紧肤设备可绕过表皮，将能量传递到真皮层和纤维间隔网络，诱导胶原收缩，随后促进新胶原和弹性纤维的形成。Ⅰ型和Ⅲ型胶原蛋白占真皮干重的 75%，占其体积的 20%～30%[3]。除了为真皮提供支持外，胶原蛋白还存在于纤维间隔网络、脂肪细胞周围和筋膜网中，如浅表肌肉腱膜系统（superficial musculoaponeurotic system，SMAS）。

加热时，胶原纤维会发生特定的构象变化。胶原纤维在 58 ℃左右开始收缩，这预示着变性的开始，主要的转变或变性发生在 65 ℃，涉及分子内交联的断裂和胶原纤维进一步收缩至更短、更厚的构象[4-5]。保留下来的交联结构具有热稳定性，并赋予收缩的胶原原纤维更强的弹力特性。胶原蛋白的立即收缩导致组织收缩，从而减少皮肤松弛并提供提升效果。

此外，热和（或）机械损伤诱导伤口愈合级联反应，导致活化的成纤维细胞重新合成胶原蛋白。达到胶原蛋白最大变性和收缩所需的时间与温度成反比。这些基本原理适用于下文讨论的设备的机制和特性。

皮肤松弛度测量

在患者咨询过程中，必须评估皮肤松弛的程度，以便选择合适的治疗方案，并设定切合实际的预期。有几种客观和主观方法来评估皮肤松弛程度。目前已经针对颈部[6]、膝部[1]、大腿[1]和臀部[1]等部位开发了几种经过验证的评估量表。这些量表通常由数字等级组成，0 通常表示无松弛，上限则表示严重松弛。另一种简单而低成本的方法是皮肤牵拉试验（skin distention test，SDT），即标记两个点，测量极度拉伸皮肤前后这两个点之间的距离。

当需要更精确的测量时，如进行临床试验时，有一些更客观且精确的工具可供使用。为了减少皮肤牵拉试验中评估者间和评估者内的测量差异，可在治疗部位放置微小的（1～2 mm）文身标记。在整个研究期间，这些标记可以作为固定的标记点，并且可以通过激光治疗轻松去除[7]。一种皮肤弹性测试仪探头使用吸力室来测量施加和释放负压时皮肤的垂直变形，结果以位移 / 松弛曲线的形式呈现。其他研究则使用皮肤厚度作为弹性标志，并采用光学相干层析成像（optical coherence tomography，OCT）来测量皮肤厚度[8]。

治疗方案

微针疗法

微针疗法又称为经皮胶原蛋白诱导（percutaneous collagen induction，PCI）疗法，已被应用于治疗各种皮肤问题包括皮肤松弛[9-10]。根据病情和治疗部位的不同，医生会设定穿刺深度，通常为 0.5～2 mm。还可以分层设定深度，以形成更大、更具体的可控损伤区域。电动微针笔的针头可垂直穿刺皮肤，穿透真皮层，形成数百个微通道，从而刺激皮肤伤口愈合级联反应和随后的胶原合成[11]。传统装置设计为机械滚轮式，现在已不是最佳选择。电动微针笔式的新型设备已越来越多地应用于临床[12]。这种新型设备除了使用更卫生的一次性针头外，还能快速调节穿刺深度和脉冲频率。

最近的一项研究对 48 名受试者进行了 4 次微针治疗，治疗 150 天后，整体皱纹评分、皮肤松弛度和肤质均有显著改善[13]。另一项研究对 58 名患者进行了手臂和腹部松弛及妊娠纹的微针治疗，结果显示患者满意度高，1 年后的皮肤组织学分析显示表皮厚度增加[14]。通常推荐的微针治疗的疗程为 3～5 次，每次间隔 2～4 周。虽然微针治疗的效果有限，但它仍然是可以同时治疗表皮的经济实惠的选择。微针治疗主要用于改善皮肤质地，同时也有一定程度的皮肤紧致效果。治疗终点反应通常是短暂的点状出血。常见的不良反应包括轻微的疼痛、红斑、水肿和脱屑，一般在数天内就会消退。

胶原蛋白刺激软组织注射剂

可刺激胶原蛋白生成的软组织注射剂如聚乳酸（polylactic acid，PLLA）和羟基磷灰石（calcium hydroxylapatite，CaHA），可以通过稀释或高倍稀释来诱导胶原蛋白新生并改善皮肤松弛，而不会产生容积增加的效果。在基于能量的设备治疗系列中加入这些稀释后的填充剂，可进一步改善皮肤松弛。CaHA 可作为支架刺激成纤维细胞，而 PLLA 颗粒则通过亚临床异物反应来刺激成纤维细胞。注射 CaHA 2 个月后，可见微球被富含内质网的组织细胞和成纤维细胞包围，并可见前胶原增加 [15-16]。在一系列稀释后的 CaHA 或 PLLA 注射后，治疗部位的皮肤中胶原蛋白、转化生长因子 -β（TGF-β）和基质金属蛋白酶抑制剂的 mRNA 表达均显著增加 [17-18]。

由核心专科医生组成的全球共识小组为稀释的 CaHA[19] 和 PLLA[20] 在皮肤紧致方面的应用提供了指南。大量研究表明，两者在治疗手臂 [21]、腹部 [21]、面部 [22]、颈胸部 [23]、膝部和大腿上部 [24-25] 的皮肤松弛方面均表现出安全性和有效性。为获得最佳效果，建议每隔几个月进行一系列治疗。迄今为止，尚未有稀释 CaHA 或 PLLA 治疗后出现血管损伤并发症的报道。不良反应通常包括轻度水肿或瘀斑，在治疗后 2～3 周内可消退。结节或迟发性肉芽肿的形成可能是一种罕见的不良反应，应引起注意。

剥脱和非剥脱性激光

最初，剥脱性激光换肤术是非手术紧肤方法的金标准。与通常避免表皮损伤的新型紧肤设备不同，剥脱性激光在去除表皮的同时刺激真皮。因此，对于同时需要改善肤质和皮肤年轻化的患者，可以考虑剥脱性激光换肤术。

当以皮肤紧致为目的时，选择性光热作用的靶色基是水。在表皮浅表汽化和表皮内损伤后，随后发生伤口愈合和真皮基质重塑。成纤维细胞开始产生Ⅰ型和Ⅲ型胶原，随着时间的推移，伤口会完全再上皮化。用于连续剥脱性换肤术的第一台激光器是 20 世纪 80 年代的短脉冲高峰值功率 CO_2 激光器，随后是 2940 nm 的 Er:YAG 激光。虽然两者都以细胞内和细胞外的水作为靶色基，但 Er:YAG 激光的波长更接近水 3000 nm 的吸收峰，因此 Er:YAG 与 CO_2 激光器相比，造成的附带损伤更小 [26]。Er:YAG 激光的早期疗效不如 CO_2 激光，因此需要更多的治疗次数。由于整个表皮被去除，因此恢复期长达数周，且存在瘢痕形成和色素异常的风险。

用于紧肤的非剥脱性激光和光设备包括中红外激光、可见光激光（脉冲染料激光、磷酸钛氧钾激光）和强脉冲光。非剥脱性激光可以到达并加热真皮层，同时保护其上的表皮层。与剥脱性激光相比，非剥脱性激光有更好的耐受性，但由于传递的热能减少，其临床疗效可能相对有限。一项针对 12 名面部松弛患者的小样本半侧脸对照研究表明，非剥脱性激光在紧肤方面的治疗效果与单次的早期射频治疗类似 [27]。然而，自从这项研究以来，射频设备已经不断被改进和更新，所以这项研究的意义仍然值得怀疑。由于这些设备的穿透深度有限，非剥脱性激光最适用于治疗轻度皮肤松弛和（或）其他表皮病变。

2004 年，点阵光热作用技术的问世标志着美容皮肤病学领域的一次革命性变化 [23]。与传统的全剥脱治疗相比，激光束以网格状模式传递能量，形成微型热损伤柱，又称为微热治疗区（microthermal treatment zones，MTZs），与非治疗区域的皮肤交错分布。由于周围有大量未治疗的皮肤作为储备，伤口愈合更快，休工时间缩短，且不良反应也有所减少。这些 MTZ 的密度、宽度和深度可以由设备操作人员来设定。剥脱性点阵换肤术（ablative fractional resurfacing，AFR）能更深入地穿透真皮层，从而更有效地改善皮肤松弛问题 [29]。与非剥脱性点阵方式相比，AFR 就像它的非点阵模式一样，可以提供更明显的临床效果。接受 AFR 治疗后，患者可能会出现短暂的术后红斑和其他轻微暂时的不良反应，如水肿、皮肤干燥、瘙痒和痤疮样皮损。由于靶色基是水，所以它对于有色人种皮肤的治疗被认为是安全的，但仍需谨慎操作，且诊疗医生的知识和技能至关重要。治疗后，有色皮肤更容易出现炎症后色素沉着 [30]。全剥脱性激光换肤术需要采取术前镇痛措施，如使用镇静剂、局部麻醉、肌肉内镇痛和（或）神经阻滞，而点阵激光治疗仅需局部麻醉就可以耐受 [31]。

射频治疗

自 2001 年以来，射频（radiofrequency，RF）就被用于美容领域的紧肤治疗 [32]。与前文提到的方法相比，射频设备通常能产生更深层次的紧致效果。射频使用可控的电流将能量传递到真皮层[33]。脂肪和纤维组织对射频场内电子运动的阻抗非常高，导致产热。射频设备通常会提高真皮层的温度，而表皮则保持较低温度。2003年的一项对86名患者的研究表明，单次射频治疗对改善眶周皮肤松弛安全有效[34]。在多次射频治疗后，电子显微镜下也观察到了胶原纤维增厚[35]。

射频能量可以通过不同的设备以多种模式传递，包括单极、双极和多极模式。单极射频（monopolar RF，MRF）是最早用于紧肤治疗的射频设备之一。单极射频的能量从设备手具中的电极流向放置于患者体表的电极板。单极射频的能量传输较难控制，因此与双极射频相比，造成深层皮肤损伤的风险更大。单极射频能量可通过盖章模式、滑动模式或皮下纤维模式进行传递。最近的研究表明，单极射频是有效和安全的[36-37]。最近一项研究评估了一种新的单极射频设备在40例患者面部和颈部皮肤松弛治疗中的效果[38]。虽然该研究显示，有73%的患者在6个月时有所改善，但治疗期间的平均疼痛评分为6.9分（满分10分）。理论上，应该根据患者的舒适度反馈来调节单极射频的输出能量，从而改善镇痛效果。然而，在实际操作中，大多数医生会在治疗前进行表面麻醉和（或）皮内或肌内镇痛。值得注意的是，Kist等研究表明，与使用高能量单次治疗相比，采用低能量多次治疗的方案在治疗后诱导胶原再生的效果更显著，且疼痛更轻[39]。除了不适感之外，常见的不良反应还包括暂时的红斑、水肿和瘀斑。

相比之下，双极和多极射频通过手柄尖端的两个或多个极之间传递能量，其穿透深度取决于它们之间的距离。由于电流的分布受控且局限于电极之间的区域，故双极和多极设备可以将射频能量传递到更表浅的皮肤层[40]。鉴于此，这些设备可用于希望预防皮肤松弛或仅有轻度皮肤松弛的年轻患者[41]。皮下射频设备通过完全绕过表皮的皮下套管传递能量，从而减少了对周围组织的损伤。这些设备在探头上配备了热敏电阻器，可以检测组织电阻的变化并相应地调节能量输出。此外，红外摄像机可以提供实时的温度监测，以提高安全性，减少发生过热、意外灼伤、水疱、坏死和瘢痕形成的风险。关于皮下射频设备的研究显示，它们在治疗面部[42]和手臂皮肤松弛[5]方面是安全有效的。

射频微针

点阵的概念（即产生由未治疗的正常皮肤包绕的微小损伤柱）并不仅限于激光。近年来，射频已与传统微针治疗相结合，被称为“射频微针治疗”。射频微针治疗从本质上说是一种点阵治疗，类似于剥脱性点阵激光治疗。射频微针设备利用一系列小针头穿透表皮和真皮，并通过这些针头传递射频能量和热量至真皮层[12, 43]。这些针可以是绝缘的，也可以非绝缘的。

绝缘针将能量集中于其针尖，而非绝缘针在整个针体长度范围内传递热量，从而造成更明显的热损伤。单极或双极模式可用于针尖，以控制射频能量的传递模式。单极模式结合非绝缘针尖被认为能够造成更多的热损伤，但带来的不良反应风险也更大。市场上的设备在针长、针涂层、针尖锋利度和针插入方法方面各不相同。一项研究表明，49名患者在接受每月3次非绝缘射频微针系统治疗后，皱纹、皮肤紧致度和中下面部提升均有所改善[44]。Alexiades和Munavalli对总共62个非面部治疗区域（22个上臂、34个膝部、6个胸线区域）进行了单次射频微针治疗，发现皮肤松弛得到明显改善，并且疗效至少维持6个月[45]。

相比传统微针治疗，添加射频能量可增加真皮层可控损伤的程度和深度。治疗可以叠加以产生更显著的效果。在治疗过程中，在不同的治疗部位之间移动时，必须确保完全收回针头，以避免拖拽和对皮肤造成意外损伤。相比更厚、油脂更多的皮肤，较薄的皮肤可能对射频微针治疗的反应更好。轻中度皮肤松弛可能比重度皮肤松弛的疗效更好。口周、面颊中部、下颌线及颈部的皮肤松弛和皱纹由于其“容量缺失”的性质，相比眼周和额部因长期肌肉运动而产生的皱纹，对治疗的反应更佳。

超声波

超声技术涵盖高强度聚焦超声（high-intensity focused ultrasound，HIFU）、可视化微聚焦超声（microfocused ultrasound with visualization，MFU-V）和同步超声平行束（synchronous ultrasound parallel beam，SUPERB）技术。超声治疗的优势在于它们能够有效绕过皮肤表层，从而使表皮下皮肤温度升高以及产生可控的损伤[46]。因此，可以更容易地选择性靶向某些面部解剖结构，比如深度在4～5 mm的SMAS。然而，超声治疗也存在一些缺点，包括缺乏精确的温度反馈，以及一些临床医生认为预设的治疗深度具有局限性。

HIFU传统上用于消融肿瘤，它通过发射声波能量作用于目标组织，形成空穴和热能，将组织加热至55～70 ℃。这种热机械反应导致目标区域发生凝固性坏死。HIFU既可以减少脂肪，又可以紧致皮肤。温度的快速升高导致胶原纤维变性和收缩，并刺激胶原蛋白新生，从而实现皮肤紧致的效果[47]。与单极射频相比，HIFU诱导的胶原蛋白新生和弹性纤维新生在真皮分布更深且更集中[48]。HIFU于2009年首次获批用于提拉眉部区域。鉴于其治疗深度更深以及既能减脂又能紧肤的最终效果，对于产后希望实现腹部瘦身和皮肤紧致的患者来说，HIFU可成为一种选择。

MFU-V是一种经过验证且广受欢迎的皮肤紧致方法。2019年，MFU-V的治疗数量增加了200%以上[2]。与HIFU相比，MFU-V使用更高的频率和更低的能量，短暂地将组织加热至60 ℃以上，并在预设深度（1.5 mm、3.0 mm和4.5 mm）形成大约1 mm^3大小的微热凝固区。MFU-V采用高分辨率超声成像技术，深度可达8 mm，以确保能量精准聚焦于真皮层和筋膜层。MFU-V于2012年首次获批用于颈部提升。一项关于MFU-V的早期研究表明，该技术在36名患者的面部和颈部皮肤年轻化治疗中是安全且有效的，单次治疗后90天即可观察到显著的眉毛提升效果[49]。2019年的一项随机分组、双盲试验比较了MFU-V和单极射频在治疗面部和颈部松弛方面的疗效，发现两者在紧致效果、患者满意度或不良反应发生率方面无显著性差异[50]。

SUPERB技术是近年来发展起来的一项新技术。该设备产生高强度、高频率的超声波脉冲，使真皮层温度升高，从而造成可控的热损伤区域。其手柄包含7个直接与皮肤接触的平行换能器，可将能量传递到真皮中层，凝固区深度范围为0.5～2 mm，中心深度为1.5 mm。最近一项对58名受试者进行的单次面部和颈部治疗研究显示，86%的受试者在Fitzpatrick皱纹和皮肤松弛量表上的评分显著改善了1～3个单位[51]。研究期间未发生任何与设备相关的不良事件。

超声已被证明对所有皮肤类型均普遍安全，并能有效地适度紧致和提升松弛皮肤[52-54]。最常见的不良反应是短暂的紫癜、水肿和轻中度疼痛。可通过预先使用局部麻醉、吸入一氧化二氮、口服镇静剂和（或）肌内注射镇痛剂的联合处理，来最大程度地减轻疼痛。未来，随着设备的不断改进，临床效果也将持续提升。

缝合悬吊/可吸收线提升

线技术提升在20世纪90年代就已出现，最初使用的是不可吸收的缝合线，这导致了很多不良反应的发生，如可触及的结节、移位、挤出和肉芽肿形成。随着可吸收聚二氧环己酮（PDO）以及聚乙二醇酸/聚乳酸（PGA/PLLA）线的引入，线技术提升近期又重新流行起来。大多数用于线技术的线材均预先设计有孔洞，并附有倒刺或锥形体结构，这样的设计使得线能够有效地抓取组织，从而实现提升效果。根据锥体或倒刺的排列方式，可以将线分类为单向、双向或多向。根据治疗部位和最终目标，线通常被植入真皮下层或浅筋膜层（SMAS）。当线被反向拉紧时，倒刺附着于深层组织上，从而提供牵引力并随后提升覆盖其上的组织。除了这种初始的机械悬吊作用外，据称缝合材料会引起异物刺激反应，随后促进胶原蛋白新生，以提供更持久的提升效果[55]。2018年的一项动物研究对各种植入线材的组织学分析发现，PDO和PLLA线在12周时诱导的Ⅲ型胶原蛋白量相似，并指出没有一种线材能够诱导弹性纤维的形成[56]。目前的线材可以在6～8个月（PDO）或14～18个月（PLLA）内完全降解。

2015年，两种不同的可吸收线提升系统获批上市：一种是双向倒刺PDO线，另一种是带有82%PLLA/18%PGA锥体的双向PLLA线。多篇文献综述[57-59]指出了缺乏随机对照试验的问题，并因此得出结论，尽管线技术提升似乎安全且耐受性良好，但仍然需要更高质量的研究来评估其安全性和有效性，并提高其推荐级别。一些小型研究表明，线技术提升的不良反应较小，提升效果显著，患者满意度较高[60-61]。Ogilvie等对100名接受市售PLLA/PGA线进行面部和颈部提升的患者进行了评估[62]，不良反应包括轻微和短暂的水肿、点状出血、疼痛、瘀斑，83.6%的患者在5分制量表上表现出至少一个等级的改善。值得注意的是，面部的反应比颈部更显著。2018年，一项对42名接受面部线技术提升治疗并随访24个月的患者的单中心比较研究称，未发生永久性或严重的不良事件，且提升效果持久[63]。对解剖学的深刻认知和谨慎的操作至关重要。线材放置过浅可能导致凹陷和线材可见，而放置过深则可能损伤神经血管结构。与前代技术相比，现代线技术提升在安全性和有效性方面已有显著改善。

低温大气等离子体

等离子体（被称为“第四态”）是由气体电离产生。激光和射频可用于将氦气或氮气等气体转变为等离子体。低温大气等离子体（cold atmospheric plasma，CAP）被认为是非热等离子体，因为虽然电子处于高温状态，但重粒子（中子和离子）处于室温[64]。等离子体设备已被广泛应用于外科手术中，可实现几乎无损伤的切割与肿瘤消融。近年来，等离子体技术已拓展到美容领域。在等离子嫩肤治疗中，采用射频将氮气或氦气电离为等离子体。等离子体以双模态方式加热靶组织：首先，等离子体束在迅速中和时，自身会释放热量；其次，等离子体将射频的一部分能量传导到组织中[65-66]。

一种新型的皮下等离子体装置被用于皮肤紧致，该装置配备有可通过小切口引入皮下层的探针。这种皮下装置利用射频为电极供电，从而使氦气电离。探针发射一束等离子体。所传导的射频电流比单极射频装置低得多，这样可以防止过度治疗或扩散到非靶区域。靶组织温度升高会导致组织凝固和收缩。由于并非所有氦气都会被电离，剩余的氦气起到冷却剂的作用，有助于即刻降温。尽管还需要进行更多研究，但目前的研究结果看似很有前景[64]。

热机械点阵损伤

热机械点阵损伤（thermomechanical fractional injury，TMFI）是一种相对较新的非剥脱性皮肤年轻化方法，它将热能与动力结合起来[67]。与依赖将一种能量形式转化为另一种的射频、超声波或激光不同，TMFI 通过传导直接传递热量[68]。目前的 TMFI 设备尖端由镀金铜基座和锥体网格组成的钛盖层构成。锥体为钝头，可传导热量，同时防止机械性刺破表皮。治疗期间，尖端的背板保持在 400 ℃。当加热时，尖端以脉冲方式接触皮肤表面，通过水分蒸发形成微孔。在组织学上，热效应是非剥脱性的，呈半球形[68]。使用 TMFI 进行的热量传递不涉及超过表皮层的机械性穿透。在一项研究中，大多数患者每隔 3～5 周接受 2～3 次治疗后，皮肤松弛和面部皱纹均有轻度至中度的改善[69]。建议在治疗前使用局部麻醉剂，治疗后恢复时间很短，为 1～2 天。治疗后短暂的不良反应包括红斑和术后炎症性色素沉着。

联合治疗

在有限的经验中，上述讨论的多种疗法的组合已被证明在紧致和提升效果方面是安全有效的。新型设备可能会将多种治疗方式整合到一个手柄中。激光和稀释填充剂的治疗通常产生较浅表的效果，而通过添加一种可以将能量传输到达真皮深层和纤维隔网的设备，可以进一步支撑松弛的皮肤。特别是对于腹部等筋膜较深的部位，可以使用射频或超声设备来取得显著的疗效。

成功治疗面部松弛的组合方案包括连续性和点阵剥脱性激光[70]、射频微针联合双极射频[71]、单极射频联合超声波[72]，以及 MFU-V 联合点阵 CO_2 激光[73]。MFU-V 联合稀释的羟基磷灰石（CaHA）可以改善大腿上部、臀部[74]以及腹部的松弛情况[11]。基于上述原则，临床医生可以制订一种系统的方法来评估患者，并制订安全有效的治疗方案。

结论

皮肤松弛会随着年龄的增长、体重变化以及妊娠而发生。许多患者因面部和身体其他部位的皮肤松弛而感到困扰。医生应熟悉现有的众多治疗方法，并密切关注新兴趋势，以便为每位患者制订个性化的治疗方案。在与患者初次接触时就必须设定切合实际的预期，因为紧肤治疗无法提供与外科干预相同的显著效果。为了获得安全有效的治疗效果和最大限度地提高患者满意度，必须了解设备原理、接受相关培训并掌握操作技巧。

（周剑峰　张名望　李东霓
廖勇　杨鑫　杨蓉娅 译校）

参考文献

扫描书末二维码获取

第 5 篇

皮肤护理

第 31 章

美容皮肤科学中的心理社会挑战

概要

要点

- 美容从业者可能会遇到因心理问题或精神疾病而产生美容需求的患者。识别这些患者并妥善管理对于保护患者和从业者双方的利益至关重要。
- 为了解决临床就诊过程中遇到的挑战和问题，从业者可以利用多种方法来设立个人界限、筛查精神障碍，并与不满意的患者进行有效沟通。

新进展

- 各种技术的进步和社交媒体的广泛使用可能会对寻求美容治疗的人产生不利影响。
- 那些寻求美容皮肤科治疗的人可能更容易符合与美容治疗相关的物质依赖障碍的诊断标准。

展望

- 正在进行的研究旨在更好地理解和管理社交媒体使用、种族特征差异以及美容成瘾所带来的审美相关影响。

引言

人际动态是美容皮肤科就诊过程中的重要组成部分。鉴于许多美容操作的择期性质和社会复杂性，发展积极的医患关系对于获得成功的临床体验至关重要。尽管大多数医患交流都很顺利，但美容从业者应认识到，一些患者会因精神障碍而出现美容方面的诉求。皮肤科医生、整形外科医生和其他临床医生可能不得不为那些缺乏洞察力和自我认知的患者管理精神病理状况。这些患者可能面临各种各样的心理社会挑战，从而影响临床实践。学习如何有效设定个人界限，筛查常见的精神障碍，以及认识与新兴技术相关的美容趋势的发展，可以提高患者的满意度和从业者的治疗效果。本章概述了美容皮肤科学中的心理社会挑战，并讨论了美容从业者可以利用哪些技术和方法来应对和管理这些重要但未被充分认识的问题。

心理界限

长期承受高压力会对身体产生多种生理影响，包括皮肤健康状况不佳[1]。当出现心理健康问题时，心理压力可能会导致受影响的个体向美容专业人员寻求美容方面的解决方案。这类患者可能非常具有挑战性，因为他们虽然是为了解决美容方面的问题而来，但实际上，他们可能患有某种需要专科治疗的精神障碍。在某些情况下，患者可能自认为存在严重的美容缺陷，而实际上其他人并没有觉察到这一点。这会造成一些棘手的情况，患者会对治疗结果抱有不切实际的期望，并无视临床就诊的时间限制，还会侵犯他们和美容从业者之间的个人界限。

虽然心理健康预约的性质与一般的美容预约大相径庭，但心理健康专业人员使用的结构化框架可以应用于美容预约。对于经常迟到的患者，他们的预约仍应在预定时间内结束，以免侵占下一个患者的预约时间。无论开始时间如何，医务人员都务必尽可能高效诊疗和界限分明。如果初次咨询时间被不必要地延长，我们为从业者推荐两种策略[2]。第一种策略是先不间断地倾听患者讲述几分钟，然后通过询问是否可以打断来设定患者的预期。如果得到患者的肯定回应，那么在整个咨询过程中，当患者的叙述偏离主题、漫无目的或出于时间考虑需要被缩短时，可再次打断；多提出一些是否或封闭式问题，并在必要时安排后续会面，以便有更多的时间来解决他们的问题。第二种策略是在就诊开始时明确说明咨询的时间预期，这种方法经常用于担心时间的随访患者。

近年来，众多美容从业者纷纷运用社交媒体平台来宣传他们的服务[2]。这些应用程序极大地促进了美容服务信息的传播。然而，它们也可能带来医患关系方面的挑战和误解。许多临床医生在网上分享他们的人际关系、社交生活和其他非临床相关话题，而未能设定适当的界限，这可能会营造一种氛围，使患者在与医生交流时更自由地谈论个人问题。虽然这些交流中的绝大多数可能会被积极地解读，并让患者更多地了解医生在医疗场所之外的一面，但也有例外情况，即患者可能会以不符合现实的方式对医生产生过分熟悉或亲密感。鉴于网络自主性的需求，以及个人界限可能被侵犯的潜在风险，我们建议对于屡次出现不当行为的患者，向他们提供一份您诊所的政策文件副本。在更为严重的反复越界的情况下，当医患关系建立时，双方可以签订一份行为合同。这类合同将明确列出治疗团队（包括临床医生）和患者各自的预期，以便继续保持一个良性的诊疗关系。

“难以取悦”的棘手患者

患者满意度对于任何医疗实践的成功都至关重要，在美容皮肤科领域尤其如此[3]。从业者可能会遇到一些“难以取悦”的棘手患者，尽管医生尽了最大努力，有时甚至取得了极佳的美容效果，但这些患者仍感到不满意。这类患者包括性格难以相处者、患有人格障碍者，以及（或）患有如躯体变形障碍和强迫症等精神障碍者。

这些情况无疑会让从业者感到沮丧。然而，努力理解患者的性格类型并调整行为以适应他们的性格，有助于维持更高质量的医患关系[4]。最近有证据表明，认为自己与医生性格类型相似的患者对他们的医疗行为更满意[4]。在临床实践中，美容从业者应预见并实时适应患者的非依从性反应和行为。

人格障碍

人格障碍被定义为人格功能（自我和人际关系）受损，以及在个人生活的许多方面普遍存在的适应不良的思维和行为模式[5]。这类障碍在寻求皮肤科医生、整形外科医生以及其他美容从业者治疗的患者群体中较为多见[6-10]。对患有人格障碍的患者必须采取不同的治疗方式，因为通常针对一般患者的方法可能无法满足他们的需求。有证据表明，人格障碍的病因复杂，涉及生物学、发育、环境和社会等多方面的诱发因素[11-14]。因此，在非精神科环境中试图治疗人格障碍是不现实的[15]。我们的建议是，专注于建立和维护医患关系，并且在医患关系确立后，将这类患者转诊给精神心理从业者以获得进一步的治疗[2]。虽然本章的目的并不是介绍人格障碍的详细治疗方法，但了解一些美容皮肤科中最常见的人格障碍类型是有帮助的，以备应对那些看似由于非美容干预因素而出现问题的情况。**表 31-1** 中提供了一些针对常见人格障碍患者如何处理的实用建议[2]。通过了解患者人格障碍的潜在因素并做出相应反应，可以最大限度地提升患者满意度。

躯体变形障碍

躯体变形障碍（body dysmorphic disorder, BDD）属于强迫症障碍（obsessive compulsive disorder, OCD）的一种，是指患者对于外观上明显的或微小的缺陷过度关注，并且这种关注足以导致躯体功能障碍[5]。与普通人群中仅有1%～2%的发病率相比，BDD患者在求美人群中的比例显著增加。最近的一项荟萃分析发现，该障碍在整形外科患者中的发病率为15%，在皮肤科患者中的发病率为13%[16]。值得注意的是，超过3/4的BDD患者会寻求美容整形手术[17-18]。由于精神因素而出现求美需求的患者可能会因为内心否认及害怕被污名化，而寻求非精神科从业者的治疗[19]。遗憾的是，目前皮肤科医

表 31-1 对于每种人格障碍患者的实用处理建议

人格障碍类型	临床表现	处理建议
边缘型人格障碍	• 人际关系、自我形象和情感的不稳定 • 对拒绝和遗弃的强烈恐惧 • 分裂 • 自毁行为	• 不要迁就患者的强烈情感 • 避免不必要的治疗 / 手术，提供替代方案而不是直接拒绝 • 定期随访 • 注意分裂及潜在的自伤行为
戏剧型人格障碍	• 戏剧化和过度的情感表现 • 寻求关注、挑衅、诱导的行为 • 感知关系比实际更亲密 • 易受他人影响	• 应有另一位成员全程在场 • 让患者参与决策，同时提供指导、安慰和支持 • 避免不必要的治疗 / 手术 • 不被患者的诱导行为影响判断 • 给予患者适当的关注和赞美 • 坚决回应不适当的引诱行为
强迫型人格障碍	• 对整洁、完美主义和控制的过度迷恋 • 害怕失去控制 • 过分注重细节 • 专注于事实和知识以取代或抑制情感	• 专业、有序的交流 • 设定现实的期望，明确说明无法实现的结果，并记录讨论内容 • 提供详细的解释和计划（书面资料和适当的资源指导） • 定期随访
自恋型人格障碍	• 自大 • 在弱势或低下的地位中感到不适 • 渴望被赞美 • 缺乏同理心 • 需求高、自我感觉良好	• 不要把患者的行为看作是对个人的攻击 • 在医学层面与患者交流（讨论医学术语、期刊文章等） • 让患者参与医疗决策，赋予他们一定的权力感 • 讨论手术的细节和风险，并在医疗病历中记录讨论内容

注：此表格内容经 Rieder 和 Fried 允许转载。Essential Psychiatry for the Aesthetic Practitioner. Wiley-Blackwell; 2021.

生、整形外科医生和其他美容专业人士对 BDD 的诊断和认识均不足。为了保护他们的患者、支持人员及他们自己，美容医生应该学会筛查和准确识别这类疾病。

BDD 患者往往会过度关注面部特征、皮肤和头发，大部分人通过寻求皮肤科医生的帮助来改善他们感知到的缺陷[22]。性别和年龄特征与 BDD 症状息息相关，年轻的女性患者往往更关注面部毛发、体重及手臂、胸部、腹部、臀部、大腿、小腿等身体部位[16, 23]。相比之下，患有 BDD 的男性则往往过于关注他们的头发、体型和生殖器[21, 24]。虽然不同性别患者的表现有所不同，但男女发病率大致相同，且症状始于儿童和青少年时期。除非及早进行治疗，否则这些症状会持续到成年[19-20, 25-26]。因此，BDD 患者通常一生都在与疾病作斗争，制订一种能够顾及病患感受和系统性的治疗方案尤为重要。

有两种筛查方案已经在皮肤病学领域得到验证：一个是畸形关注问卷（Dysmorphic Concern Questionnaire），另一个是躯体变形障碍问卷（皮肤病学版）（Body Dysmorphic Concern Questionnaire—Dermatology Version）[18, 27-28]。这些筛查方案可以帮助医生识别潜在的 BDD 患者并提供适当的治疗。如果筛查结果为阳性，临床医生应该进一步询问患者对其外貌的关注程度，并结合他们既往的美容手术史来审视和理解这些关注点。一旦确诊患有 BDD，医生应以尊重和非评判的方式告知患者其可能的诊断结果，强调与患者建立良好关系，并清晰地传达他们的建议。

除了为修复由 BDD 相关行为造成的损害而进行的手术外，精神病专家建议避免为这些患者进行美容手术[23, 29-30]。相反，大多数 BDD 患者更适合转诊给心理健康专业人士，而不是美容整形专业人士[31]。

在许多 BDD 病例中，美容整形从业者认为患者将受益于与心理健康从业者的联合治疗。我们建议与当地的心理学专家、精神病学专家和社会工作治疗师建立联系，并确保随时能获取他们的联系方式。在将患者转诊之前，美容医生应该与患者建立信任关系，并强调消除对心理健康保健污名化的重要性。重要的是，美容从业者应该意识到自己的局限性，并尊重自己的舒适区和安全性；他们有权拒绝为患者提供治疗。

学会拒绝

通常，为了保护自己和支持团队免受潜在的伤害，美容从业者不得不拒绝患者的诉求。对于那些要求苛刻或有不合理期望的自费美容患者来说，这尤其困难。为了拒绝患者请求的同时尽可能使患者满意，我们介绍两种可在不同情况下使用的技巧：LEAP 法（用于进行美容咨询）和 BLAST 法（用于应对不满意的患者）[32-34]。

LEAP 法和 BLAST 法

LEAP 是一个易于记忆的缩写。LEAP 法有助于从业者在必须拒绝患者的情况下，也能让患者满意。

L（listen）：倾听——不间断、积极的倾听是建立医患关系的基础。特别是美容从业者应该在咨询开始时花时间了解患者的观点并识别潜在的不切实际的期望。越来越多的证据支持以患者为中心的诊疗和沟通与更高的患者满意度之间存在相关性[35-37]。事实上，“被倾听”经常被认为是影响患者满意度最重要的因素之一[38]。因此，不仅要倾听，而且要积极倾听患者的诉求。

E（educate and empower）：教育并授权——从业者应该充分讨论所建议的治疗方法的益处、风险、替代方案和预期结果，以使患者对自己的治疗过程更加了解和积极参与。

A（align）：一致性——通过教育患者，患者与从业者之间的关系转变为一种共同决策和共同承担责任的关系[39]。研究表明，这种伙伴式关系受到大多数患者的青睐，并能获得更好的疗效反馈[40-41]。如果患者的观点与医生的不同，医生应该给出替代方案，而不是简单地拒绝患者的观点。医生与患者之间交流的目的在于使病患认识到，他们所接受的治疗方案是双方一起协力达成的目标。

P（perform）：执行——考虑到美容皮肤学的性质，美容干预是患者满意度的主要决定因素。然而，如果医生必须说“不”，并认为干预会导致弊大于利，那么医生应解释其决策背后的原因。关于拒绝患者的要求是否会导致满意度降低的争论尚无定论[42-44]。不过数据显示，即使医生的意见与患者最初的期望不一致，但当医生表现出关注、给予安慰并提供替代方案时，患者仍会感到比较满意[43]。

如果由于任何原因，患者仍然不满意，可以使用 BLAST 法。

B（believe）：相信——即使临床医生不理解患者的抱怨，也应该相信并承认患者的感受，与之共情以确保对话更有成效。

L（listen）：倾听——与 LEAP 法类似，专注、积极的倾听有助于增进医患关系。明确患者不满意的原因至关重要，因为这些原因从不切实际的期望到治疗引起的不良生理反应都有可能。通过积极倾听，从业者可以准确识别患者的焦虑来源，并高效、恰当地做出处置。

A（apologize）：道歉——在发生医疗过失时，美容从业者应该意识到自己有道歉的道德责任。然而，患者不高兴往往是因为没有达到预期，而不是真正的医疗过失[45]。在这些情况下，美容从业者可以出于同情表示抱歉，而不是承认过错或暗示医疗过失。

S（satisfy）：满足——在许多情况下，可能有其他替代选择或治疗方案能让患者满意。虽然让患者表达他们的意见很重要，但美容从业者应该保证满足他们相关诉求的同时并引导谈话。

T（thank）：感谢——美容从业者应该真诚地感谢患者在就诊时表达他们的担忧，报以坦率和坦诚的态度，并相信医生会解决他们的问题。

在美容医学领域，提供积极的患者体验是最终目标。通过使用 LEAP 法和 BLAST 法可以和缓地说“不”，有助于确保患者满意。

前沿领域

近些年来，皮肤病学领域发生了许多变化。这些变化带来了许多进步，但也引发了一些令人担忧的问题。我们探讨了一些值得关注的话题，包括科技和社交媒体的影响、对理想美的认知以及美容手术成瘾可能带来的风险。

社交媒体的影响

肉毒毒素和皮肤填充剂等美容治疗越来越受到人们的追捧，这在很大程度上是由于视觉类社交媒体应用的日益流行[46]。虽然这些干预措施可能是合理的，但美容专业人士必须认识到患者心理的脆弱性，并意识到科技和社交媒体可能对他们的美容需求产生了一定的影响。20 世纪 90 年代，美容行业推广了超模的概念，并经常使用照片编辑软件来修饰皮肤瑕疵，将身材比例调整到往往难以实现的程度[46]。这些图像在大众媒体上的广泛使用助长了西方社会不切实际的审美标准的发展。

在当今的科技环境下，几乎所有的智能手机用户都可以访问社交媒体、图像增强类移动应用程序及复杂的照片编辑软件。虽然这些技术进步在很多方面都是有益的，但也有代价。这些照片编辑工具常被用来生成个性化但不真实的美容图像，并在社交网络上广泛传播。最近的研究表明，在运用社交媒体时，个体存在的某些比较心理可能会引起焦虑、抑郁等负面情绪[47]。此外，当患者前来咨询时，很明显可以看出，社交媒体已经造成了人们对自己身体认知的偏差和扭曲。根据皮肤科证据和诊疗经验，快速、反复地接触图像，如通过 Instagram 等社交媒体应用创建的情境，可能会让我们的大脑通过视觉适应重新定义什么是吸引人的[48]。因此，虽然社交媒体通过消除对美容手术的污名化，并向人们提供更多可获取的信息和教育，推动了皮肤病学领域的发展，但是社交媒体仍在广泛使用，甚至在一定程度上可能加剧了患者的困境。为了维护美容患者的最大利益，美容临床医生在提供医疗服务时必须考虑到网络环境的影响。

种族脸谱化

“种族脸谱化”是一种美学现象，指经过美学修饰的面孔趋向于统一的外观，这很大程度是由于社交媒体上名人形象的过度曝光[46]。这导致了一种“千篇一律”的审美标准，无论文化或背景如何。美容专业人士应该尊重人类外貌的多样性之美，并留意避免助长这一现象。

美容成瘾

多项研究表明，精神健康问题、心理社会压力以及遭受亲密伴侣暴力等不良心理社会因素与接受美容手术的可能性有关[49]。这些发现强调了在制订治疗计划之前对 BDD 等精神疾病进行筛查的重要性。

美容临床医生还应该意识到成瘾行为，这是反复进行美容手术的潜在风险因素。精神病学领域通常将行为成瘾定性为物质相关障碍，因为它们与药物滥用一样，激活了大脑中的奖赏通路并产生愉悦感。事实上，研究人员已经开始探索一种物质相关障碍的可能性，这种疾病与反复进行美容手术有关。一项小型问卷调查发现，寻求皮肤美容治疗的个体更有可能满足美容干预相关的物质障碍标准[50]。因此，美容从业者应尝试了解患者寻求美容治疗的动机，并确定是否有其他更有益的替代治疗。

（吴艳　蔡宏　李东霓　周剑锋　杨鑫　敖俊红 译校）

参考文献

扫描书末二维码获取

第 32 章

化妆品和药品法规

概要

要点

- “药妆品”：尽管“药妆品”这一概念已经推出近 40 年，但仍是一个受大众欢迎却未获得官方认可的个人护理产品类别。
- 现行法规：目前的法规不鼓励生产企业发布评估其产品功效的支持性科学临床试验。
- 有机认证：目前并没有适用于所有护肤品企业的统一有机认证标准。相反，却存在多个认证机构，这可能会令消费者费解。
- “皮肤科医生测试”：这个术语是指皮肤科医生使用过该配方产品，但使用此说法并没有要求该皮肤科医生进行任何正式的临床研究。

新进展

- ISO 16128 标准描述了一个命名的方法和过程，用于定义护肤品中存在的天然成分及其含量。目前许多知名公司都采用该标准。
- 医疗级护肤品和专业级护肤品是描述性术语，而非法规上的分类类别。

展望

- 《化妆品成分目录》不断发布新的成分安全报告。
- 期望未来有新的防晒化妆品宣称规则出台，但十多年来一直保持不变。

药妆品：药品与化妆品

据美国食品药品监督管理局（US Food and Drug Administration，USFDA）的规定，个人护理产品可分为药品、非处方药（OTC）或化妆品，或在某些情况下，产品可能同时属于以上多个类别（**框 32-1**）。1984 年，Albert Kligman 教授在一次化妆品化学家协会的会议上提出“药妆品”（cosmeceutical）一词，因为他认为应该存在一个新的监管类别[1-2]。尽管这个话题已经争论了几十年，但“药妆品”这一分类仍未得到官方的认可。换句话说，它不具有法律意义。然而，这个词越来越成为主流用语的一部分，常用于描述那些已知具有生

框 32-1　法规范畴的三类护理产品

- **药品**：必须经美国 FDA 批准，有大量数据显示其有效性和安全性
- **非处方药（OTC）**：必须遵循专家指南，所含成分需已证明对治疗某种疾病有效且安全
- **化妆品**：自愿注册

物作用但被作为化妆品监管的产品（例如含有视黄醇的产品）。众所周知，视黄醇能刺激视黄酸受体从而产生生物活性，是许多护肤品中广受欢迎的成分之一。公司常常在产品标签上将视黄醇列为非活性成分，以规避 FDA 的监管。

一种产品属于哪个类别取决于其成分、成分的含量以及有哪些宣称（例如祛痘乳液与保湿霜）。

1938 年，美国国会通过了一项名为《联邦食品、药品和化妆品法案》（FD&C 法案）的法规，该法案概述了药品和化妆品分类的正式标准，这为药妆品存在的不可预见的监管漏洞埋下了伏笔。在该法案中，化妆品被定义为："……用于涂擦、倾倒、泼撒或喷洒、引入或以其他方式应用于人体或其任何部位，以清洁、美化、提升吸引力或改变外观为目的的物品……。[3]" 相比之下，药品被定义为"旨在影响身体结构和功能的物质"[3]。根据这些定义，产品的实际用途而非其作用决定了产品的分类方式。这使得视黄醇被允许归类为化妆品，因为它在产品标签上被列为非活性成分；也就是说，视黄醇并非被用于生物学的目的。

在这个技术迅速传播的时代，与社会上的其他诸多领域一样，许多法规条文都未能预见未来的发展。就产品归类为药品、化妆品或药妆品的争论而言，有一些突出的问题需要考虑。首先，现行法规不鼓励公司发布评估其产品功效的支持性科学临床试验。例如，如果一家生产企业在一项研究中证实某种成分能增加胶原蛋白的合成，那么该企业就证明了其产品会影响"身体功能"。如果他们随后将该产品作为一种旨在增加胶原蛋白合成的化妆品进行营销或销售（这是抗衰老产品或抗皱霜所期望的），那么他们就违反了 1938 年颁布的法规。生产企业唯一合法的选择是将其产品作为药品进行营销。

在美国，每种新药获得批准上市之前，都必须根据美国 FDA 的新药申请（new drug application，NDA）指南进行临床试验。美国 FDA 的药品审批过程可能需要 10 年以上的时间，耗资数亿美元。显然，化妆品公司有强烈的动机遵循相关指南，以保持其产品被归类为化妆品，从而避免这种长时间的拖延和高昂的成本。

在这种情况下，即使这些公司对此类产品进行了广泛的研究，其研究结果也被认为是专有的，而且尚未发表。这会有几个问题：首先，皮肤科医生和其他医生无法获得这些科学证据，也无法评估市场上众多不同产品的有效性。医生被教导要实践循证医学，但在没有证据的情况下，他们几乎没有理由相信这些产品中任何一种成分是有效的。因此，当这些产品实际上可能为患者提供潜在的益处时，医疗机构可能会认为这些产品毫无用处。第二个问题是，消费者可能会经常被那些光鲜亮丽的、浮夸的营销手段所迷惑。他们很少知道如何区分一家进行科学研究、信誉良好的公司和一家试图利用消费者追求更年轻、更健康皮肤的心态的江湖骗子公司。鉴于医疗界缺乏有关这些个人护理产品的信息，消费者几乎没有得到任何指导建议，只能尝试各种产品，并很可能因效果不佳而感到失望。消费者还被置于一种错误的假设之下，觉得"一分价钱一分货"——也就是说，产品越贵，就越有可能有效。这可能导致人们对整个化妆品行业的信任危机。化妆品公司内部并不公开其研究结果以供公众审查，规避了同行评审过程，这是第三个问题。长期以来，同行评审一直被认为是验证科学研究结果的必不可少的环节。对于一项未经过同行评审的研究，人们很难相信或对其结果有信心。此外，在同行评审流程之外，公司外部也有一些群体试图在不考虑产品分类的情况下对化妆品及其使用程序进行研究；然而，这些个人很难筹集到进行研究所需的经费。不过，也有一些公司提供的研究资助可能会帮助这些研究人员开展工作。另外，我们必须考虑到化妆品公司面临的困境：如果他们资助一项研究，而产品无效，他们就会遭遇金钱和声誉的双重损失。如果该产品确实有效，该公司则面临将其产品作为药物进行监管和相关的上市时间滞后问题，否则他们将无法将研究结果用于化妆品的市场营销。一些精明的公司会资助其产品的研究，并将结果告知皮肤科医生，希望皮肤科医生相信产品的功效，并将其推荐给患者或其他医生。这样就避免了整个市场营销的问题，因为推广产品的是皮肤科医生而不是公司。然而，美国联邦贸易委员会（Federal Trade Commission，FTC）已经察觉到这一策略，并发布了关于专家认可产品的指导方针。这些指南将在本章的末尾进行介绍。

许多护肤品被称为"药妆品""医疗级护肤品"或"专业护肤品"，但这些术语不符合法规定义。许多人认为设立一个名为"药妆品"的合法类别，将那些已被证明具有生物功能但无需经过昂贵的药品审批流程的产品纳入其中，将解决这一困境。然而，许多公司和个人反对这样的法规，因为这可能会导致大多数化妆品受到监管。例如，在欧洲，根据1993年的《欧洲经济共同体化妆品指令》，对化妆品标签的要求变得更为严格而复杂[4]。相比之下，美国公司在销售其产品之前不需要证明其有效性或安全性。当然，所有信誉良好的公司在分销产品之前都会确保其产品的安全性，但在技术层面，他们并没有这样的义务。

在不要求化妆品公司研究或发布其化妆品功效和安全性研究结果的大环境下，皮肤科医生和医疗服务提供者应该如何保护患者和他们自己？以下是一些建议：

- 经过同行评审的期刊数据是最佳来源，但研究设计和统计操作可能会让无效的产品看起来有效（如第37章"抗衰老成分"中所述）。
- 会议海报展示也是一个有用的信息来源。公司似乎更倾向于以海报形式展示其研究结果；但值得注意的是，这些海报并没有经过同行评审。
- 一些公司会应感兴趣的医生的要求提供未发表的研究数据。这些数据未经同行评审。而且，它们常常是由原料公司提供的，而不是基于最终产品配方的数据。
- 《化妆品成分审查》（Cosmetic Ingredient Review，CIR）是了解成分安全性的有用指南，但并不分析最终产品的功效。一个由专家组成的科学小组以独立和公正的方式审查全球范围已发表和未发表的安全性数据。
- 寻找认证标志或来自公正来源的数据。在某些情况下，认证标志很难获得，需要良好的数据和证据；然而，也有一些认证标志只需支付费用并满足最低数据要求即可获得。

所有希望维护和提升护肤品行业诚信度的皮肤科医护人员都应坚持要求化妆品生产企业提供高质量的已发表的研究来支持其产品宣称。如果皮肤科医生和消费者拒绝购买缺乏循证医学证据的产品，将迫使企业开展相关研究，并将推动药妆品领域取得令人振奋的新进展。

护肤品认证标志

认证标志是一个法律术语，需要经过测试流程、一系列标准以及持续的质量认证程序。对于测试方法或标准的严格程度，并没有监管要求，只是要求它们必须存在。这意味着某些认证标志比其他标志更可靠，也更难获得。认证标志分为以下几类：①有机认证；②特定疾病相关认证；③专业组织认证；④独立组织认证；⑤消费者出版物（如《好管家》杂志）认证。以下是护肤品行业流行的认证标志示例：

协会和基金会认证（另见**表32-1**）：

- 皮肤癌基金会认证标志：SPF产品必须符合安全有效的防晒标准。
- 国家湿疹协会认证标志：NEA认可印章证明该产品不含加重湿疹的成分。

其他值得注意的认证：

- 碳中和认证：表明公司已达到碳中和。
- 跳跃兔认证：在产品开发的所有阶段均未进行动物试验。
- 皮肤类型解决方案认证产品：这些产品必须含有适用于相应鲍曼皮肤类型的正确成分，并在由多个品牌组成的完整方案中经过测试。该认证适用于被批准使用该系统的医生和医务人员（如美容师）、被批准包含在该系统中的产品，以及由多个品牌组成的用于16种鲍曼皮肤类型之一的护肤方案[1]。

自我监管：国家广告部门

美国商业改进委员会（Council of Better Business Bureaus）的国家广告部门（National Advertising Division，NAD）是一个自我监督机构，公司可向该机构举报其他公司对产品做出虚假宣传。NAD的目标是以客观、迅速和私下的方式达成解决方案。其目标是促进广告宣传的真实性，并在此过程中防止政府介入并避免高昂的诉讼费用。美国联邦贸易委员会（FTC）也可以发挥作用，制裁缺乏数据支持其宣称的公司。在皮肤病学领域，NAD曾经建议某皮肤科医生药妆品牌公司改变其关于"透皮抗眼袋技术（Eyetuck Anti-Bag Technology）"的宣传，特别将其与整形手术相比具有优势的说法。NAD认为，仅作用于皮肤表面的产品生产企业在没有确凿证据的情况下，将其面霜/精华液与深入皮肤的整形手术进行比较显然是不合适的[5]。

1 鲍曼博士协助开发了这一认证。请注意她的利益冲突声明。

护肤成分

《2004 年食品过敏原标签和消费者保护法》（Food Allergen Labeling and Consumer Protection Act，FALCPA）要求食品供应商对含有过敏原（如坚果或麸质）的食品在产品上标注此类信息。但这一规定并不适用于护肤品。换句话说，护肤品中可能含有坚果、麸质和其他过敏原，但标签上无须标注“无麸质”或“含有坚果”等提示。阅读标签是了解产品成分的唯一途径。护肤品成分的命名可能会令人困惑，因为一种成分可能会有多个名称（见第 13 章“敏感性皮肤”的麸质部分）。

虽然化妆品中使用的许多化学成分被广泛认为是安全的，但有些安全因素尚未得到充分研究。如今，有的护肤品中含有生长因子和其他具有显著生物活性的成分，因此护肤品的安全性变得更加令人担忧（见第 37 章关于对生长因子安全性的讨论）。

对多个来源的重复暴露的累积效应是很难评估的。这一点对于女性消费者尤为关键，她们可能每天都会使用几种皮肤、头发和美容产品。这些产品中的成分可能会相互作用，或导致对某些成分的总体暴露量高于通过实验室单一成分安全性研究所能评估的水平。此外，为了准确确定人们可以安全耐受的化学品暴露基线，有必要考虑来自食品、城市烟雾、工业废物和其他来源的所有化学物暴露。目前，化妆品的长期安全测试并未纳入常规评估范畴。要准确确定安全性需要数年时间，并且需要控制饮食、环境和生活方式等多种因素。诸如环境工作组（Environmental Working Group，EWG）这样的组织会提供关于单一成分的信息，但成分与其他成分结合时会产生不同的作用，因此仅了解单一成分的风险是远远不够的。此外，还有谣言、误解和伪科学使这一问题更加错综复杂。

公认安全

“一般公认安全（generally recognized as safe，GRAS）”是《联邦食品、药品和化妆品法》第 201(s) 条和第 409 条中使用的一种表述方式。GRAS 标识是授予那些经专家通过科学程序普遍认为安全的成分。要达到 GRAS 标准，所需科学证据的数量和质量与获得该物质作为食品添加剂批准所需的科学证据相同[6]。

化妆品成分安全和 CIR 专家小组

化妆品成分安全专家小组是一个独立的非营利性科学机构，成立于 1976 年，旨在通过化妆品成分评估（cosmetic ingredient review，CIR）计划评估美国使用的化妆品成分的安全性。专家小组由消费者、科学界、医疗团体、政府机构和行业公开提名的世界知名科学家和医生组成[7]。

这个备受尊敬的专家小组会审查有关成分的数据，并提供一份关于该成分或一组成分的详尽报告。CIR 是现有最可靠和最公正的化妆品成分安全数据来源。化妆品成分安全专家小组由一个 7 名成员组成的指导委员会监督。CIR 是在 USFDA 和美国消费者联合会的支持下，由化妆品、盥洗用品和香水协会（现称为个人护理产品委员会）建立的。CIR 指导委员会由理事会主席兼首席执行官领导，成员包括：代表美国皮肤病学会的皮肤科医生、代表毒理学学会的毒理学家、代表美国消费者联合会的消费者、化妆品行业科学家、化妆品成分安全专家小组主席，以及理事会负责科学事务的执行副主席[8]。

虽然 CIR 接受个人护理产品委员会的资助，但其审查过程独立于委员会和化妆品行业。CIR 和化妆品成分安全专家小组遵循一套既定的程序运作，以消除偏见。CIR 报告是对化妆品成分安全数据的全面审查。他们还提供有关成分命名的建议，以向消费者提供更清晰的信息。

专论

非处方药（over-the-counter，OTC）或不需医生处方即可购买的药品是美国 FDA 进行审查的一组药物类别，如痤疮治疗产品或防晒产品。FDA 为每个药物类别制定了一份专论，并将其发布在《联邦公报》上。专论详细说明了活性成分的种类和数量，当在规定的浓度范围内使用时，这些成分可以包含在产品的宣传声明中。经 FDA 预先批准的宣传语言被允许在产品专论中使用，而不需提供额外数据。通常情况下，生产企业会被要求遵循专论中所使用的措辞来进行宣传，只要产品符合成分和剂量的要求，就不会被强制要求对最终配方进行有效性测试[9]。然而，他们不允许将痤疮活性物或其他专论中列出的活性物质组合使用。换句话说，一种配方不能同时含有过氧化苯甲酰和防晒剂，然后宣称既能治疗痤疮又具有防晒效果（SPF 值），除非该配方已经通过了 FDA 的审查和批准[10]。

成分安全性

虽然并非所有广泛使用的合成成分都被认为有问题，但某些成分确实引起了特别的关注。例如，对羟基苯甲酸酯（p-羟基苯甲酸的烷基酯）被用作许多化妆品以及皮肤、头发和身体护理产品中的防腐剂，有时会引起过敏反应（见第44章“防腐剂”）[11-12]。对羟基苯甲酸酯可以通过皮肤吸收并迁移到血液和身体组织中。一项有争议的研究甚至发现，在乳腺癌组织中存在高浓度的对羟基苯甲酸酯[13]。大多数知道自己对对羟基苯甲酸酯过敏的人应该避免使用含有该成分的产品（这可以通过斑贴试验来确定）。没有可靠的数据表明对这类化合物不过敏的人使用对羟基苯甲酸酯会面临风险。尽管如此，许多人还是选择不使用含有这种防腐剂成分的产品。

甲苯是多个指甲油品牌中的成分，已被发现对男性胎儿有不利影响。因此，像欧莱雅和露华浓等大公司以及天然和有机产品的生产企业已经采取措施去除指甲油中的甲苯。使用含甲苯的指甲油还会导致皮肤出现皮疹，通常发生在眼睑上。还有其他多种成分需要注意，最重要的是要知道，即使是有机产品也可能引发问题。例如，受欢迎的有机成分椰子油可能会诱发痤疮。许多精油和植物成分也可能引发过敏。此外，由于公司直到最近才能在其产品上标注有机标签，因此对市场上的有机产品缺乏足够的临床试验。事实上，一些有机品牌生产企业很可能只是为了营销目的而使用这个标签，而没有证据表明他们产品的有效性。

成分安全性总结

对于每个人来说，考虑护肤品中可能存在的、与自身健康问题相关的特定健康风险非常重要。患者应该寻求可靠的信息来源，如皮肤科医生或医务人员，以确定哪些护肤成分、产品和护肤程序对其皮肤类型既有效又安全。

面对不确定性，许多消费者选择有机护肤品，并把尽可能限制化学物质的暴露作为一种预防措施。然而，有机并不意味着该产品对人体的皮肤类型是安全或有效的。有机产品也可能含有过敏原。有多重过敏史的患者在使用护肤品时必须更加谨慎，特别是使用天然产品、有机产品和含有精油的产品时。植物来源的产品可能比合成产品更容易引起过敏。了解产品的来源和生产企业的道德规范，是找到最安全护肤品的最佳指南。对于过敏患者来说，确保安全的唯一方法就是进行斑贴试验，以准确了解应该避免哪些过敏原（见第19章“接触性皮炎”）。

护肤品宣称的监管

有许多护肤品宣称不在美国FDA专论的管辖范围内，但由于这些宣称被认为是化妆品宣称，因此可以在不受FDA监督的情况下提出。其中一些宣称的使用受到OTC专论的管辖，如“抗痤疮”“皮肤保护剂”或“防晒”。而其他一些术语则没有官方定义。下面将讨论这些术语。

成分宣称

无过敏原

“无过敏原”这一术语没有明确的标准定义，而且公司使用这一表述时也不需要进行任何测试。通常，“无过敏原”表示该产品不含欧盟“化妆品中禁止使用的物质清单（除非符合规定的限制和条件）”中列出的香料或其他通常被认定为过敏原的化合物[9]。一些生产企业使用人体重复激发斑贴试验（human repeated insult patch testing，HRIPT）来评估其产品配方的致敏性。

低过敏性

由于低过敏性没有明确的定义，每个制造商都对此有自己的解释，而且往往使用很随意。评估低过敏性的常用方法是对100～200名受试者进行人体重复激发斑贴试验（HRIPT）和累积刺激性试验（使用相对较小的样本量）[9]。有时也会根据产品类型进行光反应性测试。

无香味/不含香料

如果产品不含常见香料成分（尤其是与过敏有关的成分）或者不含传统香料（用于为产品增添香味），生产企业可以在产品上标记为“无香料”。然而，产品标签上“无香料”的描述并不一定意味着不含香料。公司有时会加入香料亚成分或植物成分，这些成分在发挥化妆品或防腐效果的同时，也会为产品带来香气或令人愉悦的味道。如果加入“香料”的主要原因与气味无关，例如用作防腐剂等其他作用，那么生产企业则无需将该成分标记为“香料”，而是可以将产品标记为无香料[9]。

值得注意的是，一些成分包括防腐剂如苯氧乙醇（有机和天然产品中最常用的一种防腐剂），以及长链 / 链烷烃或无香味的防晒产品的背景蜡味不被视为香精，但确实会产生气味，并可能会引起对香精敏感或过敏的人发生反应。

标有“无香精”的配方通常没有可检测到的气味，但产品中可能加入了“掩蔽型”香精来掩盖背景气味。因此，“无香精”并不一定意味着没有添加香精。在一个公司被迫宣传不含防腐剂对羟基苯甲酸酯的时代，消费者开始期待，如果产品声称不含某种成分，那么它确实不含该成分。这种广告上的模糊性可能只对极少数极度敏感的人群造成问题。然而，了解这一过程的运作方式仍然十分重要。

测试和宣称认证

经临床试验

这类产品确实通常会通过某种形式的临床试验来进行研究，但测试可能只是一个简单的 48 小时刺激性斑贴试验。目前还没有明确规定一种产品需要多少受试者或进行哪种类型的试验才能被认为是“经临床试验”，也不清楚测试的是成品配方还是只测试了成分[9]。当一种产品被描述为“经临床试验”时，每个词都是经过仔细选择的（例如经过临床试验的“技术”或经过临床试验的“配方”），以便为细心的读者提供清晰的信息，避免任何不准确之处。

临床试验不同于普通的“消费者”测试，后者可能包括目标人群和简单的患者使用问卷。临床试验通常由科学 / 医学专家按照经批准的方案进行，使用特定的统计分析方法，并根据研究设计确定足够的受试者数量，以提供统计意义。最新的防晒专论允许每个试验组有 10 个受试者即可进行防晒产品 SPF 值测试。其他类型的评估（保湿、抗痤疮等）通常会纳入更多的受试者，可能从 30 到 100 个人不等。

经临床证实

根据商业促进委员会的国家广告部门（NAD）的规定，要使用“经证实”这一说法，需要两项类似且控制良好的临床研究来支持这样的宣称。这是各大电视网络播放产品广告时所遵循的标准。广播标准和实践办公室（Office of Broadcast Standards and Practices）在接受广告进行播放之前，会审查广告及其支持数据。如果只有一项研究，那么措辞可能仅限于“临床显示”或“临床测试”。有时，一项关于“技术”的研究和另一项关于最终配方的研究可以满足电视网络对“经临床证实”的要求[9]。

虽然力求严谨，但“经临床证实”这一说法对消费者来说可能仍然模糊不清，因为这个标签可能仅指某一种成分或实际的最终配方产品。此外，广告监管条例不适用于包装标签。如果只测试了成分而不是最终配方，那么措辞通常会经过精心推敲（例如“含有经临床证实的对 XXX 有效的成分”）。

经皮肤科医生测试

这一说法让人联想到皮肤科医生在脸上涂抹乳液，认为它符合化妆品标准，然后批准了该配方产品。虽然“经皮肤科医生测试”的含义通常远不止于此，但其说法却千差万别。通常，如果某种配方“经皮肤科医生测试”，那么意味着皮肤科医生已经审查了临床研究并签字确认，但他 / 她可能只是审查了配方或研究报告。医生可能参与也可能并未参与研究的设计和（或）结果分析。

毫无疑问，这一说法通常是基于一项特定的临床试验和方案，并且在商店里销售的最终上市配方产品已经过测试。试验样本量的大小取决于生产企业，但一般规则是至少有 30 名受试者才能宣称效果[9]。在这种情况下，会由认证的皮肤科医生签字确认并监督测试。然而，这并不是宣称“经皮肤科医生测试”所必需的。

经皮肤科医生批准

这种说法只需要一位皮肤科医生以某种方式批准该产品，可能是基于安全性、有效性的评估或只是对成分的简要审查。一个制作商业广告的小公司可能只需要聘请一位皮肤科医生进行审查，而这位医生甚至可能还是该公司的顾问或股东。相比之下，大公司通常会选取 4 ~ 5 个独立的皮肤科医生，根据具体的宣称和公司的规模，对他们提供数据以供审查。这种措辞不像“经皮肤科医生推荐”那样常见，后者通常是基于发送给多位皮肤科医生的问卷调查结果[9]。

外观宣称

每家公司都有自己的研究标准，由于美国 FDA 或 FTC 不要求进行研究试验，有些公司根本不进行任何研究来支持他们的宣称[9]。一些化妆品公司会在自己的 5 名员工身上试用研究产品，而这些员工都知道正在测试的内容，并受雇于公司。当然，这与理想的试验设计相差甚远，但却经常被使用。许多公司在内部进行“研究试验”，不分享试验的设计和结果，也不想公布结果。有些公司则会聘请独立的皮肤科医生在不设盲的试验（受试者和研究者都知道研究产品）中评估受试者。双盲、基质对照试验是金标准，也是最推崇的首选方案。

尽管在药妆品领域存在一些值得信赖的生产企业，并且一些配方已经证明了其临床价值，但由于缺乏官方监督、配方的专有性质以及对研究数据的限制因素，公众对个人护理产品的功效宣称仍存在疑问。一些声誉良好的生产企业通过在体皮肤试验对其主要成分和终产品进行测试，但大多数都是依赖于原料商对单个成分的体外（试管或细胞培养）研究，而不是对终产品的研究。消费者几乎不可能通过阅读产品标签来了解研究设计的细节，但语言中可能隐藏着一些线索。以下术语和表达不是法律定义，但被认为能够传达所选词汇的常见含义。

抗老化

产品宣称具有抗老化功效通常是基于成分宣称。消费者或专家的评分通常被包含在这种宣称中。众所周知，SPF 值可以衡量产品防止光损伤和过早光老化的能力，而新的标签修订允许防晒产品做出这一宣称。然而，抗老化产品的生产企业经常吹嘘其基于紫外线防护以外的成分配方具有“抗老化”功效。例如，α- 羟基酸和维生素 A 衍生物是“抗老化”产品中的热门成分。“抗老化”一词的使用没有标准定义或要求。

“……皱纹外观”

对于化妆品而言，这一宣称通常通过皮肤科医生在试验结束时对受试者与基线对比的人体或照片评估来支持。有时也会使用生物仪器（如条纹投影、图像分析）或消费者问卷调查研究来支持这一宣称。通常，只有药物（如维 A 酸）才能做出“增加胶原蛋白生成”或刺激成纤维细胞产生胶原蛋白的科学宣称[9]。为了规避这个问题，公司会转而宣称其产品“改善了皱纹外观”，并避免对为何会出现这种改善进行生物学解释。

提亮

“提亮”的含义尚不明确，但它似乎与皮肤表面的光反射有关。这也被称为光泽度或白皙度[9]。降低皮肤中的黑色素水平会产生这种效果，因为黑色素会吸收光线。当黑色素减少时，皮肤会反射更多的光线，从而使皮肤看起来更明亮或更有光泽。配方中通常会添加一些可视成分来反射光线并达到提亮效果。因此，在使用产品时可以即刻观察到提亮效果。有几种方法可以评估提亮效果，通常通过临床评估进行。皮肤科医生在治疗过程中对皮肤亮度进行分级（例如，从非常暗沉 / 不亮到非常亮 / 没有暗沉）。还可以通过诸如照片的图像分析测量光亮度。提亮这个词经常被用来代替“美白”，以规避监管障碍。

深层清洁

这种宣称虽然被提出，但是并没有相应的标准定义。尽管如此，这里还是提出几种测试的方法。可以将标准化合物涂抹在皮肤上并使其达到平衡状态，然后按标准化的洗涤程序进行清洗[9]。通常，将新的清洁产品（或设备）与以下一种或全部产品进行比较：竞品、纯水、肥皂或旧配方（设备）。残留物质的量可以用实验室仪器来进行量化。例如，使用胶带粘贴法来测量深度，使用皮脂测试仪来测量皮脂减少。也可以由消费者或专业评估人员来确定“清洁度”。但是与“清洁”相比，不需要证据来支持“深层清洁”的说法。

紧致

专家评估和（或）受试者自我评估是支持紧致宣称的基础，但这些基础并不可靠。虽然已经应用了一些仪器测量（目前仅限于弹性测量），但关于该方法的研究文献寥寥无几，其有效性也值得怀疑[9]。有时候，紧致宣称仅仅基于添加了某种特定成分，而没有进行实际测试。紧致是一个缺乏科学依据的宣称，这也是公司使用它的原因。

提拉

评估“提拉”效果主要有三种方法：生物仪器测试（基于成像软件的体积变化）、专家评分和消费者问卷调查[9]。如果受试者面部是对称的，可以进行半脸即时评估，或者可以使用 3D 成像来评估提拉效果。还可以对图像进行计算，以毫米为单位测量可见的提拉效果。“提拉”是另一个无意义的术语，因为使用护肤品来提拉皮肤几乎是不可能的。

美白

美白涉及皮肤中黑色素或棕色色素的减少，可以通过任何组合或单一的评估方法进行评估，包括生物仪器、临床专家评估或消费者问卷调查[9]。临床评估通常包括皮肤科医生对整体皮肤白皙度、整体均匀度的评估，以及色度计测得的 L*a*b* 值等仪器测量值的评估。还可以在高分辨率图像上进行色素斑点的图像分析，并且可以跟踪暗斑的大小和与周围皮肤相比的强度。也常使用照相评估。使用“美白”一词是一种生物学宣称，受到美国 FDA 的监督，因此在许多情况下会使用“提亮”一词来代替。

不致粉刺

这一宣称也是没有标准定义的。多年来，这种测试是在兔耳模型上进行，但该模型已不再使用。然而，行业惯例建议根据改良的 Kligman 方法，在 10 ~ 20 名受试者的上背部进行致粉刺性斑贴试验，然后在显微镜下检查氰基丙烯酸酯毛囊活检样本[9]。

丰唇

唇部化妆品经常提出这种宣称。公司可能会让 1 ~ 3 名皮肤科医生对唇部体积、丰满度、颜色或形状进行评估。生产企业也可能采用受试者自我评估的方式，因为受试者有时会表示他们可以“感觉”到唇部的丰满。这一宣称还基于数字成像和专家评分；先进的 3D 成像技术甚至可以量化体积的变化[9]。丰唇可能仅仅是因为加入了能促进血液流动的成分，从而暂时使唇部体积增大。

缩小毛孔

皮肤科医生评审员 / 评分员可以通过亲自观察或对比使用前后的照片来观察毛孔的缩小情况。也可以使用生物仪器（例如 Canfield Visia 系统中的分析软件）获取图像来测量毛孔大小的变化[9]。但更常见的是受试者会对毛孔大小进行自我评估和使用调查问卷进行评分。

平滑度

可以使用多种方法来测量平滑度。它可能仅仅是基于消费者或受试者反馈而提出的一种宣称。皮肤科医生可以通过触摸来评估皮肤的质地，触觉粗糙度的改善可以支持平滑效果的宣称[9]。很少情况下会使用 3D 成像或复制品来强化这一宣称。

紧固

紧固的宣称通常是为了表明皮肤弹性增加。其测量通常基于皮肤弹性测量仪或其他测量弹性的仪器。然而，由于未知的原因，这些测量结果并不不是很可靠。青春期后，皮肤难以增加弹性蛋白的产生（参见第 2 章“真皮的基础科学”；第 5 章“内源性老化”和第 6 章“外源性老化”）；因此，任何增加弹性的宣称都是错误的。至于肽和糖类在皮肤上的作用，它们在皮肤表面形成了一层类似蛋糕糖皮的抗移动层。这会暂时降低皮肤的柔韧性，从而产生皮肤紧固的感觉。大多数皮肤紧固的宣称是由于皮肤表面存在短效肽（见第 37 章）。

浓密

这是一个与眼部化妆品相关的常见宣称，因为根据体积公式 πr^2h，睫毛上的任何涂层都会使睫毛的体积增大。因此，毛干半径增加一倍，睫毛的体积就会增加 4 倍（即睫毛的体积增加 400%）。可以通过照片来评估．但对于宣称产品具有丰盈效果所需的的受试者人数没有相关规定[9]。

有机护肤品

历史

“有机”一词可以追溯到 1940 年。J.I.Rodale 创立了 Rodale 图书和杂志出版帝国，其首本出版物为《有机农业和园艺》，并创造了这一表述[9]。从那时起到 1992 年，美国农业部批准了“有机”标签及其相关配套标准，“有机”一词主要应用于农业食品及农业生产。如今，政府只对有机食品和外用产品制定了监管标准，但市面上也有有机服装甚至有机宠物食品。目前，有机牛奶无疑是最受欢迎的有机产品[15]。

出于对人类健康和环境影响的担忧，有机植物从不使用商业杀虫剂或激素。尽管研究尚未证明有机产品比非有机产品更健康，但已有证据表明，非有机产品中某些物质的暴露可能有害。例如，研究人员在 2006 年的一项研究中发现，接触杀虫剂衍生的化合物可能与男性不育有关，因为它会降低成年男性的循环睾酮水平[16]。其他研究表明，土壤、水和空气中的杀虫剂对野生动物有害。有环保意识的消费者在选择产品时会考虑这类信息，并优先选择经过认证的有机产品。

有机认证

全球有无数的有机认证，如**表 32-1** 所示。然而，没有一个标准是被所有人公认的首选的有机标准（在食品行业，公认的是美国农业部有机认证，但只适用于食品）。信誉良好的有机和天然护肤品牌正在从有机认证标志转向遵循国际标准化组织（ISO）16128标准：《天然和有机化妆品成分和产品技术定义及标准指南》。多个声誉良好的公司遵循ISO 16128标准，该标准适用于化妆品成分和成品护肤品。它未提供在包装上使用的认证标志，但它规定了一个用来定义产品中天然成分存在与否及其含量的标准。该标准定义了如何用数字来确定天然和有机成分的含量程度，从而方便比较各个原材料和成品。ISO16128标准定义了化妆品成分的以下类别：

1. 天然成分
2. 衍生的天然成分
3. 有机成分
4. 衍生的有机成分

ISO 16128-1: 2016还以标准化的方式描述了化妆品成分的天然或有机来源的程度。它提供了计算下列指数的方法：

1. 天然指数
2. 天然来源指数
3. 有机指数
4. 有机来源指数

单个成分的指数可以计算化妆品成品的天然来源程度。如果每个公司都使用这个标准，则比较不同品牌的产品就容易多了。然而这涉及更换包装，既昂贵又耗时，故所有护肤品公司采用这一标准可能需要数年时间。

表32-1 有机认证

• 美国农业部有机认证（USDA Organic）：始于2005年。这是最严格的有机标准，因为它实际上是一种食品标准。该标志通常出现在个别成分上。使用该标志需要成分中95%为有机。不允许使用合成防腐剂和大多数化学加工成分。
• 美国国家科学基金会（NSF）：始于2009年。NSF是继美国农业部之后出现的首批为化妆品生产企业设立的有机标准之一。NSF要求所有成分（不包括水）中至少70%是有机的，才能使用其“有机制造”的宣称。与美国农业部相比，NSF允许使用更广泛的防腐剂和化学工艺。
• NaTrue：始于2008年。NaTrue是由德国有机美容生产企业发起的一项新的欧洲非营利标准。它创建了一个三星系统，将“天然化妆品”与“含有有机成分的天然化妆品”和“有机化妆品”区分开来。NaTrue三星标准要求95%的农业成分是有机认证的；二星标准需要70%。NaTrue可接受的合成物中最多可包含5%～15%的成分（取决于产品类别）。
• 有机化妆品标准（COSMOS）：始于2009年。COSMOS是由首批5个欧盟有机美容认证机构创建的首个欧洲化妆品有机统一标准。COSMOS要求95%的农业成分是有机的。产品总重量的20%必须是有机成分，包括水。最多允许5%的合成成分。

有机护肤和身体护理产品

根据www.MarketResearch.com提供的“包装事实”数据，1998年至2004年间，天然和有机护肤及身体护理产品的使用量增加了51%。直到2005年，对于使用“有机”或“天然”等术语还没有相关法规进行监管。因此，这些标签的使用通常会引起极大的混淆。例如，在法规出台之前，生产企业可以称他们的产品为有机产品，即使它由90%的水（所谓的有机成分）组成，没有其他有机活性成分。为了纠正这种误导的情况（应众多天然和有机外用产品生产企业的要求），美国农业部（USDA）于2005年8月颁布了新的针对护肤和身体护理产品的有机标准。消费者现如今可以购买带有美国农业部有机认证的护肤、身体和护发产品。含有至少95%有机成分的产品可以被合法地贴上有机标签。含有至少75%～94%有机成分的产品可以被标记为“由有机成分制成”。

有机生产规定

在种植粮食作物或用于外用产品的作物时，农民避免使用合成杀虫剂、激素、作物转基因和化学产品。有机耕种也遵循传统的农业耕作方式，旨在肥沃土壤，以无害环境的方式利用资源，并人道地对待牲畜。具体来说，有机成分的种植者必须满足以下基本标准，其产品才能获得有机认证：

1. 在获得认证的前3年内，不得使用禁用材料（包括合成肥料、杀虫剂和污水污泥），并在其整个有机许可证期间持续执行。
2. 禁止使用转基因生物和辐照。
3. 采用积极的土壤改良、养护、粪肥管理和作物轮作等措施。
4. 避免有机产品在加工过程中的污染。
5. 保存所有操作记录（由有机消费者协会提供）。

有机护肤品

虽然没有长期研究记录使用外用有机产品或成分的影响，但使用有机产品的消费者通常对产品不含什么以及含有什么一样感兴趣。有机标签向消费者保证，关键的清洁和调理成分来源于有机种植的植物产品，而不是传统种植的植物、合成化学品或石油副产品。此外，外用有机产品应排除或尽量减少任何可能对人类、动物、水道或环境有害的成分。

天然成分

需要注意的是，被吹捧为天然的产品不一定是有机的。这种产品可能含有芦荟、维生素 E 或其他天然成分，但也可能含有用作防腐剂或改善其质地的化学物质。只有真正有机的产品才能合法使用有机标志。

当然，天然或有机成分也可能引起问题或过敏反应。例如，许多天然和有机品牌含有某些可能导致皮炎的香精和精油。佛手柑油和秘鲁香脂都具有高度致敏性，因此即使是含有这些成分的有机产品也可能刺激敏感人群的皮肤。含有薄荷或迷迭香等强效精油的有机产品会刺激或使敏感皮肤发炎。洋甘菊通常被认为是一种温和、舒缓的草药，但也可能引起一些人过敏（他们也可能对小麦过敏）。此外，传统产品和一些天然产品都含有“混合香料”来掩盖它们的气味。由于每家公司都使用自己专有的配方，产品标签上很少会列出混合香精的成分。即使是标示为 95% 有机的产品，也可能含有可能引起某些人过敏的混合香料。

FTC 关于产品代言人和证明人的指南

美国联邦委员会（FTC）发布了《广告中使用代言人和证明人的指南》，其中涵盖了消费者、专家、组织、医生和名人所做的代言，以及广告商和代言人之间重要关系的披露。

该指南解释说，广告商和代言人之间的费用交付或免费产品交换必须公开（例如博客作者收取费用撰写评论，或名人在脱口秀节目上进行代言，或医生在社交媒体上发帖）。同样，如果一家公司在广告中提到由该公司赞助的研究机构的研究结果，则广告中必须揭示广告商和研究机构之间的关系。

指南的 255.3 部分“专家代言”对此进行了说明。如果代言人被称为“医生”，则广告必须明确代言人的专业性质和范围。代言必须基于代言者实际运用该专业知识的方式来评估产品的特性或特征，这些特征或特性与普通消费者对产品的使用或体验相关，并且普通消费者能够了解。FTC 提供的一个示例是：一名医生在一种药物的广告中表示，该产品可以安全地将胆固醇降低 50 个点。如果这位医生审查的材料仅仅是来自满意消费者的来信或啮齿动物研究的结果，那么这种代言很可能是欺骗性的，因为其他具有同等专业水平的人认为这些材料不足以支持关于产品安全性和有效性的结论。FTC 的指南旨在帮助广告商遵守规定，是对法律的非约束性的行政解释[17]。

结论

客观地说，被视为药妆品的护肤品在药物和化妆品测试及标签监管法规方面存在漏洞。然而，对认证和宣称有一定了解的医疗从业者可以区分基于科学的合理陈述与夸大的营销宣传。本书的其中一个目的就是帮助医疗从业者在这个不完全透明的行业环境中更好地开展工作。

（谈益妹　刘玮　李利　谢宜彤　杨蓉娅 译校）

参考文献

扫描书末二维码获取

第 33 章

医疗机构中护肤品的销售

概要

要点
- 零售多个品牌，择优而取。
- 通过了解患者群体数据来管理库存。
- 尽可能提供最具性价比的选择。

新进展
- 从每个品牌中选择主推产品，并根据皮肤类型进行组合。
- 限制抗衰老产品的库存数量，以降低库存成本。

展望
- 分析产品中成分含量的方法。
- 比较产品功效的方法。

引言

在医生的诊疗过程中，有多种功效型护肤品可供选择并销售给患者。但我们很难预测需要准备产品的品类与数量。过度库存非常不利于控制成本，尤其是考虑到库存产品有可能积压至临期甚至过期。预估需要准备多少产品用于零售与选择向患者提供哪些护肤品牌和产品同等重要。本章将讨论应该提供多少产品，以及如何为患者选择最佳的护肤品牌和产品。

诊所零售护肤品牌的选择

在您的诊所中选择一款护肤品牌用于销售并非易事。品牌方往往希望您能够独家销售其品牌的产品，并会鼓励您销售仅包含该品牌产品的全套护肤方案。此外，他们通常会设定 2500 ~ 3000 美元的最低采购量要求，这就使得涵盖销售多品牌的方式变得复杂。品牌方会基于您的采购量提供折扣，以吸引您仅销售他们的品牌。但在诊所中只销售一个护肤品牌会面临两个主要问题：一是疗效问题，二是道德考量。

每个品牌都有基于某一核心技术的“主推产品”。一旦公司开发了该产品，出于经济效益的考量，就会开发其他的配套产品以丰富其原始的配方系列。例如，如果一个品牌有一款含有独特抗衰老成分的精华液作为其主推产品，他们将开发其他产品与该产品一起配套销售，例如清洁剂和保湿霜。但问题在于，这些“附加”或系列产品并非独特，它们通常是无特殊技术的仿制产品。尽管其是为了与主推产品兼容而开发的，但它们在设计时通常未考虑到各种皮肤类型。品牌的经营理念是：总有一款最好的产品适合所有人。他们没有资源为鲍曼 16 种皮肤类型中的所有变化开发个性化配方。其产品供应和营销策略是为了增加主推产品和配套产品的销量，而不一定是为了改善患者的皮肤状态。为了给您的患者提供最佳和最有效的功效型护肤品，您应该从各个品牌中选择主推产品，并以科学的方式将它们组合在一起使用，以提高每款产品的功效（参见第 35 章“护肤方案设计”）。

您可以按照第 34 章“医疗过程中护肤品的销售”中讨论的步骤，以合乎道德的方式销售护肤品。选择在您的诊所中销售哪些产品时，您应该遵守道德规范。您选择在诊所中销售的产品应该遵循以下几点：

- 经证实有效
- 适合患者的皮肤问题和皮肤类型
- 能够提供与处方药相当的功效
- 数量不多，仅包含最少量的必要产品
- 尽可能降低经济成本

使用单一品牌护肤品能提供最佳效果吗

基于产品设计上的相互兼容性，品牌方通常会宣称其产品成套使用时效果最佳。但这种说法的问题在于，该品牌不可能为每种皮肤类型提供所最有效的产品。如上所述，每个品牌都有其核心竞争力。没有一个品牌能在所有产品上都拥有最先进的技术。在某些情况下，处方药远比护肤品更加有效。因此，您应该开放心态，从每个品牌中选择最佳的主推产品，并将其与处方药相结合，以提高所有产品的功效。

开发您自己的护肤品系列

一些从业者选择开发自己的护肤品牌。在某些情况下，他们会自行研制产品；而在其他情况下，他们则选择销售自有品牌产品。如果您选择后者，应确保在患者的皮肤状况需要时，仍然能够提供处方药和其他品牌的产品，以实现更佳的疗效。开发系列护肤品并非易事，需要考虑诸多因素。

预期销量

您在一定时间内销售的产品数量将在很大程度上决定您的产品成本。品项与数量的具体需求往往不可预测。除了提供小批量定制的自有品牌公司，不同生产商都设置了最小起订量，如要求每种产品采购 2500 件以上。随着订单数量的增加，单价会下调。通常订购 5000 件时，每件的单价会低于订购 2500 件的单价。但在您订购大约 10 万件单一商品前，折扣并不明显。要想为患者开发自己的系列护肤品且成本与大品牌相当是非常困难的。您应该自我反思：“我正在开发的产品是否值得患者支付额外的费用？”

选择产品包装

产品制造商会基于不同的包装类型调整最低数量要求。这与额定产量中包含的单位数量有关。制造商在每个单独产品正式投产前需要时间来设置生产线，因此小批量生产对其来说不值得。设置成本和产品数量由包装类型决定。

产品通常包装在管、瓶、罐和真空容器中。罐装通常更贵，特别是如果使用金属盖。有些产品需要特定的包装：防晒霜必须使用与进行 SPF 测试时完全相同的管装，而某些精华液则需要真空泵瓶。玻璃比塑料更贵，但对环境更友好。可生物降解的包装并不总能保护产品免受高温影响，并且在运输过程中很容易损坏。塑料容器具有多个优点，例如减少破损、运输重量更轻和易于贴标。需要注意的是，无论采用哪种包装，错误等级的塑料材质都会对产品的稳定性产生不利影响。例如，防晒霜软管中使用的塑料比洁面乳软管中使用的塑料厚。

产品标签

产品标签很重要，会影响最终的产品成本。如果您的产品被界定为非处方药（OTC），则标签必须包含某些特定成分。产品的预期用途决定了它是被界定为处方药、非处方药还是化妆品。这三者在标签和营销推广材料上都有不同的法律规定。如果产品的预期用途（例如治疗痤疮）属于非处方药类别，则必须遵循相应非处方药专论中的规定，规定产品中必须含有的成分、成分的含量以及可以宣称的功效。针对这些适应证销售的产品必须遵循相应的美国 FDA OTC 专论。以下是美国 FDA 非处方药专论中的一些皮肤问题示例（**框 33-1**）。

一旦投产上市，更换标签的费用将非常昂贵，因此一旦确定了标签文本，可聘请专门从事化妆品和非处方药法规的律师来进行文本审查，以确保无误。确保您第一次就做对。

设置用于标签的印版的成本可能很高，而且您

框 33-1

- 痤疮
- 抗真菌
- 去屑
- 生发
- 银屑病
- 皮肤美白
- 防晒
- 除疣

必须为每个产品制作一个单独的印版。您将需要一位制图师根据标签的大小和形状为您设计标签。产品标签的成本将取决于标签的类型（例如贴纸与丝网印刷）和包装类型。注意限制颜色的数量，因为每种颜色都会增加成本。请记住，如果您选择提供不同尺寸的产品（例如样品或旅行装和正装产品），则需要不同尺寸的标签。

自粘标签本身很便宜，但有些标识公司对于标签同样有最低起订量。标签材料是另一个成本变量。普通的纸质标签名义上宣称有保护涂层，其实既不防水，也不足以防止瓶子被挤压时产生折痕，因此价格最低。聚层压板或乙烯基标签防水、防潮且略有弹性，因此在被挤压时仍能保持其形状。这些标签性能较好，但价格也更高。

其他成本

创立自己的系列护肤产品还涉及许多其他成本，例如制造商的运费、仓储费、材料设计费、商标费和广告费。您往往需要聘请专业人员来管理这些流程。所有这些成本加起来会增加您需要为产品收取的价格（称为商品成本或 COGS）。您必须反思："我是以最优惠的价格为患者提高最佳的护肤技术，还是只想赚钱？"您对这个问题的回答会让您深入了解自身的动机和道德观点。

选择在您的诊所中销售哪些产品

鲍曼皮肤分型共有 16 种，其中包括敏感性皮肤的亚型。当您分析治疗这些皮肤类型所需的所有不同产品时，您会发现需要 20 种不同的产品 [称为"库存单位"（stock keeping units，SKU）] 来满足 16 种鲍曼皮肤分型的所有需求。在某些情况下，您可能会找到能满足不止一种皮肤类型需求的产品，并将 SKU 数量减少到 17 或 18 个，但为了简单起见，我们将讨论所需的 20 个 SKU。

涵盖 16 种鲍曼皮肤分型的 4 种清洁剂

您至少需要 4 种清洁剂才能满足所有 16 种皮肤类型的需求。清洁剂很重要，因为它们能为后续产品做好准备，并影响其他产品的功效和不良反应。油性皮肤类型需要泡沫清洁剂，可能还需要水杨酸清洁剂；而干性皮肤则需要非泡沫清洁剂，也可能是羟基酸清洁剂。如果您更喜欢水杨酸清洁剂，也可以选择为痤疮患者提供过氧化苯甲酰清洁剂。一般来说，油性皮肤类型需要泡沫清洁剂。如果油性皮肤类型还存在色素沉着问题或需要抗衰老功效，则可以添加水杨酸清洁剂。水杨酸清洁剂应在早上使用，因为较低的 pH 值有助于提高抗坏血酸（维生素 C）和其他一些抗氧化剂（用于白天保护皮肤免受光损伤）的功效。泡沫清洁剂最好在夜间使用，因为它在去除防晒霜、汗液、化妆品和污垢方面表现更优。干性皮肤类型则需要无泡沫或乳脂状的清洁剂来帮助保护皮肤屏障。如果干性皮肤类型也有色素问题或需要抗衰老功效，则可以添加羟基酸清洁剂。羟基酸清洁剂应在早上使用，因为较低的 pH 值有助于提高抗坏血酸和其他一些抗氧化剂（用于白天保护皮肤免受光损伤）的功效。

泡沫清洁剂

泡沫清洁剂适用于油性皮肤类型。其中的表面活性剂是可产生泡沫的成分。表面活性剂的作用是降低皮肤表面张力和乳化污垢[1]。这些清洁剂通常具有 8～10 的高 pH 值。清洁剂中含有各种类型的表面活性剂。阴离子表面活性剂带负电荷。它们产生的泡沫最多，但会去除皮肤表面和双层膜的脂质，从而损伤皮肤屏障并增加发生刺激性皮炎的风险[2]。阴离子表面活性剂通常与其他表面活性剂（如两性或非离子表面活性剂）联合使用，以降低刺激性，同时保持提供强劲的发泡能力。患者（尤其是油性皮肤类型）喜欢使用阴离子表面活性剂后皮肤带来的清爽感，但这必须与保护皮肤屏障相平衡。

许多患者会要求使用不含硫酸盐型表面活性剂的清洁剂。这一趋势源于在清洁剂和洗发水中广泛使用的化合物十二烷基硫酸钠（SLS）。SLS 会从皮肤表面剥离脂质，破坏皮肤屏障，并刺激皮肤，其刺激程度甚至被用于研究实验室中通过破坏皮肤屏障来测试"屏障修复产品"。避免使用 SLS 的警告导致了"无硫酸盐"的趋势（硫酸盐也因其是石油基质而不受欢迎）。并非所有硫酸盐都像 SLS 一样对皮肤有刺激性。月桂醇聚醚硫酸钠（也称为十二烷基醚硫酸钠，即 SLES）是一种更温和的硫酸盐替代品，具有高发泡特性，但比 SLS 更不易于引起刺激。从椰子油中提取的天然表面活性剂如椰油酰胺丙基甜菜碱和椰油两性基二乙酸二钠，以及常用于婴儿清洁产品的月桂醇聚醚磺基琥珀酸二钠，都对皮肤很温和。蔗糖的脂肪酸酯如蔗糖月桂酸酯是天然的表面活性剂选择[3]。

非泡沫清洁剂

非泡沫清洁剂使用脂质和油脂来乳化并去除皮肤表面的污垢、化妆品和防晒霜。如果它们含有表面活性剂，通常也非常温和。非泡沫清洁剂不会损伤皮肤屏障。事实上，如果其含有脂肪酸（如硬脂酸）或硬脂酸衍生的表面活性剂（如乙二醇硬脂酸酯和乙二醇二硬脂酸酯），还能修复皮肤屏障[4]。这类清洁剂包括超脂皂、组合皂和合成皂（由合成洗涤剂组成的皂），以及在皮肤上沉积脂质的化合物如油脂。乳霜和油性清洁剂属于该类。这些清洁剂通常具有中性 pH 值。如果这些清洁剂含有表面活性剂，它们通常是温和的非离子型表面活性剂，如辛酰基 / 辛基葡糖苷、硬脂酸甘油酯、辛酸 / 癸酸甘油三酯和月桂酸单月桂酸酯。皂苷是天然清洁化合物的一大类，提取自肥皂坚果和油茶花等植物[5-6]。非泡沫清洁剂最适合干性皮肤类型。油性皮肤类型常反映使用这些清洁剂后“感觉不干净”。

α- 羟基酸清洁剂

α- 羟基酸（AHA）是适合干性皮肤人群使用的最佳羟基酸清洁剂，因为其可作为具有高吸水能力的保湿剂。AHA 可去除角质、补水，并有助于改善后续成分的透皮吸收，尤其是抗坏血酸（维生素 C）。其较低的 pH 值产生的微环境导致痤疮丙酸杆菌不适宜生长。AHA 清洁剂不会像水杨酸清洁剂那样导致皮肤干燥，因为其亲水性使其无法渗透皮脂。这些成分非常适合伴有痤疮、色素沉着或皮肤老化的干性皮肤类型。

水杨酸清洁剂

水杨酸（SA）清洁剂具有亲脂性，可透过皮脂进入毛孔，因此非常适合油性皮肤类型。它们是疏通毛孔最有效的清洁剂。SA 属于水杨酸盐家族，该家族还包括阿司匹林，具有抗炎特性。SA 清洁剂非常适合油性、敏感性且易长痤疮、脂溢性皮炎、玫瑰痤疮、色素沉着和衰老的皮肤类型使用。请参阅第 40 章以了解有关清洁剂的更多信息。

涵盖 16 种鲍曼皮肤类型的 4 种保湿霜

保湿霜有几个作用：保湿、保护和增加对皮肤重要成分的渗透。要有效滋润所有类型的皮肤，需要 4 种主要类型的保湿霜：屏障修复保湿霜、舒缓屏障修复保湿霜、非致粉刺性轻润保湿霜和轻盈抗衰老保湿霜。如果您有这 4 种保湿霜，就能为 16 种鲍曼皮肤类型中的每一种类型设计出适合的护肤方案。

干性皮肤类型需要屏障修复保湿霜。屏障修复保湿霜可模仿皮肤的天然屏障。在交叉偏振显微镜下观察时，完整的皮肤屏障显示出马耳他十字图案。已有三种技术被证明可以修复皮肤屏障并将其恢复至其自然形态和功能：

1. 等比例的神经酰胺、脂肪酸和胆固醇[7]。
2. 由肉豆蔻酰 / 棕榈酰氧硬脂酰胺 / 花生酰胺 MEA 组成的 MLE 技术[8]。
3. 含有神经酰胺 3、硬脂酸和胆固醇的 PSL 修复技术。
4. 以神经酰胺为主的屏障修复技术，含有神经酰胺、共轭亚油酸和胆固醇，其比例为 3：1：1[9]。

这些基础配方可以与抗炎成分结合，制成舒缓屏障修复保湿霜，用于缓解痤疮药物的不良反应并缓解玫瑰痤疮的症状。

油性皮肤类型如果易于并发痤疮，则需要非致粉刺性轻润保湿霜。如果患者有抗衰老需求，可使用含有硫酸乙酰肝素和透明质酸等成分的非致粉刺性轻盈抗衰老保湿霜。关于痤疮护肤和抗衰老护肤的讨论请参阅第 14、19、33、34 和 35 章。要了解有关保湿霜的更多信息，请参阅第 43 章。

涵盖 16 种鲍曼皮肤类型的 6 种治疗产品

至少需要 5 种治疗产品来针对所有 16 种鲍曼皮肤类型。这些产品包括针对以下问题的治疗：

1. 痤疮（维 A 酸类替代品）
2. 衰老（维 A 酸类替代品）
3. 痤疮和衰老（维 A 酸类）
4. 色素沉着
5. 炎症及玫瑰痤疮

在许多情况下，需要第 6 种含有抗坏血酸（维生素 C）的产品来增强抗衰老效果，并在患者停用酪氨酸酶抑制剂期间使用(参见第41章“美白剂”)。不要陷入联合使用过多昂贵抗衰老产品的陷阱。您只需要3种抗衰老产品就能覆盖所有皮肤类型：一种维A酸类产品，一种含有生长因子、防御素或其他无刺激性抗衰老成分的视黄醇替代品，以及抗坏血酸产品。请参阅第35章了解如何设计护肤方案。

涵盖所有16种鲍曼皮肤类型的一种眼霜

至少需要一款眼霜来滋润眼部区域，并防止痤疮药物和维A酸类物质在夜间通过枕套蹭到眼部区域。如果想丰富产品线，可以增加一种舒缓眼部的产品、一种治疗黑眼圈的眼部配方产品和一种减轻眼部水肿的产品。

涵盖16种鲍曼皮肤类型的两种或多种防晒霜

防晒霜的选择包括物理和化学防晒霜、有色和无色防晒霜、面部和身体防晒霜以及非致粉刺性防晒霜。您可能还希望拥有一款具有保湿功能的面部防晒霜，以省去使用保湿霜的步骤。在选择所需配置的防晒霜类型之前，请评估您的患者群体并决定患者最有可能使用哪种产品，以提高使用防晒霜的依从性。许多机构选择销售以下4种类型的面部防晒霜：

1. 不含致粉刺性成分的化学防晒霜，适合油性、易发痤疮类型，无色
2. 不含致粉刺性成分的物理防晒霜，适合油性、易发痤疮类型，有色
3. 保湿型化学防晒霜，适合干性皮肤，无色
4. 保湿型物理防晒霜，适合干性皮肤，有色

其他选择包括：

5. 不含致粉刺性成分的物理防晒霜，适合油性、易发痤疮类型，无色
6. 不含致粉刺性成分的化学防晒霜，适合油性、易发痤疮类型，有色
7. 保湿型化学防晒霜，适合干性皮肤，有色
8. 保湿型物理防晒霜，适合干性皮肤，无色

您还可以考虑销售身体防晒霜，例如喷雾剂、防晒棒和防晒唇膏。这取决于您的患者群体[1]。

涵盖16种鲍曼皮肤类型的两种低致敏性产品

对于患有多种过敏症的患者，提供低致敏性清洁剂和保湿霜是理想的选择。在多数情况下，患者会带着对护肤品过敏的长期病史和无结论的斑贴试验结果来就诊。除低致敏性清洁剂和保湿霜外，应建议他们停用其他所有产品。然后，再缓慢、逐个添加其他护肤品，以找出其可耐受的产品。市场上有些护肤品配方不含100多种最常见的过敏原。这些配方可用于此类排除测试。

紧跟护肤科学潮流

这20种产品是您在诊所销售产品的最低标配。许多人更喜欢两种不同的舒缓产品：一种舒缓油和一种抗泛红的乳液或精华液。您也可以选择两种不同的美白产品：一种更注重保湿，另一种不致粉刺。这完全取决于您有多少可用空间来存放库存。

您应该每6个月核查一次在您诊所中销售的产品。查看每种产品的销售情况、患者反馈和员工意见。与市场上的新产品进行比较，判断哪些需要更新。保留这20种核心产品。

总而言之，市场上的产品数不胜数。不要被制造商的营销主张所迷惑。例如，大麻二酚(CBD)非常受欢迎，但目前还没有方法来比较各种CBD产品的功效。目前正在开发研究每种产品中成分含量并比较抗氧化潜力和其他功效指标的方法。就目前而言，我们选择最有效产品的最佳途径是临床试验。如果您从每个品牌中选择主推产品，并根据患者的鲍曼皮肤类型制订合适的护肤方案，您将会看到最佳效果。第35章将指导您如何设计个性化护肤方案。

(宋为民　刘玮　叶理　陶斯静　杨蓉娅 译校)

参考文献

扫描书末二维码获取

第 34 章

医疗过程中护肤品的销售

概要

要点

- 针对患者情况制订个性化的护肤流程。
- 个体化的护肤方式可以改善治疗效果。
- 只有在患者依从性良好时，使用经验证的护肤方式才有效。
- 制订关键的疗效评价指标，以检测疗效。

新进展

- 就护肤品的用法给出明确建议。
- 产品的回购率与患者依从性直接相关。
- 远程医疗咨询是进行随访的良好方式。

展望

- 有许多更新迭代后的线上产品可供选择。
- 越来越多的患者从医生那里购买护肤品。
- 开发出了提高患者依从性的方法。
- 线上监测外用产品依从性的方法正在开发中。

2020 年 7 月的一份报告显示，医生售卖的护肤品是护肤品销售中增长最快的部分，预计其在 2020—2027 年的复合年增长率（compound annual growth rate，CAGR）为 9.9%[1]。该现象背后有很多原因，例如患者因市场上护肤品选择众多感到困惑，希望从他们信任的人那里获得客观且科学的护肤建议。虽然医生销售的护肤品数量正在迅速增加，但这些销售大多是由少数在护肤品销售方面获得成功的医疗机构完成的。

大多数医生并不善于售卖护肤品，这通常是因为他们对此不知该如何抉择，或者没有优先考虑到售卖护肤品。在诊疗中成功销售护肤品的医生均有一些共同点。本章将讨论这些成功销售护肤品的医生的做法。

医疗过程中销售护肤品的道德准则

近些年，关于医生在诊疗过程中售卖护肤品的道德问题一直存在诸多争议[2-3]。反对售卖护肤品的观点主要包括：

- 对医患关系造成风险或潜在伤害。
- 使医生对经济利益的关注超过对患者健康的

关注。

- 向患者隐瞒利益冲突[4]。
- 推荐只有通过医生才能购买的产品[5]。

毫无疑问，当医生告诉患者应当使用某种特定产品时，患者很容易被说服或是会有强烈的购买倾向。医生应注意不要利用医患之间的权力关系，应该只推荐那些对患者来说有效且必要的产品。护肤品应该被当作处方药，医生使用时应基于其疗效而不是基于经济利益，选择的产品应该是治疗皮肤疾病中最有效的。当医生确定所推荐的产品是治疗患者皮肤病的最佳选择时，本章中所描述的积极推荐护肤品的方法才是符合道德准则的。现有许多关于售卖护肤品道德问题的讨论，主要为以下几个方面：这是患者的最佳选择吗？它是否有效、易获取、可能被使用、价格公道且必要？如果以上问题的回答均为“是”，那么这种护肤品售卖则是符合道德准则的。

患者常常受到伪科学的影响，被虚假的广告宣传欺骗。市场上的护肤品种类繁多，令人眼花缭乱。约80%的人在使用不适合自己肤质的护肤品。患者需要得到知识丰富且关心健康的专业人士的指导。美国医学会（American Medical Association，AMA）表明，医生可以销售护肤品，但必须披露在他们诊室出售该产品时相关的经济利益情况[6]。这意味着售卖自有品牌产品或开创自己护肤品牌的医生应该向患者说明这一点，尤其是当存在相同配方但价格更便宜的产品时。在使用非医生自有品牌的护肤品产品时面临的道德问题会简单很多。

诊疗中提供护肤品有助于患者购买到合适的产品，可确保产品不是假冒伪劣产品且存储符合规范。在医院便捷地购买到有清晰使用说明的产品会提高患者的依从性。思虑周全、道德良好的医生能够妥善处理各种道德隐患[7]。当操作合理、理由正当、严格监督时，院内销售护肤产品可以增进医患关系并改善治疗效果。

以下是一些关于如何符合道德准则、科学且成功地销售护肤品的方法步骤。

为患者制订个性化护肤方案

诊断患者皮肤类型

明确患者的皮肤类型和潜在的皮肤问题是合理的护肤品销售的前提。准确的诊断是提供优质的护肤建议的前提。护肤方面的医学建议对患者而言是宝贵的。他们理应得到一位知识渊博且更关心疗效而非利润的医生来为他们提供建议。

传统的皮肤分型包括油性、干性、混合性和敏感性皮肤，但该分类并不全面，忽略了色素沉着和皮肤衰老等问题。因此，作者提出了16种鲍曼皮肤分型（Baumann Skin Types，BSTs），该分型在世界各地的医疗场所中被广泛使用[8]，并在多本教科书中提及[9-11]（参见第10章“鲍曼皮肤分型系统”）。该皮肤分型系统[9]使用基于软件的简单问卷[12]，该问卷可在几分钟内准确判断患者的BST。该问卷[13]旨在发现影响皮肤健康的问题：干燥、皮脂分泌过多、炎症、色素沉着，以及增加皮肤老化和皮肤癌风险的生活习惯。该问卷还可用于筛查接触性皮炎病史，以及诊断需要开具处方治疗的皮肤病如玫瑰痤疮和黄褐斑。

使用有效的问卷有助于医生快速获得患者全面的皮肤病史，并且不会增加检查时间。许多皮肤科医生每天要接诊80～100名患者，每名患者平均就诊时间为3～5分钟。医生没有时间向患者交代护肤注意事项。在就诊前用标准皮肤分型评估问卷来确定患者皮肤问题可实现以下多个目标：

- 更全面地了解患者的皮肤病史。
- 有助于了解患者的主要诉求。
- 有助于皮肤病的诊断。
- 有助于制订包含处方药的护肤流程。
- 了解不利于患者皮肤健康的风险因素，如不注意防晒或饮食不健康。
- 促进与患者的沟通并鼓励他们参与自己的皮肤护理。
- 建立良好的医患关系。
- 在就诊前即开始护肤教育。
- 帮助患者认识到自己的生活习惯如何影响皮肤健康。
- 了解患者感兴趣的皮肤问题。
- 针对皮肤健康的不利因素来帮助设定肤质改善的目标。

制订符合鲍曼皮肤分型的护肤方案

在护肤方面提供医疗建议并推荐适合每个阶段的护肤品有助于提高患者的依从性，也可以让患者避免在无效的或者不适合自己肤质的产品上浪费金钱。当患者使用正确的产品来改善皮肤问题时，因使用不合适的护肤品而引发的副作用将大大减少。治疗效果改善则患者满意度提高。随着信任的建立，医患关系也得到加强。但是，设计一个有效的护肤方案并不容易（参见第 35 章“护肤方案设计”）。这就是为什么在患者就诊前设计好多种方案非常重要，这样有助于确保患者获得精心设计的护肤流程。现已开发出基于 BST 来生成皮肤护理方案的软件，其方案中的产品均使用在医院销售的产品。这节省了医生的时间和精力，并帮助医生实时了解最新的护肤技术和如何在护肤流程中安排产品。如果医务人员不使用该软件，他们可以自己设计 32 种护肤方案（16 种皮肤类型加上敏感皮肤的亚型，共计 32 种皮肤类型）。但是，如果考虑到患者的偏好、生活习惯和护肤需求，则有 40 000 多种不同的方案组合。无论选择哪种方法，考虑到第 35 章中讨论的产品叠加的科学性，均应在就诊前设计尽可能多的方案。

在候诊室或家中预先诊断皮肤类型可方便医生提前设计基本的皮肤护理方案，并在就诊期间快速地针对患者进行个性化调整。例如，BST DSNW 型（干性、敏感性、非色素性、易产生皱纹）玫瑰痤疮需要一个保湿、减轻炎症和改善皱纹的方案，选择的护肤方式应旨在提高玫瑰痤疮药物的功效。产品应包括非泡沫清洁剂、玫瑰痤疮药物、屏障修复保湿霜、适合敏感皮肤的不会引起刺痛的防晒霜以及抗衰老的维 A 酸类替代产品。这种玫瑰痤疮的护肤方案在诊室即可根据患者个人情况制订。例如，由于维 A 酸类制剂出现不良反应的风险较高，通常不会在第一次就诊时就开具给玫瑰痤疮患者使用。但是，如果一名 DSNW 型（干性、敏感性、非色素性、易产生皱纹）患者在就诊前已经对外用维 A 酸耐受，那么抗衰老的维 A 酸类替代产品可替换成维 A 酸。当提前设计好护肤方案并得到批准后，工作人员即可完成大部分护肤方面的问题咨询。这使得医生能够审查治疗方案，针对患者情况进行个性化调整并开具必要的药物。基于医学知识和建议对护肤流程进行个性化的设置是保证护肤品售卖符合道德要求的关键。

诊断患者的皮肤类型并采用标准化的方法来制订治疗方案，可解决皮肤科医生最头疼的情况，即在门诊结束前患者说：“我还有最后一个小问题。”[14] 即使患者只是为了治疗一般的皮肤病，也应该得到真诚且周全的皮肤护理建议。告知患者做好日常防晒、正确使用清洁剂和保湿霜，以及何时及如何在护肤过程中使用开具的药物，有助于提高患者的依从性。对员工进行皮肤护理、诊断皮肤类型和制订皮肤护理方案的培训，有助于节约时间及改善与患者的沟通。

保证产品的有效性

患者会向医生咨询哪些营销宣传是伪科学，哪些是真实的。非皮肤科专业人员很难区分营销炒作和事实（参见第 33 章“医疗机构中护肤品的销售”）。1999 年，美国医学会发布了关于医生销售护肤品的声明：“产品宣称必须科学有效，并得到公正的科学资源的支持。”[5] 医生应当确保产品成分安全、配方和包装合理，并且在护肤方案中按照恰当的顺序使用，以确保疗效。

从不同品牌中选择最佳产品

护肤品生产企业通常会展示其产品的核心竞争力或专业技术，例如抗氧化剂或防晒技术。在制订护肤方案时，从多个品牌中选择最佳产品搭配使用，而不是依赖于某个特定品牌，可以使患者获益更多（参见第 33 章）。在每个护肤环节中均使用最有效的配方，可以提高疗效。当不同品牌的产品搭配在一个方案中时，应在各种鲍曼皮肤类型上进行功效测试。

选择正确的护肤品使用顺序

产品布局的重要性以及决定在方案中的哪一步引入护肤品将在第 35 章进行讨论。患者使用产品的顺序会影响功效。医生必须考虑成分之间的相互作用、渗透时间和交叉反应以及患者的皮肤类型，包括其皮肤屏障的状态、皮脂分泌和角质层厚度。同时，生活方式因素如日晒、运动和沐浴时间等，也会影响每天使用产品的时机。

定期更新护肤方案

鲍曼皮肤分型常常会发生变化，而护肤旨在将皮肤类型调整为理想的皮肤类型，即 ORNT10 型皮肤。当患者每次就诊时，应重新评估其皮肤类型并更新护肤方案。在最初就诊时就需要管理好患者的预期，让他们知道随着皮肤状态的变化和改善，每月都会调整护肤方案。通常需要每隔 1 个月就诊 3～4 次，才能确定稳定、长期的护肤方案。但也有例外，对于存在色素沉着如黄褐斑的患者，通常需要每月就诊，持续至少 4 个月。4 个月后，他们将采用不含酪氨酸酶抑制剂的维持治疗方案（有关黄褐斑治疗的更多讨论请参见第 20 章“皮肤色素沉着性疾病”)。

皮肤类型会随着季节、激素变化、地理位置改变、压力增大和饮食改变而发生变化。许多介于干性与正常/油性皮肤之间的患者在寒冷或干燥的月份需采用干性皮肤的护肤方案,而在炎热或潮湿的月份则需要采用油性皮肤的护肤方案。一旦为患者制订了护肤方案,应在4周内重新评估并及时调整。根据患者的情况,可以适当添加一种维A酸类或增加其浓度。如果患者已经使用了较高浓度的维A酸,则可以添加一款弱酸性清洁剂。在后续随访中可以对方案进行许多调整,以优化治疗效果并适应患者的生活方式改变以及任何影响依从性的问题。

教育患者

借助皮肤分型系统,医务人员可以轻松且系统地指出患者皮肤存在的问题,并制订个性化的护肤方案。事先根据皮肤类型分类填写好的信息可以解释每个选择背后的思考过程,以及特定成分和护肤顺序的重要性。

患者需要确切了解产品的使用量、理想水温、使用方法和涂抹部位。同时,医务人员可能还需要回答患者以下问题:需要在一段时间后将产品冲洗掉吗?需要多长时间才能看到效果?皮肤状态会在好转前变得更糟吗?他们应该期待什么?如何判断产品是否起效?患者应了解可能的不良反应、相应的处理措施、何时需要致电诊所,以及在恢复治疗之前,这种反应可能需要多长时间才能消退。当患者获得这些信息后,才更有可能遵守护肤方案。除此之外,还需给患者提供循序渐进的书面指导、关于其潜在皮肤问题的信息表以及任何其他有助于教育患者的印刷资料。

为每种产品的用量制订标准是非常有帮助的,可以采用“茶匙法则(teaspoon rule)”,告诉患者以下产品在面部的推荐用量:

- 清洁剂:1/4茶匙
- 面霜:1/4茶匙
- 眼霜:1/8茶匙
- 乳液:1/4茶匙
- 油剂:1/8茶匙
- 软膏:1/4茶匙
- 精华液:1/8茶匙
- 防晒霜:1/4茶匙

提供患者无法从别处获取的产品、治疗和建议

销售护肤品的医务人员应该比其他人更了解皮肤的结构和功能,并掌握最新的护肤研究动态,以便始终为患者提供最新的且经证实的护肤技术。医生有一些获取护肤品的特殊渠道,能够获得患者在百货商店或大型零售商店买不到的产品。他们可以在护肤方案中将护肤品与处方药结合使用,并跟踪患者的病情进展,同时监测可能的不良反应。为患者提供无法从别处获取的护肤选择,不仅能够突出医疗特色,也是一种符合医学道德准则的护肤品零售方式[3]。关于如何从众多品牌中选择合适的护肤品,请参见第33章。如第36章“患者手术前后皮肤护理指南”所述,在包括皮肤癌手术在内的临床操作前后,为患者提供精心设计的护肤方案将有助于提高治疗效果。

患者的依从性

患者只有规律并正确地使用产品,护肤方案才能发挥作用。皮肤科患者对外用药的依从性普遍较差,尤其是痤疮和银屑病患者[15-17]。研究表明,为皮肤科患者开具的处方药中有1/3从未被使用[18]。事实上,95%的患者外用药的用量不足[19]。导致患者依从性不佳的原因包括理解不够、文化程度较低、对不良反应的耐受性差、治疗计划令人困惑或复杂、显效时间过长、治疗费用高昂以及治疗计划与患者的生活方式不匹配等[20]。

尽管大多数患者知道使用防晒霜可以减少皱纹和降低患皮肤癌的风险,但他们并没有做到每天使用[21]。医务人员应该与每位患者讨论防晒霜的使用情况,这一点至关重要,这可以使他们认识到每天使用防晒霜的重要性,并有助于鼓励其使用。每天使用防晒霜依从性最低的往往是男性、家庭收入较低、受教育程度较低以及深色皮肤的人群[22]。深色皮肤人群往往认为他们不需要防晒,因此宣传使用带有SPF的产品可以预防随衰老出现的皮肤松弛,不失为一种增加这类人群使用防晒霜的重要方法。当医生建议患者使用防晒霜时,患者更有可能使用。然而研究发现,皮肤科医生只有56%的时间会向患者推荐防晒霜[23]。另一项2014年的研究显示,皮肤科医生与患者讨论防晒霜的使用情况仅占总就诊人次的1.6%[24]。医生需要与每位患者讨论

护肤情况，尤其是防晒问题，这需要采用标准化的方法。他们应该建立一个系统，让工作人员能够帮助他们推荐和鼓励患者每天使用包括防晒霜在内的护肤方案。除此之外，还可以采用其他方法来帮助提高患者对局部用药和护肤方案的依从性[25]。

管理患者预期

社交媒体和护肤品公司的营销手段已经让患者形成了这样一种思维定式，即他们的皮肤问题可以得到迅速解决，“24 小时内消除皱纹！”这样的宣传不断向患者灌输，从而影响了他们的期望。应该教育患者，表皮的细胞更替时间为 26 ~ 42 天，因此使用面部护肤品可能需要 4 周或更长时间才能看到效果[26]。痤疮通常需要 8 周才能改善，黄褐斑需要 12 ~ 16 周（如果累及真皮可能需要更久），细纹和皱纹通过局部治疗可能需要 6 ~ 12 个月才能有所改善。当然，如果将护肤与美容手术相结合，这一过程可能会加快。教育患者护肤方案是分阶段进行的。第一阶段为基础护肤品，旨在舒缓炎症并滋润皮肤，使其能够耐受一些针对皮肤问题（如痤疮、玫瑰痤疮、色素沉着或皱纹等）的治疗产品。第二阶段为针对皮肤问题的更强效产品。在某些情况下，患者的问题太多，无法一次性全部治疗。例如，他们可能同时存在玫瑰痤疮、皮肤灼热和刺痛感、皮肤老化以及色素沉着等问题。在皮肤炎症得到控制之前，他们无法耐受美白产品和维 A 酸类产品。这些患者需要经过多个护肤阶段才能达到预期效果。重点是确保患者了解，对其皮肤的适当治疗至少需要两个阶段。

除此之外，还需提醒患者 1 个月后复诊随访，将根据其皮肤改善情况重新调整护肤方案。如果他们按指示使用了产品，将进入下一个阶段，或者如果产品效果过强，则可能会替换其中一些产品。需要让患者理解，护肤需求会随着皮肤类型的变化而变化。

提高患者依从性

医务人员应了解，患者普遍对外用药和局部护肤产品的依从性不佳，他们在教育和鼓励患者方面的作用与医务人员的作用同等重要。为了确保医嘱的准确执行，患者必须了解产品的使用方法、用量和涂抹位置[25]。工作人员应确保患者收到书面说明，因为患者在就诊期间往往记不住太多被告知的内容[27]。在后续就诊时，工作人员应花时间确认患者是否正在使用产品。

在首次就诊时，医务人员还应强调坚持护肤方案的重要性，并在随访时询问患者是否按照处方使用产品。而这不应该是一个简单的“是”或“否”的问题，因为患者通常会为了取悦医生而回答“是”。这个问题应该是开放式的，比如，“你早上使用了哪些护肤品”以及“你晚上使用了哪些护肤品”。患者对这些问题的回答方式能够让医务人员了解其使用产品的频率。这对于患有痤疮的青少年来说是一个非常有用的方法。如果他们确实使用了产品，他们将能准确说出产品名称并复述其用法。

还可使用电子装置进行实时监控并将数据与患者共享，这是提高患者依从性的最佳方法[28]。患者通常在被指出之前意识不到自己的依从性不佳。目前正在开发一些移动应用程序来帮助提高患者的依从性[29]。研究结果表明，可以使用药品管盖上的芯片来监测药管被打开的频率。然而，这种方法运用于实际生活中并不现实，但在未来可能会有更多的用药跟踪方法。如果医生在他们的诊所出售护肤品，他们就可以通过跟踪购买产品和回购记录来获取依从性数据。如果患者从医生的诊室或网站购买所有护肤品，则更容易监测患者的依从性。

让患者负起责任

研究表明，当人们有计划并意识到应对此负责时，他们更有可能改变习惯。与患者共同制订适合其生活方式和预算的护肤方案只是第一步，让他们参与其中有助于起到激励作用。医生在激励患者方面的作用尤为关键。研究表明，患者在面诊皮肤科医生的前 3 天和后 3 天都出现了药物用量增加的现象，这说明就医可以作为激励因素[30]。因此，建议在患者首次就诊后的 3 ~ 5 天内，由工作人员致电、发送短信或电子邮件与患者联系，看他们是否有任何问题。由于短信和电话可以轻松地进行来回交流，因此是与患者沟通最成功的方法。在对话过程中，应该特别询问患者是否按照处方使用了所有产品。如果没有，需要找出原因并尝试解决它，立即解决问题比等待下次就诊要好得多。

跟踪产品用量

另一种让患者对其行为负责的方法是让他们在每次就诊时带上正在使用的产品。一些研究中会采用称重瓶子的方法来确定患者依从性。然而，由于大多数诊疗过程存在时间限制，这个方法并不现实。但是，通过观察管子或瓶子的重量和外观，往往可以大致了解使用情况。如果患者知道医务人员会检查瓶子或管子，他们更有可能为了取悦医生而使用产品。例如，如果患者说他们每天都使用防晒霜，但是约 30 ml 的管子只使用了 25%，则医务人员就能知道患者并没有每天使用。

追踪产品的回购情况

追踪产品的回购情况是另一种获取依从性数据的方式。实际上，这是在诊所中进行护肤品零售最重要的原因之一，即能更好地了解患者的依从性。当然，患者可能会在其他地方购买产品，但如果医生在诊室内售卖的产品比网上更便宜，他们将从诊所购买，这样也更容易获取他们的依从性信息并确保他们使用的产品是正确的。

善用图像记录

在就诊时拍摄照片可以了解患者的依从性。Canfield Visia 图像系统提供了多种皮肤视图，可用于评价依从性。例如，如果为黄褐斑患者开具了美白产品的处方，则可以通过“紫外线色斑”和“棕色斑”图像来追踪患者对外用药物和防晒霜使用的依从性。通常，如果正确使用产品，紫外线色斑计数值在前 4 周内会变差，而棕色斑计数值会改善。

每次就诊时拍摄患者的照片有助于鼓励患者并跟踪病情进展。可以通过向患者展示数值，解释它们的含义以及目标数值来吸引患者参与。在每次就诊时，与患者一起查看图像来讨论他们的进展情况。例如，如果患者正在使用维 A 酸，您可以在 6 ~ 12 个月后查看图像，并向他们展示皮肤的改善情况。因为患者希望看到改善，所以这种期待拍照的心理将提高依从性。大多数人在获得评分时能够表现得更好。

改变和改善皮肤类型

鲍曼皮肤分型系统归纳了影响皮肤健康的潜在问题：干燥、炎症、色素沉着和老化。如果患者正确使用恰当的护肤品，他们的皮肤分型应该会有所改善。让患者每隔一段固定的时间重新进行测试，将有助于跟踪他们的治疗进展。随着皮肤类型的改变，应根据问卷中存在的任何皮肤健康问题对护肤方案进行重新调整。目标是使患者尽可能接近完美的皮肤类型——ORNT（BST 10）。

提供一个关怀和支持的环境

患者需要感受到他们可以提出任何问题，并且即使问题“很愚蠢”也不会受到评判。在就诊后的 3 ~ 5 天进行电话联系有助于让患者说出自己的问题。提供给患者一个可以联系的电话号码或者邮箱地址也非常有帮助。医疗机构在白天通常很忙，没有时间处理这些问题，可以雇一个美容师来解答患者的护肤问题。

提高依从性需要让患者理解严格按照医嘱行事的重要性。将痤疮、湿疹等各种皮肤问题的信息打印成资料是很有价值的。13 岁及以下的年轻患者需要其父母参与护理。父母需要了解为孩子制订的治疗方案的益处和风险，否则他们不会遵照医嘱执行[31]。通常，14 岁及以上的孩子会自觉使用药物，但前提是：①他们了解为什么、何时以及如何使用药物；②护肤流程符合他们的生活方式；③他们有某种独立于父母的责任感，比如去看医生或美容师。

护肤随访可以由美容师进行，如果需要使用处方药，也可以由医生助理和执业护士进行。虽然面对面就诊因为可以拍照而是首选，但远程随访也是一种不错的选择，尤其是对于那些远离家乡但需要鼓励以保持依从性的大学生。

可以利用社交媒体来鼓励患者。关于为何使用各种产品的科普帖子和激励性的教育内容对 40 岁以下的患者非常有用。最好先研究患者群体的人口统计数据，并相应地规划激励策略。

帮助患者养成良好习惯

尽可能让患者参与他们护肤的各个方面。鼓励医患沟通。建议准备一些“步骤提示奖励”策略，以帮助他们养成定期使用药物的习惯[25]。例如，“把防晒霜放在牙刷旁边，每天早上刷牙后涂抹”。帮助患者记住自己的护肤时机，例如在足球训练前、洗澡时或锻炼后。选择一项与日常护肤相关的常规活动将有助于提高依从性。患者越不需要努力记住使用产品，他们的依从性就会越高。在后续就诊时，可以要求患者描述他们的依从性是“差、中等或好”，这是让他们自我评估依从性的一种有效方式。如果他们回答“差”，则进一步询问：“你有什么计划让自己更容易记住？”已证实教育、随访、电子提醒和互动科普信息都可以有效帮助患者养成良好的习惯[30, 32-33]。

制订护肤品零售流程

指派一名工作人员主管护肤品

问责制对于提高绩效从始至终都很重要。在诊所中指定一名员工负责监管所有护肤品零售工作，对成功销售护肤品至关重要。这一角色不应由医务人员担任，因为他们需要专注于患者的治疗护理。如果是不能立即雇佣专职人员的新诊所，医务人员可以暂时兼任此职。但是需要设定一个目标，一旦时机成熟就要聘请一名护肤品主管。例如，一旦诊所的盈利达到某个选定水平，就要聘请一名护肤品主管。如果这个人也是一名美容师，他的工资很可能会通过额外增加的盈利来支付。护肤品主管应该负责监督整个诊所护肤品推荐系统的实施使用，并对所有人进行他们在该系统中的角色培训。护肤品主管将在医务人员的监督下选择零售产品。他们将负责订购产品、库存控制、患者护肤咨询、对其他员工进行护肤教育、设定财务目标和跟踪业绩。这项工作不应该委托给办公室经理。让与患者直接接触的人来总管护肤品效果会更好，因为他们需要与患者互动以获得有关产品的反馈，并追踪实际使用效果。重点需要记住，虽然销售护肤品在经济上利润丰厚，但其目标是改善患者的治疗效果。为了以合乎道德准则的方式开展护肤品零售业务，管理这一过程的人员应当接受过皮肤护理和患者咨询培训，而不是只关心利润。

将护肤品零售流程细分

分析患者从首次发现您的网站开始在您诊所的整个就医流程。审视就医流程中的每一步，思考在这一步中哪位工作人员的角色至关重要以及在每一步可以采取哪些措施来优化就医流程？每一步都是对患者进行宣教和互动的机会。妥善利用每一步将有助于改善患者的就诊体验，鼓励他们更好地遵从医嘱，并让他们对机构的组织性和专业性感到安心。认同感是提高护肤品销量的关键（**图 34-1**）。

候诊室和前台

患者宣教应在就诊前开始。相关信息可以在就诊前通过电子邮件或短信发送给他们，也可以向他们提供网站或视频的链接。对于不熟悉流程的新患者，也可以在就诊前向他们提供关于日常护肤或使用防晒霜重要性的宣教材料。

候诊室是开始患者宣教的理想场所。与其摆放流行杂志，不如考虑在墙上展示海报、视频、小册子等宣教材料，告知患者正确且持续的日常护肤流

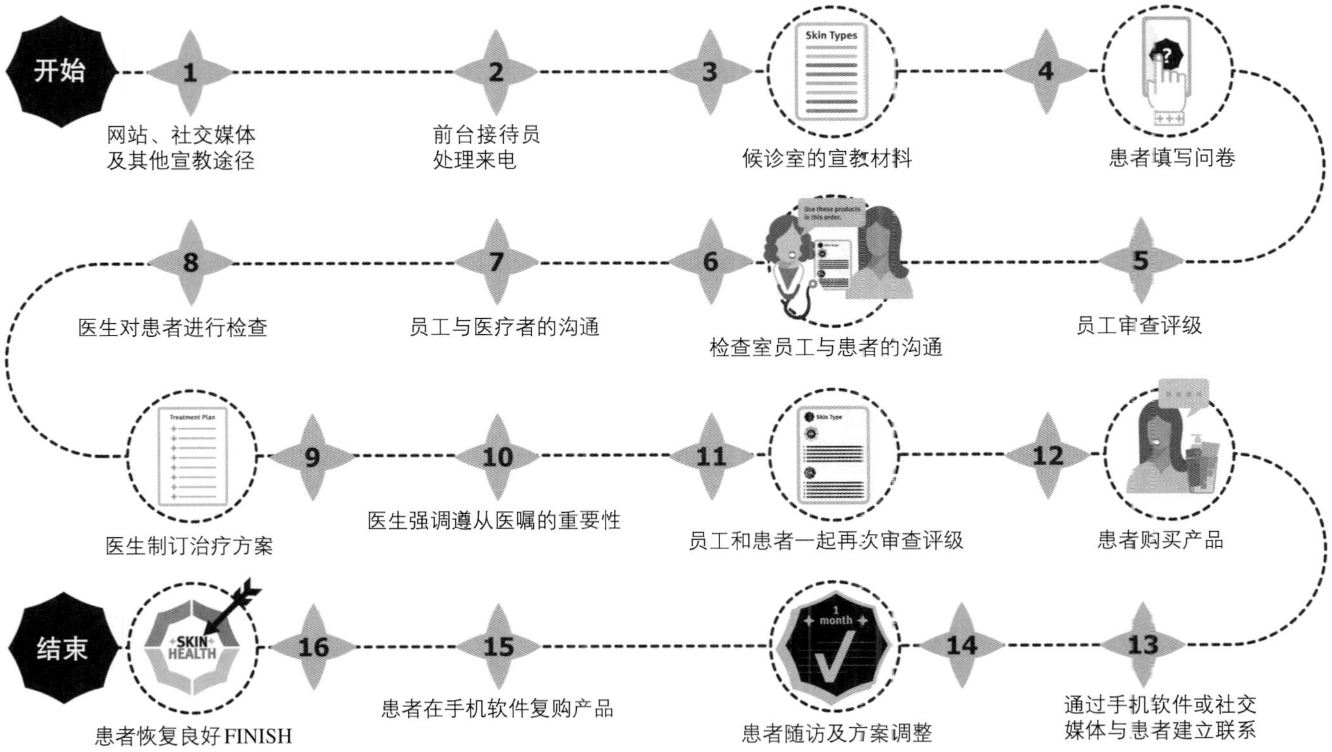

图 34–1　将患者就诊细分为多个步骤，并优化每个步骤以改善患者体验。员工们应对关键点的关键绩效指标（KPI）负责。

程的重要性。还可以考虑摆放一些讨论防晒对于预防皮肤老化和皮肤癌重要性的海报、手册或播放视频。候诊室里的宣教材料为就诊行为定下了基调。

前台接待员应让患者填写一份调查问卷，以确定皮肤类型并了解他们希望与医生讨论的问题。这份调查问卷应询问患者的护肤史以及他们有哪些美容方面的诉求。这有助于在检查室进行更顺畅的交流。此外，将美容方面的诉求作为护肤史调查问卷的一部分，就不会显得突兀或带有推销性质。另一种选择是使用电子问卷来诊断皮肤类型并收集美容方面的诉求。

如本章开头所述，在患者就诊前进行问卷调查之所以非常重要，原因有很多。它为就诊定下了基调，并引导患者思考他们对自己的皮肤护理是否得当，以及他们是否在坚持使用防晒霜。答案通常是否定的，这使他们更有可能听取医生关于防晒和预防性护肤的建议。

检查室

检查室是医患交流的起点。工作人员会首先询问患者前来就诊的原因，这会让患者感到他们最关心的问题将成为此次就诊的重点。在讨论了当前皮肤问题的病史后，话题就可以转向皮肤护理了。无论患者前来就诊的原因是什么，都应该和每个患者讨论护肤护理的问题。如上所述，研究表明，如果医生建议使用防晒霜，患者依从性会更高。此时正是提出预防性护肤和防晒霜使用话题的良好时机。

通常，工作人员会评估患者的皮肤类型，并根据患者的皮肤类型和问卷的其他回答制订初步的护肤方案。此外，工作人员还将了解患者的美容诉求，并询问患者是否愿意讨论这些问题。一旦工作人员尽可能多地了解了患者就诊的原因、患者的护肤需求以及患者感兴趣的美容项目后，工作人员就可以向医生提供这些背景信息。

在进入检查室之前，工作人员应告知医生患者的皮肤类型、主要诉求、推荐的护肤方案以及患者想要讨论的美容问题。例如，工作人员可能会说："Smith 女士是一位 40 岁的 DSNW 皮肤类型患者，近 3 个月来，她在洁面后面部一直有发红和灼热感。这是她第一次看皮肤科医生。她从未被诊断患有玫瑰痤疮，也没有接受过任何玫瑰痤疮的治疗。这是针对 DSNW 发红皮肤类型的基本护肤方案。她还对使用 V beam 激光治疗面部发红以加速疗效感兴趣，因为 3 个月后她将参加一场家族婚礼。"

这类信息将优化工作流程，以便医生能够利用有限的时间深入了解患者的诉求。在这个例子中，医生会检查患者并确定这是常规的玫瑰痤疮还是其他诊断。如果医生赞同玫瑰痤疮的诊断，则可以调整护肤方案并加入玫瑰痤疮的治疗药物。医生应在患者面前调整护肤方案，以便患者看到医生参与了这个过程。医生应声明："这是在您面部皮肤上使用的确切步骤，您应该每天照做。1 个月后，我会评估您的皮肤状况，如果您使用了这些产品，我们应该能够进入护肤治疗计划的第二阶段。"这句简单的话将提高患者的依从性和积极性。

一旦医生与患者讨论了治疗计划，工作人员就可以查看说明、回答问题并分发信息表。如果患者有任何问题或顾虑，可让他们联系诊所。此外，还应告知他们在 4 周后随访。

收银员

虽然医疗助理或美容师通常是与患者讨论护肤方案的工作人员，但收银员是向患者售卖产品的人。他们会被问及有关产品及其预期用途的问题，因此收银员需要熟悉这些产品。

收银员不应强迫患者购买产品。最好是问患者："您今天需要购买产品吗？"如果患者选择不购买产品并说明了原因，收银员应该记下。如果某个产品反复出现问题（例如太贵或气味不好闻），收银员应将该这一信息传达给护肤品主管。收银员可以引导患者到网上复购，也可以让患者在需要购买时直接咨询。

收银员应帮助患者在离开医院前预约后续随访。这将提高患者后续就诊的依从性，因为如果患者在离开医院时确定好了预约时间，他们更有可能回来就诊。收银员还应该在跟踪库存方面发挥作用。库存问题将在本章后面讨论。

做出业务决策

花时间深入思考患者流程并制订有针对性的业务实践至关重要。如果不能做到这一点，就会浪费时间和金钱，挫败感也随之而来。错误和不道德地销售护肤品会损害医患关系。在做每一个决定时，都应该考虑它将如何影响你的诊疗过程。这些是成功的皮肤美容诊所在零售护肤品时采用的方法。**表 34-1** 列出了零售业中使用的基本术语。

表 34-1　基本零售术语

一般商业术语

- COGs：商品成本或护肤品成本。
- 毛利 = 销售价格 - 商品成本。
- 总销售额：在一定时期内所有销售额的总和。
- KPI：关键绩效指标。与目标相关的一组可量化的度量（领先度量），当达到这些度量时将预测成功（滞后度量）。
- 净利润 = 毛利 - 已支付的佣金 - 遗失、被盗或过期的产品 - 扣除包括产品成本在内的所有费用后的剩余款项。
- 销售净额 = 销售总额 - 退款和退货。

产品定价术语

- 批发价格：产品出售给大量购买的商家的价格。
- 零售价格：销售给消费者的商品价格。
- 建议零售价（MSRP）：制造商的建议零售价。

委员会命名法

- 佣金率：佣金率所依据的销售额百分比。例如，佣金率可能是佣金基础的 10% 或 20%。
- 佣金基础：佣金计算所依据的金额。例如，如果佣金基础是基于净利润，而净利润是 5000 美元，那么佣金基础就是 5000 美元。
- 佣金期：计算佣金基础的期间，例如 1 个月。
- 佣金分配：佣金可以在不同的团队或个人之间分配。

电子商务术语

- SKU：库存单位。
- OF：外包履行，即产品存储和发货来自医疗机构之外的仓库。
- FBM：由商家履行（当医疗机构储存和运送产品给客户时）。

价格制订

盈利是所有类型零售的目标，包括医疗行业。人们可能会受到诱惑，选择昂贵的产品售卖给患者，以期获取更多利润。但这种方法存在诸多弊端。重要的是要记住，我们的目标是通过提高患者对科学的护肤方案的依从性来改善皮肤健康。如果产品价格昂贵，患者就会减少使用，也不会经常回购。根据作者的经验，定价低于 40 美元的产品比定价高于 40 美元的产品卖得更好。有几种方法可以降低价格：

1. 与其他医生合作，一起订购，获得批发价。
2. 选择价格较低但功效相同的品牌。
3. 在诊所内销售时，售价低于制造商建议的零售价（在线销售时保持制造商建议的零售价）。

护肤品制造商提供一个建议的零售价，但他们不能从法律上要求实际销售价格。医疗机构可以自行对其销售的产品定价。制造商建议的零售价通常是产品批发价的 2 倍。例如，如果一种产品的成本是 25 美元，通常建议的零售价是将价格翻倍至 50 美元。当一种产品的批发成本为 100 美元，建议的零售价为 200 美元时，医疗机构可以选择将成本仅提高 50%，并以 150 美元的价格出售。在诊所内销售产品的价格比线上更便宜是一个很好的做法，这解决了收费比其他地方高的道德困境，并通过让患者带着产品离开来激励其依从性。从长远来看，与电子商务网站上相同的产品相比，提供的产品价格更低的医疗机构总体上会销售更多的产品，获得的收入也更高。这种“卖便宜产品能赚更多的钱”的概念看似违反直觉，但从作者在指导超过 150 个护肤品零售医疗机构的经验中得到了证实。

在选择产品和确定价格时，要评估患者群体的情况。在某些情况下，患者更愿意使用昂贵的产品，因为他们认为昂贵的产品效果更好；而在其他情况下，价格合理的产品会更受欢迎。建议根据最能激励患者购买产品的因素来定价，而不是根据建议零售价。

毛利和净利润之间的差额很大程度上受产品批发价加价幅度的影响。如果按照建议零售价销售产品，那么加价幅度是 50%，则销售总额的一半是商品成本。在计算本章后面讨论的佣金结构时，请记住选择的加价百分比。产品加价越少，佣金率就应该越低。

产品退货政策

制订退货政策并将其印在收银台区域显眼的标识上以及任何宣传册或文书上。退货政策应清晰明了，不该有隐瞒。例如，如果产品有瑕疵，比如按压泵损坏，大多数护肤品牌都会无条件更换。问题在于当患者使用产品后，声称“不适合他们的皮肤”而要求退货。使用鲍曼皮肤分型法制订护肤方案时，退货率会降低[34]。

较为妥善的做法是允许在购买后的 2 周内退换护肤产品，即使产品已被打开。如果品牌方允许，退回的护肤品应退还给品牌方进行更换，否则应予以销毁。切勿将该产品转售给其他人，因为产品可能已掺入杂质。

库存跟踪

在你的电子医疗记录系统中设计一款库存追踪软件。指派一名员工如“商店经理”或“护肤品主管”负责管理护肤品库存，并按照本部分的建议进行操作。当产品到货并拆包时，应对每件物品进行清点并核对发票。如果可以的话，应让两名工作人员一起清点收到的物品。这既确保收到产品数量正确，又防止员工的盗窃行为。一旦所有物品与发票核对无误并确认所有物品已收到，便将其添加到库存软件中。注意库存软件应该追踪产品的有效期。如果不使用库存软件，则应在有效期前1个月设置提醒以检查库存。如果货架上还有大量到期的产品，应打折清空库存，并考虑更换成销量更好的产品。当产品数量减少到一定水平时，应开发一个系统来触发提醒以重新订货。触发补货的数量可根据使用该产品的对应皮肤类型的患者数量来预估。每季度进行一次库存评估，以确定畅销产品和不太受欢迎的产品，并考虑将产品替换为新技术产品。尽量少备存货。不要将钱浪费在大量不必要的存货上。这是新护肤品零售商经常犯的一个重大商业错误。护肤品牌向医疗机构大量销售产品对他们是有利的，因此他们通常要求最低订货量。应尽可能减少订货量。

电子商务

护肤品公司会跟踪回购率，因为持续补货可以带来年金（经常性收入），而只需付出极少的投入。因此，对患者而言，从医疗机构复购产品应当既方便又具有吸引力，而不是选择在其他地方购买。虽然从医疗机构那里回购产品固然会增加收入，但其重要性还体现在其他方面。当患者从医疗机构中购买护肤品时，更容易跟踪其依从性，并确定何时需要给予更多的激励。

一些医生不想持有库存，而更倾向于通过电商商店将整个护肤流程在线上进行。然而，患者喜欢离开诊所时就拿到产品，这样他们就能立即开始使用。有研究表明，患者在皮肤科门诊就诊前3天和后3天对外用药治疗方案的依从性最佳[30]。如果患者必须等待网购产品送达，则会错过此窗口期。在诊所出售产品是提高患者依从性以改善结果的重要组成部分。最好是患者亲自到诊所购买产品。这能让患者有参与感且可以提问，并且与诊所的互动有助于提高患者的依从性。因此，诊所内的产品价格应该低于网上价格。

患者可能更喜欢打电话给诊所订购产品，但这需要工作人员花时间邮寄产品。如果产品订单量大，您可以选择使用配送中心来发货。对于不熟悉技术的老年患者，工作人员也可以通过电话接受他们的订单，并代为在网店下单。

在网上销售产品对患者来说更方便。实现这一目标有多种选择：

1. 与一家服务于医疗机构的公司合作
   a. 软件服务公司：诊断皮肤类型，生成护肤方案，处理所有电子商务，存储库存，完成订单。患者使用医生提供的代码访问。[披露：作者是 Skin Type Solutions, Inc. 的所有者]。
   b. 网站管理公司：管理电子商务网站，但医疗机构负责库存和执行。
   c. 网站管理和运营公司：处理电子商务网站；医生无须持有库存，产品直接从公司仓库发货。
2. 使用电商服务平台
   a. 自行从诊室完成订单：由电商商家处理或发货。
   b. 使用电商服务平台运营网络。
3. 使用网上购物商城
   a. FBM。
   b. 自行下单。
   c. 支付邮费（由网上购物商城或电商服务平台运营）。
4. 使用自己的网站并雇佣一家运营公司
   a. 收取库存仓储费用。
   b. 按每件发货的商品收费。

现如今，开发一个网站成本不高，而且有多种选择。电子商务正在迅速发展，许多人更喜欢网上购物。以作者之见，在零售护肤品时，线上和线下并举方为良策。

远程医疗

在新冠疫情期间，远程医疗咨询变得更加便利。如今，许多电子医疗记录公司都提供了远程医疗选项。护肤咨询和随访现在可以在线轻松完成。如果不使用处方药，美容师可以完成在线护肤咨询和随访。如果要开具处方药，那么要遵守各州关于远程医疗的规定。这不仅可以节省检查室的资源、增加与患者互动的频率，还能提高患者的参与度。

在远程医疗环境中，由于无法直接观察患者的皮肤，使用皮肤类型测试来确定皮肤类型会有所帮助。使用经过验证的问卷来诊断皮肤类型，并确保护肤建议适合患者的皮肤类型。

在与患者讨论护肤品时，可以与患者一起查看在线商店。您可以在他们进行咨询时将正确的产品添加到他们的购物车中。还可以向患者发送建议的护肤方案或产品的链接，使患者能够轻松购买到正确的产品。安排最初的护肤方案后 1 周进行随访，之后每 4 周进行一次随访。

用关键绩效指标来跟踪运营状况

一旦选择了产品并制订了业务流程，就有必要衡量其绩效。关键绩效指标（key performance indicators，KPI）是指一组用于衡量公司整体长期绩效的可量化的指标。KPI 有助于明确战略计划，并有助于制订运营流程。KPI 反映来了这些旨在影响公司运营状况的流程和举措的执行效果。

如何确认关键绩效指标

有大量商业文章和资源可以帮助公司制订 KPI。KPI 中的重要因素应直接评估公司的成功与否，并易于准确测量。确定 KPI 的一个简单方法是考虑领先和滞后指标的概念[35]。要理解领先指标和滞后指标，可以使用减肥的例子来说明。体重秤上的公斤数是滞后指标，因为它是以后达到的目标；领先指标是为达到滞后指标所采取的措施。在减肥的例子中，领先指标就是减少热量摄入和增加锻炼。如果没有采取领先指标所代表的措施，滞后指标所代表的结果就不会发生。KPI 就是领先指标。首先确定滞后指标，然后确定领先指标。

在护肤品零售中，滞后指标是护肤品销售的净利润。净利润 = 销售收入 — 总成本。总成本应包括护肤品的成本（称为销货成本或商品成本）、负责护肤品零售的员工工资 / 提成、运输成本、营销成本以及其他相关费用。护肤品零售的净利润是滞后指标，我们的销售目标则是提高这一数值。

护肤品销售的领先指标可能包括：

- 每天的患者数量
- 完成了皮肤类型问卷调查的患者
- 收到了纸质版皮肤护理方案的患者

这些领先指标事件直接影响护肤品的销售量。无沟通，不销售。这些 KPI 中的每一项都应点对点、人对人。有关跟踪护肤品零售 KPI 的表格请参见**图 34-2**。

患者登记

平均每天接诊 ___ 位患者	**必须完成**
	给所有患者发放皮肤类型调查问卷
目标是**每天至少对 80% 的患者**进行皮肤类型分类	
每天 ___ 位患者	

皮肤护理咨询

平均每天为 ___ 位患者进行皮肤分类	**必须完成**
	强调每天使用防晒霜的重要性
目标是给**每一位已经完成皮肤类型分类**的患者提供针对性的护肤方案建议	提供纸质版的皮肤护理方案
每天为 ___ 位患者制订护肤方案	提供有关皮肤问题的信息表

销售

平均每天接诊 ___ 位患者	**必须完成**
目标是询问所有皮肤类型的患者是否需要购买产品	询问“您今天需要购买什么产品吗？”
目标是向 **30% 的已分型患者**销售护肤品	安排随访预约
每天向 ___ 位患者售出产品	结账完成后提供线上商店信息

图 34–2　制订 KPI 并分配给团队。此表格可用于团队的每位成员，并让他们签名以承诺遵循该计划。

员工激励

招聘和员工留任

要调动那些不理解日常护肤重要性的员工的积极性是不现实的。如果员工不支持这一理念、有道德上的顾虑或者太忙而无暇兼顾，护肤品的销售就不会兴旺。因此，要了解员工对于护肤的态度，吸纳那些对护肤品零售有热情的员工加入佣金计划。招聘时，询问其对护肤品零售流程的了解和态度。有销售经验的员工优先。

在实施新流程时，某个员工扰乱整体的情况并非罕见。他们的消极情绪可能会破坏整个团队的士气。应该在流程初期就识别出这些员工。向他们阐明标准化的教育流程对提高患者依从性和改善疗效的重要性。询问他们是否支持这一理念，是否愿意努力实施，并确保他们知道他们自己将对此负责。如果员工的态度仍然没有改善，那就应辞退他们。一个态度消极的员工造成的损失是巨大的。

皮肤护理主管应该充满热情，愿意学习皮肤护理知识，能够理解正确的皮肤护理对患者治疗效果的重要性，并且能够调动员工的积极性。他们必须有足够的时间专注于这一角色中。总经理没有时间既管理企业又担任皮肤护理主管，因此需要专门聘用人员。营业额的增加能够支付员工的薪水，也能提升患者的就诊体验。皮肤护理主管的具体工作内容见**表 34-2**。皮肤护理主管可能也同时需要承担美容医师的工作。一位理想的皮肤护理主管应具有销售经验，并持有美容师资格证。

员工在接受培训之后，需要根据患者的皮肤类型，以标准化、统一的方式给予患者治疗方案和护肤宣教。当每位员工步调一致，提出相同的建议，对相同的问题给出同样的答案时，将会获得患者的信任并促使他们更遵守医嘱和护肤方案。和谐的团队工作氛围十分重要。一旦形成了配合默契的团队，要确保这些有价值的员工不要离职。给员工颁发奖金、公开的赞扬，并确保他们不会过度劳累。当员工认为的意见被重视时，他们的敬业程度最高。询问员工对产品、营销理念、诊所活动和社交媒体帖子的看法。组建专门的市场运营团队，让他们提供专业意见。与此同时，要果断淘汰那些拒绝遵守公司制度、打击他人积极性的员工，要掌握主动权而不要被你的员工牵制。如果已经设立了标准化的流程，那么培训新员工就会更容易。营造使命感，让你的员工觉得他们为改善患者的健康状况做出了贡献，这样会更容易留住优秀的人才。当大多数员工了解改善皮肤健康的总体目标、有明确的发展规划、明确的工作指示、透明的薪资结构，并且感受到他们的投入是有价值的时候，他们就会表现出色。

表 34-2 皮肤护理主管职位描述

- 监督产品选择
- 关注产品销售情况，控制成本
- 监督库存并进行季度库存评估
- 进行皮肤类型问卷调查，或使用软件
- 为 16 种皮肤类型制订护肤方案或使用软件
- 划分患者就诊流程（包括前台、检查室和收银台）
- 制订患者皮肤护理流程
- 安排关于皮肤类型、护肤方案、产品、用户体验和奖励机制的员工培训
- 与机构领导一起设定 KPI，并为团队成员分配相应的责任和权重
- 调动员工积极性，并在流程和产品中纳入他们的意见
- 在 3～5 日内联系新患者，询问他们是否有疑问或顾虑
- 每季度重新评估护肤产品，按需更换品牌或库存
- 与机构领导一起制订、计算和调整员工薪资
- 监督电话订单的执行情况
- 监督在线商店的运营情况
- 组织诊所活动以推广业务，提高患者的参与度
- 根据员工数量，护肤主管的工作内容可能同时包括担任美容师以降低工资成本
- 在诊室进行护肤咨询
- 进行在线远程医疗护肤咨询
- 进行面部护理、微晶磨皮和其他美容治疗
- 协助美容皮肤科会诊
- 处理社交媒体事务
- 管理其他市场营销活动，例如在活动中提供皮肤类型测试

员工培训

尽可能雇佣对护肤有兴趣的员工。所有员工都应该参加问卷调查以了解他们的鲍曼皮肤分型。如果经济条件允许或者护肤品公司提供样品，可以给员工提供针对他们自己肤质的护肤方案，这样他们就可以亲身体验正确的护肤产品是如何有效改善他们的皮肤状态。当员工本人正在使用这些产品时，他们就更容易回答患者关于该产品的相关问题，特别是遇到和他们相同的皮肤类型的患者时，他们会对自己亲测有效的产品充满销售热情。

召开研讨会，回顾患者的治疗过程，探讨下一步采取哪些方式来吸引患者及进行宣教。与员工一起回顾 KPI 并解释清楚薪资和奖金结构是如何计算

的。每月召开员工培训会议以保持员工的工作积极性。在这些月度会议上公布当月工作成绩并颁发奖品，让会议变得有趣。与品牌方合作提供会议午餐。确保员工能够获得可靠的教育材料和资源，以解决他们工作时遇到的问题。要坚持每月的员工培训并保持员工的知识储备和参与度。

发放奖金、薪资和奖品

一个能够长期实行的、经过反复修改敲定的、标准化的治疗流程，需要患者学习护肤知识和参与诊疗过程，这对于提高患者对治疗方案的依从性至关重要。虽然本章主要在探讨增加护肤品销售收入的商业方法，但永远不要忘记，我们真正的目标是改善患者的皮肤健康，这需要患者严格依从治疗方案。事实是，患者使用护肤品的频率越高，他们的皮肤就越健康(假设遵循了第 35 章中的护肤方案设计的指导原则，并按照第 33 章所述选择了有效的护肤品)。

依从性高的患者会比依从性低的患者更频繁地复购护肤品，因而会增加护肤品的零售额，而这归结于详细到位的患者宣教。

例如，如果您告诉患者每天都要涂防晒霜，同时提供一个价格合理、效果良好的产品供患者选择，并且在您的诊所里就有该产品出售，那么您的防晒霜销量就会上升。如果患者每天都积极使用防晒霜，他们的皮肤健康就会得到改善。

患者宣教和激励与医务人员的热情直接相关，永远不要低估团队成员在患者宣教和激励中所扮演的重要角色。团队的所有人员都应该参与到这个过程中，并且应该为达到 KPI 而获得“奖励”。我们应该相信每个人都会尽自己最大的努力去完成工作，但许多研究证明，当有奖励时，人们的表现会更好[36]。事实上，当员工被分成不同小组并相互竞争以达到 KPI 时，他们的表现最佳[35]。员工可以获得各种各样的奖励，包括奖金、带薪休假、美容服务、护肤品、礼品卡、奖杯以及口头表扬(比如被评为月度最佳员工)。员工的需求各不相同。有的人喜欢带薪休假，有的人喜欢现金奖励，有的人更需要获得认可。在设计奖励计划时要充分考虑到员工的需求，比如给员工奖励积分，让他们用积分兑换带薪休假、现金或其他物品。

薪资和奖金

事实证明，奖励和认可可以提高员工积极性，特别是在工作完成后即刻给予奖励、奖励频繁，以及员工对获得奖励的行为或结果有直接作用时。当医务人员感到他们的工作得到认可和赞赏时，他们会表现得更好。例如，皮肤类型调查问卷的填写数量已被证明与护肤品的销售量有关[37]，接待员 / 前台工作人员可以通过填写问卷的数量得到奖励，填写数量可以通过电脑软件进行统计。每天应设置一个明确的目标，如至少 80% 的患者接受皮肤类型问卷调查。当达到 80% 的目标时，可以进行奖金分配。另一种奖励前台工作人员的方式是每完成一份调查问卷可以获得 1 美元的奖金。如果使用电脑软件生成护肤方案，医疗助理可以根据系统中生成和保存的护肤方案的数量获得奖金。奖金也可以在团队目标达成时发放。例如，如果在 4 周内销售了 X 美元的护肤品，每位员工可以得到一张价值 100 美元的礼品卡。可以根据完成的既定目标、数额或行为来发放奖励。最重要的是，整个奖励过程必须清楚地传达给员工，奖励机制要透明、可具象化，并直接与员工的参与程度挂钩。

目前有许多医疗机构是根据护肤品销售额给员工提成。实现这一目标有多种模式，其中最有效的是与 KPI 挂钩。虽然每位员工各司其职，都应该获得相应的薪酬，但根据作者的经验，美容师或护肤主管的奖金与其他员工相同会产生消极作用。最直接参与向患者销售护肤品的工作人员如护肤主管应得到最高的提成。这个问题可以通过组建不同的团队来解决，如下所述。团队可以获得以下一种或多种奖励：薪酬、奖金或其他奖品。

发展团队

根据业务规模，将员工分成不同的团队。根据员工与可衡量的 KPI 之间的联系来划分团队。一名员工可以参加多个团队，并以多种方式获得奖励。护肤主管或美容师可以加入每个团队，以提高他们对所有环节的参与度，并给予他们更高的报酬比例。

团队示例包括：

- 调查问卷团队(前台)
- 患者教育团队(检查室)
- 销售团队(收银员或销售人员)
- 商店管理团队(管理库存与开销)

制订衡量每个团队成功与否的最佳方法

KPI 在这里至关重要。每个团队的目标都必须明确、可衡量，并体现在KPI中（**表34-2**）。例如，问卷调查团队的衡量标准是完成问卷调查的患者数量。目标应设定为80%的患者参与问卷调查，这一目标可以通过软件或统计发放的问卷数量来衡量。患者教育团队的衡量标准是有多少患者收到了纸质版的分步骤护肤方案。可以使用软件来统计纸质版的护肤方案的数量，也可以使用能统计打印次数的打印机，或者收银员可以询问每位患者是否收到了纸质版的护肤方案，并在患者说没有时记录下来。销售团队的目标衡量标准是售出的产品数量或总体收入。商店管理团队的目标衡量标准包括库存损失（如被盗和过期商品）、商品成本的下降情况（鼓励他们管理开支）以及各种库存单位需要重新订货的频率（鼓励他们停止销售不佳的库存单位）。

制订奖励每个团队的最佳方式

一旦设定了KPI和目标，就要决定哪种奖励方法最适合每个团队。问卷调查团队应根据发放问卷的数量获得奖金。每天的具体目标应该是至少有80%的接诊患者接受问卷调查。一种方法是向问卷调查团队提供每完成一次问卷调查奖励1美元的奖金；不过，也可以将其纳入佣金结构中。团队可以在达到目标后获得奖金，也可以像下面讨论的那样获得佣金，或者两者兼而有之。每个团队可以有不同的奖励方式。作者认为，最简单的方法是向问卷调查团队发放问卷管理奖金，而其他团队则获得佣金。

制订团队佣金结构

制订佣金结构的第一步是确定在支付奖金和其他奖励后，医疗机构愿意支付给员工的提成百分比。支付佣金的金额称为佣金基数。皮肤美容诊所的标准佣金基数通常为净利润的10%～20%或销售总额的5%～10%。

决定佣金基数是基于销售总额、净销售额，还是净利润。销售总额更容易计算，但未考虑成本。如果成本是可变的或不可预测的，则净销售额是更好的选择。如果时间和人力资源是一个考虑因素，则销售总额更容易计算。佣金领取人更喜欢按销售总额计算佣金，因为这不会受到失窃、过期产品或退货的影响。

确定佣金计算周期。这是计算销售额的时间段。比起按季度，员工似乎更倾向于按月计算佣金[38]，每月设立新的目标可以提高员工的工作积极性。

决定团队和相应的KPI对总体销售额的贡献程度。一旦根据团队在患者治疗过程中的角色及其与KPI的联系选定了团队，就应根据KPI对总体销售目标的贡献程度为每个团队设定权重。例如，教育团队向患者提供的纸质版护肤方案的数量对最终销售数字的影响，要大于商店管理团队监督的库存损失数量。以下是一个如何确定团队权重和分配团队佣金的示例：

- 商店管理团队：20%
- 教育团队：40%
- 销售团队：40%

计算团队佣金基数

本案例以净利润和20%的佣金为基数，佣金期为1个月。该模型假定没有额外的工资成本，也没有被盗、丢失或过期商品或其他成本。本案例不包括问卷调查团队，因为假设问卷调查团队将根据发放问卷的数量获得奖金，而不参与佣金分成。

本案例采用了一个完整的佣金模式，显示了每个团队在1个月内将获得多少佣金。

案例举例：

1月份的销售总额为10 000美元。护肤品销售成本（COGS）为5000美元。净利润为5000美元。佣金基数为净利润的20%，即1000美元。

这1000美元将按以下方式分配给各个团队：

- 商店管理团队：1000美元的20% = 200美元
- 教育团队：1000美元的40% = 400美元
- 销售团队：1000美元的40% = 400美元

在这种模式下，支付给各团队的佣金总额为1000美元。如果您选择为每份发出的问卷向前台员工支付1美元奖金，并假设发放了200份问卷，那么这将额外产生200美元，由问卷调查团队成员分配。每个团队可能不止一名成员。如果是这样，则根据团队成员的人数来分配每个团队的佣金。

- 商店管理团队：200美元 ÷1名团队成员 = 每名成员200美元
- 教育团队：400美元 ÷2名团队成员 = 每名成员200美元
- 销售团队：400美元 ÷2名团队成员 = 每名成员200美元

开始实施奖金和佣金计划

在开始实施薪酬战略时，最好告诉员工，决定佣金基数和奖金计划的百分比将在3个月的试用期后进行调整。在证明该方法能提高士气、员工积极性和销售额之前，不要对年度佣金基数和奖金计划做出承诺。如果销售额没有增加，应检查每个团队的生产效率，从而找出问题所在。可以调整团队权重，并在 3 个月后将团队成员重新分配到其他团队。

供应商关系

护肤品品牌等供应商希望医疗机构在护肤品零售方面取得成功，这样他们就能销售更多的产品。他们可以提供教育材料、产品培训和产品手册来帮助培训员工。与当地代表建立联系，与他们密切合作，为员工获取产品样本等资源。他们可以帮助构思诊所推广或产品推广的创意、社交活动，并提供产品样本。在某些情况下，他们会让员工试用产品，并为患者提供样品。

结论

计划在医疗机构零售护肤品时，有几个步骤需要仔细考虑。**表 34-3** 是一份清单，可帮助您完成这一过程。本章的建议是在指导 150 多家医疗机构销售护肤品的经验基础上提出的。如果机构负责人能做到以下几点，护肤品零售就能取得成功：制订计划、设定目标、衡量 KPI、培训和激励员工，以及每季度重新评估。

患者遵守适当的护肤流程对皮肤健康至关重要。在诊室使用适当的流程有助于提高依从性，但对患者的责任心才是关键。每次就诊时都必须讨论护肤问题。目前正在开发新技术来跟踪产品使用情况、管子被打开次数和管子重量，以跟踪依从性。正在开发电子提醒器、手机应用程序、在线视频培训和其他方法来激励患者。照片结果、皮肤类型、皮肤外观或症状的变化都是反映患者依从性的指标。

（许阳　骆丹　蒋献　夏志宽　范运龙　杨蓉娅 译校）

参考文献

扫描书末二维码获取

表 34–3　医疗场所零售护肤品清单

- 请选择
  - 诊所销售
  - 电商销售
  - 两者兼顾
- 选择或聘请一名护肤品主管
- 分析患者人口统计数据：皮肤问题、皮肤类型、年龄、性别、社会经济地位
- 考虑聘请顾问，寻找合作伙伴或者自学护肤知识
- 选择产品
- 为不同皮肤类型设计护肤方案
- 确定关键绩效指标（KPI）
- 分析患者流程并进行细分。决定采用的方法。
  - 候诊室 / 前台
    - 发放皮肤类型调查问卷
    - 开始教育过程
  - 检查室
    - 谁将与患者讨论护肤方案？
    - 如何向患者提供纸质版的护肤方案？
  - 收银台
    - 如何向患者收费？与其他费用一起结算还是单独结算？
    - 询问患者今天是否需要购买任何产品。
- 根据患者流程步骤和关键绩效指标（KPI）将员工分配到不同团队
- 选择产品定价（制造商建议零售价或更低的诊所定价）
- 制订退换货政策
- 制订佣金政策
- 为收银区印制标识
- 制订库存跟踪计划
- 如果是电商销售
  - 选择在线商店选项，并将网站链接到在线商店
  - 卖家自配送或外包
  - 纳入远程医疗服务流程
- 向员工提供以下培训
  - 系统（皮肤类型问卷调查、如何制订治疗方案、如何打印治疗方案、如何进行后续随访）
  - 产品知识
  - 患者不依从问题以及如何提高依从性
  - 护肤品零售的道德规范
  - 关键绩效指标（KPI）
  - 团队分工
  - 佣金政策
- 与供应商会面
- 策划发布会
- 制订营销和社交媒体战略

第 35 章

护肤方案设计（产品布局）

概要

要点

- 护肤的效果与清洁产品和保湿产品的选择有关。
- 产品的效果与前后使用的其他产品有关。
- 不良反应的发生率与日常护肤顺序有关。

新进展

- 透明质酸和脂肪酸影响了其他成分的渗透。
- 皮肤有三条渗透的途径。
- 确定每种类型护肤产品的使用量。

展望

- 脂质体和其他促渗剂在持续研发中。
- 可用于生成基于科学的护肤方案的软件系统正在开发中。

当为患者设计护肤方案时，有几方面需要考虑。制订方案的目标是为了使效果最大化并尽可能减少不良反应。如果患者不采纳你的意见，最好的护肤方案也难以起效。因此，设计适合患者生活习惯和在预算内的方案至关重要。第 33 章讨论了如何选择适合诊所销售的护肤产品，第 34 章则阐述了在诊所如何更好地销售它们。本章将讨论当为患者设计护肤方案时需要考虑什么。

外用产品应该按照特定的顺序使用，从而使疗效最大化，这一点尤为重要，因为化妆品成分的相互作用影响了产品的稳定性、活性、溶解性和渗透性。环境因素如温度、水质类型、污染的发生、皮肤 pH 值、湿度和微生态都将影响护肤产品的效果。在设计护肤方案中的产品使用顺序时，都需要考虑到这些影响因素。一些成分之间更容易发生反应，如过氧化苯甲酰、维 A 酸类、羟基酸、氢醌、维生素 C 和肽类。在设计护肤方案时，需要谨记在心的关键点是，有多少护肤成分能够渗透进皮肤而不会使其他重要活性成分失效。关键在于合理设计护肤方案，以最大限度地提高稳定性和渗透性。

渗透途径

关于外用成分透皮吸收进入真皮的大部分信息都来自药物递送方面的文献。外用护肤品成分和外用药物通过三条途径渗透入皮肤：

1. 跨细胞路径[1]：直接穿过层状脂质层和细胞膜，并穿过角质层角质形成细胞中富含亲水性角蛋白的细胞质。在这一路径中，物质必须同时穿过亲脂和亲水性结构[2]。

2. 细胞内和细胞间路径：通过角质形成细胞间的间隙。

3. 附属器路径：亲水性化合物和大分子物质可能通过毛囊和（或）汗腺进入真皮层。因为不同部位的毛囊数量存在差异，所以这一路径受解剖部位的影响[3]。成分的物理性质是亲水性还是亲脂性，其大小、极性、电荷、浓度、水合度、温度、溶解度和携带分子的情况等，这些因素都会影响成分的透皮吸收。

脂质体常常被用于提高外用成分的渗透性。方案中护肤品的使用顺序会影响成分渗透时的路径以及它们沿该路径渗透的效率。

水和脂肪酸影响渗透

皮肤的水合作用会松解角质层中的细胞连接并促进渗透[4]。采用封包成分、脂质或封包贴片封闭皮肤将提高渗透性。大家熟知的透明质酸可以提高外用药物的吸收，主要是通过提高皮肤表层的含水量，使药物更容易蓄积在水合度更高的表皮层（可能是通过暴露潜在的药物结合位点），从而减少药物扩散至皮肤更深层[5]。清洁剂和保湿剂中的脂肪酸会影响角质层中脂质的流动性，引起结构异常[6]。与饱和脂肪酸（如棕榈酸和硬脂酸）相比，不饱和脂肪酸（如油酸、亚油酸、棕榈油酸）能更大程度地提高皮肤的渗透性[7]。药物促渗体系中最常用的脂肪酸之一是油酸，它是橄榄油中主要的脂肪酸，因为它能与角质层中的细胞外脂质相互作用[8]。

所有化妆品的功效都会受到它们在护肤方案中接触到的成分以及接触时间的影响。关键是，像过氧化苯甲酰和维 A 酸等成分的不良反应，在很大程度上受到清洁产品和保湿产品中透明质酸和脂肪酸存在的影响。

从业者在制订护肤方案时，应该仔细考虑护肤程序的每一个步骤。每个方案都需要根据患者的皮肤类型、生活方式和预算来设计。为了能满足所有鲍曼皮肤类型、生活方式偏好和特殊需求，有超过 40 000 个量身定制的有效护肤方案可供选择。已经开发出相应的“皮肤类型解决方案”软件系统，用于根据这些问题生成护肤方案。所有的护肤方案都应该遵循以下基本结构（**图 35-1**）。

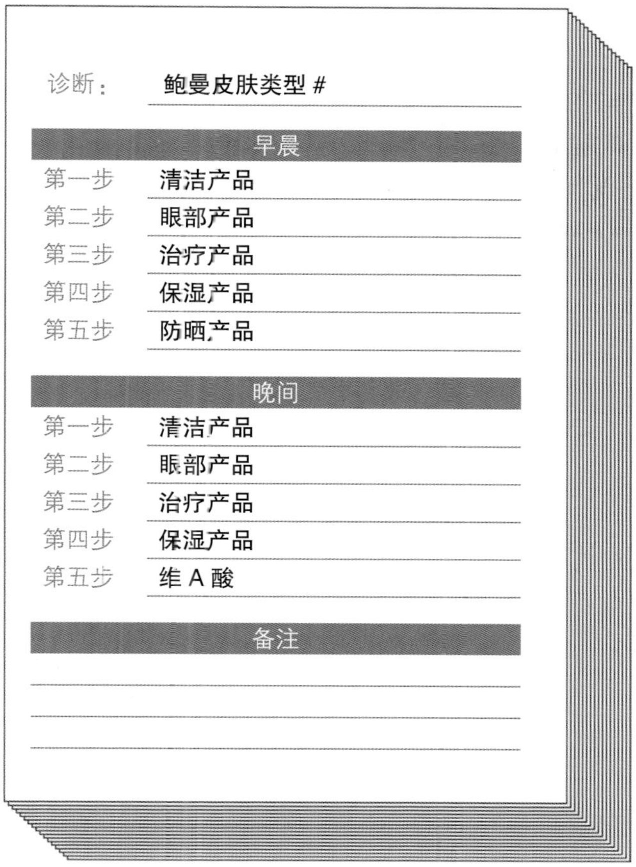

图 35-1　这是护肤方案的基本结构。早晨和晚间的 5 个步骤不一定都需要，这往往取决于皮肤类型的需求和使用产品的成分

第一步：清洁产品

清洁产品能够改变皮肤的 pH 值，松解细胞间连接，去除脂质甚至破坏双层保护膜，剥脱角质层，并影响下一步外用产品的皮肤渗透性。因此，应该根据后续护肤产品来选择清洁产品。此外，还应该根据患者的鲍曼皮肤类型进行选择[9]。例如，为油性皮肤设计的清洁产品应该具有清除皮肤多余皮脂的能力，而为干性皮肤设计的清洁产品则不会从皮肤上去除过多的脂质。使用泡沫清洁剂会削弱皮肤的屏障，以促进后续治疗产品的渗透（参见第 40 章“清洁剂”）。应该选择能提高治疗产品疗效的清洁产品。因此，早晚清洁产品的每种成分和特性都至关重要。有关如何选择清洁剂品牌可参考第 33 章。

第二步：眼部产品

眼部产品可以改善如干燥、松弛、细纹和黑眼圈等问题，但它们还发挥着常被忽视的作用，即保护眼部这一薄而敏感的区域免受治疗产品的影响。使用一款尤其是含有屏障修复脂质等保护成分的眼部产品，将有助于患者耐受后续治疗产品潜在的刺激作用。夜间，治疗产品的成分会蹭到枕套上，并转移到上、下眼睑。睡前使用保护性眼部产品能避免伴随而来的刺激。例如，痤疮患者在晚上使用过氧化苯甲酰或维A酸类药物时，眼角经常出现红斑。在眼霜后使用这些药物可以减少这样的不良反应。眼部产品的选择可以不依赖于皮肤类型，而应针对患者存在的问题，如干燥、刺激、水肿、细纹或黑眼圈。早晚可以使用不同的眼部产品，早上使用消肿的产品，而晚上使用保湿产品。

第三步：治疗产品

治疗产品是针对如痤疮、玫瑰痤疮、黄褐斑、干燥、皮肤肿瘤、湿疹、银屑病和光老化等皮肤问题而设计的治疗配方。整个皮肤护理方案应该在尽量提高治疗产品疗效的同时降低不良反应。治疗产品可以是医学护肤品、非处方药品或处方药品。这些配方必须以适当的化学结构到达其作用靶点才能发挥疗效。需要考虑每种成分不同的限制和特性。一个广为人知的例子是抗坏血酸（维生素C）。抗坏血酸是用来治疗皮肤色素和老化的治疗产品，但发挥作用需要特殊的条件。抗坏血酸在pH 2～2.5时吸收效果最好[10]。然而，若使用pH为9的肥皂或者泡沫清洁剂清洗后会提高皮肤的pH值，此后马上使用抗坏血酸会降低其吸收。让患者使用一个低pH值的清洁产品，如水杨酸或果酸类清洁剂（通常pH在2.5～3.5），可以降低皮肤的pH值，促进抗坏血酸的吸收。每种治疗产品都有促进渗透和提高疗效的具体要求，在设计护肤方案时需予以考虑。

第四步：保湿产品

保湿产品对皮肤有多种功效，包括补水、防护并输送重要成分。然而，保湿产品在提高先前使用的治疗产品功效方面的作用却鲜有讨论。保湿产品通常含有油酸、透明质酸或其他脂肪酸，可促进其他护肤成分的渗透。此外，许多保湿产品还具有封包功能，有助于促进渗透（参见第43章“保湿剂”）。保湿产品有助于保护底层的治疗产品，防止其被枕套擦掉或掉落在环境中。换言之，保湿产品能将治疗产品“封存”起来。一些保湿成分如硫酸乙酰肝素可能会影响皮肤细胞对治疗配方所发出信号的“接收”和响应程度。因此，应该选择合适的保湿产品来提高治疗产品的功效。

第五步早晨：防晒产品

应根据鲍曼皮肤类型和患者的偏好来选择日常使用的防晒产品。一些研究显示，日常使用防晒产品的患者比例较低。选择与患者生活方式相匹配并能完美衔接于日常护肤流程的防晒指数（SPF），对提高患者的依从性非常重要。可以参考如下原则，根据患者的偏好选择防晒产品：

- 有色或无色
- 化学性或物理性
- 剂型：霜、喷雾或乳液

第五步晚间：维A酸类化合物

大部分皮肤类型都需要使用一种维A酸类化合物，因为维A酸类化合物可以控制痤疮，改善色斑，预防和治疗老化（参考第45章“维A酸类化合物”）。当维A酸类化合物融入正确的护肤流程并缓慢开始使用时，大部分皮肤类型是能够耐受的。当患者第一次使用时，可以在保湿产品后涂抹，从而降低不良反应的发生并提高耐受性。与其他成分不同，维A酸类很容易渗透进表皮的深层。将维A酸类化合物放在保湿产品的后面使用有助于调节其吸收。选择合适的保湿产品可以减缓或者提高维A酸类化合物的渗透。敏感性皮肤开始使用时，应避免选择含有透明质酸和油酸的保湿产品，因为这些成分会加速维A酸类化合物的吸收；相反，选择含有饱和脂肪酸如硬脂酸的保湿产品来减缓渗透。应始终在晚上使用，因为多数维A酸类化合物特别是视黄醇和维A酸，在紫外线暴露下很容易被分解。

产品的使用量

将护肤产品使用量规范化对于正确指导患者尤为重要，这样不仅可以预估在特定时间段内使用多少产品，也便于选择旅行装容量以及计划何时更换产品。同时，这也使临床医生可以更好地评估患者的依从性。对于产品使用量有不同的建议。为了方便沟通和提高患者依从性，现已经根据产品类型制订了使用量的标准规范。该规范基于防晒产品 SPF 测试中使用 2 mg/cm^2 这一标准。建议将此用量作为防晒产品、霜和乳液的基本使用量，以帮助指导患者使用正确的量。**图 35-2** 显示了依据产品类型的面部护肤产品的使用量。

清洁产品	乳液、霜、凝胶、液体	1/4 勺	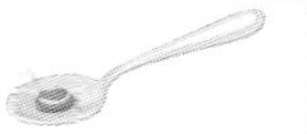
眼部产品	精华、乳液或霜	1/8 勺	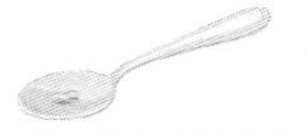
保湿产品	霜、油或乳液	1/4 勺	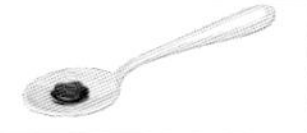
防晒产品	乳液、霜、凝胶	1/4 勺	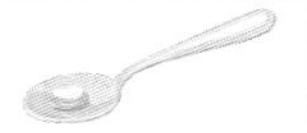
油和精华		1/8 勺	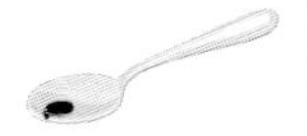

图 35-2　依据产品类型的面部护肤产品的使用量

结论

在设计护肤方案时，需要综合考虑多种因素。在患者就诊时当场制订方案是很困难的。因此，医生应在面诊前准备就绪，就诊时再进一步优化，这样可以更节约时间。使用软件系统有助于快速、科学地做出这些决策，可以让医生放心地将提供护肤建议的工作委托给工作人员，使患者获得适合他们皮肤类型的最佳的护肤建议。

医生和工作人员根据患者的皮肤类型，选择适合其肤质的护肤配方，并指导他们在个性化护肤方案中按正确的使用量和顺序涂抹产品，这对于维护患者长期的皮肤健康至关重要。患者经常会遗忘医嘱，对产品的使用顺序也容易混淆。因此，为患者提供一份书面的分步护肤指导方案对于确保患者的依从性非常重要。

（严淑贤　章伟　顾华　徐阳　夏志宽　葛格 译校）

参考文献

扫描书末二维码获取

第 36 章

患者手术前后皮肤护理指南

概要

要点

- 手术前 14 天可以局部使用维 A 酸类、抗坏血酸、羟基酸、活性肽和防御素。
- 手术后，直至皮肤完全再上皮化之前，避免使用维 A 酸类、抗坏血酸或羟基酸。
- 避免食用会增加瘀斑的食物、补充剂和使用相关外用产品，这将提升填充剂的效果。

新进展

- 手术前 14 天使用活性肽可以加快愈合。
- 手术后使用防御素可能加速愈合过程。

展望

- 确定在微针治疗过程中和治疗之后可以安全使用的成分。
- 将多种成分联合使用以使疗效最大化。

如果在手术前后进行适当的皮肤护理，无论是进行皮肤活检、外科切除、真皮填充剂注射还是莫氏手术等，均可以显著提升美容手术的效果。本章旨在为教育患者如何在皮肤手术前后进行皮肤护理提供实用指南。

术前皮肤护理及产品使用

医生的目的是加快创面的愈合，同时减少感染、瘢痕和色素沉着的发生。在手术前 2 周内推荐患者使用已证实的促进角化和（或）刺激胶原蛋白生成的产品以加快伤口愈合。维 A 酸类化合物来源于维生素 A，包括阿达帕林、β- 胡萝卜素、类胡萝卜素、视黄醇、他扎罗汀和维 A 酸等成分。维 A 酸和视黄醇是在术前使用的关键成分。多项研究有力地证实了术前使用维 A 酸可加速伤口愈合[1-3]。20 世纪 90 年代中期，Kligman 评估了环钻活检创面的愈合情况，发现与未处理的创面相比，术前用 0.05% ~ 0.1% 维 A 酸乳膏预处理的手臂创面在第 1 天和第 4 天显著减小 35% ~ 37%，在第 6、8 和 11 天减小 47% ~ 50%[4]。大量研究支持术前 2 ~ 4 周使用维 A 酸的预处理方案[5]，因为维 A 酸在使用 7 天后会出现表皮肥厚的峰值，并在持续使用 14 天后表皮恢复正常[6]。这一方法可使皮肤在计划手术前有足够的时间从维 A 酸皮炎中恢复。用阿达帕林预处理应在手术前 5 ~ 6 周开始，因其具有较长的半衰期，需要更早的启动期[7]。

虽然尚未有在该领域进行伤口愈合的研究，但术前局部使用抗坏血酸（维生素 C）和羟基酸预处理皮肤可能通过促进胶原蛋白合成来加速伤口愈合[8-9]。有关术前推荐使用的产品范围可参见**表 36-1**。

表 36–1 美容治疗前 2 周推荐使用的药物或产品

- 抗坏血酸
- 防御素
- 生长因子
- 羟基酸
- 活性肽
- 维 A 酸类

术前避免使用的成分和活性物

为了减少术后瘀斑，患者应避免服用阿司匹林、布洛芬、萘普生、圣约翰草、生育酚（维生素 E）、ω-3 脂肪酸补充剂、亚麻籽油、人参、鲑鱼和酒精。大多数医生认为在手术前 10 天内应该避免摄入这些成分。口服山金车补充剂可能有助于预防瘀斑。术前 4 周应戒烟。

> 应在术前外用维 A 酸类和羟基酸，但不能在手术后立即使用。

术后皮肤护理及产品使用

术后立即服用维生素 C 和锌补充剂已被证明可以加速大鼠的伤口愈合[10]。口服山金车片和酊剂通常用于手术前后，可以减少瘀斑和炎症。

术后局部产品的使用在愈合过程中起着重要作用。外用含有蒙大拿山金车和绒毛杜鹃花的凝胶贴片已被证明可以减轻眼面部手术后的瘀斑和水肿[11]。外用姜黄素可以加速动物伤口愈合[12]。另一项研究表明，含有三种抗氧化剂的封包软膏可以加速伤口愈合[13]。

防御素是一种在伤口修复中很重要的蛋白质，现已有外用制剂。防御素具有激活富含亮氨酸重复序列的 G 蛋白偶联受体 5 和 6（也称为 LGR5 和 LGR6）干细胞的能力[14]。它通过增加 LGR 干细胞向伤口床的迁移来加速伤口愈合。

伤口应予以遮盖，防止日晒，直到伤口再上皮化。至于应使用哪些封包软膏和伤口修复产品，则不在本章讨论范围内。一旦再上皮化后，可以使用含有氧化锌的防晒霜，因为其很少渗透入皮肤，使用起来比较安全[15]。

术后避免使用的成分

皮肤癌手术后直到再上皮化完成之前，都不应该外用维 A 酸类。Hung 等人在猪模型上进行的一项研究显示，在部分皮层伤口愈合之前 10 天每日使用 0.05% 维 A 酸乳膏，可以加速伤口再上皮化，而在术后使用则减缓了伤口的愈合[16]。

酸性产品会刺激受伤的皮肤，因此在皮肤完全再上皮化之前，应避免使用苯甲酸、羟基酸和抗坏血酸。如有可能，还应避免使用含有防腐剂和香料的产品。

皮肤癌手术后口服维生素 E 胶囊会减缓伤口愈合，并且极易发生接触性皮炎[17]。化学防晒霜更容易引起过敏性接触性皮炎，故在皮肤手术后 4 周内应避免使用。含有精油和植物成分的有机产品可能因为过敏原暴露而存在更高的接触性皮炎风险。

维 A 酸类使用建议总结

在手术前 2 ~ 3 周使用可以加速伤口愈合。

手术后直到再上皮化之前避免使用。

手术后服用维生素 C 和锌补充剂可能有助于加速伤口愈合。

瘀斑

瘀斑或称为瘀青是因毛细血管受损，导致血液渗入皮下组织引起的。这一良性过程通常会在几天内消退。遗憾的是，瘀斑被认为是注射类手术不可避免的副作用。皮肤科临床会采用一些技术来减轻和预防。尽管如此，还是应该让患者了解瘀斑可能需要 7 ~ 14 天才能消退，这样他们可以在生活中做出适当的安排。

预防和治疗

在安排可能导致出血的美容手术时，最好询问患者是否有出血性疾病或服用抗凝药物的病史。还应建议患者在手术前 10 天避免使用这些药物（**表 36-2**）。可以通过电话、传真或邮件向患者确认这些药物和补充剂，以确保患者在手术前没有使用过这些产品。包括阿司匹林在内的非甾体抗炎药被公认具有抗血小板聚集的作用。大蒜和银杏等补充剂也会对血小板产生抑制作用[18]。

值得注意的是，绿茶通过抗血小板活性而增加

表 36-2 美容治疗前至少 10 天需避免的药物和产品
• 非甾体抗炎药（阿司匹林、布洛芬） • 维生素 E • 绿茶 • 大蒜 • 银杏 • 人参 • 圣约翰草

出血倾向，维生素 E 则可以通过抑制内源性凝血途径而增加出血的风险[19-20]。植物提取物菠萝蛋白酶和山金车被认为有降低瘀斑风险的能力[21]。

菠萝蛋白酶

菠萝蛋白酶（bromelain）天然存在于成熟的菠萝茎中，它含有蛋白水解酶，并因其抗血栓、纤维蛋白溶解和抗炎活性而被用于医疗环境[22-24]。菠萝蛋白酶被认为通过阻断血小板聚集来发挥抗凝作用[25]。菠萝蛋白酶（540～1890 mg/d）已被成功用于治疗骨关节炎[26-28]。大多数皮肤美容医生建议在术后 1 天使用菠萝蛋白酶 500 mg，每日 2 次，以防止瘀斑发生，或持续服用相同的剂量直到瘀斑完全消退。虽然菠萝蛋白酶被认为是安全的，但已知不良事件（如头痛、胃肠道症状和皮疹）的发生率随着剂量的增加而增加[29]。对于正在服用抗凝药物（如华法林和阿司匹林）的患者，在使用菠萝蛋白酶前应咨询其主治医师，因为这类药物属于菠萝蛋白酶的禁忌证。作者建议手术前不要使用菠萝蛋白酶，因为它似乎会促进而不是防止瘀斑的发生。

山金车

山金车（arnica）源自多种山地植物，包括蒙大拿山金车（Arnica montana）、卡密松山金车（Arnica chamissonis）、光亮山金车（Arnica fulgens）、心叶洋菊（Arnicacordifolia）和孪生山金车（Arnica sororia）。山金车也被称为豹叶或山烟草，在顺势疗法中被广泛使用。山金车的主要活性成分是一种倍半萜内酯，具有抗炎活性[30]。山金车在体外影响血小板功能，但其与瘀斑相关的作用机制仍有待证实[31]。

涉及山金车治疗瘀斑的临床试验结果并不一致。一项对 130 例大隐静脉剥脱术患者的多中心、随机、双盲、安慰剂对照研究显示，手术前后使用山金车的患者与对照组之间并无差异[32]。在 2010 年的一项对 16 名健康受试者的盲法随机对照试验中，在减少激光引起的瘀斑方面，局部使用 20% 山金车似乎比安慰剂和 1% 维生素 K 和 0.3% 视黄醇配方更有效[33]。

根据作者的经验，当患者在美容手术前 4～6 小时服用 4 片标有“30 倍稀释”的顺势疗法山金车药片时，似乎可以预防瘀斑。由于高剂量的口服山金车可产生有害影响，应提醒患者不要超过此剂量。如果患者出现轻度皮疹，则可能是对堆心菊内酯过敏，应该停止山金车治疗。在临床中，作者每次美容手术后都会在治疗区域涂抹山金车凝胶，以及用于聚左旋乳酸填充剂注射后的按摩。外用山金车产品在药店有售。患者可以每天在家中使用 3 次山金车霜，直到瘀斑消退。有关手术后可使用的产品范围参考**表 36-3**。

评估瘀斑严重程度

目前，尚未有公开发表的评估瘀斑严重程度的量表。但这样的评估对于预防瘀斑或加速愈合非常重要。作者联合其他学者共同开发了 Baumann-Castanedo 量表来评估瘀斑（**表 36-4** 和**表 36-5**）。Baumann-Castanedo 量表可以帮助医生跟踪瘀斑的颜色和大小，从而判断其严重程度和改善情况。

表 36-3 术后外用产品的选择
• 山金车 • 甘菊 • 防御素 • 绿茶 • 肝素 • 物理防晒霜 • 泛醇

表 36-4 瘀斑评估量表
0= 无瘀斑
1=0.1～0.4 cm
2=0.5～1.0 cm
3=1.1～2.0 cm
4=2.1～3.0 cm
5=3.1 cm 或更大

表 36-5　瘀斑进展量表（根据颜色的变化）
1= 粉红色 / 红色
2= 紫红色 / 深蓝色
3= 绿色 / 深黄色
4= 浅黄色 / 褐色
5= 略有颜色

结论

为了确保手术治疗取得最佳效果，患者教育是关键的一步。患者对术前准备和术后皮肤护理方法了解得越多，治疗效果就会越好。医疗机构应该以易于理解的打印说明单的形式提供这类信息，因为研究表明，患者无法记住医生提供的大多数口头说明。应鼓励患者在咨询和治疗过程中提出问题，如果他们回家后出现任何疑问或担忧，可以向诊所求助。这些步骤有助于提高患者的依从性、满意度和疗效。

（章伟　严淑贤　骆丹　何黎　谢宜彤 译校）

参考文献

扫描书末二维码获取

第 37 章

抗衰老成分

概要

要点

- 抗衰老治疗的核心仍然集中在诱导成纤维细胞产生胶原蛋白和细胞外基质组分，并防止这些关键的真皮成分降解。
- 没有任何外用产品能增加皮肤中弹性蛋白的合成；那些宣称可以增加皮肤弹性的产品，其效果更有可能源于增强了保湿作用，而不是增加了弹性蛋白的含量。
- 维 A 酸类化合物如视黄醇，是目前为止经过充分验证的最有效的局部外用抗衰老成分。
- 抗坏血酸（维生素 C）也有显著的功效，研究数据显示它能促进胶原蛋白的合成。
- 抗氧化剂有助于减轻一些衰老过程，如线粒体损伤、炎症、DNA 突变和糖基化。
- 肽类成分的渗透性和稳定性较差，且易与其他成分发生反应。
- 生长因子的有效性和安全性取决于其具体类型。

新进展

- 关于肽类抗衰老功效的研究摘要可能存在误导性。
- 在评估抗衰老成分的研究时，要仔细审视其研究设计和统计学意义。
- 生长因子 TGF-β 在皮肤年轻化方面拥有最充分的数据支持。
- 预包装外用乳霜中的干细胞的确切功效尚未得到证实。
- 防御素能激活 LGR6+ 干细胞，进而促进新的角质形成细胞生成。
- 硫酸乙酰肝素可以改善老化成纤维细胞的细胞间通讯。

展望

- 未来有更多关于微针治疗后使用肽类、干细胞和生长因子的安全性数据。
- 提高肽类的渗透性可能会提高其疗效，并可能降低其潜在的安全风险。
- 存在皮肤癌的情况下使用生长因子的安全性需要更多的信息。

引言

抗衰老护肤始于防晒，但并不仅限于此。除了避免在上午 10 点至下午 4 点之间长时间暴露在阳光下的明智做法之外，还应指导患者使用防晒霜来预防光损伤，可以减轻紫外线辐射的影响，并减少自由基产生和炎症的发生。抗衰老护肤的目标是保护线粒体，防止胶原蛋白、弹性蛋白和透明质酸的流失，同时促进胶原蛋白和透明质酸的合成。尽管防晒霜代表了最佳的抗衰老护肤品类别，但还有其他几种成分可以有效地减缓皮肤衰老的症状。当然，最好的抗衰老护肤品是防晒霜，而最佳的皮肤保护措施是避免日晒。

市场上的抗衰老产品琳琅满目，如何在医疗实践中做出明智选择，实非易事（参见第 33 章“医疗机构中护肤品的销售”）。许多产品价格昂贵，若在库存中囤积多种抗衰老产品（库存单位，SKUs），可能会带来高昂的成本。最好从这些类别中各选择一种产品，以供诊所内销售：维 A 酸类、抗氧化剂、适合敏感性皮肤的非维 A 酸类抗衰老产品（如硫酸乙酰肝素、防御素）、生长因子或信号肽（matrikine）产品。透明质酸更应被视为是一种保湿剂和增加其他成分渗透性的得力助手，而非直接归类于抗衰老产品。本章将讨论护肤品中的各种抗衰老成分。

评估抗衰老成分研究

2020 年，仅美国的抗衰老护肤品市场就超过 425 亿美元[1]。开发在市场上成功的产品风险很高。每年都有大量新的药妆成分问世，并且有相关研究支持其抗衰老作用。然而，美国 FDA 并不要求在药妆品上市前提供功效数据，也不允许对生物活性进行宣传（参见第 32 章“化妆品和药品法规”）。因此，关于药妆成分的支持数据可能让人难以理解。出版物中讨论试验结果的摘要是读者最常阅读的部分，可以在 Google Scholar 和 PubMed 上免费获取。但是，摘要中的陈述有时可能具有误导性。因此，有必要阅读整篇研究文章，而不仅仅是接受摘要中的说法。此外，出版物的质量参差不齐，发表错误假设和数据的概率取决于期刊的质量。最优秀的研究通常发表在影响因子（IF）高的同行评审期刊上。IF 是衡量科学期刊重要性和可信度的指标，它基于期刊中的平均文章在过去 2 年内被引用的频率。尽管发表在这些期刊上的数据被认为更加可信，但仍然需要仔细阅读整篇文章。科学领域中影响因子最高的期刊包括《新英格兰医学杂志》《柳叶刀》《自然》和《科学》。在皮肤病学领域，影响因子最高的期刊包括《美国皮肤病学会杂志》《JAMA 皮肤病学杂志》《英国皮肤病学杂志》《皮肤外科杂志》和《皮肤病研究杂志》。Google Scholar 会在搜索结果的顶部显示影响因子最高的文章。如有文章摘要，则会显示出来，但要获取整篇内容可能需要付费。因此，摘要尤为重要，但在影响因子较低的期刊中，摘要可能故意误导读者。

换言之，对于抗衰老药妆品数据，除非有多项研究和可靠的科学证据支持其宣称，否则应保持怀疑态度。维 A 酸类是研究最多、效果最确切的用于治疗老化皮肤的成分[2]，并已获得美国 FDA 的批准用于治疗光老化，但它们却常常被低估，且经常被新药替代。新型成分对消费者颇具吸引力，但其使用可能会浪费时间和金钱，并阻止消费者使用诸如维 A 酸类等已证实有效的治疗方法。这种动态变化会影响患者的依从性和皮肤健康。本章将尝试指导医务人员如何评估这些成分，并选择适合光老化患者的护肤品（请参阅第 33 章和第 35 章，了解如何选择零售的抗衰老护肤品以及它们在护肤方案中的使用顺序）。

向产品制造商销售这类成分的公司会提供该成分的细胞培养或生物工程皮肤等效数据（动物实验已经不常进行了）。功效宣称通常基于这些数据。少数情况下，他们可能有人体试验结果。重要的是确定这些研究是在体内（动物或人体）、体外（细胞培养）还是在生物工程皮肤上进行的。如果数据来自细胞培养，则需要确定它们用的是角质形成细胞、成纤维细胞还是其他类型的细胞。细胞培养研究的价值较小，因为不需要穿透至真皮层就可以发挥作用。在人体皮肤上进行的双盲试验是最有价值的，但生物工程皮肤等效研究也提供了有效信息。Franz 细胞皮肤渗透试验是使用离体皮肤，将成分应用在表皮侧，以判断成分能否渗透到真皮层[3]。

在评估人体药妆品研究时，应分析其研究设计。双盲对照研究是最具说服力的设计，其中受试者和评估者都不知道是谁接受了试验药妆品，谁接受了对照品或安慰剂。要评估对照品或安慰剂是什么。在某些试验中，将药妆品与空白对照组进行比较，很容易得出药妆品优于对照品。例如，与未使用保湿产品的皮肤相比，试验药妆品的保湿性能会使皮肤更光滑。还需要关注研究前的洗脱期和使用过的产品。在某些情况下，受试者在试验前的 2 周洗脱期内不允许在面部涂抹任何护肤品。这会使皮肤脱水，并使死亡的角质层细胞堆积，使皮肤看起来粗糙、暗淡，反光性差，并出现细纹。这些表现对于拍摄“试验前”照片来说是非常理想的。任何类型的保湿剂、润肤剂、封包剂或去角质成分都会迅速改善皮肤质地和反光性。这种研究设计经常用于药妆品研究中，看似在几小时到 7 天内就可以改善皱纹。但实际上皱纹不会这么快得到改善，角化周期也要更长时间（请参见第 1 章“表皮的基础科学”），所以说皱纹很难迅速得到改善，这类研究设计应引起怀疑。保湿剂、肽类和多糖会暂时覆盖皮肤表面，填充角质层的角质细胞边缘之间的空隙。当这些角质形成细胞之间的空隙被多糖或肽类填充时，可以观察到平滑效果，类似于用糖霜来平整蛋糕表面。这会让皱纹瞬间改善，但这种效果只是暂时的，与长期改善皮肤、提升皮肤健康水平无关。根据 *P* 值，数据被报告为“具有统计学意义”或“不具有统计学意义”。*P* 值必须 <0.05 才有统计学意义。反之，则意味着不能得出组间存在显著性差异的结论。研究报告在给出数据时，应始终报告 *P* 值。如果未报告 *P* 值，就应持怀疑态度，因为当存在显著性差异时，文章摘要中会自豪地指出这一点。如果未提供 *P* 值，通常意味着它 >0.05。在这种情况下，需要仔细分析数据。

在理想情况下，任何在人体皮肤上评估细纹和皱纹的抗衰老护肤研究应至少持续 4 个月；6 个月到 1 年会更有说服力（大多数研究为期 12 周）。例如，1993 年关于维 A 酸治疗光老化皮肤的里程碑式研究中，评估了维 A 酸涂抹 10～12 个月治疗光老化皮肤的效果 [4]。研究通常在使用产品前后进行活检，以对胶原蛋白含量进行定性测量 [5]。但这种方法存在问题，因为活检造成的创伤会引发伤口愈合反应，从而增加胶原蛋白含量。有更好的模型用于定量评估，如基因表达、RNA 或蛋白质表达等。基因组学和蛋白质组学的进步提高了药妆品研究的质量，但这些方法成本高昂。

抗氧化剂

自由基也被称为活性氧（ROS）或氧化剂，是具有不成对电子的化合物，它们在氧化过程中从重要的细胞成分中窃取电子，从而造成损伤。皮肤有许多内源性抗氧化剂来保护自己免受环境暴露的侵害。抗氧化剂能减少丝裂原活化蛋白激酶（MAPK）的活性，螯合铜离子以抑制酪氨酸酶，并抑制核因子（NF）-κB 等炎症因子 [6]。抗氧化剂以其能中和 ROS 并消除其氧化能力而闻名。自由基是衰老的罪魁祸首。它们会损伤线粒体、溶酶体和其他细胞器，并改变基因表达，从而降解胶原蛋白。自由基还在胶原蛋白、弹性蛋白和其他细胞蛋白的糖基化中发挥作用，并可能激活炎症通路。

抗氧化剂提供另一个电子来中和 ROS，使氧离子获得一对电子进而使其稳定。一旦抗氧化剂释放它的电子，就不能继续发挥抗氧化作用。结果导致它们会被皮肤快速消耗，这就是为什么需要外用或摄入抗氧化剂的原因。

为预防多通路的皮肤衰老，使用抗氧化剂必不可少 [7]。抗氧化剂如生育酚（维生素 E）和抗坏血酸（维生素 C）已知可以保护胶原蛋白和弹性蛋白免受糖基化和自由基诱导的损伤，这些损伤会导致皮肤衰老 [8]。线粒体因抗氧化剂的存在而受益，因为自由基会破坏线粒体膜，导致线粒体 DNA 突变，减少 ATP 能量的合成，并最终导致皮肤衰老。抗氧化剂可口服或外用。两种模式联合给药可能更理想，如第 6 章“外源性衰老”中所述，当皮肤暴露于环境伤害时，抗氧化剂会被迅速消耗。最好将不同的抗氧化剂组合在一个配方中，而不是只用一种。例如，外用维生素 C、E 与抗坏血酸已被证明可以减少胸腺嘧啶二聚体的形成 [9]。阿魏酸有助于提高维生素 C 的稳定性，而维生素 E 则有助于增强抗氧化保护作用。

一些抗氧化剂除了能够清除 ROS 外，还具有其他独特的作用。辅酶 Q_{10} 可保护线粒体并有助于 ATP 合成，抗坏血酸（维生素 C）可刺激成纤维细胞中的前胶原基因以增加胶原蛋白合成 [10]，根皮素通过在位点 15 的 p53 磷酸化的限速步骤来预防紫外线引起的色素沉着 [11-12]。没有一种抗氧化剂是完美的，尽可能多地口服并外用抗氧化剂看起来是最好的方法。

抗坏血酸

这种抗氧化剂也被称为维生素 C，具有抗衰老和抑制酪氨酸酶活性的作用。维生素 C 与视黄醇和防晒霜一样，是最重要的恢复皮肤活力的药妆品成分之一。在抗衰老护肤方案中使用它来增加胶原蛋白的合成，清除自由基。1987 年发表在《皮肤病学档案》上的一篇论文首次证明了抗坏血酸可以诱导胶原蛋白的合成 [13]。这并不奇怪，因为胶原蛋白的合成需要抗坏血酸的存在 [14]。自 1987 年以来，发表在高影响因子期刊上的众多研究令人信服地证明了抗坏血酸可以促进胶原蛋白的合成 [10, 15-16]，对年轻和老化的成纤维细胞都有作用 [17]。

当 L- 抗坏血酸的配方 pH 值为 2.5 或更低时，外用抗坏血酸能渗透到皮肤中并保护皮肤免受自由基的侵害[9, 18]。应在白天外用抗坏血酸，以保护皮肤免受紫外线的伤害[9, 19]。有研究显示，每日 2 次口服 1 g 抗坏血酸和 500 IUs 维生素 E（D-α- 生育酚），持续 3 个月，可降低 UVB 照射引起晒伤的敏感性[20]。然而，皮肤中很难达到高水平的维生素 C；因此，通常将外用和口服产品结合使用。

外用抗坏血酸的使用受到一定限制，其在 pH 值较低的情况下才能透皮吸收，暴露于光线、氧气或其他氧化成分下容易分解。加入阿魏酸可以稳定抗坏血酸[21]。合适的制造工艺、储存和包装有助于保持产品的稳定性。产品一旦打开后如果颜色变深，表明已经氧化，应将其丢弃。在涂抹抗坏血酸之前使用 pH 值低的清洁剂有利于其吸收（见第 35 章）。抗坏血酸是皮肤再生最重要且已得到证实的成分之一。本书将在第 39 章“抗氧化剂”和第 41 章“美白成分”中对其进行详细讨论。

摩洛哥坚果油

摩洛哥坚果油源自阿甘树（Argania spinosa）的果实，具有多种用途，在摩洛哥已使用数百年之久，现在被用于治疗痤疮、皮肤干燥、头发干枯、脱发、银屑病、皱纹、皮肤炎症和关节疼痛[22-23]。这种富含酚类的油被认为可有效修复屏障、抗炎和促进伤口愈合[24]。此外，已证实每日外用摩洛哥坚果油可稳定屏障功能和支持其保水能力，从而增加皮肤弹性和水合作用[24-25]。其丰富的亚油酸使摩洛哥坚果油除了具有抗衰老特性外，还具有保湿和抗炎特性。

辅酶 Q_{10}

泛醌或辅酶 Q_{10}（CoQ_{10}）是线粒体呼吸链中的脂溶性成分，存在于所有人类细胞中，参与 ATP 的合成。表皮中的 CoQ_{10} 水平是真皮中的 10 倍[26]。CoQ_{10} 还是一种脂溶性抗氧化剂，能保护细胞膜。其有口服和外用制剂。在因紫外线暴露而消耗掉的真表皮抗氧化剂中（如维生素 C 和 E、谷胱甘肽和 CoQ_{10}），CoQ_{10} 是最先减少的，并且其减少还与年龄相关[7]。作为一种抗氧化剂，它已被证明可以促进胶原蛋白的合成[27-28]。

他汀类降胆固醇药物可降低 CoQ_{10} 的水平。人们认为，较低水平的 CoQ_{10} 是导致体外培养的皮肤成纤维细胞经历氧化应激和线粒体功能障碍，从而发生早衰的原因[29]。许多医生建议服用他汀类药物的患者口服 CoQ_{10}。CoQ_{10} 应只在早上服用，因为它有咖啡因样作用。外用 CoQ_{10} 已证实能改善老化皮肤的外观[30]。CoQ_{10} 呈暗黄色，因此有些患者不太喜欢。像烟酰胺一样，CoQ_{10} 可以传递细胞能量并帮助 DNA 修复。在小规模研究中，已经发现外用 CoQ_{10} 可以减轻皱纹；在体外试验中，它可以降低基质金属蛋白酶（MMP）-1 的表达[31-33]。

绿茶

绿茶作为一种退红、抗老化和抗氧化的成分很受欢迎。绿茶的主要活性成分是没食子酸儿茶素 -3-O- 没食子酸酯（EGCG），能诱导 IL-12，促进修复紫外线诱导的 DNA 损伤[34]。已知的外用和口服绿茶的光保护作用包括减少紫外线诱导的红斑、晒伤细胞形成和 DNA 损伤[35]。2010 年，Reuter 等人证实，口服、外用绿茶和红茶的提取物以及其他植物成分，可以保护皮肤免受紫外线照射的有害影响，包括红斑、过早老化和癌症[36]。白茶具有抗弹性蛋白酶和抗胶原酶活性[37]。在小型人体试验中，绿茶提取物与其他成分的组合表现出抗皱的效果[38-39]，外用绿茶也被证明能够剂量依赖性地抑制紫外线照射引起的红斑[35]。

白藜芦醇

白藜芦醇（反式 -3,5,4'- 三羟基二苯乙烯）是一种多酚类植物抗毒素，在近 70 种植物中均有合成，尤其在葡萄皮和葡萄籽中含量丰富，同时也存在于浆果、花生、红酒、紫葡萄汁、葡萄柚和其他植物来源中，具有强大的抗氧化、抗增殖和抗炎特性[28, 40-47]。在一项为期 12 周的小型研究中，外用白藜芦醇混合物（1% 白藜芦醇、0.5% 黄芩苷、1% 维生素 E）在细纹和皱纹、色素沉着和皮肤粗糙度、光泽度、紧致度和弹性方面具有统计学上的显著改善[48]。在早期的临床前研究中，白藜芦醇的使用可以预防 UVB 引起的皮肤水肿[45]。这种强效抗氧化剂还能促进长寿基因（Sirtuin）的表达，从而延长细胞寿命[28, 49]。白藜芦醇在抗衰老产品中很受欢迎，但透皮差，因此应与促渗透剂联用以最大限度地发挥作用。

抗炎药

炎症由多种病因途径引发，可能涉及多种炎症介质，包括组胺、细胞因子、花生四烯酸（如前列腺素、血栓素和白三烯）、补体级联成分、激肽、纤维蛋白肽酶、核因子κB（NF-κB）和自由基。一旦其中一种炎症途径被激活，其他炎症途径也很可能被激活，从而导致敏感性皮肤患者发生恶性循环。炎症通过多种机制如增加自由基和激活免疫系统导致皮肤衰老。皮肤炎症还与心脏病、糖尿病和阿尔茨海默病等全身性疾病有关（请参阅第13章“敏感性皮肤”）[50]。

几种具有抗炎活性的成分已成功用于外用配方，包括芦荟、阿甘油、咖啡因、洋甘菊、小白菊、绿茶、甘草提取物、亚油酸（高浓度的阿甘油和红花油中存在）、白藜芦醇等（**表 37-1**）。

抗炎药可以口服或外用。在饮食中添加亚油酸会加重炎症（请参阅第9章“营养与皮肤”）。已证实口服补充剂也有助于减轻炎症，尤其在日晒后。例如，研究已证实口服蕨类植物（水龙骨属植物）可抑制紫外线辐射对环氧合酶-2（COX-2）表达的影响[51]。关于抗炎成分的详细讨论请参见第38章。

糖胺聚糖

糖胺聚糖（GAGs）是由与核心蛋白相连的重复双糖单位组成的多糖链。糖胺聚糖和附着的核心蛋白共同构成蛋白聚糖（PG）。糖胺聚糖构成细胞外基质的大部分。细胞外基质就像一个巨大的充满水和凝胶的缓冲垫，包围着皮肤细胞，保护它们不被压缩，并为它们提供空间，同时允许细胞信号在细胞间浮动和移动，实现细胞间通讯。

细胞外基质赋予皮肤体积、质量和弹性（请参阅第2章“真皮的基础科学”）。蛋白聚糖和糖胺聚糖能结合水分子，减弱机械力并为组织提供缓冲[52]。细胞外基质形成一种有序的结构，与成纤维细胞相互作用，允许成纤维细胞伸展并施加机械力。伴随着衰老，成纤维细胞-细胞外基质结构会遭到破坏并逐渐失衡。一旦出现这种衰老表型，成纤维细胞合成糖胺聚糖减少，生成基质金属蛋白酶（MMPs）增多，这进一步加速了衰老[52]。老化皮肤中增加糖胺聚糖的含量会改善外观（如使用透明质酸真皮填充剂）。糖胺聚糖能强效锁水，使皮肤饱满，并有助于维持盐和水平衡，在皮肤保湿方面发挥作用。在真皮中含量最丰富的糖胺聚糖是透明质酸（它是唯一一种非硫酸化的糖胺聚糖）和硫酸皮肤素。其他糖胺聚糖包括硫酸乙酰肝素、硫酸角质素、软骨素-4和硫酸软骨素-6。

表 37-1 可用于皮肤的抗炎成分

- 4-乙氧基苯甲醛
- 7-（1H-咪唑-4-基甲基）-5,6,7,8-四氢喹啉
- 尿囊素
- 芦荟
- 摩洛哥坚果油
- 山金车
- 没药醇
- 咖啡因
- 咖啡醛葡萄糖苷
- 洋甘菊
- 燕麦胶
- 黄瓜提取物
- 小白菊
- 胆甾醇葡糖苷（商标名 Endothelyol™）
- 葡萄籽提取物
- 绿茶（没食子酸儿茶素-3-O-没食子酸酯，EGCG）；表没食子儿茶素没食子酸葡萄糖苷或 Unisooth®）
- 糖苷化没食子儿茶素没食子酸酯
- 甘草提取物
- 澳洲坚果油
- 烟酰胺（尼克酰胺）
- 马齿苋提取物
- 白藜芦醇
- 迷迭香糖苷
- 红花油
- Uniwent U-125

透明质酸

透明质酸（hyaluronic acid，HA）是真皮层的重要组成部分，负责吸引水分并为这一层皮肤提供容量（参见第2章）。它的名称反映了其玻璃状外观（希腊语中“hyalos”指玻璃）和一种被称为糖醛酸的糖的存在。众所周知，HA 在细胞生长、膜受体功能和黏附方面具有重要作用。HA 通过与 CD44[53]（一种具有 HA 结合位点的细胞表面糖蛋白受体）的结合，在角质形成细胞的分化和板层小体的形成中发挥作用[54-56]。无论来源于细菌培养物、动物还是人类，其结构都是相同的（**图 37-1**）。HA 在真皮中广泛存在，在细胞密度较低的区域更集中。在年

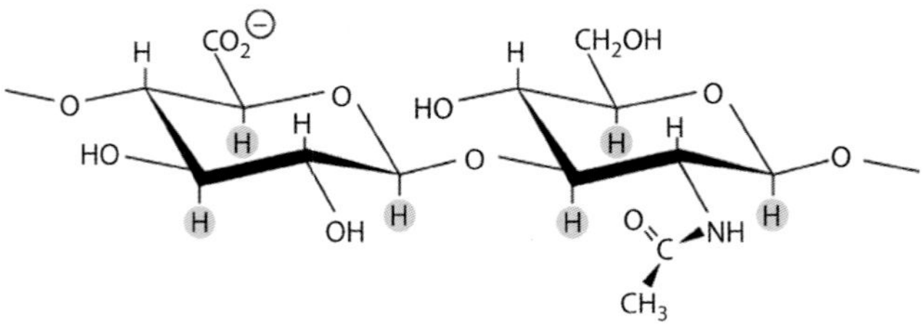

图 37-1 透明质酸是一种非硫酸化的糖胺聚糖。它是由 D-葡糖醛酸和 N-乙酰基-D-葡糖胺交替连接而成的二糖聚合物。

轻皮肤中，HA 围绕在胶原蛋白和弹性蛋白周围及两者交汇处。而在老化皮肤中则不存在与 HA 的这种连接[57]。用于除皱的多种注射类皮肤填充剂中有 HA（请参阅第 25 章“皮肤填充剂”）。当注射到皮肤中时，HA 会增加容量，促进成纤维细胞合成胶原蛋白，增加细胞外基质的结构支撑作用，增强注射区域的机械张力，介导转化生长因子 -β（TGF-β）和结缔组织生长因子的上调[58]。因为外用产品中 HA 的大小和交联程度不同，目前尚不清楚外用 HA 是否具有这些效果。

HA 是化妆品中广受欢迎的成分，因为它充当保湿剂并能增加其他成分的渗透性[59]。它能紧密地结合水分，从而影响皮肤的水合、体积和饱满度[28]。HA 还影响细胞活动和通讯，并通过活化白细胞介素（IL）-1 保护胶原蛋白不被降解[60]。HA 具有极强的亲水性，因此它能渗透进皮肤也就不足为奇[59]。分子量在 500 000 以下时，HA 独特的结构使其可以渗透到表皮全层。HA 的吸湿特性使其能够结合自身重量 1000 倍的水分，几乎能即刻丰盈皮肤，这些特性使其成为众多护肤品的添加剂。事实上，外用 HA 已被证明可以增强皮肤水合作用，特别是在潮湿的环境中[61]。在一项对 76 名有眼周皱纹的女性患者的研究中观察到，涂抹含有低分子 HA（50 000 和 130 000）的 0.1% 乳膏后，皱纹深度显著降低[61]。

HA 在真皮中停留的时间很短，很快就被分解掉。HA 的吸收情况取决于制剂中 HA 链的分子量和大小，以及交联与否。大分子且交联的 HA 更易停留在皮肤表面，发挥保湿剂的作用（未交联的大分子 HA 停留在皮肤表面，小分子的则能进入皮肤）。HA 常被用于外用药中，以增加皮肤渗透性。需注意的是，当 HA 和视黄醇联用时会增加维 A 酸类的吸收，带来更多的不良反应。药妆品中常复配不同种类的 HA。

在干燥的环境中，HA 会从皮肤中吸收水分，从而使皮肤脱水。因此，在干燥的环境中，HA 应与含封包成分的保湿剂联合使用。油性皮肤的人可以在任何环境中使用 HA，因为他们的皮脂起到了封闭剂的作用。油性皮肤似乎更适合使用含有 HA 的保湿剂，因为这类产品只保湿，不像甘油、油脂和封闭性成分那样黏腻。

硫酸乙酰肝素

硫酸乙酰肝素（heparan sulfate，HS）是细胞外基质的另一种成分，能够增强细胞对生长因子的反应，并在细胞通讯中发挥重要作用（**图 37-2**）。HS 是一种重要的糖胺聚糖，它通过促进衰老、不活跃的成纤维细胞对细胞信号的响应来增强细胞对生长因子的反应。换句话说，它可以帮助衰老的成纤维细胞更好地接收细胞信号并做出反应。衰老的成纤维细胞间存在糖化的胶原蛋白、弹性蛋白片段，这使得细胞外基质中衰老细胞间的信号更难从一个细胞传递给另一个细胞。这种混乱能阻止细胞因子和生长因子到达它们的靶受体。HS 能确保细胞信号到达成纤维细胞上的靶受体。此外，HS 能结合并储存生长因子，并保护它们直到它们到达靶受体。一旦到达受体，HS 会将生长因子或细胞因子呈递到适当的结合位点[62]。在某种程度上，它们伴随着细胞信号，直到到达目的地。已发现一种 HS 以专有的硫酸乙酰肝素类似物的形式，通过改善皮肤的水合、紧致度、弹性和屏障功能，来恢复光损伤皮肤[63]。与其他糖胺聚糖一样，当 HS 与水结合并将其带到皮肤表面时，皱纹的改善几乎是立竿见影的。

糖胺聚糖能像其他所有保湿剂一样，即刻改善皱纹皮肤的质地和外观。但如果它们的分子足够小，能透皮或被注射进皮肤，则会发挥更持久的效果。糖胺聚糖应与能增加胶原蛋白合成的其他抗衰老成分联合使用，如维 A 酸类和抗坏血酸。对于想要更轻盈、不油腻的保湿产品的油性皮肤人群来说，HA 和 HS 是不错的选择。

羟基酸

几十年来，α- 羟基酸（其中羟基乙酸和乳酸最受欢迎）一直被认为具有使角质层的角化和剥脱正常化的作用[64-66]。角质剥脱可激活表皮干细胞产生更多的角质形成细胞来补充表皮，这可以反过来刺激成纤维细胞及胶原蛋白基因来增加胶原蛋白和 HA 的合成[66-58]。其他用于治疗老化皮肤的 α- 羟基酸包括柠檬酸、丙酮酸、杏仁酸和酒石酸[28, 69]。

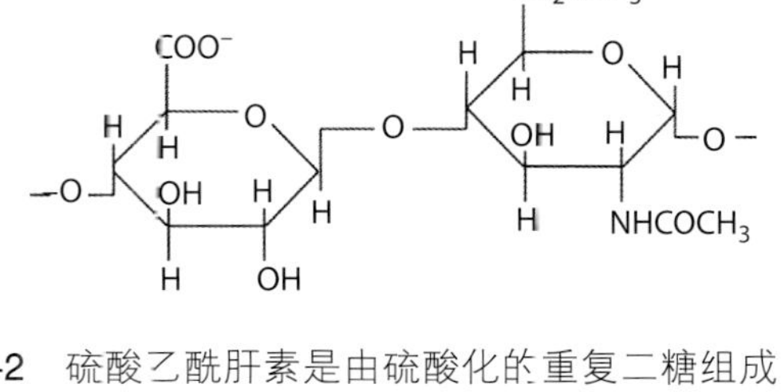

图 37-2　硫酸乙酰肝素是由硫酸化的重复二糖组成的糖胺聚糖，主要由葡萄糖醛酸和 N- 乙酰葡糖胺组成。

α- 羟基酸是亲水性的。β- 羟基酸这个名称实际上是出于营销原因而采用的一个误称（其侧链实际不在 β 位），它是亲脂性的。水杨酸是一种 β- 羟基酸，用于药妆品。它可以穿透皮脂膜并清洁毛孔。α- 羟基酸是一种保湿剂，并具有保湿特性，而水杨酸可以通过渗透毛孔和去除皮脂而使皮肤变得干燥。α- 羟基酸和水杨酸都能促进角质剥脱，是日常护肤品的有效佐剂，因为它们能提高其他产品的渗透性，加速角化过程，使效果更快呈现。

许多研究表明，α- 羟基酸和 β- 羟基酸产品治疗光老化有效，能改善细纹、雀斑、雀斑样痣、色素斑、皮肤粗糙、日光性角化和脂溢性角化病 [28, 67, 70]。含有羟基酸的外用制剂通过加速细胞周期和降低角质细胞间的凝聚力来影响表皮角质化过程，从而加速表皮更新 [64, 71-72]。已知抗坏血酸也可作为一种抗氧化剂，发挥相同的活性，刺激胶原蛋白基因，使成纤维细胞合成更多的 I 型胶原蛋白 [10, 17]（关于清洁剂中羟基酸的讨论请参阅第 40 章“清洁剂”，关于羟基酸在化学剥脱术中的讨论请参阅第 24 章“化学剥脱术”）。

如第 34 章“医疗机构中的护肤品销售”所述，患者依从性是皮肤科非常重要的一个问题。除甘油、糖胺聚糖和防御素外，大多数抗衰老产品都需要数周至数月才能看到效果。患者会变得不耐烦，依从性降低。在护肤计划的第一或第二阶段添加羟基酸，见效更快，会提高患者的依从性。如第 36 章“患者手术前后皮肤护理指南”所述，在术前方案中使用羟基酸可刺激成纤维细胞并加快皮肤愈合。但在手术后、上皮重建之前，应慎重使用它们。

烟酰胺

烟酰胺也称尼克酰胺或维生素 B_3，在烟酸辅酶烟酰胺腺嘌呤二核苷酸（NAD+）、烟酰胺腺嘌呤二核苷酸磷酸（NADP+）及其还原形式 NADH 和 NADPH 的氧化还原反应中发挥重要作用。这些辅酶在多种细胞反应中发挥作用，因为它们参与电子转移、释放储存在氧键中的能量。这些辅酶既是氧化剂又是还原剂，有助于 DNA 的产生和修复，以及其他需要能量的细胞功能。

烟酰胺为 DNA 修复酶提供能量，解开 DNA 链，替换核苷并重新缠绕 DNA 链，从而促进 DNA 修复 [73]。值得注意的是，烟酰胺可增强 DNA 剪除修复能力，并纠正 UVB 诱导的环丁烷嘧啶二聚体和 UVA 诱导的 8- 氧 -7,8- 二氢 -2'- 脱氧鸟苷（**图 37-3 A～C**）。

烟酰胺之所以外用，是因为烟酸口服会引起潮红。在几项随机、安慰剂对照试验中，已证实每天使用 5% 烟酰胺霜可以减轻皱纹，并在皮肤质地和弹性方面取得良好改善 [25, 75-77]。烟酰胺也具有抗炎功能（见第 38 章）。因为它能阻断蛋白酶激活受体 -2（PAR-2），阻止黑素小体转移到角质形成细胞中，所以被用于美白配方中治疗色素沉着问题（请参阅第 41 章“美白成分”）。

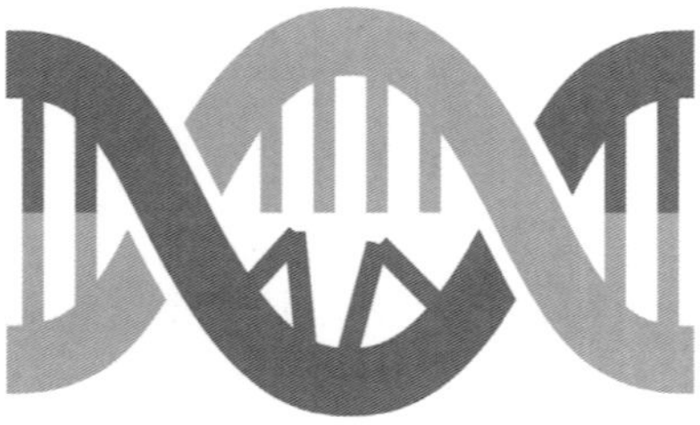

图 37–3 A. 核苷酸之间形成胸腺嘧啶二聚体。这些突变导致衰老和皮肤癌症。

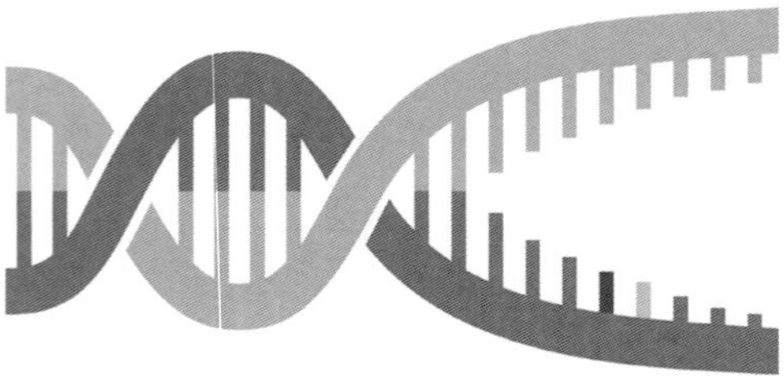

图 37–3 B. 烟酰胺为 DNA 解旋酶提供能量解开 DNA 螺旋。

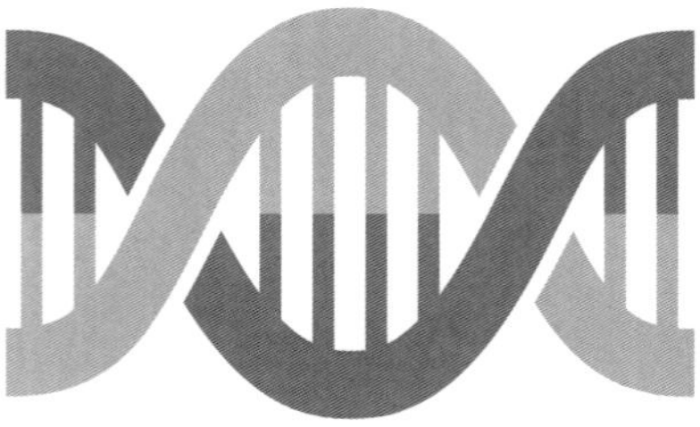

图 37–3 C. 错误的核苷酸被正确的核苷酸取代，这也需要能量。

生长因子

在皮肤中，生长因子（growth factors，GFs）是由角质形成细胞、成纤维细胞、血小板和免疫细胞（肥大细胞和淋巴细胞）分泌的，通常是蛋白质[78]。当它们被细胞外基质的组分如硫酸乙酰肝素（HS）呈递给细胞表面受体时，会直接激活基因，或发挥信号传导机制的作用。

生长因子影响细胞迁移、生长、增殖和分化。有多种生长因子能激活衰老的角质形成细胞和成纤维细胞，增强其功能[79]。生长因子并不是独立工作的，它们的存在会影响其他生长因子的作用。当单独研究一种生长因子时，很难知道它们的真实效果。换句话说，生长因子作为一个团队发挥作用，每个生长因子都扮演着特定的角色。当某个生长因子缺失时，其他生长因子的作用可能会受到影响。

生长因子被配制到护肤品中，旨在增加胶原蛋白、透明质酸（HA）或弹性蛋白的产生，并帮助皮肤细胞恢复年轻活力。然而，外用生长因子仍面临许多挑战。在产品制造过程中遇到的高温会使生长因子变得不稳定（脂质和神经酰胺等蜡状物质在混合过程中需要较高的温度）。在护肤品的储存和运输过程中也可能遇到高温[80]。为了使生长因子对皮肤产生生物学效应，外用产品必须能够渗透到靶组织（表皮或真皮），找到适当的基因或受体，并启动信号传导级联反应，这样靶细胞才能对信号作出反应[81]。由于生长因子的分子量超过 500 000（表皮允许进入的大小），因此确保它们到达靶组织很困难，需要特殊的配方。生长因子分解迅速，在成品中可能只剩下少许。一些生长因子药妆品研究得出的阳性结果可能得益于培养生长因子的富含营养的培养基，而并非源自生长因子本身。

生长因子有许多种类，每种生长因子都可以与不同类型的受体结合。换句话说，并非所有的生长因子都是一样的。如上所述，生长因子也可协同作用，互相影响并刺激彼此的受体。因此，体外研究可能会得出与体内观察结果不同的结论。在这里讨论的是在抗衰老护肤品中最常见的生长因子，但还有许多其他的生长因子和细胞因子可以影响皮肤。

表皮生长因子家族

表皮生长因子（epidermal growth factor，EGF）家族包含四种蛋白，它们的结构相似，作用于相同受体并具有相同活性[82]。这些生长因子刺激角质形成细胞的增殖和迁移，促进成纤维细胞的运动、毛发生长、皮脂腺和汗腺的生长，能增加透明质酸（HA）的产生[83]，并在伤口愈合中发挥作用。虽然有四种类型，但本文将主要关注表皮生长因子受体（epidermal growth factor receptor，EGFR）。

表皮生长因子

表皮生长因子受体（EGFR）是细胞膜表面的一种糖蛋白，它在表皮的基底层和毛囊外根鞘表达最多。其激活受细胞外基质组分、整合素、细胞因子受体以及与 EGFR 结合的配体调控。这些配体包括两性调节蛋白、β 细胞蛋白、表皮整合素、表皮生长因子（EGF）、TNF-α、肝素结合表皮生长因子和类表皮生长因子[84]。紫外线也能激活 EGFR。

当 EGFR 结合 EGF 或配体时，酪氨酸激酶和其他信号传导通路被激活，从而调节细胞的增殖、分化和存活。一旦酪氨酸激酶被激活，细胞的钙浓度上升，并诱导 DNA 的合成[85]。EGFR 的活化刺激角质形成细胞的增殖和迁移，促进成纤维细胞的移动，并影响皮肤屏障功能[86]。当 UV 激活 EGFR 后，角质形成细胞的凋亡会受到抑制。EGF 已得到广泛研究，用于伤口治疗产品中以加速创伤的愈合。

线粒体将 ADP 转化为 ATP，产生能量，这一过程是由肌酸激酶催化的。磷酸肌酸（PCR）是这个反应中储存能量的分子。CPK/PCR 系统对于保护皮肤免受缺血和紫外线辐射的伤害很重要。

外用 EGF 会导致小鼠皮肤的细胞质肌酸激酶活性下降超过 50%。这一研究的意义尚不清楚，且自 2008 年该研究发表以来，尚无随访结果[87]。

药妆品中含有 EGF 以及能上调 EGF 的生长因子。从植物和真菌中分离的药妆品成分如植物鞘氨醇 -1- 磷酸（PhS1P），可刺激 EGFR[88]。然而 EGF 却不适合用于化妆品，因为 EGF 或任何激活 EGFR 的物质都可能增加恶性肿瘤细胞的增殖[89]，例如皮肤癌[82, 90]。植物和真菌来源的 EGF 并不比人来源的 EGF 更安全。

系统性使用 EGFR 抑制剂可治疗肿瘤如小细胞肺癌。EGFR 的系统性抑制能减少表皮的过度增殖，但可能导致炎症、毛囊炎、痤疮、皮肤干燥、毛发生长和指甲异常[91]。外用 EGFR 抑制剂如染料木素、槲皮素、大豆黄酮和甘氨酸存在于某些药妆品中[92]。这些抑制剂已被证明可以减少角质细胞增殖和皮肤脱屑，这些皮肤问题是由于过度使用洗涤剂或开始使用维 A 酸类化合物时 EGF 水平升高造成的[84]。

转化生长因子 -α

转化生长因子 -α（transforming growth factor-α，TGF-α）由角质形成细胞产生。它与 EGF 共用 EGFR，因此 EGFR 常被称为 EGF/TGF-α 受体。TGF-α 结合 EGF/TGF 受体，或直接刺激角质形成细胞 [93]。TGF 与 EGF 有类似的作用，如启动角质形成细胞的增殖。外用的 EGF 或 TGF-α 会增加 TGF-α 的表达，已证实其在血管生成中发挥作用。TGF-α 上调血管生成趋化因子的产生，并且是银屑病中公认的炎症介质。治疗银屑病的生物药物阻断了 TGF-α 与其受体的结合。TGF-α 在鳞状细胞癌细胞 [93] 和恶性肿瘤 [89, 94] 中表达，这使其难以用于药妆品中。

成纤维细胞生长因子家族

成纤维细胞生长因子

成纤维细胞生长因子（fibroblast growth factor，FGF）家族中至少有 23 种不同的生长因子，它们对新陈代谢和发育至关重要。多种细胞可以分泌 FGF，包括成纤维细胞、肥大细胞和巨噬细胞。FGF-1 和 FGF-2 能启动多种细胞的增殖，包括角质形成细胞和成纤维细胞 [95]。硫酸乙酰肝素蛋白多糖有助于 FGF 与成纤维细胞生长因子受体（fibroblast growth factor receptor，FGFR）的结合。激活的 FGFR 发出的信号对于控制血管生成、新陈代谢、伤口愈合和组织修复等活动非常重要。碱性成纤维细胞生长因子（basic fibroblast growth factor，bFGF）已被证明可增加人类成纤维细胞产生透明质酸（HA）[83]。据报道，在多种癌症中存在 FGFR 的异常活动。一项研究发现，在 7% 的癌症中有 FGFR 的参与 [96]。因此，目前不建议在护肤品中使用 FGF。

角质形成细胞生长因子

角质形成细胞生长因子（keratinocyte growth factor，KGF）是 FGF 家族的一员，但它似乎只作用于上皮细胞 [97]。在角质形成细胞中，KGF 可促进早期分化，抑制终末分化和凋亡，诱导细胞迁移，并重组皮肤的肌动蛋白细胞骨架。KGF 有助于将黑素小体从黑素细胞转移到角质形成细胞中 [98]。它可以通过增厚表皮来强韧皮肤。与其他生长因子一样，外用时很难将 KGF 递送进皮肤 [99]。

胰岛素样生长因子 -1

胰岛素样生长因子 -1（insulin-like growth factor，IGF-1）由黑素细胞和成纤维细胞产生。它在调节应激所诱导的凋亡以及角质形成细胞和成纤维细胞的存活中起关键作用 [100]。IGF-1 信号通路延迟细胞凋亡并暂停 DNA 复制，从而给细胞更多的时间在 DNA 复制前先修复 [101]。随着真皮成纤维细胞的老化，它们产生的 IGF-1 变少，角质形成细胞更容易受损和突变。这就是为什么日晒对老年皮肤比年轻皮肤损伤性更大的原因之一。IGF-1 已被证明可以保护线粒体并恢复线粒体功能 [102]。与年龄较大的受试者相比，年轻受试者的 IGF 水平更高 [103]。

转化生长因子 -β

转化生长因子 -β（TGF-β）是一种在皮肤再生和伤口愈合中发挥重要作用的生长因子 [104]。它是合成细胞外基质组分的主要调节因子。TGF-β 刺激真皮胶原重塑以及胶原蛋白、弹力蛋白和透明质酸的合成，并减少基质金属蛋白酶（MMPs）的产生 [83, 105–107]。当 TGF-β 受体与配体结合并被激活时，Smad 蛋白帮助传递信号。TGF-β/Smad 通路通过抑制上皮细胞增殖而起到肿瘤抑制通路的作用。紫外线辐射能够抑制 TGF-β/Smad 通路，导致光老化和皮肤癌的发生 [108]。由于 TGF-β 对皮肤再生有积极作用，所以已经采用多种方法来促使成纤维细胞分泌更多的 TGF-β。17β- 雌二醇可以增加 TGF-β 的产生，外用视黄醇也可增加 TGF-β/Smad 通路的活性 [109-110]。缺氧条件下的成纤维细胞会产生更多的 TGF-β[111]。TGF-β 在皮肤上的应用似乎是安全的；实际上，TGF-β 的减少可能会使皮肤易患癌症，但还需要更多的数据 [112-113]。

血管内皮生长因子

血管内皮生长因子（vascular endothelial growth factor，VEGF）会加重特应性皮炎的皮肤炎症，导致血管渗漏而引起水肿 [114]。VEGF 能刺激细胞培养中黑色素瘤细胞的生长，并可导致系统性硬化症的发生 [115-116]。不建议在药妆品中使用 VEGF。

血小板源性生长因子

血小板源性生长因子（platelet-derived growth factor，PDGF）的水平在缺氧条件下以及受到各种生长因子和细胞因子的刺激时会增加。血小板源性生长因子受体（platelet-derived growth factor receptor，PDGFR）的激活会导致细胞形状和运动发生变化，重组肌动蛋白丝系统，并刺激细胞的趋化性。PDGF 通过影响细胞迁移在伤口愈合中发挥重要作用。它增加了诸多细胞外基质成分如纤连蛋白、胶原蛋白、蛋白多糖和透明质酸（HA）的产生 [83]。在老化的成纤维细胞中，PDGF 的产生减少 [117]。有证据显示 PDGF 可致恶性肿瘤，导致其使用受限 [118]。

尽管在药妆品中发现了许多不同的生长因子，但关于哪些生长因子协同作用对皮肤年轻化效果最好的研究很少 [119]。支持 TGF-β 使用的数据最多。但是，生长因子的特征是温度不稳定，且难以渗透到皮肤中，因为它们的大小超过了表皮吸收的阈值（500 000）[120-121]。生长因子能被皮肤中的蛋白酶迅速分解，因此，产品的配置方式和它们在护肤流程中的使用顺序非常重要（参见第 35 章）。

表 37-2　从组织营养液（TNS）[123] 分离出的生长因子（这只是部分列表，因为据 SkinMedica® 称，该物质含有超过 300 种生长因子。）

骨形态发生蛋白：BMP7
集落刺激因子：GCSF、GM-CSF、M-CSF
成纤维细胞生长因子：bFGF (FGF-2)、FGF-4、FGF-6、KGF (FGF-7)、FGF-9
肝细胞生长因子：HGF
胰岛素样生长因子：IGF-1、IGF-BP1、IGF-BP2、IGF-BP3、IGF-BP6w
白介素：IL-1a、IL-1B、IL-2、IL-3、IL-4、IL-6、IL-7、IL-8、IL-10、IL-13、IL-15
瘦素
胎盘生长因子：PLGF
血小板源性生长因子：PDGF AA、PDGF BB、PDGF Rb
金属蛋白酶组织抑制因子：TIMP1 (MPI1)、TIMP2 (MPI2)
转化生长因子：TGF-β1、TGF-β、TGF-β3
血管内皮生长因子：VEGF

含有生长因子的外用药妆品

人成纤维细胞条件培养基

人成纤维细胞条件培养基商品名为 TNS®（组织营养液）和 Nouri-Cel-MD®（均来自美国加利福尼亚州卡尔斯巴德的 SkinMedica® 公司）。该产品是从培养的新生儿人类真皮成纤维细胞中提取的。该公司网站宣称 TNS 产品含有 380 种生长因子、细胞因子和基质蛋白；然而，他们没有具体说明是哪些种类 [122]。该公司使用了专有的蛋白质稳定技术，使生长因子温度稳定。Mehta 等人的一篇文章中使用 RayBio® 人类细胞因子抗体 G2000 系列来检测 TNS® 中的生长因子，并用 ELISA 法定量 [123]。他们在不同时间存储的 5 个不同批次的产品中发现了 110 多种生长因子和细胞因子，这证明了生长因子在配方过程中能存活下来。**表 37-2** 列出了 TNS 中发现的一些生长因子。

在 Mehta 的研究中，60 名轻度至重度面部光老化的男女受试者接受了 Nouri-Cel- MD 或安慰剂的治疗。受试者经历 28 天的洗脱期后，仅使用丝塔芙（Cetaphil）温和清洁剂和 SPF15 的丝塔芙日常面部保湿霜。要求受试者在清洁后和保湿前使用研究产品，每天 2 次，持续 6 个月。在基线、3 个月和 6 个月时，使用硅胶印模对鱼尾纹进行光学轮廓测量。使用研究产品的受试者与安慰剂组相比，仅在第 3 个月而不是第 6 个月时，细纹和纹理阴影显示出统计学上的显著改善（文章的正文对结果的解释与表 37-2 中显示的不同，并且没有给出 *P* 值，因此很难解释）。在任意时间点，主要线条 R_a、细纹和肤质 R_a 或主要线条的光学阴影，在试验组和安慰剂组之间没有统计学差异。尽管只有一个参数（细纹和肤质阴影）在第 3 个月时有统计学意义，但文章声称："结果证明，使用活性凝胶 3 个月比安慰剂能更好地减少细纹和皱纹"，并且这些差异"要么有统计学显著差异，要么趋向于有意义"，以及"结果证实了活性凝胶在 6 个月时的有益效果。"这些声称具有误导性。"趋向于有统计学意义"意味着它没有统计学意义，而且在 6 个月时观察到有益效果是不正确的，因为在 6 个月时并没有观察到统计学意义。使用 Canfield 公司的 Visia®CR 图像成像系统在基线、3 个月和 6 个月时拍摄照片，由 3 名独立的、盲审的、认证的皮肤科医生使用 11 分光损伤量表进行分析。唯一具有统计学意义的发现是，基线时评分为 4 分（对于光损伤来说是严重的）的受试者在 6 个月时显示出改善（P=0.014），但数据并未解释这是否是与基线相比的改善，或与安慰剂相比的改善（换句话说，安慰剂组是否也显示出改善？）盲评的观察员在每次就诊时评估患者，并使用五分量表对细纹、触觉粗糙度、毛细血管扩张、色素斑和肤色暗淡进行评估。论文指出，在试验组中观察到细纹显著减少，但在安慰剂组中没有观察到。数据比较了试验组与基线的表现，但没有与安慰剂进行对比，所以其意义不明确。受试者的评估数据没有报告试验组和安慰剂组之间有任何统计学上的显著差异。尽管显示有效性的数据非常少，但文章的摘要却声称："这项研究证明，在基础护肤方案中添加含有生长因子和细胞因子的配方，可以减少光老化的迹象。"该研究显示不良反应轻微。文章中没有谈及110种生长因子长期使用的安全性，也没有关于长期使用的文章发表。

加工的皮肤蛋白

加工的皮肤蛋白（PSP®，生物修复护肤霜，Neocutis，Merz，Frankfurt，Germany）含有至少16种生长因子，包括来自培养的成纤维细胞的IL-10[124]。有两项研究支持其使用。第一项是一项双盲、安慰剂对照、半侧脸试验，将PSP与载体安慰剂进行比较，其中18名受试者每天2次将产品涂抹在脸上，共60天[125]。使用PRIMOS 3D设备测试皮肤表面情况。结果显示，在2个月时，在某些（但不是全部）粗糙度指标测量中，活性成分组和安慰剂组之间的差异具有统计学意义；但是，未给出*P*值。2名独立的盲法研究人员使用五分量表评估发现，活性成分和安慰剂都能改善鱼尾纹，但活性成分和安慰剂之间没有统计学差异。

在PSP®的另一项研究中，37名有细纹和黑眼圈的女性经历了4周的清洗期，期间只使用防晒霜[124]（研究没有明确她们是否被允许洗脸以及使用哪种清洁剂）。在6周内，受试者只在一侧面部眼周区域涂抹试验产品，没有设置基质对照。研究者用五分量表对接受治疗和未接受治疗的眼部皮肤进行评分：颜色、质地、松弛度和皱纹。数据只体现了治疗侧，没有与未治疗侧进行比较。每个参数的基线测量值在基线和6周时取平均值并进行比较（该文章称"6个月"，但这可能是一个错误，因为它与试验设计部分写的"6周"不符）。研究者报告称，与基线时相比，治疗侧的皮肤颜色、质地、松弛度和皱纹改善了14%～18%。需要记住的是，基线评分是在面部仅使用防晒霜4周后得出的，因此在基线时，角质层中很可能存在脱水和角质形成细胞堆积现象。此外，研究者知道哪一侧接受了治疗。该研究没有具体明确研究人员是否知道哪只是接受治疗的眼睛。受试者完成了一份关于眼周区域的调查问卷，报告结果是除眼部水肿外，所有方面都有所改善。他们知道哪一侧眼部区域接受了治疗，因此存在偏倚。此外，对侧眼部区域没用任何产品处理，因此结果可能是源于水合作用，因为眼霜含有透明质酸（HA），它是一种已知的保湿剂，可为皮肤补水保湿。这项研究的设计非常糟糕，结果除了表明眼霜相对于不用而言具有保湿效果外，根本没有提供任何确凿的证据。它并未提供关于生长因子治疗眼周皮肤有效性的任何见解。研究未给出*P*值。令人惊讶的是，这项研究竟然被发表了。但在其摘要中声称"皱纹、松弛、黑眼圈和肤质等临床症状有明显改善"。

植物来源的表皮生长因子

Bioeffect® EGF（Reykjavik，Iceland）是一种分子量为6000的多肽生长因子，常用于治疗伤口，后来发现人类癌细胞会表达高水平的EGF受体，且其存在与肿瘤更具侵袭性相关[126]。尽管存在安全性问题，但仍研发了一款含有从大麦中提取的重组EGF精华液，用于治疗衰老皮肤。这种含有EGF的精华液在29名30岁以上的光老化患者中进行了开放性试验。参与者完成了一项调查，他们用五分量表对棕色斑点、红色斑点、老年斑和皮肤光滑度的改善进行了评分，并通过配对*t*检验对差异进行了比较。研究发现，与基线相比，连续3个月每天2次使用EGF精华液可显著改善棕色斑点、皮肤质地、毛孔大小、红色斑点和皱纹（所有评估的*P*值均＜0.0002）。然而，这项开放标签试验存在固有偏倚，且未设对照组，因此数据不足以声称其对于光老化的疗效。此外，这种EGF凝胶的安全性尚未得到确认。

具有生长因子的CRS

CRS细胞再生系统（Citrix®，Topix Pharmaceuticals，Amityville，NY，USA）中含有TGF-β1、L-抗坏血酸和植物黑升麻提取物，采用脂质体作为递送系统以增强稳定性。该产品在女性面部皱纹进行了试验，采用半侧脸、盲法随机对照方法[127]。研究产品为TGF-β1和抗坏血酸，载体仅含有抗坏血酸。12名女性将试验乳霜涂抹在一侧脸，将载体涂抹在另一侧，每天2次。令人迷惑的是，在同一个出版物上发表了第2项研究，该研究将相同的研究产品与SkinMedica TNS®进行了比较。20名女性在面部一侧涂抹试验乳霜，在另一侧涂抹TNS产品，每天2次，持续3个月。照片是用Canfield公司的Visia® CR图像成像系统拍摄的，并由4名独立的盲法皮肤科医生使用五分皱纹严重程度量表进行评估。患者还完成了问卷调查。如果与基线相比，皱纹改善或稳定，则认为治疗是成功的。因为这两项研究被放在一起讨论，因此数据令人困惑，很难辨别患者和现场的研究者是否双盲。此外，也很难理解哪些数据来自皮肤科医生对照片的盲评，哪些数据是来自现场调查员的评估。在 CRS 的研究中，细胞因子 TGF-β1 对光老化的影响尚不清楚。该文章得出结论，CRC 和 TNS 产品均改善了皱纹，但样本量太小，没有显著的统计学意义。

蜗牛分泌物（SCA）

灰巴蜗牛（Cryptomphalus aspersa）的分泌物（SCA）是一种糖蛋白复合物，经常在生长因子的讨论中被提及，尽管它本身不是生长因子。一项双盲、半脸、安慰剂对照试验比较了早上使用 8%SCA 乳液和晚上使用 40% 精华液（活性组），与早上使用安慰剂乳液和晚上使用安慰剂精华液（安慰剂组）的效果，25 名受试者被随机分组，他们在一侧脸使用两种试验产品，另一侧使用安慰剂产品，为期 12 周[128]。在基线、第 8 周和第 12 周时，受试者和研究者都进行了评估。停用产品 2 周后（第 14 周），研究者进行了另一次评估。在基线和 12 周时取了硅橡胶皮肤印模。在第 12 周，与基线相比，试验组的研究者评分显示出眼部皱纹有统计学意义的改善（P=0.03），而安慰剂组没有。在第 12 周没有其他统计学上的显著发现。论文指出，鱼尾纹的硅胶倒模在第 12 周时有统计学上的显著改善；然而，P 值被描写为 ≤0.05，但 0.05 的 P 值被认为没有统计学意义，因此结论无效。这项研究声称，SCA 具有抗氧化特性，可促进成纤维细胞增殖，减少基质金属蛋白酶（MMPs），并在纤连蛋白的组装中发挥作用，但支持这一结论的数据有限[129]。目前，没有足够的证据推荐将这些蜗牛分泌物用于老化皮肤。

生长因子的安全性

迄今为止，尚不清楚在药妆品中哪些生长因子或生长因子的组合对皮肤癌具有刺激或抑制作用[78]。已知癌细胞表达 EGF 受体，而 EGF 的存在会使预后变差[130]。如前所述，有证据表明 EGF、TGF-α、FGF、VEGF 和 PDGF 在癌症中发挥有害作用。含有从培养的成纤维细胞中分离出的生长因子的护肤产品已经上市销售了几十年。这些生长因子的安全性仍然不太清楚[78]，尤其是在皮肤癌存在的情况下。虽然尚未报道任何因使用生长因子而导致皮肤癌的案例，但在 2014 年提起的一项诉讼声称制造商未能向消费者披露风险，这个案件在 2018 年被驳回[131]。生长因子可能导致皮肤细胞不受控制的增殖，这一点令人担忧[96, 115, 132]。

性激素

更年期雌激素的流失与皮肤衰老有关（请参阅第 5 章“内源性老化”）。多年来，雌激素一直用于治疗更年期症状，其使用与皮肤衰老减缓相关[133]。雌二醇可保护皮肤免受氧化，并增加角质形成细胞增殖、胶原蛋白合成和血管形成[134-137]。绝经后接受雌激素治疗的皮肤与未用雌激素的皮肤相比，表现出表皮厚度增加、水润度提升、弹性增加和皱纹减少。

植物雌激素或植物来源的雌激素通过增加胶原蛋白、透明质酸（HA）和细胞外基质蛋白水平，显示出改善皮肤老化迹象的功效[138-140]。植物雌激素的分类见**表 37-3**。雌激素存在多种形式，包括用于治疗更年期症状的生物等效雌激素。虽然本文无法涵盖所有的雌激素，但可以肯定的是，雌激素在皮肤再生中发挥了作用[142]。

肽

肽是由氨基酸构成的短链，是蛋白质的组成部分。肽这个名称来自希腊语 peptos，意思是“消化的”，因为这些蛋白质在被酶消化时会分解成肽。因为蛋白质在人体中广泛存在，故肽具有多种功能。例如，它们可以是细胞膜的受体，在细胞信号

表 37-3 植物雌激素[141]

黄酮类					非黄酮类		
异黄酮	黄酮醇	黄酮类化合物	黄酮醇醚	香豆雌酚	木酚素	二苯乙烯类	甾醇（植物）
大豆异黄酮	柚皮素	芹菜素	山奈黄酮	拟雌内酯	罗汉松脂素	反式 - 白藜芦醇	β- 谷甾醇
染料木黄酮		木樨草素	槲皮素		开环异落叶松树脂酚		

传导中起作用，并作为胶原蛋白的结构组分。

表皮的作用之一是防止微生物和外来物质的渗透和进入。因此，分子量大于500的肽很难穿透表皮，更难到达真皮层[143]。渗透技术的新进展例如将肽连接到脂肪酸上，有助于提高肽的渗透性，但把肽用在药妆品配方和日化品中仍然存在许多挑战[144]。肽进入皮肤受到几个因素的影响，如pH值、电荷、分子量、浓度、背景电解质、脂质的存在、角质层的厚度和温度等。在使用肽时，渗透性始终是一个要考虑的因素，因此许多公司将其加入微针贴片中以提高肽的渗透性[145]。

如果一种肽成功渗透到皮肤中，它将面临500多种蛋白酶的攻击[146]。肽的稳定性也是一个问题。一些氨基酸暴露于光和过氧化物（如过氧化氢和过氧化苯甲酰）时会氧化。

除了不稳定之外，肽的反应性也很强，会影响周围的其他成分。它们会使护肤品中的其他成分失活，并降低其他产品的功效（参见第35章）。大多数关于肽对皮肤影响的研究都是在成纤维细胞培养中进行的，这去掉了渗透到真皮的需求，可能会误导消费者和医生。

然而，肽为护肤品提供了一种填充样效果，消费者似乎很感兴趣。肽通过“进入角质细胞之间的沟槽”，暂时改善皮肤的外观，使皮肤看起来更加光滑。糖类也以类似的方式发挥作用。关于肽在体内功效的研究很少，而那些显示功效的研究有可能反映的是肽带来的使皮肤光滑的短暂效果。有一些肽比如防御素，可以通过毛囊进入皮肤，不需穿透表皮。

肽的命名方式

肽的命名非常混乱，因为每个肽都有多个名称。个人护理产品委员会有关于物质命名的规定，约定的名称结构被称为INCI名称或国际化妆品成分名称。合成肽的INCI命名规则如下[147]：

- 具有2～10个氨基酸的肽以前缀命名，如二-、三-、四-等，后跟“肽”字和任意一个数字，例如四肽-21。
- 超过10个氨基酸的肽被称为寡肽（oligopeptides）（oligo在希腊语中表示“很少或很小”），后面跟着任意数字，例如寡肽-13。
- 超过100个氨基酸的肽被称为多肽，后面跟着任意数字，例如多肽5。
- 一些已经使用多年的肽按氨基酸起名。这些名称是在这个命名系统发展之前设定的。谷胱甘肽就是一个例子，它也被称为谷氨酰半胱氨酰甘氨酸或三肽-35。
- 肽成分专论将包含按字母顺序排列的构成该肽的“天然氨基酸残基”列表。天然氨基酸残基为丙氨酸、精氨酸、天冬酰胺、天冬氨酸、半胱氨酸、谷氨酸、谷氨酰胺、甘氨酸、组氨酸。
- 如果肽含有不被视为天然氨基酸残基的氨基酸，则在肽名称中标注该氨基酸，例如三肽-10-瓜氨酸。
- 肽衍生物的命名使用母肽名称和修饰基团，如下所示：
  - 当N末端被修饰时，修饰基团的名称在肽名称之前，例如肉豆蔻基六肽-5。
  - 当C末端被修饰时，修饰基团的名称根据其组成出现在肽名称之后，例如三肽-9瓜氨酸、咖啡酰四肽-19咖啡酰胺、四肽-29精氨酸酰胺、乙酰八肽-17酰胺。

除了这些复杂的规则外，肽也被赋予了商标名称，例如TriHex技术。换言之，一种药妆品肽可以用几个不同的名字来称呼。用于外用或药妆品中的肽主要有5种：信号肽或基质肽、酶抑制剂肽、神经递质抑制剂肽（或神经肽）、抗菌肽和载体肽[148-149]。

市场上有多种类型的肽。本章将重点介绍用于治疗皮肤衰老的最受欢迎的肽。本文的主要作者与这些肽技术均无任何经济冲突，并试图以公正的方式解读这些研究。作者鼓励读者深入研读各项完整研究（而不仅仅是摘要），并注意细节，因为肽类药妆品研究往往存在有意误导的情况，而且摘要中经常省略了最重要的数据。

信号肽

信号肽充当信使，向细胞发出指令，告诉它们如何工作。在药妆品中，它们诱导细胞产生胶原蛋白、细胞外成分或弹性蛋白前体。基质肽是一种由细胞外基质成分制成的信号肽。弹性蛋白和胶原蛋白衍生的肽可以被认为是基质肽，但有时被单独分类。在本章中，它们将在肽部分的末尾单独讨论，除非它们包含在与其他类型的肽的组合中。

防御素

α-防御素和β-防御素是天然免疫分子，在结构上归为肽类[150]。防御素是小阳离子肽，具有抗菌活性，并通过Ca^{2+}的细胞内动员来增强上皮细胞的增殖和迁移。它们可以被认为是抗菌肽，但就其抗衰老能力而言，它们放在本章的信号肽部分更合适。上皮产生 β- 防御素，而 α- 防御素存在于肠道中。除了抗菌特性外，防御素对肿瘤细胞具有细胞毒性，能激活未成熟的树突状细胞，并改善人角质细胞中上皮紧密连接屏障的功能。在抗衰老活性领域最有趣的功能是它们能够激活富含亮氨酸重复序列的 G 蛋白偶联受体 5 和 6（LGR5+ 和 LGR6+）[151]。

皮肤损伤增加了防御素的表达，启动免疫反应保护皮肤免受微生物侵害，并刺激 LGR+ 干细胞，导致表皮角质形成细胞的重新增值。LGR6+ 干细胞能够生成整个表皮和皮肤附属物，但它们在未受伤时保持休眠状态 [152]。受伤后，LGR6+ 细胞产生新的表皮基底细胞，这一作用由防御素介导。每当干细胞受到刺激时，都存在着潜在的皮肤癌细胞生长增加的可能性。与基底干细胞相比，LGR6+ 细胞处于静止状态，驻留在毛囊峡部，不像活跃增殖的基底干细胞那样直接暴露在紫外线辐射下，不太容易发生突变和损伤 [153]。事实上，防御素似乎可以抑制癌症的生长，观察结果表明，一些组织通过增加防御素的表达来对肿瘤生长做出反应 [154]，这是一种天然的保护性免疫反应。研究还证明防御素在体外和体内都具有抑制肿瘤生长的能力 [155-157]。

防御素的优势之一是用于抗衰老目的的靶标 LGR6+ 干细胞存在于毛囊中。当以脂质体载体外用时，它很容易穿过毛囊到达目标组织。因此，与其他肽不同，渗透对于防御素来说不是一个问题。肽（包括防御素）的稳定性始终是一个挑战，因此配方中必须含有稳定防御素的成分；然而，防御素不会像必须穿过表皮和真皮的其他肽那样暴露于相同的表皮和真皮蛋白酶。外用防御素在药妆品中用于加速角化周期（参见第 1 章），使老化皮肤恢复活力，并加快日常护肤的效果，从而通过让患者更快地看到变化来提高依从性。含有这种防御素肽的产品用于抗衰老护肤程序以及皮肤美白方案的辅助治疗。它们很少引起炎症，所以可用于敏感性皮肤。

被称为 DefenAge®（Carlsbad，CA，USA）的外用合成防御素，使用与植物来源的白蛋白结合的 α- 防御素 5 和 β- 防御素 3 的组合。这种防御素 - 白蛋白复合物非常稳定。它被配制在脂质体内，以提高进入毛囊并抵达 LGR6+ 干细胞的能力，含有抗氧化剂以帮助稳定配方。DefenAge® 配方的三种产品包含了脂质体包裹的合成的 α- 和 β- 防御素，已经被证明可显著改善光老化皮肤的外观 [150]。值得注意的是，本研究中的 3 名研究者是 MediCell 生产含防御素产品的 Technologies LLC 的所有者。然而，这项研究管理得当以避免偏倚，并由伦理委员会 IRB 监督。随机分组的临床工作人员（安慰剂方案与试验研究方案）没有所有权，将参与者随机分配到研究组中。进行评估和数据收集的医生和工作人员是不知情的。这项为期 12 周的双盲试验对使用三种产品（精华液、乳霜和面膜）涂抹在面部、颈部和耳后的患者进行了评估。对照组使用相同的三种产品，只含有基质（不含防御素）。受试者经历了 1 周的清洗期，停用任何含抗衰成分的产品，但根据需要继续使用清洁剂、保湿剂和防晒霜。共有 46 名受试者入组（31 名接受试验方案，15 名接受安慰剂对照方案），其中 7 名接受了耳后活检（3 名来自试验组，4 名来自安慰剂组）。在这项研究中，有 15 名参与者接受了皮肤生理指标测试，包括经皮水分丢失（TEWL）测量和 Skin Lab Combo Suite 高分辨率皮肤超声。接受活检并接受试验方案的参与者经组织病理学检查显示表皮厚度增加，而接受安慰剂方案的参与者没有（P=0.027）。通过高分辨率超声测量显示，试验方案组的皮肤真皮厚度有一些增加，但与安慰剂组相比没有统计学意义。使用 Griffiths 评分的视觉评估显示，与安慰剂组相比，试验组的毛孔大小（P=0.036）和浅表皱纹（P=0.048）有统计学上的显著改善。通过 Skin Lab Combo Suite 测量，试验组与安慰剂组相比，在色素沉着方面的改善有显著统计学意义（P=0.016）。超声测量的真皮厚度、皮肤水合度或弹性没有统计学上的显著差异。研究中没有观察到炎症；但是，市售产品中含有的一种烟酰胺可能会导致对烟酰胺敏感的患者发生炎症。

基质肽

基质肽（matrikine）（来自希腊语后缀 -kine，意思是“运动”）是由细胞外基质成分制成的肽 [33, 158-159]，已知可调节细胞外基质重塑（尽管这些化合物有时被拼写为“matricines”，这令人困惑，因为 matricin 是洋甘菊中倍半萜的名称。“matrikine”才是首选）。基质肽与细胞表面的受体相互作用，激活细胞内信号通路，并引起细胞黏附、迁移、增殖、蛋白质合成、细胞凋亡或基质降解等多种细胞事件。

在药妆品中发现的基质肽包括肌肽、铜三肽、三氟乙酰基三肽 -2、三肽 -10- 瓜氨酸、乙酰

基四肽 -5、乙酰基四肽 -9、乙酰基四肽 -11、四肽 PKEK、四肽 -21、六肽、六肽 -11、棕榈酰五肽 -4、棕榈酰三肽 -3/5、棕榈酰四肽 -7、棕榈酰六肽 -12，棕榈酰三肽 -1 和戊酰胺 -6[149]。

三肽和六肽（也称为 Trihexide 和 TriHex 技术）

三肽和六肽基质肽用于为美容手术准备创面基底。人们相信它们可以去除细胞外基质中的衰老细胞、糖化胶原蛋白、弹性蛋白片段和其他碎片，为新形成的胶原蛋白和细胞外基质成分腾出空间。商用 TriHex® 技术含有棕榈酰三肽 -1 和棕榈酰六肽 -12。棕榈酰三肽 -1 也被称 Pal-GHK 或棕榈酰 - 甘氨酸 - 组氨酸 - 赖氨酸（以前也称为棕榈酰寡肽，但 CIR 已经停用该名称以避免混淆）[160]。棕榈酰甘氨酸 - 组氨酸 - 赖氨酸（Pal-Gly-His-Lys）是一种信号肽，用于刺激胶原蛋白和糖胺聚糖的产生。这种肽被认为作用于 TGF-β，已知 TGF-β 在胶原蛋白合成中发挥作用（参见第 2 章）。这些产品通常在激光或化学剥脱术后的前 2 周用于伤口愈合。

2017 年，Vanaman-Wilson 等人进行了一项随机单盲试验，以确定三肽和六肽（TriHex Technology™，Alastin Skincare，Carlsbad，CA，USA）外用疗法对 15 名 45 ~ 70 岁女性受试者在面部激光换肤后的修复效果。10 名受试者被随机分配使用三肽 / 六肽治疗，5 名受试者在治疗前 3 周至治疗后 12 周期间使用二甲基硅氧基软膏和凡士林基乳膏。TriHex 组在手术后 1 周内观察到红斑和渗出减少，TriHex 小组的盲法研究员评分更高，受试者在第 3 天报告的副作用较少，在第 84 天报告的满意度更高 [161]。在 2018 年一项针对 10 名患者的单中心试点研究中，Reivitis 等人还发现，一种含有 TriHex 肽和植物成分的新型眼部护理剂对改善眼周皮肤有效，细纹或鱼尾纹、眼部凹陷、眼袋和黑眼圈均观察到了整体改善 [162]。

最近，Nelso 和 Ortiz 在 5 名受试者中进行了一项小型单中心随机试验，比较无水凝胶与 TriHex 肽（一种专有的三肽和六肽混合物）对混合激光换肤术后愈合的影响。在这项半侧脸试验中，从混合激光换肤术前约 2 周起使用含肽或不含肽的护肤配方，一直用到手术后 7 天结束。医生评估显示，与标准方案侧相比，TriHex 治疗侧在术后第 1 天和第 4 天的平均红斑程度以及术后第 3 天和第 4 天的平均粗糙度均有显著改善。4/5 受试者的皮肤和肤色自我评估支持这些观察结果 [163]。2019 年，Alastin Skincare 首席医疗官 Alan Widgerow 博士和其他作者进行了一项单中心临床试验，研究了 22 名患有轻度至中度皱纹和皮肤下垂的女性受试者使用一种三肽和六肽抗衰老配方 12 周的疗效。与方案相关的所有测量参数都有显著改善。在 5 名活检患者中，有 3 名患者观察到弹性蛋白刺激，5 名患者均观察到日光弹力组织变性、胶原生成和角质层的改善。自我评估显示，有相当比例的患者满意度提高，具有统计学意义 [164]。

从细胞外基质中去除碎片，以改善细胞信号传导并为新的胶原和其他基质成分腾出空间的概念非常引人注目。但这一概念在这些研究中没有得到证实，因为它们不是为了在基础科学层面上评估这一点而设计的。相反，这些研究侧重于临床症状。有证据表明，这项技术可加快愈合并使皮肤恢复年轻态外观，但这些观察结果的科学原因尚未得到证实。

五肽 -4（KTTKS）和棕榈酰五肽 -4

胶原五肽也被称为五肽 -4（Pal-KTTKS）或赖氨酸 - 苏氨酸 - 苏氨酸 - 赖氨酸 - 丝氨酸，是 I 型胶原 C 末端前肽的合成肽片段，已被证明可以增加人前臂皮肤来源的成纤维细胞合成胶原蛋白，促进细胞外基质组分之一纤连蛋白的生成 [165-166]。KTTKS 肽似乎有助于增强 TGF-β 的功能，增加人类成纤维细胞合成细胞外基质。KTTKS 不稳定，当接触皮肤中的蛋白酶时会迅速分解。KTTKS 不能很好地渗透到皮肤中，因为它的分子量为 563.64，超过了可以渗透到角质层中的 500 阈值。KTTKS 的使用在很大程度上被脂化肽 Pal-KTTKS 所取代。

脂肪酸棕榈酸附着在 KTTKS 上以增强其亲脂性，从而增加皮肤渗透性。这种脂化肽被称为棕榈酰五肽 -4、棕榈酰 -KTTKS、Pal-KTTKS 或棕榈酰赖氨酸 - 苏氨酸 - 苏氨酸 - 赖氨酸 - 丝氨酸 -OH[167]。它以前被称为广义上的棕榈酰寡肽，但如上所述，该标签已不允许使用 [160]。Pal-KTTKS 的商品名为 Matrixyl®（Sederma，Paris，France）。这种较长的肽 Pal-KTTKS 的分子量为 802.05，因此透皮仍然是个挑战。Matrixyl 是在药妆品中使用最多的肽之一，因为它已经被大型护肤品公司使用，并得到了市场营销的支持。此外，消费者喜欢这些肽在皮肤上的感觉。尽管没有体内试验令人信服地证明 Matrixyl 的疗效，但以下研究摘要歪曲了数据，并经常被引用作为功效证明。

重要的是要了解，目前没有经过同行评审的研究证明 Matrixyl 对面部皱纹的有效性，如 Franz 细胞试验表明 Matrixyl 很难实现透皮[167-168]。Choi 等人的一项研究表明，KTTKS 和 Pal-KTTKS 在 Franz 细胞分析中无法穿透小鼠全层皮肤[167]。事实上，在任何皮肤层中均未发现 KTTKS。尽管 Pal-KTTKS 没有穿透整个皮肤全层，但在角质层、表皮和真皮中发现了低浓度的 Pal-KTTKS。即使肽可以进入皮肤，它也必须有足够的浓度才能有效。肽的稳定性也会影响将足量的肽输送到目标真皮组织的能力。Choi 表明，在皮肤提取物中，KTTKS 会快速降解，在 30 分钟内几乎耗尽。120 分钟后，只有少量的 Pal-KTTKS 残留在真皮中。尽管由于这些问题，肽的外用存在诸多挑战，但细胞培养发现，一旦克服这些障碍，肽将成为一种有前途的抗衰老成分，因此相关研究仍在继续。

对人类成纤维细胞培养的研究清楚地表明，高浓度的 Pal-KTTKS 增加了成纤维细胞中胶原蛋白的产生[168]。在人类成纤维细胞培养中，Pal-KTTKS 抑制成纤维细胞增殖并大大增加了胶原蛋白合成，这意味着胶原蛋白产生的增加不能用成纤维细胞的增加来解释，而成纤维细胞培养试验中经常出现这种情况。虽然这些数据是 Pal-KTTKS 通过增加胶原蛋白生成使皮肤恢复活力的有希望的证据，但很明显，必须使用高浓度的 Pal-KTTKS 才能穿透表皮，抵抗内源性蛋白酶，并到达真皮中的成纤维细胞，才能实现这些效果。

Pal-KTTKS 的体内研究综述

宝洁公司进行了一项双盲、安慰剂对照、半侧脸试验，研究纳入 93 名女性，在研究前经历了 2 周的清洗期，仅使用清洁剂和含防晒成分的油包水保湿剂[169]。试验用的 2 种产品与清洗时使用的油包水保湿剂相同，只是含有或不含有 3 ppm Pal-KTTKS。产品包装在盲编码的管子中。受试者被要求在面部左侧使用标“左”的产品，在右侧使用标“右”的产品，豌豆粒大小（约 0.4 g），每天 2 次，持续 12 周（晚上涂抹产品至少在睡前 1 小时进行，以减少通过枕套从面部一侧蹭到另一侧）。每次就诊时都要拍照，并使用基于计算机的皱纹图像分析系统进行评估。这些照片还由专家评分员评估，他们不知道这些访问是在基线、4 周、8 周还是 12 周。由评分员来选择哪一边更好，是右侧图像、左侧图像还是都不选。他们也用 -4 到 +4 的等级来评定“好多少”。受试者完成自我评估评分，并使用 DermaLab TEWL 仪器对每个受试者进行经皮水分丢失（TEWL）测量。结果将研究药物数据与安慰剂数据进行了比较，并在文章中明确列出。定量图像分析显示，在第 8 周和第 12 周，细纹和皱纹存在微小但显著的差异。专家评分员对照片使用 -4 到 +4 的等级进行分析显示，与安慰剂相比，Pal-KTTKS 组有改善，最显著的是在 8 周（$P<0.20$）和 12 周（$P>0.10$），但这些发现没有统计学意义（P 值 <0.05 才具有统计学意义）。有趣的是，这篇论文没有指出专家评分员的发现没有统计学意义，但这可从其所提供的 P 值 >0.05 推断出来。

受试者对细纹和皱纹的自我评估没有显示出显著差异，但他们确实注意到在 12 周时，老年斑、黑眼圈和皮肤紧致度有了显著改善。两组之间的 TEWL 测量值没有差异。这项精心设计的研究在仔细的数据分析后没有得出令人信服的结果，但这并没有阻止摘要中声称：“通过定量技术和专家评分图像分析，Pal-KTTKS 在减少皱纹 / 细纹方面比安慰剂对照组有显著改善。在自我评估中，受试者也报告了细纹 / 皱纹的显著改善，并指出了其他面部参数的改善趋势。”Schagen[149] 的一篇关于肽的论文引用了其他几项支持使用 Pal-KTTKS 的研究；然而，这些研究不是基于经过同行评审的文章，而是基于专利[170]和《皮肤病学时报》上的一篇采访[171]。2019 年，一份报告显示，通过添加乙酰基和硫酰基残基制备一系列新型肽来改进 Pal-KTKS，没有观察到对原始棕榈酰基残基的任何改进[172]。这些研究表明，当高浓度的 Pal-KTTKS 到达成纤维细胞时，胶原蛋白的产生和细胞外基质成分会增加。然而，局部外用并未成功地将高浓度肽输送到真皮层。因此，微针后涂抹这种肽或注射可能是解决方案；然而，其有效性和安全性尚未得到研究。

其他信号肽

还有许多其他信号肽被用于药妆品中。例如，棕榈酰三肽 -3/5（棕榈酰赖氨酸 - 缬氨酸 - 赖氨酸双三氟乙酸盐），其商品名为 SYN®-COLL（DSM，Basel，Switzerland）。在细胞培养中，它发挥与血小板反应蛋白 -1（thrombospondin-1，TSP-1）类似的作用，TSP-1 是一种可增加 TGF-β 活性的细胞外基质蛋白。体外研究表明，棕榈酰三肽 -3/5 通过干扰 MMP-1 和 MMP-3 胶原的降解来防止胶原蛋白分解[173]。以下列出的许多肽具有相似的细胞培养数据，但在体内实验中的数据较差。所有这些产品都宣称能改善皱纹或增加皮肤紧致度，从而改善皮肤外观。在这些参考文献中有简短的描述[149, 174]，但作者建议阅读实际的体内研究报告，这些报告并不支持那些夸大其词的宣称。这些肽都存在上述讨论过的稳定性和渗透性问题。用于治疗老化皮肤的信号肽包括：

- 乙酰基 sh- 七肽 -1（乙酰基 DEETGEF OH），商品名为 Perfection Peptide™
- 乙酰基四肽 -11（N- 乙酰基 -Pro-Pro-Tyr-Leu），商品名 Syniorage™
- 乙酰基四肽 -9（N- 乙酰基 -Gln-Asp-Val-His），商品名 Dermican™
- GEGK（H-Gly-Glu-Lys-Gly-OH）
- 六肽 -11（Phe-Val-Ala-Pro-Phe-Pro），也称为戊酰胺 -6
- 六肽 -14（Pal-Val-Gly-Val-Ala-Pro-Gly-OH），也称棕榈酰六肽 -14
- 脂蛋白（Elayyl-Lys-Phe-Lys-OH）
- 棕榈酰三肽 -1（Pal-Gly-His-Lys-OH），商品名为生物肽 CL™
- 棕榈酰六肽 -12（Pal-Val-Gly-Val-Ala-Pro-Gly），是生物肽 EL
- 棕榈酰四肽 -7（Pal-Gly-Gln-Pro-Arg 或 Pal-GQPR）中的肽，商品名为 Rigin™
- SA1-III（Ac-Met-Gly-Lys-Val-Val-Asn-Prp-Thr-Gln-Lys-NH2），也称 KP1
- 四肽 -21（Gly-Glu-Lys-Gly），也称 GEKG
- 三氟乙酰基三肽 -2（TFA-Val-Try-Val-OH）
- 三肽 -10- 瓜氨酸（Lys-?-Asp-Ile 瓜氨酸），商品名为 Decorinyl™
- 三肽 -38（Pal-Lys-Met（O2）-Lys-OH）

酶抑制肽

用于抗衰老的酶抑制肽应能抑制分解弹性蛋白和胶原蛋白的 MMPs、分解透明质酸的透明质酸酶，或阻断与衰老相关的蛋白酶或其他酶。以下是一些在抗衰老护肤品中发现的酶抑制肽及其宣称的功效。它们的相关性尚不清楚，而且很少进行体外研究。

- 源自蚕的丝素蛋白肽，可能具有抗炎和抗氧化活性[175]。
- 黑米寡肽能抑制 MMPs，并可能增加透明质酸的产生[176]。

载体肽

载体肽可稳定铜和锰等重要微量元素并将其输送到皮肤细胞中。铜是赖氨酰氧化酶产生胶原蛋白所需的重要辅因子。

铜三肽 -1

铜三肽 -1（铜甘氨酸 -L- 组氨酸 -L- 赖氨酸）被称为 Cu-GHK 或 GHK-Cu。在这种化合物中，铜与一种名为甘氨酰 - 组氨酸 - 赖氨酸（GHK）的基质三肽结合，可调节结缔组织的新生[158]。GHK 天然存在于人类血浆、唾液和尿液中。血液中 GHK 水平随年龄的增长而下降[177]。合成肽 Cu-GHK 于 1973 年由 Loren Pickard 开发，他发现 GHK 可显著增加 DNA 修复基因的表达，调节胶原和糖氨聚糖重塑，并影响 MMPs[178-179]，在伤口愈合和衰老过程中发挥重要作用。Cu-GHK 已被证明可增加细胞培养中的胶原蛋白、硫酸皮肤素、硫酸软骨素和核心蛋白聚糖[180]。已有在面霜中使用 Cu-GHK 的体内研究，但这些研究是在会议上以海报形式展示，并由一家化妆品公司赞助而不是在同行评审的文章中发表[177, 181]。该肽中还存在一种棕榈酰化的形式，其中添加了棕榈酰基团（Pal-GHK），还有生物素复合物衍生物、寡精氨酸衍生物以及锰三肽 -1（锰与 GHK 结合在一起）。

Cu-GHK 存在于众多品牌的抗衰老面霜中。它很容易穿透角质层，尤其是在 pH 值较高的情况下，如使用皂基清洁剂时（参见第 35 章和第 40 章）[177]。然而，肽在 pH 值为 4.5 ~ 7.4 的情况下最稳定。因此，它不应与 pH 值低的羟基酸、抗坏血酸或其他成分一起使用。与其他肽一样，当它进入皮肤时，会被蛋白水解酶迅速分解。在过氧化氢和过氧苯甲酰诱导的氧化应激状态下，Cu-GHK 似乎特别容易降解。尽管 Cu-GHK 的抗衰老数据有限，但它是伤口愈合产品中的一种常用成分，透皮不是问题。

抗菌肽

抗菌肽中唯一具有抗衰老功能的是防御素。之所以将其归入基质肽类别中进行讨论，是因为它在抗衰老配方中的应用是针对其对 LGR6+ 干细胞的作用，而非其抗菌特性。

神经递质抑制肽

神经递质抑制肽在 2000 年初开始流行，当时人们对 A 型肉毒毒素（Botox®，Allergan，Dublin，Ireland）的作用机制有了迅速认识和了解。众所周知，A 型肉毒毒素会裂解一种名为突触小泡相关蛋白 25（SNAP-25）的蛋白质（SNARE 复合体的一部分）。这会阻断乙酰胆碱的释放，而乙酰胆碱是肌肉收缩所必需的。肌肉放松可以减少肌肉运动区域的皱纹形成。研发药妆品中的肽是为了阻碍 SNARE 复合体的某些成分，如 SNAP-25，其宣称抑制肌肉收缩的方式与 A 型肉毒毒素相同（请参阅第 23 章“肉毒毒素”）。宣称某护肤品“效果优于 Botox”的广告宣传使这些成分广受欢迎。然而，应该记住，该肽在细胞培养（通常是肌肉细胞）中会影响 SNARE 复合体，但涂抹在表皮上后不太可能渗透到肌肉组织中。本部分将探讨最受欢迎的药妆品中神经递质抑制肽的试验情况。

乙酰六肽 -3

乙酰六肽 -3 的商品名为阿基瑞林（Argiriline®），由乙酰基 - 谷氨酸 - 谷氨酸 - 蛋氨酸 - 谷氨酰胺 - 谷氨酰胺 - 氨基组成[182]。它有时被列为 Acetyl-Glu-Glu-Met-Gln-Arg-Arg-NH_2 或被称为 Ac-EEMQRR-NH_2，但也被称为乙酰六肽 -8。该肽作为 SNAP-25 的复制物，破坏 SNARE 复合体的稳定性。使用这种肽的公司通常会将其与 A 型肉毒毒素进行比较。以下是对支持这一说法的相关研究的详细审查。

一项纳入 10 名女性的小型安慰剂对照研究将 10% 乙酰六肽 -3 与基质霜进行了比较，两种乳膏每天在眶周外侧区域涂抹 2 次，持续 30 天[183]。研究未说明研究者和受试者是否不知情。摘要中使用了皮肤形貌分析数据来支持以下说法，即“乙酰六肽 -3 治疗区域的皱纹比基线改善了 30%，而对照组改善了 10%”。通过仔细检查数据发现，两个数据点之间比较的统计学意义令人困惑。该研究没有说明对照产品与治疗产品之间是否存在统计学的显著性差异。结果显示，乙酰六肽 -3 可以穿过离体的表皮。然而，为了到达 SNARE 复合体在肌肉收缩中发挥作用的神经肌肉终板的位置，试验产品还需要穿透真皮和皮下脂肪到达肌肉，而这一点并没有进行评估。

2015 年，对 40 名女性受试者进行了一项乙酰六肽 -3 的研究[184]。该研究并未说明受试者和研究者是否采用了盲法。在 2 周的清洗期内，要求所有受试者不要在测试区域（前臂屈侧和面部）使用任何护肤品。随后，受试者每天涂抹试验霜剂或对照基质霜 2 次。通过角质层水分含量测定仪测量显示，两组的皮肤水分含量均有所增加，这说明 2 周未使用保湿产品的清洗期后基质霜对皮肤保湿有积极作用。用黏度计对剪切波传播情况的测量结果显示，皮肤异向性（此处物理特性的变化意味着变形或移动的能力）仅在面部（而不是前臂）有所降低。皮肤紧致度的增加意味着肽增加了面部皮肤的硬度，这与之前提到的翻糖蛋糕的比喻相吻合。而用皮肤弹性测量仪测量的皮肤弹性未见明显变化。基于这些有限的研究结果，作者得出结论：“如 Blanes Mira 等人之前提到的那样，乙酰六肽 -3 是一种有效的抗衰老化合物。”但他们并未考虑皮肤表面累积的肽可能在不影响皮肤生物学的情况下影响紧致度。

2017 年的一项针对 24 名女性受试者的研究探讨了三肽 -10- 瓜氨酸和乙酰六肽 -3 组合的效果[185]。研究使用皮肤 Visioscan VC98 设备评估皮肤粗糙度。受试者被分为以下 4 组：第 1 组使用两种肽，第 2 组仅使用三肽 -10- 瓜氨酸，第 3 组仅使用乙酰六肽 -3，第 4 组仅使用基质霜（安慰剂）。循环平均粗糙度（也称为 cR3 测量值或 Rz 参数）显示安慰剂组（第 4 组）和双肽组（第 1 组）之间在皮肤粗糙度方面没有显著差异。摘要中（通常是最容易被公众获取的部分）并未提及对照组和双肽组之间缺乏显著差异。R2 代表循环最大粗糙度（也称为 Rmax）。在第 20 天和第 40 天，各组之间的 Rmax 测量值没有显著差异。直到第 60 天，安慰剂组和双肽组之间才出现统计学上的显著差异（P=0.025）。数据表述存在混淆，且摘要中关于无显著差异的描述缺乏透明度，这使该研究的结论受到质疑：“我们的结果与 Blanes Mira 等人报道的研究一致，即 10% 浓度的乙酰六肽 -3 使用 30 天后可使皱纹深度减少达 30%。”然而，这项研究并没有考虑皱纹深度的评估，而仅研究了皮肤粗糙度。此外，当安慰剂与双肽产品进行比较时，仅在第 60 天观察到了显著差异。这项研究确实提供了肽类物质可以减少经皮水分丢失（TEWL）的证据，但这并不奇怪，因为它们会在皮肤表面形成一层保护膜。

五肽 -3

Vialox 是一种源自蛇毒的五肽（氨基 - 甘氨酸 - 脯氨酸 - 精氨酸 - 脯氨酸 - 丙氨酸 - 氨基），可作为乙酰胆碱的拮抗剂，能抑制神经功能并阻止肌肉松弛[186]。该肽在人体内的作用方式类似于箭毒的主要活性成分筒箭毒碱[186]。和箭毒一样，Vialox 作用于突触后膜，作为乙酰胆碱膜受体的竞争性拮抗剂而发挥作用。由于乙酰胆碱受体被阻断，钠离子（Na^+）无法释放，故肌肉不会收缩。制造商进行的体内和体外研究声称，该产品可以柔化皱纹并减少皮肤粗糙度，但这些数据并没有发表在任何科学期刊上。截至本文发表时，尚没有对 Vialox 的抗皱特性的进一步研究。目前唯一找得到的数据由制造商提供，其报告称体内和体外研究均证明了 Vialox 的功效，可减少皱纹体积和皮肤粗糙度。然而，这些数据目前在网络上已经无法找到。

其他肽

胶原蛋白肽

胶原蛋白存在于骨骼、软骨、肌腱、皮肤和骨骼肌中。有 28 种不同类型的胶原蛋白，都含有羟脯氨酸。皮肤中 I 型胶原水平的增加与年轻的皮肤外观有关。外用胶原蛋白不会渗透到皮肤中，导致其受欢迎程度下降，并已被外用抗坏血酸所取代，后者可促进皮肤胶原蛋白的合成。口服补充胶原蛋白在抗衰老治疗中很受欢迎，因为消费者已经了解到胶原蛋白对保持年轻皮肤的重要性。补充胶原蛋白肽可改善皮肤外观，有下几个原因[187]。脯氨酸占胶原蛋白中总氨基酸的 10%。脯氨酸被羟基化为羟脯氨酸，此过程需要抗坏血酸的存在，且脯氨酸是胶原蛋白生成所必需的。脯氨酸的内源性合成不足以满足身体的需求，因此必须通过饮食、补充剂或外用给药来获得[188]。人体可以从精氨酸、谷氨酰胺、谷氨酸和鸟氨酸中合成脯氨酸。谷氨酰胺（或谷氨酸）和抗坏血酸的存在对羟脯氨酸的产生和随后胶原蛋白的合成非常重要（**图 37-4**）。研究表明，在不补充脯氨酸、谷氨酰胺、谷氨酸和抗坏血酸的情况下，补充精氨酸和鸟氨酸可以促进胶原蛋白的产生，这可能是通过增加脯氨酸的产生（而不依赖于脯氨酸的产生），或与精氨酸和鸟氨酸促进生长激素分泌有关[189]。进入成纤维细胞的胶原蛋白肽发挥抗氧化作用，可以减轻氧化损伤和炎症。它们还调节细胞因子，并激活 TGF-β/Smad 或其他信号通路，抑制胶原蛋白溶解酶如核转录因子激活蛋白 -1（AP-1）、MMP-1 和 MMP-3[187]。

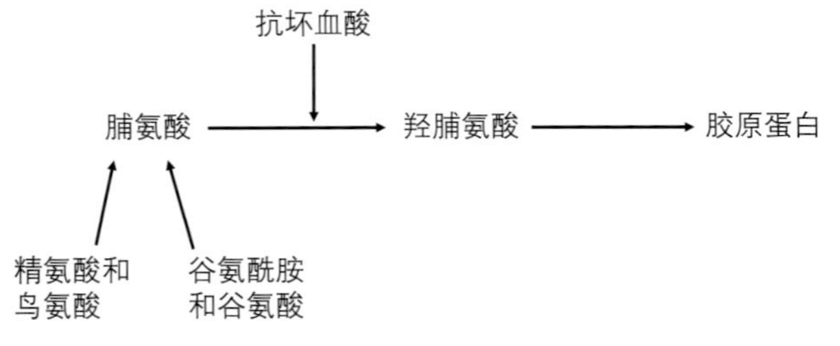

图 37-4 合成胶原蛋白需要脯氨酸和抗坏血酸[189]。

饮品和补充剂中的胶原蛋白肽通常含有以下成分的组合：羟脯氨酸、甘氨酸和脯氨酸。这些肽通常是用酶法从动物结缔组织中提取，并加工成胶囊、片剂、粉末或饮料等形式。服用后，它们被胃酸分解为二肽和三肽，然后通过肠道吸收进入血液中[190-191]。在大鼠实验中，口服羟脯氨酸后 1 小时内即可进入血液。明胶是胶原蛋白的热变性形式。口服明胶可用于增强头发和指甲的强度。水解明胶被称为胶原蛋白水解物。如上所述，口服胶原蛋白水解物与皮肤状况的积极变化有关；然而，没有证据表明口服胶原蛋白会优先在真皮层沉积，而不是身体其他组织[192]。

胶原蛋白肽通常从鱼、牛、猪以及某些植物中提取，也可以通过酵母等重组蛋白生产系统来制备。目前尚不清楚哪种来源的胶原蛋白肽对皮肤年轻化效果最好[193-194]。研究表明，口服鳕鱼来源的胶原蛋白水解物（剂量为每公斤体重 154 mg）可提高血浆羟脯氨酸水平，而 30 mg 则无此效果[191]。脯氨酸 - 羟脯氨酸二肽已被证明可增强胶原蛋白和透明质酸的合成[195]。研究还显示，吸收的肽能够到达皮肤并在组织中保留长达 2 周[196-197]。已经对乳清蛋白和核桃蛋白等非动物来源的胶原蛋白进行了研究[198]。一项关于口服胶原蛋白补充剂的文献综述并未就应该服用多少和服用哪种类型的胶原蛋白来治疗皮肤老化达成一致[194]。Jhawar 的一项全面综述描述了已经进行的研究，并得出结论认为口服胶原蛋白可能有益，但还需要更多的数据[199]。

胶原蛋白补充剂和饮料价格昂贵，必须大量服用才能达到理想效果。构成胶原蛋白的各种氨基酸可以通过饮食获得，但同样，这种方式可能不足以产生可观察到的效果。骨头汤是胶原蛋白的良好来源，但自制骨头汤比商店购买的产品含有更多的必需氨基酸（即甘氨酸、赖氨酸、脯氨酸、亮氨酸、羟脯氨酸和羟脯氨酸）[200]。目前尚不清楚在那些同时摄入肉类和其他含胶原蛋白食物以及维生素 C 的人中，胶原蛋白补充剂是否有帮助。富含 L- 精氨酸的膳食来源如鱼类、红肉、家禽、大豆、全谷物、麸皮和乳制品，以及富含鸟氨酸的食物来源如淡水蛤蜊、鱼类和奶酪，也有增加皮肤胶原蛋白的作用。

弹性蛋白来源肽

原弹性蛋白（tropoelastin）是弹性蛋白的前体之一，除了形成弹性蛋白基质外，还具有许多功能。弹性蛋白来源肽（elastin-derived peptideds，EDP）存在于包括成纤维细胞在内的多种细胞类型中，并已显示出多种活性，如调节MMP表达和刺激培养的成纤维细胞的生长[201]。它们可被视为基质肽[202]。

EDPs在生理上可能有益，也可能导致如癌症的病理情况[203]。在皮肤中，EDP可能通过减少弹性蛋白酶、抑制成纤维细胞凋亡以及增加皮肤的羟脯氨酸和水分含量来影响皮肤的光老化[204]。EDP已被发现在癌症进展、糖尿病和动脉粥样硬化中发挥重要作用。EDPs和各种细胞类型之间的相互作用可以在癌细胞中触发多种生物学反应[205-206]。因此，建议这些产品不要在药妆品中使用，除非已经被明确证明是安全的[205]。EDPs在晚期糖基化终产物（advanced glycation end products，AGEs）的产生中发挥作用，并且EDP水平增加可见于衰老过程中，被认为是衰老的标志[207]。

药妆品中使用EDP的一个例子是六肽-12或缬氨酸-甘氨酸-缬氨酸-丙氨酸-脯氨酸-甘氨酸（VGVAPG）。VGVAPG是一种在弹性蛋白中发现的重复序列，可使弹性蛋白与弹性蛋白复合物受体结合。它过去被称为棕榈酰寡肽。这种六肽能吸引成纤维细胞并刺激它们产生胶原蛋白[208-209]。棕榈酸可添加到VGVAPG中，以增强肽的渗透性，从而得到肽棕榈酰六肽-12。肉豆蔻酰六肽-12是VGVAPG的另一种脂质化形式。化妆品成分审查（CIR）小组对这三种肽进行了评估，认为它们是安全的[160]。然而，他们特别指出，安全性评估仅适用于肽序列为缬氨酸-甘氨酸-缬氨酸-丙氨酸-脯氨酸-甘氨酸的六肽。还有另一种具有不同氨基酸残基（丙氨酸-脯氨酸-甘氨酸-缬氨酸-甘氨酸-缬氨酸）的“六肽-12”，他们没有声明其安全性。CIR小组还宣布，为了避免混淆，将不再使用“棕榈酰寡肽”这一表述。“棕榈酰寡肽”曾用于六肽-12和棕榈酰三肽-1（甘氨酸-组氨酸-赖氨酸[GHK]），但现在两者都不再使用。

基于角蛋白的肽

角蛋白是头发、羊毛、羽毛、指甲、角以及人类皮肤的关键组分之一。正是这种蛋白质赋予这些结构以强度和不溶性，并帮助它们保持水分。如第1章所述，角蛋白在皮肤中起着非常重要的作用。当外源性角蛋白应用于皮肤时，它会在角质形成细胞上形成一层保护性胶体层，保护这些细胞免受洗涤剂和其他皮肤接触成分引起的变性影响[210]。研究表明，从羊毛中提取的角蛋白可以帮助皮肤保持湿润。湿润的皮肤更有弹性，因此这些研究也显示了皮肤弹性的增加[211]。一项针对9名干性皮肤女性的安慰剂对照研究测试了含羊毛来源的角蛋白肽和去离子水在护手霜中的效果，结果显示含有角蛋白肽的护手霜比去离子水的保湿效果更好，据此推测含有角蛋白的肽霜有助于防止洗涤剂的某些有害影响[211]。来源于鸡羽毛的角蛋白已经被证明可以抑制UVB诱导的人皮肤成纤维细胞中的MMPs[212-213]。角蛋白无法从植物中获取。

肽的安全性

CIR专家小组对药妆品中外用的三肽-1、六肽-12及其金属盐和脂肪酰基衍生物，以及棕榈酰四肽-7、棕榈酰三肽-1，棕榈酰六肽-12、三肽-1、铜三肽-1和棕榈酰四肽-7的安全性进行过审查[160]。作者指出，通常使用的剂量是低浓度，安全性测试没有显示任何负面数据。他们得出结论，在浓度低于10 ppm的情况下，这些肽在外用时是安全的。该小组对于使用EDP提出了警告。美国FDA关于肽的安全性评估基于以下事实：这些肽不易渗透皮肤，并且在进入角质层后会迅速被消化。随着新的肽配方的开发，改善了渗透性和持久性，这可能会改变安全性参数，因此使用肽时应谨慎。目前尚不清楚这些肽在应用于受损皮肤（例如微针治疗后）或注射到皮肤中时是否安全（请参阅第27章“微针和富血小板血浆”）。在安全性研究开展之前，不应鼓励它们的应用。

肽类总结

肽是抗衰老护肤品中颇受欢迎的成分，因为消费者认可这个术语并喜欢这些产品的使用体验。遗憾的是，很少有肽能穿透皮肤，且肽在配方中存在挑战，因为它们反应性强，往往会干扰产品中的其他成分，从而缩短保质期。因此，几种含肽的外用面霜在治疗皮肤衰老方面的效果甚微。随着渗透技术的最新进展，比如连接一个脂肪酸形成脂肪酰肽，已经提高了一些肽产品的渗透性，但没有达到足够高的浓度以证明其功效。为了使到达表皮的肽有足够高的浓度，角质层需要被破坏[168]。目前的研究正在寻找用化学或机械去角质或微针破坏角质层的方法。此外，肽还可以注射到皮肤中，但这方面的研究尚未进行，安全性也尚未确定。重要的是要了解，有多种不同的肽成分，其功效取决于使用哪种肽、配方中还含有哪些其他成分，以及与肽产品一起使用的其他产品。肽的体内有效性研究摘要通常具有误导性，其功效声明被夸大。应该全面阅读抗衰老研究的全文，而不仅仅是关注摘要，并且应该用批判的眼光来解读。毫无疑问，在细胞培养中研究肽时，肽具有生物学活性。因此，一旦解决了渗透和持久性问题，就应该重新评估其安全性。

维A酸类化合物

在20世纪70年代，接受维A酸（tretinoin）治疗的女性痤疮患者观察到她们的皱纹减少了，皮肤质地也改善了[214]。随后的一项临床试验表明，用维A酸治疗皮肤光损伤的患者也表现出改善[215]。此后的多项临床试验证实了这些早期观察结果，维A酸类药物现在被公认为治疗光老化皮肤最有效的成分[216]，其中，维A酸（tretinoin，维生素A的一种生物活性形式）是首个被美国FDA批准用于治疗光老化皮肤的药物[217]。FDA小组专家认为，他扎罗汀（tazarotene）对治疗皱纹也有效，并被批准为治疗皮肤老化的药物。尽管只有两种维A酸类药物（维A酸和他扎罗汀）通过了FDA的药物批准程序，证实可以改善皮肤光老化，但视黄醇只要被吸收，就会在皮肤中转化为视黄酸，因此具有相同的抗衰老效果。

视黄醇、视黄醛和视黄酸具有相同的结构，都是维生素A的衍生物，属于一类被称为维A酸类化合物（意思是“视黄醇样”）的分子。视黄醇是不需处方即可获得的最有效的维A酸类化合物，具有亲脂性，易于穿透表皮、角质形成细胞和成纤维细胞膜[110]。视黄醇在皮肤中转化为视黄酸，结合胞质中视黄醇结合蛋白（cytosolic retinol-binding protein，CRBP）受体和视黄酸受体（retinoic acid receptor，RAR），从而促进角质形成细胞增殖以及成纤维细胞合成胶原蛋白和透明质酸，减少MMPs的降解，刺激真皮乳头层新生血管的生成，同时促进真皮网状层纤维的重塑[218-219]。

众所周知，维A酸类化合物可以通过降低MMP水平和增加胶原蛋白生成来减少胶原蛋白的分解。维A酸类化合物对内源性老化皮肤以及光损伤皮肤均有作用，它们主要通过抑制胶原酶和MMPs的产生，刺激胶原蛋白和透明质酸的合成来发挥作用。需要注意的是，虽然视黄醇能很好地渗透皮肤，但像视黄醇棕榈酸酯和视黄醇亚麻酸酯等酯类不具备同样的渗透性。包括视黄醇在内的维A酸类化合物对老化皮肤有效性的研究数量非常之多，以至于本书用专门一章来探讨这个话题（请参阅第45章“维A酸类化合物”）。

除了他扎罗汀和阿达帕林外，维A酸类化合物的主要缺点是它们很容易受到空气和光的影响而降解，必须包装在小口径的铝管或没有空气的泵瓶中。它们可以与羟基酸和抗坏血酸一起使用，但很难把这些成分配制在同一个产品中。由于光照下会出现不稳定性，因此建议将维A酸类化合物放在夜间使用，配合皮肤昼夜节律进行夜间修复活动（参见第1章）。维A酸类化合物是治疗皮肤老化最有效的成分。

干细胞

药妆品中的干细胞大多是无效的，因为这些通常来源于植物的成分体积太大，无法穿透角质层，保质期短，而且不具备人类干细胞的功能。从人体脂肪中分离出的干细胞即脂肪源性干细胞，在皮肤年轻化方面已展现出前景。具体做法是从患者身上采集脂肪，然后分离出干细胞并重新注入患者体内。这个话题超出了本章的讨论范围[220]。在药妆品中，不应利用人体来源干细胞的潜在功效来宣传苹果干细胞或其他植物来源干细胞的功效。

用于皮肤年轻化的抗癌药物

咪喹莫特

咪喹莫特是一种局部免疫调节剂，已被美国FDA批准用于治疗浅表基底细胞癌、光线性角化病（actinic keratosis，AK）和生殖器疣。它与toll样受体7（Toll-like receptor 7，TLR7）结合，上调细胞因子如IFN-α和IFN-ω[221]，这些细胞因子在胶原蛋白合成中发挥作用。奎咪莫特还能上调IL-1α，改善皮肤屏障稳态。衰老会导致TLR7功能下降[223]。

有几项研究报告称，经咪喹莫特治疗的皮肤外观有改善[224-226]。在一项非盲、非对照研究中，让10名女性涂抹5%咪喹莫特试验药物，每天2次，每周5天，持续4周。一名皮肤科医生和受试者的总体评估表明，皱纹和肤色均匀度有所改善[227]。组织学检查表明表皮正常化，但真皮无改变。2007 年，对 26 名患者每天涂抹 5% 咪喹莫特共 3 个月治疗恶性雀斑样痣的组织学评估显示，真皮乳头层纤维增生增加，日光弹力纤维变性减少，这表明咪喹莫特会影响真皮。使用时间越长，其组织学效果越明显。

2018 年，对 4 项相同的双盲、安慰剂对照试验进行了荟萃分析，研究咪喹莫特对老化皮肤的影响[228]。这些研究共包括 969 名 AK 受试者。受试者每天涂抹一次 2.5%、3.75% 咪喹莫特或安慰剂，治疗周期为 2 周，然后是 2 周的无治疗期，最后再进行第 2 个为期 2 周的治疗。数据收集于第 14 周访视时，即最后一次治疗后 8 周。研究人员使用 7 分 IGIP 量表将第 14 周访视与基线访视进行了比较，评分从 −3（比基线明显恶化）到 +3（比基线显著改善）。在第 14 周，2.5% 咪喹莫特组的 IGIP 得分为 1.67，3.75% 咪喹莫特组为 1.98，安慰剂组是 0.73（2 个咪喹莫特组与安慰剂组相比，差异均具有统计学意义，P=0.0001）。据报道，2.5% 咪喹莫特组中严重红斑的发生率为 21.4%，3.75% 咪喹莫特组中为 35%，而安慰剂组中为 0，但在研究结束前所有患者的红斑都消失了。大样本量中的数据充分证明咪喹莫特可以改善光老化皮肤的外观，但其使用受到副作用的限制。

在 2019 年的一项开放研究中，11 名受试者将豌豆大小的 5% 咪喹莫特应用于眶周区域，每周 3 天，持续 8 周[225]。在基线和第 8 周时拍摄照片进行评估。研究人员使用面部皱纹量表（facial wrinkle scale，FWS）进行了现场评估，结果显示治疗后 FWS 评分比基线评分有显著改善（$P<0.005$）。根据 Likert 五分量表，73% 的受试者在第 8 周时相较于基线评估改善程度为“一般”或“良好”。11 名受试者中有 6 名出现轻微瘙痒、刺痛或刺激感。

尽管许多研究表明咪喹莫特可以改善皮肤细纹并引起真皮组织学改变，但其副作用限制了它的应用。TLR7 在激活免疫系统方面具有多种作用，其外用的长期安全性尚未确定。如果使用者患有潜在的 AK 或皮肤癌，那么引起糜烂和结痂的剧烈反应并不少见。如果以抗衰老为目的使用咪喹莫特，应注意在小范围区域缓慢试用，以评估反应的严重程度。一些患者在外用这种药物时会出现流感样症状。

巨大戟醇甲基丁烯酸酯

巨大戟醇甲基丁烯酸酯是蛋白激酶 C（PKC）的激动剂，参与包括细胞增殖、分化和衰老在内的多种细胞活动。PKC 的激活可诱导发育不良的角质形成细胞凋亡，但不影响正常分化的角质细胞[229]。它通过破坏质膜并导致线粒体肿胀，进而导致细胞快速死亡。皮肤科杂志上已发表了多篇关于其改善老化皮肤外观的报道[230-231]。

2017 年，一项非盲、前瞻性试验观察了连续使用 0.015% 巨大戟醇甲基丁烯酸酯 3 天对面部老化的疗效，受试者均经活检证实患有 AK。23 名受试者完成了这项研究。研究人员用皮肤光老化量表对光老化进行评分，结果显示 21 名受试者（84%）在第 60 天随访中时有改善。与基线相比，所有的 6 个参数（AK 外观、整体皮肤外观、皱纹、色素沉着、红斑和纹理）在第 30 天和第 60 天时都显示出统计学上的显著改善（$P<0.01$）。皱纹的改善率为 80%，平均改善得分为 1.8 分。88% 的受试者在肉眼可见的皮肤纹理方面表现出改善，自我评估的平均改善得分为 1.97 分。

2018 年，在一项开放标签研究中，19 名 AK 患者连续 3 天、每天 1 次在脸上外用巨大戟醇甲基丁烯酸酯进行治疗[232]。2 名研究人员对整体皮肤外观、皱纹、色素和质地进行了 5 分制评分。所有 19 名患者的色素改善均在 50% 以上，92% 的患者皱纹和皮肤质地改善在 50% 以上。在基线和 8 周时进行的活检表明，治疗后皮肤胶原蛋白增加和弹力蛋白变性减少。看起来有弹力蛋白变性的皮肤已经被胶原蛋白束所取代。RNA 评估显示，mRNA 水平发生了统计学意义上的显著变化：Ⅰ型胶原蛋白的 mRNA 表达增加（P=0.003），TGF-β 增加（P=0.004），MMP-1 减少（P=0.012）。在这项研究中，19 名患者中有 3 人出现水疱和红斑。

巨大戟醇甲基丁烯酸酯曾被用作抗皮肤癌药物，但据报道其可能会增加皮肤癌的发生率，导致其于 2020 年 10 月退出英国和其他市场，有待更多关于其安全性的研究圆满完成[233]。水疱等副作用的高发生率和皮肤癌风险增加的可能性限制了该药物用于光老化治疗。本章将其列入是为了说明我们从这种外用产品对老化皮肤的影响中获得的科学知识，但在获得更多安全性数据之前，不建议使用。

结论

用于抗衰老的护肤品成分多种多样，但很少有严谨的科学证据来支持它们的使用。一些成分如表皮生长因子（EGF）和巨大戟醇甲基丁烯酸酯，虽然有功效数据，但出于安全考虑，不适用于治疗皮肤老化。仔细审阅支持抗衰老成分宣称的研究是非常重要的，因为它们经常混淆视听。在条件允许的情况下，应进行双盲安慰剂对照试验。研究应清楚地显示 *P* 值，以呈现研究结果的统计学意义。应优先考虑 mRNA 和基因表达数据等客观信息，而非受试者意见等主观数据。活检数据很有帮助，但重要的是要注意，如果后续活检与第一次活检在同一区域进行，由于伤口愈合过程中会激活许多细胞因子、防御素和胶原蛋白合成，因此总是会看到有益的效果。拥有科学的研究设计和具有统计学意义数据的公司往往会在影响力最大的期刊上发布它们的这些信息，因此在审查数据时要考虑期刊因素。

目前被证实的最有效的抗衰老药妆品成分仍然是维 A 酸类化合物，包括视黄醇。其次是抗坏血酸和羟基酸。咪喹莫特虽然有令人信服的数据，但其使用受到副作用的限制。而靶向真皮成纤维细胞或肌肉细胞的肽类因渗透性差且不稳定，因此很难以足够的量到达靶组织而起效。生长因子难以穿透真皮层，且安全性尚未被确定，尤其是 EGF。

即使是经过验证的抗衰老成分，如果与其他使其失效或阻碍其穿透到真皮层的成分和产品混合，也会变得毫无价值。屏障修复保湿剂、饱和脂肪酸（如硬脂酸）和封包成分（如油脂类）会降低成分的渗透性，而透明质酸和不饱和脂肪酸（如油酸）可以提高成分的渗透性。在设计护肤方案时，要考虑成分之间的相互作用，以便方案中的每种产品都能提高其他产品的功效（参见第 35 章）。应基于鲍曼皮肤分型和影响皮肤健康的潜在问题（特别是干燥、炎症和黑素细胞活跃）来选择清洁剂、保湿剂、抗氧化剂、维 A 酸类和抗衰老精华。

预防衰老的措施包括保护细胞器和 DNA 免受损伤，以及降低分解胶原蛋白等重要成分的 MMPs 等酶的水平。防晒霜依然是预防皮肤衰老最重要的成分，其次是维 A 酸类、抗坏血酸和抗氧化剂。治疗老化皮肤的基本目标是刺激角质形成细胞干细胞以加速角化周期，并刺激成纤维细胞产生更多的胶原蛋白、透明质酸和细胞外基质成分。这可以通过有创手段（如化学剥脱术、激光治疗）、去角质（使用羟基酸、维 A 酸类、机械手段）和刺激干细胞的生成来实现。

（田燕　刘华绪　李远宏　肖嵘　叶理　杨蓉娅 译校）

参考文献

扫描书末二维码获取

第 38 章

抗炎成分

概要

要点

- 炎症会促进皮肤老化。
- 一旦一条炎症通路被激活，其他炎症通路随即也被活化，进而诱发持续性炎症。

新进展

- 大麻合法化后，推动了对大麻素抗炎作用的研究。
- 饮食、运动和生活习惯对炎症的影响受到关注。

展望

- 目前已经证明一些植物成分能够阻断炎症反应的多条通路，但需要改进这些成分的配方，以确保其渗透性和稳定性。
- 未来对微生物群及其对炎症的影响将开展更深入的研究。

炎症的定义

炎症（inflammation）来自拉丁文 inflammatio（"着火"），是活体组织对损伤的一种动态的血管和细胞应答反应。损伤可能源自感染、化学损伤（如毒素、刺激物）、物理损伤（如热、冷、辐射和机械创伤）以及体内抗体与抗原结合引发的免疫反应[1]。事实上，炎症是机体的一种保护机制，旨在消除这些有害刺激，并启动受损组织的愈合过程。

局部血管舒张、血管通透性增加、血浆蛋白外渗和白细胞迁移至受影响的组织中所产生的一系列临床症状"热、痛、红、肿"，在公元 1 世纪被 Cornelius Celsius 定义为急性炎症的"主要表现"[2]。19 世纪，Rudolf Virchow 将组织功能丧失补充到炎症的定义中[3]。

几乎所有刺激因素诱发的炎症反应顺序都是相同的[4]，即最初的反应是血管舒张，随后是短暂的血管收缩，之后微血管内皮对血浆蛋白的渗透性增加，血浆蛋白渗漏到血管外间隙，形成炎性渗出物。而后，局部释放的炎症介质诱导内皮细胞表达选择素型黏附分子。炎症反应募集的白细胞与这些黏附分子相互作用，与内皮细胞结合，并渗出到组织中，通过吞噬作用和脱颗粒对抗炎症反应。最后，炎症适时主动终止以避免过度损伤。

炎症的血管和细胞过程由大量的炎症介质参与，本章将对其进行综述。这些炎症介质包括：①细胞源性产物，如血管活性胺（如组胺）、细胞因子、类二十烷酸（如前列腺素、血栓素和白三烯）、酶和氧自由基；②血浆源性介质，包括补体级联成分、激肽和血纤维蛋白肽。

细胞源性炎症介质及其在炎症过程中的作用

类二十烷酸的作用

在应对炎症刺激、分子信号传导或细胞破坏时，细胞膜上的磷脂被磷脂酶 A2（PLA2）水解，释放出游离的花生四烯酸（AA）。这种脂肪酸是类二十烷酸的主要前体（**图 38-1**）。类二十烷酸是重要的炎症介质，包括前列腺素（PGs）、血栓素（TXs）和白三烯（LTs）等（**图 38-2**）[5]。类二十烷酸不会被储存于体内。形成后，它们会在局部通过调节细胞的自分泌和旁分泌功能发挥作用。不同类型的细胞有其特定的类二十烷酸合成酶，这些酶决定了它们的类二十烷酸结构。同样，不同的刺激也会影响细胞产生的类二十烷酸[6]。从花生四烯酸合成类二十烷酸有两种不同的途径：

（1）环氧合酶途径：所有具有环状结构的类二十烷酸即前列腺素、血栓素和前列环素，都是通过环氧合酶途径合成的。目前已发现两种环氧合酶：环氧合酶 -1（COX-1）和环氧合酶 -2（COX-2）。前者普遍存在且自然生成，而后者是在对炎症刺激的反应下诱导产生。该途径中这些酶及后续反应的产物如**图 38-2** 所示。

（2）脂氧合酶途径：几种脂氧合酶可以作用于花生四烯酸，形成不同的过氧化衍生物 [即 5-过氧化氢二十碳四烯酸（5-HPETE）、12-HPETE 和 15-HPETE]，这取决于它们将氧插入或连接于花生四烯酸的哪个碳原子上。然后根据组织类型的不同，HPETEs 会被迅速还原为羟化衍生物（HETEs）、白三烯或脂氧素。

细胞因子的作用

细胞因子是活化细胞产生的细胞内信号多肽。大多数细胞因子有多种来源，作用于多个靶点，行使多种功能（参见第 8 章“皮肤衰老的免疫学”）[7]。炎症反应过程中产生并参与其中的主要细胞因子见**表 38-1**[8-10]。这些炎症相关的细胞因子由多种细胞产生，但主要是来源于炎症部位的巨噬细胞和单核细胞[7]。趋化因子（趋化细胞因子）是一种小分子蛋白质，可趋化循环中的白细胞向炎症区域迁移[11]，这是宿主对抗损伤反应的重要步骤。虽然在炎症部位发现了多种细胞因子，但在协调炎症反应中起关键作用的是白细胞介素 -1（IL-1）和肿瘤坏死因子 -α（TNF-α）。这两种细胞因子诱导脂质介质、蛋白酶和自由基的产生，在炎症有害效应的发展中发挥直接作用[8]。事实上，一些细胞因子包括干扰素 -γ（INF-γ）和粒细胞集落刺激因子（G-CSF），通过刺激巨噬细胞产生 IL-1 和 TNF-α 来放大炎症反应[8]。

肥大细胞的作用

肥大细胞来源于造血祖细胞，主要分布在血

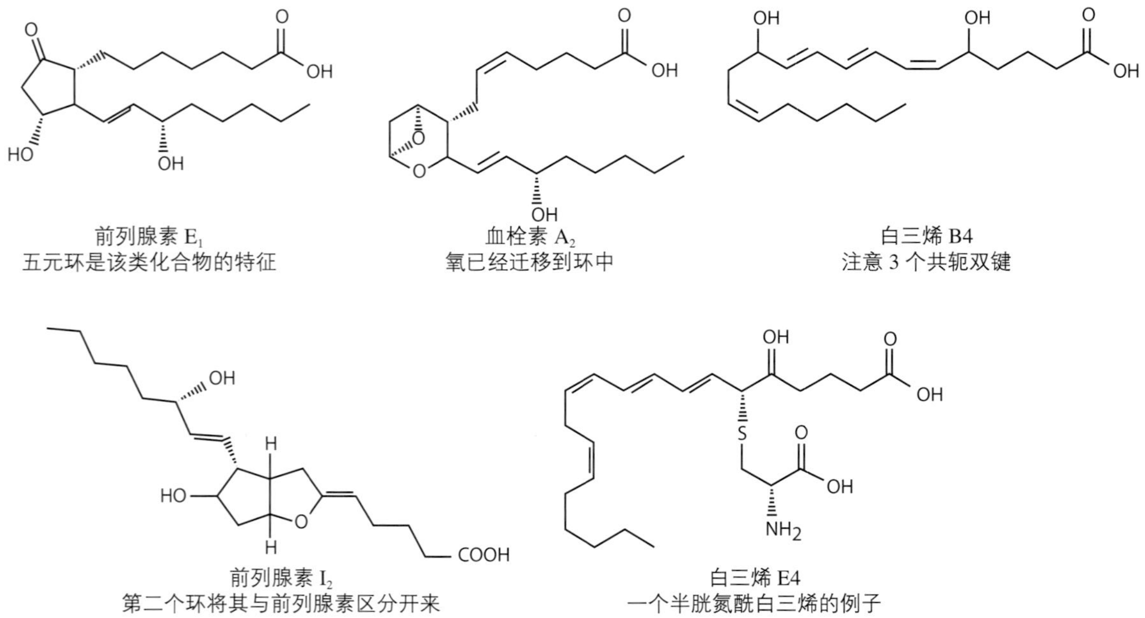

图 38–1 类二十烷酸是由必需脂肪酸氧化产生的信号分子。该图显示了几种类二十烷酸的结构。

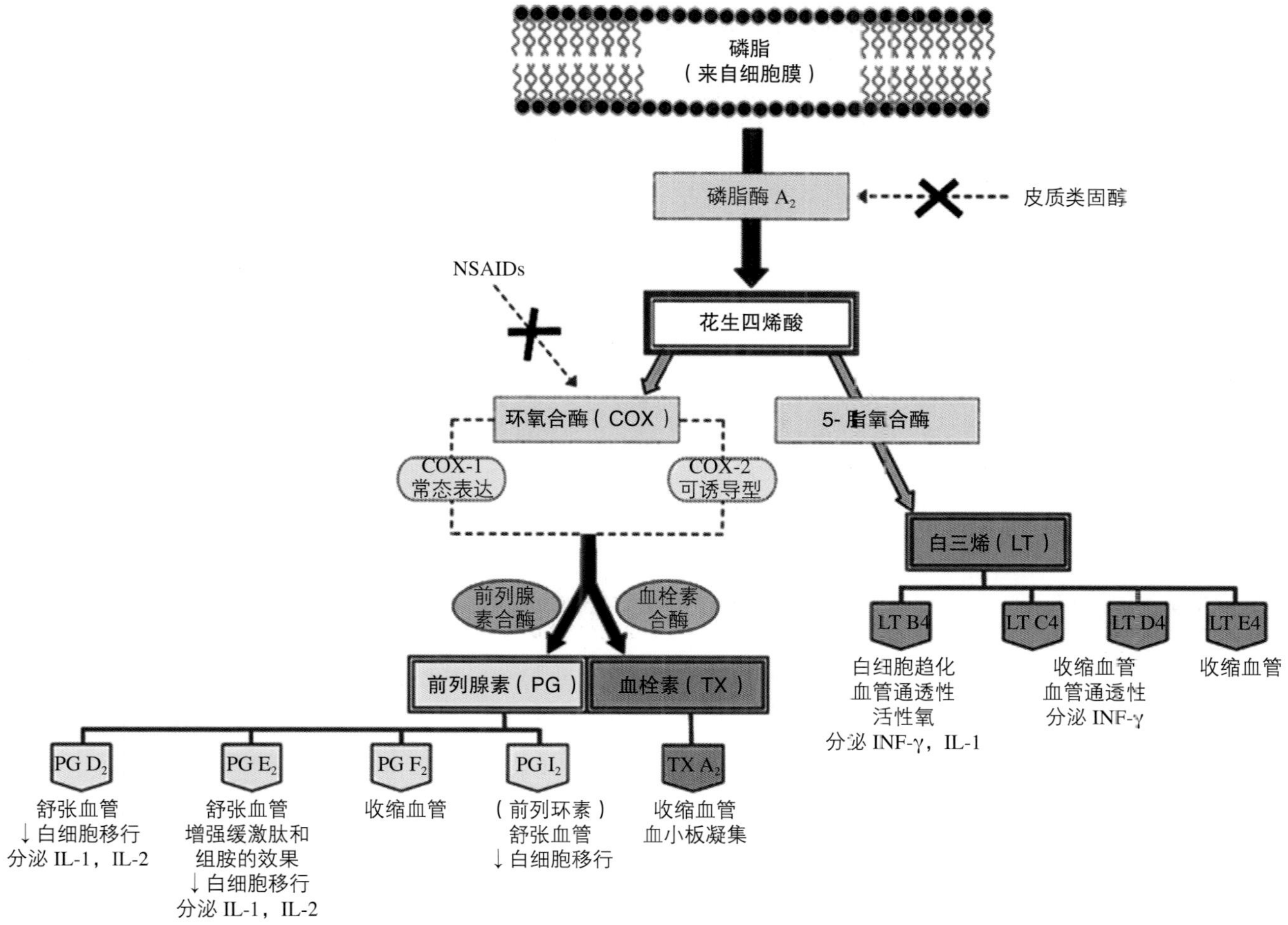

图 38–2 花生四烯酸引发炎症的级联反应

管、神经和上皮下部位附近，这些部位容易发生局部的速发型超敏反应[12-13]。这些细胞在急性反应期间（如过敏）可以通过细胞表面免疫球蛋白 E（IgE）Fc 段高亲和力受体与 IgE 的 Fc 段结合而被激活，或者通过包括补体成分 C3a 和 C5a 在内的其他刺激物被激活。这些将在本章后文简要阐述。其他一些因素包括物理刺激（如热、冷和阳光）、巨噬细胞来源的细胞因子、细菌毒素、毒液、创伤和过敏原也能促进肥大细胞释放组胺。肥大细胞也参与慢性炎症反应，并可能产生促进纤维化的细胞因子[14-15]。

当携带 IgE 抗体的肥大细胞再次暴露于特定的过敏原时，将发生一系列炎症反应，导致多种炎症介质的释放，最终造成速发型炎症 - 过敏反应发生。该过程的第一步是抗原与既往附着在肥大细胞上的 IgE 抗体结合，IgE 分子与底层 IgE-Fc 受体的桥接激活了信号转导途径，将转化为三种结果[16]：①肥大细胞脱颗粒，释放多种炎症介质，如血管活性胺（如组胺）、中性蛋白酶（如糜蛋白酶、类胰蛋白酶及水解酶）和蛋白聚糖（如肝素、硫酸软骨素）；②从头合成促炎脂质介质（即 LTs C4、D4、B4 和 PGD2）；③合成和分泌多种细胞因子（如 TNF-α、IL-1、IL-3、IL-4、IL-5、IL-6 和 GM-CSF），以及趋化因子如巨噬细胞炎症蛋白（MIP）-1α、MIP-1β[15]。

组胺的作用

组胺是 L- 组氨酸在组氨酸脱羧酶的作用下脱羧而成的一种天然的低分子量胺。这种重要的血管活性胺的合成发生在表达前述酶的部位，如遍布全身（包括肺和皮肤）的肥大细胞和嗜碱性粒细胞、胃黏膜的壁细胞和中枢神经系统神经元[17-18]。

组胺在过敏性炎症中发挥重要作用[18]。过敏反应是某些皮肤疾病的特征，如过敏性接触性皮炎（allergic contact dermatitis，ACD）和免疫性接触性荨麻疹（immunologic contact urticaria，ICU）。组胺对人体健康的影响取决于它的 4 种受体，而在

表 38–1 炎症相关的细胞因子

炎症因子	分泌细胞	靶细胞或组织	活性
IL-1（α和β）	- 单核细胞 - 巨噬细胞 - B 细胞 - 树突状细胞 - 内皮细胞	- TH 细胞 - B 细胞 - 自然杀伤（NK）细胞 - 内皮细胞 - 肝细胞 - 下丘脑	作用于多种靶细胞，诱发多种炎症反应：激活 TH 细胞；B 细胞的成熟和克隆扩增；增强 NK 细胞的活性；产生其他细胞因子；内皮细胞基因调节（增加黏附分子的表达）；巨噬细胞和中性粒细胞的趋化作用；白细胞黏附，肝脏合成急性期蛋白；诱导发热
IL-6	- 单核细胞 - 巨噬细胞 - TH2 细胞	- B 细胞 - 浆细胞 - 肝细胞	促进 B 细胞最终分化为浆细胞；刺激浆细胞分泌抗体；诱导急性期蛋白合成
IL-8	- 巨噬细胞 - 内皮细胞	- 中性粒细胞	强效的趋化因子，诱导黏附于内皮细胞和外渗至组织
IL-10	- TH2 细胞	- 巨噬细胞	也称为细胞因子合成抑制因子，因为它抑制活化的 TH1 细胞产生细胞因子
IL-11	- 骨髓基质细胞 - 部分成纤维细胞	- T 细胞 - B 细胞 - 肝细胞	刺激 T 细胞依赖的 B 细胞免疫球蛋白分泌；增加血小板生成；诱导 IL-6；分泌急性期蛋白
干扰素（INF）- γ	- TH1 细胞 - 细胞毒性 T 细胞 - NK 细胞	- 巨噬细胞 - 炎症细胞	增强巨噬细胞的活性，在迟发型超敏反应中发挥重要作用
TNF-α	- 巨噬细胞 - NK 细胞	- 炎症细胞	与 IL-1 共同具有多种促炎特性。诱导细胞因子分泌，在慢性炎症中发挥重要作用
转化生长因子 -β	- 血小板 - 巨噬细胞 - 淋巴细胞 - 肥大细胞	- B 细胞 - T 细胞 - NK 细胞	抑制 T 细胞和 NK 细胞的增殖和活化；吸引单核细胞到炎症部位；增强细胞黏附性
粒细胞集落刺激因子（G-CSF）	- 巨噬细胞 - T 细胞	- 中性粒细胞	参与急性炎症反应

过敏性炎症中主要通过 H_1 受体发挥特定作用[18-19]。组胺通过 H_1 受体诱导巨噬细胞释放细胞因子和溶酶体酶，促进细胞黏附分子的表达，从而发挥促炎作用[18-19]。此外，它还影响嗜碱性粒细胞、嗜酸性粒细胞和成纤维细胞的活性，引起平滑肌的收缩[20]。虽然组胺在过敏性疾病中的作用主要是通过 H_1 受体实现的，但皮肤瘙痒可能同时通过 H_1 受体和 H_3 受体共同诱发[21]。

自由基的作用

白细胞接触到病原体、趋化因子或免疫复合物后释放氧自由基，氧自由基也可通过吞噬作用产生。这些活性氧中间体具有破坏被吞噬微生物的生理功能，它们的产生依赖于烟酰胺腺嘌呤二核苷酸磷酸（NADPH）氧化系统的激活。该系统是一种膜结合的酶复合物，存在于细胞质膜及细胞内吞噬体膜上。超氧阴离子（O^{2-}）、过氧化氢（H_2O_2）和羟基自由基（· OH）是细胞内产生的主要代谢产物。它们可以与一氧化氮（NO）结合形成其他活性氮中间体（参见第 39 章“抗氧化剂”）[23]。当细胞外存在低水平的强效炎症介质时，这些介质可以促进细胞表达趋化因子、细胞因子和内皮细胞黏附分子，从而引起炎症反应的级联反应放大。然而，当外界的炎症介质处于较高水平时，将会诱导内皮细胞损伤，导致血管通透性增加，中性粒细胞脱颗粒，α_1- 抗胰蛋白酶等失活，从而导致细胞外基质破坏增加[24]。

血清、组织液和宿主细胞都具有抵御氧自由基的抗氧化作用。其中起到抗氧化作用的物质包括：①含铜的血清蛋白和血浆铜蓝蛋白；②血清中的游离铁、转铁蛋白；③广泛分布于各种细胞类型中或可被激活的超氧化物歧化酶（superoxide dismutase，SOD）；④ H_2O_2 解毒剂——过氧化氢酶；⑤强效

H_2O_2 解毒剂——谷胱甘肽过氧化物酶。

总之，在任何特定的炎症反应中，氧自由基的作用始终取决于细胞和组织在产生和灭活代谢产物之间的平衡。

血浆源性介质及其在炎症过程中的作用

补体的作用

尽管全面解释复杂的补体系统超出了本章的讨论范围，但是当涉及炎症反应时，有必要提及补体成分 C3a 和 C5a 在炎症过程中的重要作用。C3a 和 C5a 都是血浆源性介质，可刺激肥大细胞释放组胺，从而引起血管扩张 [25]。此外，C5a 还可作为趋化因子，通过趋化作用将细胞引向炎症部位 [25]。

激肽的作用

激肽 - 激肽释放酶系统是一个循环蛋白网络，主要在炎症、血压控制、凝血和疼痛中发挥作用。一些研究认为，与经典描述的作用相比，该系统在玫瑰痤疮、癌症、心血管、肾脏和中枢神经系统疾病中发挥的作用更加广泛 [26]。

该系统由蛋白质、多肽和一组能够激活和灭活这些化合物的酶组成。激肽 [缓激肽（BK）和胰激肽（KD）] 是由激肽原产生并由激肽酶分解的多肽。它们在组织损伤后迅速生成，并在炎症过程的发展和维持中发挥关键作用，会导致血管扩张和血管通透性增加。它们作用于磷脂酶 A2（PLA2），增加花生四烯酸的释放，从而增加类二十烷酸的产生（**图 38-1**）[27]。

激肽通过与两种受体（即 B_1 和 B_2）结合发挥作用，这两种受体属于 G 蛋白偶联受体家族。在生理条件下，B_2 受体会在各种细胞中持续表达，而 B1 受体则在病理条件下快速表达 [26]。激肽（BK 和 KD）对 B_2 受体的亲和力较高，激活 B_2 受体会导致细胞因子和其他炎症介质（如 PGE_2）的释放。

自发现以来，缓激肽（BK）已被证实可诱发本章开头所述的 4 种典型炎症症状——热、痛、红和肿 [28]。BK 具有血管活性特性，可诱导血管舒张并增加血管通透性。此外，它还能引起平滑肌收缩，诱发疼痛，并激活核因子 -κB（NF-κB），进一步加剧炎症反应。

皮肤炎症

皮肤是人体与环境之间的第一道屏障，因此它暴露于来自环境的多种伤害 [29]。这些伤害（包括不同的病原体和接触性过敏原）引发的皮肤炎症反应由多种炎症介质之间复杂的相互作用介导。值得注意的是，NF-κB 介导的炎症通路可能是环境侵害转化为皮肤炎症反应的共同途径。NF-κB 是一种强效的细胞信号通路，可被 IL-1、TNF-α[30] 和之前提到的 BK 激活。有趣的是，表皮是 IL-1α 的“仓库”，可以产生大量 IL-1β 和 TNF-α[31-32]。众所周知，日光中的紫外线照射可诱导 IL-1 和 TNF-α 的激活 [33]，从而导致 NF-κB 介导的炎症反应。NF-κB 可调控多种基因表达，其中与皮肤炎症反应的启动密切相关的基因包括 E- 选择素、细胞因子、防御素（抗菌肽）和细胞黏附分子 [30]。

对皮肤免疫至关重要的是记忆性 T 细胞，它们能够优先循环到皮肤。记忆性 T 细胞被皮肤淋巴细胞抗原（CLA）识别 [34]，并在皮肤引流淋巴结中产生。在炎症期间，它们会被募集到皮肤。这些皮肤相关的特异的淋巴细胞为 CD4 或 CD8 阳性 T 细胞，一旦被激活，它们将产生 1 型 T 细胞细胞因子（即干扰素 -γ、IL-2 和淋巴毒素）或 2 型 T 细胞细胞因子（即 IL-4、IL-5、IL-10 和 IL-13）[29]。T 细胞活化后产生的细胞因子和其他效应分子导致了临床上典型的 T 细胞介导的炎症性皮肤病 [29]。

治疗炎症性皮肤病的抗炎药物

外用皮质类固醇激素

随着皮质类固醇激素在 20 世纪 50 年代初的问世，皮肤病的治疗发生了彻底的变革。来自阿拉巴马州的两位皮肤科医生 Spies 和 Stone 率先使用外用氢化可的松成功治疗了一名慢性手部皮炎患者 [35-36]。在这次治疗成功后，许多皮肤科医生“严重怀疑他们的专业是否已经走到了尽头”[37]。

已知皮质类固醇激素可抑制促炎基因的表达，这些基因编码细胞因子、细胞黏附分子和其他干扰炎症反应的介质 [38]。它们选择性地诱导膜联蛋白 I，即一种与胞质磷脂酶 A2α（cPLA2α）生理性相互作用并抑制其活性的抗炎蛋白 [39]。通过抑制这种磷脂酶，皮质类固醇激素可阻断花生四烯酸的释放及其随后向前列腺素、血栓素、前列环素和白三烯等类二十烷酸的转化 [40]。由皮质类固醇激素诱导的第二种抗炎蛋白是 MAPK 磷酸酶 -1。细菌、病毒、细胞因子以及紫外线辐射都是激活 MAPK 级联反应的炎症信号 [41]。最后，糖皮质激素还能诱导和拮抗 NF-κB。众所周知，后者能刺激 COX-2 的转录，而 COX-2 是 PG 产生所必需的酶 [42]。

由于糖皮质激素的一些抗炎机制也涉及生理信号传导，故这类药物对炎症的治疗效果往往伴随着临床上明显的不良反应 [40]。因此，尽管外用糖皮质激素短期用于炎症性皮肤病时通常耐受性良好，但长期广泛使用会导致严重的皮肤不良反应，包括痤疮、毛囊炎、多毛症、色素改变、紫癜、皮肤萎缩、萎缩纹和毛细血管扩张 [43-44]。此外，据报道，长期外用糖皮质激素还会导致更严重的全身不良反应，如下丘脑垂体轴（HPA）抑制 [45]、高血糖 [46]、缺血性骨坏死 [47]、青光眼 [48] 和后囊白内障 [49] 等。

局部免疫调节剂

在过去的 10 年中，外用钙调磷酸酶抑制剂（topical calcineurin inhibitors，TCIs）他克莫司和吡美莫司作为炎症性皮肤病的治疗选择而被研究。这些相对较新的免疫抑制剂通过抑制钙调磷酸酶蛋白发挥作用，从而阻止 T 细胞对转录因子的去磷酸化。由于这种抑制作用，此类细胞的信号转导通路被阻断，炎症细胞因子的产生也受到抑制 [50]。

2000 年 12 月至 2001 年 12 月期间，外用他克莫司软膏和外用吡美莫司乳膏获得美国 FDA 的批准用于治疗特应性皮炎（AD）[51]。此外，外用他克莫司已被证明可抑制其他炎症性皮肤病，如镍诱发的过敏性接触性皮炎（ACD）[52-53]，具体表现为红斑、瘙痒、水疱、硬结 [53] 和组织病理学特征减轻 [54]。一些研究人员发现它的抑制作用甚至强于类固醇药物二丙酸阿氯米松 [55]。

尽管这些药物在结构上非常相似，但吡美莫司的亲脂性指数比他克莫司高 20 倍。虽然较高的亲脂性指数与较高的皮肤亲和力相关 [43]，但是吡美莫司作为钙调神经磷酸酶抑制剂的效力比他克莫司低 3 倍 [56]。

2005 年 2 月，FDA 药物评估和研究中心的儿科咨询委员会要求在他克莫司和吡美莫司的标签上加上“黑框”警告，提示全身用药可能有致癌风险 [57]。不过，虽然理论上存在这种担忧，但没有证据表明外用这类药物会增加患皮肤癌或内脏癌的风险 [58]。

环氧合酶抑制剂

有越来越多的抗炎药物专门针对花生四烯酸产生的生物活性脂质，即非甾体抗炎药（NSAIDs）。虽然这类药物是医学界研究和使用最多的药物之一，但它们在皮肤病中的应用却相对有限 [59]。然而，布洛芬已被证明对治疗痤疮有效，因为炎性痤疮病变有中性粒细胞浸润，而布洛芬可以抑制白细胞的趋化 [60]。

1984 年，Wong 等人对 60 名 15～35 岁的寻常型痤疮男女患者进行一项双盲研究 [61]。患者被随机分为 4 组：一组口服布洛芬（600 mg）+ 四环素（250 mg），每日 4 次；一组口服布洛芬（600 mg）+ 安慰剂，每日 4 次；一组口服四环素（250 mg）+ 安慰剂，每日 4 次；一组口服两种安慰剂，每日 4 次。在改善皮损总数方面，仅联合疗法的效果在统计学上优于安慰剂；单用布洛芬与单用四环素的效果相当，但不良反应更小。

1 年后，作为这项研究的随访研究，Funt 对 22 名 14～25 岁的结节囊肿性痤疮患者采用米诺环素（50 mg）+ 口服布洛芬（400 mg）每日 3 次的联合治疗。1 个月后，所有患者对联合治疗均有明显反应，改善率在 75%～90%。值得注意的是，所有患者均有口服抗生素治疗失败的病史（米诺环素 3 个月疗程，每次 50 mg，每日 3 次）[62]。

NSAIDs 也被应用于皮肤晒伤的治疗。Hughes 等人在 24 名受试者中研究了非甾体药物（即口服布洛芬或吲哚美辛）联合外用二丙酸倍他米松对 UVB 辐射引起皮肤损伤的改善效果 [63]。该研究对 UVB 引起的皮肤反应 [红斑和皮肤血流量（SBF）增加] 进行了连续测量，结果显示口服 NSAIDs 与外用皮质类固醇激素联用对减轻 UVB 辐射引起的皮肤损伤有协同作用。此外，一项随机双盲交叉研究对 19 名接受 UVB 光疗的银屑病患者进行了应用布洛芬与安慰剂的比较，随后对 UVB 诱发炎症的体征和症状进行评估。虽然仅有一个变量（即技术人员对红斑的评估）存在统计学差异，但结果表明布洛芬比安慰剂更能有效缓解高剂量 UVB 光疗治疗银屑病后引起的炎症症状。推测这一结果的生化基础来自于人们观察到 UVB 照射后皮肤中的前列腺素（PG）水平升高 [64]。因此，干扰 PG 合成的 NSAIDs 可能会减轻 UVB 引起的炎症。

水杨酸

实验和临床数据表明，水杨酸具有多种活性，包括抗炎和抗菌功能 [65]。作为阿司匹林家族的一员，水杨酸通过阻断花生四烯酸级联反应来发挥其镇痛和抗炎特性。水杨酸通过改变基因表达来控制炎症，如通过抑制 NF-κB、活化蛋白 -1（AP-1）

和 CCAAT/ 增强子结合蛋白 β（C/EBPβ）等转录激活因子的 DNA 结合活性来抑制促炎基因的表达[65]。

水杨酸除了对毛孔产生剥脱作用外，还能减轻痤疮相关的炎症，从而降低痤疮暴发的频率和严重程度。因此，水杨酸已成为非处方痤疮产品中的常用成分（第 24 章“化学剥脱术”）。水杨酸还可用于治疗玫瑰痤疮和其他浅表炎症性疾病。此外，它还出现在治疗光老化皮肤的产品中。外用浓度高达 30% 的水杨酸已被证明可以淡化与衰老相关的色素沉着斑，减少皮肤表面粗糙度并减少细纹[66]。如果使用浓度过高或过于频繁，水杨酸可能会导致皮肤红斑、瘙痒、鳞屑、皮肤敏感度增加，甚至表皮松解。

硫磺 / 磺胺醋酰

硫磺的药用历史可追溯至希波克拉底时代，据说他曾提到硫磺用于治疗瘟疫[67]。目前，硫磺已被广泛应用于各种产品中，包括法国维希水疗中心的温泉水和高雅产品。大多数关于硫磺的知识都撰写于几十年前，而最近的文献对其兴趣不大甚至很少。尽管如此，硫磺在世界各地仍被广泛使用，主要用于治疗痤疮、脂溢性皮炎、玫瑰痤疮、疥疮和花斑癣[68]。硫元素（一种黄色非金属元素）及其各种形式（如硫化物、亚硫酸盐和硫醇）被认为具有抗菌、抗真菌和抗寄生虫的特性。此外，含硫化合物已被证明是“优秀的抗炎剂”[69]。有趣的是，硫磺对皮肤的作用取决于它与皮肤表面的直接相互作用：粒径越小，硫磺与皮肤可相互作用的面积就越大，功效就越强[70]。在《美国药典》（USP）中有两种硫磺制剂作为正式配方：升华硫和沉淀硫。沉淀硫的粒径较小，因此功效优于升华硫；事实上，这也是使用最广泛的硫磺类型。

硫磺曾经是抗痤疮配方中最常见的活性成分[60]，但现在已被逐渐弃用，主要原因是它气味难闻，像臭鸡蛋。硫磺对痤疮和脂溢性皮炎的治疗作用被认为是其角质溶解作用的结果[71]。这种作用的确切机制尚不清楚，但可能取决于硫磺与角质形成细胞中半胱氨酸的相互作用形成硫化氢，进而分解角蛋白[70]。在治疗痤疮和脂溢性皮炎时，硫磺通常与水杨酸等药物联合使用，两者的角质溶解作用可能具有协同作用[72]。

硫磺通常与磺胺醋酰钠（一种具有抗菌活性的磺胺类药物）联合使用。磺胺醋酰钠是对氨基苯甲酸（PABA）的竞争性拮抗剂，而 PABA 是细菌生长所必需的成分[73]。事实上，磺胺醋酰钠已被证明具有抗痤疮丙酸杆菌活性[74]。磺胺醋酰钠与硫磺混合在皮肤科制剂中时，硫磺的角质溶解和抗炎作用与磺胺醋酰钠的抗菌作用相结合，可形成一种有效的外用制剂，用于治疗寻常痤疮、玫瑰痤疮和脂溢性皮炎[75]。该组合制剂可作为乳膏、洗剂、凝胶外用混悬剂、清洁剂和硅基面膜使用。

植物药和其他天然成分

数千年来，世界各地的传统医学都在使用天然成分；然而，直到 20 世纪 90 年代初，植物来源产品才在美国民众中得到广泛使用和关注[76]。因此，植物产品拥有很大的市场潜力。植物产品越来越受欢迎的原因如下：①人们对化学药物不良反应的担忧；②对西医方法和假设的质疑；③公众获得健康信息的途径增加；④有机产品越来越受欢迎。所有这些都促使植物产品目前被用于不同的医学专业领域，包括皮肤病学。幸运的是，我们现在能够利用科学方法来证明或质疑它们的功效，并更好地认识其作用机制。下面将重点讨论一些重要的具有抗炎特性的植物成分。值得注意的是，在寻找作为个人护理产品和化妆品中的植物成分时，要考虑国际化妆品成分命名（INCI）所规定的名称，这些名称用于产品成分列表中的成分披露。

芦荟

芦荟（*aloe vera*）是世界上使用最广泛的草药产品之一。它原产于北非和阿拉伯半岛。通过人类贸易，芦荟的使用范围扩展到大多数古代文明国家（如埃及、波斯、希腊、罗马、印度和中国），用于治疗烧伤和伤口创面[77]。随后，西班牙人将芦荟带到现在的美国和包括巴巴多斯在内的加勒比海部分地区（芦荟的另一个 INCI 名称 *Aloe barbadensis* 即来源于此）[78]。

大量非正式证据表明芦荟具有治疗多种疾病的功效，但夸大其词的说法也不少见，因此在解读现有信息时必须谨慎[79]。对芦荟凝胶功效的解释仍然众说纷纭，因为它实际上含有多种活性成分，通过不同的机制发挥作用[80]。例如，芦荟凝胶作为保湿剂是一种很普遍的用法，这可能是其发挥功效的主要原因[81]。此外，芦荟被认为还具有很强的抗炎作用，其活性抗炎成分包括水杨酸盐类（具有“类似阿司匹林的作用”）；乳酸镁，被认为可抑制组胺的产生；缓激肽（BK）和血栓素（TX）抑制剂，可减轻疼痛；以及多糖，尤其是乙酰甘露聚糖，据报道其具有免疫调节特性；以及芦荟大黄素、芦荟苷、芦荟苦素和大黄素等成分[82-86]。从芦荟中分离出的另一种物质C-葡萄糖基色酮，其外用抗炎活性与氢化可的松相当（每个小鼠耳200 μg）[87]。

Habeeb等人[88]的一项研究探讨了芦荟的抗菌作用[89]。他们通过一个简单的体外实验，测定了芦荟内凝胶对细菌诱导的促炎细胞因子（即TNF-α和IL-1β）的影响，这些细胞因子由志贺菌刺激人类白细胞产生。结果表明，芦荟内凝胶可以抑制细菌诱导的这两种细胞因子的产生[88]。最近的研究结果还发现，外用芦荟可促进成纤维细胞和角质形成细胞的增殖和迁移，从而促进伤口愈合[90-91]，并且在一项小型随机、双盲、对照试验中还发现，芦荟可以加速中厚皮片供皮区的愈合[92]。芦荟还能促进透明质酸和硫酸皮肤素的生成，通过增加肉芽组织胶原蛋白和交联来促进伤口愈合[77]。为了更深入、更准确地了解芦荟成分及其各种生物学活性，仍需要进一步的研究。

金盏花

金盏花（*calendula*）又名盆栽金盏花、园艺金盏花、圣母菊、万寿菊、金盏草、普通金盏花、金盏菊、赫菊和金花。它是一种鲜艳的一年生开花草本植物，是亚洲、中欧、南欧、北非和地中海地区的特有植物[93-94]。金盏花与菊科的许多其他成员（包括雏菊、山金车、小白菊、洋甘菊、雪绒花和蓍草）一样，目前在世界各地都有栽培。在传统医学中，金盏花一直被认为是一种舒缓的草药，并因其具有抗炎特性而被外用；在当代，人们发现这种草药具有抗炎、抗菌、抗氧化和促进伤口愈合的作用[95-98]。德国E委员会、欧洲植物疗法科学合作组织、英国草药药典和世界卫生组织的专论均认可金盏花具有促进伤口愈合和抗炎功效[99]。它的主要适应证是皮肤炎症性疾病，包括湿疹、烫伤、擦伤、疖、皮疹、一度烧伤和晒伤[93, 100]。金盏花软膏单独使用或与其他药物联合使用，对治疗下肢慢性静脉性溃疡也很有效[101-102]。约有200种化妆品面霜、乳液和洗发水含有金盏花提取物[94, 99]。

金盏花被用作防腐剂和消炎剂可治疗一些皮肤疾病和缓解疼痛[103]。在健康的志愿者身上，各种金盏花乳霜配方也被证明对十二烷基硫酸钠引起的刺激性接触性皮炎具有保护作用[104]。在化妆品或个人护理产品中，金盏花的浓度从0.1%到1.0%不等，可调理皮肤，并且含有有益的抗氧化活性和防晒因子[93, 105]。近年来，由于金盏花中含有类黄酮和酚酸等多种活性成分，促使人们进一步研究其抗氧化活性及其对健康的潜在益处。

大麻

大麻（*cannabis*）（源自寻常大麻和印度大麻）的历史丰富多彩，长期以来一直被用于医疗目的，是全世界使用最广泛的药物之一[106]。现代医学利用这种神奇的植物治疗慢性疼痛、青光眼和恶心，同时也在研究其在多种疾病中的潜在应用，其中包括皮肤疾病，如痤疮、湿疹、单纯性苔藓、黑素瘤和非黑素瘤皮肤癌、黄褐斑、痒疹、瘙痒症、银屑病、硬皮病和系统性硬化症以及脂溢性皮炎等[107-109]。

过去几十年的研究表明，大麻植物中的大麻素具有抗炎活性，并能抑制多种肿瘤细胞系的增殖，其中部分活性是通过大麻素受体来调节的[110-113]。值得注意的是，在人体皮肤中也发现了大麻素受体[113]。内源性大麻素系统是一个由内源性配体、酶和受体组成的广泛网络，可被外源性物质（包括植物大麻素和人工合成大麻素）激活[114]。最近的研究证实了内源性大麻素系统在皮肤稳态、调节增殖与分化和炎症介质释放方面起重要作用[114-115]。内源性大麻素系统的失调与多种皮肤疾病有关，包括特应性皮炎、瘙痒症、炎症、银屑病、硬皮病和皮肤癌。此外，越来越多的数据支持使用外源性大麻素治疗炎症性皮肤病，如痤疮、特应性皮炎、瘙痒症、银屑病、脂溢性皮炎和伤口，并呼吁开展进一步的研究。2015年，在一项为期12周的单盲对比研究中，健康男性志愿者在面颊皮肤上每天2次涂抹含有3%大麻籽提取物的乳膏，结果发现，与仅使用对照基质（不含提取物）的一侧相比，含有3%大麻籽提取物的基质是安全有效的，治疗侧的皮肤皮脂含量和红斑显著减少，他们得出结论，这种耐受性良好的配方可用于治疗痤疮和脂溢性皮炎，以改善面部外观[121]。

大麻素可能通过大麻素受体、瞬时受体电位通道（TRPs）和过氧化物酶体增殖物激活受体（PPARs）影响内源性大麻素系统[120]。内源性大麻素包括花生四烯酸乙醇胺和2-花生四烯甘油，被认为是皮肤中的重要介质[122]。此外，内源性大麻素已被证明可在脊髓和脊髓上水平对皮肤产生镇痛作用[123]。

Oláh等人的研究表明，非精神活性植物大麻素［（-）-大麻二酚（CBD）］可通过减少皮脂的产生、抑制增殖和减轻人类 SZ95 皮脂腺细胞的炎症而发挥抗痤疮作用 [117]。2016 年，在对非精神活性植物大麻素及其对人类皮脂细胞功能影响的进一步研究中，发现植物大麻素［（-）-大麻萜酚（CBG）和（-）-次大麻萜酚（CBGV）］对治疗干燥和脂溢性皮肤具有良好的前景，特别是［（-）-大麻环萜酚（CBC）、（-）-次大麻二酚（CBDV）和（-）-Δ^9-四氢次大麻酚（THCV）］显示出抗痤疮的潜力。研究人员补充说，这些化合物具有显著的抗炎作用，值得考虑用于治疗皮肤炎症。

皮肤科医生对于大麻素使用的态度

2018 年，Robinson 等人在皮肤科医生中开展了一项关于大麻素的知识、认知和看法的在线调查，该调查共有 20 个问题，回复率为 21%（*n*=531）。调查结果显示，29% 的受访者不知道 Δ9-四氢大麻酚（THC）具有精神活性，而 64% 不知道大麻二酚（CBD）不具有精神活性。尽管如此，86% 的皮肤科医生认为大麻素应该合法用于医疗，94% 支持对大麻素在皮肤领域的应用进行研究。调查还发现，绝大多数（86%）支持开具美国 FDA 批准的含大麻素的外用制剂处方，而非口服制剂（71%）。此外，Robinson 等人还指出，55% 的受访者透露去年至少有一次与患者就大麻素进行过交流，而 48% 的受访者表示担心向患者建议使用大麻素治疗可能带来污名化问题。因此，Robinson 等呼吁对皮肤科医生进一步普及关于皮肤病应用大麻素的益处和风险 [116]。

洋甘菊

洋甘菊（chamomile）是菊科的一种芳草型花卉，在世界各地被用作药用植物已有数百年的历史 [124]，至今仍是使用最广泛的药用植物之一。它的治疗功效早在公元前 500 年左右的希波克拉底时代就已被认可。古希腊人和埃及人用它来治疗皮肤红斑和皮肤干燥 [125]。

洋甘菊主要有两种类型：罗马洋甘菊（INCI 名称：*Chamaemelum nobile*）和德国洋甘菊（INCI 名称：*Matricaria recutita* 或 *Chamomilla recutita*）。尽管这两种植物都可用于治疗目的，但德国洋甘菊的花朵中含有更高浓度的关键活性成分，这些成分在体内具有抗炎活性 [126-127]，即萜类化合物母菊天蓝烃（chamazulene）和 α-红没药醇（α-bisabol）。因此，官方认定的药用洋甘菊是德国洋甘菊。在一项通过注射卡拉胶和前列素 E_1 引发炎症的动物实验中，发现德国洋甘菊能抑制炎症反应和白细胞浸润 [128]。具体而言，母菊天蓝烃通过抑制白三烯合成来减轻炎症反应 [126]。人们还认为，洋甘菊可对皮肤产生显著的益处，如改善肤质和弹性，减轻光损伤的征象。

此外，据报道，洋甘菊还具有一定的抗氧化性能 [129]，这主要与其他活性成分有关，即萜类化合物母菊素以及黄酮类化合物芹菜素和木樨草素，这些成分都具有抗氧化活性 [130]。由于洋甘菊具有多种有益功能，目前有多种用于改善皮肤外观的化妆品都含有洋甘菊成分。此外，一项初步临床试验发现，洋甘菊凝胶在缓解头颈部癌症患者的急性放射性皮炎方面更有效，并且引起的不良反应也较少 [131]。值得注意的是，有报道称洋甘菊会引起易感人群的过敏性接触性皮炎 [132]。对菊科植物（如豚草）过敏的人群风险最大。

黄瓜提取物

黄瓜（INCI 名称：*Cucumis sativus*）是另一种在古代和民间医学中使用历史悠久的植物。据说埃及艳后曾用黄瓜来保养皮肤 [133]，现代护肤品中也经常使用黄瓜提取物，其大部分健康特性都是在局部使用时观察到的。古代使用黄瓜来治疗皮肤疾病，包括在阿育吠陀医学（Ayurvedic medicine）中也有一席之地，其果实被用于治疗晒伤和其他皮肤炎症 [134]。

黄瓜提取物因其润肤和舒缓特性而闻名，它含有大量对皮肤酸性保护层有益的氨基酸和有机酸，并且应用于化妆品配方中是安全的 [135]。此外，从黄瓜果肉中提取的莽草酸脱氢酶在应用于皮肤时具有抗炎特性 [133]。2018 年，Bernardini 等人证实，黄瓜水/乙醇提取物可减轻脂多糖诱导的内皮细胞炎症反应 [134]。同年早些时候，Trejo-Moreno 等人的研究表明，黄瓜水提取物在体外具有抗炎和抗氧化活性 [136]。然而，目前还需进一步的科学研究来证实和了解黄瓜提取物在治疗皮肤方面的效果。

小白菊

小白菊（feverfew，FF）（INCI 名称：*Tanacetum parthenium*）是一种生长迅速的小灌木，叶子具有柑橘香味，花朵形状像菊花（**图 38-3**）。小白菊属于菊科，其特征是其花头呈星形。自公元 1 世纪起，小白菊就被用于退热和止痛。由于这种草药具

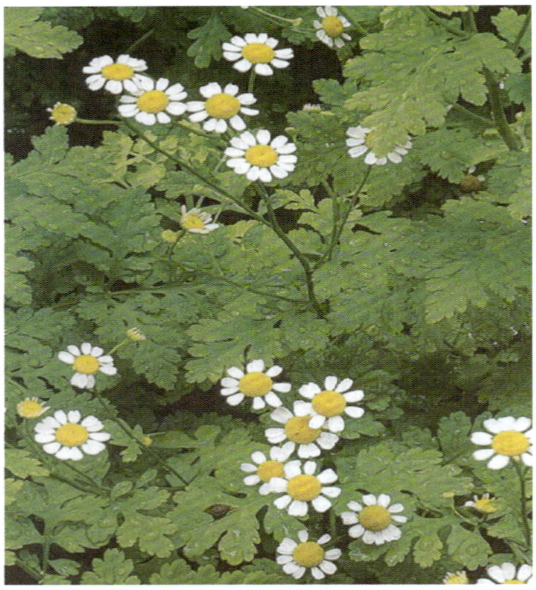

图 38-3 小白菊

有退热作用，因此被称为“feverfew”，这是拉丁语 *febrifugia*（退热药）的变体[137-138]。小白菊具有前列腺素拮抗剂的作用[139]，其提取物之一小白菊内酯具有抑制血小板聚集的作用。此外，它还被证明能结合并抑制 IκB 激酶 β（IKKβ），IKKβ 是在细胞因子介导的炎症相关基因刺激过程中发挥关键作用的激酶亚单位[140-141]，这可能是这种草药具有抗炎作用的部分原因。小白菊内酯是一种倍半萜内酯化合物，是一种普遍存在于菊科植物中的精油。

倍半萜内酯以其抗炎作用而闻名，但也是菊科植物中引发过敏反应的主要成分。事实上，从小白菊中提取的小白菊内酯构成了“菊科混合物”（Compositae Mix，CM）的成分之一，该混合物是一种从 5 种植物中提取的溶液，可用作斑贴试验来筛查对菊科植物过敏的人群[142]。雅漾（Aveeno）舒缓系列护肤品中含有已去除小白菊内酯的小白菊，因此该产品具有小白菊的抗炎特性，但不会引发接触性皮炎的风险。2008 年的一项研究证明了这种去除了小白菊内酯的小白菊提取物的有益作用。在这项研究中，体外试验显示，小白菊可减轻紫外线诱导的过氧化氢形成，并减少促炎细胞因子的释放；在体内试验中，外用小白菊可减少紫外线诱导的表皮增生、DNA 损伤和细胞凋亡[143]。

人参

人参（ginseng）在世界各地均有分布，属于五加科人参属植物，学名为“*Panax*”（**图 38-4**）。

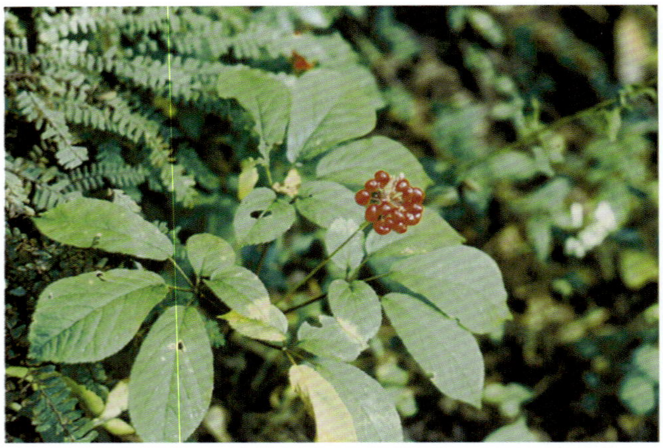

图 38-4 人参

Panax 一词的意思是“治愈一切”，这描述了传统上人们认为人参具有治愈身体所有疾病的特性。人参有几个不同的品种，其中最常用的两个品种是 *P. ginseng*（中国人参）和 *P. quinquefolius*（美国人参）。前者在亚洲文化中很受欢迎，后者则是美国原住民常用的人参[144]。

研究表明，人参具有预防癌症的作用。支持这一假设的机制包括抑制 DNA 损伤[145]、诱导细胞凋亡[146]和抑制细胞增殖[147]。也有证据表明，人参对炎症级联反应有强效作用，可抑制“炎症 - 癌症序列”。例如，从中国人参中提取的酸性多糖（ginsan）已被证明可抑制体内促炎细胞因子的释放[148]。此外，人参皂苷 Rg3 已被证实能抑制 NF-κB 介导的炎症过程[149]。研究人员将人参的主要生物活性归功于人参皂苷[150]。此外，一种发酵人参提取物 BST204 可抑制动物模型中诱导型一氧化氮合酶（NOS）的表达和随后的一氧化氮生成。事实证明，人参能抑制培养的巨噬细胞在接触细菌脂多糖时产生的 TNF-α 和其他促炎细胞因子[151]。人参在皮肤病中的潜在应用包括治疗脱发、冷过敏、皮炎、光老化、皮肤癌以及创伤和损伤[150]。

七叶树 / 马栗树

在已知的 15 种七叶树（horse chestnut）品种中，欧洲七叶树（*Aesculus hippocastanum*，七叶树科）是最常被用于医疗用途的品种。该树既有乔木，也有灌木，分布于欧洲、亚洲和北美洲的所有温带地区。传统上，欧洲七叶树被用于治疗支气管炎、痢疾、痔疮和静脉疾病[152]。在化妆品配方中应用七叶树最早出现于 1980 年，作者描述了面部、头皮、口腔、躯干、手部、足部和腿部的治疗方法，包括用于足部及躯干卫生保健以及痔疮的治疗[153]。1995 年，Masaki 等人发现七叶树提取物具有强大的清除活性氧的能力[154]，因此也有人建议将其用于抗衰老或抗皱。

七叶树籽提取物（horse chestnut seed extract，HCSE）常见于乳液、面霜、按摩油和各种护肤品中，通常与其他草药成分一起使用。大多数此类外用产品被用于治疗静脉曲张、肿胀和水肿，但也有一些新产品宣称七叶树具有抗氧化功效，并声称可以抗皱。

研究发现，使用含 2% 七叶皂苷的标准化 HCSE 软膏可以促进皮肤、血管和肌肉的健康，尤其是腿部和痣静脉丛[155-157]。一项双盲、随机、单剂量研究评估了外用标准化 HCSE 软膏（含 2% 七叶皂苷）治疗局部肿胀和血液淤积的效果，结果表明，与安慰剂相比，该配方可显著减轻患处的疼痛[155]。实际上，七叶皂苷在治疗痔疮、慢性静脉功能不全和术后水肿方面已显示出显著的临床疗效[152, 158-161]。

在欧洲，局部和全身应用 HCSE 产品治疗慢性静脉功能不全和静脉曲张广受欢迎。HCSE 制剂中的七叶皂苷具有抗炎特性，已被证明可缓解外伤后的水肿，尤其是头部和运动损伤以及手术后的水肿[155, 162]。外用七叶皂苷制剂也在欧洲的体育赛事中用于治疗急性扭伤。口服制剂和透皮制剂具有良好的耐受性，并能持续表现出抗炎、抗水肿和静脉舒张活性[163-164]。

薰衣草

薰衣草（lavandula）是一种灌木，原产于地中海地区。在几百年前，薰衣草的种子通过迁徙被传播到英国和法国。薰衣草是唇形科（Lamiacieae）或薄荷科中一种芳香、耐寒的多年生灌木，目前在欧洲南部、英国、澳大利亚和美国广泛种植，以提取精油[165-166]。几千年来，薰衣草的几个品种一直被用于治疗、美容、烹饪和商业用途。虽然所有 28 个薰衣草品种都被认为具有不同程度的治疗功效，但 *L. angustifolia*（又称英国薰衣草或真薰衣草，以前称为 *L. officinalis*）是最常被用于药用配方的品种，具有抗炎活性[167-168]。在利润丰厚的香水产业中，它也是一个重要的商业品种。此外，*L. latifolia*、*L. stoechas*（在欧洲被称为法国薰衣草，在美国被称为西班牙薰衣草）[169]和 *L. intermedia*（*L. angustifolia* 和 *L. latifolia* 的不育杂交种，也被称为薰衣草素）也是化妆品和治疗应用中广受欢迎的成分[169-172]。*L. stoechas* 的主要活性成分是 1, 8- 桉叶素，由于具有抗炎和抗癌活性，被认为在护肤品中具有巨大的应用潜力[173]。薰衣草油是一种传统的护肤成分，常用于放松身心、促进伤口愈合和改善皮肤血液循环[165, 174]。薰衣草源自拉丁文 *lavare*（“洗涤”），因其在古代阿拉伯、希腊和罗马具有实用的防腐和消毒作用而得名[165-166]。

薰衣草是多种护肤品的成分之一，包括肥皂、保湿霜、乳液、沐浴露、润唇膏、护手霜、洗发水和护发素[76]。目前的数据已证实薰衣草的许多传统用途。例如，在妇女产后会阴疼痛的研究中，研究人员发现，在沐浴时使用薰衣草油与减轻不适感之间存在关联[175]。此外，薰衣草用于治疗斑秃已经取得了一定的成功。在一项为期 7 个月的随机、双盲、对照试验中，86 名患者每天接受头皮按摩治疗，其中 43 名患者使用精油与载体油混合，而另外 41 名患者仅使用载体油。结果显示，在治疗组的 43 名患者中有 19 人有明显改善，而对照组的 41 名患者中有 6 人表现出一定改善[176]。

甘草提取物

甘草（又名 *Liquiritae officinalis*）以其常见的黑色或红色糖果形式而广为人知。虽然人们通常不把甘草当做植物，但它是植物来源的内服或外用药物，已在草药医学中使用了约 4000 年[177]。甘草有不同的品种。其中以光果甘草（**图 38-5**）和胀果甘草（**图 38-6**）最具治疗作用，包括抗炎特性。胀果甘草实际上是中国的甘草根，而光果甘草生长在地中海周围地区、中东以及俄罗斯中部和南部地区[178]。

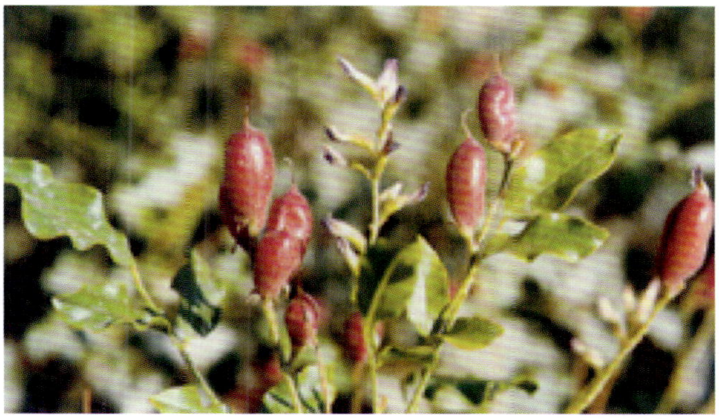

图 38–5　甘草酸是光果甘草的主要活性成分，是甘草提取物的主要来源之一。

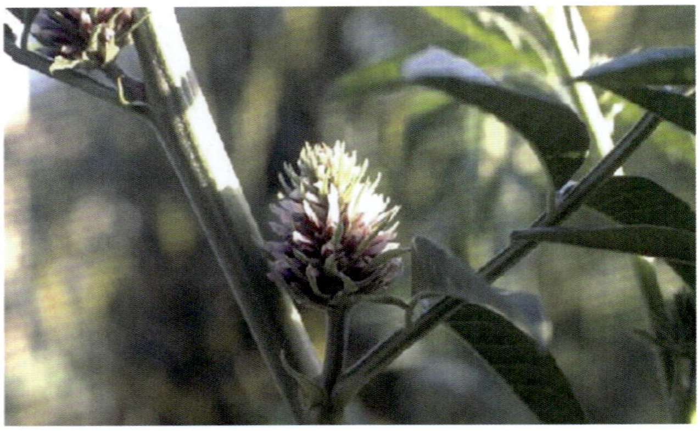

图 38-6 中国西北部的胀果甘草是甘草查尔酮的来源。

光果甘草

这种西方甘草的提取物在抗炎产品中越来越常见[172]。甘草酸是其主要活性成分，它还含有多糖和各种多酚，如具有抗氧化活性的异黄酮刺芒柄花素[179]。据报道，光果甘草酸（光果甘草的生物活性代谢产物）在亚急性和慢性皮肤病中具有抗炎活性，因此它被用于治疗湿疹、瘙痒症、接触性皮炎、脂溢性皮炎和银屑病[180]。在一项双盲研究中，Saeedi 等人评估了 1% 和 2% 外用甘草提取物制剂对 60 例特应性皮炎（AD）患者的疗效。结果表明，2% 外用凝胶能有效减轻红斑、水肿和瘙痒，因此研究人员得出结论，甘草提取物可能对治疗 AD 有效[180]。研究表明，甘草酸能发挥类似可的松的作用，从而抑制促炎性前列腺素和白三烯[181]。但在治疗急性炎症（如 AD）方面，甘草酸尚未被证明优于外用皮质类固醇[180]。然而，皮质类固醇激素和甘草酸联用已被证明有效。一项研究显示，加入 2% 甘草酸可有效增强氢化可的松在皮肤中的活性[182]。在一系列动物实验中，俄罗斯科学家发现甘草酸的衍生物 glyderinine 具有抗炎、镇痛和解热作用，并认为 glyderinine 是治疗某些皮肤病的合适成分[183]。最近的研究还表明，甘草酸具有治疗白癜风和斑秃的功效[184]。

胀果甘草

中国甘草根的主要活性成分是甘草查尔酮 A[185]，这种化合物在花生四烯酸（AA）诱导的小鼠耳部水肿模型中被证实具有抗炎作用[186]。它存在于优色林抗红舒缓系列产品中。在一项评估 5 种不同查尔酮效果的研究中，研究人员发现，包括甘草查尔酮 A 在内的 5 种测试的查尔酮中，有 4 种能抑制单核细胞和 T 细胞产生促炎细胞因子。研究人员认为，甘草查尔酮 A 及其一些合成类似物可能具有免疫调节作用，这使得它们可能适用于治疗感染性和其他炎症性疾病[187]。查尔酮也表现出抗氧化应激活性。一项评估其自由基清除活性的研究表明，甘草查尔酮 B 和 D 能有效延缓超氧阴离子的产生[188]。

甘草根的使用历史悠久，过去数十年的研究也取得了积极成果，因此甘草是研究最为广泛的药用植物之一。虽然支持胀果甘草药用的证据略逊于与其相关的光果甘草，但它们在潜在应用的广泛程度上相似。Yang 等人最近的研究结果表明，甘草查尔酮 A 可通过抑制 NLRP3 炎性小体来减轻痤疮症状[189]。一项临床试验结果表明，甘草查尔酮 A 与 4-叔丁基环己醇（SymSitive®）合用具有良好的耐受性，可有效改善玫瑰痤疮（Ⅰ型）患者的红斑、触觉粗糙和毛细血管扩张等临床症状[190]。在一项随机、前瞻性、研究者盲法研究中，也发现同样的组合能有效减轻面部皮炎，并且在减轻红斑和改善皮肤水合方面优于曲安奈德[191]。

蕈类 / 蘑菇

有几种蘑菇（mushrooms）在传统或民间医药中已使用数千年，它们被认为可作为促进健康的药物提供重要的潜在活性成分[192]。尤其是赤灵芝（中国称灵芝，日本称灵芝或万年茸）、香菇（日本称椎茸）、灰树花（日本称舞茸）和冬虫夏草等药用蘑菇的提取物，在中国、日本和韩国被用于治疗过敏、关节炎、支气管炎、胃溃疡、肝炎、高血糖、高血压、炎症、失眠、肾炎、神经衰弱、硬皮病和癌症等疾病[193]。此外，这些不同种类的蘑菇还被用于抗衰老的皮肤外用配方中。

赤灵芝

赤灵芝（*Ganoderma lucidum*）又名灵芝（reishi），中国自古以来就用其干粉治疗癌症[193]，目前仍被用作治疗炎症和伤口愈合的家庭药方[194]。最近利用大鼠和小鼠进行研究的实验结果表明，灵芝菌丝体的乙醇提取物具有显著的抗过氧化、抗炎、抗突变[195]特性[196]。Yin 等人发现，灵芝提取物能有效治疗伤口和烧伤后感染，实现皮肤美白，对光老化、特应性皮炎和皮肤结节病均有效[197]。它是亚洲研究最多的植物疗法之一，目前已成为西方外用护肤品的热门成分。因具有抗炎、抗氧化、抗癌和免疫调节活性，灵芝被认为是自然界中最强的适应原 [198]。

冬虫夏草

冬虫夏草（*Cordyceps sinensis*）菌丝体提取物已被证实具有免疫调节活性，能够减少细菌的生长和传播 [199]。冬虫夏草提取物也被发现对 UVB 诱导的损伤具有保护作用 [200]。

灰树花

研究表明，灰树花（*Grifola frondosa*）提取物可抑制暴露于 UVA 的人皮肤成纤维细胞的光老化 [201]。在过去的 30 年中，有证据表明，灰树花多糖具有抗氧化、抗肿瘤和免疫调节活性，并可抑制特应性皮炎样病变 [202]。

燕麦

燕麦（oatmeal）（INCI 名称：*Avena sativa*）和燕麦提取产品在护肤方面的应用可追溯至公元前 2000 年的埃及和阿拉伯半岛。在 19 世纪和 20 世纪初，燕麦浴常用于治疗瘙痒性炎性皮肤病。最近，Dick 和 Sompayrac 在 20 世纪 50 年代末报告称胶态燕麦（colloidal oatmeal，CO）浴对治疗小儿特应性皮炎有明显疗效 [203-204]。作为现代皮肤病学治疗手段的一部分，CO 已取代老式压片燕麦和普通燕麦。CO 由去壳燕麦研磨成的细粉组成，保留了完整燕麦颗粒的保湿效果，并且更容易在洗澡水中分散。它还可被添加到面霜和乳液中，用于外用护理产品。CO 具有抗炎、抗氧化、抗真菌和止痒的作用，有利于屏障修复和皮肤 pH 值的稳定 [205]。

多糖（60%～64%）、蛋白质（10%～18%）和脂类（3%～9%）是 CO 的主要成分。其余成分包括酶（如超氧化物歧化酶）、皂苷、维生素、黄酮类化合物和前列腺素合成抑制剂。燕麦脂质能够增加 CO 的黏度，并有助于减少经皮水分丢失（皮肤干燥的关键因素）。此外，燕麦蛋白还具有乳化、保湿和抗氧化活性。CO 的蛋白和多糖与皮肤结合，形成保护性屏障以抵御外部刺激。此外，这种蛋白质还可作为强酸和强碱的缓冲剂 [206]。

CO 的成分和特性使其适用于炎性皮肤病护理的各种用途，如清洁、保湿、保护（即屏障保护）和缓解炎症皮肤的瘙痒。事实上，燕麦是为数不多的被美国 FDA 认定为具有有效皮肤保护作用的天然产品之一 [207]。因此，CO 是少数受 FDA 监管的植物成分之一 [207]。CO 在皮肤科方面的应用范围很广，包括对炎症性和瘙痒性皮肤病的辅助治疗，如特应性皮炎、尾蚴性皮炎、尿布皮炎、鱼鳞病、昆虫叮咬、刺激性和过敏性接触性皮炎（包括接触毒藤、橡树和漆木）、银屑病、晒伤、荨麻疹和干燥症等 [203, 206, 208-210]。CO 还能预防和修复细菌、自由基、烟雾和紫外线辐射等环境因素造成的损害 [172]。

已发表的有关 CO 的临床研究总体上取得了肯定的结果，继续支持燕麦的治疗用途。在一项使用十二烷基硫酸钠的皮肤刺激临床模型中，两种不同类型的 CO 产品显著减轻了实验诱导的刺激和炎症反应 [211]。另一项临床研究对两种沐浴凝胶缓解烧伤患者瘙痒的效果进行了评估 [212]。两种凝胶都含有液体石蜡，但其中一种还含有 5% CO。含燕麦的凝胶可明显减少患者报告的瘙痒和对抗组胺药的需求。此外，Boisnic 等人开发了一个皮肤炎症临床模型，该模型涉及燕麦提取物对暴露于血管活性肠肽（VIP，一种促炎症神经介质）的组织碎片的影响 [213]。VIP 的应用增加了炎症反应，而燕麦提取物的治疗显著改善了炎症反应。

临床试验还表明，在双侧轻中度瘙痒和中重度小腿皮肤干燥症患者中，CO 乳液具有改善皮肤干燥、保湿、脱屑、粗糙、瘙痒强度和屏障修复作用 [214-215]。2020 年进行的一项有 50 名受试者参与的双盲研究发现，1% CO 乳膏可有效控制慢性刺激性手部湿疹 [216]。此外，在两项单中心、单臂临床试验中，1% CO 乳膏可有效缓解轻中度特应性皮炎症状，具有良好的耐受性和临床疗效 [217]。

通过分离和鉴定燕麦的特定成分，增加了燕麦在治疗和美容方面的应用。其中，燕麦蒽酰胺是新发现的一类多酚类生物碱，仅存在于燕麦中 [218]。作为一类物质，酚类化合物具有广泛的生物学活性，包括抗炎和抗氧化 [219]。实际上，酚类化合物是自然界中最强的抗氧化剂 [220]，尽管在这一类化合物中，不同物质具有不同程度的抗氧化活性。燕麦酚类化合物（包括燕麦蒽酰胺）被认为是清除活性氧和氮物种的强效抗氧化剂 [219]。此外，据报道，燕麦酚类化合物几乎与合成抗炎剂吲哚美辛一样能抑制前列腺素的生物合成 [221]。2007 年的一项研究补充了更多的证据，研究结果表明燕麦蒽酰胺具有强大的抗炎活性 [222]。在这项研究中，角质形成细胞与促炎细胞因子 IL-8 的诱导剂在媒介物或燕麦蒽酰胺的存在下共同孵育。加入燕麦蒽酰胺后，促炎细胞因子 IL-8 的释放量减少了 10%～25%。其他各种临床前研究和初步临床研究表明，含有燕麦蒽酰胺的外用药具有多种潜在功效，包括减少组胺引起的人体瘙痒；抑制 NF-κB，从而抑制皮肤炎症通路的激活，以及改善因暴露于紫外线照射而引起的皮肤刺激和红斑。目前，CO 最为人们所熟知的是用来治疗特应性皮炎。2010 年，Capone 等人的一项研究表明，1% CO 湿疹膏在治疗特应性皮炎时能够改善微生物群的组成，显著提高皮肤 pH 值以及皮肤屏障功能和水合作用 [223]。

硒

硒（selenium）是人体必需的微量元素，它被认为具有抗癌、抗炎、抗氧化和抗衰老作用。在大多数国家，水、土壤和植物性食物是硒的主要来源。具体来说，硒存在于肉、鱼、巴西坚果、贝类、乳制品、谷物和谷物制品中。法国理肤泉（La Roche-Posay）水疗中心使用的温泉水中含有硒成分，该水疗中心成立之初是为了治疗特应性皮炎患者和银屑病患者。理肤泉的许多产品包括温泉水都含有硒。硒的抗炎作用在人体的还原代谢途径中得到了很好的体现：硒是形成谷胱甘肽过氧化物酶这一人体最重要的天然抗氧化防御物质所需的重要抗氧化剂 [224]。这种必需的抗氧化酶（在上文“自由基的作用”部分中讨论过）的功能是保护细胞膜免受氧化损伤，这一功能与维生素 E 相同。事实上，研究已得出结论，维生素 E 和硒可协同作用以提供这种保护 [225]。

硒还具有抗炎活性，能阻止炎症细胞因子的产生。一项研究表明，紫外线暴露对皮肤造成损害后，炎性细胞因子会抑制免疫反应，从而增加受损皮肤细胞的数量 [226]。这些炎性细胞因子还会导致皱纹形成和皮肤过早衰老。最后，硒能增强体液免疫和细胞免疫，增强机体对感染的反应 [227]。

由于硒具有抗氧化和抗炎的特性，它已被添加到外用护肤品和天然泉水皮肤加湿器中。目前推荐男性和女性每日口服硒的摄入量为 55 μg。不过，癌症研究人员目前正在考虑将每日剂量提高至 400 μg。必须注意的是，有可能发生硒中毒。高剂量的硒具有神经毒性，可导致脱发、指甲脱落、皮炎以及肠胃不适。尽管有广告宣称产品中添加了硒，但大多数现有的外用制剂中硒的浓度都很低，不能被皮肤很好地吸收。以硫化硒形式存在的硒不会渗透皮肤。但 L- 硒代蛋氨酸可以实现皮肤对硒的吸收。最近的动物和人体研究发现，当口服或外用涂抹 L- 硒蛋氨酸时，硒对日常和过度的紫外线损伤表现出保护作用。硒硫化物以不溶于水的盐的形式存在时，已被有效用于治疗脂溢性皮炎和花斑癣 [228]。

在 1996 年的一项研究中，接受治疗的患者皮肤炎症和色素沉着有所减轻，皮肤癌的发病推迟，发病率也有所降低 [229]。在 20 世纪 90 年代进行的另一项研究中，英国苏格兰爱丁堡大学的研究人员认为口服硒对紫外线辐射引起的皮肤细胞损伤具有显著的保护作用。但研究人员并未测试局部外用硒的效果 [227]。

2018 年，Cohen 和 Anderson 报告了 3 位手掌和（或）足底角化过度患者在使用 2.5% 硫化硒乳液 / 洗发水或 2.75% 硫化硒泡沫后治疗成功的案例 [228]。尽管需要更多的双盲、安慰剂对照试验来支持硒作为抗衰老产品市场的辅助产品，但关于硒的研究前景广阔。

姜黄 / 姜黄素

姜黄（turmeric）（INCI 名称：*Curcuma longa*）作为一种香料而闻名，主要用于亚洲料理中，尤其是咖喱和芥末酱中。姜黄作为抗炎药在中国和阿育吠陀（印度）医学中有着悠久的历史 [230]。姜黄素（curcumin）（阿魏酰甲烷）是一种黄色色素，是姜黄的主要生物活性成分，与姜黄的挥发性油成分相比，姜黄素被证明具有更强的抗炎作用 [231]。口服这种草药可抑制白三烯的形成和血小板聚集，稳定中性粒细胞溶酶体膜，从而在细胞水平上抑制炎症 [232]。1973 年，Srimal 等人进行的一项研究表明，姜黄素的抗炎活性甚至可能优于布洛芬 [233]。此外，姜黄素还具有显著的促进伤口愈合、抗菌、抗癌和抗氧化活性 [234]。

2018 年，Kumar 等人发现，从姜黄废叶中提取的精油在体外和动物模型中显示出抗炎活性，值得考虑用于外用药物 [235]。同年，Bahraini 等人在 47 名轻中度头皮银屑病患者中开展了一项随机、安慰剂对照临床试验，结果发现，与安慰剂相比，姜黄补益剂能显著减轻皮损的红斑、脱屑和斑块。他们认为，姜黄溶液有望成为头皮银屑病的治疗方法 [236]。在 2019 年进行的一项为期 8 周的随机、双盲、安慰剂对照试验中，47 名健康参与者每天摄入含有或不含姜黄素的姜黄水提取物或安慰剂。结果显示，姜黄水提取物对面部皮肤有保湿作用。同一研究小组进行的细胞研究也支持姜黄的抗炎活性[237]。在 2016 年完成的一项系统性文献综述中，Vaughn 等人报告称，有 10 项研究发现与对照组相比，姜黄治疗组的皮肤病严重程度有显著改善且具有统计学意义，其中包括痤疮、雄激素性脱发、特应性皮炎、口腔扁平苔藓、光老化、瘙痒症、银屑病、放射性皮炎和白癜风等[234]。最近关于姜黄素潜在健康益处的临床试验文献综述也证实了其抗炎特性，并支持将其用于治疗炎症性皮肤病[238]。最后，不同剂量的姜黄素会产生不同的效果：低剂量时，姜黄素是一种前列腺素抑制剂；而高剂量时会刺激肾上腺分泌皮质酮[239]。

结论

炎症是一个多因素的复杂过程，在保护生物组织免受各种潜在有害损伤方面发挥着重要的防御作用。然而，迁延不愈的炎症本身可能对炎症级联反应所要保护的组织和宿主机体构成威胁。事实上，第 12 章中讨论的敏感性皮肤就是这种情况，炎症在其中发挥着重要作用。此外，炎症也被认为在皮肤老化中发挥作用。因此，抗炎药物在皮肤科临床发挥着重要的作用。有多种方法有助于减轻皮肤炎症，包括外用护肤产品、水疗、饮食、补充剂以及处方药和非处方药。

（张丽　孙艳　郑跃　李利　李吉　杨蓉娅 译校）

参考文献

扫描书末二维码获取

第 39 章

抗氧化剂

概要

要点

- 抗氧化剂通过减少和中和自由基来抵御自由基带来的损害。
- 抗氧化剂在抵御由长波紫外线（UVA）引起的皮肤改变方面可能特别有用，这些改变在很大程度上被认为是由氧化过程决定的。
- 目前市面上销售的外用抗氧化剂可用于预防老化和紫外线引起的皮肤损伤，以及治疗由炎症（如激光换肤引起的）引起的皱纹和红斑。
- 自由基衰老理论解释了抗氧化剂为何可以预防皱纹的形成，但该理论并未证明使用抗氧化剂可治疗已形成的皱纹。

新进展

- 市场上不断有新的抗氧化剂问世。
- 与使用单一抗氧化剂相比，更推荐使用多种类型的抗氧化剂组合。
- 除外用护肤品外，抗氧化剂还应被纳入饮食、饮料和营养补充剂中。

展望

- 需要新方法来量化抗氧化剂的强度，以便比较不同类型抗氧化剂的功效。目前的抗氧化剂定量测量方法（如氧自由基吸收能力，oxygen radical absorbance capacity，ORAC 值）主要适用于食品，而非外用产品。
- 有研究正在评估抗氧化剂对线粒体和其他细胞成分的保护作用。

自由基衰老理论

1956 年，哈曼提出的自由基衰老理论是最广为接受的解释衰老原因的理论之一[1-2]。自由基又称活性氧（ROS），是氧分子与其他分子结合后产生奇数电子时形成的化合物。具有成对电子的氧分子稳定，带有未配对电子的氧分子“活跃”，因为它会从其他重要成分中寻找和捕获电子，使其受损[3]。DNA、细胞骨架、胞内蛋白质和细胞膜都可能受到 ROS 的不良影响[4]。ROS 不仅与整个衰老过程有关[5]，还参与光老化、致癌和炎症过程。众所周知，紫外线（UV）诱导的皮肤损伤由 ROS 中间产物介导[6]。如果抗氧化剂能吸收部分自由基，就可能减轻紫外线诱导的皮肤损伤。自由基还可能导致炎症，而这被认为是皮肤衰老的重要原因之一[6]。脂质过氧化是自由基导致的另一个重要生物学效应，它会损伤细胞膜，并可能导致皮肤老化、动脉粥样硬化和其他衰老表现。自由基还可能导致皮肤癌的发生，多项研究已报道自由基与皮肤癌的相关性。不过，自由基所有有害影响的确切机制尚未完全阐明。

自由基在内源性和外源性皮肤老化过程中都发挥着重要作用。自由基可以通过人体新陈代谢自然形成，也可通过外源性因素产生，如紫外线暴露、空气污染、吸烟、辐射、饮酒、运动、炎症以及接触某些药物或者重金属（如铁）。事实上，紫外线辐射、压力、吸烟、药物和饮食都可能成为超氧化物、羟基阴离子、过氧化氢（H_2O_2）和单线态氧等 ROS 的来源。自由基还能诱导各种转录因子，如激活蛋白（AP）-1 和核因子（NF）-κB[7]。此外，ROS 可以增加基质金属蛋白酶（MMPs），特别是胶原酶的表达，后者可以降解皮肤胶原蛋白[8-9]。胶原酶的形成与转录因子 c-Jun 和 c-Fos 的激活有关，这两种因子结合产生 AP-1，进而促进 MMPs 的转录[10]。此外，丝裂原活化蛋白激酶（MAPK）通路也是氧化应激的一个靶点[11]。

抗氧化剂理论

人体已经形成一套抗氧化防御机制，它可以通过减少和中和自由基来保护机体免受其破坏。天然存在于皮肤中的抗氧化酶包括超氧化物歧化酶、过氧化氢酶和谷胱甘肽过氧化物酶（GPX）；非酶促内源性抗氧化分子包括 α- 生育酚（维生素 E）、抗坏血酸（维生素 C）、谷胱甘肽和泛醌[12]。在自然衰老的进程中，人体的防御机制会减弱，而 ROS 的产生会增加。这导致自由基数量失衡和失控，这些自由基会损伤 DNA、细胞骨架成分、胞内蛋白质和细胞膜[13-14]。此外，机体的抗氧化防御机制会受到紫外线和可见光的抑制[15]。而紫外线照射又会增加自由基的形成。目前，研究人员正在研究使用外源性抗氧化剂来延缓这一过程并减轻自由基造成的损害。目前的观点认为，局部涂抹和口服抗氧化剂组合可使皮肤具有持续的抗氧化能力，这是因为组合的抗氧化剂具有协同作用。另外，抗氧化剂在预防由长波紫外线（UVA）引起的皮肤改变方面可能作用显著，这些改变在很大程度上由氧化过程决定。事实上，已证明外用抗氧化剂可以提高诱发即刻色素加深所需的最小 UVA 剂量，并减轻 UVA 引起的光敏性皮肤病的严重程度[15]。抗氧化剂除了存在于人体中，还存在于蔬菜和其他食物中。许多研发人员认为，通过补充抗氧化剂可以达到更高的抗氧化水平。因此，将抗氧化剂作为口服补充剂和外用制剂中保护成分的产品已变得非常流行。

目前，已上市的外用抗氧化剂主要用于预防衰老和紫外线诱起的皮肤损伤，以及治疗因炎症引起的皱纹和红斑，如激光换肤引起的炎症。自由基衰老理论解释了为什么人们认为抗氧化剂可以预防皱纹，但该理论并不能合理证明使用抗氧化剂能够治疗已出现的皱纹。许多公司声称其抗氧化剂产品可以“治疗”皱纹，但这往往是夸大其词。目前，维生素 C 是唯一能治疗皱纹的抗氧化剂，但这种能力是由于其促进胶原蛋白合成的效果，而与它的抗氧化作用无关。Cho 等人研究的复配配方等产品与皱纹改善相关，这种结果可能归因于产品的肿胀或保湿效果，也可能是产品中所含的维生素 C 或视黄醇[16]。重要的是必须向患者强调，抗氧化剂能预防皱纹，但不能治疗皱纹（维生素 C 除外）。

除抗氧化作用外，所有抗氧化剂都具有抗炎特性，详见第 38 章“抗炎成分”。下面介绍的一些抗氧化剂还具有美白活性，第 41 章“美白成分”对此有更详细的介绍。

虽然抗氧化剂的理论是合理的，但在评估抗氧化剂的功效时，有几个重要因素不可忽略。口服产品必须能被吸收并能提高皮肤中的抗氧化剂水平，才能被认为具有生物活性。外用产品必须能被皮肤吸收，并以活性形式输送到靶组织，并在靶组织中保持足够长的时间，才能达到预期效果。然而，有的抗氧化剂非常不稳定，例如维生素 C 等成分，在到达靶组织前会被氧化而失去活性。因此，稳定配方中的成分，并设计包装以最大限度地减少其与空气和光的接触，是一项颇具挑战性的任务。此外，成分的吸收也很重要，它取决于多种因素，如化合物的分子形式、pH 值、水溶性或脂溶性以及产品的载体。本章将讨论化妆品及口服产品中最常见的抗氧化剂成分。

抗氧化剂的协同作用

虽然天然抗氧化剂有数百种之多，但目前化妆品行业使用的大多数抗氧化剂被认为能够协同作用，并“增强”彼此的功效。已被确认能够协同作用的抗氧化剂称为“网络型抗氧化剂”[17]。例如，当一个抗氧化剂通过添加或移除电子（消除奇数电子）来“解除”自由基的活性后，它就无法继续作为抗氧化剂发挥作用，除非它被再循环利用。有5种抗氧化剂构成了一个抗氧化网络防御体系，分别是维生素C和维生素E、谷胱甘肽、硫辛酸和辅酶Q_{10}（CoQ_{10}）。维生素C或辅酶Q_{10}可重新利用维生素E，向维生素E提供电子，使其恢复抗氧化状态。维生素C和谷胱甘肽可以被硫辛酸或维生素C循环利用。这些构成抗氧化网络的抗氧化剂正被添加进越来越多的化妆品制剂中。许多其他抗氧化剂也可能会产生协同作用，并且“网络型抗氧化剂”一词适用的抗氧化剂远不止已确定的这5种抗氧化剂。

脂溶性抗氧化剂

维生素E、类胡萝卜素和辅酶Q_{10}等脂溶性抗氧化剂存在于细胞膜的亲脂部分。此外，辅酶Q_{10}的合成类似物艾地苯醌和食物来源的番茄红素也是脂溶性抗氧化剂。

维生素E

维生素E（又称生育酚）普遍存在于蔬菜、油类、种子、坚果、玉米、大豆、全麦面粉、人造黄油以及某些肉类和奶制品中，它实际上是由生育酚和生育三烯酚衍生物组成的一组化合物的统称，绝大多数是四对外消旋立体异构体（**图39-1**）。在4种生育酚（α-、β-、γ-和δ-）中，α-生育酚（又称AT）的活性最高。维生素E是皮肤中主要的脂溶性抗氧化剂，能保护细胞免受氧化应激的损伤[18]，可用来治疗各种皮肤病变。虽然美国FDA尚未批准将维生素E用于治疗皮肤疾病，但人们仍经常将其用于治疗轻度烧伤、手术瘢痕和其他创面。此外，由于脂质过氧化是动脉粥样硬化和心血管疾病的主要诱因，因此维生素E也被认为有益于预防心血管疾病。补充维生素E被认为可以降低脂质过氧化的程度，从而预防心血管疾病[19]。维生素E保护动脉中的细胞免受脂质过氧化损伤的同时，还能保护皮肤细胞膜免受过氧化损伤。

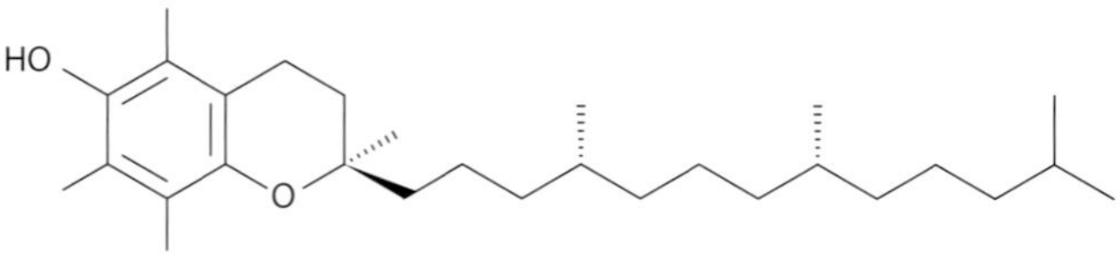

图39-1 生育酚

研究者发现，饮食中缺乏维生素E与氧化应激增加和细胞损伤之间存在相关性[18]。Tanaka等人在1993年报道了ROS会诱导人真皮成纤维细胞中胶原蛋白和糖胺聚糖（GAG）的生物合成发生改变[20]。向成纤维细胞中添加α-生育酚则可逆转这种变化。此外，维生素E还能降低前列腺素E_2的合成[21]并增加白细胞介素（IL）-2的分泌，从而发挥抗炎和免疫调节活性。这种稳定作用可能在胶原蛋白的生物合成中发挥作用[22]。到目前为止，在体内尝试测量胶原蛋白产生的变化并将其与维生素E浓度改变联系起来的研究尚未得出明确结论。

皮肤维生素E的耗竭被认为是外在因素引起氧化损伤的早期迹象[23-24]。在对血浆生育酚水平较高的老年受试者进行的研究表明，与同龄人相比，其感染性疾病和癌症的发生率较低[25-27]。因此，许多人认为维生素E是一种必要而强大的抗氧化剂。此外，口服和外用维生素E似乎还具有光保护作用。大量研究表明，在动物皮肤上局部外用α-生育酚可有效降低光损伤细胞的产生[28-29]，减少长期紫外线照射造成的损伤并抑制光致癌作用[30-32]。具体而言，研究人员发现，某些动物口服和外用维生素E补充剂可减轻光老化的影响，抑制皮肤癌的发展，并改善紫外线辐射引起的免疫抑制[32-35]。Trevithick等人在1992年的研究指出，在小鼠暴露于UVB辐射后外用d-α-生育酚乙酸酯可减轻晒伤引起的红斑、水肿和皮肤敏感[36]。在一项研究中，Bissett等人观察到在UVB暴露前将5%生育酚应用于小鼠皮肤，可使皮肤皱纹减少75%，肿瘤潜伏期延长，皮肤肿瘤的发生率降低；但维生素E未能影响UVA引起的皮肤松弛[37]。在另一项研究中，受试者面部涂抹5%～8%的生育酚乳霜4周，Mayer观察到与安慰剂相比，试验组的皮肤粗糙度减轻，面部皱纹长度缩短，皱纹深度减小[38]。

口服和外用维生素E已被证明可抑制紫外线引起的红斑和水肿[39]。一项研究在紫外线辐射前24小时，在光密闭遮挡下将维生素E涂抹于皮肤，发现维生素E（5%）预处理可抑制紫外线诱导的人巨噬细胞金属蛋白酶（参与弹性蛋白降解的MMP家族成员）的表达[40]。

一项双盲、安慰剂对照研究分析了口服维生素E（每天400 IU）对紫外线引起的人体皮肤损伤的保护作用。研究人员对受试者进行为期6个月的随访，分别在基线、1个月和6个月时测定最小红斑剂量（minimal erythema dose，MED）和组织学改变。在这项研究中，安慰剂组和维生素 E 治疗组之间无明显差异。研究人员认为，每天口服 400 IU 的 α- 生育酚并不能提供任何有意义的光保护作用 [41]。其他研究者认为，如果维生素 E 能提供光保护作用，它可能需要与维生素 C 等其他抗氧化剂相互作用才能实现 [42]。Lin 等人的研究支持上述观点，他们在约克郡猪身上发现，与单独使用 1% α- 生育酚或 15% 左旋抗坏血酸相比，联合使用 1% α- 生育酚和 15% 左旋抗坏血酸能更好地防止红斑和光损伤细胞的发生 [43]。

2008 年，Murray 等人对 9 名患者进行了一项小型研究，结果表明，一种含有 15% L- 抗坏血酸、1% α- 生育酚和 0.5% 阿魏酸的局部稳定制剂可保护人体皮肤免受紫外线引起的损伤，尤其是红斑和细胞凋亡。该制剂还能抑制与皮肤癌相关的 p53 激活和胸腺嘧啶二聚体突变 [44]。局部使用维生素 E 被认为是防止皮肤光损伤和治疗特应性皮炎的有效方法 [24,45]。

伤口愈合

氧自由基在损伤后形成，并通过攻击 DNA、细胞膜、蛋白质和脂质进一步抑制伤口愈合。一般认为，抗氧化剂通过减少氧自由基诱导的损伤来促进伤口愈合，氧自由基是中性粒细胞在愈合过程的炎症阶段释放的 [46]。20 世纪 60 年代末，Kamimura 等人进行了定量研究，证明外用维生素 E 可渗透至真皮深层和皮下组织 [47]。许多科学家和非专业人士都认为这意味着局部使用维生素 E 可改善伤口愈合。然而，一项评估维生素 E 对伤口愈合影响的动物研究却得出了相反的结果。这可能是因为生育酚与其他维生素不同，其作用机制可能具有物种特异性 [48]。

在一项前瞻性、双盲、随机研究中，Jenkins 等人尝试通过局部涂抹维生素 E 来减少烧伤患者在整形手术后留下的瘢痕。然而，研究人员观察到对照组和治疗组之间并无差异，近 20% 的患者表示对维生素 E 乳霜产生了局部不良反应 [49]。在另一项研究中 [50]，主要作者及一名合作者评估了手术瘢痕局部使用维生素 E 带来的美容效果。患者以双盲的方式在瘢痕的一侧涂抹含 320 IU/g d-α 生育酚的 Aquaphor（译者注：一款皮肤护理产品），而在瘢痕的另一侧仅涂抹 Aquaphor。对患者进行 6 个月的随访。研究结果表明，维生素 E 制剂未能改善手术瘢痕的外观，少数受试者的瘢痕甚至加重。

维生素 E 的形式

维生素 E 是生育酚的化合物家族，如前所述，包括 α-、β-、γ- 和 δ- 生育酚。α- 生育酚是最活跃的形式，也是每日推荐摄入量（recommended daily allowance，RDA）的标准。所有类型维生素 E 的名称都以“d”或“dl”开头，这里指的是化学结构上的不同。“d”是天然形式，“dl”是合成形式。天然维生素 E 的活性更高，更易被吸收。合成维生素 E 补充剂只含有 α- 生育酚，而食物来源则含有几种不同的生育酚，包括 α-、δ- 和 γ- 生育酚。

维生素 E 的形式包括“生育酚”或“酯化的生育酚”，后者是在前者后加上链接分子，如“生育酚醋酸酯”。这两种形式非常相似，但生育酚的吸收性更好，而生育酚酯保质期更长。保健食品店中最常见的维生素 E 口服形式是 d-α- 生育酚、d-α- 生育酚醋酸酯和 α- 生育酚琥珀酸酯。化妆品中通常使用的维生素 E 是 α- 生育酚醋酸酯和 α- 生育酚亚油酸酯。与 d-α- 生育酚相比，这两种物质更不易引起接触性皮炎，而且在室温下更为稳定。不过，与生育酚形式相比，生育酚酯更难被皮肤吸收 [51]，这可能导致其无法发挥同样的光保护作用。一项研究中，α- 生育酚醋酸酯或 α- 生育酚琥珀酸酯不仅不能防止光致癌作用，反而可能增强光致癌作用 [52]。由于许多护肤乳液、化妆品和防晒霜中都含有 α- 生育酚酯，因此还需要进一步研究来确定生育酚酯是否确实会促进光致癌作用。

不良反应

主要作者的研究 [50] 以及 Jenkins 的研究 [49] 表明，某些特定类型的生育酚可能会导致接触性皮炎的发生 [49]。最常见的是生育酚醋酸酯 [53]，但也有关于 dl-α- 生育酚烟酸酯过敏的报告 [54]。1992 年，瑞士研究人员评估了 1000 例非典型丘疹和毛囊接触性皮炎病例，这些皮炎是由化妆品添加剂维生素 E 亚油酸酯引起的。结论是，氧化的维生素 E 衍生物可作为半抗原或刺激物在体内协同作用 [55]。此外，外用维生素 E 也与接触性荨麻疹、湿疹样皮炎和多形红斑样反应有关 [56]。

口服维生素 E 的推荐剂量为每天 22 IU，但许多医生建议每次服用 400 IU，每天 2 次。1988 年，Bendich 和 Machlin 进行了一次全面的文献综述研究，发现长期口服维生素 E 高达 3000 mg/d 是安全的 [57]。随后，Kappus 和 Diplock 进行了另一项研究，发现每天服用高达 400 mg 的维生素 E 是绝对安全的，剂量在 400 ~ 2000 mg 不太可能引起不良反应，而当剂量超过 3000 mg/d 则可能会产生不良反应 [58]。由于维生素 E 具有稀释血液的作用，因此建议接受抗凝治疗的患者避免摄入大剂量维生素 E（＞4000 IU/d）[59]。虽然血小板正常的患者在临床上可能不会出现血小板聚集性的明显降低，但仍建议患者在手术前暂停补充维生素 E。这对血小板异常、缺乏维生素 K 或服用抗血小板药物的患者至关重要 [60]。

小结

维生素 E 已被用于治疗或预防各种皮肤疾病，包括特应性皮炎、盘状红斑狼疮、营养不良性大疱性表皮松解症、环状肉芽肿、硬化萎缩性苔藓、天疱疮、皮肤癌和黄甲综合征等 [39]。结果因所治疗的疾病范围而异，差异很大。事实上，一些学者报告称，口服维生素 E 可减少维 A 酸类化合物的不良反应 [61]，但在其他研究中并未显示出这一益处 [62]。

维生素 E 在皮肤病学领域的应用中最有前景的原因似乎是其抗氧化活性。维生素 E 与其他抗氧化剂结合可以增强其抗氧化能力。维生素 E 在预防和治疗皮肤癌及光老化方面也具有潜在的治疗益处，这一点为研究提供了广阔的空间。此外，维生素 E 具有保湿性能，而且性质稳定、易于配制、价格相对低廉，因此是抗衰老产品中的常用添加剂。但要确定维生素 E 在治疗各种皮肤病方面的作用，还需要进行更多的对照研究来证实。

辅酶 Q_{10}（泛醌）

辅酶 Q_{10}（CoQ_{10}）是一种可通过食物摄入补充的天然营养素。鱼类和贝类是 CoQ_{10} 的主要膳食来源。目前推荐的口服剂量为每天 90 ~ 150 mg，但许多医生建议每天 200 ~ 400 mg。CoQ_{10} 是一种脂溶性化合物，存在于所有细胞中，是负责产生能量电子传递链的一部分。据估计，CoQ_{10} 可提供人体所需能量（腺苷三磷酸 [ATP]）的 95%[63]。同时 CoQ_{10} 还被发现具有抗氧化特性。“Q”表示它属于醌类家族；“10”表示侧链上异戊二烯单体的数量（**图 39-2**）。CoQ_{10} 的生物合成是一个复杂的过程，依赖于大量的必需氨基酸（如酪氨酸）以及多种维生素和微量元素。目前的心脏病学文献中已有大量关于 CoQ_{10} 应用的研究 [64]。

研究发现，动物和人类体内的 CoQ_{10} 水平下降与年龄增长有关 [65]。CoQ_{10} 的抗氧化活性可能使其

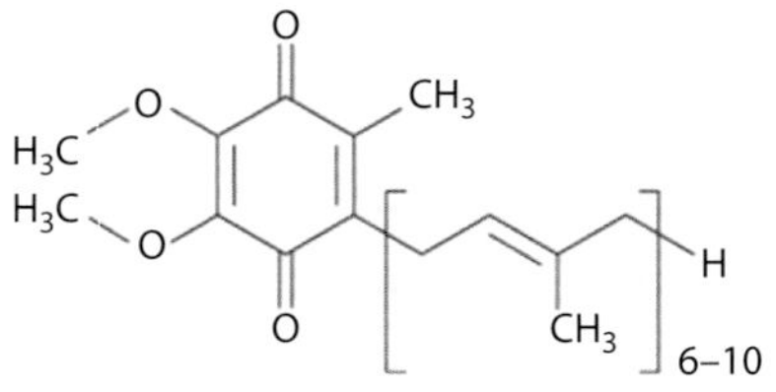

图 39-2 辅酶 Q_{10}（泛醌）

成为治疗老化皮肤的有效成分。Hoppe 等的一项研究表明，在 UVA 照射后，CoQ_{10} 显著抑制人真皮成纤维细胞中胶原酶的表达 [66]。该研究进一步表明，长期补充 CoQ_{10} 可减少眼角皱纹的形成。在另一项研究中，同一组研究人员连续 2 周让受试者每天口服 CoQ_{10}（每次口服 0、1 mg/kg 及 100 mg/kg），结果发现表皮中的 CoQ_{10} 含量显著增加，而真皮中的含量并未增加。他们推测，这可能是 CoQ_{10} 减少皱纹以及发挥其在皮肤中强大的抗氧化和活性作用等其他益处的先决条件 [67]。

研究发现，服用 3- 羟基 -3- 甲基戊二酰辅酶 A（HMG-CoA）还原酶抑制剂（他汀类药物）以降低低密度脂蛋白胆固醇的患者，其线粒体 CoQ_{10} 水平会下降。这是因为他汀类药物会抑制 HMG-CoA 向甲羟戊酸（胆固醇和 CoQ_{10} 前体）的转化。细胞培养中线粒体 CoQ_{10} 水平的降低与细胞死亡率增加、DNA 氧化损伤加剧和 ATP 合成减少相关。已证明，口服补充 CoQ_{10} 可减少细胞死亡和 DNA 氧化应激，并增加 ATP 合成 [68]。因此，许多医生建议服用他汀类药物的患者口服补充 CoQ_{10}。最常用的处方剂量为 200 ~ 400 mg/d，晨起服用。此外，CoQ_{10} 具有类似咖啡因的作用，如果夜间服用可能会导致失眠。

辅酶 Q_{10} 水平与皮肤癌

研究发现乳腺癌、肺癌和胰腺癌患者血浆中的 CoQ_{10} 含量异常低 [69]。2006 年的一项研究分析了血浆 CoQ_{10} 水平在预测黑素瘤患者转移风险和无转移间隔期方面的作用。Rusciani 等人的研究发现，黑素瘤患者体内的 CoQ_{10} 水平明显低于对照组和无转移组，发生转移的患者体内 CoQ_{10} 水平也明显低于无转移组。他们认为，血浆 CoQ_{10} 的基线水平可作为预测因素，用于评估黑素瘤进展的风险 [70]。

在使用干扰素（IFN）对黑素瘤进行辅助治疗时，似乎需要大量的 ATP 才能使 IFN 引发的免疫反应有效。因此有学者猜测，一些患者对 IFN 治疗无反应可能是因为无法满足这种药物引起的对

ATP 的额外需求，而 CoQ_{10} 在线粒体呼吸循环和产生 ATP 的过程中发挥着关键作用 [71-72]。因此，Rusciani 等人对Ⅰ期和Ⅱ期黑素瘤患者进行了一项临床试验，对比研究了手术后重组 IFNα-2b 联合 CoQ_{10} 的辅助治疗和单用 IFNα-2b（对照组）的效果。在这项为期 3 年的试验中，他们不间断地给患者服用低剂量重组 IFNα-2b 和 CoQ_{10}（400 mg/d），每天 2 次。对照组仅以相同的剂量和给药方式使用重组 IFNα-2b 进行治疗，治疗效果以 5 年后的复发率来评估。该研究发现，与单用 IFN 组相比，IFN 联合 CoQ_{10} 组患者发生转移的风险要低 10 倍左右 [73]。不过，还需要 10 年的随访才能提供更多的结果。

抗衰老活性

2006 年，Fuller 等人发现 CoQ_{10} 可抑制紫外线或 IL-1 诱导的真皮成纤维细胞的炎症反应。他们还观察到 CoQ_{10} 抑制紫外线诱导的 MMP-1 合成。将 CoQ_{10} 与无色类胡萝卜素（包括八氢番茄红素和六氢番茄红素）联合使用，可增强其抗炎作用。研究人员认为，在外用护肤品配方中结合使用 CoQ_{10} 和类胡萝卜素可提供双重保护，防止光老化和炎症 [74]。

在 2012 年的一项体外研究中，Zhang 等人分析了 CoQ_{10} 对人体皮肤成纤维细胞的影响。他们发现 CoQ_{10} 能促进成纤维细胞增殖，增强Ⅳ型胶原蛋白的表达，并降低紫外线辐射诱导的 MMPs 水平。CoQ_{10} 还能以剂量依赖的方式促进成纤维细胞中弹性蛋白基因的表达，并显著减少紫外线辐射诱导的角质形成细胞中 IL-1α 的合成。此外，他们还发现这种抗氧化剂对酪氨酸酶活性的抑制作用与抗坏血酸相似，这表明它具有潜在的去色素作用。他们得出结论，CoQ_{10} 对抗内源性老化和光老化均有效 [75]。

Blatt 等人在 13 年前的体内研究中发现，长期使用 CoQ_{10} 可减少鱼尾纹 [76]。尽管 CoQ_{10} 的生物利用率仍然很低，但随后的体内研究表明，局部外用 CoQ_{10} 可减轻光老化症状 [77]。

2012 年，Felippi 等人进行了一项初步研究，探讨了含多种活性成分（包括 CoQ_{10}、视黄醇棕榈酸酯、生育酚醋酸酯、葡萄籽油和亚麻籽油）的纳米颗粒配方的安全性和有效性。纳米颗粒未显示出刺激性、致敏性或致粉刺特性，并且暴露于 UVA 也无明显的光毒性。在对志愿者进行的疗效评估中，与对照组相比，治疗组 21 天后皱纹明显减少。研究人员认为这种负载抗氧化剂的纳米颗粒制剂局部使用是安全的，值得考虑作为化妆品抗衰老制剂 [78]。

2015 年，Knott 等人对 73 名 20～66 岁不吸烟的健康女性志愿者进行了一项随机对照研究，结果发现外用 CoQ_{10} 可提高皮肤中该营养素的含量，并发挥抗氧化作用。此外，他们还发现外用 CoQ_{10} 尤其能改善压力状态下的皮肤 [79]。

CoQ_{10} 在外用产品中比较稳定。由于其分子量较大，它的渗透性取决于外用配方的特性。另外，使用这种成分的产品可能会呈现黄色。

不良反应

口服 CoQ_{10} 补充剂会产生类似咖啡因的不良反应，可导致神经紧张或心慌。为避免诱发失眠，建议不要在夜间服用 CoQ_{10}。其他报道的不良反应还有腹泻、食欲不振和轻度恶心 [80]。局部使用 CoQ_{10} 则未报告有不良反应，也没有报告称 CoQ_{10} 会导致接触性皮炎。

艾地苯醌

艾地苯醌是 CoQ_{10} 的合成类似物，由于分子量较低，因此能更有效地渗透皮肤。在各种体外和体内试验中，艾地苯醌已被证明与 CoQ_{10}、生育酚、苦参碱、抗坏血酸和硫辛酸相比，具有更强的抗氧化能力 [81]。

局部应用

McDaniel 等人评估了含有艾地苯醌成分的外用护肤产品在光损伤皮肤中的疗效。在一项随机、盲法、无载体对照研究中，41 名女性受试者使用含 0.5% 或 1.0% 的艾地苯醌配方，每天 2 次，连续使用 6 周 [82]，两组受试者的所有检查参数都有所改善。1.0% 使用者组的皮肤粗糙度 / 干燥度降低了 26%，细纹 / 皱纹减少了 29%；该组受试者对光损伤皮肤的总体评估结果也改善了 33%。使用 0.5% 艾地苯醌制剂的受试者皮肤粗糙 / 干燥以及细纹 / 皱纹的减少率分别为 23% 和 27%，光损伤皮肤的整体改善率为 30%。但是，这些试验中观察到的皱纹改善效果很可能是由于补水或刺激皮肤造成的，因为抗氧化剂对治疗皱纹无效（维生素 C 除外），但可以帮助预防皱纹。已上市的含有艾地苯醌的护肤品有艾尔建公司生产的 Prevage MD®（含 1% 艾地苯醌），以及伊丽莎白雅顿和艾尔建公司生产的 Prevage® 和 Prevage 眼部抗衰老保湿护理液®（含 0.5% 艾地苯醌）。

艾地苯醌的水溶性差，亲脂性高，因此很难配制出具有足够生物利用度的配方。为了充分发挥这种强效抗氧化剂的功效，人们对各种给药系统（如脂基纳米颗粒、聚合物纳米颗粒、脂质体、环糊精及微乳剂等）进行了研究，但目前外用产品中的艾地苯醌还不能发挥出最佳功效。

不良反应

在2007年的一则病例报告中，一位患者在美容院接受"抗衰老"面霜的面部护理后出现了接触性皮炎，通过斑贴实验确定过敏原为0.5%艾地苯醌[84]。随着艾地苯醌的流行，对这种化合物的接触性过敏也会越来越常见[84]。

番茄红素

番茄红素是一种由植物和微生物合成的天然色素。它是一种开链不饱和类胡萝卜素，存在于番茄、红柚、西瓜和杏等红色水果和蔬菜中。事实上，我们在这些水果和蔬菜中所观察到的红色色素正是番茄红素[85-86]。在膳食中摄入含有番茄红素的番茄和番茄制品可降低癌症和心血管疾病等慢性疾病的发生风险[87-89]。

番茄红素具有强大的抗氧化特性。由于番茄红素含有大量共轭双键，与α-生育酚或β-胡萝卜素相比，它具有更强的单线态氧淬灭能力[87]。在临床试验中，番茄制品中的番茄红素与其他营养素具有协同作用，可降低氧化应激和致癌的生物标志物的产生[90]。

此外，番茄红素已被证明在各种肿瘤模型中具有预防癌变作用[91-94]。其作用机制包括阻断肿瘤细胞周期的进展、胰岛素样生长因子（IGF）-1的信号转导和诱导细胞凋亡。近期的一项研究表明，番茄红素抗肿瘤活性的部分原因可能是番茄红素对血小板衍生生长因子（PDGF）的捕获作用，这表明这种抗氧化剂对肿瘤间质细胞具有抑制作用[95]。同时，番茄红素对光诱发肿瘤的化学预防作用已在小鼠模型中得到证实[96-97]。番茄红素似乎具有预防皮肤癌的潜力，但对该适应证需要进一步的研究。

虽然人体的临床数据非常有限，但番茄红素已被应用于各种护肤品中，包括面部保湿霜、防晒霜、眼霜和标榜"抗衰老"功效的护肤品。Andreassi等人对10名20～42岁的健康男性和女性志愿者（Fitzpatrick Ⅱ型和Ⅲ型皮肤）进行了一项小型研究，结果显示与含有维生素C和维生素E混合物的产品相比，含有番茄红素的配方对紫外线损伤具有更强的光防护作用[98]。但是还需要更多的临床数据来阐明番茄红素对人体皮肤的影响。

姜黄素

姜黄素（curcumin）是从姜黄科的热带植物姜黄（*Curcuma longa*）的根部提取的一种黄色色素。姜黄由水溶性成分姜黄素钠（turmerin）和脂溶性成分姜黄素组成[99]。几个世纪以来，姜黄素一直被用于传统医学中治疗炎症性疾病和其他疾病；在印度菜肴中，姜黄素则被用作香料。姜黄块茎中含有姜黄素，其中姜黄素Ⅰ（二麦角酰亚胺）含量最高，其次是姜黄素Ⅱ（6%）和姜黄素Ⅲ（0.3%）[100]（**图39-3**）。姜黄素已被证明具有广泛的生物活性，如抗炎、抗癌、抗氧化、抗菌和促进伤口愈合等[101-103]。这些作用的分子基础是通过调节各种转录因子、生长因子、炎症因子、蛋白激酶、黏附分子、凋亡基因、血管生成调节因子和其他酶来实现的[104-105]。

姜黄素的抗氧化和抗炎活性

姜黄素是多种ROS（包括超氧阴离子自由基、羟自由基和二氧化氮自由基）的强效清除剂[106]。此外，姜黄素还能下调促炎因子IL-1和肿瘤坏死因子(TNF)-α的合成，并抑制转录因子NF-κB和AP-1的活化，而这两种转录因子都能调控多种促炎因子和抗氧化因子的转录[107]。

姜黄素的抗氧化和抗炎特性已在小鼠模型中得到证实，姜黄素对化学致癌和光致癌具有保护作用，但要确定姜黄素的外用或口服制剂是否能抑制人体皮肤癌的发生，还需要更多的研究数据[108-110]。目前有研究表明，口服姜黄素3个月，剂量高达8 g/d，未出现毒性反应[111]。但要阐明这种抗氧化化合物作为光化学预防剂的作用，还需要开展进一步的研究。

由于姜黄素具有刺鼻的气味和鲜明的颜色，使其难以配制成优雅美观的化妆品，故含有姜黄素的化妆品数量较少。需要更多的临床试验来评估外用姜黄素对人体皮肤的影响。另外，外用产品的生物利用率也是一个问题。2010年的一项研究发现，对

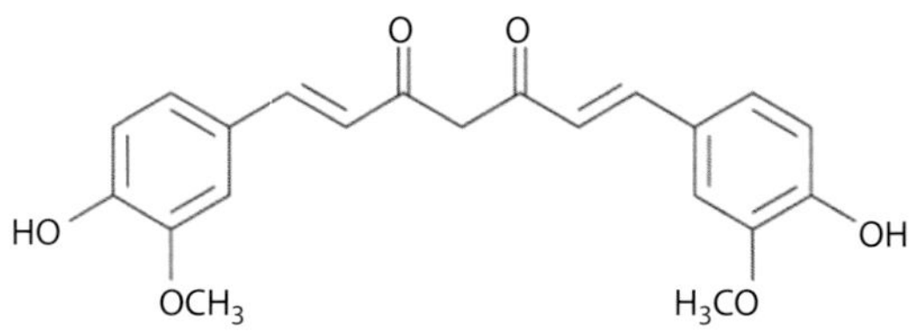

图39-3 姜黄素

小鼠局部涂抹封包形式的姜黄素，发现其可显著改善紫外线诱导的光老化皮肤表现，为该成分在光老化中的应用提供了临床支持[112]。

3年后，Heng的研究表明，在临床中外用姜黄素凝胶可使烧伤创面迅速愈合，且瘢痕轻微或不留瘢痕，并可改善各种光损伤症状，包括色素沉着、日光弹力组织变性、日光性黑子、光线性皮肤异色症和光化性角化病[113]。此外，姜黄素还被认为具有治疗湿疹和硬皮病的潜力[114]。

2014年，Thongrakard等人探究了15种泰国草药提取物对紫外线诱导的角质形成细胞DNA损伤和细胞毒性的保护作用。他们的分析发现，姜黄的二氯甲烷提取物的抗氧化活性最高。此外，姜黄的乙醇提取物和生姜的二氯甲烷提取物对紫外线的吸收率最高，并能刺激抗氧化蛋白硫氧还蛋白1的生成，还能保护人类角质形成细胞免受紫外线照射的有害影响。他们总结认为，在抗紫外线化妆品配方中加入姜黄和生姜提取物是可行的[115]。

姜黄素的伤口愈合作用

Sidhu等人证实，与对照组相比，姜黄素能够使正常动物和遗传性糖尿病动物的伤口愈合速度明显加快。这种愈合效果的增强归因于姜黄素促进了血管新生和再上皮化，增加了转化生长因子(TGF)-β1和纤连蛋白的表达和生成，以及减少了细胞死亡[116-117]。姜黄素还能改善胶原沉积，增加成纤维细胞和血管密度，从而促进正常和受损伤口的愈合。姜黄素在伤口愈合中的促血管生成作用则是通过诱导TGF-β1，进而又诱导血管生成和细胞外基质的沉积来实现的[118]。

姜黄素与皮肤癌

姜黄素在多个肿瘤模型（包括皮肤肿瘤模型）中被证实具有抑制癌变的作用[108-108,119-121]。但其作用机制尚不清楚，据推测，姜黄素能抑制癌症的起始、促进和进展[122]。据报道，姜黄素能抑制UVA诱导的金属硫蛋白（MT）的表达和鸟氨酸脱羧酶（ODC）的活性，并通过促进Fas受体表达和活化caspase-8，诱导p53及细胞膜介导的细胞凋亡[109,123-124]。

然而矛盾的是，一些研究中发现，抗氧化剂姜黄素的抗癌活性实际上促进了ROS的生成[125]。对此，Chen等人研究了姜黄素在人原髓细胞白血病细胞（HL-60）中的抗氧化和抗癌活性。他们发现，姜黄素的抗癌活性以浓度和时间依赖性的方式有效降低了白血病细胞的增殖和活力，而其对ROS的影响却呈浓度依赖性。也就是说，低浓度的姜黄素能减少ROS的产生，而高浓度则产生相反的效果。在进一步的研究中，Chen等人发现，结合使用水溶性抗氧化剂可增强低浓度姜黄素的抗氧化和抗癌活性[125]。

2013年，Hwang等人利用人真皮成纤维细胞进行体外研究，发现姜黄素能抑制UVB诱导的MMP-1和MMP-3的表达、ROS生成、NF-κB和AP-1的活化以及p38和c-Jun氨基末端激酶的磷酸化。他们得出结论，姜黄素具有强大的抗炎活性，在预防和治疗光老化方面具有潜力[126]。

2016年，Vaughn等人系统性整合了PubMed和Embase数据库中的临床证据，共检索了234篇文章，其中18项研究符合纳入标准，8项研究评估了姜黄素的外用效果，1篇文章评估了姜黄/姜黄素的口服和外用效果。有10项研究报告称，与对照组相比，治疗组的皮肤疾病（包括痤疮、脱发、特应性皮炎、面部光老化、口腔扁平苔藓、瘙痒症、银屑病、放射性皮炎和白癜风）严重程度有了明显改善[127]。尽管研究结果有限，但Vollono等人认为，将姜黄素与其他药物结合到新型给药系统中是利用这种强效抗氧化剂的一个可行方法[128]。目前，只有少数化妆品含有姜黄素，因为姜黄素独特的刺鼻气味和颜色使其难以配制成体验感好的化妆品。要评估姜黄素对人体皮肤的影响，还需要更多的临床试验结果。

水溶性抗氧化剂

水溶性抗氧化剂存在于细胞的疏水性区域和血清中，包括谷胱甘肽和维生素C。

谷胱甘肽

谷胱甘肽是"抗氧化网络"中含量最丰富的抗氧化剂。它由谷氨酸、半胱氨酸和甘氨酸合成而来。口服谷胱甘肽不易被人体吸收，因此通常采用静脉注射的形式。而且谷胱甘肽不能渗透入皮肤，需要用纳米颗粒载体配制。截至本书出版时，市面上尚无含谷胱甘肽的外用护肤产品。谷胱甘肽可促使黑色素的生成从真黑素转变为更浅的褐黑素。因此，如果能开发出一种能渗透入皮肤的外用配方，那么它将是一种很好的皮肤美白成分。

维生素 C

维生素 C 因其预防坏血病的作用而闻名。早在 18 世纪，水手们食用柑橘类水果来预防这种与牙齿异常、出血性疾病、特征性紫癜性皮肤病变和智力衰退相关的疾病。20 世纪 30 年代，研究人员证实，维生素 C 是柑橘类水果中预防坏血病的关键成分 [129]。与某些动物不同，人类只能从食物中获取维生素 C，如柑橘类水果、黑加仑、红辣椒和绿叶蔬菜。遗憾的是，口服维生素 C 并不能增加皮肤中的维生素 C 含量，因为胃肠道转运维生素 C 的能力有限。此外，阳光和环境污染（如城市污染中的臭氧）也会消耗表皮中的维生素 C[130-131]。因此，维生素 C 是一种强效抗氧化剂，提高皮肤中的维生素 C 水平是一个重要的目标。

目前，学者正在广泛地研究维生素 C（又称抗坏血酸）作为抗氧化剂的作用。口服维生素 C 可降低罹患某些癌症、心血管疾病和白内障的风险，还能改善伤口愈合和免疫调节 [132-133]。外用维生素 C 已被用于预防日光损伤，以及治疗黄褐斑、白色妊娠纹和激光术后红斑 [28,134-136]。抗坏血酸在抗氧化剂中独一无二，因为其除了具有清除自由基的活性外，还能增加胶原蛋白的合成。它也是最受消费者认可的抗氧化剂之一。由于维生素 C 能与超氧阴离子或羟基自由基发生反应，干扰紫外线诱导的 ROS 生成，因此维生素 C 已成为“晒后修复”产品中最受欢迎的功效成分 [137-138]。

维生素 C 的化学性质

维生素 C 或称抗坏血酸是一种 α- 酮内酯，以亲水性单价羟基阴离子的形式存在。抗坏血酸通过电子转移就会产生抗坏血酸自由基。这种瞬时形式比其他自由基更稳定，可以接受其他电子，是一种有效的自由基清除剂，也是一种很好的抗氧化剂。如果瞬态形式不能接受电子，它就会把电子转移给酶促反应，从而成为电子供体。

当抗坏血酸（AA）中变化两个电子时，会生成一种新物质，称为脱氢 -L- 抗坏血酸（DHAA）。维生素 C 在生理条件下主要以还原形式存在，即抗坏血酸；它也以微量的氧化形式存在，即 DHAA（**图 39-4**）。这种物质可被还原成抗坏血酸，但如果内酯环不可逆地打开，形成二酮古洛糖酸，这种化合物就不再具有活性。当维生素 C 制剂被氧化时，通常会形成二酮古洛糖酸。一旦出现这种情况，这些

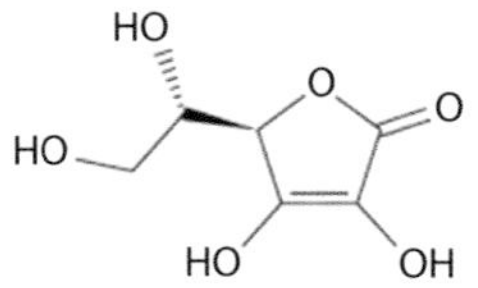

图 39–4 抗坏血酸

溶液将失效 [132-133]。换言之，当维生素 C 制剂暴露于紫外线或空气时，分子会迅速增加两个电子并转化为含有芳香环的 DHAA。如果进一步氧化，环会不可逆地打开，维生素 C 溶液就会永久失去活性。

作为抗氧化剂的维生素 C

维生素 C 已成为晒后护理产品中一种受欢迎的添加成分，因为它已被证明能与超氧阴离子或羟基自由基反应来干扰紫外线诱导的 ROS 产生 [139-140]。研究已证实维生素 C 可延缓紫外线诱导小鼠肿瘤的发生 [141]。在 UVA 和 UVB 诱导的光损伤猪模型研究中，组织学检查显示，局部使用抗坏血酸的动物比仅用载体处理的动物表现出更少的晒伤细胞（晒伤细胞是由于 DNA 受到不可修复的损伤而发生程序性细胞死亡的基底角质形成细胞，是量化紫外线照射损伤的一种方法）。研究人员还观察到，使用维生素 C 治疗的部位红斑明显减少，紫外线照射后皮肤上残留的维生素 C 量也有所减少。Darr 及其同事在随后的研究中发现，与单独使用防晒霜相比，外用维生素 C 与防晒霜结合使用可提高防晒效果 [142]。维生素 C 联合维生素 E 也能显著防止 UVB 损伤，尽管大部分的保护作用要归功于维生素 E。

多项研究表明，小鼠经外用维生素 C 治疗后，紫外线照射引起的皮肤红斑、晒伤细胞数量及肿瘤形成均减少 [143]。维生素 C 本身是一种强抗氧化剂，它还能将氧化的维生素 E 还原成其活性形式（因此实现循环利用），故维生素 E 的抗氧化能力通过这种方式得到了增强或再生 [42]。

2012 年，Xu 等人对 20 名中国女性进行了一项半脸对照研究，评估了外用 23.8% 左旋抗坏血酸对光老化皮肤的有效性和安全性。结果表明，细纹、色素沉着和皮肤表面粗糙度均有显著改善，且无不良反应发生 [144]。

同年，Taniguchi 等人还评估了一种稳定的抗坏血酸衍生物——2-O-α- 吡喃葡萄糖基 -L- 抗坏血酸（AA-2G），并将其与抗坏血酸在保护人真皮成纤维细胞免受 H_2O_2 引起的细胞损伤和衰老方面的活性进

行了比较。用 AA-2G 预处理 72 小时可促进人真皮成纤维细胞的增殖，并防止 H_2O_2 诱导的细胞损伤。只有在每 24 小时补充一次培养基的情况下，抗坏血酸才能达到同样的效果。研究还发现，在下调细胞衰老生物标志物——衰老相关 -β- 半乳糖苷酶（SA-β-gal）活性方面，该衍生物产品比抗坏血酸更为有效。此外，与未处理的细胞相比，H_2O_2 暴露后的正常成纤维细胞中抗衰老因子白藜芦醇 1（SIRT1）的表达明显减少。然而，在暴露于 H_2O_2 前使用 AA-2G 预处理能显著抑制 SIRT1 表达的减少，而抗坏血酸则没有这种效果。用 AA-2G 进行预处理还能防止因 H_2O_2 暴露导致的 p53 和 p21 表达水平的升高。研究人员得出结论，2-O-α- 吡喃葡萄糖基 -L- 抗坏血酸能保护细胞免受氧化应激和细胞衰老的影响，这表明它有可能成为一种抗衰老剂 [145]。

维生素 C 对胶原蛋白和弹性蛋白合成的影响

抗坏血酸是脯氨酰羟化酶酶活性的辅因子，脯氨酰羟化酶在三螺旋形成前对原胶原、弹性蛋白和其他具有胶原结构域的蛋白质中的脯氨酰残基进行羟基化，因此是胶原蛋白合成所必需的 [146]。因此，缺乏抗坏血酸会导致胶原蛋白生成受损，从而引起坏血病。弹性蛋白也含有羟脯氨酸，但弹性蛋白的生物合成和分泌不需要脯氨酰羟化 [147]，且维生素 C 在弹性蛋白合成中的作用目前尚不清楚。

据报道，成纤维细胞培养基中添加抗坏血酸可通过增加原胶原基因的转录速率和提高原胶原 mRNA 的水平来增加胶原蛋白的合成 [148]。目前已知在含有抗坏血酸的培养基中培养的细胞会增加 I 型胶原蛋白的生成，但抗坏血酸对其他细胞外基质分子的影响仍知之甚少 [149]。

事实上，deClerck 等人和 Scott-Burden 等人的研究表明，能最大程度刺激胶原蛋白生物合成的抗坏血酸会抑制弹性蛋白的蓄积 [150]。Bergethon 等人 [151] 在一系列研究中通过实验进一步阐述了这些观察结果，他们发现用维生素 C 处理过的细胞培养物中弹性蛋白的蓄积急剧减少 [149]。换言之，我们知道在成纤维细胞培养物中添加抗坏血酸可增加胶原蛋白的合成，但可能会通过某种未知机制减少弹性蛋白的合成。

在临床上，这些对胶原蛋白和弹性蛋白的影响意义有限。一项研究探讨了局部使用维生素 C 对皱纹的影响 [152]。这项研究对患者的评估采用摄影评估和光学轮廓仪测量法，局部涂抹 Cellex-C 3 个月后，皱纹有所减少。但遗憾的是，这项研究不能被视为盲法研究，因为很大一部分患者在使用维生素 C 的一侧出现刺痛感。但接受治疗一侧的皱纹与未接受治疗一侧的皱纹有明显差异。这种差异的作用机制尚不清楚，其原因可能是胶原蛋白合成增加，也可能是该产品诱发炎症和刺激所导致。

Humbert 等人在一项双盲随机试验中评估了外用维生素 C 对健康光老化女性的影响。受试者在 6 个月的时间里局部涂抹含有 5% 维生素 C 的乳霜，比较维生素 C 乳霜和赋形剂对光老化皮肤的作用。从临床效果来看，在水合度、皱纹和黄褐斑方面均有统计学上的显著改善。此外，皮肤微细结构的密度明显增加，深沟纹减少，超微结构证明弹性组织得到修复，组织中 MMP-1 抑制剂的水平增加，减少了紫外线诱导的胶原蛋白降解，弹性蛋白和原纤维蛋白的 mRNA 水平保持不变。5% 维生素 C 乳霜的局部使用耐受性良好 [153]。但要了解维生素 C 对皮肤和衰老的所有影响，还需要进行更多的临床试验。

维生素 C 作为一种抗炎剂

维生素 C 还具有抗炎活性。Carcamo 等人通过将含有维生素 C 的各种细胞系与二十二碳六烯酸（DHA）共培养，结果发现 TNF-α 诱导的 NF-κB 核易位、NF-κB 依赖的报告基因转录和 IκBα 磷酸化水平均显著下降，这表明细胞内维生素 C 可通过抑制 NF-κB 的活化来影响炎症、肿瘤和细胞凋亡过程，而炎症的减轻可降低炎症后色素沉着的发生。

外用维生素 C

有关维生素 C 效果的大多数数据均源自口服维生素 C 或将维生素 C 应用于组织培养物中的研究，目前没有研究表明口服维生素 C 能提高皮肤中的维生素 C 水平。因此，外用维生素 C 制剂开始流行起来。抗坏血酸可配制成水溶性或脂溶性形式。外用抗坏血酸棕榈酸酯是一种脂溶性形式，无刺激性，据报道其具有光防护和抗炎作用 [155]。但是，目前已上市的许多外用制剂都无法穿透角质层而发挥作用。也有一些生产商宣称其产品是非离子型且亲脂性较低，可提高经皮吸收的效率 [6 155]。这些外用产品的目的是向皮肤特定局部区域输送更多的维生素 C，但目前尚无人体研究对各种外用制剂的吸收率进行比较。

如上文化学性质部分所述，抗坏血酸外用制剂的另一个问题是稳定性不足。仅有很少的外用维生素C制剂是装在能防紫外线的密闭容器中，因此大多数制剂在开瓶后数小时内就会失去活性。维生素C除了联合维生素E和阿魏酸使用外，现有证据表明，将维生素C加入脂质体递送系统可能是未来为皮肤提供局部维生素C的最佳方式[157]。

其他美容应用

黄褐斑

由于维生素C能在酪氨酸酶位置与其发生相互作用，从而抑制酪氨酸酶活性[158]，因此可用作脱色剂成分[159]（参见第41章）。20世纪90年代中期，Kameyama等人发现，34名黄褐斑和老年斑患者使用一种抗坏血酸的稳定衍生物，其中19人的色斑明显变浅[134]。然而，在皮肤正常的患者中并未观察到明显的美白效果。已发现维生素C联合微针或离子透入疗法可有效减轻黄褐斑或炎症后色素沉着（参见第27章“微针疗法和富血小板血浆”）[160]。

激光术后红斑

一项针对10名接受二氧化碳激光换肤患者的研究显示，术后2周或更长时间内外用维生素C可减少红斑的持续时间和严重程度[136]。2020年，Kim等人对18名女性和男性（年龄在26～53岁）进行了一项单盲、前瞻性、随机半脸对照试验，结果表明，在Q开关Nd:YAG激光治疗后涂抹维生素C、E和阿魏酸的复合制剂，并连续2周，每天涂抹2次，可显著降低黑色素指数，但治疗后的红斑无明显差异[161]。

妊娠纹

20世纪90年代末，Ash等人比较了维生素C联合甘醇酸外用与维A酸联合甘醇酸外用治疗妊娠纹的效果[135]。盲法和非盲法观察者均发现，这两种疗法都能使妊娠纹得到客观改善。尽管两种疗法都能增加表皮厚度，但只有维A酸/甘醇酸组合能增加妊娠纹中的弹性蛋白含量。但是目前尚未开发出可以消除或显著改善妊娠纹外观的外用产品[162]。

不良反应

无论是口服还是外用维生素C，对人体而言似乎都是安全的。在回顾性研究中，少数患者会因外用制剂而出现轻度不适（刺痛和轻微刺激）。各种产品的主要缺点包括成本高、疗效不确定以及可能对弹性蛋白的合成产生不良影响，其临床意义目前尚不清楚。抗坏血酸是护肤品的重要功效成分，尤其是当患者有长期日晒、吸烟或其他导致自由基产生的行为时。但医生应该建议患者口服抗坏血酸，这样他们就能在动脉、肝脏和其他器官中获得同样的抗氧化功效。如果它真的有效，为什么要将其作用限制于皮肤呢？

小结

维生素C制剂可以预防或减轻紫外线辐射的有害影响，改善色素沉着、妊娠纹和激光术后红斑等。外用维生素C产品必须配制得当并储存在密闭、避光的容器中，才能发挥功效。修丽可（Skinceuticals）、慕拉德（Murad）和理肤泉（LaRoche-Posay）等品牌已研发出有效的含维生素C产品。

绿茶

多年来，绿茶一直是广受欢迎的饮品，尤其在亚洲国家受到青睐，同时也风靡全球。由于绿茶具有抗氧化和抗癌作用，它近年来在西方国家越来越受到追捧。关于绿茶对皮肤影响的体外和体内研究众多，是研究最多的抗氧化剂之一[163]。除抗氧化活性外，绿茶多酚还具有抗炎和抗癌特性，外用或口服给药均可调节细胞增殖的重要生化途径[164-165]。事实上，Reuter等人在2010年对植物药在皮肤病学中的应用进行了广泛的循证审查，发现口服和外用绿茶和红茶的抗氧化植物提取物可以保护人体皮肤免受紫外线照射的有害影响，包括红斑、早衰和癌症[166]。

多酚是一个庞大而多样的家族，由数千种存在于植物中的化学物质组成。值得注意的是，其中许多物质都是强抗氧化剂（**表39-1**）。绿茶中主要有4种多酚儿茶素：ECG[(-)表儿茶素-3-O-没食子酸酯]、GCG[(-)没食子儿茶素-3-O-没食子酸酯]、EGCG[(-)表儿茶素-没食子儿茶素-3-O-没食子酸酯]和EGC[(-)表没食子儿茶素]。EGCG是含量最高且生物活性最强的成分（**图39-5**）。通过对茶树的特殊培育可确保这些多酚的抗氧化活性得以保留。白茶和绿茶一样，都来自茶树。但白茶更贵，因为它更难获得。白茶实际上是采自绿茶嫩叶的叶尖或尚未完全展开的茶叶，此时茶芽仍被细白茸毛覆盖。EGCG是绿茶和白茶中具有抗氧化活性的主要化合物，是绿茶多酚中功效最强的一种[167-168]，因此在评估护肤产品的功效时，有必要了解产品中含有哪些多酚。此外，还需要了解产品中多酚的浓

表 39–1　多酚[a]按类型和成分数量分类举例

酚类	焦儿茶酚	焦糖醇	间苯二酚	叶绿素	氢醌
香豆酸衍生木质素、山柰酚	儿茶素、槲皮素、咖啡酸和阿魏酸衍生木质素、羟基酪醇酯	表没食子儿茶素没食子酸酯（EGCG）、单宁、杨梅素、山奈醇衍生木质素	白藜芦醇	大多数黄酮类化合物	熊果苷

[a] http://en.wikipedia.org/wiki/Polyphenol; accessed December 22, 2021.

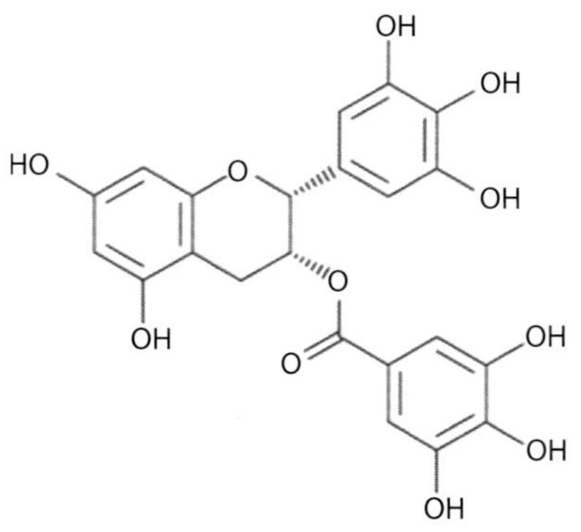

图 39–5　表没食子儿茶素没食子酸酯（EGCG）是茶叶中最丰富的儿茶素。

度。最有效的产品含有 50%～90% 的多酚。当产品含有的多酚含量很高时，这种产品的颜色就会很深，看起来呈棕色。Topix 公司生产的 Replenix 系列就是一款多酚含量较高的产品。

绿茶的光保护活性

早期研究表明，无毛或 Sencar 小鼠口服或外用绿茶多酚，可以抑制化学物质和紫外线诱发的癌变[169-171]。后续其他研究也证实了这些结果，表明 EGCG 能有效抑制光致癌作用[172]。在人体皮肤中也观察到局部使用绿茶多酚（GTPs）的光保护作用，表现为紫外线引起的红斑呈剂量依赖性减少，晒伤细胞的数量减少，表皮朗格汉斯细胞得到保护，以及 DNA 损伤受到限制[173]。最近的研究表明，GTPs 能清除 ROS，稳定谷胱甘肽过氧化物酶（GPX）、过氧化氢酶和谷胱甘肽，还能抑制一氧化氮合酶、脂氧合酶、环氧化酶（COX）和黄嘌呤氧化酶以及脂质过氧化物酶。此外，它们还是不同基因组和信号通路的调节因子。

2011 年，Katiyar 阐明了 GTPs 的作用机制，局部涂抹或在小鼠饮用水中添加 GTPs，可预防 UVB 诱导的非黑素瘤皮肤癌的发生。这一过程至少有一部分是通过 DNA 修复来介导的[174]。Katiyar 的另一项研究表明，GTPs 通过类似的机制，快速修复 DNA 损伤和改善核苷酸切除修复基因，以此来阻断紫外线引起的免疫抑制。这可以解释 GTPs 在预防光致癌作用中的化学预防效果[175]。

绿茶的分子机制

GTPs 的分子靶标包括 Ras 和 AP-1，两者均参与 MAPK 通路[176]。EGCG 对 UVB 照射后角质形成细胞的抗凋亡作用，似乎是通过抗凋亡分子 Bcl-2 的表达增加和促凋亡蛋白 Bax 的表达减少来实现的[177]。进一步研究表明，EGCG 可通过限制 IL-10 的产生和增加 IL-12 的产生来减少紫外线诱导的免疫抑制。这两种细胞因子是介导紫外线诱导免疫抑制的主要因素[178]。此外，EGCG 诱导 IL-12 的增加可促进修复紫外线诱导 DNA 损伤的酶的合成[179]。而且，EGCG 似乎还能通过减少 CD11b（经 UVB 处理的动物体内活化的巨噬细胞和中性粒细胞的细胞表面标志物）来减少 UVB 诱导的免疫抑制[180]。小鼠体内的 EGCG 已被证明可降低紫外线诱导的 AP-1、NF-κB 的表达，并抑制已知会降解胶原蛋白并导致光损伤的 MMPs[181]。在小鼠皮肤上进行的体内研究已证实了 EGCG 可预防紫外线诱导的氧化损伤并抑制 MMPs 的生成。在这项研究中，在 SKH-1 无毛小鼠的饮用水中加入 GTPs，然后让小鼠暴露于多次 UVB 照射（90 mJ/cm^2，连续 2 个月，隔天照射）。结果发现 GTPs 可抑制小鼠皮肤中 UVB 诱导的蛋白质氧化，在人皮肤成纤维细胞 HS68 的体外实验中也可观察到这一现象。进一步的研究表明，口服 GTPs 可抑制无毛小鼠皮肤中 UVB 诱导的 MMPs 表达，这证实了 GTPs 作为抗光老化化合物的作用[181]。

绿茶在人体的应用

由于很难设计一项研究来量化绿茶对老化皮肤的预防效果，与有关 GTPs 的大量科学数据相比，人体皮肤局部应用含绿茶产品的研究十分有限。但在晨起外用 GTPs 并联合传统防晒霜使用，有可能起到保护皮肤免受紫外线引起的损伤效应。此外，外用绿茶和其他抗氧化剂一样，可改善玫瑰痤疮，预防维A酸皮炎，并在改善色素沉着方面发挥作用。有许多含有绿茶成分的产品可以在柜台购买。不过，大多数产品都未经过临床对照试验，而且这些产品中的多酚浓度太低，无法证明其功效。了解配方中GTP的含量对于判断其功效至关重要。

一些非处方药妆品中含有绿茶。这些配方因绿茶多酚成分的类型（如EGCG）和多酚含量的不同而各异，在评估产品功效时了解这两点非常重要。绿茶似乎可以减轻皮肤炎症并中和自由基，这也是绿茶作为玫瑰痤疮和抗衰老护肤品添加剂的原因。绿茶的抗衰老效果很难评估，因为它只是一种防止衰老的抗氧化剂，并不能促进胶原蛋白的合成或改善已有的皱纹。然而，与其他抗氧化剂相比，有相对充分的证据表明，局部应用绿茶有助于保护皮肤免受紫外线辐射。

在2012年的一篇文献综述中，Pazyar等人回顾了所有涉及绿茶制剂及其在皮肤中应用的体外、体内和临床对照试验。他们评估了20项研究，有数据证实口服绿茶具有广泛的健康效应，包括清除自由基、预防癌症、治疗脱发、延缓皮肤衰老以及预防补骨脂素联合紫外线A照射（PUVA）疗法的副作用。此外，他们还发现有研究数据支持外用绿茶提取物治疗多种皮肤疾病，包括痤疮、玫瑰痤疮、特应性皮炎、雄激素性脱发、多毛症、念珠菌病、瘢痕疙瘩、皮肤利什曼病和生殖器疣[182]。

一种特殊的绿茶外用制剂即绿茶儿茶素多酚E（Veregen®）软膏，已被证明具有抗氧化、抗病毒和抗肿瘤活性，并对治疗尖锐湿疣（外生殖器疣）有效[183]。

2013年，Hong等人对42名健康的韩国女性（年龄为30～59岁）进行了一项为期8周的研究，旨在确定经单宁酸酶处理后具有高抗氧化活性的绿茶提取物的抗皱效果，其中没食子酸、EGC和EC的含量增加。受试者被随机分为两组，分别使用单宁酸酶转化的绿茶提取物或普通绿茶提取物治疗鱼尾纹。结果显示，单宁酸酶组皮肤平均粗糙度值的下降幅度更大，清除自由基的能力也更强。此外，与普通绿茶组（36.3%）相比，单宁酸酶组的皱纹明显或中度改善（63.6%）。研究者得出结论，单宁酸酶处理增强了绿茶提取物的抗氧化活性，使其抗皱效果更佳，单宁酸酶处理的绿茶配方作为一种抗皱剂值得关注[184]。

同样在2013年，Gianeti对24名志愿者进行了临床研究，以评估含有6%绿茶叶乙醇酸提取物的化妆品配方的效果。与赋形剂和对照组（未经处理的前臂部位）相比，外用30天后，皮肤含水量增加，黏弹性比率也有所提高。30天后，皮肤粗糙度明显降低。研究人员认为，外用绿茶化妆品配方具有显著的保湿和改善皮肤微观纹理的效果[185]。Mahmood等人对10名健康男性志愿者进行了一项为期60天的单独研究，发现绿茶提取物霜对皮肤的黏弹性有显著影响[186]。

此前，Mahmood和Akhtar曾证实绿茶和莲花提取物对皮脂分泌过多的皮肤疾病有效，随后，他们又对33名健康的亚洲男性进行了一项为期60天的安慰剂对照、半脸对比研究，以评估两种化妆品配方（绿茶和莲花提取物）对治疗面部皱纹的疗效。受试者被分为三组，一组使用含绿茶的多重乳液，一组使用含莲花提取物的多重乳液，一组使用这两种植物成分的组合。所有受试者每天涂抹一次（面部一侧使用一种活性制剂，另一侧使用安慰剂），结果显示在皮肤粗糙度、鳞屑、光滑度和皱纹方面都有所改善，其中组合配方在减少皱纹方面效果最好。研究人员认为，绿茶和莲花提取物的协同作用显著改善了皮肤的多项指标，表明这些成分在抗衰老产品中具有潜力[187]。

小结

在晨起局部涂抹绿茶儿茶素（GTCs）和传统防晒霜，被认为有可能保护皮肤免受紫外线的伤害。外用绿茶有助于改善玫瑰痤疮，预防维A酸皮炎，并在改善色素沉着方面发挥作用。众多含有GTCs的非处方产品中，只有少数经过临床对照试验验证，而且这些产品中的多酚浓度太低，无法证明其功效。医生应了解配方中的GTCs含量，以判断其有效性，并根据患者的鲍曼皮肤类型给出建议。

近年来，越来越多的研究显示，绿茶及其提取物具有抗氧化和其他保健功效，有证据表明其可抑制光致癌作用，并提供其他光保护、抗衰老功效，以及促进伤口愈合的功能，对痤疮、玫瑰痤疮、瘢痕疙瘩和毛发疾病也有效。然而，很少有研究能达到实验金标准，即在足够数量的患者中采用双盲、随机对照研究，这表明绿茶及其提取物虽然前景可观，但仍需进行更多的研究[188]。

水飞蓟素

水飞蓟素（silymarin）是一种天然的多酚类黄

酮化合物，提取自水飞蓟植物的种子。水飞蓟的药用历史已超过 2000 年。目前，其在欧洲和亚洲被用作抗肝毒性药物，在欧洲和美国可作为补充剂购买。它的主要活性成分是水飞蓟宾、水飞蓟宁和水飞蓟碱，其中水飞蓟宾被认为是最具生物活性的成分，具有抗氧化、抗炎和抗癌特性[189-190]（**图 39-6**）。水飞蓟素通过清除 ROS 和提高细胞中谷胱甘肽的含量来减少脂质过氧化；此外，它还表现出对羟基自由基的清除活性，并能在 NF-κB 通路的各个步骤中发挥抑制作用[190]。

光保护

研究发现，在紫外线照射前或照射后立即局部使用水飞蓟宾，可通过减少胸腺嘧啶二聚体阳性细胞的数量和上调 p53- p21/Cip1 的表达，来对紫外线引起的表皮损伤提供强有力的保护。研究人员认为这可能会抑制细胞增殖和凋亡。这项研究表明，除防晒功效外，水飞蓟宾还具有抗紫外线引起皮肤损伤的功效[191]。研究人员还注意到，水飞蓟宾可增强 UVB 诱导的细胞凋亡，并推测水飞蓟宾可作为 UVB 损伤传感器来发挥生物学作用[192]。

水飞蓟素的抗氧化活性已得到充分证实。其对皮肤癌也具有化学保护作用，并一直是众多研究的主题[193-195]。在一项旨在确定外用水飞蓟素预防小鼠皮肤光致癌作用机制的研究中，发现预防 UVB 诱导的免疫抑制和氧化应激可能与预防小鼠光致癌作用相关[196]。研究者从这项试验和其他近期研究的相关数据中得出结论，认为有充分理由将水飞蓟素添加至防晒霜或其他护肤品中[197-199]。

给药方式

美国市场上的大多数奶蓟草或水飞蓟素都是口服补充剂。需注意，这些口服补充剂可能会使口服避孕药失效。SkinCeuticals 公司提供了外用制剂。水飞蓟素已被用于治疗玫瑰痤疮的外用配方中。

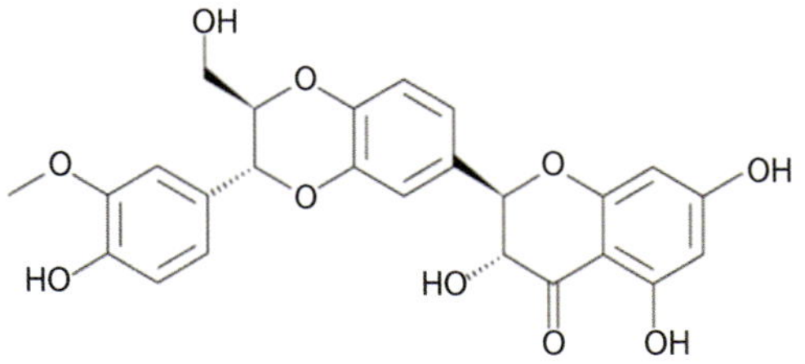

图 39-6 水飞蓟宾（水飞蓟素的活性成分）

阿拉比卡咖啡和咖啡豆提取物

阿拉比卡咖啡树是全球消费的咖啡饮品的来源，原产于埃塞俄比亚，在世界各地都有种植（**图 39-7**）。研究表明，咖啡树的咖啡豆在烘焙后具有抗氧化活性[201]。除咖啡豆外，尤其是在未完全成熟状态下采摘的咖啡果实，由于其含有的多酚成分（特别是绿原酸、缩合原花青素、奎宁酸和阿魏酸），也具有极强的抗氧化活性。Coffeeberry® 是从阿拉比卡咖啡果实中提取的抗氧化剂的专有名称。在氧自由基吸收能力测定（ORAC）中，Coffeeberry® 的抗氧化活性高于绿茶、石榴提取物以及维生素 C 和 E[202]。值得注意的是，目前没有测量外用制剂中抗氧化强度的标准方法，ORAC 值是衡量食品抗氧化能力的标准。

多酚存在于咖啡豆、绿茶、红茶、各种水果、蔬菜和谷物中，已知具有多种健康功效，主要是由于它们具有抗炎和抗氧化特性[203-204]。2007 年，Stiefel 实验室推出了 RevaléSkin™ 系列产品，该产品含有 1% 的咖啡豆多酚。为了验证一些有前景的实验室结果，还需要开展临床研究，以评估含有阿拉比卡咖啡和咖啡豆提取物的外用制剂的抗氧化效果。

阿拉比卡咖啡在护肤领域的研究

2009 年，通过体外研究和人体皮肤模型证实，绿咖啡油以剂量依赖的方式促进真皮关键成分——胶原蛋白、弹性蛋白和糖胺聚糖的合成，并刺激生长因子 TGF-β1 和粒细胞 - 巨噬细胞集落刺激因子的释放。此外，绿咖啡油还能刺激水通道蛋白（AQP）-3 mRNA 的表达，其表达水平比对照组高

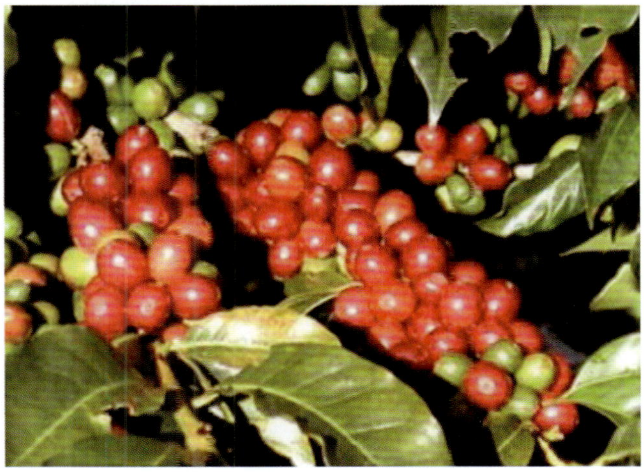

图 39-7 阿拉比卡咖啡树（图片由 Baumann 博士提供）

出6.5倍。研究人员认为，绿咖啡油有可能促进新结缔组织的形成，并通过提高AQP-3的水平来减轻皱纹和缓解干燥症，从而增强皮肤功能。因此，他们推荐在化妆品配方中加入绿咖啡油[205]。

两年后，Chiang等人报告了他们对阿拉比卡咖啡叶提取物、其水解物、绿原酸和咖啡酸的抗光老化效果的研究。他们将各种含多酚的试验化合物进行了基质金属蛋白酶（MMP）和弹性蛋白酶抑制试验。结果发现，阿拉比卡咖啡提取物可刺激Ⅰ型前胶原的表达，抑制MMP-1、-3和-9的表达，并抑制JNK、ERK和p38的磷酸化。他们得出结论，阿拉比卡咖啡叶提取物可以通过阻断MMP的表达和抑制MAPK通路来预防光损伤[206]。

人体研究

2008年，Draelos对50名年龄在30岁以上的有轻度光老化症状的受试者进行了一项双盲、随机临床试验，以评估咖啡豆提取物对皮肤的益处。在为期12周的试验中，两组受试者每天使用2次咖啡豆洁面乳。其中一组在早上和晚上分别使用咖啡豆日霜和咖啡豆晚霜涂抹整个面部。另一组则使用对照组面霜。与对照组相比，咖啡豆提取物组的所有研究参数（即红斑、粗糙度、脱屑、皱纹和整体评估）都有明显改善。咖啡豆组的经皮水分丢失较基线水平有所下降，而对照组则上升。Draelos的结论是，咖啡豆提取物洁面乳和早晚霜均耐受性良好，并能显著减少光老化皮肤的多种症状[207-208]。

由McDaniel领导、Stiefel实验室赞助的一项为期6周的初步研究中，30名中度光老化损伤的女性患者（31～71岁）使用了一套抗氧化系统，该系统由0.1%咖啡豆提取物洁面乳和1%咖啡豆提取物早晚霜（后者含有辛酸酯和羟苯甲酯，防晒指数为15）组成[202,209]。20名受试者将所有三种产品涂抹于全面部；10名受试者将每种产品涂抹在半侧面部，另半侧面部则涂抹不添加功效成分的对照基质。与使用对照基质的受试者相比，半脸涂抹的受试者在细纹和皱纹、色素沉着以及整体外观方面都有明显改善。与基线相比，全面部涂抹的患者在所有参数（包括细纹和皱纹、粗糙和干燥、色素沉着和整体外观）方面都有所改善，其中色素沉着减少是最显著的改善。皮肤活检结果显示，使用咖啡豆提取物有助于增加关键的结构性真皮蛋白（即Ⅰ型胶原蛋白和Ⅳ型胶原蛋白）的含量，并减少胶原酶和炎症介质的水平[209]。

2010年，Palmer和Kitchin完成了一项为期12周的随机、双盲、对照临床研究，研究对象是40名白人女性，研究内容是分析含有阿拉比卡咖啡的高抗氧化护肤产品（包括洗面奶、日间乳液、晚霜和眼部精华）在改善光老化方面的功效和耐受性。一组参与者使用该产品，具体方案为每天洗脸2次，晨起使用抗氧化日间乳液，夜间使用抗氧化晚霜和眼部精华；另一组参与者按照相同的方案使用对照产品。研究者观察到，使用该产品的受试者光损伤皮肤的外观出现了具有统计学意义的明显改善[210]。在临床前试验和小型临床试验中，咖啡豆提取物也被证明能够保护皮肤免受氧化损伤以及UVB引起的嘧啶二聚体形成和炎症，并能促进皮肤从UVB暴露中恢复[211]。

小结

一些用于治疗脂肪团的植物配方中使用了阿拉比卡咖啡植物。在这种情况下，作为活性成分使用的咖啡因是从叶子中提取，而非从果实中提取[212]。另外，绿色的阿拉比卡咖啡籽油也被广泛用作化妆品配方中的成分[205]。目前，该植物的多个部分已在皮肤科领域进行研究并得到积极应用。关于咖啡豆的初步数据表明，咖啡豆提取物具有改善整体外观、色素沉着以及细纹和皱纹的潜力[213]。

白绒水龙骨

白绒水龙骨（*polypodium leucotomos*，PL）是从蕨类植物中提取出来的一种物质。它是一种口服光保护剂，具有很强的抗氧化特性。经分析鉴定，它的主要酚类成分为3,4-二羟基苯甲酸、4-羟基苯甲酸、香草酸、咖啡酸、4-羟基肉桂酸、4-羟基肉桂酰奎宁酸、阿魏酸和5种绿原酸酸异构体[214]。在传统医学中，白绒水龙骨提取物（PLE）被用于治疗各种疾病，包括银屑病、特应性皮炎、白癜风、类风湿性关节炎和肿瘤；并且在20年前，体内外的研究已发现PLE具有免疫调节活性[215]。

光保护

多项研究表明，PL在外用或口服给药时均具有光保护作用[216]。Gonzáles等人的一项调查纳入21名健康志愿者，他们要么不接受治疗，要么服用补骨脂素（8-MOP或5-MOP）治疗，并暴露于太阳辐射下。研究者评估了外用或口服PL前后的即时色素加深（immediate pigment darkening，IPD）、最小红斑量（MED）、最小黑色素生成量（MMD）和最小光毒性剂量（MPD）。结果表明，无论是局部涂抹还是口服，PL 均表现出光保护作用，可预防急性晒伤和补骨脂素诱导的光毒性反应。免疫组化结果显示，口服和外用 PL 对朗格汉斯细胞具有光保护作用[217]。

抗氧化作用

体内外研究已证实 PL 具有抗氧化和防止光老化的作用[218-219]。Gonzáles 等人的研究表明，PL 能够抑制自由基的产生，防止内源性光保护分子和 DNA 的光分解，并抑制紫外线诱导的细胞死亡[220]。多项研究证明，口服 PLE 具有光保护作用。它能减少皮肤晒伤和紫外线诱导的肥大细胞浸润，并减少与紫外线照射有关的表皮朗格汉斯细胞丢失[221-222]。Caccialanza 等人将 26 名多形性日光疹患者和 2 名日光性荨麻疹患者暴露于阳光，每天口服 480 mg PL，比较服用 PL 前后皮肤对日光的反应，结果显示皮肤反应和主观症状均有统计学上的显著改善[223]。

分子机制

研究人员使用太阳模拟器作为紫外线光源，在人角质形成细胞中对 PL 的光保护作用的分子机制进行了体外研究。结果表明，PL 的光保护作用涉及抑制紫外线诱导的 TNF-α、一氧化氮（NO）产生和诱导型一氧化氮合酶（iNOS）的上调，以及调节由紫外线辐射诱导的 AP-1 和 NF-κB 这两种促炎转录因子的转录激活。最后，研究结果表明 PL 能防止由紫外线对 HaCaT 细胞造成的细胞毒性损伤和细胞凋亡[224]。

小结

这种热带植物提取物在皮肤科临床治疗晒伤、抑制光毒性反应以及预防光老化方面表现出巨大的潜力[218,225-226]。有实验数据支持在防晒霜配方中加入 PL 提取物[227]，这种成分在美国是一种口服补充剂，商品名称为 Heliocare，由 OPKO Health Inc 公司销售。建议在日晒前 1 小时服用 1～2 粒 Heliocare 胶囊，并配合广谱防晒霜一起使用。另外，还有一种新型外用制剂 PL/Fernblock®（西班牙 IFC 集团）可供使用，该制剂含有多种酚类成分，据称可通过保护 DNA 的完整性和调节免疫反应来提供光保护作用[228-229]。

白藜芦醇

白藜芦醇（反式 -3,5,4'- 三羟基二苯乙烯）是一种多酚类植物抗毒素化合物，存在于葡萄皮和葡萄籽、浆果（黑加仑、蓝莓、蔓越莓、覆盆子及草莓）、花生、红葡萄酒以及日本虎杖根中，据报道具有广泛的生物和药理学特性[230-231]。它有两种异构体：反式白藜芦醇和顺式白藜芦醇，其中反式异构体是更稳定的形式（**图 39-8**）。白藜芦醇是一种强效抗氧化剂，具有抗增殖和抗炎特性[190,232-233]。体内外研究均表明，白藜芦醇对包括皮肤癌在内的各种癌症具有化学预防和抗增殖活性。它能抑制肿瘤发生和发展相关的各种细胞事件，并导致此类肿瘤细胞的凋亡[234-236]。

光保护的分子机制

研究表明，白藜芦醇可保护 SKH-1 无毛小鼠免受 UVB 介导的皮肤损伤。在 UVB 照射前，给 SKH-1 无毛小鼠局部涂抹白藜芦醇，可显著减少 UVB 介导的 H_2O_2 生成，并减少白细胞浸润和抑制皮肤水肿。此外，研究还发现，局部使用白藜芦醇能显著抑制 UVB 诱导的 COX-2 和 ODC 酶活性以及 ODC 蛋白表达，而这两种酶和蛋白都是公认的肿瘤促进标志物。白藜芦醇还能进一步抑制 UVB 介导的脂质过氧化反应（氧化应激的一种标志）[232,237-238]。在一项研究中，用白藜芦醇预处理正常人表皮角质形成细胞（NHEK），可抑制 UVB 诱导的 NF-κB 通路的激活[233]。白藜芦醇对多次 UVB 暴露损伤的保护作用可能与 MAPK 通路的抑制相关，并通过调节细胞周期调控蛋白 cki-cyclin-cdk 网络的表达和功能来实现[239]。此外，在短期实验中，在 UVB 照射前对 SKH-1 无毛小鼠皮肤局部使用白藜芦醇，可显著抑制细胞增殖和凋亡抑制基因 Survivin 的磷酸化[237]。长期研究表明，局部使用白藜芦醇（无论是预处理还是后处理）均可抑制 UVB 诱导的肿瘤发生，延缓皮肤肿瘤的发生[238]。

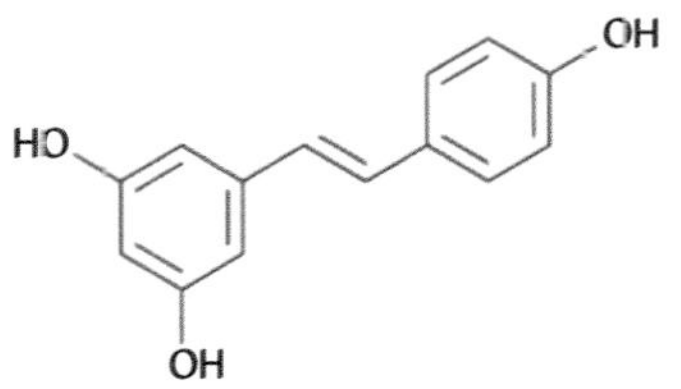

图 39–8　白藜芦醇

白藜芦醇后处理与预处理具有同等的保护作用，这表明白藜芦醇介导的反应可能不是防晒效果。

不断有证据表明白藜芦醇具有光保护作用[240-241]。在2004年的一项实验中，SKH-1无毛小鼠在暴露于UVB前30分钟局部使用白藜芦醇；24小时后，观察到双层皮肤厚度、细胞增生和白细胞浸润均显著减少。白藜芦醇处理后，关键的细胞周期调节蛋白的表达显著下调。研究人员认为，这种强效抗氧化剂可能有助于预防UVB介导的光损伤和致癌作用[239]。

Ferzli等人于2013年进行的一项小型研究发现，16名患有面部红斑的患者每天2次在整个面部涂抹含有白藜芦醇、绿茶多酚和咖啡因的制剂。研究人员对治疗前和治疗后3个月内每2周拍摄的临床照片和光谱增强图像进行评估。16张临床照片均显示出改善，16张光谱增强图像中有13张显示出改善。治疗6周后，可观察到红斑明显减少[242]。

抗衰老活性

2008年，Baxter公司报告称，在一项氧自由基吸收能力（ORAC）对比研究中，含1%白藜芦醇的皮肤配方显示的抗氧化活性是含1%艾地苯醌配方的17倍[243]。而艾地苯醌已被一些人标记为最有效的局部抗氧化剂[244]。在2010年的一项体外研究中，Giardina等人评估了白藜芦醇以及白藜芦醇加N-乙酰-半胱氨酸对皮肤成纤维细胞的滋养特性。他们发现，这两种制剂都能以剂量依赖性的方式促进细胞增殖并抑制胶原酶活性[245]。

2年后，Wu等人研究了白藜芦醇脂（一种稳定的白藜芦醇衍生物）对15名健康志愿者皮肤的保护作用。每位受试者未暴露的背侧皮肤的6个部位中，其中4个部位重复暴露于太阳模拟器紫外线辐射（ssUVR），其余部位作为阳性对照（仅暴露于ssUVR）和基线对照（不进行治疗或暴露）。研究人员观察到，经白藜芦醇处理的皮肤仅出现轻微红斑，而且白藜芦醇衍生物显著抑制了晒伤细胞的形成。他们认为，白藜芦醇脂能保护皮肤免受重复性ssUVR引起的晒伤和晒黑[246]。

小结

目前，大量证据表明白藜芦醇可穿透皮肤屏障，发挥抗衰老活性，其抗氧化特性可减轻AP-1和NF-κB因子的表达，从而保护皮肤免受紫外线和自由基的伤害。白藜芦醇适用于添加至各种类型的产品（如润肤剂、贴剂、防晒霜和其他护肤产品），以预防皮肤癌和其他由阳光引起的皮肤问题。

葡萄籽提取物

葡萄是全球广泛食用的水果，也是葡萄酒的原料。从葡萄籽制备的提取物富含原花青素，它属于多酚类黄酮家族。具体来说，葡萄籽原花青素是多羟基黄烷-3-醇单位构成的寡聚体和多聚体，如(+)-儿茶素和(-)-表儿茶素，它们大量存在于红葡萄酒和葡萄籽的多酚中。葡萄籽中的多酚化合物占60%～70%[247-248]。原花青素被认为具有广泛的生物、药理、化学保护和抗氧化活性[249]。

抗氧化活性

已有许多研究报道了原花青素强大的抗氧化和清除自由基的活性[250-254]。研究表明，葡萄籽提取物的自由基清除能力甚至强于维生素C和E[255]。膳食摄入葡萄籽原花青素（GSP）可抑制紫外线诱导的小鼠皮肤癌[256]。Mittal等人在UVB诱导的致癌实验中发现，SKH-1无毛小鼠口服GSP可降低肿瘤的发病率、复发率和大小。生物化学分析显示，在体内外应用GSP能显著抑制UVB或Fe^{3+}诱导的脂质过氧化反应，这表明GSP可能通过抗氧化机制发挥光保护作用[256]。

另一项研究表明，用GSP处理正常人表皮角质形成细胞（NHEK）可通过抑制UVB诱导的H_2O_2、脂质过氧化、蛋白质氧化和DNA损伤，并在无细胞系统中清除羟自由基和超氧阴离子，来抑制紫外线诱导的氧化应激。此外，GSP还能抑制UVB诱导的抗氧化防御成分（如谷胱甘肽过氧化物酶、过氧化氢酶、超氧化物歧化酶和谷胱甘肽）的消耗。用GSP处理NHEK进一步抑制了UVB诱导的丝裂原活化蛋白激酶（MAPK）家族成员ERK1/2、JNK和p38蛋白的磷酸化[257]。由于紫外线诱导的氧化应激介导了MAPK和NF-κB信号通路的活化，同一组研究人员进一步研究了膳食GSP对这些通路的影响，并证明GSP能够通过调节MAPK和NF-κB信号通路保护皮肤免受UVB辐射的不良影响。这为葡萄籽提取物在体内动物模型中的光保护作用提供了分子基础[258]。研究还证明膳食GSP可通过减少免疫抑制性细胞因子IL-10的产生并增强免疫刺激性细胞因子IL-12的产生，来调节UVB诱导的免疫抑制，这提示其可能是葡萄籽提取物预防小鼠光致癌作用的机制之一[259]。2021年，Yarovaya等人证实，葡萄籽提取物对暴露于 UVA 辐射的人真皮成纤维细胞具有光保护作用，并确定含有葡萄籽提取物和甲氧基肉桂酸辛酯的乳霜配方具有光稳定性，可用作防晒霜，以防止皮肤过早老化[260]。

葡萄籽提取物在人体的应用

葡萄籽提取物已被添加至外用化妆品配方中，来发挥其抗衰老效应。它是“有机”产品中颇受欢迎的成分。然而，要进一步了解葡萄籽提取物在外用时对人体皮肤的影响，还需要进行更多的研究。目前，由于葡萄籽提取物含有大量抗氧化成分，包括酚酸、植物甾醇、类黄酮、生育酚、类胡萝卜素和生育三烯酚，因此被认为具有显著的皮肤保健潜力[261-262]。

石榴

石榴是一种可食用的水果，原产于印度北部、伊朗、巴基斯坦和阿富汗，在许多国家都有栽培。这种水果以鲜果和果汁饮料的形式被广泛食用。石榴是最早的药物来源之一，在世界各地的许多文化中都被广泛用于治疗各种疾病，如皮肤炎症、风湿病和咽喉痛[263]。在印度的阿育吠陀医学中，石榴具有滋养皮肤和恢复皮肤平衡的功效。石榴果实的提取物含有两种多酚类化合物：花青素（如飞燕草素、矢车菊素和天竺葵色素）以及可水解单宁（如石榴皮宁、石榴皮素、安石榴苷以及没食子酸和鞣花酸的葡萄糖酯）。

抗氧化活性

可从石榴的不同部位（如果汁、种子和果皮）提取出具有强抗氧化活性的提取物[264-266]。从石榴中提取的酚类成分在多个研究中被证明具有很强的抗氧化性[267]。一项研究采用 4 种抗氧化强度测试方法，比较了已知富含多酚的各种饮料（包括石榴汁）的抗氧化能力。与各种果汁（苹果汁、阿萨伊果汁、黑樱桃汁、蓝莓汁、蔓越莓汁及橙汁）、红葡萄酒以及红茶、绿茶和白茶相比，石榴汁的抗氧化能力最强，比其他任何受测试的饮料至少强 20%[268]（**表 39-2**）。此外，还有其他研究表明，与同等数量的绿茶和红葡萄酒相比，石榴具有的抗氧化效果更强[264,269]。在局部应用方面，一项研究证明，石榴皮甲醇提取物用四氯化碳进行处理，可恢复大鼠体内的过氧化氢酶、过氧化物酶和超氧化物歧化酶的活性[270]。

表 39–2 基于 4 种抗氧化剂测定方法[b]排序的抗氧化能力综合指数[a]

饮料	抗氧化能力综合指数[a]
石榴汁	95.8
红葡萄酒	68.3
康科德葡萄汁	61.7
蓝莓汁	50.9
黑樱桃汁	46.5
阿萨伊果汁	46.2
蔓越莓汁	38.0
冰绿茶	24.2
橙汁	19.1
冰白茶	16.8
苹果汁	14.6
冰红茶	12.2

[a] 基于所有 4 项抗氧化剂测定方法（2,2- 二苯基 -1- 苦基肼清除自由基能力，DPPH 法；总氧自由基吸收能力，ORAC 法；铁还原抗氧化能力，FRAP 法；总等效抗氧化能力，TEAC 法）的排名，计算出总体抗氧化能力综合指数，每项测试的权重相同。抗氧化指数得分 =(样本得分 / 最佳得分) × 100，该得分为所有饮料在所有测试中的平均值。

[b] Seeram NP, Aviram M, Zhang Y, Henning SM, Feng L, DreherM, Heber D. Comparison of Antio xidant Potency of Commonly Con-sumed Poly phenol-Rich Bever agesin the United States. J Agric Food Chem. 2008; 56(4):1415-1422.

光保护

有关石榴体外和体内抗癌特性的报道众多。研究发现，石榴果实提取物具有光化学预防特性，可通过调节细胞信号通路来改善 UVA 介导的损伤[271-272]。另外，研究表明石榴籽油对皮肤癌具有化学预防活性[274]。Afaq 等人证实，在 CD-1 小鼠化学致癌模型中，外用石榴果提取物（PFE）具有抗皮肤肿瘤促进作用[267]。他们进一步研究了 PFE 对正常人表皮角质形成细胞（NHEK）中 UVB 诱导的不良反应的作用，结果表明 PFE 可通过抑制 UVB 诱导的 NF-κB 和 MAPK 通路的活化来保护细胞免受 UVB 辐射的不良影响[275]。同一研究小组随后研究了富含多酚的 PFE 对 UVB 诱导的人永生化 HaCaT 角质形成细胞氧化应激和光老化的影响，结果表明，用 PFE 预处理 HaCaT 细胞可抑制 UVB 介导的细胞活力降低和细胞内谷胱甘肽含量减少以及脂质过氧化的增加。它还抑制了各种 MMPs 的上调和 MAPKs 的磷酸化。这些结果表明，PFE 可保护 HaCaT 细胞免受 UVB 诱导的氧化应激和光老化的影响，可作为护肤品的有效补充剂[276]。这一观点进一步得到体外研究的支持，这些研究表明，石榴皮可促进真皮层再生，而石榴籽油则可促进表皮层再生，为其在皮肤科的应用提供了更多可能性[277]。石榴提取物已在各种护肤品中得到应用。其他体外和动物研究表明，外用石榴提取物可发挥抗氧化和抑制色素沉着的作用，可能对人类皮肤有益[278]。具体而言，此类研究表明石榴能减轻UVB引起的皮肤损伤。在2019年的一项随机、对照、平行、三臂、开放标签临床研究中，Henning等人评估了口服石榴对74名FitzpatrickⅡ～Ⅳ型皮肤的女性受试者（30～45岁）的影响，在为期12周的研究中，他们发现每天食用石榴可增强皮肤对UVB光损伤的防护能力[279]。

脂溶性和水溶性抗氧化剂

硫辛酸是目前已知的唯一一种既可溶于水又可溶于脂质的网络型抗氧化剂。

α-硫辛酸

α-硫辛酸是一种用于治疗和预防皮肤老化的抗氧化剂[280]。与其他抗氧化剂不同，它可用作浅层化学剥脱剂，以类似甘醇酸的方式重塑皮肤。α-硫辛酸还具有抗炎特性，也可用于治疗激光术后红斑[281]。本部分将重点讨论α-硫辛酸在皮肤美容方面的作用机制和潜在的治疗应用。

化学成分

α-硫辛酸是一种辛酸，即与半胱氨酸结合的八碳羧酸（**图39-9**）。它是线粒体脱氢酶中的一种重要辅因子[282]。1951年，人们首次发现α-硫辛酸具有抗氧化作用。它既可溶于水，也可溶于脂质，因此被称为“万能”抗氧化剂[283]。其他常用的抗氧化剂要么是脂溶性的，如维生素E；要么是水溶性的，如维生素C。

角质层渗透性

二氢硫辛酸（DHLA）由α-硫辛酸还原而成，

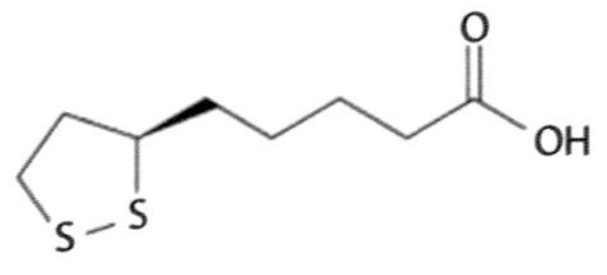

图39–9 硫辛酸

它比其母体化合物具有更强的抗氧化作用。然而，DHLA非常不稳定，涂抹于皮肤几分钟后就会被氧化。α-硫辛酸之所以受欢迎，是因为它能以稳定的形式被吸收，进入细胞后会立即转化为DHLA[284]。Podda等人研究了α-硫辛酸穿透无毛小鼠皮肤的能力，将5%α-硫辛酸的丙二醇溶液涂抹于麻醉的小鼠皮肤0.5～4小时。他们发现，α-硫辛酸被皮肤吸收的速度在使用后30分钟内保持恒定，并在2小时后达到最大浓度[285]。

局部应用

已有研究表明，人体皮肤局部涂抹含3% α-硫辛酸的卵磷脂基质，与单独使用卵磷脂基质相比，能够使UVB诱导的皮肤红斑消退时间减半[285]。该模型表明，局部使用α-硫辛酸可防止自由基对皮肤的损伤，从而预防光老化和癌变的发生[286]。虽然α-硫辛酸可用于化妆品和皮肤剥脱术中的配方，但目前尚未公开发表经同行评审的临床试验来对这些产品的功效进行验证。

2019年，Kubota等人开发了一种α-硫辛酸纳米胶囊给药系统，并在小鼠皮肤上证明，该系统能有效改善紫外线引起的色素沉着和表皮增厚，这为α-硫辛酸用于人体外用制剂铺平了道路[287]。次年，Zhou等人开发了一种水包油（w/o）乳液，利用不同的离子液体经皮递送α-硫辛酸。体外实验中，他们发现α-硫辛酸具有显著的抗衰老功效，并得出结论认为应着手研究开发外用制剂[288]。

全身用药

α-硫辛酸既可局部使用，也可全身使用。当全身给药时，它可影响血糖浓度，预防与慢性高血糖相关的并发症，如糖尿病、阿尔茨海默病、白内障、艾滋病病毒激活和辐射损伤[280,289]。α-硫辛酸还被用于青光眼、缺血再灌注损伤、毒蝇鹅膏菌中毒、细胞氧化损伤和南美锥虫病的辅助治疗[290-291]。目前尚未确定每日推荐摄入量（RDA），但大多数α-硫辛酸补充剂的倡导者建议每天补充25～500 mg。

抗氧化活性

α-硫辛酸有4种主要的抗氧化特性：金属螯合能力、清除ROS的能力、再生内源性抗氧化剂的能力[292-293]，以及修复氧化损伤的能力[294]。

2017年的一项研究在Sprague-Dawley雌性大鼠模型中分析了α-硫辛酸对吸烟引起皮肤损伤的

影响，研究人员观察到，接受治疗的动物所有组织学参数（胶原束改善、毛囊及汗腺退化）以及生化指标均有所改善。研究人员认为，α- 硫辛酸的抗氧化和抗炎活性可以减轻烟雾暴露对皮肤的影响 [295]。

α- 硫辛酸有不同的形式和载体，目前已上市销售的有清洁剂、保湿剂和口服补充剂。在开始使用含 α- 硫辛酸的产品时，应提醒患者可能会有轻度的刺痛感，这种刺痛感会在数秒钟后减轻，并在使用后数分钟内消失。建议第 1 周隔天局部涂抹一次 α- 硫辛酸，如果没有出现不良反应，第 3 周可增加至每天 2 次。α- 硫辛酸会引起明显的炎症反应，因此应密切关注这些患者。数周后，皮肤细纹可能会有所改善；但这可能由于炎症反应引起。另外，有报道称 α- 硫辛酸可引起接触性皮炎 [296]。

小结

α- 硫辛酸是一种强效的抗氧化剂，同时还具有去角质的特性，这可能使其成为具有皱纹的耐受性皮肤类型人群的良好选择（参见第 10 章“鲍曼皮肤分型”）。

其他抗氧化剂

染料木素

染料木素（4',5,7- 三羟基异黄酮）是从大豆中提取的一种活性成分，属于异黄酮，是多酚家族的一员。它于 1931 年首次从大豆中分离出来。近年来，人们对这种强效化合物的关注度有所提高，因为其对健康的益处导致亚洲人群对大豆的消费量显著增加 [297]。最重要的是，与西方人群相比，亚洲人的乳腺癌、结肠癌和前列腺癌发病率明显较低 [298-301]。

虽然大豆中含有多种已证明具有抗癌活性的成分，但其中最重要的成分是染料木素 [302]（**图 39-10**）。染料木素具有多种生物活性，如有助于治疗和预防某些心血管疾病和骨质疏松症，以及增强前列

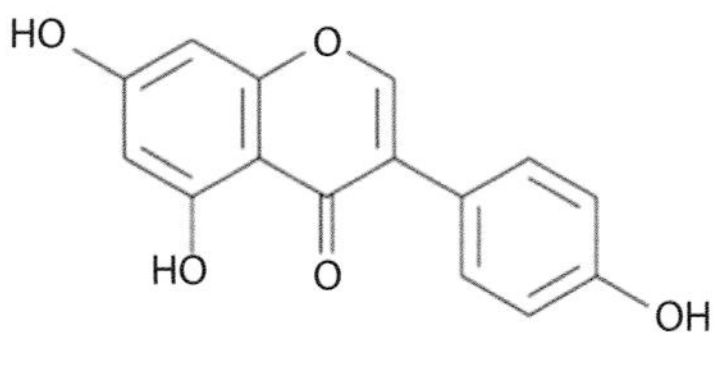

图 39-10　染料木素

腺癌和乳腺癌放疗的效果 [303]。它被归类为植物雌激素，可带来更多的健康益处，包括调节围绝经期症状，且不会产生激素替代疗法的相关风险 [304-405]。

生物效应

染料木素是一种强效抗氧化剂，其对多种癌症包括反肤癌具有抗癌作用，均有充分的文献支持。体内外研究已证实，染料木素可以抑制紫外线诱导的氧化 DNA 损伤，并阻止 c-Fos 和 c-Jun 转录的原癌基因表达 [309-312]。研究表明，外用或口服染料木素可抑制 UVB 诱导的小鼠皮肤癌变，并防止亚急性和慢性皮肤损伤以及与光老化有关的组织学改变。可能的抗癌作用机制包括清除 ROS、阻止 DNA 的氧化损伤和光动力损伤、抑制酪氨酸蛋白激酶、下调表皮生长因子（EGF）受体磷酸化和抑制 MAPK 通路激活，以及抑制 UVB 照射细胞和小鼠皮肤中致癌蛋白的表达 [303]。此外，用染料木素处理人角质形成细胞系 NCTC 2544 可限制脂质过氧化物和 ROS 的形成增加 [313]。在紫外线照射前预先涂抹染料木素可显著抑制红斑和不适感，这表明染料木素可有效保护人体皮肤免受 UVB 诱导的光损伤。染料木素还被证明可以保护小鼠皮肤免受补骨脂素联合 UVA 照射（PUVA）诱导的光损伤。

2017 年，Silva 等人报告了一项前瞻性、双盲、随机对照临床试验，30 名年龄在 45 ~ 55 岁的绝经后妇女参加了该试验，在 24 周内比较了外用雌二醇和染料木素对面部皮肤的影响。虽然雌激素组的效果更好，但两组受试者的面部Ⅰ型和Ⅲ型胶原蛋白水平均有所提高。研究人员建议，有必要开展更多研究，以确定染料木素的长期效果 [314]。早在 4 年前，在一项为期 24 周的前瞻性、规范化、双盲试验中也观察到类似的结果，该试验对 30 名绝经后妇女进行了染料木素与雌二醇的比较。在这种情况下，两种外用疗法均能提高透明质酸的浓度，而雌二醇的效果更好 [315]。

小结

染料木素能显著抑制紫外线诱导的小鼠皮肤癌和皮肤老化，以及人体皮肤的光损伤。在大量数据的支持下，大豆异黄酮染料木素在预防紫外线诱发的皮肤癌和光老化方面具有广阔的应用前景。事实上，染料木素已被用于各种产品中，如面部保湿霜、防晒霜和一些宣称具有抗衰老功效的护肤品配方中。

碧萝芷

碧萝芷是法国海松树皮提取物的专利名称，该提取物已经标准化。它富含浓缩类黄酮和单体酚类化合物，包括儿茶素、表儿茶素、二氢槲皮素和原花青素。如上所述（见葡萄籽提取物部分），原花青素是一种强效的自由基清除剂，也存在于葡萄籽、葡萄皮、山桑子、蔓越莓、黑加仑、绿茶、红茶、蓝莓、黑莓、草莓、黑樱桃、红葡萄酒和红甘蓝中。由于具有强效抗氧化、抗炎和抗癌特性，碧萝芷被用作营养补充剂和植物化学物质来治疗各种疾病[317-318]。大量文献探讨了碧萝芷的自由基清除活性。

在一项体外研究中，研究人员证实了碧萝芷的抗氧化作用，研究结果表明，碧萝芷具有显著的抗突变特性，抗氧化和抗突变活性之间存在相关性。因此，他们推测，碧萝芷的抗突变作用很可能归因于其抗氧化特性[320]。人体研究表明，口服补充碧萝芷后，通过氧自由基吸收能力（oxygen radical absorbance capacity，ORAC）测定，血浆的抗氧化能力明显提高[321]。在每天暴露于最小炎症剂量的亚红斑量紫外线（ssUVR）的Skh:hr无毛小鼠的受照背侧皮肤上局部涂抹0.05%～0.2%碧萝芷，结果表明，炎症性晒伤反应（红斑）和免疫抑制有所减轻。此外，肿瘤形成时间延长，肿瘤发生率降低[318]。Saliou等人研究了碧萝芷对人体产生光保护作用的潜力。他们的研究表明，受试者口服碧萝芷后，达到最小红斑量（MED）所需的紫外线辐射水平显著升高。他们还进一步推测，碧萝芷对NF-κB依赖性基因表达的抑制可能是导致观察到MED增加的原因[322]。最后，碧萝芷还具有脱色作用，详见第41章。因此，碧萝芷是一种安全的天然产品，可用于各种护肤品中。

2012年，Marini等人进行了一项为期12周的研究，以确定补充营养剂碧萝芷®是否能改善20名健康绝经后妇女的皮肤外观。研究人员使用角质层含水量测定、皮肤弹性测定、皮肤表面质地分析、超声分析仪以及活检和随后的聚合酶链反应（PCR）分析，对志愿者在补充营养剂前、补充期间和补充后的皮肤状态进行评价。研究人员发现，这种耐受性良好的补充剂能改善皮肤的水润度和弹性。他们还观察到透明质酸合成酶（HAS）-1的mRNA表达明显增加，这是一种参与透明质酸合成的重要酶。此外，参与胶原蛋白合成的基因表达也明显增加，研究人员将临床改善归因于此。他们的研究结果表明，碧萝芷可通过改善皮肤水合作用和弹性等表现来减轻皮肤老化的临床症状[323]。最近，该团队的成员发现口服碧萝芷能提供光保护，减少色素沉着，促进细胞外基质平衡，并改善皮肤屏障功能[324]。

2017年，Dogan等人研究了碧萝芷粉末对糖尿病Sprague-Dawley大鼠伤口愈合的影响，用碧萝芷处理的伤口胶原沉积和新生血管形成优于使用清洁剂（乳酸依沙吖）和用磺胺嘧啶银覆盖的伤口，并且减轻了急性和慢性炎症。研究人员认为，碧萝芷具有加速伤口愈合的潜力[325]。但有必要开展更多的临床研究，以阐明其对人体的疗效。

脱氢表雄酮

脱氢表雄酮（DHEA）被认为是一种强效内源性抗氧化剂。然而，其抗氧化能力尚未得到证实。据称，DHEA可抗衰老并刺激免疫系统。其依据是随着年龄的增长，DHEA及其硫酸酯（DHEAS）的分泌量和血液水平都会显著下降。尽管美国FDA在1985年指出，DHEA抗衰的有效性和安全性从未得到证实，但这种药物仍以非处方药出售，许多大众传媒出版物也对其进行了讨论。

2000年4月公布了一项评估口服DHEA安全性及其有效性的研究[327]。在这项双盲、安慰剂对照研究中，280名健康人每天服用50 mg DHEA或安慰剂，为期1年。服用DHEA的受试者体内的睾酮和雌二醇水平略有升高。有趣的是，接受治疗的患者皮脂分泌、皮肤含水量和表皮厚度均有所增加，面部色素沉着减少，未观察到不良反应。DHEA还可以保护细胞免受紫外线的伤害。Coach等人的一项研究评估了用不同剂量的DHEA对细胞进行预处理是否能保护细胞免受紫外线辐射的损害[328]，并对细胞损伤、细胞数量和细胞形态进行了评估。他们发现，与未处理组相比，经紫外线辐射处理的细胞染色质变性增加，细胞体积缩小，这表明DHEA能有效保护细胞免受紫外线损伤。其他有关健康男性口服DHEA的研究报道的效果还包括降低体脂、提高肌肉质量以及降低血清低密度脂蛋白胆固醇水平[329]。

2008年的一项试点研究在20名绝经后妇女的面部和手部皮肤局部涂抹DHEA（1%）或赋形剂，为期4个月。结果表明，外用DHEA可增加皮脂分泌率，多数患者对此疗效很满意[330]。2年后，El-Alfy等人对75名绝经后妇女（60～65岁）进行了一项安慰剂对照、随机、前瞻性研究，评估在面部、手臂、手背、上胸部和右大腿每日2次涂抹安慰剂或0.1%、0.3%、1%或2% DHEA乳霜13周的皮肤反应。研究发现，DHEA能显著增加雄激素受体的表达以及Ⅰ型和Ⅲ型前胶原mRNA的表达。研究人员认为，外用DHEA可作为皮肤抗衰老剂发挥潜在功效[331]。

目前，DHEA有口服、注射和外用3种形式。必须了解的是，这些产品被视为营养补充剂，不受美国FDA的监管。在推荐使用DHEA和DHEAS前，应进行更多的研究以评估其安全性。

不良反应

DHEA是抗衰老领域中一种相对较新的产品，因此人们对其长期使用的影响知之甚少。内源性DHEA浓度在20～30岁时达到峰值。因此，35岁以下的人群使用DHEA可能存在风险，因曾有报告怀疑DHEA是导致一名年轻男子躁狂发作的因素之一[332]。关于长期使用DHEA的影响，目前尚未进行研究。

褪黑素

褪黑素是松果体分泌的一种激素，它作为一种直接清除自由基的物质发现相对较晚。褪黑素除了能直接中和各种自由基以及活性氧和氮物质外，还能刺激多种抗氧化酶的活性，包括超氧化物歧化酶、谷胱甘肽过氧化酶（GPX）和谷胱甘肽还原酶，这提高了它作为抗氧化剂的效率[333]。研究表明，褪黑素能显著保护膜脂质和核DNA免受氧化损伤[334]，并能减少小鼠皮肤癌的发生[335]，这可能是因为它具有吸收紫外线的作用[336]。此外，多项人体研究发现，外用褪黑素可减少紫外线引起的红斑（晒伤）[337-338]。然而，2006年一项针对16名受试者的小型研究得出了有争议的结果，即外用褪黑素对免疫抑制或晒伤无保护作用[339]。在光保护方面，研究表明褪黑素可调节UVB照射下HaCaT细胞中凋亡相关基因的表达，从而提高细胞存活率。这表明，褪黑素可作为一种防晒物质使用，以减少UVB过度照射后角质形成细胞的死亡[340]。

褪黑素也被用作治疗抑郁症患者睡眠障碍和缓解时差反应的药物。目前，褪黑素有口服剂型，并已被添加至各种外用产品，如洁面乳和保湿霜、眼霜和皮肤美白剂。近年来，褪黑素在抗衰老医学和皮肤病学中备受关注，人们发现它具有强大的抗氧化活性，尤其是对羟自由基的清除作用[341-342]，并且已知褪黑素水平会随年龄的增长而下降。褪黑素除了具有抗氧化和调节作用（包括控制季节性繁殖）外，还有助于伤口愈合、调节免疫系统和抑制炎症[343-344]。此外，越来越多的证据表明，它具有防止皮肤老化的潜力。在改善皮肤方面，局部应用似乎优于口服，因为口服褪黑素会在肝脏中代谢，导致血液中的含量较低，且到达皮肤的量有限[345-346]。由于褪黑素具有很强的亲脂性，外用褪黑素还能穿透角质层并形成一个储存库，从那里持续释放至皮肤其他部位和真皮血管中，从而补充和增强内源性褪黑素的作用[345,347-348]。

褪黑素是皮肤病学领域中一种重要的激素，因为它能抑制紫外线引起的红斑，参与多种皮肤功能，如毛发生长、不同人种的毛发色素沉着/更替以及黑素瘤的控制等，并被认为在治疗各种人类皮肤病（如湿疹、银屑病、恶性黑素瘤等）以及雄激素性脱发等方面具有潜力[341,344,349]。值得注意的是，在多种应用于皮肤的植物中，小白菊含有相当高水平的褪黑素[350]。

雄激素性脱发

2012年，Fischer等人报道了关于外用褪黑素治疗雄激素性脱发的药效学研究和4项临床前-后研究。所有5项研究均显示，使用褪黑素后，脱发现象明显减少，且安全性和耐受性良好。5项研究中规模最大的一项为涉及200个中心、纳入1800多名参与者、为期3个月的研究，头发牵拉试验阳性的患者比例从61.6%下降至7.8%，阴性患者的比例从12.2%上升至61.5%，这些患者的头皮脂溢性皮炎明显减轻。研究人员认为，局部应用褪黑素化妆品是雄激素性脱发患者的一种可行的治疗选择[351]。

此后，Hatem等人于2018年证实，褪黑素与纳米结构脂质载体相结合，可持续释放6小时，与褪黑素溶液相比，在雄激素性脱发患者中产生了更理想的临床效果，可增加头发密度和厚度，并减少脱发[352]。

抗氧化活性

2013年，Fischer等人利用离体人全层皮肤研究发现，褪黑素能够以剂量和时间依赖的方式保护皮肤免受紫外线辐射诱导的8-羟基-2'-脱氧鸟苷（8-OHdG）形成和抗氧化酶（即过氧化氢酶、谷胱甘肽过氧化物酶和超氧化物歧化酶）耗竭。他们认为，褪黑素是一种强效抗氧化剂，能保护皮肤细胞DNA免受氧化损伤[353]。在此之前，他们已经证明，与维生素C或维生素E类似物Trolox相比，褪黑素能更有效地清除白细胞中紫外线诱导的ROS[344,354]。

Sierra等人在2013年研究了一种含有褪黑素和紫外线防晒剂的乳液在体内和体外对皮肤辐射的保护作用，发现含有三种防晒剂混合物的乳液具有足够的物理稳定性和褪黑素渗透性。该配方具有明显的自由基清除活性，且光保护测定显示，使用褪黑素/防晒剂配方的皮肤在统计学上与未受照射的对照皮肤相当。研究人员认为褪黑素是一种强效抗氧化剂，能激活内源性酶保护机制以对抗氧化应激[355]。

人体研究

Bangha等人于1996年对20名健康志愿者进行了一项双盲随机研究，这是最早的一项关于局部应用褪黑素对紫外线诱导红斑影响的研究。每名受试者的下背部都暴露于UVB（0.099 J/cm^2），然后使用不同浓度的褪黑素进行治疗。研究人员观察到褪黑素浓度与红斑程度之间存在量效关系，与0.05%褪黑素或仅使用载体凝胶相比，0.5%褪黑素治疗部位出现的红斑明显较少[337]。

次年，Bangha等人又在20名志愿者中进行了一项双盲随机研究，以探讨局部应用褪黑素对红斑的抑制作用及应用时间的影响。研究人员分别在模拟UVA或UVB照射前15分钟或照射后1分钟、30分钟或240分钟，在下背部小面积涂抹0.6 mg/cm^{2}的褪黑素，照射剂量为最小红斑剂量（MED）的2倍。照射后使用褪黑素未产生保护作用，但照射前15分钟的预处理可显著减轻红斑[356]。随后，Fischer开展了一项类似的双盲随机临床试验，对20名健康志愿者进行视觉评分，结果表明与载体对照组相比，在照射前15分钟使用褪黑素可显著抑制红斑，照射后使用褪黑素并不能抑制紫外线的作用[357]。

1998年，Dreher等人对12名健康成年人（6名女性和6名男性，均为高加索人，年龄29～49岁）进行了一项随机双盲研究，探讨局部应用褪黑素以及单独或联合应用维生素C和E的短期光保护作用，每种制剂均在紫外线照射30分钟后使用。褪黑素表现出剂量依赖性的光保护作用，而维生素单独使用的效果甚微。褪黑素与维生素C和维生素E的联合使用则明显增强了光保护作用。据称，这是首次在体内证明外用褪黑素联合其他抗氧化剂可产生保护作用[338]。次年，Dreher等人在一项随机、双盲、安慰剂对照人体研究中评估了相同化合物的短期光保护作用。每种抗氧化剂都在紫外线照射后单独使用或联合使用，单次使用（紫外线照射后即刻）及多次使用（紫外线照射后6小时、24小时和48小时后，共使用3次），都未观察到任何光保护效果。研究人员认为，鉴于紫外线照射对皮肤的损伤速度，抗氧化剂很可能必须在氧化损伤开始时和活跃期在适当部位使用足够的浓度[358]。

2004年，Fischer等人对15名健康志愿者进行了一项临床研究，以探讨0.01%褪黑素乳霜和0.01%及0.03%褪黑素溶液的皮肤渗透活性。在24小时的时间窗口内，研究人员于上午9点使用前以及使用后1、4、8和24小时采集血液样本，以测量褪黑素水平。使用前血清褪黑素水平为0.6～15.9 pg/ml。使用0.01%褪黑素霜24小时后的平均血清值为9.0 pg/ml。0.01%溶液组24小时后的平均褪黑素水平为12. 7 pg/ml。0.03%溶液组的褪黑素水平也在使用后1小时和8小时显著上升。0.01%乳霜组的褪黑素累积量为7.1 pg/ml，0.01%溶液组为8.6 pg/ml，0.03%溶液组为15.7 pg/ml。研究人员得出结论，亲脂性褪黑素可渗透皮肤，血清水平以剂量和半乳糖依赖的方式升高，但未引起超出生理范围的增加[347]。

2012年，Morganti等人对70名健康受试者进行了一项为期12周的随机、双盲、安慰剂对照、多中心研究，分析了褪黑素、维生素E和β-葡聚糖与甲壳素纳米晶体复合物在局部和口服给药后的活性。与安慰剂相比，使用褪黑素、维生素E和β-葡聚糖复合物治疗后，所有皮肤参数都有明显改善，并且这些成分与甲壳素纳米晶体复配时效果更好。具体来说，该疗法能减少皱纹并改善皮肤外观[359]。

4年后，Scheuer等人对23名健康志愿者（15名女性、8名男性）进行了一项随机、安慰剂对照、双盲研究，以评估三种剂量（0.5%、2.5%、12.5%）的局部应用褪黑素对日光引起的红斑的保护作用。研究人员观察到，使用12.5%褪黑素乳膏的部位与使用安慰剂或未治疗的部位在红斑形成方面存在显著差异。他们认为，12.5%褪黑素乳膏具有抑制日光诱发红斑的作用[360]。Milani和Sparavigna于2018年报告了一个随机、半脸对照、评估者盲法的验证试验，研究纳入22名中至重度皮肤老化的女性（平均年龄 55 岁），使用含有褪黑素脂质体的日霜和晚霜（Nutriage 日霜和晚霜）。经过 3 个月的治疗后，治疗侧的鱼尾纹明显减少。此外，皮肤的水润度和弹性也得到明显改善，皮肤粗糙度大幅减轻。研究人员认为，其研究结果支持将褪黑素作为局部抗衰老剂使用 [361]。

小结

普遍预测认为，褪黑素作为一种有效的内源性抗氧化剂已得到充分证实，未来它将作为一种局部抗氧化剂在对抗潜在的皮肤损伤方面发挥重要作用 [362-364]。

硒

硒（Se）是一种必需的微量元素，存在于巴西坚果、肾脏、贝类、鱼类和北美小麦中。硒是去屑洗发水的常用添加剂，因为它能抑制卵状糠疹癣菌的增殖。目前，男性和女性硒的推荐每日摄入量（RDA）均为 55 μg。硒既是一种抗氧化剂，也是一种抗炎剂。硒是 GPX 酶家族的一员，能分解过氧化物。因此，它可以通过减少过氧化氢以及脂质和磷脂过氧化物来清除自由基。硒还能减少环氧化酶和脂氧合酶途径中的过氧化氢中间产物，从而减少炎症 [365]。此外，许多研究表明硒具有抗癌作用。在多项研究中，低水平的硒与癌症发病率的增加相关 [366]。补充硒可预防无毛小鼠 UVB 诱发的皮肤肿瘤 [367-368]。

除抗氧化特性外，硒还能抑制紫外线暴露后导致的炎症因子和免疫抑制细胞因子的产生，从而起到抗皮肤癌的保护作用。事实上，硒已被证实能以剂量依赖的方式抑制 UVB 诱导的 IL-6、IL-8、IL-10 和 TNF-α 的产生 [369]。硒还被证明能增强细胞免疫和体液免疫 [370]。所有这些功效具有协同作用，使硒具有抗癌特性。1996 年，一项大型双盲、安慰剂对照干预试验纳入 1312 名有非黑素瘤皮肤癌病史的受试者，他们被随机分配服用安慰剂或每天服用 200 μg 硒，这项研究证明了硒的抗癌活性，评估了补充硒是否能降低癌症风险 [371]。虽然硒对非黑素瘤皮肤癌这一主要终点没有影响，但接受硒治疗的患者显示出次要终点效应，即癌症总死亡率降低 50%，癌症总发病率降低 37%，其中前列腺癌发病率降低了 63%，结肠癌发病率降低了 58%，肺癌发病率降低了 46%。

不良反应

美国国家医学院将硒的可耐受最高摄入量设定为每天 400 μg [372]。硒的毒性或"硒中毒"通常伴随肠胃不适、脱发、指甲白斑和轻度神经损伤 [373]。硒和其他抗氧化剂应始终作为均衡饮食的一部分 [374]。否则，硒会发挥促氧化剂的作用，造成 DNA 损伤 [375]。

结论

尽管人们非常热衷于使用抗氧化剂，但针对抗氧化剂预防或延缓皮肤衰老功效的临床试验却很少。应当记住，这些产品有效的理论依据是它们通过中和自由基来发挥作用，从而保护器官免受活性氧造成的损害。然而，目前尚无证据表明抗氧化剂能治疗已形成的皱纹，除非它通过不同的机制，比如维生素 C 可以增加胶原蛋白的合成。目前的研究表明，各种抗氧化剂的组合可能会产生协同效应，从而产生更明显的功效，因为每种抗氧化剂都具有不同于其他抗氧化剂的特性 [16,376]。此外，一些数据表明，口服联合外用抗氧化剂产品可产生累积或叠加效益 [377-378]，这促使许多含抗氧化剂的饮料进入市场。

目前尚不清楚这些饮料是否有助于预防衰老和炎症，但它们对人体是无害的，可能具有益处。要确定外用和口服产品的功效，还需要在人体开展进一步的长期研究。

（叶理　刘振峰　李利　张名望　廖勇　杨蓉娅 译校）

参考文献

扫描书末二维码获取

第 40 章

清洁剂

概要

要点

- 清洁剂在护肤方案的有效性方面发挥了重要作用。
- 清洁剂可以增加后续护肤产品的渗透性。
- 表面活性剂类型决定了清洁剂的潜在刺激性。

新进展

- 水温升高会增加清洁剂的刺激性。
- 硬水会引起皮肤刺激，而超纯软水则不会。
- 滤水器可以去除钙离子，减少清洁剂的刺激性。

展望

- 早上使用低 pH 值的清洁剂，以增加后续护肤产品的功效。
- 随着对有机产品的需求增加，天然无刺激性的皂苷洁面成分受到关注。
- 需要对消费者加强有关正确洁面方式的宣教。

引言

清洁是常规护肤程序中最重要的步骤之一，能够为后续涂抹护肤品做好准备。

清洁剂通过影响护肤品成分的渗透性，从而影响后续护肤品的功效或副作用情况。清洁剂的选择对于患者而言尤为重要，特别是在使用易引发炎症的药物时。例如，当使用适当的清洁剂时，痤疮患者对于治疗药物的耐受性会更好。以下讨论将重点关注不同类型的清洁剂。

清洁剂对皮肤的作用

使用清洁剂是为随后使用的护肤品做准备。泡沫清洁剂可包裹脂质并将其从皮肤表面去除，该过程可能会暂时损伤皮肤屏障，增加经表皮水分丢失和增强后续所用产品的渗透性。乳霜清洁剂在本章中称为非泡沫清洁剂，可在皮肤上留下脂质，有助于滋养皮肤和增强皮肤屏障。所有的清洁剂在使用布、浴擦或面刷涂抹时，去角质作用会增强，可有效清除皮肤表面的脱落细胞。摩擦力度、水质类型

（硬水与软水）以及水温都会影响清洁剂的去角质效果。清洁剂的类型也会影响去角质的程度，低 pH 值的清洁剂如羟基酸清洁剂和水杨酸清洁剂，通过松解细胞之间的连接，促进角质剥脱。所有的清洁剂都具有促进角质剥脱的作用，但有两种类型的洁面产品在去角质、增强皮肤脱屑方面的表现尤为突出。

角质剥脱

有两种类型的洁面产品常用于促进皮肤脱屑和去角质，主要分为机械去角质产品和化学去角质产品两大类。机械去角质产品通过摩擦起作用如浴擦、毛巾和面刷，由皮肤科医生 Rose Saperstein 博士发明的面部磨砂膏也属于机械去角质产品[1]。化学去角质这个概念最早由皮肤科医生 Eugene Van Scott 博士和 Ruey Yu 博士提出[2]。低 pH 值羟基酸成分如甘醇酸、乳酸和植酸常作为化学去角质成分用于去角质洁面产品中，β- 羟基酸（BHA）或水杨酸也具有去角质作用。

清洁剂和刺激性

清洁剂中的表面活性剂可能会刺激皮肤。理论上，表面活性剂被皮肤吸收，会破坏皮肤屏障、表皮角质细胞（角质层）和角质层中的脂质，通过钙离子的作用影响表皮的增殖和分化，并可改变细胞因子表达。不恰当地使用清洁剂会损伤皮肤屏障，从而增加经皮水分丢失[3-13]。

清洁剂的刺激性取决于皮肤的屏障状态、表面活性剂的类别、暴露于表面活性剂的时间、清洁频率以及清洁用水。碳链长度为 C_{10}-C_{14} 的表面活性剂因在溶液中的活性最高，故刺激性最强。

水对皮肤的影响

水的类型

水中含有的成分会影响清洁剂的功能和刺激性。自来水因水源和处理方式不同而成分上差异很大。所谓的“硬水”是指含有高浓度的多价阳离子如 Ca^{2+} 和 Mg^{2+}，而“软水”的碳酸钙含量低于 60 mg/L（美国），通常含有较少的镁（但镁含量不在软水的定义内）。超纯软水没有统一的定义标准，在皮肤病学文献中通常指 Ca^{2+} 和 Mg^{2+} 的含量小于 1 mg/L 的水。

水中的矿物质

硬水中的 Ca^{2+} 和 Mg^{2+} 矿物盐会降低表面活性剂的起泡能力，并在浴缸和水槽中形成肥皂垢或钙沉积物。起泡能力的降低会增加人们使用清洁产品的量和频率，因此会增加人体对清洁剂的接触。矿物盐可与肥皂中的脂肪酸发生反应形成“金属皂”，除非用超纯软水冲洗，否则这些金属皂容易残留并刺激皮肤，从而增加引发过敏反应的可能性[14-15]。

有研究表明超纯软水可以降低儿童特应性皮炎（atopic dermatitis，AD）的发生率[15]；然而，如果水中含有低浓度的金属离子，AD 症状则无法得到改善。即超纯软水可以预防 AD，而含有金属离子的软水则不能。Tanaka 等人在 AD 小鼠的研究中表明，除非用不含多价阳离子的超纯软水冲洗，否则金属皂会诱发和加重 AD[15]。

金属皂可直接破坏皮肤屏障，并影响角质细胞中的层状体分泌[3]。该过程受到 Ca^{2+} 的调控[17-19]，其刺激性因水的硬度（Ca^{2+} 含量）而异。

冲洗清洁剂的水

水中的矿物质会增加清洁剂的刺激性，这与接触时间密切相关。准确来说，引起皮肤刺激的罪魁祸首并不是用于洁面的水，而是用于冲洗皮肤表面清洁剂的水[3]。在清洁后使用超纯软水来冲洗面部有助于减少清洁带来的刺激。超纯软水可能较难获取，因此通常建议使用不含钙的水。不同类型的水中钙含量不同（**表 40-1**）。有研究表明 Brita 过滤器可以从各种类型的水中去除约 90% 的钙[20]。

水温

一项研究表明水温也会影响清洁剂的刺激性，该研究在实验对象前臂掌侧上连续 5 天于不同温度下涂抹月桂醇硫酸钠（sodium lauryl sulfate，SLS）[21]，发现水温与皮肤刺激发生之间存在显著正相关[22-23]。阴离子表面活性剂在高水温下对皮肤刺激性的增加最为明显[24]。冷水对表面活性剂引起皮肤刺激的影响尚存在争议。大多数研究认为冷水可以减少刺激[25]，但也有一项研究发现冷水会促进皮肤屏障破坏[26]。

水温也会影响护肤品成分在皮肤的渗透性。皮肤温度升高与该区域血流量增加有关。屏障功能受损和血流量增加会导致局部应用产品的吸收增加。

用热水冲洗面部也会增加皮肤刺激的风险。清洁剂的刺激性受水的类型和温度、清洁频率以及表

表 40-1 水质矿物成分对比[20]						
水类型	品牌	钙含量（mg/L）	硒	铜	镁	备注
自来水		8 ~ 130 mg				因地点而异
纯水	Aquafina	0 mg				
纯水	Dasani	< 10 mg			是	
泉水	Fiji	17 mg				
泉水	Volvic	9.9 mg			6 mg	
泉水	Zepherhills	58 mg				
矿泉水	Evian	78 mg			24 mg	
矿泉水	Perrier	147 mg			4 mg	
矿泉水	San Pellegrino	204 mg			57 mg	
矿泉水	Vittel	575 mg			118 mg	
爽肤水	La Roche Posay Thermal	140 mg	60 μg	220 μg		含有其他矿物质
爽肤水	Vichy Volcanic	165 mg			12 mg/L	含有其他矿物质

注意：如为空白，则表示数值未知。LaRoche Posay 的公司数值由 L'Oréal 提供。

面活性剂暴露时间的影响。然而，清洁剂中的表面活性剂类型是引起皮肤刺激最重要的因素。使用非离子表面活性剂的清洁剂时，可用含 Ca^{2+} 和舒缓矿物质（如硒和硫）的水来冲洗。

表面活性剂的类型

阴离子（带负电荷）表面活性剂

阴离子表面活性剂能够形成丰富的泡沫，并具有最强的清洁能力（**表 40-2**）。“肥皂”中含有阴离子表面活性剂烷基羧酸盐。阴离子表面活性剂对皮肤具有很强烈的刺激性[28]，并且能够导致细胞膜肿胀[29-30]。阴离子表面活性剂 SLS 可以去除皮肤上的脂质，且刺激性非常强，因此常在研究中使用它来破坏皮肤屏障。这种表面活性剂是引发洗发水和护发素“无硫酸盐”趋势的主要原因之一。SLS 常常与月桂酸醚硫酸钠（sodium lauryl ether sulfate，SLES）混淆。SLES 也是一种有效的清洁剂，但 SLES 比 SLS 更少引起刺激（**表 40-2**）。由于所有的阴离子表面活性剂都可引起皮肤刺激，因此通常推荐少量使用并与其他类别的表面活性剂相结合，从而使最终产品产生丰富的泡沫但刺激性较小。

表 40-2 面部清洁剂中的阴离子表面活性剂
α- 烯烃磺酸盐
月桂醇聚醚硫酸酯铵
月桂醇硫酸酯铵
月桂醇聚醚硫酸酯二钠
苯氧乙醇
椰油酸钾
椰油酰氧乙基磺酸钠
十二烷基硫酸钠
月桂醇聚醚硫酸酯钠
月桂硫酸酯钠
月桂醇硫酸钠

阳离子（带正电荷）表面活性剂

阳离子表面活性剂的清洁性能较阴离子表面活性剂低且有比较强的刺激性。然而，由于其具备抗菌性能，故常常被应用于皮肤病的防治中。阳离子表面活性剂易引起频繁洗手者的手部皮炎。十六烷基三甲基溴化铵、氯己定和苯扎氯铵都属于阳离子表面活性剂。十六烷基三甲基溴化铵和 PG- 二甲铵磷酸盐是面部清洁剂中常见的阳离子表面活性剂。

两性表面活性剂

大多数面部清洁剂都是两性表面活性剂，也称为两性离子表面活性剂，同时携带正电荷和负电荷。两性表面活性剂的性质会随着溶液 pH 值的变化而变化。其能产生丰富的泡沫，清洁能力强，可与不同的 pH 值兼容，有一定抗菌活性以及很少引发刺激。椰油酰胺丙基甜菜碱是常用的两性表面活性剂。更多成分请参考**表 40-3**。

表 40-3　两性表面活性剂
嵛基甜菜碱
辛辛基 / 辛酰胺丙基甜菜碱
椰油酰胺丙基甜菜碱
椰油酰胺丙基羟基磺基甜菜碱
椰油氨基丙酸
椰油甜菜碱
椰油两性二乙酸二钠
C14-16 烯烃磺酸钠
椰油酰胺丙基磺酸钠
椰油两性醋酸钠
椰油单甘油酯硫酸钠
月桂两性醋酸钠

非离子表面活性剂

非离子表面活性剂不带电荷，价格昂贵，清洁能力较差，但因皮肤刺激性较小而备受欢迎。非离子表面活性剂可溶解皮肤屏障中的脂肪酸和胆固醇 [31]。非离子表面活性剂包括椰油基葡糖苷、季戊四醇硬脂酸酯、十二烷基葡萄糖苷、癸基葡糖苷和椰油脂肪酸二乙醇酰胺（椰油酰胺 DEA）（**表 40-4**）。

其他类别的表面活性剂

新型清洁剂如超脂肥皂、透明肥皂和组合肥皂（combars），可作为清洁剂配方中的辅助成分来添加以减少皂类的刺激性。由合成表面活性剂组成的皂块通常被称为“合成肥皂”。合成表面活性剂具有中性 pH 值，常包含烷基甘油基醚磺酸盐、α- 烯基磺酸钠、甜菜碱、磺酸酯、月桂酰甘油单硫酸酯和月桂酰异丙酸钠等成分。

表 40-4　非离子表面活性剂
C12-15 烷基苯甲酸酯
辛酸 / 癸酸甘油三酯
辛酰基 / 辛基葡糖苷
鲸蜡硬脂醇
鲸蜡醇
椰油酰胺 DEA
椰油葡糖苷
椰油二乙醇胺
癸基葡糖苷
二 -PPG-2 肉豆蔻基 -10 己二酸酯
单硬脂酸甘油酯
月桂酸甘油酯
油酸甘油酯
硬脂酸甘油酯
乙二醇二硬脂酸酯
硬脂酸乙二醇酯
异壬基异壬酸酯
月桂基葡糖苷
新戊二醇二癸酸酯
PEG-120 甲基葡萄糖二油酸酯
PEG-30 甘油椰油酸酯
季戊四醇四乙基己酸酯
十聚甘油二硬脂酸酯
皂苷
月桂基硫酸钠
硬脂醇
蔗糖椰油酸酯
蔗糖月桂酸酯
三乙醇胺
三庚酸甘油酯

清洁剂中的天然成分

有机植物衍生的表面活性剂包括皂苷和蔗糖月桂酸酯等成分。皂苷是一大类从植物中提取的结构相关化合物，其名称来源于植物种类皂草（*saponaria*）。许多皂苷具有起泡性，因而成为天然或有机清洁剂配方的良好选择。皂苷由类固醇或三萜醇类无糖基（皂苷原）通过糖苷键连接到一个或多个寡糖基团上组成 [32]。皂苷的起泡性是由非极性的皂苷元和水溶性的侧链的结合。肥皂果植物常被用作天然清洁剂，并在一项研究中显示其具有抗菌活性 [33-34]。茶花油已被证明具有有效的清洁能力 [32]。许多植物都含有皂苷，包括苜蓿叶、豌豆、鹰嘴豆、七叶树、大豆和雏菊。沙漠植物例如 Yucca schidigera 和 Quillaja saponaria，是市场上皂苷（多存在于天然清洁剂中）的良好来源。

面部清洁剂的类别

泡沫清洁剂

泡沫清洁剂用于去除皮肤表面的油脂、化妆品和防晒霜。这种清洁剂最适合油性皮肤类型。不同类型的表面活性剂通过科学配比组合以产生丰富泡沫，通过降低皮肤表面张力和乳化污垢的方式起到清洁作用[35]。这些清洁剂通常具有较高的 pH 值（pH 8 ~ 10）。阴离子表面活性剂虽然可以提供最多的泡沫，但也最具刺激性[28]，故通常与其他表面活性剂（如两性表面活性剂或非离子表面活性剂）结合使用，以减少刺激性，同时保留产生丰富泡沫的能力。消费者（尤其是油性皮肤类型）喜欢使用阴离子表面活性剂后皮肤的清爽感，但这应与保护皮肤屏障相平衡。

许多消费者会倾向于使用无硫酸盐清洁剂。这一趋势源于公众对广泛使用的表面活性剂 SLS 在清洁剂和洗发水中引起刺激的关注。“避免 SLS 使用”的警告促成了“无硫酸盐”的趋势（硫酸盐因其石油基来源也不受欢迎）。并非所有硫酸盐对皮肤都具有像 SLS 那样强的刺激性。阴离子表面活性剂（如硫酸盐）的刺激性取决于上述提及的各种因素。

天然的表面活性剂例如来自椰子油的椰油酰胺丙基甜菜碱和十二烷基二甲基乙酸铵，以及常用于婴儿洁肤产品中的月桂醇聚醚磺基琥珀酸酯二钠，都是对皮肤温和友好的表面活性剂。此外，蔗糖的脂肪酸酯类如蔗糖月桂酸酯也是一种天然洗涤成分，它们在清洁肌肤的同时降低了潜在刺激性，尤其适用于敏感或娇嫩皮肤使用[36]。

非泡沫清洁剂

非泡沫清洁剂是为了减少洗涤剂的刺激性而开发出来的。这类清洁剂包括超脂肥皂、组合肥皂、合成肥皂和脂质（如脂肪酸和油脂）。乳霜、乳液、冷霜和油性清洁剂都属于这个类别。这类产品通常具有中性 pH 值。这些清洁剂内含有的表面活性剂通常是温和的非离子成分，如辛酰基 / 癸酰基葡糖苷、硬脂酸甘油酯、辛酸 / 癸酸甘油酯和月桂酸甘油酯。如上所述，皂苷是从植物中提取的，如皂果和油茶[32, 37]。非泡沫清洁剂最适合干性皮肤类型。油性皮肤类型的人常反馈使用这类清洁剂后感觉“没洗干净”。

羟基酸清洁剂

羟基酸有多种类型（**表 40-5**）。这些酸性清洁剂能将皮肤表面 pH 值降低到角质层的生理 pH 值以下（正常情况下，较浅肤色者的 pH 值为 4.1 ~ 5.8，较深肤色者的 pH 值稍低）。皮肤 pH 值影响屏障功能、脂质合成以及表皮细胞的分化和脱落。降低皮肤 pH 值可使皮肤微生物群朝着更健康的方向发展，可增强皮肤屏障并减少炎症[38]。较低的 pH 值还有助于某些护肤成分（如抗坏血酸）的吸收。羟基酸的酸性作用也可松解细胞间的连接，促进角质层的脱落、加速细胞周期，增加后续护肤品的渗透性。

表 40-5 羟基酸
柠檬酸：$C_6H_8O_7$
葡糖酸内酯：$C_6H_{10}O_6$
甘醇酸：$C_2H_4O_3$
乳酸：$C_3H_6O_3$
苹果酸：$C_4H_6O_5$
扁桃酸：$C_8H_8O_3$
植酸：$C_6H_{18}O_{24}P_6$
水杨酸：$C_7H_6O_3$
酒石酸：$C_4H_6O_6$

使用低 pH 值产品可能会使一些人感到不适，产生“刺痛感”，尤其在玫瑰痤疮患者面部，故这类人群应谨慎使用。具体机制尚不完全清楚，可能因酸敏感离子通道（acid sensing ion channel，ASIC）激活所致。清洁剂中的羟基酸主要分为三大类：α-羟基酸、β-羟基酸和多羟基酸。

羟基酸清洁剂的去角质能力取决于其 pH 值和 pKa 值（也称为酸的解离常数或 Ka）。pKa 值是游离酸与酸的盐形式水平相等的 pH 值。当 pH 值小于 pKa 值时，游离酸形式占优势；当 pH 值大于 pKa 值时，盐形式则占优势。弱酸的 pKa 值较高，而强酸的 pKa 值≤ -2。为获得既具有效去角质特性，又刺激性最小的羟基酸，需正确平衡盐和酸的形式[39]。由于 BHA 的 pKa 值与 AHA 的 pKa 值不同，因此很难配制同时包含 BHA 和 AHA 且同时达到最佳 pH 值的组合产品，例如在 pH 值为 3.5 的 AHA-BHA 组合产品中，AHA 的酸形式会占优势，而 BHA 的盐形式会占优势，这会导致 BHA 的效果不理想。因此，羟基酸清洁剂通常分为三个类别。

α-羟基酸（AHA）

AHA 为亲水性，pKa 值为 3.83，可作为保湿剂将水分吸引到皮肤表面[40]。也可加速角质层脱落，使皮肤表面光滑。AHA 非常适合干性皮肤人群使用，因为其不像水杨酸清洁剂那样容易使皮肤干燥。

β- 羟基酸（BHA）

水杨酸（SA）属于 BHA，其 pKa 值为 2.97，代谢产物为阿司匹林，具有抗炎特性。水杨酸属于亲脂性物质，可以穿过皮脂产生的脂质渗入毛孔，是最有效的清洁成分之一，可疏通堵塞的毛孔，故含水杨酸的清洁剂非常适合油性皮肤，特别是易长痤疮的油性皮肤人群使用。正使用维 A 酸类和过氧化苯甲酰的干性皮肤人群，对水杨酸的耐受性不如对 AHA 清洁剂的耐受性好。

多羟基酸（PHA）

清洁剂中常用的多羟基酸是乳糖酸，其 pKa 值为 3.8。多羟基酸（PHA）也称为多羟基仿生酸（PHBA），包括葡糖内酯和乳糖酸。PHA 的开发旨在既提供 α- 羟基酸的抗氧化、抗衰老功效，又不会产生皮肤刺激或增加皮肤对紫外线辐射的敏感性 [41]。

抗菌清洁剂

抗菌清洁剂通常含有可减少痤疮丙酸杆菌以及皮肤上其他类型细菌的成分。阳离子表面活性剂如十六烷基三甲基铵盐、氯己定和苯扎氯铵，具有抗微生物作用，但需注意这些成分可能对皮肤产生强烈刺激。

清洁剂中的其他抗微生物剂包括过氧化苯甲酰（benzoyl peroxide，BPO）、银、次氯酸、次氯酸钠和三氯生等。其中，三氯生因可能引起微生物耐药性、内分泌功能紊乱和可渗透到饮用水中并在废水中积聚而被美国 FDA 定为“新关注污染物”，其本身也是引起接触性皮炎的原因之一。

在抗菌清洁剂的成分中，过氧化苯甲酰最常用于痤疮患者，是 FDA 痤疮专论中有确切疗效的成分之一（这意味着当痤疮制剂中含有 2.5% ~ 10% 的过氧化苯甲酰时，它将被作为非处方药产品进行监管，并可以宣称具有痤疮治疗功效）[42]。但过氧化苯甲酰可能会引起比较强烈的刺激感，干性皮肤的患者对其耐受性不佳。

银在医学上有着悠久的历史 [43]，自公元前 74 年至公元 4 年的希律王时代就被用作抗菌剂。银制剂可以有效杀灭病毒、真菌和细菌，且没有抗生素那般的耐药性 [44]。

次氯酸是漂白剂的主要活性成分。它被用作清洁剂中的抗菌成分，用于治疗痤疮并预防湿疹引起的皮肤感染。它具有抗炎特性，可以降低组胺、中性粒细胞产生的白三烯（LTB4）、白细胞介素（IL）-6 和 IL-2。其功效取决于制剂的 pH 值和稳定性 [45]。

针对皮肤问题选择清洁剂

痤疮清洁剂

对不同肤质的痤疮患者推荐合适的洁面产品时，应先考虑是油性皮肤还是干性皮肤。皮肤干燥的痤疮患者通常不能耐受具有抑制皮肤油脂分泌的痤疮治疗药物。选择正确的清洁剂和保湿剂可以帮助痤疮患者遵从痤疮治疗方案，降低副作用。

针对干性皮肤类型

干性痤疮皮肤通常需要两种不同的清洁剂。早晨的清洁剂建议使用 AHA 清洁剂如甘醇酸，具有保湿作用，并具有相对较低的 pH 值（可抑制痤疮丙酸杆菌在皮肤的生长）。羟基酸具有的角质调节作用有助于预防痤疮的形成。羟基酸清洁剂会过度去角质，因此对于最近开始使用维 A 酸类药物的患者，一天只能使用一次。在皮肤适应维 A 酸类药物的过程中，最好每天晚上使用一次乳状的非泡沫清洁剂。乳状的清洁剂非常适合去除防晒霜和化妆品，且可帮助皮肤留住脂质，有助于患者耐受夜间涂抹的维 A 酸类药物。干性易长痤疮的皮肤绝不能使用泡沫清洁剂。敏感性皮肤痤疮亚型的患者也应避免使用磨砂膏、海绵擦和其他形式的机械性去角质产品。过度去角质会破坏毛囊的角质剥落过程，增加痤疮病变的数量。

针对油性皮肤类型

水杨酸清洁剂适合易长痤疮的油性皮肤患者使用。亲脂性的水杨酸可以渗入毛囊，清理堵塞的毛孔。水杨酸具有抗炎作用，有助于预防丘疹和脓疱的形成 [46]。对于具有油性皮肤且长痤疮的患者，每天 2 次使用水杨酸可能会感到皮肤过于干燥，尤其是当与维 A 酸类药物和过氧化苯甲酰等治痤疮的药物同时使用时。如果出现这种情况，可以在晚上使用泡沫清洁剂去除污垢、化妆品和防晒霜。如果出现皮肤刺激，建议患者避免使用泡沫清洁剂，但可以继续使用阴离子和阳离子表面活性剂。

玫瑰痤疮清洁剂

玫瑰痤疮患者即使只用清水洗脸，由于摩擦，也易出现面部潮红，建议使用软水（无钙）进行冲洗。如果晨起清洁后频繁出现面部红肿和潮红，可以考虑省略该清洁步骤，直接使用玫瑰痤疮治疗药物，之后再涂抹适合的防晒霜。所有油性或干性皮肤的玫瑰痤疮患者都应避免机械去角质，包括磨砂清洁颗粒、化学去角质剂以及海绵擦等粗糙材质。

针对干性皮肤类型

大多数玫瑰痤疮患者会出现皮肤干燥，可能会伴有皮肤刺痛等不适感。应避免使用泡沫清洁剂和机械去角质。如果皮肤刺痛感明显，应避免使用低pH值的清洁剂例如羟基酸清洁剂。含有消炎成分的无泡沫清洁剂最适合该皮肤类型。这些患者还应建议避免使用阴离子和阳离子表面活性剂，并寻找含有脂肪酸酯表面活性剂的产品如辛酸/癸酸甘油三酯、甘油硬脂酸酯，或聚甘油脂肪酸如聚甘油-10二硬脂酸酯[47]。

含羟基酸的清洁剂可以用于玫瑰痤疮干性皮肤患者（无皮肤刺痛感）。患者开始使用维A酸后，发生皮肤刺痛的可能性会增加，故建议不要在患者开始使用维A酸的同时使用羟基酸清洁剂，应等他们耐受维A酸类药物或使用维A酸也没有感到刺痛后，再使用含羟基酸的清洁剂来预防皮肤粉刺、平滑皮肤细纹。含羟基酸的清洁剂应在早上使用，以增加玫瑰痤疮药物或其他抗氧化剂的渗透性。

晚上建议使用含有消炎成分的无泡沫清洁剂，以去除皮肤表面的化妆品、防晒霜、污垢和细菌，随后使用针对玫瑰痤疮炎症的抗炎产品。舒缓的洁面乳和保湿乳中常含有具有消炎功效的成分，例如坚果油、绿茶、小白菊、洋甘菊、甘草提取物、芦荟等。

针对油性皮肤类型

油性皮肤的玫瑰痤疮患者较少见。这类人群需要每天清洁2次，以去除多余的油脂，防止粉刺等痤疮皮损发生。水杨酸清洁剂是油性敏感皮肤类型的玫瑰痤疮患者的理想选择。如前文所述，水杨酸清洁剂不应与维A酸同时使用。玫瑰痤疮患者通常无法耐受一天2次使用水杨酸清洁剂，除非皮肤非常油，因此可仅在早上使用一次水杨酸清洁剂，以增加玫瑰痤疮治疗药物和抗氧化剂的吸收。

泡沫清洁剂因含有最少量的阴离子和阳离子表面活性剂，可用于油性皮肤的玫瑰痤疮患者，而含有两性或非离子表面活性剂的清洁剂是首选。含有消炎成分的舒缓清洁剂，如绿茶、硫磺、磺胺、小白菊、甘草提取物、芦荟、烟酰胺、绿茶和水杨酸，也是玫瑰痤疮患者的良好选择。

湿疹

湿疹患者应选择含脂质的乳状无泡沫洁面产品。对于经常合并皮肤感染的湿疹患者，次氯酸、次氯酸盐和银有助于杀灭和抑制皮肤细菌，预防感染。易患湿疹人群建议减少使用含泡沫的洁面产品，洁面过程中应使用温热的软水清洁（尤其是在冲洗清洁剂时），并在清洗后立即涂抹药物或具治疗功效的精华液，随后使用屏障修复润肤剂。外用的痤疮治疗药物如维A酸或过氧化苯甲酰，应在屏障修复润肤剂后使用。

结论

清洁剂的使用是护肤的关键步骤之一，其会影响皮肤屏障、皮肤的pH值、微生物菌群、毛孔状况以及后续使用产品成分的渗透性。应根据患者的皮肤类型来选择清洁产品，这样才能通过适合的成分使患者能够恢复并维持皮肤健康。在选择洁面产品时，应同时考虑表面活性剂类型以及用于冲洗清洁剂的水的类型。

（郑跃　何黎　肖嵘　范运龙　杨蓉娅 译校）

参考文献

扫描书末二维码获取

第 41 章

美白成分

概要

要点

- 使用任何类型的皮肤美白剂都可能需要 12 ~ 16 周才能看到皮肤色素沉着的明显减少。
- 保湿霜中的脂肪酸会影响酪氨酸酶活性。
- 单独使用氢醌或与外用类固醇及维 A 酸类化合物联合使用效果最佳。
- 含有酪氨酸酶抑制剂、维 A 酸类和皮质类固醇的三联面霜仍然是最好的局部美白护肤产品。
- 辅酶 Q_{10} 是一种抗氧化剂，通过影响基因转录增加 ATP 的产生，抑制酪氨酸酶的活性。

新进展

- 研究表明口服氨甲环酸治疗黄褐斑是安全有效的。
- 美国不再允许在化妆品中添加氢醌。

展望

- 未来的研究和临床经验将进一步评估氨甲环酸皮内注射或与微针联合应用的有效性、剂量和最佳方案。
- 需要开展更多的研究并积累临床经验，以确定氨甲环酸最有效的治疗和维持方案以降低复发率。
- 对于半胱胺在色素沉着性疾病中的应用及其抑制黑色素生成的机制，需要进行更多的研究。
- 关于口服褪黑素疗效的研究将有助于揭示褪黑素在色素生成过程中的作用。
- 目前正在开发可替代氢醌及其衍生物的新型成分。
- 在稳定的、能穿透皮肤的谷胱甘肽外用剂型被开发出来之前，不推荐使用谷胱甘肽；同时，口服剂型的生物利用度较差；静脉注射剂型也需要更多的研究来评估其安全性、有效性和最佳剂量。

皮肤上的黑斑，无论是日光性黑子、炎症后色素沉着还是黄褐斑等，都让许多注重外貌的患者感到尴尬和压力（色素沉着的原因在第 20 章“皮肤色素沉着性疾病”中讨论）。由于日晒、高温、蓝光、压力、激素以及其他诸多难以避免的因素都会促进黑色素的形成，因此色素沉着的治疗十分棘手。第 14 章“肤色不均”中介绍了教育患者养成预防色素沉着的生活习惯，以及应用护肤方法来消除色斑。本章将回顾护肤品中能够淡化皮肤黑斑并均匀肤色的成分，这些成分在护肤品中通常搭配使用，很少单独奏效。其中，三联组合面霜（triple combination cream，TCC）是淡化皮肤黑斑最为常用的一类护肤品。

黑色素在黑素小体内的合成及其在表皮黑色素

单元内角质形成细胞中的分布，决定了皮肤色素沉着程度。当这一系统出现问题时，就会出现色素沉着（参见第20章）。黑斑和色素沉着导致肤色不均，这是很多求美者无法接受的。因此，市场上有数百种产品都宣称自己是“美白霜”或“亮肤霜”。尽管有许多产品可供选择，但能有效治疗色素沉着性疾病的成分却相对较少。此外，这些成分都需要使用3~4个月才能看到改善效果。将这些成分与维A酸类（第45章）、防晒霜（第46章）、化学剥脱术（第24章）以及光疗或激光治疗（第26章）结合使用，可能会增加这些产品的有效性。目前可用于治疗色素沉着的外用制剂包括酪氨酸酶抑制剂、黑素小体转移抑制剂、黑素细胞毒性剂、肽类、维A酸类、剥脱剂和防晒霜。本章将讨论用于治疗色素性疾病的常用成分。有多项研究使用黄褐斑面积和严重程度指数（melasma area and severity index，MASI）评分（**框41-1**）来评估黄褐斑患者面部色素沉着的改善情况。

三联组合霜

治疗皮肤色素沉着最有效且最常用的局部治疗方案是Kligman于1975年首次提出的，此方案包含0.1%维A酸、5%氢醌（HQ）和0.1%地塞米松[2]。这种组合被称为“Kligman配方”。遵循类似配方，使用类固醇、酪氨酸酶抑制剂和维A酸类药物被称为三联组合霜（TCC）。市场上有一种经美国FDA批准的TCC产品，名为Triluma®，需凭处方购买[3-4]。许多医疗机构借助药房调配药物来定制TCC。然而，稳定性和配方问题必须加以考虑，因为这些成分很难组合在一起。而且要找到一个能够正确制备的药房并不容易，FDA对调配处方药的规定也使其难上加难。

框41–1 什么是MASI评分

黄褐斑面积和严重程度指数（MASI）是评估黄褐斑严重程度的可靠指标。MASI评分通过对3个因素的主观评估来计算：皮损面积（A）、颜色色度（D）和均匀度（H）。所评估的区域包括额头（f）、右颧骨区（rm）、左颧骨区（lm）和下颏（c），分别对应于总面部面积的30%、30%、30%和10%[1]。

改良的MASI评分（mMASI）去除了均匀度的评估。使得mMASI评分的计算更简便，其已被证明是科学有效的。MASI或mMASI评分越高，表示黄褐斑越严重。

多项研究已经证明了TCC的功效。这三种成分相辅相成，发挥协同作用。氢醌可抑制酪氨酸酶的活性，但可能引起炎症；类固醇可以减轻炎症，缓解维A酸引起的皮炎，并起到美白效果，但会导致真皮层变薄；维A酸类药物可以防止皮肤萎缩，增强角质层剥脱，也可以起到美白效果，但可能引起维A酸皮炎[5]。将这三者同时使用可以减轻许多副作用。

使用TCC可能需要12~16周才能观察到皮肤色素沉着的明显减少。如第14章所述，通过专业成像技术可以更早地观察到变化。中度到重度的黄褐斑很难清除，可能需要多个疗程的治疗。尽管存在这些挑战，但TCC仍然是治疗黄褐斑最有效的局部护肤方法[6]。现已有多项研究证明了其有效性，以下列举其中几项。

在2003年进行的一项大型、多中心、随机对照试验中，TCC（4%氢醌、0.05%维A酸和0.01%醋酸氟轻松）三种成分的组合显示出比任何两种成分的组合更有效，证明了这3种成分具有协同作用[4]。在这项试验中，77%的受试者色斑完全或接近完全清除。在只使用两种成分的受试者组中，只有47%的受试者达到完全或接近完全清除。26%使用TCC的受试者在8周内达到完全清除。研究团队对569名受试者进行了为期12个月的扩展研究，以评估TCC的安全性和有效性，结果显示只有2.5%的受试者因不良事件而中止治疗[3]。

2007年，一项为期8周的对照、开放标签试验将TCC与单独使用4%氢醌进行了比较。两组受试者均每天使用一次[7]。结果显示，使用TCC的受试者中有35%黄褐斑消退，而单独使用氢醌的受试者中，黄褐斑消退率仅为5%。2008年的一项研究证实，TCC在亚洲患者中的效果优于单独使用4%氢醌[8]。2015年的一项研究证实了TCC在中国黄褐斑患者中的有效性[9]。

TCC仍然是皮肤色素沉着局部治疗的良好方法。它们可以与α-羟基酸或水杨酸清洁剂和防御素结合使用，以加快去角质和色斑清除。使用含有透明质酸的保湿剂可以帮助美白成分更好地渗透，而含有亚油酸或亚麻酸的保湿剂可以协同抑制酪氨酸酶的活性[10]。传统上，TCC含有氢醌，但任何酪氨酸酶抑制剂都可以与任何维A酸类和类固醇药物结合使用。其疗效将取决于所选择的酪氨酸酶抑制剂类型及维A酸类药物的效力。重要的是，用于治疗皮肤色素沉着问题的护肤产品应包括维A酸类、抗炎药物和酪氨酸酶抑制剂的组合。

酪氨酸酶抑制剂

酪氨酸酶是控制黑色素合成的酶，是黑素细胞的独特产物。酪氨酸酶将酪氨酸转化为多巴，从而产生黑色素（**图 41-1**）。它是表皮黑素细胞中黑色素生物合成的限速酶。因此，酪氨酸酶活性是黑色素形成的主要调控步骤，也是护肤品中减少黑色素生成最常采用的作用靶点。酪氨酸酶抑制剂是市场上最受欢迎的美白类护肤品。酪氨酸酶是一种含铜的金属蛋白，需要铜才能发挥作用[11-12]。铜螯合成分如黄酮类化合物可抑制酪氨酸酶，硫醇如谷胱甘肽和半胱氨酸也会影响酪氨酸酶的活性[13]。

氢醌

直到 2020 年美国《化妆品注册、评估、授权和安全法案》（CARES Act）通过之前，氢醌（hydroquinone，HQ）（**图 41-2**）一直被用于化妆品中（浓度不超过 2%）。该法案改变了氢醌的监管方式，现将其视为药物，这导致化妆品中不再含有氢醌。处方药可含有氢醌（4%），而常规药品配方中氢醌的含量为 2% 至 ≥ 10%。氢醌可抑制皮肤黑色素产生，从而起到美白效果。

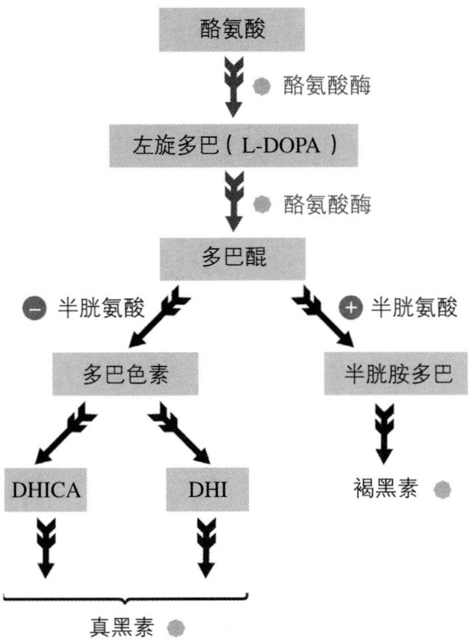

图 41-1 酪氨酸和多巴经由酪氨酸酶催化合成黑色素。DHICA，dihydroxyindolecarboxylic acid，二羟吲哚羧酸；DHI，5,6-dihydroxyindole，5,6- 二羟基吲哚。

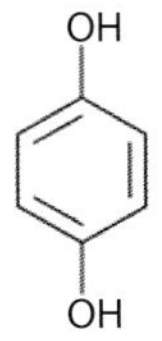

图 41-2 氢醌的化学结构

氢醌作为一种天然成分存在于多种植物来源的食品和饮料中，如蔬菜、水果、谷物、咖啡、茶、啤酒和葡萄酒[14]。多年来，氢醌一直是治疗炎症后色素沉着和黄褐斑的主要方法。氢醌通过抑制酪氨酸酶而发挥脱色作用，研究显示它可使酪氨酸酶活性降低 90%[15]。氢醌对黑素细胞具有细胞毒性[16]。已知它可通过影响 DNA 和 RNA 合成导致细胞代谢的可逆性抑制。即使氢醌可作为有效的单一药物使用，但它通常与其他药物如维 A 酸、甘醇酸、曲酸、壬二酸和皮质类固醇激素等联合使用[17]。正如上面所讨论的，它通常包含在 TCC 中。与所有酪氨酸酶抑制剂一样，氢醌通常需要 6 ~ 12 周才能出现明显的症状改善。

近年来，对氢醌安全性的担忧层出不穷。事实上，早在 2000 年，它在欧洲就被禁止用于一般化妆品。在亚洲，它的使用也同样受到严格监管。在撰写这一章的时候，氢醌在美国也被禁止用于化妆品配方中。然而，氢醌作为酪氨酸酶抑制剂中最有效的一种，已经被皮肤科医生用于治疗色素沉着性皮肤病长达数年，却很少有严重副作用的报道。氢醌是苯的代谢产物，具有潜在的诱发突变的特性。一些研究表明，大剂量的全身给药（而不是局部用药）会导致大鼠罹患癌症。然而，氢醌在人的肝脏中被降解，在大鼠体内的代谢方式与人类截然不同[18-19]。在人体中，氢醌可能被代谢为解毒衍生物，如氢醌的葡萄糖醛酸盐和硫酸盐结合物[20]。在氢醌上市的 40 年里，尚未有因使用氢醌而导致人类患癌的病例报道。对于接触氢醌的工人而言，它对人类健康最严重的影响是眼球色素沉着，极少数情况下会导致永久性角膜损伤[14]。FDA 主要关注的是局部使用氢醌可能引发的副作用，即外源性褐黄病[21]。褐黄病表现为在氢醌应用的区域出现无症状的蓝黑色斑点，这本质上是一种更持久的色素沉着。它通常发生在长期使用氢醌之后[22]。鉴于此，FDA 规定氢醌只能在医生的指导下使用。局部外用氢醌产品可能通过抑制皮肤中的尿黑酸氧化酶（homogentisic acid oxidase）而引起外源性褐黄病，导致局部尿黑酸积聚，进而聚合形成褐黄病色素[23]。外源性褐黄病似乎更常见于深色皮肤类型和亚裔患者。尽管氢醌被广泛使用，但在北美地区只有 30 例因使用氢醌而导致褐黄病的病例报道[19]。其他副作用如皮疹和指甲变色也可能发生，但只需停用氢醌即可缓解（**图 41-3**）。通过降低氢醌的浓度、在使用前先进行过敏测试以及每 3～4 个月停用一段时间（即“氢醌假期”），可以降低氢醌副作用的发生率。FDA 关于氢醌安全性的争论加剧了对新型脱色成分的需求。许多新型脱色剂与氢醌具有相似的化学结构。

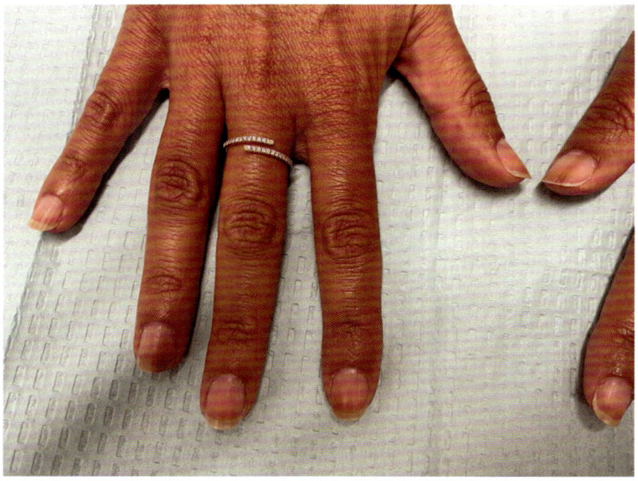

图 41–3 使用氢醌引起的指甲色素沉着

芦荟素

芦荟素（**图 41-4**）是从芦荟中提取的 c- 糖基化色素，它通过抑制酪氨酸羟基化为多巴以及多巴氧化为多巴胺，竞争性抑制酪氨酸酶，从而在体外培养的正常黑素细胞中阻断黑色素的生成[24]。研究表明，芦荟素和几种化学相关的色酮对酪氨酸酶的抑制作用比熊果苷和曲酸更强[25]。一项关于芦荟素和熊果苷（每天给药 4 次，连续 15 天）对紫外线照射后人皮肤色素沉着抑制作用的研究显示，与对照组相比，芦荟素使色素沉着减少了 34%，熊果苷减少了 43.5%，而芦荟素和熊果苷联合治疗则使色素沉着减少了 63.3%[26]。

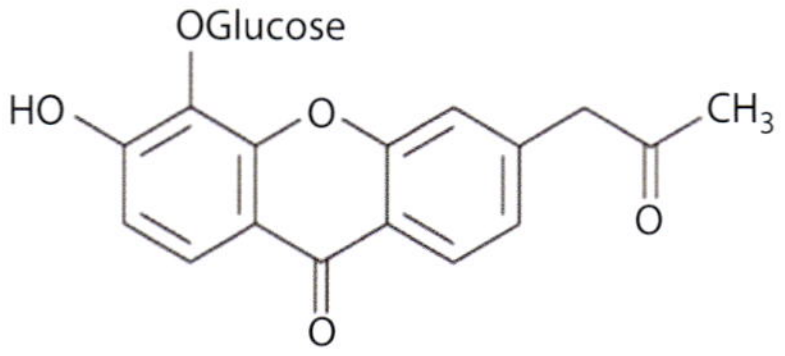

图 41–4 芦荟素的化学结构

黄酮类

在植物的花叶和树皮中已经发现了 4000 多种黄酮类化合物。它们都具有酚环和吡喃环，因此被认为是苯并吡喃衍生物[27]。许多黄酮类化合物具有脱色作用（**表 41-1**）。它们被分为六大类：黄烷醇类、黄酮类、黄酮醇类、黄烷酮类、异黄酮类和花青素类。这些类别在环的共轭和羟基、甲氧基和糖苷基的位置上有所不同[28]。黄酮类化合物具有抗氧

表 41–1 黄酮和类黄酮化合物[a, 27]

家族	抑制黑色素形成
羟基二苯乙烯衍生物	
白藜芦醇	+
氧化白藜芦醇	++
苦丁酚 (PICE)	+++
买麻藤醇	++
（4- 甲氧基 - 苯二唑）-（3- 甲氧基 - 苯基）- 胺	+++
4,4- 二羟基苯基	+++
迷迭香酸，丁香酚	?
羟基黄烷醇偶联没食子酸	
没食子儿茶素没食子酸酯	
(–)- 表没食子儿茶素 -3-O- 没食子酸酯	?
原花青素	
葡萄籽提取物	+
碧萝芷	+
埃拉特斯	
鞣花酸	+++
黄酮醇	
染料木黄酮	-
4,6,7- 三羟基异黄酮	+++
芹菜素	+
槲皮素（洋葱）	+
黄烷酮（查尔酮）	
异甘草素查尔酮	+++
紫柳因	+++
芦荟素	+++

[a] 黄酮和黄酮类化合物对酪氨酸酶有不同程度的抑制作用。其中一些成分还通过抑制酪氨酸酶以外的途径抑制黑色素的产生。+ 轻度抑制；++ 中度抑制；+++ 强效抑制；? 没有足够的研究进行排名。黄酮类化合物还具有螯合铜的能力，这是它们抑制酪氨酸酶活性的一种方式。

化特性，但也可直接抑制酪氨酸酶，并作用于黑色素生成氧化途径的末端部分。黄酮类化合物还具有螯合铜的能力。铜是酪氨酸酶发挥功能所必需的，所以当黄酮类化合物与铜形成复合物时，会抑制酪氨酸酶的活性。

白藜芦醇（**图 41-5**）属于黄酮类化合物中的羟基二苯乙烯衍生物，与氧化白藜芦醇和根皮素一样，后者是比白藜芦醇更有效的酪氨酸酶抑制剂[29]。白藜芦醇还可通过降低小眼畸形相关转录因子（MITF）和酪氨酸酶启动子的活性来诱导脱色作用[30]（**框 41-2**）。在 2003 年的一项旨在开发皮肤美白剂的研究中，研究人员评估了 285 种不同的植物提取物对酪氨酸酶的抑制作用，发现桑黄效果最佳。该提取物含有 2- 氧基白藜芦醇，对酪氨酸酶活性以及 B-16 黑色素瘤细胞中的黑色素合成表现出强烈的抑制作用，并且在各种动物实验中均未引起毒性或刺激性[31]。

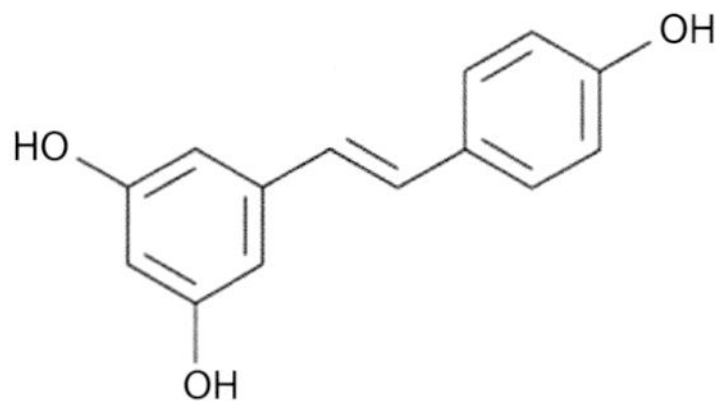

图 41–5 白藜芦醇的化学结构

框 41–2 MITF 基因

MITF 基因负责编码一种名为黑素细胞诱导转录因子的蛋白质。该蛋白能够结合到 DNA 上，调控参与黑素细胞发育。

鞣花酸

鞣花酸是一种多酚类抗氧化剂，可从各种树木、坚果和水果中分离出来，包括草莓、绿茶、桉树和天竺葵[32]。它是一种酪氨酸酶抑制剂，已被证明可以防止紫外线诱导的色素沉着。鞣花酸似乎比曲酸或熊果苷更有效，并且比氢醌更安全，因为它影响黑色素生成而不诱导细胞毒性反应[33]。两项小型随机对照试验表明，鞣花酸与其他疗法联合治疗黄褐斑有效，但有必要对鞣花酸进行进一步的研究以确定其临床潜力[32, 34-35]。

龙胆酸

龙胆酸（**图 41-6**）是从龙胆根中提取的。已在体外和细胞培养中对其进行了测试，证明其对酪氨酸酶具有抑制作用。然而，龙胆酸甲酯似乎比游离酸更有效。体外研究表明，与龙胆酸甲酯相比，氢醌对黑素细胞的抑制作用较差，但细胞毒性更强[36]。

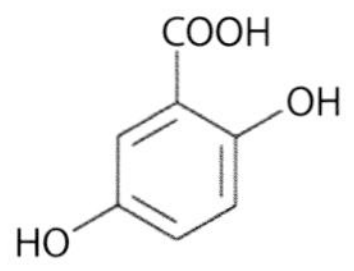

图 41–6 龙胆酸的化学结构

氢醌类成分

熊果苷

熊果苷（$C_{12}H_{16}O_7$）是一种天然存在的β-D- 葡萄糖吡喃糖苷，由一个氢醌分子与葡萄糖结合组成（**图 41-7**）。熊果苷传统上在日本使用，它存在于熊果灌木、梨树和某些草本植物（如小麦）的叶子中，在蔓越莓和蓝莓叶中也有少量存在[37-39]。其脱色机制涉及可逆性地抑制黑素小体内酪氨酸酶活性，而不是抑制酪氨酸酶的表达和合成[40]，并且不会引起黑素细胞毒性作用[41-42]。然而，熊果苷作为脱色剂的效用尚不清楚。Nakajima 等人报道，虽然用熊果苷处理的人正常黑素细胞中酪氨酸酶活性降低，但色素沉着却增加[43]。这些结果尚未得到重复验证。熊果苷是美国各种化妆品中的一种成分[44]。熊果苷的合成衍生物脱氧熊果苷和α- 熊果苷在体外和体内均显示出良好的效果，其对酪氨酸酶的抑制作用大于植物来源的化合物[37, 45]，其中α- 熊果苷在眶周区域的应用也有效[39]。在 2008 年的一项对 10 名黄褐斑患者的随机、前瞻性、开放标签研究中，Ertam 等人发现，5 名受试者每日一次局部使用 3% 熊果苷凝胶治疗 1 个月，色素沉着减少了 43.5%，安慰剂组减少了 7.1%[34]。2015 年，Morag 等人对 102 名患有黄褐斑和日光性雀斑的女性进行了一项

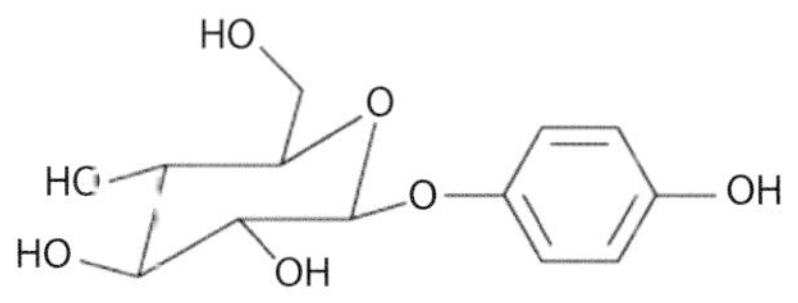

图 41–7 熊果苷的化学结构

随机对照试验。每天2次使用含有2.51% β-熊果苷（来源于五叶锯齿）的乳膏，持续8周，66%的患者肤色变浅且肤色均匀[46]。

曲酸

曲酸（5-羟基-2-羟甲基-γ-吡喃酮或$C_6H_6O_4$）（**图41-8**）是一种真菌代谢产物，通常由曲霉属、醋杆菌属和青霉属的各种菌种产生[47-48]。它被广泛用作食品添加剂，用于防止酶促褐变和促进未成熟草莓变红[49]。曲酸主要通过螯合铜来抑制酪氨酸酶活性，从而对皮肤产生美白效果[50]。因此，制造商特别是日本的制造商在化妆品中广泛使用它[51]。在化妆产品中，曲酸通过其防腐和抗菌作用延长了配方的保质期[52]。与氢醌和其他脱色剂相比，这种稳定性是曲酸的优势之一[53]。

与许多局部应用制剂一样，曲酸是一种亲水性成分，很难被皮肤吸收。人们尝试使用各种配方技术以提高其在皮肤中的渗透性[54]。另一种能提高含曲酸产品功效的策略是将曲酸与能够松动角质细胞间连接的羟基酸或能增加成分递送的透明质酸结合使用。Lee等人报道通过增加皮肤渗透性，曲酸衍生物表现出更高的效率[55]。

在两项独立的研究中，将曲酸与甘醇酸结合使用，对于治疗色素沉着症的效果比单独使用10%甘醇酸和4%氢醌更有效[56-57]。另一项由Lim进行的研究比较了10%甘醇酸和2%氢醌凝胶中含或不含2%曲酸的效果[58]。结果发现，向凝胶中加入曲酸可以进一步改善黄褐斑。

含有曲酸的产品通常每天使用2次，疗程持续4个月，或直到患者达到期望的效果。在TCC中，含有曲酸的产品与维A酸和皮质类固醇结合使用时，效果更佳。遗憾的是，曲酸已被证明与接触性过敏有关，被认为具有很高的致敏潜力[59]，并且会增加敏感皮肤的人群晒伤的风险[48]。因为使用2.5%浓度的曲酸制剂会导致面部皮炎[60]，因此外用制剂通常使用1%的浓度。这一浓度也是欧盟消费者安全科学委员会建议的浓度[61]。然而，也有报道称对1%霜剂产生了过敏反应[59]。

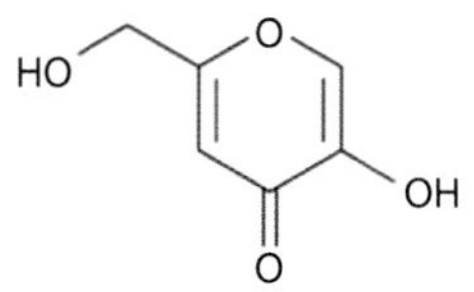

图41–8 曲酸的化学结构

曲酸广泛用于食品中，有多份报告证明其口服是安全的。然而，一项日本研究报告指出，口服曲酸可能导致p53基因缺陷小鼠出现肝细胞肿瘤[62]。此外，如果注射曲酸，可能会引发惊厥[53]。因此，建议不要在破损的皮肤上使用曲酸[48]。

羟基香豆素

香豆素是具有H-苯并吡喃酮核的苯丙炔酸。它们直接与酪氨酸酶相互作用。Yamamura等人研究了6种羟基香豆素和α-生育酚在正常人体黑素细胞中的抗黑色素生成活性。特别是，7-烯丙基-6-羟基-4,4,5,8-四甲基羟基香豆素（羟基香豆素4）强烈抑制了正常人体黑素细胞中的黑色素生成和细胞内谷胱甘肽合成。研究者们认为，羟基香豆素4可能有效预防皮肤色素沉着，并提出将羟基香豆素和α-生育酚联合治疗，通过自由基清除机制以增强其对皮肤色素沉着的改善效果[63]。

其他酪氨酸酶抑制剂

二氟环己氧基苯酚

TFC-1067，也被称为2-[2-（2,4-二氟苯基）-2-丙烯-1-YL]-1,3-丙二醇，是一种双氟化合物（**图41-9**）。它是一种对黑素细胞无毒性的酪氨酸酶抑

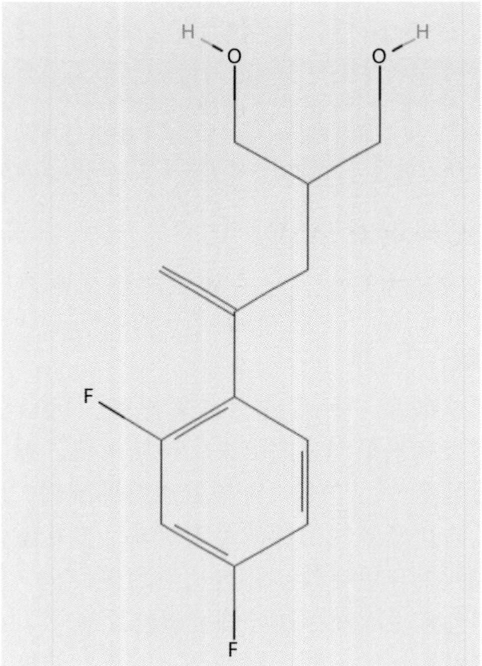

图41–9 2-[2-（2,4-二氟苯基）-2-丙烯-1-YL]-1,3丙二醇的结构

制剂。在 2020 年的一项研究中，48 名面部色素沉着女性接受了 TFC-1067 或 2% 氢醌局部治疗。结果发现，TFC-1067 的效果与 2% 氢醌相当 [64]。

甘草提取物

光甘草定（光果甘草）（**图 41-10**）是甘草提取物中影响皮肤的主要成分。甘草提取物已被用于治疗皮炎、湿疹、瘙痒、囊肿和皮肤刺激等症状 [65]。此外，在动物模型中，光甘草定还表现出抗突变、抗癌以及抑制皮肤癌的肿瘤生长能力。美国国家癌症研究所已正式认可其主要成分甘草酸的化学预防价值 [66-68]。由于在细胞培养中能抑制酪氨酸酶活性，而不影响 DNA 的合成，光甘草定被用于皮肤美白产品中。通过对这些细胞的大颗粒部分进行 SDS-聚丙烯酰胺凝胶电泳和 DOPA 染色的综合分析，光甘草定能特异性抑制 T1 和 T3 酪氨酸酶同工酶的活性。局部应用 0.5% 光甘草定也被证实能抑制 UVB 诱导的豚鼠皮肤色素沉着和红斑形成。此外，光甘草定可抑制超氧阴离子生成和环氧合酶活性，从而显示出体外抗炎作用 [69]。值得注意的是，光甘草定在治疗黄褐斑方面已显示出疗效 [70]。一项研究表明，与氢醌相比，光甘草定表现出更强的脱色作用 [71]。在欧洲，甘草提取物被广泛用作抗炎剂 [72]。然而，尚没有关于该药物治疗炎症疗效的对照临床试验发表。多种形式的甘草提取物已被添加到护肤品中，以预防炎症发生。在优色林（Eucerin）泛红舒缓 ™ 系列产品中，添加了一种查尔酮类化合物——甘草查尔酮 A（licochalcone A）。甘草查尔酮具有抗寄生虫、抗菌和抗肿瘤活性，并对治疗玫瑰痤疮显示出疗效 [27, 73-77]。

构树或构树提取物

构树又称楮树，是一种原产于东亚地区的观赏型落叶乔木。在一项针对 101 种植物提取物抑制酪氨酸酶、左旋 -3,4- 二羟基苯丙氨酸（左旋多巴，

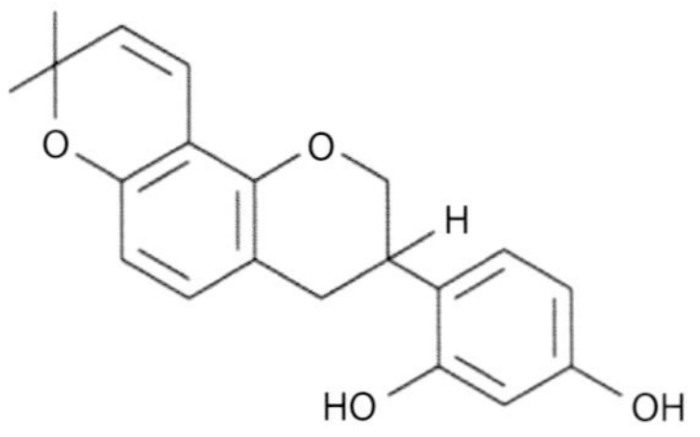

图 41–10　光甘草定的化学结构

L-DOPA）氧化和 B16 小鼠黑色素瘤细胞中黑色素生物合成的研究中，研究人员观察到，构树叶和树皮以浓度依赖性的方式对酪氨酸酶活性和 L-DOPA 表现出抑制作用 [78]。尽管构树提取物显示出酪氨酸酶抑制活性，但目前尚无经同行评审的临床研究评估其治疗色素沉着性疾病的疗效。

余甘子素

余甘子素（emblica）是从可食用的余甘子果实中提取的，属于 100% 天然成分。其主要成分是单宁酸 A 和单宁酸 B。余甘子素具有皮肤美白成分所需的所有重要特性：它作用于黑色素生成途径中的多个环节，抑制酪氨酸酶和（或）酪氨酸酶相关蛋白（TRP-1 和 -2）以及过氧化物酶 / 过氧化氢 [79]；此外，它还具有广谱级联抗氧化作用。余甘子素被认为具有与氢醌和曲酸相当的功效，但不会引发类似的毒副作用。此外，它在光化学和水解条件下保持稳定，这有助于其被添加到护肤品配方中。

黑素小体转运抑制剂

在黑色素合成过程中（如**图 41-1** 所示），它被包裹进黑素小体中，黑素小体负责储存和运输黑色素（**图 41-11**）。单个黑素细胞通过树突状延伸与多个角质形成细胞建立接触。黑素小体聚集在这些黑素细胞的延伸部分（**图 41-12**）。为了进入角质形成细胞，黑素小体必须穿过一个“门户”进入，这个“门户”受到蛋白酶激活受体（PAR）-2 的保护。PAR-2 是一种 G 蛋白偶联受体（**图 41-13**）。当 PAR-2 被激活时，它允许携带黑色素的黑素小体从黑素细胞转移到角质形成细胞 [80]。PAR-2 是唯一一个对凝血酶无反应的 PAR，除非它高水平表达 [81]。在细胞培养中发现，PAR-2 可调节角质形成细胞对黑素小体的摄取 [82]。干扰 PAR-2 激活的成分通过减少黑素小体向角质形成细胞的转运和分布，来诱发皮肤色素脱失。这些抑制黑素小体转运的成分也被称为 PAR-2 阻滞剂。大豆含有丝氨酸蛋白酶抑制剂大豆胰蛋白酶抑制剂（STI）和 Bowman-Birk 蛋白酶抑制剂（BBI），已被证明可以阻止黑素小体转运，从而改善斑驳的面部色素沉着 [83]。此外，胰蛋白酶和其他合成肽阻断 PAR-2 的激活已被证明会导致皮肤明显变黑 [84]。

PAR-2 阻滞剂可阻止黑素小体的转运，但不能分解已经存在于角质形成细胞中的黑色素。因此，

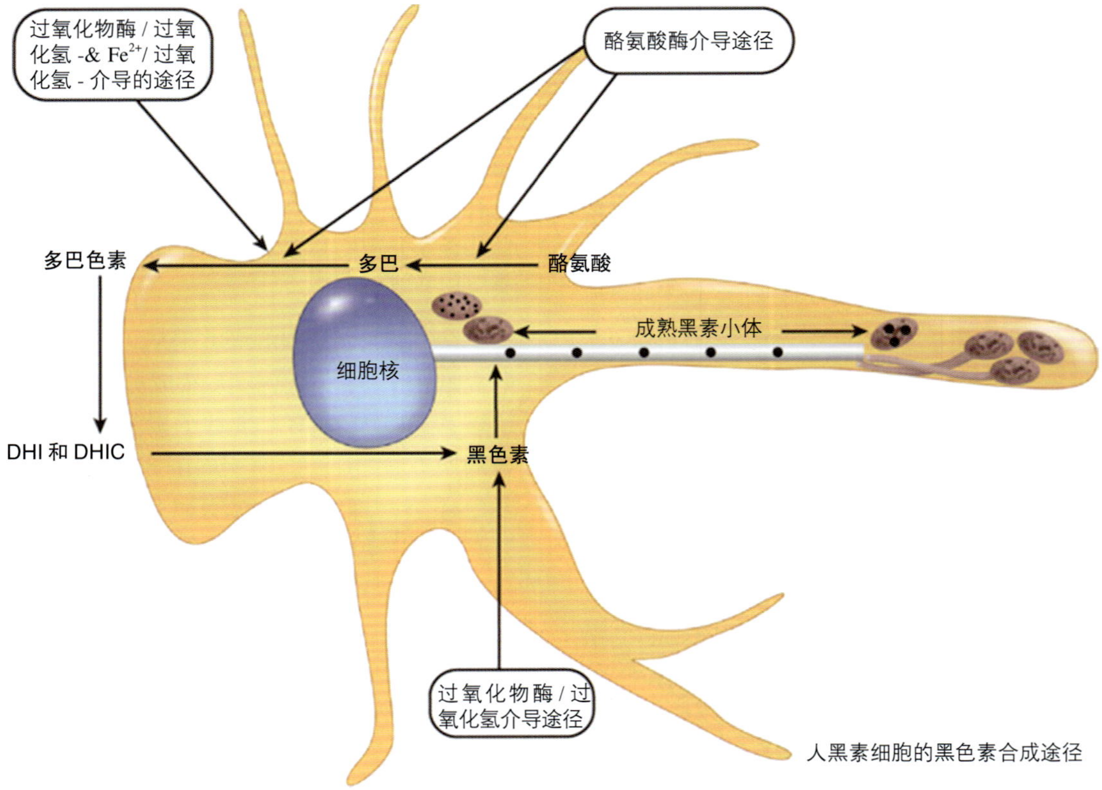

图 41–11 黑色素在黑素细胞中合成，被包裹进黑素小体中，并移动到黑素细胞的树突状延伸中以进行转运。

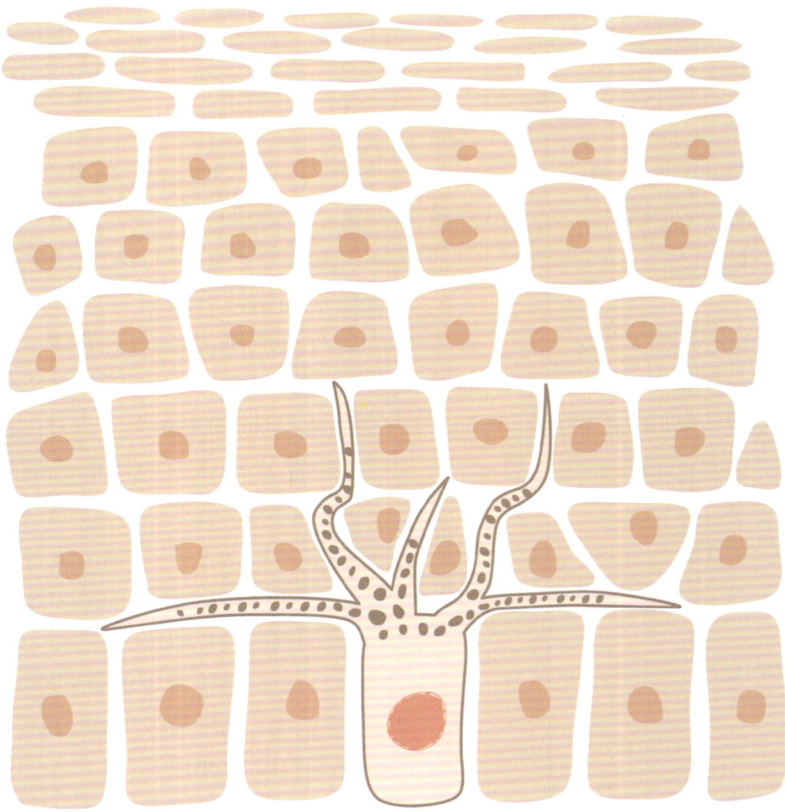

图 41–12 黑素小体在黑素细胞的树突状突起中积聚。这些树突状突起在许多角质形成细胞之间穿行，形成表皮 - 黑色素单元。

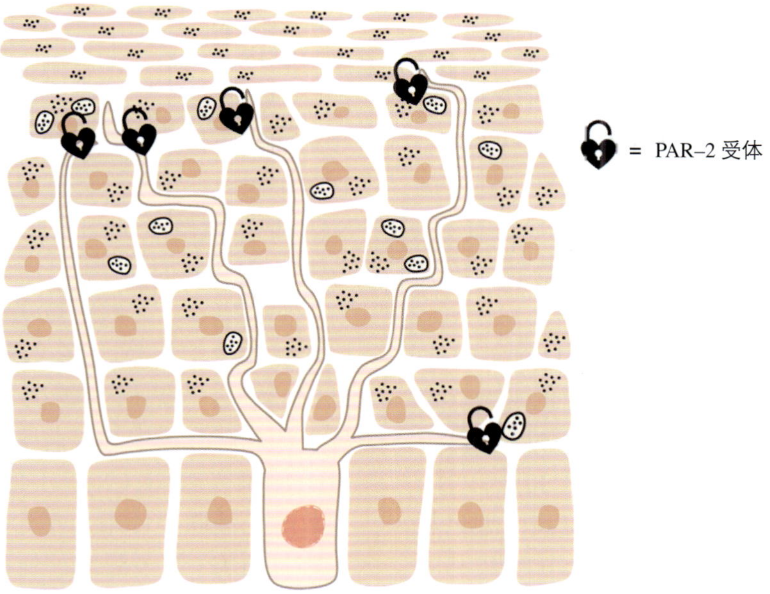

图 41–13 PAR-2 受体就像一把锁，打开这扇门后，黑素小体就能从黑素细胞转运到角质形成细胞。当 PAR-2 被激活时，黑素小体进入角质形成细胞并储存在其中，为角质形成细胞提供黑色素。

使用这类护肤品 8 ~ 16 周后才会看到美白皮肤的效果，因为含有黑色素的角质形成细胞必须从皮肤表面脱落，才能看到效果。PAR-2 抑制剂与维 A 酸类化合物等角质剥脱剂联合使用时效果最好，角质剥脱剂可加速脱屑，酪氨酸酶抑制剂可防止新黑色素的形成。

烟酰胺

烟酰胺又称尼克酰胺，是维生素 B_3 的生物活性酰胺（**图 41-14**）。烟酰胺已被证明具有抗炎、抗氧化和免疫调节的特性。此外，它通过阻断 PAR-2 来抑制黑素小体向表皮角质形成细胞的转移。临床试验表明，烟酰胺在体外模型中对黑素小体的转移抑制率高达 68%，并能改善面部色素沉着 [85]。一项为期 8 周、每天使用 2 次 5% 烟酰胺制剂的研究，以及一项 3.5% 烟酰胺与视黄醇棕榈酸酯联合使用的研究，均已证明其对色素沉着有显著效果 [86]。研究显示上述制剂对色素沉着的影响是可逆的 [87]。在 2014 年的一项纳入 42 名韩国女性（年龄 30 ~ 60 岁）的随机、双盲、赋形剂对照试验中发现，含有 2% 烟酰胺和 2% 氨甲环酸的保湿霜对淡化不规则色素沉着比对照组疗效更显著 [88]。烟酰胺也是一种有效的抗炎成分，在 NAD/NADH 途径中有助于细胞能量的产生（参见第 38 章“抗炎成分”）。

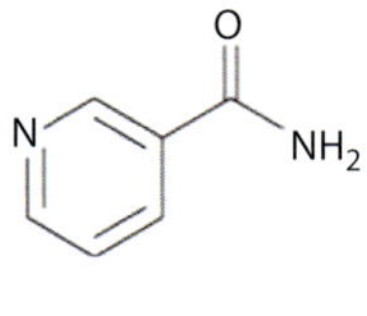

图 41–14 烟酰胺的化学结构

大豆

大豆属于豆科植物类。豆腐制品、大豆和豆浆中都含有大豆成分。据称从事豆腐制作的中国女性拥有秀美的皮肤 [89]。随着大豆对健康的益处越来越为人所知，它已被添加到许多护肤品中。

Paine 等人证明，豆浆和豆浆中提取的大豆胰蛋白酶抑制剂（soybean trypsin inhibitor，STI）和 Bowman-Birk 抑制剂（Bowman-Birk inhibitor，BBI）能够抑制 PAR-2 的激活，从而诱导皮肤脱色 [90]。由于大豆衍生蛋白对黑素小体转移的抑制作用是可逆的，故其副作用可以忽略不计。这一点非常重要，因为 PAR-2 受体不仅可以调节色素沉着，还参与多种细胞生理过程。

体外和体内试验已经证实，这些黑素小体转移抑制剂具有脱色活性，并且可以预防紫外线诱导的色素沉着。在一项研究中，给深色皮肤的尤卡坦微型猪涂抹大豆提取物，肉眼观察发现皮肤颜色变浅，皮肤活检组织病理切片 F&M 染色也证实了这一点，即治疗区域皮肤中的黑色素沉积减少。有趣的是，这种治疗效果只在使用新鲜豆浆时观察到，而在使用巴氏消毒的豆浆时并没有观察到。这表明豆浆中的不耐热成分 STI 是有效的脱色剂。同时可以观察到豆浆可以预防 UVB 诱导的猪皮肤变黑。此外，人体试验表明，在涂抹大豆提取物后，皮肤的色素斑会减淡 [91]。

另一项研究探讨了含有非变性 STI 和 BBI 的保湿霜对皮肤色素沉着、肤色和光老化的功效。该研究是一项随机、双盲、赋形剂平行对照实验，有 65 名女性受试者被纳入，平均年龄 30 ~ 61 岁，Fitzpatrick 分型为Ⅰ ~ Ⅲ型，伴有中重度斑驳型色素沉着、色斑、斑点、皮肤粗糙和暗沉。试验组和对照组分别给予润肤霜和赋形剂，每天 2 次，持续 12 周。通过临床观察、自我评估、比色法和数码摄影，研究人员发现，与赋形剂相比，润肤霜组在斑驳型色素沉着、色斑、暗沉和细纹以及整体肤质、肤色和外观方面均得到显著改善 [83]。除了上述色素改善的特性以外，大豆还含有异黄酮类化合物，具有抗氧化特性，可以预防癌症。

黑素细胞毒性制剂

氢醌被氧化成高度活性物质（如羟基苯醌和对苯醌）时，对黑素细胞有细胞毒性。这些物质会破坏基本的细胞过程。其他酪氨酸酶抑制剂也会形成对黑素细胞有毒的自由基。

壬二酸

壬二酸（**图 41-15**）是一种天然的饱和二羧酸。虽然外用壬二酸可用于治疗色素沉着性皮肤病，但人们对壬二酸的作用机制以及壬二酸如何发挥临床效果并不完全了解 [92-93]。众所周知，高浓度的壬二酸对黑素细胞具有细胞毒性 [94]。壬二酸会抑制黑素细胞的能量生成和（或）DNA 合成，并产生抗增殖作用 [95]。壬二酸的临床疗效部分归因于它对中性粒细胞产生的活性氧的抑制作用，从而减轻炎症部位的氧化组织损伤 [96]。研究表明，壬二酸在体外可清除羟自由基，并遏制细胞培养物中的氧自由基毒性 [97-98]。进一步的体外研究表明，壬二酸是酪氨酸酶的竞争性抑制剂，可减少黑色素的形成 [99-100]。它能可逆地抑制线粒体呼吸链酶的活性，如还原型 NADH- 脱氢酶、琥珀酸脱氢酶和还原型泛醌细胞色素 -c 氧化还原酶 [101]。

据报道，壬二酸对黄褐斑患者有效，而且副作用比氢醌少 [99,102-103]。在一项为期 24 周的多中心随机试验中，与赋形剂相比，20% 壬二酸乳霜在主观上和色度分析中均显著降低了色素沉着强度 [104]。另一项研究表明，20% 壬二酸乳霜和 15% 或 20% 甘醇酸乳液联合使用，在治疗深色皮肤患者的色素沉着方面与 4% 氢醌霜一样有效，只是局部轻微刺激的发生率略高 [105]。在随后进行的一项研究中，使用 UVB 相机才能看到色素沉着病变，在使用 3 周后，壬二酸在减轻亚临床色素沉着方面的效果优于甘醇酸 [91]。在美国，壬二酸外用处方药的浓度分别为 15% 凝胶和 20% 霜剂，用于治疗玫瑰痤疮和痤疮。对色素沉着的治疗属于超适应证用药。局部使用壬二酸的耐受性良好，不良反应一般仅限于轻微的局部皮肤刺激。对于不能耐受氢醌的患者来说，壬二酸是一种很好的替代品。

对甲氧酚

对甲氧酚的化学名称为 4- 羟基苯甲醚，是氢醌的衍生物（**图 41-16**）。其确切的作用机制尚不清楚。不过，对甲氧酚是酪氨酸酶的底物，是黑色素生成的竞争性抑制剂 [106]。值得注意的是，2% 对甲氧酚 /0.01% 维 A 酸已被证明能有效治疗日光性雀斑样痣 [107-108]。在一项有 216 名受试者参与的随机、平行分组、双盲研究中，比较了 2% 对甲氧酚 /0.01% 维 A 酸与 3% 氢醌在治疗日光性雀斑样痣方面的效果。经过 16 周以上的每日 2 次治疗，并在 24 周后随访发现，与 3% 氢醌相比，使用 2% 对甲氧酚 /0.01% 维 A 酸的受试者中取得临床成功的比例明显更高 [109]。

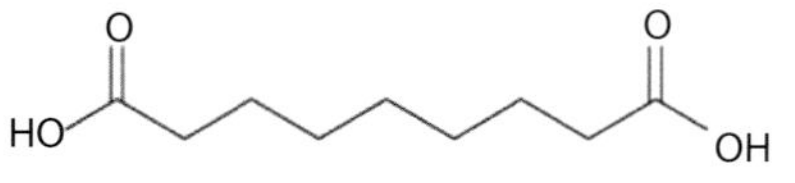

图 41–15 壬二酸的化学结构

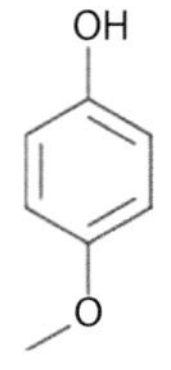

图 41–16 对甲氧酚的化学结构

莫诺苯宗

氢醌中的单苄醚是导致正常皮肤永久脱色的物质。在无法进行色素再生且色素脱失区域有碍美观的情况下，白癜风患者通常会使用它对脱色区域周围的皮肤进行永久性脱色。莫诺苯宗（**图 41-17**）会在细胞内代谢成奎宁，对黑素细胞具有细胞毒性[110]。莫诺苯宗通常会被制备成20%的浓度。

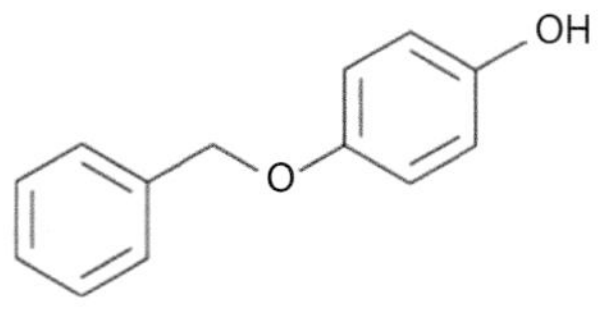

图 41–17 莫诺苯宗的化学结构

莫诺苯宗每天在有色素的皮肤上涂抹2～3次，治疗6～12个月后开始脱色。任何接触过药物的人都可能发生药物转移，因此，涂药后3小时内应避免与他人接触[111]。潜在的副作用包括接触性皮炎，结膜黑变病，未治疗部位的皮肤变白[112]，毛囊黑素细胞可能出现不必要的色素沉着，以及需要终生进行全面的光防护。使用过莫诺苯宗的皮肤可能对刺激特别敏感。由于这种药剂对黑素细胞具有细胞毒性，因此必须强调，在使用这种药剂进行脱色治疗后，今后尝试进行复色治疗将完全无效。

N-乙酰基-4-S-半胱胺基酚

N-乙酰基-4-S-半胱胺基酚是一种黑素细胞毒性药物，由酚类和儿茶酚类化合物组成，具有强效脱色特性。除了能抑制酪氨酸酶外，它还能干扰硫醇系统，降低抗氧化剂谷胱甘肽的含量[113]。它有利于褐黑素的合成，比氢醌的刺激性更小，也更稳定。一项针对12名黄褐斑患者的研究显示，每天涂抹4% N-乙酰基-4-S-半胱胺基酚可显著减轻色素沉着，治疗后2～4周即可看到效果[114]。

多肽

正如第37章“抗衰老成分”中所述，多肽在稳定性、保质期、与其他成分的相互作用以及对皮肤的渗透等方面都存在问题。如果这些问题可以通过配方技术和护肤方案的设计得到解决，那么多肽在治疗色素沉着方面可能会有一些益处。低聚肽-68（Arg-Asp-Gly-GlnIle-Leu-Ser-Thr-Trp-Tyr）通过降低酪氨酸酶的活性来抑制小眼畸形相关转录因子（MITF）[115-116]。研究还表明，四肽PKEK具有美白皮肤的作用，但作用机制不明[117]。

抗氧化剂

抗氧化剂具有抗衰老、抗癌和抗炎作用，还能减少暴露于紫外线和炎症后出现的色素沉着[118]。此外，抗氧化剂还能清除自由基，有助于保持配方中抗坏血酸等成分的稳定性。抗氧化剂可用于口服和局部治疗黄褐斑。对白癜风的研究表明，抗氧化剂会影响黑色素的生成。对正常黑素细胞和白癜风患者的黑素细胞进行比较后发现，白癜风患者的过氧化氢酶活性较低，而维生素E和泛醌水平较高，这表明抗氧化剂状态失衡和细胞内过氧化物水平升高可能是导致这种疾病的原因之一[119]。此外，抗氧化剂包括谷胱甘肽（一种参与调节黑色素合成的天然抗氧化剂）[120]，已被证明可以抑制或延缓色素沉着[121]。

白皮杉醇（piceatannol，PICE）是一种被证明能抑制酪氨酸酶的抗氧化剂[121]。PICE（**图 41-18**）是白藜芦醇衍生的酚类化合物。它具有抗氧化、抗肿瘤和诱导细胞凋亡的作用。在这项研究中，研究人员发现PICE可抑制黑色素生成，并显示出强大的抗氧化特性。作者认为，抗氧化活性在抑制黑色素生成方面发挥了重要作用。黄酮类抗氧化剂根皮素能降低酪氨酸酶的活性[122]，并能抑制弹性蛋白酶和基质金属蛋白酶-1的活性。由于根皮素具有光不稳定性，且在水溶液中的溶解度较低，因此很难配制[123]。

抗氧化剂通过直接抑制酪氨酸酶来预防炎症，根皮素和PICE就是这种情况。此外，抗氧化剂还能清除自由基、减轻炎症反应、影响前列腺素和组胺水平，从而减少色素沉着。它们还可能通过其他

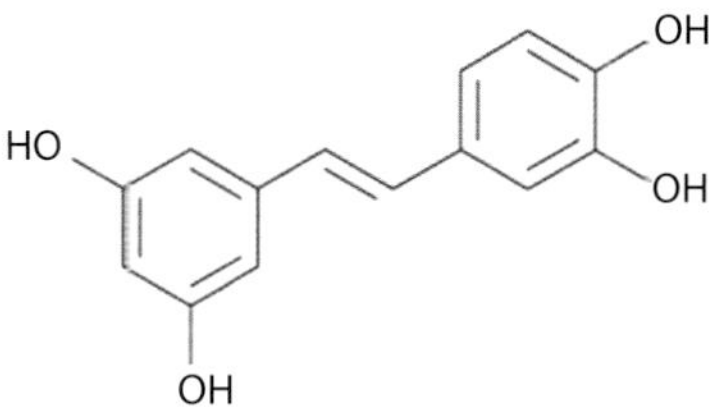

图 41–18 白皮杉醇（PICE）的化学结构——一种白藜芦醇的衍生物

几种机制来预防炎症和随后的色素沉着，包括影响转录因子核因子 -κB（NF-κB）、诱导型一氧化氮合酶的表达以及抑制环氧化酶 [124]。

虽然抗氧化剂通常可以减少色素沉着，但也有一些研究表明，有些抗氧化剂会增加皮肤色素沉着。因此，在使用抗氧化剂减少皮肤色素沉着之前，应考虑每种抗氧化剂的特性 [125]。

抗氧化剂、炎症和前列腺素

众所周知，炎症会导致皮肤色素沉着，尤其是在肤色较深的人群中。炎症过程中产生的前列腺素在皮肤色素沉着中起一定作用，这也是炎症可能加剧黄褐斑或导致炎症后色素改变（postinflammatory pigment alteration，PIPA）的机制之一。抗氧化剂可以阻止前列腺素的形成 [126]，从而防止炎症和酪氨酸酶激活。有人提出，纤溶酶抑制剂反 -4- 氨甲基环己烷甲酸（反式 -AMCHA 或氨甲环酸）可通过减少前列腺素的合成来降低黑素细胞中酪氨酸酶的活性，从而防止紫外线诱导的豚鼠色素沉着。在亚洲的一项研究中，局部皮内注射氨甲环酸取得了一定成功（参见本章氨甲环酸部分）[127]。

前列腺素 PGF_2 能提高酪氨酸酶的活性，并刺激黑色素的形成 [128]。拉坦前列素和比马前列素是前列腺素 $F_2\alpha$（$PGF_2\alpha$）的类似物，最初用作降低眼压的药物，最近因其刺激睫毛生长而受到欢迎。这些药物的使用可能与虹膜和眼睑的色素沉着有关，肤色较深以及有黄褐斑及其他色素沉着病史的人应慎用。

抗氧化剂、炎症和组胺

组胺的影响也是导致炎症引起皮肤色素沉着的原因之一。在炎症期间，组胺从肥大细胞中释放出来，并通过作用于蛋白激酶 A（PKA）增加酪氨酸酶介导的环磷酸腺苷（cAMP）的水平。组胺的释放刺激黑色素生成，导致产生真黑素而非褐黑素 [129]。Yoshida 等人发现，使用法莫替丁（famotidine）阻断 H_2 受体可抑制黑色素生成的增加，但 H_1 和 H_3 受体拮抗剂不会产生影响 [130]。组胺相关药物的效果难以预测，它们用于治疗色素减退和色素沉着的效果仍然不太可靠。然而，抗氧化剂尤其是黄酮类化合物已被证明可以抑制组胺的释放 [131]。

辅酶 Q_{10}（泛醌）

辅酶 Q_{10} 也被称为泛醌或 CoQ_{10}，是最受欢迎的抗衰老成分之一。它是一种抗氧化剂，有助于线粒体产生细胞能量即 ATP（**图 41-19**）（参见第 37 章）。随着年龄的增长，以及患者服用降胆固醇的他汀药物后，体内 CoQ_{10} 的自然水平会下降。已有研究显示，老化皮肤中的 CoQ_{10} 水平也会下降。局部应用 CoQ_{10} 已被证明可以改善皮肤皱纹，也可能有助于均匀肤色和减少皮肤色素沉着 [132]。

CoQ_{10} 是一种强效的酪氨酸酶抑制剂。它通过下调黑色素生成的调节基因 POMC、α-MSH、酪氨酸酶和 MITF 来发挥作用。除了以 ATP 的形式提供能量外，CoQ_{10} 还能减轻炎症并中和自由基。它还能诱导抗氧化基因 HO-1、γ-GCLC 和 GSH 的表达。斑马鱼体内试验表明，CoQ_{10} 可逆转 UVA 诱导的色素沉着 [132]。口服和局部使用 CoQ_{10} 均可加入任何护肤方案中来治疗色素异常。

化妆品成分评审委员会于 2020 年 9 月评估了化妆品中的 CoQ_{10} [133]。他们指出，化妆品中的 CoQ_{10} 最大安全浓度为 1%。艾地苯醌是 CoQ_{10} 的衍生物，被认为在浓度最高为 0.5% 时是安全的。艾地苯醌可引发接触性皮炎。因此，护肤品中更倾向于使用 CoQ_{10}。化妆品成分评审委员会指出，当 CoQ_{10} 和艾地苯醌用量较大时，会降低华法林的效果。因此，在服用华法林抗凝药的患者中，这些药物应谨慎使用，并仅限于身体小面积部位（例如仅用于面部和颈部）。

维生素 C

维生素 C 即抗坏血酸（**图 41-20**），存在于柑橘类水果和绿叶蔬菜中。它能抑制黑色素的形成并减少氧化的黑色素，因为它能将多巴醌还原为多巴，从而避免黑色素的形成 [134]。维生素 C 与酪氨酸酶

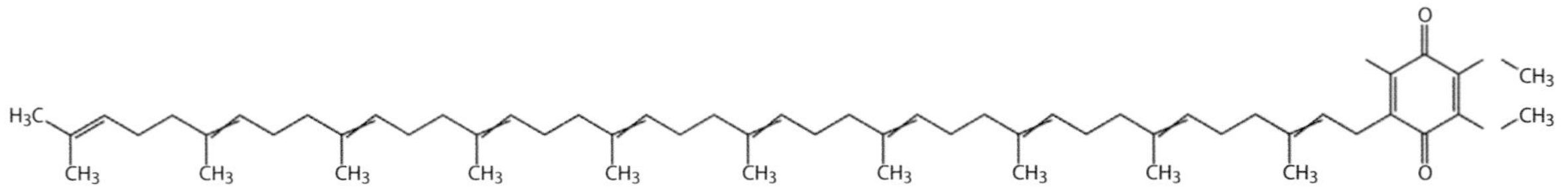

图 41–19 辅酶 Q_{10} 的化学结构

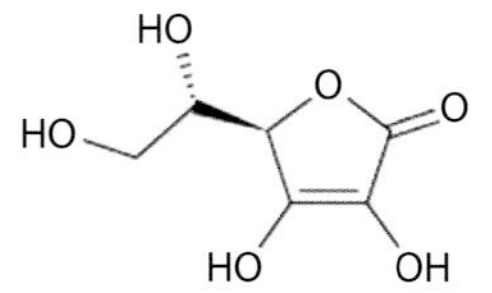

图 41–20　维生素 C（L- 抗坏血酸）的化学结构

活性位点上的铜离子相互作用，并抑制酪氨酸酶的作用[135]。研究发现，25% 的维生素 C 配方可在 16 周内显著减少黄褐斑色素沉着[136]。多种形式的维生素 C 显示出不同的生物活性特征，当选择用于美白皮肤的维生素 C 时，应该考虑这些特性。除了作为脱色剂，维生素 C 还具有抗氧化特性，并被证明能促进胶原蛋白的合成（参见第 37 章和第 39 章）。

L- 抗坏血酸是抗坏血酸的一种形式，在药妆品研究中备受关注。它主要用于抗衰老，增加胶原蛋白的合成（第 37 章）。它很容易被空气和光分解，需要较低的 pH 值（2 ~ 2.5）才能被皮肤吸收，而且是亲水性的。大量研究支持它作为抗衰老和抗氧化护肤品使用。

抗坏血酸棕榈酸酯也用于抗衰老制剂。它是亲脂性的，不需要低 pH 值来保持稳定或渗透进入皮肤。它透皮吸收的效果不如 L- 抗坏血酸（当 L- 抗坏血酸的 pH 值较低时），但它更稳定，保质期更长，并且可以制成面霜[137]。

抗坏血酸 -2-L- 磷酸酯镁（VC-PMG）是一种稳定的抗坏血酸衍生物。在维生素 C 家族中，这种形式似乎具有最强大的抑制酪氨酸酶的能力[138]。一项研究探讨了局部应用 VC-PMG 对黄褐斑或老年斑患者的影响，结果显示，在 34 例患者中有 19 例出现明显的美白效果[138]。然而，由于抗坏血酸磷酸镁是带电的分子，很难通过角质层，故其经皮吸收率较低。

多种外用制剂含有维生素 C；然而，许多这些产品在稳定性方面存在问题，包装不当，其实用性也存在问题。维生素 C 护肤品应妥善包装，以限制紫外线、光线和空气暴露，防止维生素 C 快速氧化。一旦打开这些产品，应在 4 周内使用完毕。维生素 C 氧化后会变黑；因此，产品一旦变色，应丢弃。人们已经使用了各种方法来增加维生素 C 对皮肤的渗透。一个简单的方法是在使用 L- 抗坏血酸之前使用低 pH 值的清洁剂如羟基酸，以降低皮肤的 pH 值，从而增加维生素 C 的吸收（参考第 35 章和第 40 章）。在剥脱术、微晶磨皮、面部磨砂或去皮后使用维生素 C 可以促进吸收，但 L- 抗坏血酸配方的低 pH 值会引起不适的刺痛感。另一种方法是离子导入法。在一项随机、双盲、安慰剂对照研究中，研究人员使用离子导入法来增强维生素 C 对皮肤的渗透，与安慰剂相比，显著减轻了色素沉着[139]。皮内注射维生素 C 已被用于中胚层疗法中，但据报道会出现延迟型超敏反应和肉芽肿，特别是使用亲脂型抗坏血酸时[140]。在微针治疗后使用亲脂型抗坏血酸，也有发生肉芽肿的报告[141]。

维生素 E

据日本文献报道，口服维生素 E（α- 生育酚或 α-T）（**图 41-21**）已被证明对治疗面部色素沉着有效，尤其是与维生素 C 联合使用时[142-143]。有研究探讨了 α- 生育酚阿魏酸酯（由 α-T 和阿魏酸组成的化合物）对体外培养的人黑色素瘤细胞的黑色素生成的影响，结果表明其以间接方式抑制了酪氨酸羟化酶的活性。研究人员发现，这种生育酚衍生物是比熊果醇和曲酸更强的黑色素生成抑制剂[144]。他们推测，α- 生育酚阿魏酸酯可通过抑制酪氨酸酶以及抗氧化机制来改善和预防紫外线辐射引起的面部色素沉着[145]。

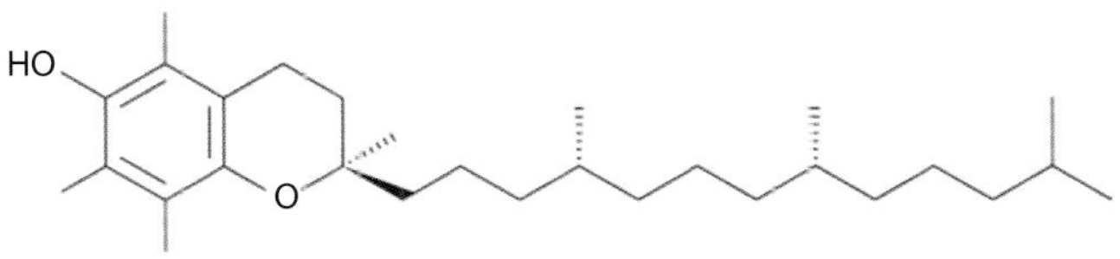

图 41–21　维生素 E（α- 生育酚 /α-T）的化学结构

α-T 的脱色作用也在正常人黑素细胞中进行了研究，研究人员发现，30 μg/ml 的 α-T 溶于 150 μg/ml 的卵磷脂中，可明显抑制黑色素生成，而不抑制细胞生长，这一表型变化与酪氨酸酶的剂量依赖性抑制有关[146]。

生育酚有 4 种同源物（α、β、γ 和 δ），在染色质环中的甲基团数量和位置不同。已发现，γ- 生育酚（γ-T）抑制了黑色素瘤细胞中酪氨酸酶的表达[147]。生育酚二甲基甘氨酸酯（TDMG）是一种新型生育酚衍生物，其二甲基甘氨酸酯与生育酚的环氧染色质环的第六位连接[148]。一组日本研究人员报告了一种新型亲水性 γ-T 衍生物，称为 γ- 生育酚 -N，N- 二甲基甘氨酸酯盐（γ-TDMG）。这种衍生物在皮肤中转化为抗氧化剂 γ-T，并具有更高的生物利用度。研究人员研究了 γ-TDMG 是否可以减轻褐色豚鼠因紫外线暴露后的皮肤色素沉着。在 1 周内 3 次暴露于 UVB 和 UVA 前后，以及随后的 4 周内（每周 10 次），在褐色豚鼠的皮肤上局部涂抹 0.1% 或 0.5% γ-TDMG，结果显示 0.5% γ-TDMG 可明显美白皮肤，并呈剂量依赖性地抑制黑色素合成。这些数据表明，局部应用 γ-TDMG 可能有助于预防光诱导的人皮肤色素沉着 [149]。

阿魏酸

阿魏酸是香草醛的前体，是从苯丙氨酸和酪氨酸代谢产生的，属于多酚类化合物家族中的羟基肉桂酸类。阿魏酸是一种强效的抗氧化剂和强紫外线吸收剂 [150]。2005 年的一项研究表明，将 0.5% 阿魏酸添加到 15% L- 抗坏血酸（维生素 C）和 1% α- 生育酚（维生素 E）的溶液中可以稳定该配方，并有助于防止抗坏血酸的氧化 [151]。此外，阿魏酸本身也具有抗氧化作用。

α- 生育酚阿魏酸酯是一种维生素 E 和阿魏酸的化合物，可吸收紫外线辐射并表现出抗氧化特性。它已被证明可以在体外培养的人黑色素瘤细胞和正常人黑素细胞中抑制黑色素的生成。此外，它被发现在阻断黑色素生成方面明显优于熊果醇、曲酸、抗坏血酸和氨甲环酸，提示其通过间接抑制酪氨酸羟化酶活性而有可能作为一种美白剂使用 [145]。

谷胱甘肽

谷胱甘肽（glutathione，GSH）被吹捧为治疗皮肤黑斑和黄褐斑的“神奇药物”。然而，这是由于夸大的市场宣传和缺乏监管所致，而非基于科学数据 [152]。谷胱甘肽天然存在于绿叶蔬菜、核桃、橙子、乳清蛋白、西红柿和水果中，并在人体内源性产生 [153]。它是由谷氨酸、半胱氨酸和甘氨酸这三种氨基酸组合而成。它作为电子供体，通过谷胱甘肽过氧化物酶将 GSSG（谷胱甘肽的氧化形式）转化为 GSH（谷胱甘肽的还原形式）[153]。除了抑制酪氨酸酶，它还促进褐黑素（而非真黑素）的生成（**图 41-1**）。谷胱甘肽可增加半胱氨酰多巴的生成，从而导致褐黑素（是一种比深棕色真黑素更浅的黄红色色素）的生成增加。

谷胱甘肽可以通过局部、口服、舌下和静脉注射等方式使用。但由于谷胱甘肽在局部应用时极不稳定，尤其是在暴露于空气和光线下时，因此很难配制成外用制剂。GSSG 形式相对更加稳定。有一项研究探讨了局部应用 2% 谷胱甘肽（氧化形式的 GSSG），30 名女性每天在脸上涂抹这种乳液配方，持续 10 周。该研究采用半脸模型，面部的一侧使用安慰剂，另一侧使用 GSSG。与安慰剂相比，使用 GSSG 一侧面部的皮肤颜色和黑色素指数存在明显有差异（$P < 0.001$），而且没有不良事件发生 [153]。口服和舌下给药的谷胱甘肽剂量为 20 ~ 40 mg/kg，分为 2 次服用。美国 FDA 认为其口服时通常是安全的。但其口服时的生物利用度较差，因此疗效有限。

静脉注射谷胱甘肽的剂量为 600 ~ 1200 mg，每周 1 ~ 2 次。静脉注射谷胱甘肽可产生严重的副作用，如可能致命的史蒂文斯 - 约翰逊综合征、肾功能和（或）肝功能障碍以及败血症。目前不推荐静脉注射谷胱甘肽，因为需要更多的研究来评估其安全性、有效性和最佳剂量。2020 年，一项动物实验观察了接受不同剂量谷胱甘肽腹腔注射的动物，发现 40 mg/（kg · d）的剂量可以减少皮肤色素沉着和黑素细胞的数量 [154]。未见毒性作用。预计在未来该成分会取得进展。

如果一种稳定的能渗透到皮肤的局部外用形式的谷胱甘肽能被开发出来，这将代表皮肤美白市场的重大进步。谷胱甘肽的作用可能比目前的疗法更快显现，因为它将黑色素的生成从较深的真黑素转换为较浅的褐黑素。大多数脱色成分抑制酪氨酸酶，需要 12 ~ 16 周才能在皮肤上看到效果。而谷胱甘肽的效果可在更短的时间内出现。然而，截至本文发表时，没有有效的谷胱甘肽制剂可用。局部用GSSG需要更多的数据来确定其有效性和安全性。

绿茶

绿茶是全世界最受欢迎的饮品之一。在所有已知具有抗氧化活性的化合物中，绿茶多酚（GTPs）有大量科学证据支持其在皮肤病学中的应用。据报道，由于绿茶具有抗氧化、抗炎和抗癌特性，无论是局部服用还是口服，都能给人体带来许多健康益处 [155-157]。

大多数“含有绿茶”的护肤品只含有少量的绿茶，因为它价格昂贵，而且含有大量绿茶（50% ~ 90% 多酚）的产品会呈淡褐色。茶叶的特殊制备过程包括短时间蒸煮和防止发酵，从而确保了抗氧化多酚得到保存。可以从绿茶植物茶树的新鲜叶子中分离出 4 种主要的多酚类儿茶素：ECG[（-）- 表儿茶素 -3-o- 没食子儿茶素 -3-o- 没食子酸酯]、GCG[（-）-表没食子儿茶素-3-o-没食子酸酯]、EGCG（-）-表没食子儿茶素-3-o-没食子酸酯和EGC[（-）-表没食子儿茶素]（**图 41-22**）[158]。EGCG是研究最多且含量最丰富的成分，占绿茶干重的30%～40%[159-160]。

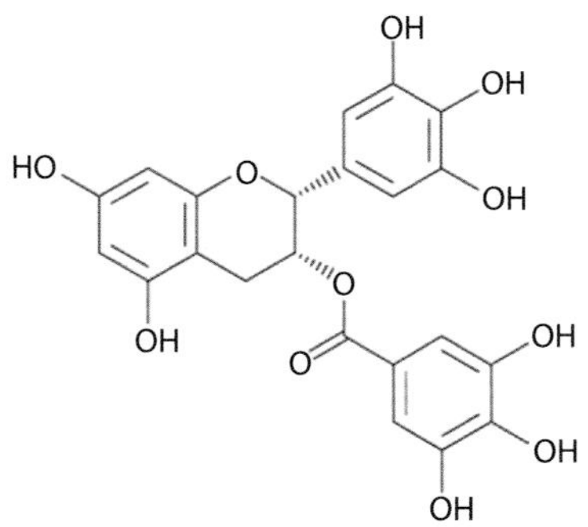

图 41–22　EGCG 的化学结构

已经有多项关于绿茶及其对皮肤影响的体外和体内研究。GTPs已被证明可以调节细胞增殖、炎症反应和肿瘤启动子反应等重要的生化途径[161]。GTPs通过抑制紫外线诱导的丝裂原活化蛋白激酶（MAPK）通路、Ras和激活蛋白AP-1和乳酸脱氢酶（LDH）活化，以及上调UVA抑制的GSH-Px和抑制UVB诱导的炎症细胞浸润，对紫外线介导的晒伤、免疫抑制和光老化等反应发挥保护作用[162]。因此，当与传统防晒霜结合使用时，GTPs被认为具有保护皮肤的潜力[163-164]。GTPs也显示出抗癌活性。具体而言，EGCG已被证明对人黑色素瘤细胞具有抗增殖和促凋亡作用[165]。

在4种主要的多酚类儿茶素中，ECG、GCG和EGCG被证明是最强的酪氨酸酶抑制剂，其中GCG对酪氨酸酶的抑制作用最大，可竞争性抑制酪氨酸酶的活性位点[166-167]。此外，EGCG以浓度依赖性的方式抑制黑色素合成。它对黑素细胞没有细胞毒性；相反，它会降低MITF和酪氨酸酶蛋白水平。与动物研究相比，人类皮肤中GTPs的研究较为有限。它们在人体皮肤局部使用有三个主要的挑战：①建立一个标准的配方和递送系统，以确保这些容易氧化的抗氧化剂的稳定性；②增加这些亲水性物质对人体表皮的渗透性；③使用足够的量而不会使护肤品颜色太深。

碧萝芷

碧萝芷是一种标准化的松树皮提取物，具有强大的抗氧化、抗炎和抗癌活性[168-170]。在一项为期30天的临床试验中，30名患有黄褐斑的女性每餐后口服25 mg碧萝芷，每天3次，研究者发现黄褐斑的平均表面积显著减少，表明口服碧萝芷是治疗黄褐斑的一种安全的治疗方法[169]。一项研究表明，碧萝芷局部应用也有效。在这项研究中，暴露在太阳模拟紫外线辐射下的无毛小鼠在照射后用含有碧萝芷的乳液治疗。结果显示，碧萝芷治疗可减轻炎症性晒伤反应和免疫抑制，且呈剂量依赖性。碧萝芷治疗还延缓了肿瘤形成，并使接受0.2%碧萝芷治疗的小鼠的肿瘤发病率显著降低。研究人员得出结论，外用碧萝芷可作为防晒霜的光防护补充剂，在紫外线暴露后使用时明显显示出生物活性[168]。但还需要更多的数据来验证这些说法的有效性。

水飞蓟素

水飞蓟素是从奶蓟草种子中提取的一种天然多酚类黄酮或黄酮木脂素化合物[171]。奶蓟草作为药用已有两千多年的历史。如今，它在欧洲和亚洲被临床用作抗肝毒性药物，在欧洲和美国可作为膳食补充剂出售。水飞蓟素的主要成分是水飞蓟宾，这是其最具生物活性的成分，赋予其抗氧化、抗炎和抗癌特性[172]。

研究发现，在紫外线照射之前或之后立即局部应用水飞蓟宾，可通过减少胸腺嘧啶二聚体阳性细胞的数量和上调p53-p21/ Cip1的表达，对紫外线诱导的表皮损伤提供强大的保护，研究人员认为这可能会抑制细胞增殖和凋亡。这项研究表明，除防晒作用外，其他机制对于水飞蓟宾抵抗紫外线引起的皮肤损伤也至关重要[173]。研究人员还注意到，水飞蓟宾可以增强UVB诱导的细胞凋亡，并推测其作为UVB损伤传感器来发挥生物学作用[174]。

水飞蓟素的抗氧化活性已得到证实。据报道，水飞蓟素还具有皮肤癌化学保护作用，并一直是众多研究的主题[175-177]。在一项探讨局部应用水飞蓟素预防小鼠皮肤光致癌作用机制的研究中，发现抑制UVB诱导的免疫抑制和氧化应激可能与预防小鼠光致癌有关[178]。作者从这项试验和其他研究的相关数据中得出结论，在防晒霜或其他护肤品中加入水飞蓟素有令人信服的理由。此外，水飞蓟素已被证明可以抑制紫外线诱导的角质形成细胞中NF-κB的活化。研究人员推测，水飞蓟素对NF-κB活化的抑制以及随之而来的对紫外线诱导炎症的抑制，主要是通过清除自由基和调节细胞内谷胱甘肽含量来实现的[179]。

在美国，大多数奶蓟草或水飞蓟素是以口服补充剂的形式出售。现有的证据表明，它具有强大的抗氧化能力，在改进医学和皮肤科治疗手段中作为抗光损伤和抗癌成分具有巨大潜力。此外，水飞蓟素可能有助于增强防晒霜的保护作用，并提供额外的抗光致癌保护作用[180]。

α-硫辛酸

α-硫辛酸及其还原形式二氢硫辛酸（DHLA）都是抗氧化剂。α-硫辛酸（**图 41-23**）是水溶性和脂溶性的，因此可以在脂质细胞膜和细胞的水相部分发挥作用[181]。此外，α-硫辛酸还可抑制 NF-κB 转录因子的激活，从而调节细胞对紫外线辐射的反应并防止紫外线引起的氧化损伤。它通过螯合铜和抑制多巴醌衍生物的形成来进一步抑制酪氨酸酶[179]。DHLA 通过与超氧自由基和羟基自由基反应，表现出略强于α-硫辛酸的抗氧化活性[182]。α-硫辛酸通过增加还原型谷胱甘肽（GSH）的从头合成来提高细胞内 GSH 水平[183]，从而降低细胞对紫外线辐射的敏感性并促进褐黑素而非真黑素的形成[184]。

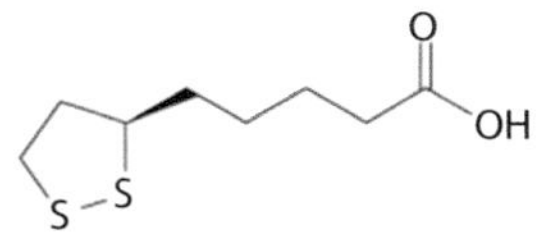

图 41–23 α-硫辛酸的化学结构

α-硫辛酸和 DHLA 均可阻断 MITF 的表达[185]，从而抑制酪氨酸酶的表达和活性[30]。已有α-硫辛酸引起接触性皮炎的报道[186]。α-硫辛酸被添加到多种局部化妆品配方中。需要进一步的体内研究来验证上述发现。事实上，一项研究报告称α-硫辛酸并不具有抗氧化作用，因此需要更多的数据来评估α-硫辛酸在抗衰老护肤中的作用[187]。

刺激色素沉着的抗氧化剂

很少有抗氧化剂会刺激色素沉着。槲皮素是从洋葱中提取的一种成分，在体外试验中能抑制酪氨酸酶活性[188]。然而，这种黄酮醇在正常和恶性的人类黑素细胞[189]以及模拟的三维人类表皮模型中[190]是一种强效的黑色素生成诱导剂。甘草酸是另一种常用的抗氧化剂，经常被用来抑制酪氨酸酶，但已证明它也可以刺激 B16 黑色素瘤细胞中的黑色素生成[191]。因此，在针对某种抗氧化物质、成分组合或整套护肤方案进行临床试验前，我们无法断定其抑制黑色素生成的能力。

氨甲环酸

氨甲环酸（TXA）是氨基酸赖氨酸的衍生物[192]。它是一种可阻止纤溶酶原转化为纤溶酶的纤溶抑制剂。TXA 已被证明可以改善色素异常，但其机制尚不完全清楚（**图 41-24**）。

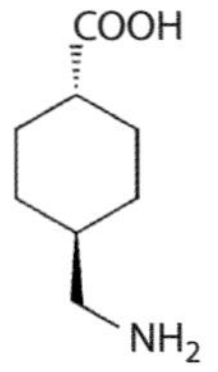

图 41–24 氨甲环酸的化学结构（来自维基共享资源）

口服氨甲环酸

口服 TXA 治疗难治性黄褐斑属于超适应证应用[6]。剂量范围为每天 500～1500 mg。医学文献中最常见的剂量是每次 500 mg，2 次 / 日。在美国，TXA 片剂的剂量为 650 mg，因此大多数医生建议将片剂对半切开，每次服用 325 mg，2 次 / 日。需要注意应仔细询问患者是否有血栓栓塞性疾病的病史，如**表 41-2** 所列疾病。在撰写本章时，尚未有关于使用 TXA 治疗黄褐斑患者出现血栓的报道[193]。多项精心设计的研究和作者的经验表明，口服 TXA 对治疗黄褐斑有效。

在一项研究中，44 例患者口服 TXA，每次 250 mg，每日 2 次，持续 3 个月[194]。通过改良的黄褐斑面积和严重程度指数（mMASI）评分评估，黄褐斑减少了 49%，而安慰剂组中 mMASI 评分改善了 18%（这种改善可能是由于试验中受试者每天使用防晒霜）。一些试验已经证明了口服 TXA 在治疗黄褐斑中的疗效，但这些有益效果会持续多久，目前尚不清楚。在上述研究中，在 TXA 治疗结束后 3 个月，26% 的患者继续表现出改善，而安慰剂组只有 19% 的患者表现出改善。最常见的副作用是胃肠道症状，如恶心和腹泻。

和其他治疗黄褐斑的方法一样，TXA 治疗后，黄褐斑也有复发倾向。目前，对于 TXA 应该使用

表 41-2　口服氨甲环酸的禁忌证及注意事项

禁忌证

- 口服维 A 酸治疗急性早幼粒细胞白血病患者
- 哺乳期妇女
- 有血栓病史者
- 有深静脉血栓形成病史者
- 有肺栓塞病史者
- 有卒中病史者
- 肾脏疾病患者：由于药物从体内排出的速度较慢，药效可能会增加
- 妊娠期妇女
- 卒中患者

由于会增加血栓风险，服用以下药物的患者应谨慎使用：

- 去氧孕烯
- 地诺孕素
- 屈螺酮
- 雌二醇
- 乙炔雌二醇
- 炔诺醇
- 依托孕烯
- 孕二烯酮
- 左炔诺孕酮
- 甲羟孕酮
- 炔雌醇甲醚
- 诺美孕酮
- 甲基孕酮
- 炔诺酮
- 炔诺肟酯
- 高诺酮
- 醋酸烯酮
- 乌利司他

多长时间，是否应该有治疗间歇期，继续使用多长时间是安全的，或者复发的可能性或频率是多少，这些问题还没有达成共识。口服 TXA 是一种很有前景的治疗黄褐斑的药物，但还需要更多的研究和临床经验来确定最有效的治疗和维持方案。

外用氨甲环酸

外用 TXA 在配方中的剂量为 2% ~ 5%[6]，但外用制剂的疗效不如口服或病灶内注射。2014 年，一项随机的半脸对照试验比较了 3% 外用 TXA 与 3% 氢醌和 0.01% 地塞米松的疗效 [195]。这些药物每天使用 2 次，持续 12 周，结果发现 TXA 组的改善更明显，但差异无统计学意义。2015 年，在一项比较 5% TXA 和 4% 氢醌治疗黄褐斑的疗效研究中，也没有发现两组间存在统计学上的显著差异 [196]。2017 年的另一项研究比较了 5%TXA 和 2% 氢醌，结果同样未显示出统计学差异 [197]。这些研究表明，TXA 可能与 2% 和 4% 氢醌治疗色素沉着的疗效相当 [198]。

真皮内注射氨甲环酸

TXA 在治疗色素加深的区域时，既可用于真皮内注射，也可用于微针治疗后外用。大多数方案中，液体形式的 TXA 使用剂量为 4 ~ 100 mg/ml。一些研究探讨了真皮内注射 TXA 和微针治疗后外用的疗效，但使用了不同的剂量和方案 [5]。目前，尚无法判断以这种方式使用 TXA 是否有效 [6]。

其他美白成分

α- 羟基酸和 β- 羟基酸

α- 羟基酸（AHA）和 β- 羟基酸（BHA）剥脱治疗在医学美容中的应用已经非常普遍。所有 AHA 都有一个末端羧基，在第二个或 α 碳原子上有一至两个羟基和一个可变长度的碳链 [199]。两种最短的碳链酸是甘醇酸（2- 羟基乙酸）和乳酸（2- 羟基丙酸），在皮肤科中最为常用（**图 41-25**、**图 41-26**）[200]。这种用途非常广泛的剥脱剂并发症极少，浓度范围从 20% 到 70% 不等。几乎任何皮肤类型的人都可以进行 AHA 和 BHA 剥脱术，包括亚裔美国人、非裔美国人、拉丁裔美国人和其他深色皮肤人群（参见第 24 章）[201]。

AHA 对表皮层和真皮层有不同的作用。在表皮层中，它的主要作用是减弱角质形成细胞的凝聚力和提供保湿作用 [202]，这会导致含色素的角质形成细胞更快地剥脱，进而使新形成的角质形成细胞含色素较少。AHA 也可以通过加快角质形成细胞的更新，从而缩短细胞周期。在黑素细胞中，AHA 则可以直接抑制酪氨酸酶活性 [203]。

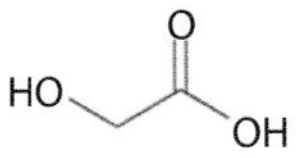

（2- 羟基乙酸）

图 41-25　甘醇酸的化学结构

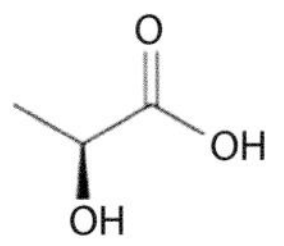

图 41-26　乳酸的化学结构

1997年，Burns等人研究表明，连续使用甘醇酸剥脱术对于治疗深肤色患者的炎症后色素沉着有效，且副作用最小[204]。与仅进行局部治疗的患者相比，同时接受局部治疗以及化学剥脱治疗的患者，色素沉着的改善程度更大、速度更快，而且他们的正常面部肤色也略有提亮[205]。2005年的一项研究中，患者每3周使用一次浓度为92%的乳酸治疗黄褐斑，最多使用6次，他们的黄褐斑面积和严重程度指数（MASI）评分有显著改善[206]。这进一步证明了乳酸在减少色素沉着方面与Jessner溶液（复合酸）一样有效[207]。当使用剥脱疗法治疗炎症后色素改变（PIPA）时，初期要使用较低浓度的AHA，再缓慢增加浓度，以避免刺激皮肤，因为皮肤受到刺激会导致色素沉着进一步加重[208]。剥脱治疗前后使用外用氢醌制剂可以降低PIPA进一步加重的风险。

半胱胺

半胱胺是半胱氨酸（一种氨基酸）的脱羧衍生物，而胱胺是一种二硫化物，可被还原为半胱胺[209-210]。半胱胺是一种具有抗氧化特性的氨基硫醇（**图41-27**）[211]。胱胺/半胱胺可以通过从金属硫蛋白中动员锌离子，抑制谷氨酰氨转胺酶，进而使葡萄糖-6-磷酸脱氢酶失活[212-213]。它还可以激活溶酶体蛋白酶，并通过谷氨酸敏感型转运体促进半胱氨酸的摄取，从而增加谷胱甘肽的合成[214-215]。如上所述，谷胱甘肽可以对黑色素合成途径产生影响，抑制生成颜色较深的真黑素，而更倾向于合成较浅的褐黑素。半胱胺可以在对黑素细胞无毒性的情况下抑制黑色素的形成[13]。半胱胺对黑色素生成的确切作用机制尚不清楚。胱胺可能通过下列机制之一起作用[211]：①抑制酪氨酸酶的活性；②从黑色素生成途径中去除多巴醌；③螯合铁离子和铜离子；④增加细胞内谷胱甘肽水平[216]，从而促使真黑素转向合成褐黑素，并减缓黑色素的产生。

由于半胱氨在氧化时会变得不稳定且产生难闻的气味，因此半胱氨的制剂应用具有一定的挑战性。新型制剂已经克服了这些问题，并开发出了用于治疗黄褐斑的外用半胱胺产品。

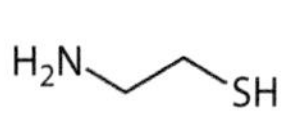

图41–27 半胱胺的化学结构

在2014年进行的一项双盲、安慰剂对照试验中，53名患者被分配使用安慰剂或5%半胱胺乳膏，治疗4个月[217]。一些受试者表示乳膏有硫磺气味。在2个月时，与安慰剂组相比，半胱胺治疗组的黄褐斑面积和严重程度指数（MASI）评分没有统计学意义上的显著改善。然而在4个月随访时，与安慰剂组相比，半胱胺组的MASI评分出现有统计学意义的显著改善（然而该研究并没有给出明确的P值，而是提供了一些令人困惑的统计数据：t检验，95%置信区间为0.5~8.3）[218]。该疗法的副作用包括红斑、干燥、瘙痒和灼热感。其中，有3名患者因红斑而不得不停止治疗，还有一名患者出现了痤疮反应。

在2020年进行的一项随机、双盲、平行组研究中，比较了5%半胱胺乳膏与含有4%氢醌、0.05%维A酸和0.1%倍他米松的三联组合霜（TCC）治疗面部黄褐斑的安全性和有效性[211]。半胱胺乳膏在2个月和4个月时的MASI评分改善程度更大。然而，在2个月和4个月随访时，研究者和受试者评估均未观察到统计学上的显著差异。还需要更多的数据来确定半胱胺对于色素沉着的疗效和安全性。

十八碳烯二酸

十八碳烯二酸也称为二元酸，是一种单不饱和的二羧酸，其结构与壬二酸相似[219]。该酸的皮肤美白活性是由过氧化物酶体增殖物激活受体（PPAR）的激活介导的。通过减少酪氨酸酶mRNA的合成来降低黑色素的生成[220]。PPAR是核受体超家族的成员，该家族调控包括细胞增殖与分化以及炎症反应在内的多种重要细胞功能[221]。人黑素细胞中表达3种PPAR的亚型（分别为α、β和γ）[222]。

十八碳烯二酸是一种PPAR-γ激动剂，其对该受体的亲和力比其他两种PPAR高10倍[220]。这表明了一种皮肤色素沉着的新机制，并可能为治疗皮肤色素沉着性疾病提供一种新方法。一项研究表明，在96名受试者中，1%二元酸可减少皮肤色素沉着，美白效果与2%氢醌相当。氢醌组和二元酸组在12周内的黄褐斑面积和严重程度指数（MASI）评分均提高了40%[223]。氢醌组受试者出现更多的瘙痒症状，而二元酸组报告有痤疮发生，推测是由于油性赋形剂所致。

丙酮酸

丙酮酸是一种α-酮酸，除了能刺激新胶原蛋白的生成外，还具有角质溶解、抗菌和皮脂抑制特性，因此被成功用于治疗痤疮[224]。一项研究表明，用 50% 丙酮酸进行 4 次剥脱治疗，每 2 周进行一次，可有效减轻黄褐斑患者的色素沉着程度并减少皮肤皱纹。未观察到如持续性红斑或炎症后色素沉着等副作用[225]。在 20 名面部皮肤中度光损伤患者的治疗中，也观察到相似的安全性和有效性结果[226]。

间苯二酚

间苯二酚（m- 二氢苯）与邻苯二酚和氢醌是异构体[227]。这种杀菌剂可溶于水、乙醚和酒精。其主要适应证包括 PIPA、黄褐斑和痤疮，次要适应证包括晒伤和雀斑。间苯二酚不应用于孕妇或深色皮肤（Fitzpatrick Ⅳ～Ⅵ型）人群。一些作者提到间苯二酚可能引起过敏反应，并建议在用作剥脱剂前几天，将其涂抹在手臂或耳后的一小部分区域进行测试。一项研究使用局部淋巴结测定法确定了间苯二酚的皮肤致敏潜力[228]。Shimizu 等人证明，天然获得或合成的 4- 取代间苯二酚具有强大的酪氨酸酶抑制作用[229]。此外，Tasaka 等人展示了一种间苯二酚衍生物（在 6 位有异戊基团的 NKO-09）的脱色效果，通过抑制酪氨酸羟化和多巴氧化，表现出比氢醌更强大的脱色效果[230]。

己基间苯二酚

己基间苯二酚能模仿酪氨酸，从而抑制酪氨酸酶活性。研究表明，其抑制酪氨酸酶的效果比氢醌、曲酸或甘草提取物更为显著。与间苯二酚相比，己基间苯二酚引起皮肤敏感的风险较低。它还表现出抗氧化、抗糖化和抗炎活性。其两亲性特性（**图 41-28**）使其疏水部分能够与细胞膜的磷脂层相互作用并穿透细胞，而亲水部分则使其在水介质中共享质子[231]。

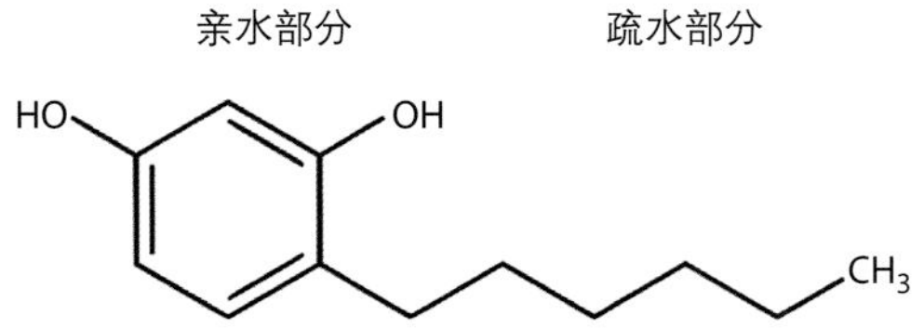

图 41–28　己基间苯二酚（引自维基共享资源）

维 A 酸类化合物

维 A 酸家族是亲脂性维生素 A 衍生物，很容易穿透表皮，由多种不同的物质组成（见第 45 章）。维 A 酸类化合物显然通过直接影响黑素细胞并间接调节黑色素生成来发挥其脱色作用。外用维 A 酸类化合物似乎通过影响酪氨酸酶、TRP-1 和 TRP-2 的表达直接影响黑色素生成[232-234]。通过加速表皮角质形成细胞的细胞更新，外用维 A 酸类化合物减少黑素小体向角质形成细胞的转化，并诱导角质形成细胞色素颗粒的分散，使黑色素含量在表皮中均匀分布。较快的表皮周转也会降低角质细胞的凝聚力，从而引起脱屑，进而导致角质层中黑色素的加速损失[235]。角质层中发生的变化可能有助于其他脱色剂穿透表皮并增加其生物利用度，从而导致色素脱失增加。维 A 酸类化合物可防止应用类固醇时引起的皮肤萎缩，而类固醇通常包含在脱色产品如 TCC 中[5]。

浓度为 0.05%～0.1% 的维 A 酸通常单独使用或在 TCC 中用于治疗 PIPA 和黄褐斑。研究表明，视黄酸可抑制小鼠黑色素瘤细胞培养物中酪氨酸酶的诱导，以及随后的黑色素生成[236]。此外，人体临床试验也表明维 A 酸对治疗黄褐斑有效[237-238]。外用维 A 酸他扎罗汀已被证明可以改善与光老化相关的不规则色素沉着[239]。阿达帕林（0.1% 和 0.3%）是一种强效的合成维 A 酸。在一项随机试验中，0.1% 阿达帕林在减少黄褐斑面积和严重程度指数（MASI）方面的效果与 0.05% 维 A 酸相同，但接受阿达帕林治疗的患者出现的副作用明显减少[240]。泰国的一项治疗黄褐斑患者的随机试验中，口服 0.05% 异维 A 酸表现出临床意义，但结果无统计学意义[241]。

维 A 酸类化合物的副作用如干燥、刺激和鳞屑，是由于表皮生长因子（EDGF）的激活引起的（如第 45 章所述）[242]。角质细胞凝聚力的降低使其他药物更容易穿透皮肤并增强其功效，如常与维 A 酸类化合物联合使用的氢醌。建议在维 A 酸治疗中加用皮质类固醇以减轻刺激。

保湿剂

游离脂肪酸对黑色素生成有调节作用。不饱和脂肪酸可降低黑色素合成和酪氨酸酶活性，而饱和脂肪酸则增加黑色素合成和酪氨酸酶活性[10,243]。**表 43-3**（参见第 43 章“保湿剂”）列出了护肤品中一些常见的脂肪酸及其对黑色素生成的影响。亚油酸、亚麻酸和油酸已被证明可以降低酪氨酸酶活性。亚油酸已被证明可以抑制黑素细胞中的酪氨酸酶活性并减少 UVB 诱导的色素沉着[10,113]。在一项为期 6 周的双盲、随机对照试验中，亚油酸、林可霉素和戊酸倍他米松的三重组合比其中任何两种成分或单独使用的改善效果更佳[244]。

使用含有这些脂肪酸的保湿剂可能有助于提高皮肤美白产品的功效。葡萄籽油、琉璃苣籽油和摩洛哥坚果油是亚油酸的良好来源，如**图 43-2**（参见第 43 章）所示。在皮肤美白产品之后使用透明质酸保湿剂可能有助于增加皮肤美白产品的吸收和功效[245]。如第 35 章所述，保湿剂应在皮肤美白产品之后使用。唯一的例外是在刚开始使用维 A 酸时，此时可以将维 A 酸或 TCC 放在保湿剂之后使用，以减轻副作用。当将维 A 酸或 TCC 放在保湿剂之后使用时，虽然美白皮肤的功效会降低，但副作用也会减少。

防晒霜

防晒和光防护在治疗色素沉着性疾病中起着至关重要的作用。紫外线和蓝光辐射可刺激黑色素的生成，并促进黑色素从黑素细胞转移到角质形成细胞，从而增加色素沉着。使用 SPF19 的广谱防晒霜被证明可以改善黄褐斑。在 2019 年的一项研究中，100 名黄褐斑患者每天 3 次涂抹 3 ml 防晒霜，共 12 周。研究过程中没有使用任何皮肤美白剂或维 A 酸类化合物。从基线到 12 周，黄褐斑面积和严重程度指数（MASI）评分存在统计学上的显著差异，这表明防晒霜在治疗黄褐斑方面是有效的[246]。

氧化铁颜料

400 ~ 700 nm 的可见光已被证明可以刺激皮肤色素沉着[247]，特别是在 Fitzpatrick 皮肤光型Ⅳ ~ Ⅵ型的人群中更为显著[248]。蓝光广泛存在于我们的日常生活中，如手机、电脑屏幕和许多其他设备都会发出蓝光。为了改善皮肤色素沉着，必须保护皮肤免受蓝光和紫外线的伤害。氧化铁（FeO）颜料存在于化妆粉底和一些有色防晒霜中。防晒霜或粉底颜色越深，配方中的氧化铁含量就越多。有色防晒霜有助于阻挡可见光，应纳入日常护肤流程中，以减轻面部色素沉着[249]。日常使用有色防晒霜应该是任何皮肤美白方案的一部分（有关不同类型防晒霜的讨论请参阅第 46 章）。

治疗皮肤色素沉着的口服药物

白绒水龙骨

这种抗氧化剂来源于卡拉瓜拉蕨类植物。它已被证明具有光保护剂的功效，并可降低紫外线照射引起的皮肤红斑[250]。虽然它可以通过减少阳光照射引起的炎症来防止色素沉着，但一些研究未能证明其可以预防黄褐斑[251]。其他研究数据表明，其与外用氢醌和防晒霜结合使用可能会有效[252]。

褪黑素

褪黑素是一种抗氧化剂。2020 年的一项小型研究表明，与没有黄褐斑的患者相比，黄褐斑患者的褪黑素水平较低[253]。褪黑素似乎对酪氨酸酶活性有抑制作用[254-255]。在 2009 年进行了一项外用褪黑素、口服褪黑素或氢醌乳膏治疗黄褐斑的试验。所有组的黄褐斑面积和严重程度指数（MASI）评分在 90 天时均显著降低；然而，氢醌的效果优于局部使用和口服褪黑激素。目前尚无法确定褪黑素（无论是局部使用还是口服）在皮肤色素沉着中的作用[256]。

结论

皮肤色素沉着的过程涉及许多途径，在临床上治疗棘手。避免日晒至关重要，但光照、热量和雌激素水平也会对皮肤色素沉着产生影响。最有效的美白护肤方案包含多种成分的组合。最常用的组合是含有维 A 酸、酪氨酸酶抑制剂和皮质类固醇的 TCC 产品。人们不断探索新的药物来治疗色素沉着这一难题。请参阅 14 章，了解如何在护肤方案中使用这些美白成分的建议。

（吴严　孙艳　田燕　肖嵘　葛格　杨蓉娅 译校）

参考文献

扫描书末二维码获取

第 42 章

香　料

概要

要点

- 香料的接触性过敏是一个常见问题，在全球范围内普遍存在，香料一直位列接触性支炎十大过敏原之中。
- 香料是引起过敏性接触性皮炎的第二大常见过敏原家族（仅次于镍），也是最常引起化妆品不良反应的原因。

新进展

- 2019 年 8 月起，欧盟禁止使用合成香料羟基异己基 3- 环己烯甲醛（HICC）。
- 大多数基础产品系列中最常见的香料筛选剂包括复合香料Ⅰ（FMⅠ）、复合香料Ⅱ（FMⅡ）和秘鲁香脂。
- 尽管 HICC 在欧盟被禁止使用，但有人认为 HICC 对于筛查有用，可与柠檬烯和芳樟醇的过氧化物一起用于诊断香料过敏。

展望

- 持续的回顾性研究将有助于校准不断发展的斑贴试验标准，从而有助于确定最适合纳入筛查的最新过敏原。

创新产品和工艺正以令人眼花缭乱的速度涌入医学和皮肤病学专业领域。与此同时，价值数十亿美元的美容行业也在持续扩张，几乎未见衰退迹象。全球香料和香精市场代表了美容市场中一个重要且利润丰厚的细分领域。该领域的从业人员不断测试各种香料成分，以应对日益严格的监管和不断增加的致敏率。事实上，虽然对香料的接触性过敏不像痤疮那样频繁地出现在皮肤科医生的诊室中，但它在全球范围内仍然是一个常见问题。这并不奇怪，因为香料几乎无处不在，它们存在于各种与皮肤接触的产品中，如肥皂、身体乳液、保湿霜、洗发水、除臭剂、剃须产品、化妆品、香水、防晒霜和口腔科产品，以及食品、洗涤剂甚至空气清新剂。此外，正如第 19 章“化妆品成分的接触性皮炎”中所述，香料一直位列接触性皮炎过敏原的前十位。香料也是引起过敏性接触性皮炎的第二大常见过敏原家族，仅次于镍，同时也是化妆品引起此类反应最常见的原因[1]。Kumar 等[2]指出，事实上大多数香料成分都会引起过敏反应，从而成为过敏原或增加致敏的风险。鉴于对各种香料的接触性过敏的发生率普遍上升，以及流行病学和人类过敏原致敏研究表明，在那些通过斑贴试验发现对一种过敏原敏感的人，其被识别出第二种过敏原的风险明显增加，这一认识尤为重要[3-5]。考虑到美容皮肤科医生在皮肤美化方面拥有更加专业的知识，他们有责任深入了解那些已知会引发过敏反应的主要香料。本章将简要介绍一些有问题的香料，主要是复合香料（fragrance mix，FM）Ⅰ和 FMⅡ中发现的最严重的致敏原。

流行病学调查及意义

2004 年英国发表的一项流行病学调查显示，在为期 1 年的调查过程中，23% 的女性和 13.8% 的男性对某种个人护理产品（如除臭剂、香水、护肤品、护发产品和指甲化妆品）发生不良反应[6]。1999 年至 2006 年在巴西开展的另一项研究中，176 名（154 名女性和 22 名男性）因化妆品引起皮肤病而前往私人诊所就诊的患者中，45% 的人患有与化妆品有关的皮肤病，14% 的人皮肤病变是由化妆品使用不当导致的[7]。此外，多项研究表明，在一批接受 20 ~ 100 种成分斑贴试验的皮肤病患者中，约 10% 的人对至少一种化妆品中的常见成分过敏[6]。香料和防腐剂是最常见的过敏原，20 ~ 60 岁的女性是发生此类反应的主要人群[8]。据报道，过度使用护肤品和角质层受损（表现为皮肤干燥）的患者更容易发生过敏反应[9]。由香料引起的接触性过敏通常表现为腋窝皮炎、面部皮炎（包括眼睑）和颈部皮炎、手部皮炎，以及在涂抹或喷洒香水的部位（如手腕和耳后）发生的皮疹[10]。值得注意的是，虽然对香料过敏的总体风险较低，但受香料过敏影响的人数却相当可观。根据 Reeder 报道，在普通人群中，香料过敏发生率为 0.7% ~ 2.6%，而在接受斑贴试验的人群中，对香料的阳性反应率为 5% ~ 11%[11]。

2016 年，Diepgen 等人对来自德国、意大利、荷兰、葡萄牙和瑞典的普通人群（18 ~ 74 岁）进行了一项随机抽样的横断面研究，以估计欧洲接触性过敏的患病率。在对 12 377 名受试者进行访谈后，研究人员对随机抽取的 3119 人进行了斑贴试验，结果发现超过 1/4 的人群对欧洲基线系列中的至少一种过敏原存在接触性过敏。女性的患病率高于男性，患病率最高的过敏原从高到低依次为镍、硫柳汞、钴、FMⅡ、FMⅠ、羟基异己基 3- 环己烯甲醛（HICC）、对叔丁基苯酚甲醛树脂和对苯二胺[12]。此前，该研究团队根据研究中收集的数据，试图确定香料接触性过敏在欧洲普通人群中的患病率时，发现患病率最高的接触性过敏原是凡士林中的 FMⅠ，其中含高浓度的香荆芥酚（atranol）和氯香荆芥酚（chalotranol），其次是凡士林中的 FMⅡ[13]。

复合香料Ⅰ（FMⅠ）

FMⅠ包含 8 种不同的物质，分别是 α- 戊基肉桂醛、肉桂醇、肉桂醛、丁香酚、香叶醇、羟基香茅醛、异丁香酚和橡木苔[14]。FMⅠ（**表 42-1**）近几年来被简称为 FM，由 Larsen 于 1977 年提出并被广泛采用[15]。这距离 1957 年首次报告对香料类化学物质的过敏反应整整过去了 20 年[16]。

表 42–1 复合香料Ⅰ
α- 戊基肉桂醛
肉桂醇
肉桂醛
丁香酚
香叶醇
羟基香茅醛
异丁香酚
橡木苔

Buckley 等人在对 1980—1996 年的 25 545 名患者的斑贴试验数据进行回顾时发现，橡木苔是最常见的过敏原。橡木苔含有强效过敏原氯香荆芥酚和香荆芥酚[17-18]。在进行回顾的 16 年期间，发现受试对象对异丁香酚和 α- 戊基肉桂醛的敏感性增加；对丁香酚和香叶醇的敏感性保持稳定；对羟基香茅醛的敏感性缓慢下降；而对肉桂醛和肉桂醇的敏感性急剧下降。因此，作者认为后两种 FMⅠ成分在当时是罕见的香料过敏原[19]。然而，Bruze 等人随后发现，如果每天 2 次将浓度范围为 0.01% ~ 0.32% 的肉桂醛施用在健康皮肤上，其在几周内可诱发腋窝皮炎[20]。

在 2006 年的一项研究中，研究人员对 1984—1998 年间 23 660 名进行 FM 斑贴试验的患者记录中的 FM 相关成对物质（即肉桂 / 肉桂醇和异丁香酚 / 丁香酚）进行了研究，结果表明受试人群对单一香料化学物质存在大量孤立的反应，这证明了它们被作为 FMⅠ中的单一成分使用是合理的[21]。

在一项旨在评估对 FM 和单一化合物秘鲁香脂（*Myroxylon pereirae*）及松节油的致敏率变化的研究中，研究人员分析了 1996—2002 年间的皮肤病学信息网络（Information Network of Departments of Dermatology）多中心项目收集的数据。他们发现，1996—1998年间，对单一化合物和FM都表现出敏感性的患者比例显著增加。然而，1999年后，患者对FM的过敏率出现了显著下降，研究人员将其归因于高档香水中使用了效力较弱的过敏原，以及可能减少了基于天然成分的化妆品的使用所致。研究人员还发现，对香料混合物中个别成分的过敏比例有所增加，如异丁香酚和橡木苔。这种增加不能归因于它们的使用量，因为据报道，作为主要过敏原的橡木苔的使用占比为0.4%，而效力较低的香叶醇被认为占产品市场的50%[14]。事实上，研究人员指出，国际日用香料协会（International Fragrance Association，IFRA）和香料材料研究所（Research Institute for Fragrance Materials，RIFM）已经建议降低异丁香酚和橡木苔的使用浓度（**表42-2**）。这些发现有助于阐明这样一种新兴的观点，即FM中的某些成分比其他一些成分更具致敏性，因此可能需要进行重新评估，包括排除FM中的一些不怎么惹麻烦的成分。此外，关于FM Ⅰ的主要抱怨之一是出现了假阳性和假阴性结果，并且仅能检测出大约70%对香料过敏的患者[10]。

复合香料Ⅱ（FMⅡ）

除了FMⅠ中各化合物效力的不均衡，以及关于某些化学物质是否应当被继续归入FM之列的争论之外，1993年的一份报告估计，使用FMⅠ未能识别出至少15%的香水过敏病例[22]。5年后，Larsen发现，如果将其作为唯一的测试化合物单独进行测试，可能会有多达33%的香料过敏情况无法被检测到[23-24]。

表42-2 国际日用香料协会（IFRA）成员国

澳大利亚
巴西
法国
德国
印度尼西亚
意大利
日本
墨西哥
荷兰
新加坡
西班牙
瑞士
土耳其
英国
美国

由于使用FMⅠ未能检测出全部的香料过敏原，并且通过临床经验识别出了其他致敏过敏原，以及随后对这些发现进行了报告和确认，最终促成了FMⅡ的出现（**表42-3**）。例如，2002年在欧洲完成的一项多中心试验评估了14种常用化学物质，识别出了6种最具致敏性的化学物质，所有这些化学物质最终都被纳入FMⅡ[25-26]。这6种化学物质——HICC（也称为新铃兰醛Lyral®）、柠檬醛、法尼醇、香茅醇、α-己基肉桂醛和香豆素，在6个欧洲中心的1701名连续患者中进行了斑贴试验。在所有6个中心，研究小组发现对3种不同浓度的FMⅡ产生反应（如果使用FMⅠ进行测试，将无法产生过敏反应）的患者数量相当可观，这足以证明制订这种新FM的必要性。总体而言，FMⅡ（14%）在2.9%的患者中引发了反应；其中，33%对FMⅠ呈阴性反应。最近在德国对6968名患者进行的一项研究中，7.7%对FMⅠ有反应，4.6%对FMⅡ有反应[27]。

2008年，代表欧洲接触性皮炎学会（European Society of Contact Dermatitis，ESCD）和欧洲环境接触性皮炎研究小组（European Environmental Contact Dermatitis Research Group，EECDRG）的研究人员在进行文献综述后建议，将浓度为14% w/w（5.6 mg/cm^2）的FMⅡ和浓度为5% w/w（2.0 mg/cm^2）的新铃兰醛纳入欧洲基线斑贴试验系列（ESCD已将欧洲斑贴试验系列的主要责任委托给EECDRG）。在FMⅡ香料中，新铃兰醛是最常见的致敏剂（其次是法尼醇）[24]，而且是FMⅡ所包含的6种香料物质中最重要的致敏剂[28]。

表42-3 复合香料Ⅱ（FM Ⅱ）

α-己基肉桂醛
柠檬醛
香茅醇
香豆素
法尼醇
羟基异己基-3-环己烯羧醛（Lyral®）

HICC/新铃兰醛

合成香料羟基异己基3-环己烯甲醛（HICC，或新铃兰醛 Lyral®）是一种亲脂性足以渗透皮肤的醛类，是一种常见的过敏原，同时也被用于许多化妆品和日化产品中，包括市场上超过50%的除臭剂[29]，并经常引起接触性过敏。

1999年，Frosch等人在欧洲6个不同的皮肤科对连续就诊患者进行了新铃兰醛（5%凡士林制剂）以及FMⅠ和11种其他香料的测试。在1855名患者中，有2.7%的患者对新铃兰醛出现了阳性反应（范围为1.2%~17%），仅次于FM的11.3%过敏率，这促使研究人员呼吁对疑似患有接触性皮炎的患者进行新铃兰醛测试[31]。Geier等人随后报道了使用新铃兰醛5%凡士林的测试，在20个皮肤科对3245名患者进行连续斑贴试验，其中1.9%的患者对这种香料产生了反应。作为这项研究的一部分，研究人员在3185名患者中平行测试了新铃兰醛和FMⅠ，其中9.4%的患者对FMⅠ有反应，1.9%对新铃兰醛有反应。40例患者对这两者有反应，相当于13.3%的患者对FMⅠ有反应，67.8%的患者对新铃兰醛有反应。作为这项研究的结果，德国接触性皮炎研究小组（German Contact Dermatitis Research Group，DKG）选择将新铃兰醛作为其标准斑贴试验系列的一部分[32]。在2002年，Frosch等人主导在6个欧洲皮肤病学中心对1855名患者进行了斑贴试验及相关评估，以确定对8% FM和其他14种常用香料的反应频率。在FM之后表现出最强反应活性的6种化学物质按降序排列依次为：新铃兰醛、柠檬醛、法尼醇、香茅醇、己基肉桂醛和香豆素。作为制订FMⅡ的前奏，他们认为这6种物质值得用于接触性皮炎患者的斑贴试验中，其中新铃兰醛是这些化学物质中最值得注意的[26]。

2006年，北美接触性皮炎小组（North American Contact Dermatitis Group，NACDG）进行了一项多中心研究，比较了3种浓度的新铃兰醛（凡士林中的含量分别为5%、1.5%和0.5%）与NACDG筛选托盘中的物质，后者包括FMⅠ、秘鲁香脂、肉桂醛、依兰油、茉莉净油和茶树油。从6个地点的1603名患者中收集的数据显示，秘鲁香脂（6.6%）和FMⅠ（5.9%）是斑贴试验最常见的阳性香料过敏原，其次是肉桂醛（1.7%）、依兰油（0.6%）、茉莉净油（0.4%）、新铃兰醛（5%的新铃兰醛阳性率为0.4%，1.5%的新铃兰醛为0.3%，0.5%的新铃兰醛为0.2%）和茶树油（0.3%）。研究人员得出结论，新铃兰醛在北美是一种不常见的过敏原，对于疑似香料过敏的患者，应在斑贴试验中使用5%的浓度[33]。

在2007年的一个小型研究项目中，研究人员证明，在除臭剂的通常使用浓度下，新铃兰醛会在很大一部分敏感个体中引起过敏性接触性皮炎[29]。在此前的研究中，已发现在接受斑贴试验的湿疹患者中，新铃兰醛会引发2%~3%的人产生接触性过敏反应。在一项包括18名湿疹患者和7名对照受试者的小型研究中，Johansen等人研究了新铃兰醛接触性过敏的“剂量-反应”关系。在一项为期2周的重复开放性应用试验中，研究人员将新铃兰醛在6%的乙醇中连续稀释至6 ppm，并施用于前臂掌侧。若受试者对该剂量没有反应，则在更高剂量下进行2周的额外测试，结果显示，11名受试者对低剂量有反应，5例对高剂量有反应，2例对高剂量和低剂量均无反应。对乙醇载体对照组没有反应。对照组受试者对新铃兰醛的任一浓度或乙醇载体均无反应。由于组间存在统计学上的显著差异，研究人员得出结论，新铃兰醛会导致皮肤敏感。他们建议降低这种香料的使用浓度，以防止由其引起的过敏性接触性皮炎[34]。

次年，Bruze等人根据对相关文献的调查，确定欧洲基线斑贴试验系列（基线系列）应包括FMⅡ和新铃兰醛。他们补充说，如果对FMⅡ的反应为阳性，就应该用FMⅡ的6种成分进行额外的斑贴试验，如果对新铃兰醛和FMⅡ的反应同时为阳性，则应该用FMⅡ的5种成分进行额外的斑贴试验[24]。

2011年，Carvalho等人开展了一项回顾性研究，该研究纳入2007年1月至2009年12月期间在某个接触性皮炎科室接受斑贴试验的所有患者，以确定HICC接触性过敏的概率。他们发现受试者产生阳性反应的概率为2.7%（629人中有17人），结果呈阳性的患者有明显的湿疹病史。研究人员得出结论，他们的数据支持将HICC纳入基线斑贴试验系列[30]。

2017年，Engfeldt等人对2014年将HICC从瑞典基线系列中排除的情况进行了随访，研究了含5% HICC的FMⅡ是否会比常规含2.5% HICC的FMⅡ检测出更多的阳性反应。通过对来自瑞典5个皮肤科的2118名皮炎患者的调查结果进行评估后，研究人员得出结论，含有5% HICC的FMⅡ并没有比含有2.5% HICC的FMⅡ检测到更多的阳性反应。此外，HICC没有检测到足够比例的仅对HICC产生反应的患者，这为其从瑞典基线系列中排除提供了合理依据[35]。

FM Ⅰ/Ⅱ和欧洲要求标注的26种香料

FM Ⅱ被提出之后，欧洲主管当局很快就针对香料市场推出了额外的监管措施。截至2005年3月，根据《欧盟化妆品指令》第七次修正案（并在欧盟法规1223/2009号法规中进行了进一步阐明）的规定，任何化妆品都必须在其标签上注明26种特定香料的存在情况，只要其含量大于10 ppm（免洗型产品），或含量大于100 ppm（漂洗型产品）（**表42-4**）。自2005年10月起，欧盟针对洗涤剂也制定了类似的法规，要求在26种香料中任何一种含量大于100 ppm时，都必须进行标签标记[36]。

从2003年1月至2005年1月期间4个6个月时段内，除了标准系列的香料之外，Schnuch等人对21 325名受试者进行了26种香料的斑贴试验。其致敏率如下：树苔（2.4%）、新铃兰醛（2.3%）、橡木苔（2.0%）、羟基香茅醛（1.3%）、异丁香酚（1.1%）、肉桂醛（1.0%）、法尼醇（0.9%）、肉桂醇（0.6%）、柠檬醛（0.6%）、香茅醇（0.5%）、香叶醇（0.4%）、丁香酚（0.4%）、香豆素（0.4%）、铃兰醛（0.3%）、戊基肉桂醇（0.3%）、肉桂酸苄酯（0.3%）、苯甲醇（0.3%）、芳樟醇（0.2%）、庚炔羧酸甲酯（0.2%）、戊基肉桂醛（0.1%）、己基肉桂醛（0.1%）、柠檬烯（0.1%）、水杨酸苄酯（0.1%）、γ-甲基紫罗兰酮（0.1%）、苯甲酸苄酯（0.0%）以及茴香醇（0.0%）。鉴于这样的百分比，研究人员得出结论认为，显然这26种香料在引起接触敏感性风险方面的重要性各不相同，其中一些非常值得关注，而另一些则完全无足轻重[37]。

2007年，Buckley对英国产品市场上香料的暴露模式进行了评估，他调查了300种名称中包含“香水”（parfum）或“香气”（aroma）字样的产品，以了解上述26种香料在其中的存在情况。在他的调查中，最常被检测到的香料包括芳樟醇（63%）、柠檬烯（63%）、香茅醇（48%）、香叶醇（42%）、丁基苯基甲基丙烯（铃兰醛™）（42%）和己基肉桂醛（42%）。不仅是香叶醇，所有其他的FM Ⅰ成分包括丁香酚（27%）、羟基香茅醛（17%）、异丁香酚（9%）、肉桂醇（8%）、戊基肉桂醛（7%）、肉桂醛（6%）和橡木苔净油（4%），均出现在了产品

表42-4 欧盟化妆品指令（截至2005年3月11日）要求在化妆品上标注的26种单独的香料香精，其含量标准为在免洗型产品中含量＞10 ppm，在漂洗型产品中含量＞100 ppm

α-异甲基紫罗兰酮
戊基肉桂醛
戊基肉桂醇
茴香醇
苯甲醇
苯甲酸苄酯
肉桂酸苄酯
水杨酸苄酯
丁苯基甲基丙醛（BPMP，铃兰醛™）
肉桂醛
肉桂醇
柠檬醛
香茅醇
香豆素
丁香酚
法尼醇
香叶醇
己基肉桂醛
羟基香茅醛
异丁香酚
柠檬烯
芳樟醇
新铃兰醛
庚炔羧酸甲酯
橡木苔
树苔

成分中。除了香茅醇和己基肉桂醛外，还发现大量FM Ⅱ出现在被调查的产品中，包括香豆素（30%）、新铃兰醛（29%）、柠檬醛（25%）和法尼醇（8%）。Buckley得出结论，英国人群对FM Ⅰ和FM Ⅱ中主要过敏原的暴露将保持在一定水平。考虑到人们经常使用芳樟醇和柠檬烯，他还建议将这两种化学物质纳入对疑似香料过敏患者的测试系列中[36]。

同年，Rastogi等人对在丹麦零售市场上购买的22种受欢迎的丹麦及国际品牌产品中所含的4种主要香料过敏原——异丁香酚、新铃兰醛、香荆芥酚和氯香荆芥酚进行了调查。在56%的产品中含有异丁香酚，72%的产品含有新铃兰醛，59%的产品含

有香荆芥酚，36%的产品中含有氯香荆芥酚。虽然异丁香酚在每次调查中的浓度均低于建议的最高水平0.02%，但新铃兰醛的浓度最高达到了0.2%，这比欧盟科学委员会确定的最大安全可耐受浓度高出10倍。香荆芥酚和氯香荆芥酚的浓度水平与2003年发现的浓度水平相似，而后者的使用频率显著下降[38]。

Rastogi等人注意到，专为女性设计的高级香水被证明含有的过敏原浓度最高，他们评估了10种高级香水，其中5种是在1921—1990年间推出的，另外5种是由同一批公司在1990年之后推出的。他们发现，5种推出时间较久的香水平均含有5种FMⅠ中的过敏原，而5种较新的香水平均只含有2.8种FMⅠ中的过敏原。此外，旧香水中FM过敏原的平均浓度是新产品平均浓度的2.6倍。研究人员得出结论，香水行业为减少有害成分的使用所做的努力或者时尚的发展变化，可能促进了高档香水中FMⅠ过敏原使用量的减少[39]。

值得注意的是，即使在被吹捧为只含有天然成分的产品中，研究人员也发现了FMⅠ和Ⅱ中的香料物质，包括羟基香茅醛、香豆素、肉桂醇和α-戊基肉桂醛。Rastogi等人在一项对天然产品的研究中指出，羟基香茅醛和α-己基肉桂醛的存在表明，那些在市场上以天然成分的名义销售的产品中同样含有人工香料[40]。

2017年，Bennike等人对在2010年至2015年期间连续就诊的皮炎患者进行了横断面研究，这些患者使用26种香料和欧洲基线系列进行了斑贴试验，结果发现6004名患者中有15.7%对香料过敏。此外，他们还观察到非混合香料是最重要的单一香料过敏原，包括Lin-OOH、树苔、Lim-OOH和HICC[41]。

次年，Ung等人对一批2015—2016年进行斑贴试验的湿疹患者记录进行了回顾性研究，在之前的试验中，这些患者使用了欧洲基线系列FMⅠ、FMⅡ、秘鲁香脂HICC以及个体香料物质进行评估。他们发现，使用这些基线系列进行的斑贴试验不再足以筛选香料过敏，氧化芳樟醇、氧化柠檬烯和树苔被发现是常见的过敏原[42]。

2020年，国际接触性皮炎研究小组（International Contact Dermatitis Research Group，ICDRG）进行了一项回顾性研究，旨在确定2012—2016年期间对FMⅡ和HICC产生接触性过敏的患病率，特别是在仅使用FMⅡ进行测试时，观察受试者对HICC同时发生反应和未检测到接触性过敏的情况（注意HICC包括在FMⅡ中，并且根据ICDRG基线系列进行单独测试）。在五大洲12个国家的13个皮肤科诊所中，对25 109例连续就诊的皮炎患者使用FMⅡ和HICC进行了斑贴试验，结果发现分别有3.9%和1.6%的患者对FMⅡ和HICC表现出接触性过敏。ICDRG报告称，在仅使用FMⅡ进行测试时，漏诊HICC接触性过敏的频率低于0.5%，这让人们对单独检测的必要性提出了质疑[28]。

Geier和Brans在2020年进行的一项回顾性研究表明，很少有对复合香料测试的阳性反应，这可以归因于含有香荆芥酚和氯香荆芥酚的橡木苔以及HICC使用的减少，后者自2019年8月起在欧盟已被禁止使用。他们补充说，根据这项禁令，致敏率应该会出现进一步降低[1]。目前，在大多数基线系列中，最常见的香料筛选剂包括FMⅠ、FMⅡ和秘鲁香脂，其中HICC、柠檬烯的过氧化物和芳樟醇的过氧化物也可用于香料过敏的筛查诊断[11]。

结论

香料是普遍存在的化学成分，在人们日常使用的产品中占有很大比例。相当一部分人会对接触皮肤的各类产品中使用的数百种香料中的至少一种产生过敏性接触性皮炎。此外，随着芳香疗法的出现，越来越多的患者开始享受使用这类产品所带来的嗅觉体验。具有讽刺意味的是，那些通过香味带来一些治疗缓解的成分可能会对皮肤造成一些刺激。自从1957年首次发现对香料化学物质的过敏以来，产品中的香料种类以及添加香料的产品范围在不断扩大，同时用于敏感性斑贴试验的香料清单也在不断扩大。对于美容皮肤科医生和美容师而言，重要的是要了解那些已被确认会在少数但数量相当可观的患者中引起皮肤反应的众多化学物质，以及基线斑贴测试系列中使用的物质范围。

（陶斯静　严淑贤　杨森　坚哲　葛格　夏志宽　译校）

参考文献

扫描书末二维码获取

第 43 章

保湿剂

概要

要点

- 封包剂、保湿剂和润肤剂可改善皮肤干燥，而屏障修复成分可解决引起皮肤干燥的根本原因。
- 透明质酸和油酸可增加其他成分在皮肤中的渗透性。
- 保湿剂中的水分类型可影响其效果。
- 如果神经酰胺、脂肪酸和胆固醇的比例使用不当，会破坏皮肤屏障并加剧皮肤的干燥和脱水。

新进展

- 不饱和脂肪酸可降低酪氨酸酶活性和减少黑色素形成，而饱和脂肪酸则相反。
- 屏障修复型保湿剂可减轻炎症，并降低血浆中的炎症细胞因子水平。

展望

- 纳米技术和其他可提高渗透性的新技术和新方法，将使保湿剂中能够添加更多种类的成分。

保湿研究始于 20 世纪 50 年代，当时 Blank 证实了皮肤水分含量低是导致干燥皮肤的主要原因[1]。在过去 50 年中，许多科学家致力于保湿研究，并开始揭开皮肤水合作用的面纱（参见第 12 章“干性皮肤”）。已知通过使用封闭性和保湿性成分增加角质层的水合作用，并通过用保湿剂平滑粗糙皮肤，可以改善皮肤干燥。保湿剂在美国代表一个价值数十亿美元的市场。常见的保湿剂包括油包水乳剂和水包油乳剂。在某些情况下，油剂也被用作保湿剂。本章将讨论常见保湿剂中主要成分的作用机制。

保湿剂的作用机制

市场上存在多种保湿剂，它们的共同目标均是增加角质层的水分含量。这可以通过使用封包剂和增加皮肤屏障完整性，来防止水分从皮肤流失（参见第 12 章）。增强皮肤屏障完整性的主要方法是在保湿剂中添加脂肪酸、神经酰胺和胆固醇。确保皮肤屏障健康是对抗经皮水分丢失的最佳途径。

提高皮肤保水能力是另一种保湿策略。增加天然保湿因子（NMF）、甘油（GLY）和其他保湿剂如透明质酸（HA）和硫酸乙酰肝素（HS）可以帮助皮肤保持水分。此外，提高表皮通过水通道蛋白（AQP）通道吸收甘油和水分等重要成分的能力，也有助于提高皮肤含水量。

保湿剂的作用不仅仅是保湿。它们能影响钙离子梯度、pH 值和脂肪酸在皮肤中的分布，还能影响如兜甲蛋白、谷氨酰胺转氨酶和激肽释放酶等基因的 mRNA 表达。此外，保湿剂可以改变角质形成细胞的分化和脱落过程[2]。

保湿剂还会影响皮肤对护肤品的渗透性。如果在使用第二个产品之前先涂抹保湿剂，会增加或减少后续使用产品的渗透性，具体取决于保湿剂中的成分。在设计护肤流程时，这一点应予以考虑（参见第 35 章“护肤方案设计”）。

保湿剂和炎症

保湿剂不仅有助于保持皮肤水分，还能预防和改善皮肤炎症。干燥皮肤更容易发生炎症，因为水分对许多细胞的功能至关重要。保湿剂中的成分可以直接对抗皮肤炎症，而具有屏障修复功能的保湿剂可以通过维持皮肤屏障稳态来减轻炎症反应。一项研究纳入 33 名受试者，他们每天使用 2 次含有肉豆蔻酰 / 棕榈酰氧硬脂酰胺 / 花生酰胺 MEA（一种多层乳剂或 MLE 技术）的保湿剂，持续 30 天[3]，结果发现具有屏障修复功能的保湿剂可使炎症细胞因子（IL-1β、IL-6）水平恢复正常，并降低 TNF-α 的水平。研究者推测，使用含有 MLE 技术的保湿剂可能有助于预防全身性炎症性疾病（如心脏病、糖尿病和阿尔兹海默症等）。一些研究还发现，新生儿的皮肤保湿有助于防止食物过敏和哮喘的发生，并阻止由皮肤屏障受损引起的“特应性皮炎进程”[4]。脂肪酸作为信号分子，可激活人体免疫反应[5]。保湿剂通常包含多种可减轻炎症反应的脂肪酸。皮肤表面的微生物可将保湿剂（和皮脂）中的脂类分解为短链脂肪酸，这些短链脂肪酸会影响炎症反应，并有助于维持微生物群的平衡。

保湿剂的成分

封包剂

封包剂（occlusives）通过覆盖在角质层上来减缓经皮水分丢失（TEWL）。封包剂通常是油性的，含有丰富的脂质或硅酮成分。皮脂就是一种封包剂。单独使用封包剂并不能改善皮肤屏障，但可为皮肤屏障提供脂肪酸。要达到修复皮肤屏障的作用，脂肪酸必须和神经酰胺和胆固醇相结合。换句话说，封包剂只能缓解皮肤干燥症状，但不能解决皮肤屏障受损的根本问题。如果在没有神经酰胺和胆固醇的情况下增加皮肤上的脂肪酸水平，反而会损伤皮肤屏障。因此，建议使用具有修复屏障作用的成分，但市场上有很多保湿产品只含有封包剂成分。

封包剂成分具有润肤（平滑）效果，并能减少经皮水分丢失。目前两种最常用的封包剂成分是凡士林和矿物油。凡士林改善经皮水分丢失的能力是橄榄油的 170 倍[6]。然而，凡士林带来的油腻感可能会让添加它的化妆品在涂抹后的外观上难以接受。其他常用的封包剂成分包括石蜡、鲨烯、二甲基硅油、豆油、葡萄籽油、丙二醇、羊毛脂和蜂蜡[7]。此外，“天然”油脂如葵花籽油也越来越受欢迎。封包剂只有留在皮肤表面时才有效，一旦去除，角质层的经皮水分丢失将恢复到之前的水平。不建议将皮肤的经皮水分丢失降低 40% 以上，因为过度水合最终将改变皮肤表面微生物群的平衡[8]。在保湿产品中，封包剂通常与其他保湿成分相结合，或被添加于屏障修复保湿剂中。油脂也是封包剂成分之一。

凡士林

包括 Kligman 在内的许多专家认为，凡士林是最好的保湿剂之一[9]。自 1872 年以来，凡士林一直作为护肤品被广大消费者使用。如今大众更倾向于选择天然成分，尤其是那些对环境影响较小或者在消费者看来明显没有经过化学处理的成分。因此，凡士林的受欢迎程度有所下降。

凡士林是从石油（原油）中提取的一种烃类混合物。凡士林中的烃类分子可防止氧化，使凡士林具有较长的保质期。作为已知的封闭性最强的保湿成分之一，凡士林常被用作衡量其他封包剂的标准[10]。凡士林还因其不易致粉刺性而闻名[11]。由于凡士林引起过敏的风险非常低，以至于一些学者认为它是一种非致敏剂，但也有凡士林引起接触性皮炎的文献报道[12-14]。凡士林油腻的质地使其在使用后显得不够雅观（这也是其受欢迎程度下降的另一个原因），故凡士林通常和其他成分组合使用，以最大程度地减少油腻感。

羊毛脂

羊毛脂是一种复杂的动物源性天然成分，无法人工合成。羊毛脂的提取方法决定了最终产品的成分和质量，故不同羊毛脂产品的特性存在差异[15]。羊毛脂是羊的皮脂腺分泌物，但其成分与人皮肤脂质存在显著差异[16]。羊毛脂与人角质层脂质有两个重要共性：一是羊毛脂中含有胆固醇，这是角质层脂质的重要成分；二是羊毛脂和角质层脂质在生理温度下可以共存（以固态或液态的形式）。遗憾的是，有一部分人对羊毛脂过敏[17]。因此，现在许多保湿产品都标注有“不含羊毛脂”。

油类

随着天然和有机成分的流行，油类现被广泛添加于保湿产品中，或直接用作保湿剂。此外，市面上也有保湿“卸妆油”出售。油类在室温下为液态，不溶于水。它含有丰富的脂质，这些脂质可以帮助皮肤维持细胞膜的正常形态和功能，并防止经皮水分丢失。植物油从种子中提取，精油从植物茎、叶和根部等部位蒸馏提取。并非所有的油类都来自植物，如矿物油（也称为液体凡士林）是在生产汽油过程中从石油中蒸馏提取的。

精油是油类的提取物，含有香料成分而不含任何脂质。精油不具水合作用并存在致敏风险，故不被认为是一种理想的保湿剂。近年来，精油受欢迎程度增加，但不能忽视这些成分是常见的过敏原[18]。按摩师等经常接触精油的人群应尽量减少接触，以降低过敏风险。需注意这类过敏可能转化为对相关食品中油类的过敏[19]。

矿物油

矿物油在化妆品中的使用历史已有两千多年，在现代化妆品中的应用也已超过 100 年，是护肤品中最常用的油类之一[20]。1989 年，研究人员发现含有矿物油的乳剂在减少由表面活性剂月桂醇硫酸钠局部作用于志愿者皮肤所引起的皮肤水分蒸发方面，比几种亚油酸乳剂更有效[21]。2004 年的一项随机、双盲、对照研究显示，在 34 名轻至中度干燥症患者的治疗中，矿物油和初榨椰子油作为保湿剂具有相同的功效和安全性，两组患者的皮肤表面脂质水平和皮肤水合度均显著提高[22]。然而，由于来源问题，关于矿物油出现了一些批评和误解。事实上，1997 年的一项流行病学综述显示矿物油暴露可能与某些肿瘤的发生有关[23]。然而重要的是，任何将矿物油暴露（通过皮肤接触或吸入）与特定癌症形式联系起来的证据都来自于长期接触工业级矿物油的病例。未有化妆品级矿物油与肿瘤发病相关的证据。此外，2005 年的一项研究显示，尽管工业级矿物油可能诱发粉刺，但化妆品级矿物油显然没有这一特性。因此，不能因工业级矿物油致粉刺性的持久误解或推断而将化妆品级矿物油排除在合适的化妆品配方之外[20]。矿物油无味、便宜、无色且有效，但其外观欠佳，因此更常与其他成分结合使用。由于越来越多的人关注矿物油与碳污染及其对环境的影响，这种成分并不十分受欢迎。尽管如此，矿物油仍然是一种非常有效的润肤剂和封包剂[24]。

天然油

天然油含有对维持皮肤屏障至关重要的脂肪酸。亚油酸是一种存在于太阳花、红花和其他油类物质中的 ω-6 脂肪酸。它是一种必需脂肪酸，只能通过食物或局部外用获取。亚油酸不仅提供了维持皮肤屏障完整所需的结构性脂质，还被人体用来合成 γ- 亚麻酸（GLA）。GLA 是一种多不饱和必需顺式脂肪酸，对前列腺素的合成起重要作用，因此在炎症反应中发挥作用。许多油类和食物中都含有亚油酸（**表 43-1**）。其中一些油类被添加到护肤品中，既提供脂肪酸，又作为封包剂发挥作用。油类是护肤品中脂肪酸的常见来源。每种油类中所含脂肪酸的比例各不相同，这会影响油类的功效。保湿剂中常见油类的脂肪酸组成列于**表 43-2**。

摩洛哥坚果油（刺阿干树仁油）

大约 37% 的摩洛哥坚果油由亚油酸组成，使其成为治疗炎症的优质油。摩洛哥坚果油提取自摩洛哥坚果树的种子。当坚果种子被烘烤时，油中会弥漫出一种坚果香气，常被用于烹饪。未经加工的摩洛哥坚果油含有大量抗氧化剂和亚油酸，因此常

表 43-1　含亚油酸的油脂和食物

油类	食物
椰子	蛋黄
葡萄籽	牛奶
大麻	猪油
夏威夷坚果	秋葵
橄榄	大豆
棕榈	螺旋藻
花生	
开心果	
罂粟籽	
米糠	
红花	
芝麻	
向日葵	
核桃	
小麦胚芽	

表 43-2 用于保湿剂的油类中的脂肪酸含量

油类	油酸	亚油酸	亚麻酸	棕榈酸	硬脂酸
精油	42.8%	36.8%	＜0.5%	12%	6%
杏仁	32%	13%	0%	10%	
牛至籽	18.5%	36.6%	21.1%	10.7%	6.4%
椰子	6.5%	2%		9.5%	2%
葡萄籽	15.8%	69.6%	0.1%	7%	4%
夏威夷果仁	60%	1%～3%	1%～2%		
橄榄	70%	15%	0.5%	13%	1.5%
红花	13.75%	76.22%		6.02%	2.37%

被用于药妆产品中。摩洛哥坚果油不易引起粉刺，且致敏风险很低，可单独使用，也可与保湿剂产品结合使用。2013年的一项研究显示，30名绝经妇女使用摩洛哥坚果油2个月后，皮肤含水量得到显著提升，具有统计学意义[25]。

向日葵籽油

向日葵籽油的主要成分是油酸和亚油酸。为了确定哪些安全且价格低廉的植物油能够有效增强表皮屏障功能且在发展中国家可获取，Darmstadt等开展了一项研究，研究人员测试了多种油类对小鼠皮肤表皮屏障功能的影响，发现与对照组或Aquaphor（一种用于改善皮肤屏障功能的物质）治疗的皮肤相比，芥菜籽油、橄榄油和大豆油处理的皮肤出现了明显的修复延迟。然而，单次涂抹向日葵籽油可在1小时内显著加速小鼠皮肤屏障功能的恢复，并在使用后的5小时仍维持这一效果[26]。随后，部分相同的研究人员比较了在孟加拉国极低体重早产儿中，涂抹润肤剂向日葵籽油和Aquaphor预防院内感染的效果。将入院时胎龄小于33周的婴儿随机分配为每日使用其中一种物质进行按摩（每组159例），并根据意向治疗分析，将结果与181例未接受治疗的对照组进行比较。结果发现，与对照组相比，使用向日葵籽油的婴儿发生院内感染的可能性降低了41%（Aquaphor的效果略优于未治疗组，但并未显著降低感染风险）。这项研究还实现了Darmstadt等人早期研究的一个目标，即发现向日葵籽油是发展中国家患者的一种有效、经济且易于获取的润肤剂选择[27]。

月见草油

月见草油（EPO）富含ω-6脂肪酸，同时含有亚油酸和γ-亚麻酸，被认为是γ-亚麻酸（GLA）的最佳来源。亚油酸有助于保持表皮角质层的黏着力，减少经皮水分丢失，同时身体也会利用亚油酸来合成GLA[28]。月见草油通常以口服补充剂的形式使用，也被添加到到局部护肤品中。一些研究认为，月见草油在治疗特应性皮炎方面具有显著效果。但关于其在这方面的应用，研究结果存在很大差异[29]。尽管如此，由于含有亚油酸和γ-亚麻酸，月见草油仍可用于皮肤干燥或营养不良的患者。

橄榄油

橄榄油在古希腊、埃及和罗马时期被用于沐浴和药用。在现代社会中，它是“地中海饮食”中的健康成分和主要脂肪来源（地中海饮食被认为是世界上最健康的饮食之一）。橄榄树的叶子和果实也被用作外用润肤剂，用于治疗皮肤溃疡和炎症性伤口[30]。橄榄油含有多种强效的、具有抗氧化作用的化合物，如多酚类、角鲨烷、脂肪酸（尤其是油酸）、甘油三酯、生育酚、类胡萝卜素、甾醇和叶绿素[31]。初榨橄榄油中的酚类被认为能够清除人体疾病中的活性氧和氮物质。然而，这些化合物对细胞外环境的作用目前尚不清楚[31-32]。橄榄油作为自然来源的成分，有较高的安全性和低刺激性，不良反应非常罕见[33]。但是，橄榄油中的油酸会增加皮肤渗透性。过敏性接触性皮炎患者使用橄榄油可能会破坏皮肤屏障，增加皮肤对接触物的敏感性，故认为橄榄油不是皮肤保湿的理想选择[34-35]。

荷荷巴油

荷荷巴油是从荷荷巴植物的种子中提取，含有甘油三酯和多种脂肪酸，包含油酸、亚油酸、亚麻酸和花生四烯酸 [31]。荷荷巴油的质地类似于人体的皮脂，具有良好的化妆特性，因此在护肤品中广受欢迎。荷荷巴油具有保湿和封包作用，且已被发现具有多种有益特性，如镇痛、抗菌、抗炎、抗氧化、抗寄生虫和退热等 [31]。

吸湿剂

吸湿剂（humectants）是一类具有高吸水能力的水溶性物质，可以吸收大气中的水分，将其保持在皮肤表面，使皮肤感觉滋润和有光泽。虽然它可以吸收环境中的水分来帮助皮肤保湿，但在低湿度条件下，吸湿剂可能会从更深层的表皮和真皮中吸取水分，导致皮肤干燥加重 [36]。因此，当与封包剂结合使用时，吸湿剂的效果会更好。吸湿剂也是化妆品保湿剂中常见的添加剂，可以防止产品蒸发和变稠，从而延长保湿产品的保质期。一些吸湿剂还显示出抗菌活性 [37]。吸湿剂吸引水分进入皮肤，使角质层出现轻微水肿，从外观上增加皮肤的光滑度和减少皱纹。这也是一些制造商将保湿剂宣传为“抗皱霜”的原因，尽管它们并没有长期的抗皱效果。常见的吸湿剂包括透明质酸、硫酸软骨素、甘油、山梨醇、尿素、丙二醇、α- 羟基酸和糖类。

甘油

甘油（丙三醇）是一种强效的吸湿剂，其吸水能力与天然保湿因子（NMF）非常相似（参见第 12 章）[38]，可使角质层在干燥环境中保持较高的水分含量。Choi 等的研究表明，甘油在皮肤中的含量与角质层的含水量密切相关，提示其对皮肤保湿具有重要作用 [39]。

Orth 等在 394 名皮肤严重干燥的患者中开展了为期 5 年的研究，比较了两种高甘油含量的保湿剂与其他 16 种常见保湿剂的效果，结果发现高甘油含量的产品优于所有其他测试产品，能快速使干燥的皮肤恢复到正常含水量状态。相比于其他配方（包括含凡士林的配方），高甘油含量的产品能够更长时间地防止皮肤再次变干。对使用高甘油配方的皮肤的超微结构分析显示，甘油能增加角质形成细胞的厚度并扩大角质形成细胞层之间的间隙，从而使角质层扩张 [41]。如 Orth 等的研究所示，甘油似乎形成了一个强保湿的蓄水池，使皮肤更耐干燥。除此之外，甘油还通过增加细胞膜的稳定性和流态化，以及水合桥粒降解所需的酶类来发挥作用 [40]。

甘油可从外用制剂中获得，也可通过水通道蛋白（AQP）通道从循环系统输送到表皮（参见第 11 章“油性皮肤”）。最近的研究显示，正常的角质层水合需要内源性甘油 [42]。AQP-3 基因敲除小鼠不能将甘油从循环系统输送到表皮，小鼠皮肤可观察到角质层含水量异常以及角质层甘油水平降低 [43]；当小鼠局部使用甘油后，上述皮肤异常可得到纠正 [44]。这证实了内源性甘油对正常角质层水合作用的重要性。甘油已在护肤领域广泛应用了多年，但它可调节皮肤中 AQP-3 通道这一发现，预示其未来仍能较长时间地应用于护肤领域 [45]。

尿素

尿素是天然保湿因子（NMF）的成分之一，早在 20 世纪 40 年代就开始用在护手霜中 [46]。除了作为保湿剂外，尿素还具有轻微的止痒作用 [47]。尽管文献中存在一些争议，但多项研究均表明尿素与氢化可的松、视黄酸和其他成分结合使用，可增加这些成分的渗透性 [48-49]。在一项双盲实验中，3% 和 10% 尿素乳霜相较于基质对照组，对皮肤干燥的改善效果更显著。尽管 3% 和 10% 尿素乳霜在临床上被报道具有相同的疗效，但有研究发现使用 3% 尿素乳霜治疗后，经皮水分丢失（TEWL）没有改变，而 10% 尿素乳霜可使 TEWL 下降 [50]。浓度低于 10% 的尿素一直被公认为具有保湿功效 [51]。

羟基酸

α- 羟基酸（AHA）是一类天然存在的有机酸，有保湿作用，还具有角质溶解特性。甘醇酸（来源于甘蔗）和乳酸（来源于酸奶）是保湿产品中最常用的 AHA，也是最早进入市场的 AHA。其他 AHA 包括苹果酸（来源于苹果）、柠檬酸（来源于酸性水果）和酒石酸（来源于葡萄）[52]。含有 AHA 的外用制剂可影响表皮角化过程 [53]。水杨酸是一种化学角质溶解剂，也是唯一的 β- 羟基酸（BHA），从柳树皮、冬青叶和甜榆树中提取，但也有人工合成的水杨酸 [54]。

羟基酸在化妆品中的作用包括使角质层角化正常，从而增加皮肤表面的柔软度，减少干燥鳞屑的形成。AHA 和 BHA 通过降解桥粒和促进角质剥脱来发挥作用，也可影响角质形成细胞在基底层的黏附性[55]，调节 pH 值并改善脱屑[56]。

高浓度的 AHA 和 BHA 可导致角质形成细胞脱落和表皮松解；低浓度的 AHA 和 BHA 则可降低颗粒层上方角质形成细胞的黏附力，促进角质剥脱，使角质层变薄。更薄的角质层更柔软且致密，使皮肤显得更年轻。研究表明，使用 AHA 获得的皮肤弹性增强在低湿度环境下也能持久保持[57]。较薄且致密的角质层具有更好的光线折射度，从而使皮肤看起来更有光泽[56]。

然而，较薄的角质层也有一些不利之处。例如，已有研究表明，角质溶解剂会降低皮肤的最小红斑量（MED）[58]。尽管有一项研究显示甘醇酸具有光保护作用[59]，但后续研究表明，使用 AHA 后皮肤对光的敏感性增加[60-61]。美国 FDA 已对 AHA 的研究进行了审查，并要求在产品标签上警示用户，在使用 AHA 时必须采取防晒措施。

乳酸

乳酸具有独特的性质，它既是一种 AHA，也是天然保湿因子的组成部分。这意味着它与其他 AHA 一样可以促进角质剥脱，但同时还具有其他功效。一项双盲对照研究很好地证明了乳酸对光老化皮肤的益处，该研究发现，与基质对照组相比，8% 的左旋乳酸配方在改善光老化皮肤方面效果更好，皮肤粗糙度和光损伤表现（斑状色素沉着和暗黄）具有统计学上的显著改善[62]。然而，乳酸对皮肤干燥的改善作用才刚刚开始被揭示。乳酸于 1943 年首次被用于治疗鱼鳞病[63]。体外和体内试验研究均发现，乳酸（尤其是左旋异构体）可以增加角质形成细胞合成的神经酰胺[46, 64]。此外，将左旋异构体的乳酸应用于角质细胞，不仅可以增加神经酰胺含量，还可以增加神经酰胺 -1- 亚油酸与神经酰胺 -1- 油酸的比例，这是一项重要的发现，因为在某些皮肤疾病如特应性皮炎和痤疮患者中，神经酰胺 -1- 亚油酸与神经酰胺 -1- 油酸的比例是下降的[65-66]。神经酰胺尤其是神经酰胺 -1- 亚油酸水平的增加，可能部分解释了在表面活性剂斑贴试验中，皮肤表面使用左旋乳酸后，相比于基质对照组，观察到经皮水分丢失减少的现象。乳酸对表皮的更新作用取决于 pH 值和浓度。研究表明，在固定的乳酸浓度下，pH 值是影响表皮更新的关键因素；而在固定的 pH 值下，皮肤的脱屑程度则取决于乳酸浓度[67]。乳酸目前被认为是一种有效的保湿成分，有助于维持表皮屏障的完整性[68]。

丙二醇

丙二醇（PG）是一种无味的液体，具有保湿、封闭、抗菌和角质溶解作用。已经证明丙二醇可以增强米诺地尔和糖皮质激素等药物的渗透性。丙二醇本身是一种弱致敏物，因为它可通过增加其他过敏原的渗透性而引起接触性皮炎[69]。丙二醇常作为渗透促进剂添加于保湿剂中。

润肤剂

润肤剂（emollient）是添加到化妆品中的化合物，用于软化和平滑皮肤。它通过填充脱屑的角质形成细胞之间的间隙来使皮肤表面光滑[70]。这类产品可增加角质形成细胞之间的结合力，使角质形成细胞卷曲的边缘变平[38]，使皮肤表面变得光滑，从而减少摩擦，增加光的折射。一些润肤剂同时具有保湿和封闭的作用。羊毛脂、矿物油和凡士林是既具有封包剂特性，又具有润肤效果的典型成分。

屏障修复成分

众所周知，应用皮肤屏障的主要脂质成分——神经酰胺、胆固醇和脂肪酸，可以增强皮肤屏障功能并提高皮肤含水量。对于干性皮肤，使用屏障修复保湿剂是首选，因为吸湿剂、润肤剂和封闭剂只能缓解症状，而不能解决问题的根源。屏障修复保湿剂有助于皮肤保持水分，并保护皮肤免受过敏原、刺激物和微生物的侵害。

对于干性皮肤，应将皮肤屏障修复保湿剂作为一线治疗方案。

然而，使用错误比例的神经酰胺、脂肪酸和胆固醇会损害皮肤屏障，并加重皮肤脱水。1993 年，Man 等的研究表明，单独应用神经酰胺和脂肪酸而不加入胆固醇，会延迟皮肤屏障的恢复[71]。同样，胆固醇与脂肪酸的混合物或胆固醇与神经酰胺的混合物，也会使皮肤屏障的修复延迟。这些不完整的混合物会产生异常的层状体，导致角质层细胞膜双分子层结构异常。

按 1：1：1 配比的神经酰胺、脂肪酸和胆固醇的完整混合物可以修复皮肤屏障[71]。在年轻小鼠（＜10 周龄）和人类（20～30 岁）的研究中，将胆固醇、神经酰胺和必需 / 非必需游离脂肪酸（FFAs）按照等摩尔比例混合后，可以将皮肤屏障恢复正常，而这四种成分以任何 3：1：1：1 的比例混合都会加速屏障的恢复[72]。目前认为最理想的屏障修复保湿剂是以 3∶1∶1∶1 的比例提供以上关键成分。判断一种保湿剂是否模拟了皮肤的天然屏障的另一种方法，是在交叉偏振光显微镜下观察保湿剂，看其是否呈现马耳他十字（Maltese cross）形状的光学各向异性。形成模拟生理脂质的多层模式的脂质会呈现出这种马耳他十字图案。

类神经酰胺

由于从微生物中提取的天然神经酰胺成本高昂且难以使用，目前常常使用人工合成的类神经酰胺代替神经酰胺。类神经酰胺可替代天然的神经酰胺，在皮肤角质层中形成脂质双分子层[73]。类神经酰胺的化学链长度会影响神经酰胺的功能，也可以应要求定制。这使得类神经酰胺成为改善皮肤干燥和湿疹的热门护肤品成分。MLE-PC 是一种类神经酰胺制剂，已被证实可以模拟天然神经酰胺[74]。类神经酰胺可以与脂肪酸和胆固醇以 1∶1∶1 的比例组合，以修复皮肤屏障。

肉豆蔻酰 / 棕榈酰氧硬脂酰胺 / 花生酰胺 MEA

这种屏障修复配方在韩国研制，被称为 MLE 技术。它含有类神经酰胺、胆固醇和脂肪酸，可以很好地模拟天然的皮肤屏障，在交叉偏振光显微镜下观察时，呈现明显的各向异性[74]（参见第 12 章）。光学各向异性是一种光的图案，类似于马耳他十字形状，表明皮肤屏障完好无损（请参阅第 1 章“表皮的基础科学”中的图 1-7“马耳他十字图案”）。肉豆蔻酰 / 棕榈酰氧硬脂酰胺 / 花生酰胺 MEA 被认为是以适当比例和 3D 形状存在的脂肪酸、胆固醇和神经酰胺，可用于增强皮肤屏障。

生理脂质乳剂

另一项韩国的创新技术是 PSL 技术，包含类神经酰胺、脂肪酸和胆固醇。这种脂质组合在交叉偏振光显微镜下呈现出各向异性（**图 43-1**）。目前，设计出众多旨在模仿皮肤屏障的屏障修复乳剂。因此，观察是否呈马耳他十字图案，已成为判断哪种屏障修复保湿剂更为有效的主要方式。

脂肪酸

脂肪酸是由碳、氧和氢组成的链状化合物，其一端是烃基，另一端是羧基。皮肤表面的游离脂肪酸来源于皮脂和角质形成细胞排出的片状颗粒内容物。皮肤表面的脂肪酸也可能是皮肤微生物的代谢产物，或是清洁剂或保湿剂中的成分。

脂肪酸具有亲水性的头部和疏水性的尾部，可分为饱和脂肪酸或不饱和脂肪酸。脂肪酸与神经酰胺和胆固醇共同构成皮肤屏障。脂肪酸的形状影响皮肤屏障的完整性。例如，硬脂酸疏水性的尾部排列更为紧密，是帮助皮肤屏障防止水分蒸发的最佳脂肪酸之一（**图 43-2**）；相反，油酸的尾部排列较为疏松，可能会形成皮肤屏障中的孔洞（**图 43-3**、**图 43-4A** 和 B）。事实上，已有研究显示油酸可促进护肤成分的渗透[75-76]。脂肪酸常存在于油类中（**表 43-2** 列出了常用于保湿剂中的油类中各种脂肪酸的百分比）。脂肪酸具有不同的特性。蛋白激酶

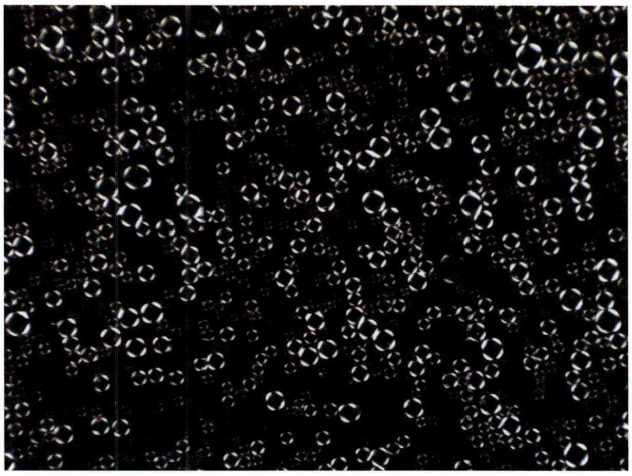

图 43–1　当保湿剂模仿皮肤脂质双分子层结构时，在偏振光显微镜下可观察到马耳他十字图案（此 PSL 技术的图像由 Jong-Kyung Youm 博士提供）。

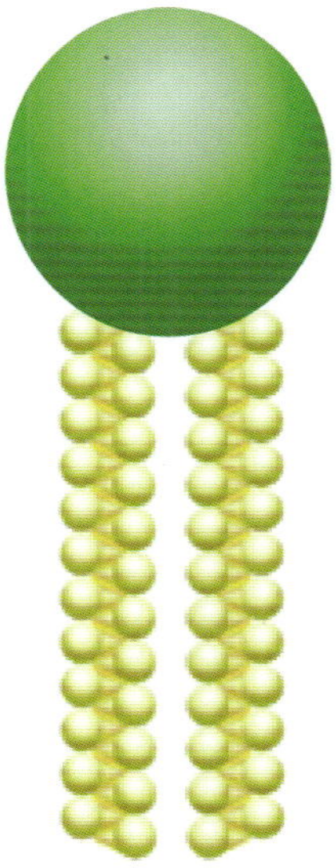

图 43–2　硬脂酸是一种脂肪酸，具有直链疏水尾部，可使分子紧密排列在一起，形成强大的皮肤屏障。

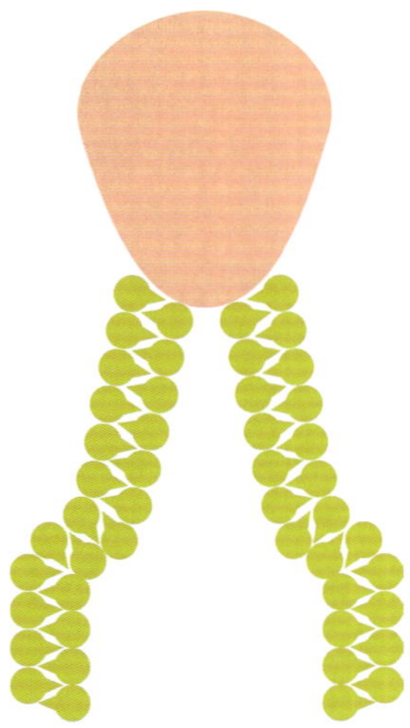

图 43–3 油酸的疏水尾部不是直链的，因此无法紧密地排列在双层膜中。

C（PKC）是细胞的关键信号通路分子，可被油酸、亚油酸、亚麻酸、花生四烯酸和二十二碳六烯酸等顺式不饱和脂肪酸激活，而饱和脂肪酸对 PKC 没有激活作用。

脂肪酸与炎症

脂肪酸作为信号分子，可以激活或抑制免疫细胞。在皮肤中，不同长度的脂肪酸具有各种调节作用。多不饱和脂肪酸是影响炎症的分子（如二十烷酸类）的前体物质。

亚油酸是一种脂肪酸，除了为细胞膜提供结构支持外，还具有抗炎能力。亚油酸的衍生物二十碳五烯酸和二十二碳六烯酸可以降低免疫细胞合成炎症因子的能力[5]。亚油酸广泛存在于食物中，因此建议患者摄入亚油酸以减少皮肤炎症（**表 43-1**）。许多研究已探讨了脂肪酸对炎症途径的影响。

脂肪酸与色素沉着

游离脂肪酸对黑色素的生成具有调节作用。不饱和脂肪酸可以减少黑色素合成和酪氨酸酶活性，而饱和脂肪酸则相反。**表 43-3** 列出了一些常见的脂肪酸在护肤品中的应用及它们对黑色素生成的影响。

表 43–3 护肤品中的脂肪酸及其对黑色素生成的影响

脂肪酸	饱和状态	作用	对黑色素生成的影响
亚油酸	不饱和	抗炎	减少黑色素生成
亚麻酸	不饱和	抗炎	减少黑色素生成
油酸	不饱和	增加皮肤渗透性	减少黑色素生成
棕榈酸	饱和	抗炎	增加黑色素生成
硬脂酸	饱和	降低皮肤渗透性	增加黑色素生成

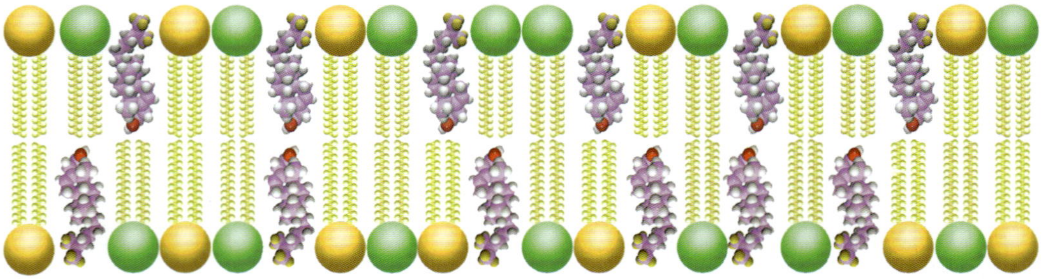

图 43–4A 当硬脂酸作为双层膜中的脂肪酸时，脂质能够紧密排列并增强皮肤屏障（绿色代表硬脂酸，紫色代表胆固醇，橙色代表神经酰胺）。

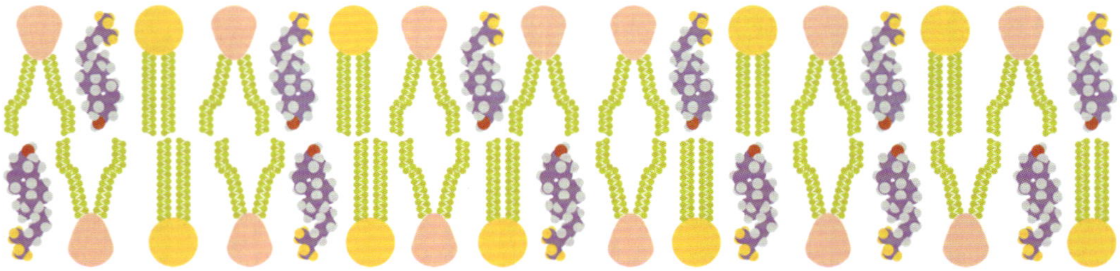

图 43–4B 油酸尾部的形状使它与其他脂质之间存在空隙，因此当油酸作为双层膜中的脂肪酸时，会损害皮肤屏障（粉色代表油酸，紫色代表胆固醇，橙色代表神经酰胺）。

细胞外基质成分

胶原蛋白

许多昂贵的保湿剂含有胶原蛋白，一些制造商声称这些产品中的胶原蛋白可以补充衰老过程中流失的胶原蛋白。但这种说法没有科学根据，因为大多数所谓的胶原蛋白“提取物”的分子量为 15 000～50 000，只有分子量为 5000 或以下的物质才能穿过角质层[8]。这些产品在市场上受欢迎的原因可能源于其润肤特性：它们在皮肤上形成膜结构并填补皮肤表面的凹凸，暂时使皮肤光滑。这与护发素的作用原理非常相似。产品干燥后，蛋白质膜会略微收缩，导致细纹略微拉伸。当然，这种效果是暂时的，也可通过添加保湿剂来增强填充细纹的效果。尽管这类产品对经皮水分丢失几乎没有或根本没有影响，但它们常常被标榜为紧致霜和保湿剂。

透明质酸

透明质酸是一种吸水性糖类，能够与超过自身重量 1000 倍的水结合，是人体真皮中最丰富的糖胺聚糖。近年来，透明质酸填充剂因其可用于真皮层注射以消除皱纹而广受欢迎，这也促使市场上出现了大量含有透明质酸的保湿类产品。透明质酸在皮肤表面起保湿剂的作用。透明质酸的分子大小决定了其在局部外用时是否能穿透表皮进入真皮层[79]。交联透明质酸会影响透明质酸进入真皮的能力[80]。分子量较小的透明质酸更容易进入真皮层。透明质酸还有一些尚未完全研究清楚的特殊作用，使其成为增强其他成分渗透性的首选辅助剂[81]。使用透明质酸可增加过氧化苯甲酰和维 A 酸类药物的渗透性，从而增强其不良反应。透明质酸也可在肽、生长因子和抗坏血酸精华后涂抹，以增强这些成分的渗透性（参见第 35 章）。

硫酸乙酰肝素

硫酸乙酰肝素是细胞外基质中的一种糖胺聚糖成分，具有强烈的水结合能力，可增强细胞对生长因子的反应并在细胞间信号转导中发挥重要作用。硫酸乙酰肝素还能结合和储存生长因子，并引导和保护生长因子到达目标受体。一旦生长因子或细胞因子到达受体，硫酸乙酰肝素就会将它们呈递给相应的结合位点[82]。硫酸乙酰肝素就像一位“护送者”，伴随细胞信号直到它们到达目的地。已经发现一种专有的硫酸乙酰肝素类似物可以通过提高皮肤的水合能力、紧致度、弹性和屏障功能，来修复光损伤的皮肤[83]。

天然成分

燕麦

野生燕麦在传统民间医学中已有 2000 多年的使用历史，特别是作为敷料或浸泡剂使用。全麦面粉被认为具有天然的保护作用，表现出抗氧化活性，抑制前列腺素合成，并具有清洁能力。另一种燕麦化合物即燕麦 β- 葡聚糖，被认为具有免疫调节作用。燕麦蛋白有多种有益作用，包括乳化活性、脂肪结合活性、水合能力、低起泡性和抗氧化活性（得益于超氧化物歧化酶）。燕麦中的脂质可影响皮肤黏度和黏附性能，从而降低经皮水分丢失。几十年来，胶体燕麦颗粒悬浮液一直被作为治疗特应性皮炎的辅助药物[84]。通常情况下，燕麦成分比全燕麦具有更好的效果[31]。胶体燕麦的护肤品已经部分取代燕麦片和燕麦粥。燕麦也被证实具有保湿和抗炎性能。在一项对 12 名健康人的研究中，研究人员使用月桂醇硫酸钠刺激模型评估了两种燕麦提取物（Avena sativa 和 Avena rhealba）的抗炎活性，发现这两种提取物对皮肤刺激均具有预防作用[85]。燕麦是少数被美国 FDA 标记为有效皮肤保护剂的天然植物来源产品之一。

乳木果油

乳木果油是一种天然脂肪，作为保湿剂（特别是润肤剂）被广泛用于化妆品中。乳木果油是从乳木果树或卡麦树中提取的，这种树在非洲的 19 个国家自然生长。一项 2002 年的研究发现，乳木果油具有抗炎活性[86]。乳木果油主要由油酸和硬脂酸组成，相较于其他植物油，它含有更高比例的非皂化物[87]。它被广泛添加至各种皮肤和头发护理产品中，尤其是高端护肤品中，以提供丰富的润肤效果，并被认为能够保持皮肤水分，作为特应性皮炎、皮肤干燥、痤疮、瘢痕和白色条纹等皮肤问题的辅助保湿剂。

其他成分

一些保湿产品含有抗氧化剂，如维生素 C 和 E、咖啡果、绿茶和辅酶 Q_{10}。这些成分之所以受欢迎，是因为抗氧化剂被认为可以减少攻击皮肤和相关器官的自由基水平，而这一过程被认为会加速皮肤衰老（参见第 39 章“抗氧化剂”）。烟酰胺和大豆也是化妆品保湿剂中常见的添加剂（参见第 41 章“美白剂”）。一些抗衰老成分也被添加于保湿产品中（参见第 37 章“抗衰老成分”）。

制造商还在保湿剂中添加影响钙离子和钾离子水平的成分。然而，正如第 40 章“清洁剂”中所述，水在使皮肤接触钙方面起着更重要的作用。此类制剂有助于维持皮肤屏障功能，因为已有研究证实钙离子和钾离子水平的波动会影响皮肤屏障功能[88]。

保湿剂中的益生元

益生元可为某些细菌提供营养，益生菌则是对健康有益的活性微生物。在护肤品中，益生元和益生菌均有助于维持正常的皮肤微生物群[89]，但目前尚不完全清楚哪些细菌对于维持皮肤健康最为有益。许多研究表明，保持皮肤健康的关键在于维持微生物的多样性。错误使用益生元和益生菌可能会减少菌群多样性，并最终危害皮肤健康。目前，就护肤品中应使用哪些益生元或益生菌，提出建议还为时过早（参见第 4 章“皮肤微生物态”）。

保湿剂中的水

保湿剂中所用的水的类型会极大地影响保湿剂的功效。水中的矿物质可直接影响皮肤或影响所用清洁剂的功效（请参见第 40 章的**表 40-1**，列出了不同类型的水）。某些保湿剂中添加了温泉水，它含有多种矿物质，如钙离子、碳酸氢根离子、硅酸盐、铁化合物、钠和镁盐、硒、硫化合物、锶和金属元素[89]。硒具有抗氧化和抗炎特性，并可提供对抗有毒重金属的保护作用。

保湿剂对日常护肤的影响

保湿剂在日常护肤程序中的使用顺序对其功效有显著影响，因为保湿剂会影响其他产品的渗透性。如果将含有多种封闭性成分的保湿剂放在治疗性护肤品之后使用，它们可能会增强治疗产品的吸收。相反，如果将保湿剂放在治疗产品之前使用，那么治疗产品的吸收量就会减少（参见第 35 章）。这一点可以为刚开始使用维 A 酸类药物的患者提供指导。在保湿剂之后涂抹维 A 酸类药物可以减少该类药物的不良反应，而一旦患者耐受了维 A 酸类药物，可以将保湿剂放在维 A 酸类药物之后使用，以增加维 A 酸的渗透性（参见第 45 章“维 A 酸类化合物”）。

干性皮肤建议使用具有皮肤屏障修复功能的保湿剂，而油性肌肤则建议使用吸湿剂类保湿剂。封闭性成分可以作为皮肤保护剂，防止后续成分进入皮肤；或作为渗透增强剂，放于其他护肤品之后使用。透明质酸保湿剂本身没有修复皮肤屏障的功能，但可以增加其他护肤品的渗透性。**表 43-4** 列出了保湿剂中可增加其他护肤品渗透性的成分。

表 43–4 可增加其他护肤品渗透性的成分
甘油
甘油醇
透明质酸
肉豆蔻酸异丙酯
油酸
丙二醇

保湿剂的不良反应

保湿剂通常非常安全，很少有不良反应的报告。然而，使用防腐剂、香料、乳化剂、防晒剂和其他护肤品成分可能引起过敏性接触性皮炎。可能引起过敏性接触性皮炎的成分包括香料、防腐剂、丙二醇[90]、维生素 E[91] 和卡松防腐剂（有关更多信息请参见第 19 章“与化妆品成分相关的接触性皮炎”内容）。

结论

尽管所有保湿剂的最终目的都是增强角质层的水合状态，但它们的作用机制却存在差异。封包剂会覆盖角质层并减少经皮水分丢失；吸湿剂会从大气中吸收水分并将其保留在皮肤表面；润肤剂可使皮肤变得柔软和光滑。为了给患者推荐最适合他们皮肤的保湿剂，医务人员应明确封包剂、吸湿剂和润肤剂可改善皮肤干燥症状，而屏障修复成分则可从源头解决皮肤干燥问题。

（郑跃 白玉 敖俊红 杨蓉娅 译校）

参考文献

扫描书末二维码获取

第 44 章

防腐剂

概要

要点

- 对于皮肤屏障受损的皮肤（例如被胶带剥离的皮肤），含有对羟基苯甲酸酯成分的产品更容易引起接触性皮炎。
- 目前市场上不含对羟基苯甲酸酯成分的防腐剂比含该成分的防腐剂更易诱发皮肤过敏。
- 为预防刺激反应发生，建议仅皮肤完好时才可使用含有对羟基苯甲酸酯成分的产品。

新进展

- 专家们得出结论，目前的科学知识不足以证明在正常、完好的皮肤上使用含有对羟基苯甲酸酯的化妆品有明确的致癌风险。

展望

- 将开发无雌激素活性且致敏性低的新型防腐剂。
- 人们倾向于选择不含防腐剂的有机护肤品。

防腐剂是各种食品、药品、化妆品和护肤品配方中不可或缺的成分。由于大多数此类产品都含有水，因此它们需要添加防腐剂来阻止微生物的生长和防止由此引起的产品成分的快速变质或分解。事实上，若没有具有杀菌能力的化学品作为防腐剂，这些重要的日用产品将很快会被大量的细菌、真菌和霉菌侵入和渗透，导致只有很短或几乎没有保质期。因此，添加防腐剂旨在保持产品的完整性并保护使用者免受感染[1]。虽然抗菌防腐剂是大多数化妆品和护肤品的基本成分，但这些成分常被认为是引起过敏性接触性皮炎的诱因[1-3]。在受损或破裂的皮肤上局部使用此类产品常导致此类情况的发生。近年来更让人担忧的是一些研究报告将使用某些护肤品与癌症发病率联系起来。本章将重点介绍最常用的防腐剂类别、有关这些化合物雌激素活性的最新数据，以及有关皮肤长期接触化学防腐剂与癌症之间可能存在关联的争议。

对羟基苯甲酸酯

对羟基苯甲酸酯天然存在于覆盆子、黑莓、胡萝卜和黄瓜等食物中，是食品和药品中的常见成分，同时也是化妆品中使用最广泛的防腐剂。对羟基苯甲酸酯是 p- 羟基苯甲酸（p-hydroxybenzoic acid，PHBA）的烷基酯，常被添加到皮肤、头发和身体护理产品中，直到近 15 年，消费者开始担忧它们会损害人体健康[4-5]。事实上，在 20 世纪 80 年代早期到中期，至少 90% 的个人护理产品（包括洗发水、身体霜、沐浴露、保湿霜等）都含有一种或多种对羟基苯甲酸酯成分作为防腐剂[6]。数十年来，对羟基苯甲酸酯被证实耐受性良好，除了偶发过敏反应外，其在功效、安全性和稳定性方面都有着良好的记录[7]。如今，不含对羟基苯甲酸酯的产品逐渐流行。

对羟基苯甲酸酯的致敏性

多年来，人们一直普遍认为对羟基苯甲酸酯可能引发易感人群的过敏反应。然而，事实并非如此。该物质的渗透能力受化妆品配方中的促渗透剂影响，这种促渗透剂会促进对羟基苯甲酸酯通过完整的皮肤并被快速吸收[8-9]。据现有资料显示，如果没有高科技促渗透剂的辅助，对羟基苯甲酸酯并不能有效地被皮肤吸收。除非皮肤屏障已受损，否则该成分不太可能引发过敏反应。实际上，对羟基苯甲酸酯所致接触性皮炎的发生率是所有防腐剂中最低的。2019年，美国接触性皮炎协会宣布对羟基苯甲酸酯为“年度（非）过敏原”，因为在斑贴试验中，对羟基苯甲酸酯引起的过敏反应发生率很低[10]。因此，我们可以通过斑贴试验判断自身是否对其过敏，而对对羟基苯甲酸酯过敏者应避免使用含有该成分的产品。

对羟基苯甲酸酯的安全性

对羟基苯甲酸酯的安全性问题源于一些研究结果。例如，体外试验表明对羟基苯甲酸酯具有轻微的雌激素效应。因此，人们担心该物质可能导致女性患上乳腺癌，或对男性生殖系统产生副作用，如减少精子数量。化妆品成分评估委员会（Cosmetic Ingredient Review，CIR）评估了2018年所有与对羟基苯甲酸酯安全性有关的数据，并得出对羟基苯甲酸酯是安全的结论[11]。CIR于2019年3月修订了其报告，提出以下观点：

1. 对羟基苯甲酸酯可以在人体组织中积累，但并不会停留太长时间[12]。

2. 现有证据并未显示对羟基苯甲酸酯与任何系统性疾病之间存在显著关联。

3. 人类接触对羟基苯甲酸酯的主要途径是通过化妆品。

专家们得出对羟基苯甲酸酯是安全的结论，其原因是对羟基苯甲酸酯对完整皮肤的渗透能力很低[13]。即使其进入皮肤，也会被人体迅速代谢为对羟基苯甲酸，并随尿液快速排出体外[14]。尽管一些体外试验显示一些对羟基苯甲酸酯具有类雌激素作用，但这种作用很微弱[14]。化妆品中最常用的4种对羟基苯甲酸酯的药效是17ß-雌二醇效应的万分之一或更低。另一个支持这一结论的证据是，在国际范围内，对羟基苯甲酸酯暴露的地理差异与发达国家乳腺癌的发病率无关。专家们认为，现有科学理论并不足以证明，在正常、完整的皮肤上局部使用含有对羟基苯甲酸酯的化妆品会有明确的致癌风险。

对羟基苯甲酸酯的种类

对羟基苯甲酸酯家族包括对羟基苯甲酸甲酯、对羟基苯甲酸乙酯、对羟基苯甲酸丁酯、对羟基苯甲酸异丁酯、对羟基苯甲酸丙酯、对羟基苯甲酸异丙酯和对羟基苯甲酸苄酯。其中，对羟基苯甲酸甲酯、乙酯、丙酯和丁酯是化妆品配方中最常用的对羟基苯甲酸酯（**表44-1**）[12]。需要注意的是，这些化学物质可以经皮肤吸收并迁移到血液和身体组织中。

对羟基苯甲酸甲酯

对羟基苯甲酸甲酯在对羟基苯甲酸酯的所有类型中是最为常见的一种，广泛存在于许多护肤品中，很容易被皮肤和胃肠道吸收。同时它也能迅速地被水解并随尿液排出体外，不会在体内积聚。研究表明，对羟基苯甲酸甲酯是一种无毒、无刺激、无致敏性的物质，不具有致畸作用，无胚胎毒性，无致癌效应。由于其较短的侧链和较强的亲脂性，对羟基苯甲酸甲酯已被证明比其他对羟基苯甲酸酯化合物更容易被皮肤吸收[12, 16]。同时，该成分也很少引起急性或慢性中毒。研究结果已经证明了对羟基苯甲酸甲酯的安全性[17-18]。

对羟基苯甲酸丙酯

对羟基苯甲酸丙酯是对羟基苯甲酸与正丙醇酯化反应后的产物。同时，它也是食品、化妆品和药品中最常用的抗菌防腐剂。对羟基苯甲酸丙酯极易通过皮肤和胃肠道被吸收。它能迅速被水解并随尿

表44-1 最常用的对羟基苯甲酸酯及其化学结构和分子式

对羟基苯甲酸酯	化学结构	分子式
对羟基苯甲酸甲酯	CH_3	$C_8H_8O_3$
对羟基苯甲酸乙酯	CH_2CH_3	$C_9H_{10}O_3$
对羟基苯甲酸丙酯	$(CH_2)_2CH_3$	$C_{10}H_{12}O_3$
对羟基苯甲酸丁酯	$(CH_2)_3CH_3$	$C_{11}H_{14}O_3$

液排出体外，不会在体内积聚。研究表明这种常用的对羟基苯甲酸酯也是安全的 [19]。

防腐剂的一般研究

El Hussein 等人研究了有关对羟基苯甲酸甲酯、乙酯、丙酯和丁酯在皮肤表层和真皮层的穿透，以及在皮肤内积累或进入其他身体组织的能力。研究结果显示，对羟基苯甲酸酯类物质对皮肤的渗透程度取决于它们的相对亲脂性——亲脂性越强，其穿透皮肤的能力越低 [12]。其中，对羟基苯甲酸丁酯是 4 种物质中亲脂性最强的，其次是丙酯、乙酯和甲酯。对羟基苯甲酸丁酯在皮肤中显示出相对较弱的穿透能力，并已被证实在多次或频繁使用后会在皮肤中积累 [20]。

烟酰胺是一种亲水性维生素 B_3 的生物活性酰胺，因其保湿和脱色特性，被作为活性成分应用于化妆品配方中（见第 41 章“美白成分”）[21]。烟酰胺（亦称为烟碱或尼克酰胺）在 2008 年已被证明能够调节对羟基苯甲酸甲酯、乙酯、丙酯和丁酯的经皮渗透能力。特别是烟酰胺提高了对羟基苯甲酸酯在水溶液和凝胶中的溶解度，并降低了其在油相中的分配比例，从而确保了乳液中的有效水相浓度。研究人员由此得出结论，烟酰胺通过与对羟基苯甲酸酯相互作用，降低了其渗透性，从而减少了毒性风险或潜在危害 [22]。

透明质酸和油酸可增强护肤品成分的渗透性 [23-24]。此外，脂质体和其他载体也被广泛应用。在考虑是否需要避免使用对羟基苯甲酸酯时，应当考虑这些成分是否存在于日常护肤品中。

Lee 等人评估了化妆品防腐剂单独或作为产品成分组合使用的副作用，同时评估了客观和主观的皮肤刺激症状，代表症状有灼烧、刺痛、单纯瘙痒而无肉眼可见的皮肤炎症等。研究表明，对苯甲酸甲酯、对苯甲酸乙酯、对苯甲酸丙酯、对苯二甲酸丁酯、苯氧乙醇和氯苯甘醚这几种防腐剂，在最低抑菌浓度下，出现皮肤客观致敏症状的可能性并无显著差异。然而，氯苯甘醚的主观皮肤刺激症状更加明显。研究人员还发现配方类型会影响感觉刺激，苯氧乙醇和氯苯甘醚的组合使用会使刺激性显著增加 [25]。

值得注意的是，在 2004 年对主要防腐剂类别以及如 Euxyl K 400 和异丙基丁基氨基甲酸酯等物质的综述中，Sasseville 得出结论，尽管对羟基苯甲酸酯在当时已经使用了 3/4 个世纪，但仍是最常用的防腐剂。同时，相较于新型防腐剂，对羟基苯甲酸酯类防腐剂具有更低的致敏性 [1]。

在不含对羟基苯甲酸酯防腐剂的产品中，有几种常用的防腐剂，其中最温和的是苯氧乙醇，然而它无法杀死酵母和真菌，因此在潮湿、炎热的环境中效果较差。许多防腐剂会释放甲醛，而甲醛除了是许多人的强过敏原外，还存在一定的安全隐患（详见第 19 章“与化妆品成分有关的接触性皮炎”，以及**表 44-2**）。在某些情况下，比如不添加防腐剂的有机产品，其保质期将会大大缩短。

对羟基苯甲酸酯的每日平均暴露量是多少

据估计，10% 的个人护理产品中含有对羟基苯甲酸酯 [10]。在多数情况下，这些产品中对羟基苯甲酸酯的含量仅为 1% 或低于 1%。如果人群平均每天使用 50 g 个人护理产品，每天通过皮肤接触的对羟基苯甲酸酯的量约为 0.05 g。食物和药物中也含有对羟基苯甲酸酯，每日对羟基苯甲酸酯的暴露总量约为 1 mg[19]。综合考虑食物、个人护理产品和药物的暴露量，人体平均每日、每千克体重对羟基苯甲酸酯的暴露量约为 1.29 mg，即体重 60 kg 的成年人每日对羟基苯甲酸酯的暴露总量约为 77.5 mg。相较于个人护理产品，对羟基苯甲酸酯的暴露量多来自食物。

表 44-2 对羟基苯甲酸酯替代品

防腐剂	变应原性	缺点
2- 溴 -2- 硝基丙烷 -1,3- 二醇	甲醛释放	
苄醇		与非离子表面活性剂不兼容
二唑烷基尿素	甲醛释放	
二羟甲基二甲基乙内酰脲	甲醛释放	
羟甲基甘氨酸	甲醛释放	
伊咪唑烷基尿素	甲醛释放	
苯氧乙醇		对酵母和真菌弱
季铵盐	甲醛释放	
苯甲酸钠		对细菌很弱；与抗坏血酸结合时形成苯
三羟甲基硝基甲基氨甲烷	甲醛释放	

结论

对羟基苯甲酸酯与致癌性、细胞毒性或致突变性之间并无显著关联 [10, 16]。尽管在体外试验中发现某些雌激素或类雌激素效应与对羟基苯甲酸酯有关，但这种影响微乎其微，并且尚无确切的病例报告表明对羟基苯甲酸酯会在人体引发雌激素介导的不良事件。因此，对羟基苯甲酸酯可能与乳腺癌存在联系的担忧已减轻。目前，在健康皮肤上局部使用含对羟基苯甲酸酯的护肤品并未被证实与癌症风险有确切联系 [16]。**没有数据支持禁止人群使用含有对羟基苯甲酸酯的产品，并且这些产品通常比其他防腐剂替代品更为安全。**然而，需要注意确保只有未受损的皮肤才能接触含有对羟基苯甲酸酯的产品，以防止其对皮肤产生刺激反应。

（刘盛秀　李利　田燕　廖勇　杨蓉娅 译校）

参考文献

扫描书末二维码获取

第 45 章

维 A 酸类化合物

概要

要点

- UVB 和自由基一方面阻断 TGF-β/SMAD 通路导致胶原蛋白合成减少，另一方面增加基质金属蛋白酶（MMPs）而加速胶原蛋白的降解。维 A 酸类药物通过阻断这两条通路，从而增加皮肤中的胶原蛋白含量。
- 维 A 酸类药物是所有抗衰老成分中证据最充分的，并且已获得美国 FDA 批准用于治疗光老化。
- 维 A 酸类药物可以改善外源性和内源性皮肤老化。
- 视黄醇在细胞质内转化为全反式视黄酸。
- 在开始局部使用维 A 酸后的 2～4 天内，可能会出现脱屑和脱皮现象。
- 在美容治疗前 2 周对皮肤进行维 A 酸类药物预处理，可加速创面愈合。
- 对于过度暴露于阳光下的患者，应外用维 A 酸类药物及抗氧化剂来保护皮肤免受紫外线和基质金属蛋白酶（MMPs）的伤害。
- 维 A 酸类化合物在接触空气、光照、氧化剂、高温和低 pH 值的环境时会变得不稳定。

新进展

- 大量研究已证明视黄醇可以减少细纹和皱纹。
- 维 A 酸皮炎的发生与表皮源性生长因子有关。
- 金雀异黄素可用于阻断表皮源性生长因子的作用，从而减轻脱皮现象。

展望

- 如第 37 章“抗衰老成分”中所述，未来将更多地探索维 A 酸类药物与抗衰老成分的结合使用。
- 学者们正在研发更稳定的视黄醇制剂。
- 学者们正在开发能够促进金雀异黄素渗透的维 A 酸类化合物 / 金雀异黄素产品。
- 尽管尚未对曲法罗汀在治疗光老化皮肤方面的效果进行研究，但我们相信它将展示出显著的疗效。

维 A 酸类化合物是维生素 A 的衍生物，包括 β-胡萝卜素、类胡萝卜素、视黄醇、维 A 酸、他扎罗汀、曲法罗汀和阿达帕林等。数十年来，外用和系统性维 A 酸类药物一直被用于治疗多种皮肤病，尤其是痤疮、银屑病和光老化。在过去 20 年里，维 A 酸类药物治疗和预防光老化的效果已被充分证明。了解维 A 酸类药物对皮肤光老化的作用机制有助于更好地认识皮肤老化的原因（参见第 5 章“内源性老化”和第 6 章“外源性老化”）。

维 A 酸类化合物在皮肤科的应用历史

维 A 酸类化合物的发现历程既有趣又漫长，非常值得回顾[1]。据说，视黄醇在 1909 年被发现，1931 年被成功分离，1947 年首次合成，此后不久即开始商业化生产[2]。从那时起，维 A 酸类化合物数量激增，目前产品数量已超过 2500 种[3]。目前，美国已上市多种通用形式的维 A 酸类产品，而且还与抗生素和氢醌等药物联合使用。外用维 A 酸类化合物最早在皮肤科用于治疗痤疮。关于维 A 酸类化合物能改善老化皮肤的首个非正式证据，出现在接受痤疮治疗的女性患者身上。这些患者自述在治疗后皮肤更加光滑，皱纹也减少了[4]。随后，宾夕法尼亚大学的两位医学博士 Albert Kligman 和 Jim Leyden 进行了一项临床试验。他们发现，接受维 A 酸治疗的患者由日光所致的表皮萎缩、皮肤发育不良、角化过度和色素异常均得到改善[5]。

在 2020 年 10 月 15 日的一期《皮肤病学新闻》播客中，Jim Leyden 博士回忆称当首批用于痤疮研究试验的维 A 酸送达时，它们是装在琥珀色瓶子里，对清除痤疮很有效[6]。然而，第二批试验药物却装在透明玻璃瓶里，结果未显示出疗效。这时他们才发现维 A 酸类化合物对光敏感。如果他们没有意识到这一点，维 A 酸类化合物可能就不会被开发出来用于治疗痤疮和光老化。

无数临床试验证实了早期的观察结果，即维 A 酸类药物可以改善皮肤光老化。这些数据提交给美国 FDA 后，随后维 A 酸（商品名：Renova™）获批用于治疗光损伤。尽管如今市场上有许多对光损伤有治疗作用的外用维 A 酸类药物，但维 A 酸和他扎罗汀是 FDA 批准用于治疗皮肤光损伤的唯一两种外用药。视黄醇是维 A 酸的代谢前体，常被添加到化妆品配方中用于改善皱纹。本章将重点介绍维 A 酸类化合物的抗衰老作用。

作用机制

化学结构

维 A 酸类化合物属于维生素 A 家族。最初，维 A 酸类化合物被定义为一种在结构和作用上类似于前体视黄醇的化合物（拉丁语后缀“-oid”意为“类似”，因此 retinoid 意为“视黄醇类似物”）。在过去的数十年里，化学家对其分子结构进行了广泛修饰，开发出了三代维 A 酸类化合物（**图 45-1**）。最新的维 A 酸类化合物虽然在结构上与视黄醇相差甚远，但仍然属于维 A 酸类物质，因为它们可以通

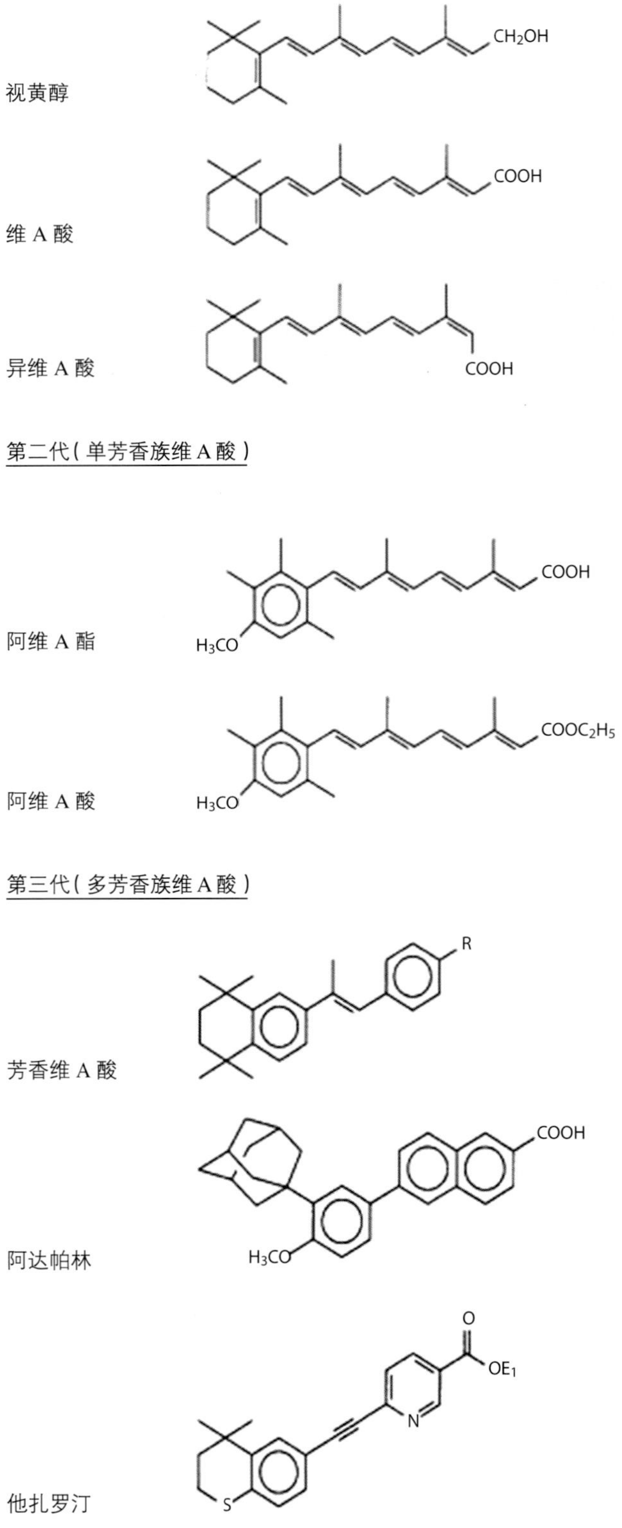

图 45-1 三代维 A 酸类化合物的化学结构。芳香环的加入使得第三代维 A 酸类化合物更加稳定，并且对某些受体更具特异性。

过相同的视黄酸核受体发挥生物学作用，这一受体由维生素 A 的天然活性代谢产物视黄酸调节。

维 A 酸类化合物可以通过两种方式发挥作用：一是直接作用，诱导含有维 A 酸类化合物反应元件的启动子区域的基因进行转录；二是间接作用，抑制某些基因的转录[7]。视黄酸分子中的 3 个结构域控制着它的生物活性：一端是酸性功能区，另一端是亲脂性结构域，这两个区域通过一个决定它们相对空间方向的基团相连[8]。合成的维 A 酸类化合物也需要酸性功能区远离亲脂部分，以与受体结合并进行转录。一代又一代的维 A 酸类化合物是通过对视黄酸骨架进行修饰、增加结构刚性而得到的，具体做法是用芳香环来代替视黄酸中不稳定的双键。与第一代和第二代分子相比，第三代维 A 酸类化合物的光稳定性更好；该家族中的一些化合物的潜在刺激性已显著降低[9]。

视黄酸是一种脂溶性分子，已知可影响细胞生长、分化、稳态、细胞凋亡和胚胎发育。事实上，维 A 酸类化合物通过在分子水平上调节基因转录和影响细胞分化与增殖、基质金属蛋白酶（MMP）的产生、T 细胞分化、Toll 样受体 2（TLR-2）活性以及胶原蛋白、透明质酸和弹性蛋白的合成等功能来发挥作用（**图 45-2**）。将视黄醇涂在皮肤上时，它会进入细胞质并转化为视黄醛，然后转化为全反式视黄酸（all-trans retinoic acid，ATRA）。全反式视黄酸进入细胞核，发挥多种效应，如激活视黄酸受体（retinoic acid receptors，RARs）和维 A 酸 X 受体（retinoid X receptors，RXRs）的异二聚化（协同作用），上调 TGF-β/SMAD 通路，并下调 c-Jun。维 A 酸类化合物的最终作用是减少胶原蛋白的分解并增加胶原蛋白的合成，抑制 TLR-2 活性，从而减轻炎症和痤疮。

全反式视黄酸调控角质形成细胞中 3000 多个基因的表达，这些基因在调节 DNA 合成和修复、细胞周期、RNA 代谢、细胞凋亡和蛋白激酶活化等多个重要环节发挥作用。视黄酸显著影响角质形成细胞的分化和增殖，并调节角蛋白的产生[10]。

维 A 酸受体

维 A 酸结合蛋白最早于 20 世纪 70 年代被发现[11]。1987 年，视黄酸受体的发现使人们认识到维 A 酸是一种激素[12-13]。自此，为明确维 A 酸结合蛋白及其受体的确切作用，人们开展了大量研究。目前已知，视黄酸的生物学效应是由多个生物学系统介导，包括细胞视黄酸结合蛋白Ⅰ和Ⅱ（CRABP-Ⅰ和-Ⅱ）、细胞视黄醇结合蛋白

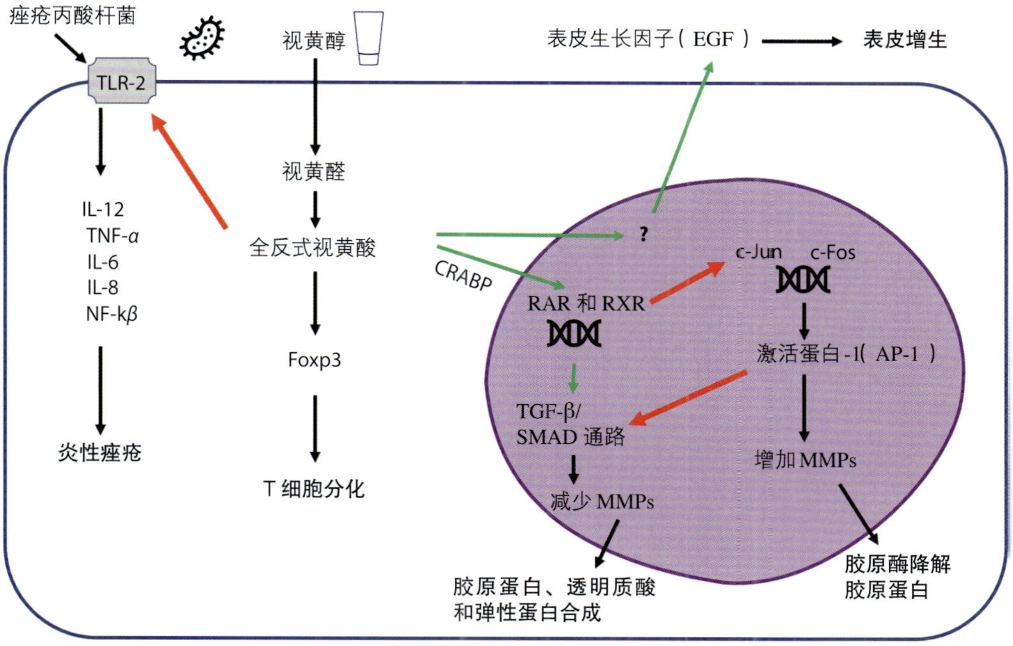

图 45-2 视黄醇渗透至皮肤中并转化为视黄醛，然后转化为全反式视黄酸（ATRA）。全反式视黄酸抑制痤疮丙酸杆菌对 Toll 样受体 2（TLR-2）的激活。全反式视黄酸引起视黄酸受体（RAR）/维 A 酸类 X 受体（RXR）异二聚化，从而增加胶原蛋白、弹性蛋白和透明质酸的合成，并减少基质金属蛋白酶（MMPs）的产生。全反式视黄酸抑制 c-Jun 异二聚化，阻断 MMPs 的产生。全反式视黄酸通过一种未知的机制增加表皮生长因子的表达，该机制涉及肝素结合表皮生长因子和双调蛋白。全反式视黄酸通过 Foxp3 促进 T 细胞分化。绿色箭头表示刺激作用，红色箭头表示抑制作用。

（CRBP）[4]，以及核受体。核受体分为视黄酸受体（RARs）和维A酸X受体（RXRs）[14]两类。所有这些核受体都是核激素超家族受体的成员，该超家族包括维生素D、雌二醇、糖皮质激素和甲状腺激素的受体[15]。

视黄酸受体家族由两类受体组成，即RARs和RXRs。RARs和RXRs分为α、β和γ亚型。RARα、RARβ和RARγ基因分别定位于染色体17q21、3p24和12q13，RXRα、RXRβ和RXRγ基因分别定位于染色体9q34.3、6p21.3和1q22-23[16]。这些受体通过两种方式调节基因表达：一是通过与名为视黄酸反应元件（RAREs）的特定DNA序列结合来诱导基因表达；二是它们通过下调其他转录因子如激活蛋白-1（AP-1）和核因子-IL6（NF-IL6），来抑制基因表达。α、β和γ不同亚型对视黄酸具有不同的亲和力，并表现出特征性的组织分布。例如，表皮是表达RARγ和RXRα的主要组织，它们分别是各家族在表皮组织中表达的主要亚型，而RARα则广泛存在。皮肤中的RARβ主要存在于真皮中，也存在于其他组织中[8]。表皮和培养的角质形成细胞中90%的RARs是RARγ，它是与终末分化相关的受体；因此，该受体是维A酸类药物用于皮肤科的治疗靶点[17]。

维A酸受体之间以及与核激素超家族其他受体之间的相互作用非常复杂。已知RAR与RXR形成异二聚体，以便与其RAREs相互作用并介导经典的维A酸活性和毒性。然而，RXR则更为混杂，可与类固醇受体超家族的其他多个成员形成异二聚体，包括过氧化物酶体增殖物激活受体（PPAR）、维生素D受体、甲状腺激素受体和各种孤儿受体（如LXR、PXR和FXR）[18]。这些受体的相互作用非常复杂，超出本章的讨论范围。

RARα、RARγ和RXR在角质形成细胞和成纤维细胞中高表达。RARα在成纤维细胞中含量更高。在基线水平时，RARβ不存在或表达水平较低；然而，一旦RARβ暴露于视黄酸，其表达迅速增加。RARα/RXRα复合物在基底层占主导地位，而RARγ/RXRα复合物在基底层以上的各层中更常见[10]。

维A酸类化合物与干细胞

维A酸类化合物通过影响mRNA和microRNA以及参与DNA甲基化相关基因的表达，来调节干细胞的多能性并促进干细胞分化。视黄酸可增加DNA甲基化。视黄酸的短期使用可通过抑制Wnt通路和正向调节AKT/mTOR信号来促进干细胞的多能性[19]。对维A酸类化合物和干细胞的讨论超出了本章的范围。

维A酸类化合物与水通道蛋白

紫外线可下调角质形成细胞中水通道蛋白（AQP）-3的表达。AQP-3有助于水分在细胞间移动，因此对皮肤水合作用很重要（参见第12章“干性皮肤”）。当全反式视黄酸与角质形成细胞共培养时，可通过激活表皮源性生长因子来阻断AQP-3的下调[20]。这意味着维A酸类化合物可以通过AQP通道促进细胞之间的溶质运输。

维A酸类化合物作为抗衰老成分

光损伤和皱纹

维A酸类化合物对内源性和外源性衰老引起的皱纹均有改善作用。大量研究表明，维A酸类化合物在治疗和改善光老化皮肤和皱纹方面具有显著效果，FDA已批准他扎罗汀和维A酸用于此目的，但有大量证据表明，它们也在预防衰老方面发挥作用（**框45-1**）。维A酸类化合物通过阻断自由基和紫外线诱导的途径，使皮肤免受自由基和其他已知会引起衰老的外在因素的影响，从而“预年轻化”皮肤。正如第6章“外源性老化”中所讨论的，紫外线、污染、吸烟、压力、炎症和正常新陈代谢都会导致自由基增多。自由基和紫外线都会激活导致MMPs增多和胶原蛋白合成减少的途径（**图45-3**）。UVB照射和自由基主要通过两种方式减少皮肤胶原蛋白：一是通过阻断TGF-β/SMAD途径来减少胶原蛋白的合成；二是增加MMPs对胶原蛋白的降解。

Fisher等证明，单次紫外线照射后24小时内，Ⅰ型和Ⅲ型胶原蛋白的表达会显著减少[21]。有研究表明，用全反式视黄酸预处理皮肤可抑制前胶原合成的减少。因此，持续使用维A酸类药物对皮肤进行预处理，有利于预防和治疗光损伤[22]。紫外线还会激活MMP基因，从而产生胶原酶、明胶酶和基质溶素（stromelysin），这些酶会

框45-1 维A酸类化合物如何预防皮肤衰老

- 增加胶原蛋白的产生
- 减少基质金属蛋白酶（MMPs）的产生

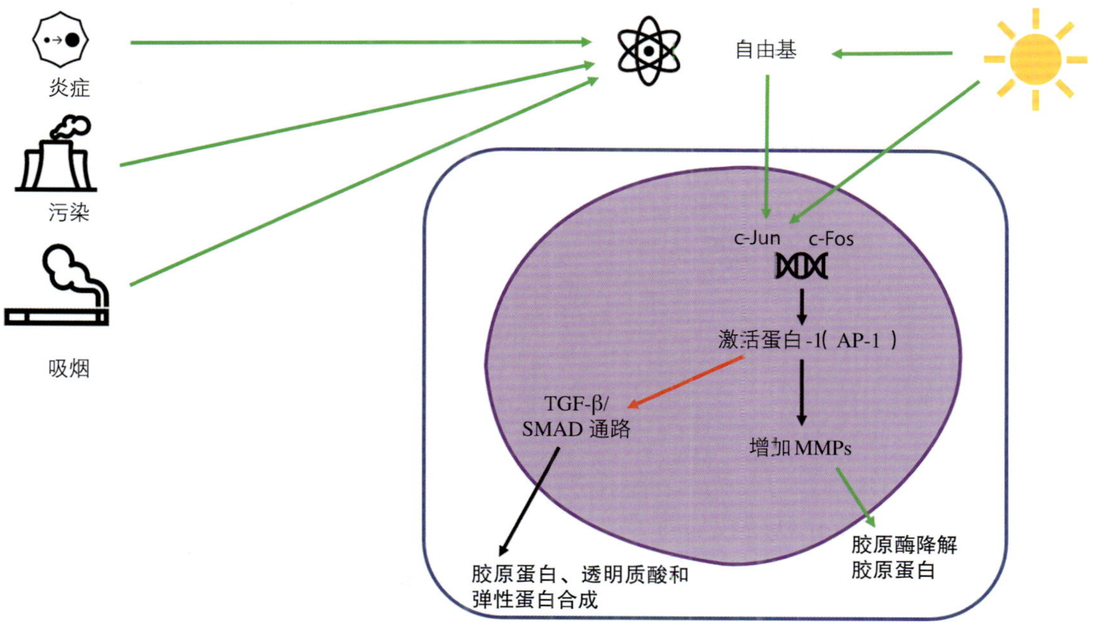

图 45–3　污染、吸烟、炎症和紫外线照射都会导致自由基增多。自由基和紫外线会促进 c-Jun 基因的表达。c-Jun 与 c-Fos 基因结合形成异二聚体，生成激活蛋白（AP）-1 并抑制 TGF-β/SMAD 通路。这会导致胶原蛋白、透明质酸和弹性蛋白的合成减少，以及降解胶原和透明质酸的基质金属蛋白酶（MMPs）的数量增加。绿色箭头代表刺激作用，红色箭头代表抑制作用。

降解皮肤胶原蛋白和细胞外基质成分[23-24]。Fisher 等证明，应用维 A 酸可以抑制这三种有害的 MMPs 生成[25]。

维 A 酸类化合物和基质金属蛋白酶

两个转录因子 c-Jun 和 c-Fos 必须形成异二聚体才能产生激活蛋白 -1（AP-1）。AP-1 会阻断 TGF-β/SMAD 通路并激活 MMP 基因，产生胶原酶、明胶酶和基质溶素。全反式视黄酸可抑制紫外线诱导的 c-Jun 蛋白表达增加。尽管高水平的 c-Jun mRNA 仍然存在，表明 c-Jun 基因已被激活，但在暴露于维 A 酸类化合物时，c-Jun 蛋白的水平将下降（**图 45-4**）。当 c-Jun 被维 A 酸类化合物抑制时，AP-1 活性下降，从而导致 MMPs 的合成减少。

维 A 酸类化合物和应激

众所周知，心理应激会加速外源性衰老。应激引起的肾上腺素会加剧氧化损伤并加剧炎症。在 2019 年的一项研究中，研究人员发现肾上腺素可减少角质形成细胞的增殖[26]。在含有肾上腺素的细胞培养液中加入视黄醇时，可观察到角质形成细胞增殖的增加。这表明维 A 酸类化合物可能抑制某些皮肤应激反应。维 A 酸类化合物还能增加应激和非应激细胞中表皮源性生长因子的表达。研究人员推测，维 A 酸类化合物可能有助于降低应激引起的衰老风险。

维 A 酸类化合物引起的组织学改变

维 A 酸类药物可逆转老化皮肤中真皮 - 表皮交界处的扁平化现象，并诱导表皮突的形成。使用维 A 酸类化合物观察到的其他组织学变化还包括细胞异型性消失、角质层致密度增加、基底细胞中的黑色素团块减少，以及角质形成细胞极性的纠正，即随着细胞向上移动，分化更加有序。使用维 A 酸类化合物后观察到的超微结构变化包括角质形成细胞过度增殖的证据（例如细胞核增大、核糖体增多等）以及黑素小体的体积减小。

如第 6 章所述，研究发现胶原蛋白以及 Ⅰ 型与 Ⅲ 型胶原蛋白比例的变化在光老化过程中具有重要意义。已证明维 A 酸类化合物可以增加光老化个体的胶原蛋白合成。除了上述防止胶原蛋白分解的作用外，在光损伤皮肤上局部涂抹 0.1% 维 A 酸可以增加胶原蛋白的生成并恢复 Ⅰ 型胶原蛋白的水平，同时观察到锚定纤维（Ⅶ 型胶原蛋白）增加，皮肤变得更强韧和更有弹性[27]。

多项研究表明，美容护肤品中的视黄醇可有效治疗皮肤老化[28]。在一项外用视黄醇和视黄酸

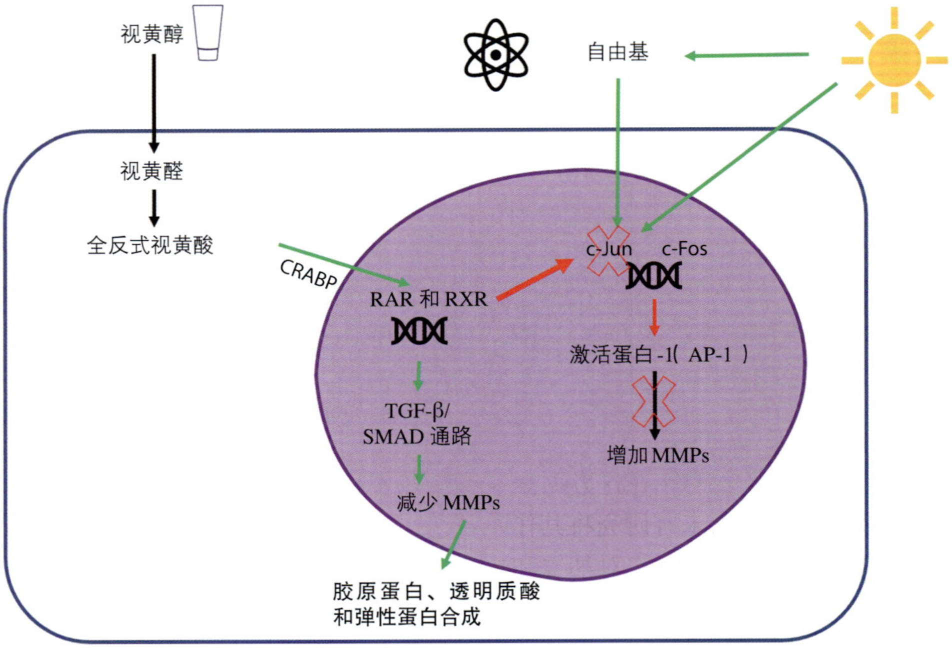

图 45-4 维 A 酸类化合物通过阻断 C-Jun 的激活，保护皮肤免受外源性老化的影响。这可防止 AP-1 的活化，并使得 TGF-β/SMAD 信号通路发挥作用，从而减少 MMPs 的产生，并促进胶原蛋白、透明质酸和弹性蛋白的合成增加。

4 周的研究中，观察到表皮厚度增加，Ⅰ型和Ⅲ型胶原蛋白基因表达增加，Ⅰ型和Ⅲ型前胶原水平增加[29]。这些在显微镜下观察到的变化实际上在面部皱纹改善之前就已经发生了，面部皱纹在 12 周时表现出明显改善。这一点很重要，因为它表明在肉眼可见的改善尚未出现之前，皮肤已经在使用维 A 酸类化合物的过程中得到了改善。这也证明了视黄醇在治疗皮肤光老化方面是有效的。这一结果源于视黄醇在皮肤中会转化为视黄酸（**图 45-5**）。

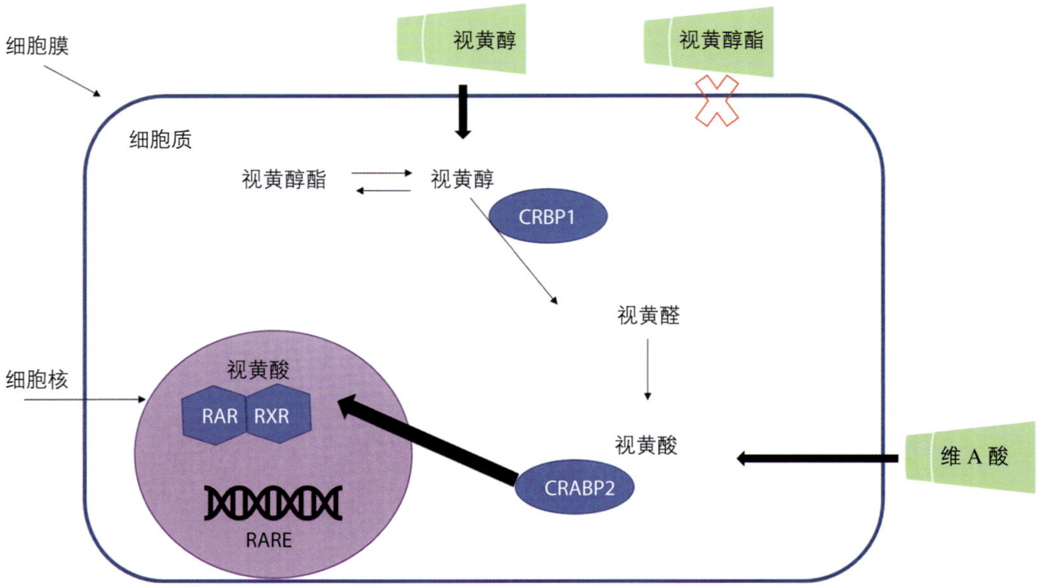

图 45-5 视黄醇酯不能很好地渗透到皮肤细胞的细胞质中。视黄醇、维 A 酸、阿达帕林、曲法罗汀和他扎罗汀的经皮渗透性好。视黄醇在细胞内转化为视黄酸。视黄醇、阿达帕林、他扎罗汀和曲法罗汀可直接与视黄酸受体（RAR）结合。当视黄酸受体（RAR）和维 A 酸 X 受体（RXR）形成异二聚体并与视黄酸反应元件（RARE）结合时，会发生基因转录。CRBP1:cellular retinol binding protein 1，细胞视黄醇结合蛋白 1；CRABP2：cellular retinoic acid binding protein 2，细胞视黄酸结合蛋白 2。

维 A 酸类药物使皮肤发生的明显变化

多项研究证实，视黄醇和维 A 酸类处方药在治疗光老化方面效果显著[22,30-31]。率先证明维 A 酸能够改善光老化皮肤的临床试验结果发表于 1986 年和 1988 年[5,32]。自那时起，一系列研究和临床经验均得出了类似的结果。目前，只有维 A 酸和他扎罗汀被美国 FDA 被批准用于治疗光老化。然而，任何能够穿透皮肤进入细胞核并与视黄酸受体（RAR）结合的维 A 酸类药物，都应该对光损伤有改善效果，例如阿达帕林，虽然它尚未被 FDA 批准用于治疗光老化，但一些研究表明它在这方面是有效的[33]。至于曲法罗汀，虽然尚未有研究将其作为光老化的治疗方法进行探索，但推测它对细纹和色素沉着的改善效果与上述药物相似。

使用维 A 酸后，尽管组织学变化在数周内就能在显微镜下观察到，基因表达的变化也几乎立即显现，但皮肤需要更长的时间来合成足够的胶原蛋白，从而在外观上产生明显的变化。一项研究显示，面部皱纹的改善在 12 周内可见[29]。这表明，维 A 酸类药物对皱纹的改善效果并非立竿见影，可能需要 12 周或更长的时间才能显现。在两项为期 52 周的双盲、安慰剂对照的外用视黄醇研究中，44% 的受试者鱼尾纹明显改善，84% 的受试者色素沉着得到改善[34]。多项研究已经明确证实维 A 酸类药物在改善细纹和均匀肤色方面的疗效，但患者往往因为希望尽快看到效果而不愿坚持使用[35]。因此，向患者普及维 A 酸类药物改善外源性和内源性皮肤老化的相关知识，有助于提高他们的依从性[28]。

使用维 A 酸类药物需要多长时间才能看到皱纹改善

1997 年的一项研究表明，大多数受试者在 24 周内皱纹得到改善，那些在前 24 周内未见改善的受试者通常会在第二个 24 周内看到改善[36]。该研究还显示，与 0.05% 维 A 酸相比，更高浓度（0.1%）的维 A 酸能更快地带来改善。

1997 年发表的另一项研究表明，低剂量的维 A 酸类药物需要更长的时间才能看到效果[37]。在这项为期 48 周的研究中，126 名受试者使用 0.05% 维 A 酸润肤霜，133 名受试者使用 0.01% 维 A 酸润肤霜。在前 24 周内，0.05% 组的皱纹改善率更高。0.05% 组在第二个 24 周内继续改善，但速度减慢。0.01% 组在前 24 周时的改善程度较小，但在第二个 24 周内的改善速率高于 0.05% 组。使用 0.01% 浓度的受试者在治疗的第二个 24 周内较第一个 24 周改善更多，但在 48 周治疗终点的疗效不如 0.05% 浓度组。这些结果表明，更高的药物浓度能更快地出现临床效果，但大多数受试者最终都会有所改善。

该研究结果与 1995 年的一项研究结论相矛盾。1995 年开展的这项研究比较了安慰剂与 0.1% 和 0.025% 维 A 酸乳膏的临床疗效[30]。研究结论显示，在 48 周时，与安慰剂相比，接受维 A 酸治疗的两组症状均有所改善，并且 0.025% 组和 0.1% 组之间的改善程度没有统计学上的显著差异，且 0.025% 组的不良反应更少。

2001 年，一项研究者盲法、基质对照的平行比较研究对比了 0.01%、0.025%、0.05% 和 0.1% 他扎罗汀乳膏与 0.05% 维 A 酸乳膏[38]。所有乳膏均每天使用一次，持续 24 周。研究终点时，所有组的受试者色素沉着和细纹均有改善。其中 0.1% 他扎罗汀在第 8 周、第 12 周和第 20 周时疗效最佳，而其不良事件的发生率也最高。24 周研究结束时，0.05% 维 A 酸组和 0.1% 他扎罗汀组有相似的临床疗效。该研究表明，与 0.05% 维 A 酸和较低剂量的他扎罗汀相比，0.1% 他扎罗汀可以更快地改善临床症状。

许多医生会让患者（尤其是敏感皮肤类型）从低剂量的维 A 酸开始使用。根据作者的经验，当维 A 酸类药物从低剂量开始缓慢增加到更高剂量时，可能需要 6～12 个月才能显效。这种逐渐递增维 A 酸类药物浓度的治疗方式有助于减少不良反应并提高患者的依从性。另外，在治疗方案中可以添加其他能让患者更快看到效果的产品，例如面部磨砂膏、防御素或透明质酸产品，目的是让患者坚持使用维 A 酸类药物。这些“快速见效”的产品带来的改变是暂时的、即时的，而维 A 酸类药物的起效需要较长的时间，但它会对皮肤产生持久的改善。

停用维 A 酸类药物后，皮肤改善能维持多久

一项为期 22 个月的视黄酸试验证明，维 A 酸类药物可使皮肤带来长期改善[39]。这项研究是之前一项维 A 酸研究的延续，结果显示，使用 0.1% 维 A 酸的患者在治疗 6～10 个月后皱纹有所改善。当患者的用药方案改为每隔一天使用 0.1% 维 A 酸或每天使用低剂量（0.05%）时，之前使用 0.1% 维 A 酸所带来的改善效果仍然存在。虽然这项研究的目

的不是为了确定维A酸类药物的最佳维持剂量，但它证明了维A酸类药物带来的改善是持久存在的。当完全停止使用维A酸类药物时，这些改善效果至少能维持2个月，随后才部分恢复至基线水平。

另外，在1997年的一项研究中，之前完成为期48周的0.05%维A酸润肤霜研究的126名受试者被分成三组，以观察皮肤改善的持续时间。在这项研究中，同样使用了0.05%维A酸润肤霜。第1组不使用维A酸，第2组每周使用1次维A酸，第3组每周使用3次维A酸[37]。研究数据显示，每周3次的用药方案能够很好地维持皮肤的改善效果，而每周一次的用药方案也在一定程度上维持了改善效果。未使用维A酸的受试者组在6个月时出现了一些改善逆转的情况。

外用维A酸类药物

维A酸类药物已被证实在治疗痤疮（参见第16章“痤疮”）、银屑病、光老化、妊娠纹、色素沉着和毛周角化病等多种皮肤问题中展现出良好的疗效。事实上，有可靠证据表明维A酸类药物对超过125种不同的皮肤病有效[3]。

维A酸类药物剂量越大，皮肤的变化越快。然而，更强的维A酸类药物会增加不良反应发生的风险并降低患者的依从性。有多种维A酸类药物可供选择。视黄醇被添加于化妆品中，最便宜且最容易获得。0.1%阿达帕林现已作为非处方药出售，无需处方（但0.3%阿达帕林仍然需要处方）。维A酸和他扎罗汀已获得美国FDA批准用于治疗光老化，但价格昂贵，且在大多数情况下不在保险范围内。阿达帕林和曲法罗汀已被批准用于治疗痤疮，但也可以超适应证用于治疗光老化。

外用视黄醇的选择

维A酸类处方药的生产和包装受到美国FDA的监管，因此具有良好的质量控制。而化妆品类视黄醇产品则没有相关的监管或法规来确保其疗效。事实上，视黄醇经常被列为非活性成分，以避免因提出生物学功效宣称而使其被视为药品而非化妆品（参见第32章“化妆品和药品法规”）。化妆品类视黄醇产品的功效各不相同，取决于多种因素（**表45-1**）。在许多情况下，声称含有视黄醇的化妆品实际上含有的是视黄醇酯或视黄醛。在某些情况下，产品中视黄醇含量较少，而视黄醇酯含量较多。视黄醇酯不能很好地渗透到皮肤中，因此功效不强[40]。它们常用于声称“无刺激性”的产品中。如果未出现脱屑、脱皮和发红现象，则应怀疑维A酸与视黄酸受体（RAR）的结合能力。因此，如果维A酸没有刺激性，那么它很可能无效。需要明确的是，刺激性并不是有效性所必需的，也不以任何方式表明有效性；相反，它是维A酸具有活性并与RAR结合的一个标志。

所有与RAR结合的维A酸类化合物都会增加表皮源性生长因子的活性，从而导致脱屑[41]。研究表明，在维A酸类化合物配方中加入金雀异黄素可以减少脱屑，但金雀异黄素很难渗透，而且很少有配方中同时含有视黄醇和金雀异黄素。目前，是否出现脱屑现象是判断维A酸类产品功效的最佳方式。

美国FDA批准的维A酸类药物需要遵循特定的标准和指南，因此可以确保它们的包装和制造都是符合要求的。如前所述，由于视黄醇被归类为化妆品，所以并不受相关法规的严格监管。正因为如此，视黄醇产品的功效存在着很大差异。如果将两款0.1%视黄醇产品进行比较，它们的实际功效很可能并不相同。斯洛文尼亚的一位研究人员开发了一种方法，用于量化21种市售含视黄醇的护肤品中的活性成分[42]。他的定量研究揭示了一个令人惊讶的事实，即超过一半的测试产品实际所含的维A酸类化合物含量远低于标签上声称的含量，成分标签的标注是错误的。许多化妆品的视黄醇含量并不像标签上所宣称的那样，而且成分标签也不正确。最常见的问题是，产品中存在标签上未注明的维A酸成分。例如，有的产品标签上注明含有“视黄醇”，但实际上配方中含有的是视黄醇酯。由于美国对含有视黄醇的化妆品缺乏严格的监管，因此医务人员在为患者选择有效的视黄醇产品时，必须格外谨慎，确保选择来自信誉良好的公司的产品。如**表45-1**所示，维A酸类化妆品的功效受限有多种原因。在多数情况下，视黄醇产品在大型开口容器中搅拌生产，就像厨房用的搅拌器一样，完全暴露在空气中。在包装之前，空气和光线就会使视黄醇失活。为了确保产品的正确制造，应使用真空环境或惰性气体来代替空气[43]。然而，在另一些情况下，当配方被注入管子和瓶子中时，它仍然会暴露于光线和空气中。很少有视黄醇制造商会使用没有空气和光线的封闭系统来制造和包装视黄醇。这就解释了为什么市场上有这么多无效的视黄醇产品。最好的例子是罐装视黄醇，一旦这些罐子被打开，里面的视黄醇就会迅速失效。视黄醇对空气、高温、氧化剂、紫外线

表 45-1　影响维 A 酸类化合物活性的因素

- 使用的维 A 酸类化合物形式
- 使用的维 A 酸类化合物纯度
- 配方中维 A 酸类化合物的百分比
- 配方混合过程中接触空气或光线的情况
- 转移到泵式或管式包装过程中接触空气或光线的情况
- 一旦打开包装后接触空气或光线的情况

和低 pH 值都很敏感[44]，添加抗氧化剂有助于保持视黄醇的功效。

日常护肤中维 A 酸类药物的使用

维 A 酸类化合物具有亲脂性，很容易穿过皮肤屏障，进入表皮和真皮层，与维 A 酸受体结合。由于维 A 酸类化合物可迅速渗透皮肤，因此将其递送到真皮层并非难事。事实上，一些护肤方案规定，维 A 酸类药物在皮肤上停留 15 分钟后便要洗去，以帮助患者逐步适应。但是，在维 A 酸类药物的使用剂量、用量和频率均恰当，且搭配合适的清洁剂和保湿剂时，则无需如此短暂的接触时间。

维 A 酸类药物应被纳入日常护肤流程中，无论是针对痤疮、抗衰老、色素异常问题，还是用于玫瑰痤疮的治疗（如果可能的话）。维 A 酸类化合物对色素沉着、胶原蛋白含量和皮肤纹理都有显著的改善作用。虽然它会带来一些短期不良反应，并且需要等待 16 周以上才能看到效果，这可能降低了患者的依从性，但鼓励患者坚持使用维 A 酸类药物是非常有价值的。医务人员应在每次就诊时询问患者是否正在使用维 A 酸类药物。根据作者的经验，至少 25% 的患者会回答没有坚持使用。持续的鼓励和教育可以提高患者对维 A 酸类药物的依从性。

维 A 酸类药物在玫瑰痤疮患者中的应用

玫瑰痤疮患者的皮肤非常敏感，容易出现红肿、刺痛和灼烧感，有时甚至接触水也会如此。因此，玫瑰痤疮患者开始使用维 A 酸类药物可能会比较困难。玫瑰痤疮的部分原因是血管扩张（参见第 17 章“玫瑰痤疮”）。由于阳光照射导致血管周围胶原蛋白的流失，可能会使遭受严重光损伤的患者更容易患上玫瑰痤疮。虽然使用维 A 酸类药物可以改善症状，但由于玫瑰痤疮患者很容易出现炎症，因此应缓慢开始治疗。对于这类患者，建议在前 4 周内做好皮肤保湿并减轻炎症。如果皮肤保持水润且屏障功能几乎完好无损，则可以在保湿霜的基础上每 3 天使用一次低剂量维 A 酸类药物。同时，应使用含有抗炎成分的保湿霜（参见第 38 章“抗炎成分”）。按照这种方法，大多数玫瑰痤疮患者都可以耐受维 A 酸类药物。

清洁剂和水质的选择会极大地影响玫瑰痤疮患者使用维 A 酸类药物时的不良反应情况（参见第 40 章“清洁剂”）。干性皮肤类型在开始使用维 A 酸类药物时，应始终使用无泡沫的清洁剂，例如富含脂质的奶油状清洁剂。当皮肤屏障完整时，患者对维 A 酸类药物的耐受性会更好。然而，使用硬水和泡沫清洁剂可能会损害皮肤屏障，导致维 A 酸类药物更容易渗透皮肤并增加不良反应。油性皮肤类型则可以使用泡沫型清洁剂，因为他们的皮肤屏障受到皮脂中封闭性脂质的保护。

保湿剂的选择也会极大地影响对维 A 酸类药物的耐受性。使用含有透明质酸的保湿剂会增加维 A 酸的渗透性，并可能导致干性皮肤类型的患者在开始使用维 A 酸治疗痤疮、黄褐斑或皮肤老化时产生明显的不良反应。因此，在开始使用维 A 酸时，最好避免使用含有透明质酸的保湿剂。相反，应选择含有屏障修复成分的保湿剂，例如肉豆蔻酰 / 棕榈酰氧基硬脂酰胺 / 花生酰胺 MEA，或者选择神经酰胺、脂肪酸和胆固醇比例为 1∶1∶1 的保湿剂（参见第 43 章“保湿剂”）。先涂抹屏障修复保湿剂，再涂抹维 A 酸，以减少维 A 酸向皮肤的渗透，并使皮肤能逐渐适应维 A 酸。

不良反应

维 A 酸类药物的不良反应包括发红、脱屑、刺痛和敏感（**图 45-6**）。这些不良反应非常常见，会大大降低患者的依从性。虽然许多患者在经历这些不良反应后认为自己对维 A 酸类药物过敏，但实际上它们并非过敏反应。教育患者如何预防和应对这些不良反应，是提高依从性的关键因素。可以通过减少剂量、使用频率以及使用合适的清洁剂和保湿剂来有效管理这些不良反应。

维 A 酸产生的不良反应源于其对表皮生长因子的激活，从而导致皮肤脱屑。当维 A 酸与不受欢迎的受体亚型结合时，也会发生不良反应。维 A 酸结合模式的特异性越强，引起的不良反应就越少。皮肤科新一代维 A 酸类药物通过更选择性地与 RARγ 受体亚型结合来减少不良反应。然而，虽然这些分子有所改进，但由于存在 RARγ 的内在激活和表皮源性生长因子，所以局部应用维 A 酸类药物的不良反应仍然存在。

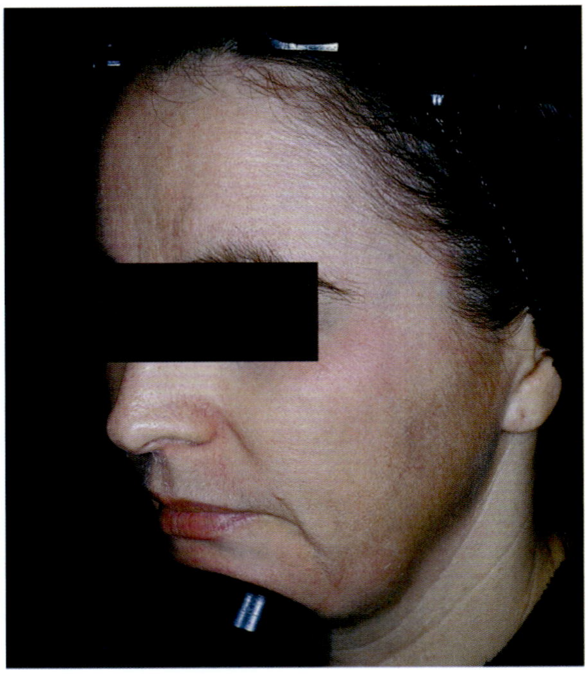

图 45–6 开始使用维 A 酸后，常见的症状包括皮肤发红、脱屑和刺痛。这些症状通常会随着时间的推移而改善。在保湿剂后使用，并减少剂量和使用频率，可以降低发生维 A 酸皮炎的风险。这并非过敏反应。

脱屑和脱皮

当患者首次使用维 A 酸类药物时，如果在使用的最初几周内未看到脱屑现象，医生应有所警觉，这可能意味着以下几种情况：

（1）产品已失效。它可能是效力较低的维 A 酸形式，如视黄醛或视黄醇酯。在许多情况下，视黄醇产品可能在制造、包装或长期储存过程中因暴露于光线或空气而失去活性。

（2）患者未按照指示使用产品。

（3）患者属于油性皮肤类型，皮肤上的油脂阻止了维 A 酸的渗透。此时，加用泡沫清洁剂或羟基酸清洁剂有助于提高维 A 酸的渗透性。

（4）患者可能将维 A 酸涂抹在含有封闭性成分的保湿剂上，这会阻止维 A 酸的渗透。建议将维 A 酸的涂抹顺序改为在保湿剂之前使用。

（5）患者可能是抵抗型皮肤类型，不易发生炎症。回顾他们使用维 A 酸产品的方式，如果他们使用得当，那么他们很可能是抵抗型皮肤类型，此时可以比其他皮肤类型更快地增加维 A 酸的浓度、使用频率以及用量。

（6）方案中的其他产品可能含有金雀异黄素或其他能阻断表皮源性生长因子的成分。

（7）患者遵循了说明并按规定逐步增加了维 A 酸的使用量。

使用维 A 酸类药物时，出现脱屑和脱皮现象并不是判断其有效性的必要条件。然而，这些迹象可用于判断维 A 酸产品的强度和质量。皮肤脱屑增多及其导致的片状脱落与角质形成细胞增殖加速密切相关，这表现为有丝分裂数量增多和分化标志物的表达增强 [45]。这些表现与维 A 酸的类型和剂量有关，剂量越大，脱屑量越多。脱屑和脱皮现象通常发生在开始局部治疗后的 2～4 天内 [46]。

研究表明，患者可以在不发生维 A 酸皮炎的情况下，最大限度地改善光老化皮肤。换言之，维 A 酸类药物引起的刺激性与其对光老化的益处是分开的。一项比较两种不同浓度维 A 酸（0.1% 和 0.025%）的研究揭示了这一点。尽管这两种浓度的维 A 酸在治疗光老化方面同样有效，但两组受试者之间的刺激程度明显不同，0.1% 维 A 酸治疗组的刺激症状发生率约为 0.025% 维 A 酸治疗组的 3 倍 [30]。现在已知这种刺激是由视黄酸受体（RAR）激活表皮生长因子引起的 [41]。在表皮生长因子作用之前，有证据表明，在 RAR 缺陷的转基因小鼠的皮肤上局部应用维 A 酸，不会导致任何明显的表皮增生或脱屑，这表明 RAR 的激活在脱屑和脱皮中发挥了作用 [47]。表皮生长因子受体抑制剂（例如金雀异黄素）可以减少维 A 酸类药物导致的脱屑。使用抗炎和抗氧化成分以及适当的清洁剂和保湿剂有助于减少维 A 酸皮炎。

红斑是外用维 A 酸类药物的另一个不良反应，会降低患者的依从性。这种症状由一种看似与受体无关的不同机制引起的 [48]。玫瑰痤疮和天生皮肤粉的患者往往特别容易受到这种不良反应的困扰。使用**表 45-2** 中描述的操作可以减少所有类型皮肤刺激症状的发生率。

皮肤干燥也是维 A 酸类药物治疗的常见症状。患者在使用维 A 酸类药物时出现的剥脱常常使他们认为自己皮肤干燥，但实际上观察到的剥脱是由表皮生长因子引起的，而非因皮肤水合作用降低引起的。事实上，维 A 酸类药物会增加皮肤中水通道蛋白（AQP）的水平，甚至可用于治疗皮肤干燥症，如毛周角化病和鱼鳞病 [49]。维 A 酸使用者出现的皮肤干燥部分原因可能是外用维 A 酸导致经皮水分丢失增加。经皮水分丢失增加是外用维 A 酸的一种典型作用，可能与角质层水屏障功能受损有关 [50-51]。尽管维 A 酸类药物会促进细胞增殖，但这会导致神经酰胺的生物合成减少（至少在短期内如此）。神经酰胺是角质层水屏障的重要成分，其减少可能部分

表 45-2 首次使用维 A 酸类药物的患者指南
早上：按照护肤专家的指导，使用清洁剂、保湿剂和防晒霜。
晚上： 1. 清洁面部。 2. 在眼部周围涂抹眼霜，以保护娇嫩的眼部区域。 3. 根据需要，涂抹抗衰老、祛痘、祛斑或治疗玫瑰痤疮的产品。 4. 涂抹保湿剂。 5. 在面部涂抹 1/4 茶匙的维 A 酸产品，并在颈部和胸部再涂抹 1/4 茶匙。
注意事项： 1. 在前 2 周，每隔 2 个晚上使用一次维 A 酸。 2. 如果没有出现发红现象，则改为每隔 1 个晚上使用 1 次，持续 2 周。 3. 如果仍未出现发红现象，则可以每天晚上使用。 4. 在连续每晚使用 3 个月后，请咨询医生，以推荐更强效的配方。 5. 颈部可能比面部更敏感，因此您可能只能每周在颈部使用 2 次该产品。 6. 应在保湿剂之后使用维 A 酸。 7. 在刚开始使用维 A 酸时，避免使用面部磨砂膏、洁面刷、海绵、微晶磨皮或家用化学剥脱产品。 8. 在进行面部脱毛前 1 周，请停止使用维 A 酸产品，以避免皮肤被蜡灼伤，或者告知美容师使用冷蜡或线脱毛法。

解释了使用维 A 酸时出现的皮肤干燥[52]。

当使用维 A 酸治疗时，重要的是开始不要使用其他刺激性物质，例如面部磨砂膏、洁面刷、化学剥脱剂或微晶磨削，这些可以在充分耐受维 A 酸后再加入。然而，许多皮肤科医生观察到，在开始使用维 A 酸类药物之前长期使用羟基酸的患者可能出现的刺激反应较小。目前尚不清楚其原因。但据推测，羟基酸可以增强皮肤屏障功能，从而减少维 A 酸的吸收。除了维 A 酸之外，使用屏障修复保湿剂对于提高耐受性也非常有帮助。

致畸性

众所周知，致畸性是使用维 A 酸类药物，尤其是口服维 A 酸类药物时的一个重要风险。由于存在全身吸收的潜在风险，育龄期女性外用维 A 酸的合理性一直存在争议。一般而言，在给育龄期女性开具此类药物时应格外谨慎，仅限于那些经临床证明有较高安全性的药物（例如，用于治疗银屑病或痤疮的药物）。尽管有多项研究表明，某些外用维 A 酸类药物在孕期使用不会产生不良影响，但仍建议孕妇和哺乳期患者停用外用维 A 酸类药物。例如，在一项对照研究中，受试者每天将 0.025% 维 A 酸凝胶涂抹于面部、颈部和胸部上部，持续 14 天，其血浆内源性维 A 酸水平的波动低于由于昼夜和营养因素引起的波动[53]。另一项研究表明，与未接触该药物的受试者相比，在怀孕前 3 个月接受外用维 A 酸治疗的一大批患者中，胎儿畸形的发生率并未显著增加[54]。在孕期也应谨慎使用化妆品中的视黄醇，因为研究表明产品中视黄醇的含量存在差异。事实上，这些产品中的维 A 酸类化合物可能与标签上的标注不符。研究人员担心，孕妇在身体大面积使用高剂量视黄醇可能会导致血清维生素 A 水平升高，尽管这一点尚未得到证实[42]。

维 A 酸类化合物与日晒

许多患者和医生担心，外用维 A 酸可能会导致光敏性增加，因为夜间使用维 A 酸会导致角质层变得更薄、更致密。这种担忧至少部分是由于早期维 A 酸使用者被警告只能在夜间使用该产品。这一预防措施是因为该产品暴露于紫外线时稳定性差，而非任何已知的光敏性刺激。事实上，现在已经确定，经过外用维 A 酸预处理后进行特定能量的紫外线照射的人体皮肤，其最小红斑量并未减少。这表明维 A 酸类化合物既无光毒性，也无光敏活性[25]。然而，维 A 酸类化合物确实会使角质层更紧密，从而降低了自然防晒系数（SPF）。当与羟基酸或去角质剂一起使用时，应注意每天涂抹含防晒霜，因为联合使用去角质剂会轻度降低皮肤的自然防晒系数。维 A 酸在阻断基质金属蛋白酶（MMPs）方面的益处超过了 SPF 的轻度下降；因此，对于过度暴露于阳光下的患者，可以使用维 A 酸并结合抗氧化剂，而且应该这样做。

维 A 酸类药物在手术前后的使用

维 A 酸类药物应在造成创面前使用，以增加胶原蛋白的合成并加速创面愈合。多项研究支持使用维 A 酸预处理来加速创面愈合（参见第 36 章“患者手术前后皮肤护理指南”）[55-57]。研究表明，在手臂上使用 0.05%～0.1% 维 A 酸乳膏进行预处理后，皮肤活检显示伤口愈合速度加快[58]。大量研究支持在美容治疗操作或主动损伤（例如微针）前使用维 A 酸类药物 2～4 周[59]，因为使用维 A 酸 7 天后，表皮增厚达到峰值，并在持续治疗 14 天后恢复正常[60]。这种预处理方法可以让皮肤在择期手术前有足够的时间从维 A 酸皮炎中恢复。阿达帕林因为半衰期较长，需要提前开始使用[61]，建议在手术前5~6周开始预处理[61]。

手术后直到上皮化完成之前不应外用维A酸类药物。Hung等在猪模型上进行的一项研究表明，虽然在部分皮层伤口处理前每天使用0.05%维A酸乳膏并持续10天可以加速伤口的再上皮化，但在伤口处理后继续使用维A酸反而会减慢愈合速度[62]。

外用维A酸类化合物的种类

所有维A酸类化合物都会作用于视黄酸受体（RAR），但它们影响的RAR亚型可能有所不同（**表45-3**）。RARγ和RXRα位于表皮，而RARβ位于真皮。尽管从表面上看，外用维A酸类化合物看起来很相似，但它们实际上存在重要的差异，这些差异超出了本章的讨论范围。第二代口服维A酸类药物，如阿维A酸和阿维A酯，也不在本章讨论的范围。

第一代

维A酸

维A酸（tretinoin）（又称全反式视黄酸，ATRA）是第一代维A酸类药物，也是最早可用的外用维A酸类药物，最初以Retin-A®品牌上市。当维A酸治疗光老化的益处被提出时，一种新制剂Renova®也获得美国FDA的批准并上市用于治疗光损伤。尽管其他维A酸类药物在治疗光损伤方面也有作用，但Renova®是目前唯一被批准专门用于这一目的的维A酸。维A酸是一种非选择性维A酸类药物，可直接激活所有RAR通路（α、β和γ），并通过将ATRA转化为9-顺式视黄酸（RXR的天然配体）间接激活RXR通路[63]。其他品牌的维A酸也获得了FDA批准用于治疗痤疮。维A酸已有通用型药物可供使用。

由于维A酸作为通用药物广泛供应，目前市面上有多种含有维A酸的产品。值得一提的是，有两种复合产品上市。Ziana是一种含有0.025%维A酸和1.2%克林霉素的药物，适用于痤疮患者夜间使用。该产品非常适合成年痤疮患者，他们可以从该治疗方案中的抗衰老成分中获益。Tri-Luma则结合了维A酸、氢醌和一种温和的类固醇，已证明它可用于治疗黄褐斑等色素性疾病，并可作为光老化的一线治疗（参见第33章“医疗机构中护肤品的销售”）。

表45-3 受体选择性（针对受体结合和基因转录激活）

	RARs	RXRs
维A酸	α, β, γ	（α, β, γ）[a]
异维A酸	α, β, γ	（α, β, γ）[a]
阿达帕林	β, γ	—
他扎罗汀	β, γ	—
曲法罗汀	γ	

[a] 由于异构化为9-顺式视黄酸而导致结合力减弱。

视黄醇

视黄醇（retinol）（也被称为维生素A）也是第一代维A酸类化合物。在角质细胞内，它经专门代谢机制转化为视黄醛，再转化为全反式视黄酸（ATRA），从而在表皮层发挥活性。虽然它是视黄酸的前体，但被归类为化妆品成分而非药品成分；因此，它存在于众多化妆品配方中。

有趣的是，由于化妆品公司不能宣称其视黄醇产品具有生物活性，因此视黄醇在许多化妆品中被列为“非活性成分”。这种监管上的“怪象”加上早期形式的视黄醇非常不稳定且保质期很短，使得许多人认为视黄醇的生物活性微乎其微，甚至根本没有。此外，尽管已有研究表明，在适当剂量下，视黄醇具有显著的生物活性和疗效，但化妆品标签上常列出极微量的视黄醇及其酯类，这进一步损害了视黄醇的声誉。

尽管视黄醇的功效比视黄酸低大约20倍，但与视黄酸相比，视黄醇对皮肤的渗透性更强。一旦进入细胞，它就会转化为视黄酸。视黄醇的剂量存在很大差异，通常为0.025%、0.05%或0.1%（这些百分比不能与维A酸的百分比直接比较，因为它们是不同的分子）。视黄醇产品浓度的多样性使医务人员可以从多种剂量中进行选择。敏感性皮肤患者甚至玫瑰痤疮患者如果采用适合其皮肤类型的恰当的护肤方案，通常可以耐受较低剂量的视黄醇如0.025%。遗憾的是，一些制造商未在产品包装上注明视黄醇的浓度。该领域还存在另一个问题，即产品中添加了无效的酯类，例如视黄醇棕榈酸酯[3]。有时候，标签上标注的是“视黄醇”，但实际上却含有视黄醇酯[42]。视黄醇产品应该用密闭的泵或小口铝管包装，以防止暴露于光线和空气中。罐装视黄醇产品是不被推荐的。

第三代

阿达帕林

阿达帕林（adapalene）是被批准用于治疗痤疮

的第三代维 A 酸类药物。它仅对 RARγ 受体具有选择性亲和力，不与任何 RXR 亚型相互作用 [64]。该药物是为了提高受体特异性而设计的，以便最大限度地发挥有益作用，并减轻局部应用维 A 酸类药物时常见的不良反应。事实上，多项研究已证明阿达帕林的刺激性低于维 A 酸 [8]。此外，它已被证明在致畸性方面具有良好的安全性，并且是唯一没有 X 级分类（表示有致畸作用的化合物）的合成维 A 酸类。阿达帕林的药理学和临床前研究表明，该药物具有良好的毛囊渗透性、粉刺溶解活性和抗炎特性 [65-67]。此外，阿达帕林的化学性质比维 A 酸更稳定，并且不会像维 A 酸那样被光照分解 [68]。达芙文（Differin）是阿达帕林的唯一制剂，现在无需处方即可作为非处方药购得。它有 0.1% 的非处方药形式和 0.3% 的处方药形式。

他扎罗汀

1997 年，美国 FDA 批准他扎罗汀（tazarotene）用于治疗面部寻常痤疮和斑块型银屑病。目前，它有 0.1% 和 0.05% 的凝胶以及 0.1% 和 0.05% 的乳膏。他扎罗汀可激活 RARβ 和 RARγ 的基因表达，但不与任何 RXR 亚型相互作用 [7]。他扎罗汀与其他维 A 酸类药物一样，已被证明可有效对抗光老化。一项小型双盲、安慰剂对照试验将 0.1% 他扎罗汀凝胶在前臂上应用的效果与单独使用安慰剂的效果进行了为期 12 周的比较 [69]。在研究结束时，他扎罗汀与某些光损伤症状的改善有关，例如皮肤粗糙度降低和细纹减少。表皮和角质层中出现了维 A 酸类药物治疗后特有的有益的组织学变化。有临床证据表明，痤疮患者对他扎罗汀的耐受性良好，但文献中的相关数据存在矛盾。具体而言，一项半侧脸对比研究表明，0.1% 他扎罗汀凝胶的临床耐受性与 0.1% 维 A 酸凝胶、0.025% 维 A 酸凝胶和 0.1% 阿达帕林凝胶相当 [70]，而他扎罗汀的刺激性显著高于其他维 A 酸类药物，因此采用隔日用药方案以提高患者的依从性。对隔日使用 0.1% 他扎罗汀凝胶治疗痤疮患者的疗效进行了研究，结果发现其疗效与每日使用 0.1% 阿达帕林凝胶相当 [71]。0.1% 他扎罗汀已被 FDA 批准用于治疗光老化。

第四代

曲法罗汀

2019 年 10 月，FDA 批准曲法罗汀（trifarotene，商品名 Aklief）用于治疗面部和躯干痤疮 [72]。曲法罗汀是市场上唯一专门针对 RARγ 受体的维 A 酸类药物。RARγ 受体是皮肤中最常见的视黄酸受体。两项对 2420 例患者进行的关键临床试验表明，与安慰剂相比，0.005% 曲法罗汀乳膏对痤疮有显著的改善作用 [73]。这是一种新药，目前尚未发表关于其对光老化影响的研究。

结合维 A 酸 X 受体的药物

维 A 酸 X 受体（RXR）在调控细胞凋亡中发挥着重要作用。阿利维 A 酸（alitretinoin，又称 9- 顺式视黄酸，商品名 Pan-Retin），目前已被美国 FDA 批准用于治疗卡波西肉瘤，可与 RXRα、β 和 γ 受体结合。尚未研究其在痤疮和光老化中的应用。贝沙罗汀（bexarotene，商品名 Targretin）凝胶是另一种选择性作用于 RXR 的维 A 酸类药物，它能选择性结合所有三种 RXR（α、β 和 γ），目前正在银屑病试验中进行评估。虽然贝沙罗汀可以抑制激活蛋白 -1（AP-1）的功能，但效果不如全反式视黄酸（ATRA）或 9- 顺式视黄酸[1]。RXR 配体在癌症治疗中的应用表明，这些药物可能有助于预防衰老过程中出现的一些良性肿瘤，然而这一点尚未进行研究。

结论

维 A 酸类药物是治疗皱纹最有效的药物。除了防晒、运动、吃水果和蔬菜以及减轻压力之外，使用维 A 酸类药物和防晒霜仍然是防止皮肤老化的最好方法。需要告知患者维 A 酸类药物的益处，以帮助他们坚持度过初期可能出现的 2～4 周皮肤发红和脱皮的不适期。教育、鼓励和经常提醒患者使用该制剂至关重要。研究表明，一旦皮肤状况通过维 A 酸类药物得到改善后，每周使用 3 次处方维 A 酸类药物就能维持其改善效果。

（曾维惠　陈柳青　张丽　孙艳　林彤
杨鑫　廖勇　译校）

参考文献

扫描书末二维码获取

1　与 Ligand 制药公司核受体发现部门的 Reid Bissonnette 博士的私人交流。

第 46 章

防晒剂

概要

要点

- 在过去的 30 年里，尽管皮肤科医生不断强调皮肤防晒的重要性，但美国黑色素瘤的发病率仍增长了 270%。
- 人们通常更喜欢物理防晒剂而非化学防晒剂，但物理防晒剂并不能阻挡所有波长的紫外线，且由于其在皮肤上常呈现白色或紫色，所以美观性较差。
- 日常使用防晒剂并不能完全防护光损伤，也不能作为抵御光损伤的第一道防线，不能仅因为涂抹了一次防晒剂，就可以长时间暴露在户外日光下。防晒剂应与其他皮肤防护措施结合使用。
- 防晒剂是最有效的抗衰老护肤品。

新进展

- 经过多年的争论，美国 FDA 仍未发布相关非处方类防晒成分的最终专论。

展望

- 希望可以尽快开发出新型、有效且环保的防晒成分。
- 需要开展更多关于日常防晒重要性的健康教育。

紫外线（UV）辐射是皮肤癌、外源性皮肤老化、皱纹和色斑的主要原因[1]，所以多年来皮肤科医生一直劝告患者要避免或尽量减少日晒。尽管如此努力地教育大众，但皮肤癌的发病率仍以惊人的速度攀升。近 30 年来，美国的黑色素瘤发病率增长了 270%，其中紫外线暴露增加以及监测力度加大等因素被认为是导致发病率升高的原因[2-3]。令人担忧的是，2019 年美国新增黑色素瘤病例达 82 054 例，并有 11 906 人死于这种最为致命的皮肤癌[4]。爱美者是一个有意愿了解相关信息的受众群体，他们可以通过接受教育来了解日晒的危害及采取相应的防护措施。在给予患者的所有护肤建议中，告知患者如果不避免阳光直射并采取防护措施，他们在化妆品和美容治疗上的花费将付诸东流，这一点可能是最重要的。正确有效的防晒措施将对患者的皮肤状况产生重大影响。

由于一年四季都存在日照暴露，因此对皮肤科医生来说，需提醒患者一年四季都需要关注防晒。也就是说，在每一次与患者的交流中，皮肤科医生都有必要建议他们日常使用广谱防晒剂及其他皮肤防护措施（如穿 SPF 防晒衣、戴防晒帽和太阳镜，以及在上午 10 点到下午 4 点之间避免日晒），以保护皮肤免受光损害。其中一个策略是提醒患者，日常使用防晒剂是最有效的抗衰老护肤策略。

尽管物理（无机）和化学（有机）防晒成分之间存在显著差异，但科学家认为物理防晒剂更安全。2021 年，环境工作组（Environment Working Group，EWG）发布的一项有关防晒成分安全性的报告显示，在 750 多种防晒产品中只有 260 种产品符合其标准[5-6]，由此人们对防晒产品的安全性存有疑虑。本章将重点介绍一些防晒剂相关的最新研究，特别强调首选的物理防晒产品、对使用防晒剂的态度以及患者需要了解的内容。本章还讨论了防晒剂产品的配方选择和使用等实用性问题，这将帮助从业者更好地指导求美者根据其皮肤类型和生活方式选择最合适的防晒产品，并回答他们提出的各种产品相关问题。

UVA 和 UVB

在夏季，长波紫外线（UVA）约占照射到地球表面紫外线总量的 96.5%，而短波紫外线（UVB）仅占剩余的 3.5%[7]。相对于所有到达地球表面的光线而言，UVA 占到其中的 9.5%（**图 46-1**）。虽然到达地球表面的紫外线主要是 UVA，但在实验环境中，暴露于 UVB 更容易患鳞状细胞癌[8]，所以要使用能阻挡 UVB 的防晒剂。最早研发的防晒剂主要通过阻挡 UVB 来防止红斑（皮肤发红）和晒伤，而对 UVA 的阻挡作用微乎其微。UVA 暴露可以诱导免疫抑制，并被认为在黑色素瘤的发展中起着重要作用[9]。因此，应同时使用能阻挡 UVA 和 UVB 的防晒剂。紫外线通过诱导 DNA 突变对皮肤产生致癌作用。DNA 能吸收紫外线，即细胞 DNA 是紫外线的“发色团”。虽然 DNA 对紫外线的最大吸收波长为 260 nm，但 UVB 仍被认为是损伤 DNA 的主要来源[10]。紫外线辐射会使 DNA 的相邻嘧啶之间形成两个二聚体——环丁烷嘧啶二聚体（CPDs）和 6-4 光产物（嘧啶 - 嘧啶酮二聚体），从而导致 DNA 受损。这些致癌产物由核苷酸切除修复（nucleotide excision repair，NER）酶负责清除。如果这些损伤未得到清除修复，DNA 序列会随之发生突变（也称为紫外线“标志性突变”）。

到达地球表面的 UVB 辐射量随时间而变化，通常在上午 10 点到下午 4 点这一时段到达地球的 UVB 辐射量最大。UVB 能被玻璃阻挡，而 UVA 则可以穿透玻璃（**图 46-2**）。UVA 到达地球表面的能力更为恒定，与一天中具体时段或云层覆盖程度无关（**图 46-3**）。UVA 能更深地穿透皮肤，对皮肤真皮层造成损伤，从而导致皮肤皱纹和老化（**图 46-4**）。在 Lavker 等人进行的一项研究中，反复暴露于低于红斑阈值的 UVA 剂量下，会导致表皮增厚、溶酶体在弹性纤维上沉积、朗格汉斯细胞减少、真皮炎症浸润[11]。防晒系数（SPF）主要评估的是对 UVB 的

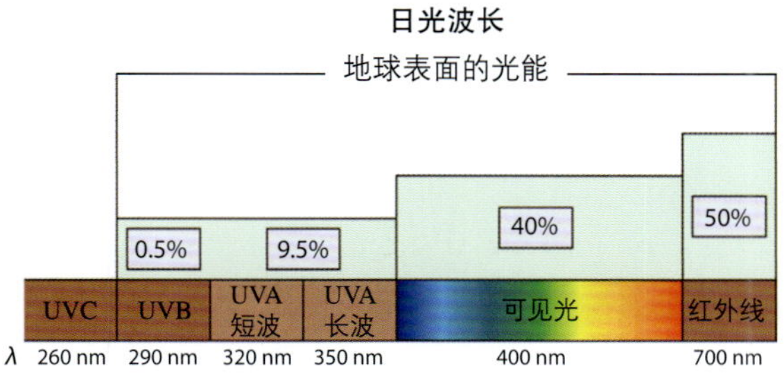

图 46-1 日光波长。在正常情况下，UVA 是地球表面主要的紫外线类型。

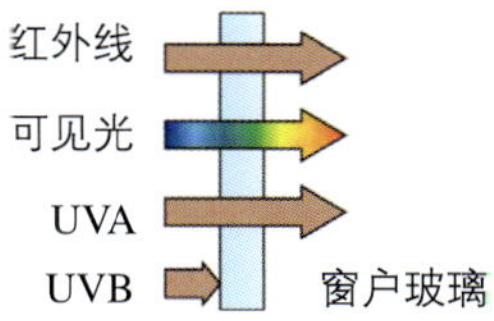

图 46-2 UVB 可以被玻璃阻挡，而红外线、可见光和 UVA 可以穿透玻璃。新型塑料涂层可用于涂覆玻璃以防止 UVA 穿透。

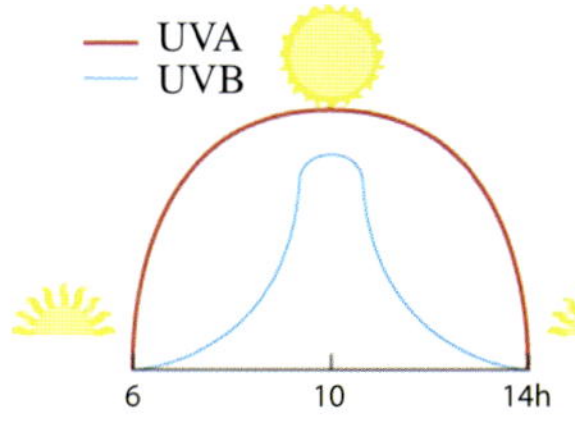

图 46-3 UVA 在全天各个时段都能到达地球表面，而 UVB 主要在上午 10 点至下午 4 点间达到最强照射。

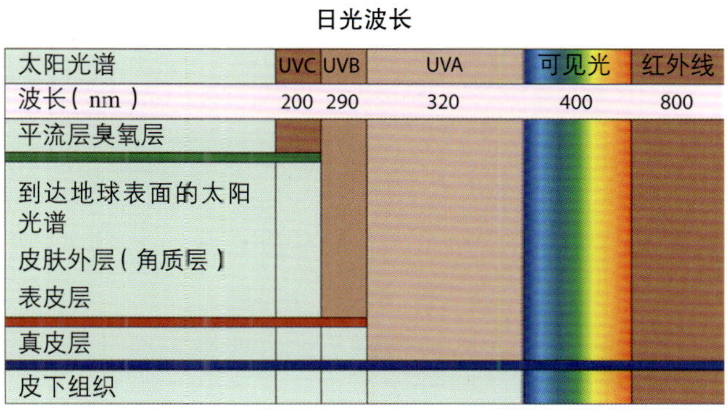

图 46-4 UVA、可见光和红外线辐射可以穿透真皮，而 UVB 不能。

防护效果，并未将 UVA 防护纳入考量。换句话说，如果标签上的 SPF 值是 45，那么它的防护只针对 UVB，而不针对 UVA。

防晒系数

防晒系数（SPF）值代表防晒剂延缓由日晒引起的皮肤红斑的能力。这种红斑是主要由 UVB 辐射造成的可见损伤。严格来说，SPF 的定义是：涂抹防晒剂后皮肤产生最小红斑量所需的日光照射量除以在未涂防晒皮肤上产生相同红斑量所需的能量。从理论上讲，在裸露皮肤上涂抹 SPF 值为 10 的防晒剂后，人们可以在阳光下停留的时间比不涂防晒时长 10 倍，而不会发生明显的皮肤红斑反应。SPF 值是通过在人体未晒黑的皮肤（通常是背部或臀部上半部分）进行测试来确定的。

国际商定的测量人体 SPF 值所需的每单位皮肤表面积的防晒剂标准量（即防晒剂厚度）为 2 mg/cm^2[12]。以一个成年人为例，按这个量全身涂抹防晒剂，需要 30 ml 防晒剂才能达到这个厚度[13]。但在大多数情况下，人们涂抹的防晒剂是不够的[14]。例如在测试 SPF 值时，粉质防晒剂涂抹在皮肤上很难达到 2 mg/cm^2 的量。人的平均面部面积约为 600 cm^2，因此，一个人需要涂抹大约 1.2 g 粉质防晒剂才能达到产品标签上标明的 SPF 值。实际上，作者在临床中发现大多数女性每次只使用约 0.085 g 粉质防晒剂。换句话说，要想获得足够的防晒效果，就必须涂抹正常用量的 14 倍粉质防晒剂（**图 46-5**A 和 B）。在作者临床中测量的面部防晒乳液涂抹量平均每次约为 0.8 g。因此，为了达到标签上的 SPF 值，需要使用平时量的约 1.5 倍。事实上，最近的一项研究表明，由于防晒剂涂抹剂量达不到实验室条件下的标准，所以大多数使用者实际获得的防护效果可能只有产品标签上所示 SPF 值的 20%～50%[15]。总而言之，单位面积皮肤均匀涂抹足量的防晒剂是达到预期防晒效果的关键。

一项针对欧洲学生的研究也提出了防晒剂使用量不足的观点，该研究发现，学生使用的防晒剂用量约为推荐用量的 1/5[13]。一个实用的经验法则是，大多数人最终从防晒剂中获得的防护效果仅有对应 SPF 值的 1/3 左右。也就是说，以这样的剂量在面部涂抹 SPF-15 的防晒剂，实际可以提供约 5 倍的防晒效果，而不是 15 倍[16]。为了降低用量不足的影响，一方面可以提醒人们涂抹足量的防晒剂，另一方面也可以推荐使用更高 SPF 值的防晒剂。

过去，SPF 系统主要基于对 UVB（280～315 nm）的防护，这部分紫外线会导致皮肤立即发红。而 UVA 引起的红斑反应出现较晚，因此，在当前测量 SPF 的方法中，并未考虑到 UVA 的暴露和剂量。此外，UVA 也是日晒后皮肤色素加深的主要原因。由于 UVA 具有破坏性影响，目前有新的研究将 UVA（320～400 nm）纳入防晒指数的考量范围。在全球范围内，有多个 UVA 评级系统，而美国 FDA 目前尚未决定在美国采用哪个评级系统作为标准。由于 UVA 测试没有统一的标准，所以美国的产品标签上不提供任何关于 UVA 防护的信息。这显然是一个重大问题。

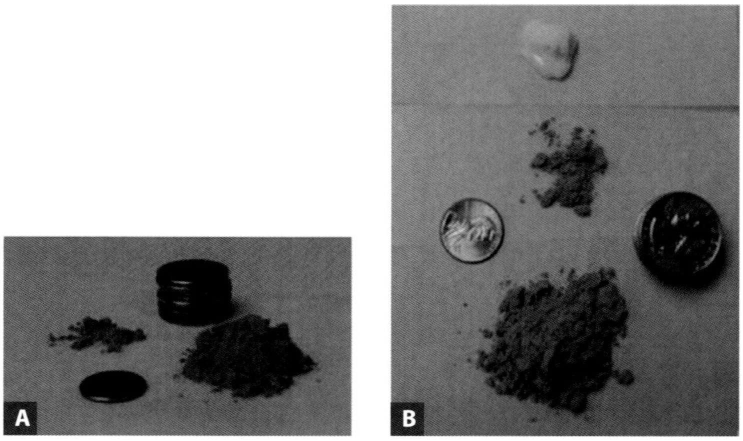

图 46–5 A. 左边的粉末是一般女性使用的粉质防晒剂量，而右边的粉末堆是达到防晒剂标签上的 SPF 所需的粉末量。白色乳液是指为了达到标签上的 SPF 值而需要在脸上使用的防晒乳液量。B. 从上方看到的同一图像。在这张照片的上半部分，是要达到产品标签上的 SPF 值需要在脸上使用的乳液量；而大堆的粉末则是要达到标签上的 SPF 值需要覆盖在脸上的粉末量。

FDA 和防晒剂

十多年前，美国 FDA 就已经开始关注 UVA 和防晒剂标签的问题。2007 年 8 月，FDA 提议为 UVA 防晒产品建立一个新的评级系统 [17]。该系统将采用一至四颗星的等级，一颗星代表低 UVA 防护，两颗星代表中等防护，三颗星代表高防护，而四颗星代表非处方（OTC）防晒产品中最高级别的 UVA 防护。根据这项提议，如果防晒产品不能提供至少低等级（一星级）的防护，则会在产品正面标签上靠近 SPF 值的地方标明“无 UVA 防护”。此外，还要求在标签上有以下警告：“紫外线会增加患皮肤癌、皮肤早衰和其他皮肤损伤的风险，减少日晒时间、穿防晒服及使用防晒剂来减少紫外线照射非常重要。”希望这一警告能增强人们的防晒及限制暴晒时间的意识。然而，这项提议尚未被采纳，星级评定系统或任何类似的系统也尚未实施到位。

皮肤科医生长期以来一直建议 6 个月以上的所有年龄段人群使用防晒剂，婴儿则应完全避免阳光直射；近年来，这些建议还包括日常使用防晒剂以防止光老化、非黑色素瘤皮肤癌和黑色素瘤。值得注意的是，2008 年的一项荟萃分析回顾了 1300 多篇文章的标题，详细涵盖了 270 篇文章，揭示了生命中所有时期（不仅仅是儿童时期）黑色素瘤的风险会随着晒伤次数的增加而增加 [18]。多年来，FDA 一直在讨论发布非处方类（OTC）防晒配方相关专论，这些指南性文件将有助于向公众传播信息。截至本文发表时，最终专论尚未出台。然而，对于患者而言，仍有大量信息和建议需要筛选。不过，在发布最终专论之前的拟议规则中，FDA 已经描述了此类产品通常被认定为安全有效（generally recognized as safe and effective，GRASE）且标签不具有误导性的条件，并确认物理防晒剂成分足够安全 [19]（请访问 www.fda.gov 以了解当前的防晒剂规定）。

UVA 防护作用的测试

正如前文所述，要想确定最佳的 UVA 评级方法并不容易，且常伴有争议。每个生产商都认为自己所采用的方法是最理想的。欧莱雅开发了“持久性色素沉着（PPD）方法”[20]，而强生则推出了“保护因子 UVA（PFA）方法”[21]。PPD 和 PFA 两种方法在本质上非常相似，都是测量最终的晒黑程度 [22]。美国 FDA 尚未确定哪一种 UVA 测量方法最为准确，因为所有的方法都缺少一个能够准确反映长波长（即大于 340 nm）UVA 引发的皮肤损伤（如皮肤癌或光老化）的终点指标 [22]。目前，FDA 主要考虑两种 UVA 测试方法：临界波长法和 PFA（PA）法。临界波长法是 1994 年开发的一种体外测试方法 [23]，其测试过程是将一定量的防晒剂涂抹在载玻片上，然后将其从 290 nm（UVB 范围的起点）开始暴露于波长逐渐增加的光线之中。当有 10% 的入射光穿透载玻片，或者防晒剂的保护效果降至 90% 时，就记录下相应的光波长。对于 SPF 值达到 15 或以上的防晒剂来说，这是一个很好的衡量 UVA 防护效果的指标。然而，对于 SPF 值低于 15 的产品而言，这种方法就显得稍逊一筹。

PFA（PA）方法是一种主要测量短波长 UVA（320～350 nm）晒黑效果的体内测试，本质上类似于 UVB SPF 评级 [24]。这一方法在欧洲得到了广泛应用。然而，PFA（PA）系统测量的实际上是观察到的效果（晒黑），而不是生物学上的终点。FDA 可能会推荐将临界波长法和 PFA（PA）法结合起来使用（详见**表 46-1** 和**表 46-2**，简要总结了三种用于测定防晒剂功效的检测方法以及相关的非美国标准）。

另一种评估 UVA 防护能力的方法是定量检测紫外线辐射引发人体皮肤产生的自由基含量 [25]。已知活性自由基与皮肤损伤（如癌症和皮肤老化）的发生密切相关。这一测量自由基的技术被称为电子自旋共振（electron spin resonance，ESR）光谱法，其原理是利用硝基化合物（具有抗氧化和抗癌作用）的自由基捕获特性。在 2003 年的一项研究中，使用了 TEMPO、PCM 和 PCA 这三种硝基化合物，是因为已知它们能够捕获暴露于紫外线照射后皮肤中的活性自由基。由于硝基化合物可以还原为羟胺，所以紫外线对其的影响也是可以测量的。硝基化合物 PCA 广泛存在于皮肤中，仅被紫外线产生的自由基和活性氧（ROS）还原，因此可以用来估算 UVA 和 UVB 辐射的穿透程度。紫外线辐射会降低 PCA 的强度，而这种降低已被证明主要是由 UVA 引起。因此，通过运用 ESR 技术观察硝基化合物 PCA 在人体皮肤中的还原情况，在体内检测紫外线产生的自由基 /ROS 是可行的 [26]。

还有一种方法是通过比较一种重要的抑癌基因——p53 基因的累积水平来评估 UVA 造成的损伤。已知超过 90% 的鳞状细胞癌、50% 的基底细胞癌（BCC）和 60% 的光化性角化病中存在 p53 基因的

表 46-1 测试防晒剂功效的三种检测方法

	防晒系数（SPF）	UVA 防护系数（UVAPF）	广谱防护及光稳定性
目的	保护皮肤免受 UVB（和部分 UVA）波长紫外线的伤害	为了防止皮肤因 UVA 照射而产生持久性色素沉着	为了提供对 UVB 和 UVA 的广谱防护，防止皮肤因紫外线照射而快速受损
方法	在人体上进行测试，比较在未使用产品的情况下导致轻度皮肤红斑（即最小红斑量，MED）所需的暴露时间与使用产品的情况下达到相同 MED 所需的暴露时间	在人体上进行测试，比较在未使用产品的情况下导致皮肤轻度变黑所需的暴露时间与使用产品的情况下达到相同变黑程度所需的暴露时间	实验室测试通过测量每个波长下的光吸收度，从而得到产品在 UVB 和 UVA 波段内吸收度的相对比值以及光稳定性数据。评估防晒剂广谱防护效果的常用指标是临界波长（critical wavelength，CW）[a]。光稳定性是通过比较产品在特定紫外线照射前的吸收度与照射后的吸收度的比值来衡量的
结果	比值 =SPF	比值 =UVAPF	若测试产品的 CW ≥ 370 nm[b]，则可视其具有广谱防护能力；光稳定性值 = beta 值

[a] 考虑到较长波长 UVA1（340 ~ 400 nm）与总 UV（UVA+UVB 吸光度）的比值，FDA 可能使用相同的测试，但测量方法略有不同。
[b] 这是欧盟（EU）的标准，也即将被东盟（ASEAN）所采用。

表 46-2 欧盟、东盟的防晒剂标准

SPF	PPD	CW	标签
≥ 6	≥ 1/3 SPF 值（例如，PPD ≥ 5 对应 SPF15 的产品；PPD ≥ 10 对应 SPF30 的产品）	≥ 370 nm	满足所有 3 个标准的产品 = 标记为广谱防晒；不满足的产品 = 标记为不提供 UVA 防护

突变[27]。通过 p53 的表达水平，可以量化与紫外线相关的皮肤损伤，并有助于评估防晒剂的有效性。

在 2000 年的一项研究中，通过持久性色素沉着（PPD）法评估了 SPF 值相同但 UVA 防护系数不同的两种防晒剂[28]。PPD 是衡量日晒后一天左右皮肤中色素沉积量的指标。测试的两种防晒剂的 SPF 值均为 7，但通过 PPD 法在体内测得的 UVA 防护系数（UVA-PF）分别为 7 和 3。研究还测量了暴露于紫外线下的皮肤中 p53 的含量。结果表明，尽管这两种防晒剂的 SPF 值相同，但只能提供部分保护，且使用 UVA 防护系数较高的防晒剂的皮肤区域中 p53 的水平较低。研究还发现，随着 UVA 辐射水平的增加，皮肤中 p53 的含量明显上升。这些结果证实，仅基于 UVB 引起的红斑反应来确定的 SPF 值，并不能准确预测防晒剂对 UVA 辐射损伤所提供的防护水平[28]。

其他防晒剂术语

一款防晒剂在水下浸泡 40 分钟后仍能保持有效的 SPF 水平，则可视为具有防水性。这类防晒剂的测试流程如下：参与测试的人员需要在室内泳池中游泳 20 分钟，随后让皮肤自然风干（不使用毛巾擦干）。接着，要求受试者再游 20 分钟，之后再自然风干。在与水接触总共 40 分钟后，测量防水型防晒剂的 SPF 值[29]。美国 FDA 规定，防晒剂包装上所标的 SPF 值应为经过浸水测试后达到的 SPF 值，而非测试前的 SPF 值。

在经过以下测试后仍表现出有效 SPF 值的防晒剂被标为“强防水”：测试人员在室内泳池中游泳 20 分钟，然后自然风干 20 分钟。这个过程重复进行，直至累计 80 分钟的浸水时间。如果一款防晒剂在 4 次各 20 分钟的浸水后仍能保持其防护效果，则被认为是“强防水”的。值得注意的是，标签上不再允许使用“防水”这一具有误导性的词。要知道，没有任何防晒剂是完全防水的。

这类“防水”防晒剂中所含的脂溶性基质能够使产品很好地附着于皮肤上，但其油腻感往往不受消费者欢迎。高 SPF 值的产品的防晒成分往往更油腻或更厚重。

防晒剂的分类

防晒剂主要分为化学防晒剂和物理防晒剂两大类。化学防晒剂能吸收紫外线，但同时可能产生自由基，引起皮肤过敏，还存在系统性吸收的风险。一些化学防晒剂成分被证实具有雌激素活性。物理防晒剂在皮肤表面形成一层防护层，同时反射有害的紫外线。尽管皮肤科医生通常更推荐物理防晒剂，但它们可能无法阻挡所有波长的紫外线，而且因在皮肤上会呈现出白色或紫色，美观性欠佳。

物理防晒剂

通常所说的物理防晒剂也就是屏障型防晒剂，其工作原理是散射或反射紫外线，极少会引起过敏反应。这类防晒剂能阻挡包括紫外线、可见光和红外光在内的最广谱的光，尤其适用于海滩或高海拔地区等暴晒环境。与化学防晒剂相比，敏感皮肤的患者通常更容易耐受物理防晒剂。物理防晒剂的主要成分是二氧化钛（TiO_2）、氧化镁、氧化铁和氧化锌（ZnO）。传统物理防晒剂的缺点是需要涂抹较厚的一层，因而可能出现在太阳下脱妆、弄脏衣物、引起粉刺等情况。有一些尤为不透明的成分，使其在皮肤上格外显眼，因此在外观上通常不受大多数人所喜爱。一些生产商专门为儿童推出了颜色明亮的具有一定遮盖力的产品。

氧化锌和二氧化钛

从 20 世纪 60 年代开始，锌被发现对人体健康和发育至关重要。锌是一种人体无法自身合成的微量元素，也是对细胞功能至关重要的 300 多种酶的辅因子。缺锌与皮肤问题、伤口愈合缓慢和脱发等症状有关。氧化锌作为一种常用于物理防晒剂中的金属氧化物，在皮肤科治疗手段中占有重要地位。它也是炉甘石洗剂（用于治疗各种轻型皮肤病，例如昆虫咬伤和刺伤、湿疹、毒葛皮炎、皮疹以及晒伤）的主要活性成分；氧化锌还广泛存在于非处方（OTC）软膏或栓剂中，用于治疗痔疮和肛裂；以及婴儿爽身粉、屏障霜、保湿霜、抗菌软膏、去屑洗发水、运动绷带以及防晒剂中[30-31]。此外，氧化锌还具有抗菌特性（尤其是以纳米颗粒形式而非块状）[32]，并已证实其在手术伤口的压缩敷料中有效[33-34]，以及与 4% 氢醌和 10% 左旋维生素 C 结合使用时，能有效缓解正常至油性皮肤的早期光损伤表现[35]。

近年来，已经研发出了具有美观透明度或胶体悬浮状态的氧化锌（ZnO）和二氧化钛（TiO_2）微细化制剂。这类产品广受喜爱，因它们只停留在皮肤表面不被系统性吸收，从而最大程度减少了刺激性和致敏性，大大提高了其安全性[36]。事实上，对这两种成分接触过敏的报道极为罕见[36-37]。20 世纪 90 年代初，微细氧化锌问世[38]。微细氧化锌能够显著吸收长波 UVA 光谱（340 ~ 380 nm）中的紫外线。美国唯一批准用于阻挡 UVA 光谱的防晒成分是有机化学物质阿伏苯宗（正丁基甲氧基二苯甲酰甲烷）。由于阿伏苯宗在紫外线下容易分解，因此其防护效果尚不明确[39]。值得注意的是，氧化锌和二氧化钛不会被光分解。不过，现已开发出新型光稳定的阿伏苯宗成分。含微米化氧化锌或二氧化钛配方的产品常被推荐给敏感皮肤使用，但氧化锌或二氧化钛产品不可相互替代。微细二氧化钛能有效衰减 UVB（290 ~ 320 nm）和 UVA2（320 ~ 340 nm）光谱[38,40]；然而，其在 UVA1（> 340 nm）范围内的效果并不如氧化锌。微细氧化锌的颗粒直径小于 0.2 μm，这一尺寸让可见光的散射最小，使得颗粒在薄膜中呈现透明状态[41]。而二氧化钛在可见光中的折射率高于氧化锌（二氧化钛为 2.6，氧化锌为 1.9），因此二氧化钛在外观上更白，也更难融于透明产品中。

含有物理防晒成分的金属氧化物存在一个问题，那就是在辐射下可能在表面产生氧自由基。金属氧化物的光反应性已被广泛研究[42]，甚至有研究表明，光活性金属氧化物可能会引起皮肤出现不良反应。如 Mitchnick 等人的研究所示，二氧化钛通常比氧化锌的光反应性更强[38]。二氧化钛甚至在体外研究中被证实会损伤 DNA[43]。不过，这些颗粒必须穿透角质层（SC）才会损伤皮肤。而由于微细氧化锌和二氧化钛的颗粒太大，无法进入皮肤，因此也就不会对皮肤产生生物活性。大多数公司都通过将二甲基硅氧烷或硅胶覆于这些颗粒的表面，从而降低其光反应性[44]。

作为非化学防晒剂配方，大颗粒形态的二氧化钛和氧化锌因其本质特性而受到医生的推崇。这些化合物在纳米颗粒形态下已被证明是有效的紫外线防护屏障，提供了比以往的物理防晒剂更有力的防护，同时留下更少的白色残留物。它们吸收紫外线辐射后会发生光催化作用，并释放出活性氧（ROS）[45]。

安全性研究

2009 年，Filipe 等人在体内条件下评估了三种防晒剂配方中纳米二氧化钛和纳米氧化锌分别在正常皮肤和受损皮肤的分布及潜在渗透情况。他们使用了含覆盖有 20 nm 二氧化钛纳米颗粒的疏水配方和两种只含二氧化钛或与氧化锌结合的市售防晒产品，将消费者实际使用防晒剂的情况与 SPF 测试的推荐标准进行了比较。研究人员发现，在正常人皮肤上使用 2 小时后，仅在皮肤表面及最外层角质层检测到微量物理防晒成分。在 48 小时后，角质层以下的深层皮肤未检测到二氧化钛或氧化锌的纳米颗粒。研究人员还发现纳米颗粒在毛囊皮脂腺开口处发生选择性沉积，但未渗透到活体皮肤组织中。由此可得，二氧化钛或氧化锌纳米颗粒显著渗透至角质形成细胞的可能性不大[46]。

2010 年，Gulson 等人在一项包含 20 名参与者的小型研究中发现，连续 5 天的户外活动中使用含氧化锌的防晒剂，皮肤会吸收微量的锌。使用了纳米防晒剂的女性，其血液和尿液中稳定同位素示踪剂（68）Zn 的水平高于使用同种防晒剂的男性，也高于使用普通防晒剂的所有参与者[47]。Wang 和 Tooley 提示，防晒剂中纳米颗粒的安全性与其潜在毒性和皮肤渗透能力有关[48]。然而，由于锌是一种安全且必需的矿物质，因此使用含锌防晒剂无需担忧。

2011 年，Kang 等人证明，纳米级二氧化钛（而非常规大小的二氧化钛）与 UVA 协同作用，可促进活性氧的快速生成和线粒体膜电位的破坏，导致细胞凋亡。他们发现，纳米级二氧化钛比其较大颗粒形式更具光毒性[49]。同年，Tyner 等人发现，使用纳米级二氧化钛并未减弱皮肤屏障功能，而当二氧化钛颗粒通过涂覆稳定剂均匀分散时（即使用非团聚的覆层纳米材料时），可以实现最佳的紫外线衰减。由此得出结论，纳米级二氧化钛无毒，甚至可能表现出更佳的效果[50]。

Schilling 等人研究表明，无论涂层或晶体结构如何，高达 25% 浓度的二氧化钛或氧化锌纳米颗粒用于化妆品或防晒剂中，其危害人类健康的风险极小。在对这些成分的安全性审查中，研究人员解释到，防晒剂配方中的二氧化钛和氧化锌纳米颗粒聚集成 30 ~ 150 nm 大小的原始颗粒，使得涂抹产品时不会影响其结构。由于纳米颗粒结构未受影响，所以任何原始颗粒不会被释放。这些纳米颗粒在分布和持续时间上与较大颗粒相当，这表明它们在机体识别和清除方面也相当[51]。2009 年至 2011 年间进行的安全性研究表明，二氧化钛和氧化锌纳米颗粒应用于完好的人类皮肤上是安全的，没有数据表明这些颗粒会显著渗透至角质层以下[48,52-54]。目前，大多权威机构都认为，二氧化钛和氧化锌纳米颗粒不会渗透到活体皮肤层，且有证据表明使用此类产品的益处远大于风险[55]。2017 年，Kim 等人进行的氧化锌风险评估显示，所有形态的产品（乳霜、乳液、喷雾和推进剂）所含的氧化锌浓度即使高达 25%，也仍在人类使用的安全范围内[56]。2019 年，Dréno 等人报告称，二氧化钛纳米颗粒浓度为 25% 的情况下并不损伤皮肤（无论是在健康还是受损皮肤，都未穿透外层角质层进入体循环），但他们指出，基于一些动物研究，喷雾型产品或粉末可能对肺部存在一定风险，并补充说明，欧盟化妆品法规授权纳米级二氧化钛作为紫外线过滤剂使用，但排除了能够到达肺部的配方产品。

小结

TiO_2 和 ZnO 长期以来一直被安全有效地用作两种主要的无机物理防晒剂。氧化锌用途广泛，用于治疗多种皮肤病，因此常用于制备防晒剂、保湿剂和洗发水。这两种金属化合物的纳米颗粒形式是否可以应用于防晒剂的制备仍有很大争议。这两种纳米金属氧化物在防晒剂中的使用看似效果显著，但因其具有不同的理化性质，使这类防晒剂的安全性存在争议。目前研究数据表明，这两种化合物对皮肤的危害很小，但评估这两种金属化合物在真实条件下（如紫外线暴露、晒伤）的功效研究仍在进行。

化学防晒剂

化学防晒剂通常与物理防晒剂或其他化学防晒剂联合使用，以形成具有高防晒系数的产品，在强烈阳光照射期间使用。然而，化学防晒剂也存在缺点。例如其会吸收紫外线辐射。被防晒剂所吸收的紫外线必须转化为热能或光能释放出去或者在某种化学反应中消耗掉，进而可能生成对配方中其他化学物质具有破坏性的活性氧（ROS）或其他光产物；若紫外线被皮肤吸收，将直接对皮肤造成损害（关于自由基和抗氧化剂的讨论详见第 39 章“抗氧化剂”）。不过在大多数情况下，紫外线仅仅是再次以更长波长的形式发射出来，而不会导致自由基的形成[38]。

化学防晒产品主要由合成的有机化合物构成，这些化合物通常被划分为吸收 UVB 或 UVA 紫外线的类别，这些无色通常也无味的物质在吸收和反射紫外线辐射时作为过滤剂，以此来防止紫外线辐射穿透表皮，从而达到防晒效果。研究发现部分化学防晒剂会导致一些敏感皮肤患者出现过敏或光过敏反应。此外，化学防晒剂的一大不足之处在于其中某些成分暴露于紫外线时具有不稳定性。例如，一项研究中发现，在日光模拟器下暴露 15 分钟后，防晒剂中 36% 的阿伏苯宗结构被破坏[39]。此外，随着阿伏苯宗的降解，配方中其他有机防晒成分也有可能被破坏[58]。而且有些化学防晒剂会被机体系统性吸收，并且已有实验证明使用这类产品的个体尿液中存在相应的浓度水平[59]，因此化学防晒剂并不推荐2岁以下的儿童使用。以下就常见的化学防晒剂添加剂进行讨论。

防晒剂的稳定性

一款有效的防晒产品必须具有光稳定性，或能在一定时间内（即在紫外线照射下不可避免地降解前）提供预期保护效果。光稳定性是指特定物质在光照作用下发生降解的程度。防晒剂的光稳定性受到多种因素的影响，包括所使用的过滤剂类型、何种UV过滤剂、溶剂和载体等因素。彗星试验是一种通过评估细胞中DNA损伤情况来测量和量化光稳定性的凝胶电泳测试法[60]。近期一些研究尝试用该方法来评估防晒剂的稳定性。阿伏苯宗具有较强的光不稳定性，是防晒剂中常见的紫外线过滤剂和有效的紫外线吸收剂。因此，为了提高阿伏苯宗的光稳定性，科研人员还研发出了具有光稳定形式的阿伏苯宗（如Helioplex™）。还有一些研究发现，在阿伏苯宗中加入一种名为Tinosorb的UVA过滤剂可以提高阿伏苯宗的光稳定性。两者结合可以防止阿伏苯宗被紫外线降解[61]。一项研究利用高效液相色谱（HPLC）分析和分光光度法对4种使用了不同的紫外线过滤剂但防晒指数均为15（SPF-15）的防晒剂进行了比较。

以下是用于实验的紫外线过滤剂组合。①制剂1：甲氧基肉桂酸辛酯（OMC）/二苯甲酮（BP）-3和水杨酸辛酯（OS）；②制剂2：OMC、阿伏苯宗（AVB）和4-甲基苄基樟脑（MBC）；③制剂3：OMC、BP-3和双苯丙烯酸（OC）；④制剂4：OMC、AVB和OC。结果表明，4种紫外线过滤剂组合具有不同的光稳定性。制剂3（OMC、BP-3、OC）效果最佳，其次依次为制剂4、制剂1、制剂2。此外，OC提高了OMC、AVB和BP-3的光稳定性[62]。因此，市面上许多防晒剂都含有多种防晒成分的组合。

一种名为“UV Pearls”的产品利用微胶囊技术将有机防晒化学物质包裹在溶胶-凝胶硅玻璃中，可将疏水性的紫外线过滤剂掺入水剂的防晒成分中。“包覆型防晒剂”能够将有机和无机成分分隔开，从而增强了防晒产品整体的光稳定性。此外，包覆型的紫外线过滤剂可以显著减少皮肤的吸收量和自由基的生成，防止其到达皮肤深层，降低了发生接触性皮炎的风险[63]。

吸收UVB的防晒成分

对氨基苯甲酸

对氨基苯甲酸（PABA）难溶于水，只能溶于含酒精的溶剂，是早期常用的防晒剂成分之一。PABA作用于皮肤会产生刺痛感，以往多用于合成棉织品和纺织品染色。由于此副作用，所以后来的一些产品在成分表中都会强调“不含PABA”。为了解决这一问题，人们研发出了水溶性的PABA衍生物，这些衍生物无法穿透角质层，因此不会损伤皮肤。PABA衍生物是一种有效的UVB吸收剂，其主要的衍生物包括Octyl diethyl PABA（即4-二甲氨基苯甲酸辛酯）或padimate O（即对氨基苯甲酸辛酯）。研究认为，防晒剂光敏反应的发生与PABA及其衍生物的应用有关。

肉桂酸盐

肉桂酸盐已大范围代替PABA衍生物应用于防晒剂中。甲氧基肉桂酸辛酯（OMC）是常用于粉底/唇膏及免洗护发素等化妆产品的成分，能够吸收最大310 nm波长的紫外线，Freeze 24/7 Iceshield通过“UV Pearls”技术将OMC包覆在溶胶-凝胶二氧化硅中，将其制成可洗净型防晒剂。OMC作为一种清洁剂，能够在清洁皮肤的同时将防晒成分作用于皮肤，从而发挥防晒作用。对于那些不喜欢防晒剂油腻感的人（特别是男性，普遍认为他们更反感油腻配方）来说，这类防晒洗剂是个不错的选择。由于肉桂酸盐很难溶于水，常规清洁方法无法清洁彻底，因此通常用作防水和强防水的防晒剂成分。肉桂酸盐很少引起过敏反应，但仍有研究发现含有肉桂酸盐成分的防晒剂可能导致光过敏现象。使用溶胶-凝胶二氧化硅玻璃涂覆颗粒可以减少致敏概率。对含有肉桂醛和肉桂油的香料和调味品过敏的人也有可能对该化合物过敏[64]。

水杨酸酯

水杨酸酯能够吸收最大310 nm波长的紫外线，常用于增强防晒霜对UVB的防护效果。2-乙基己基水杨酸酯（OS）和胡莫柳酯（水杨酸三甲环己酯）是防晒剂中最常见的水杨酸酯。这些化合物具有稳定性高、不易致敏、不溶于水和附着力高的性质，可以很好地与化妆品成分中的其他化学防晒剂（如二苯甲酮）结合使用。实际上，由于水杨酸盐作为单一活性过滤成分时效力较弱，所以只能与其他紫外线过滤剂结合使用。另外，水杨酸酯所致过敏的发生率也较低。

苯基苯并咪唑磺酸

与其他脂溶性的紫外线过滤剂相比不同的是苯基苯并咪唑磺酸（PSA）是水溶性制剂，含有该成分的防晒剂更加清爽、不油腻。PSA 和水杨酸酯都属于选择性的 UVB 过滤剂，无法阻挡 UVA，因此需要与其他 UVA 过滤剂结合使用。

吸收 UVA 的防晒成分

二苯甲酮

二苯甲酮（benzophenones）可以吸收 320～350 nm 范围内的 UVA。氧苯酮在 326 nm 波长处具有最大吸收峰，是美国当前最佳的 UVA2（较短的 UVA 波长）阻滞剂之一，可以增强对 UVB 的防护作用。氧苯酮是防晒剂中常见的成分，20%～30% 的防晒剂中含有该成分[65]。然而，氧苯酮同时也是引起光敏性接触性皮炎常见的防晒成分之一[64,66]。一份病例报告描述了一位 22 岁的女性使用含有氧苯酮的防晒剂后出现了全身性的过敏反应[65]，斑贴试验证实是氧苯酮所致的过敏。《柳叶刀》上的一项研究证实大量涂抹含有氧苯酮成分的防晒剂后，氧苯酮会被机体吸收，并通过肾脏排出[59]。有关动物实验表明，氧苯酮急性毒性反应较低，但人体局部使用后是否出现慢性毒性反应及其对机体的影响目前尚不清楚，但它正成为一种潜在的访染物[67-68]。鉴于此，含有该成分的防晒剂不推荐儿童使用。

邻氨基苯甲酸薄荷酯

邻氨基苯甲酸薄荷酯（Menthyl Anthranilate）的吸收峰在 340 nm 左右，是一种弱 UVB 过滤剂，但能有效阻挡 UVA2 损害。但其 UVA 防护效果不如二苯甲酮，所以目前应用不广泛。

帕索 1789

帕索 1789（AVB 或丁基甲氧基二苯甲酰甲烷）在 355 nm 处具有最大吸收峰，能很好地阻挡 UVA 损害。该成分于 20 世纪 90 年代末获得美国食品药品监督管理局（FDA）批准。曾有报道发现帕索 1789 会引起光过敏性皮炎[64]。AVB 是最常用的 UVA 防护成分之一，但其初始制剂稳定性差。不过，自 2007 年以来，出现了几种稳定形式的 AVB，包括露得清的“Helioplex”和艾维诺的“Active Photobarrier Complex”。而 2007 年以前生产的防晒剂建议弃用。

麦色滤®

经过多年的谈判，FDA 批准了 UVA 过滤剂——麦色滤。许多品牌的产品中都含有这种成分，包括欧莱雅、理肤泉、薇姿、兰蔻。麦色滤 SX 是美国批准的成分，它阻挡紫外线的效果不如麦色滤 XL，后者尚未在美国上市。麦色滤 SX 是一种水溶性配方，因此皮肤感觉不那么油腻，更适合日常使用。相比之下，麦色滤 XL 是脂溶性的，更适合作为防水防晒剂。麦色滤 SX 是一种有机吸收剂，对较短的 UVA 波长非常有效。这些短 UVA 波（320～340 nm）占到达地球的紫外线辐射的 95%。麦色滤可以与其他紫外线过滤剂组合使用。与 AVB 相比，麦色滤具有光稳定性，暴露于紫外线辐射时不会降解[69]。

防晒剂组合

为了提高防晒剂的防晒能力及改善产品的美观性，许多防晒剂组合使用了多种防晒活性成分。然而，美国 FDA 意识到一些防晒成分并不相容，甚至在组合使用时会降低防晒剂中的防晒系数等级。为此，美国 FDA 专门规定了防晒剂中可组合使用的成分[29]。部分低浓度防晒成分组合使用可以达到较高的防晒系数值。

抗氧化剂在防晒剂中的作用

皮肤就像人体有自己的免疫防御系统一样有着自己的抗氧化防御系统，该系统保护皮肤免受由紫外线引起的氧化损伤。过量的紫外线辐射会阻碍皮肤的天然防御系统吸收自由基，从而导致癌症、皱纹和衰老。过量的紫外线照射会激活抗氧化酶[27]。这些酶可以作为紫外线过滤剂在自由基造成损伤之前将其捕获。视黄醇酯是维生素 A 的一种储存形式，它可吸收波长最长为 325 nm 的紫外线[70]。除了酶类抗氧化剂外，皮肤中也存在非酶类抗氧化剂，如还原型谷胱甘肽、α-生育酚和 β-胡萝卜素就属于少数非酶类抗氧化剂。而过氧化氢酶、超氧化物歧化酶和谷胱甘肽过氧化物酶则属于酶类抗氧化剂[27]。抗氧化剂可以口服或者外用（参见第 39 章）。口服抗氧化剂往往更加有益，因其不像外用一样会因日常摩擦和洗脸而从皮肤表面流失。此外，局部抗氧化剂可能无法被皮肤很好地吸收，因此单独外用抗氧化剂并不能很好地抵御紫外线辐射，且抗氧化剂的防晒系数值也较低。综上，抗氧化剂应与防晒剂同时使用，以此来提高防晒效果。

还有一种值得探讨的抗氧化剂，它是一种从蕨类植物中提取的化合物，名为“白绒水龙骨（polypodium leucotomos）”。其已用于治疗各种炎症性疾病及白癜风。González 等人的一项研究明确了白绒水龙骨在人体内的作用。在这项研究中，21 名志愿者被分为两组。一组口服摄入补骨脂素（8-MOP 或 5-MOP）进行治疗，另一组不接受治疗。随后这些志愿者都暴露于日光辐射下，接着对他们进行以下临床参数评估：局部或口服白绒水龙骨前后的即刻色素沉着（IPD）、最小红斑剂量（MED）、最小黑色素生成剂量（MMD）和最小光毒性剂量（MPD）[71]。结果表明，白绒水龙骨在局部应用和口服给药后均具有光保护作用。

防晒剂的不良反应

目前的数据表明，化学防晒剂暂不引起全身性不良反应，但会引起局部皮肤发生不良反应，如接触性、刺激性和过敏性皮炎，以及光毒性和光过敏反应。事实上，防晒剂在美国是导致光过敏性接触性皮炎最常见的致病原因之一[72]。其在没有日光照射的情况下也会引起接触性皮炎。对氨基苯甲酸、二苯甲酮、肉桂酸酯和甲氧基二苯甲酰甲烷是化学防晒剂中最常见的成分，这些成分都与发生接触性皮炎有关（参见第 19 章“接触性皮炎”）[73-75]。目前暂无含有二氧化钛和氧化锌的物理防晒剂引起接触过敏反应的报道，这类防晒剂则可适用于有防晒剂过敏史的患者[76]。

重要的是，防晒剂中的添加剂如香料和防腐剂，也可能引起敏感皮肤人群发生过敏反应（参见第 42 章“香料”和第 44 章“防腐剂”）。一项涉及 603 名患者的研究发现，虽然 19% 的受试者表现出对防晒剂中的某种成分有不良反应，但受试者进行斑贴测试后并没有表现出对防晒剂中的活性成分有过敏的情况。事实上，只有 10% 的不良反应被发现存在致敏成分。大多数不良反应与刺激性反应是一致的[77]。防晒剂的载体尤其是油性制剂，也会使痤疮加重，急性紫外线暴露也会加剧痤疮。研究表明，致粉刺产生的并不是防晒剂中的油性成分，而是防晒剂的载体[78-79]。

对防晒剂的一个误解是认为其能提供全面的防护，因此会增加一些消费者日晒时间或频率。任何防晒剂都做不到完全阻挡日光照射。事实上，FDA 不再允许在产品标签上使用“防晒剂”这一词。因为许多防晒剂提供的保护仅限于中波紫外线（UVB，280 ~ 315 nm）和长波紫外线中的短波部分（UVA2，320 ~ 340 nm），因此使用这些产品反而可能会增加在长波紫外线中的长波部分（UVA1，340 ~ 400 nm）的暴露[80]。长波紫外线（UVA，320 ~ 400 nm）是到达地球表面主要的紫外线，长波紫外线已被证实与皮肤癌、日光性皮肤病和其他由日晒引起的皮肤病有关。长波紫外线目前被认为是引起日光性弹性组织变性的因素之一[80]，Lavker 11 和 Lowe82 的研究表明反复暴露于人工光源中产生的长波紫外线的长波段部分会导致人类皮肤出现光损伤的形态学变化。

在 Bissonnette 等人的一项研究中，用色素沉着加深法来比较市场上出售的 6 种防晒系数值为 20 或更高指数的防晒剂，以此来评估这些在标签上声称具备防护 UVA 和 UVB 能力的防晒剂对于防护长波紫外线（UVA）的效果[83]。研究人员发现，含有帕索 1789 的防晒剂在减少色素沉着方面表现最佳，因此其具有最佳防护长波紫外线的效果。然而，具有第二和第三高 SPF（45 和 50）的防晒剂是诱导色素沉着防护最弱的防晒剂，这表明防晒系数值不能作为衡量防护长波紫外线效果的唯一指标。所幸，许多稳定的制剂如阿伏苯宗和麦色滤已经提高了防晒剂防护长波紫外线的能力。

防晒剂对维生素 D 吸收的影响

目前尚未解决的另一个争议焦点是维生素 D 与日晒之间的关系。维生素 D 在多种癌症的预防方面起着重要作用。研究表明，维生素 D 可能预防或降低肺癌、乳腺癌和前列腺癌的患病风险[84-85]。保健品、药物和营养强化奶提供的维生素 D 有限，而阳光照射是获得适宜且适量维生素 D 的最佳途径（**图 46-6**）。一杯牛奶只能提供 100 IU 的维生素 D，而在阳光明媚的沙滩上躺 20 分钟就可以促进合成 10 000 IU 的维生素 D[86]。虽然阳光照射是获取

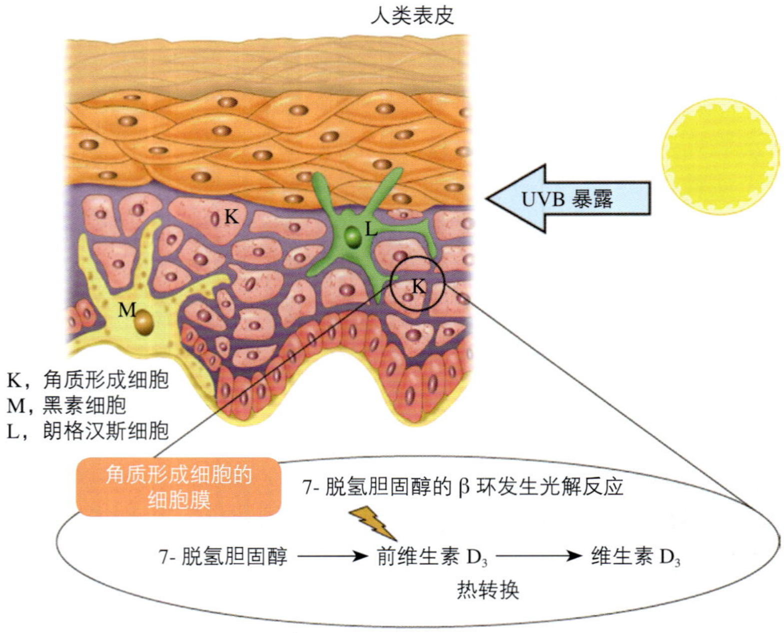

图 46–6 皮肤中维生素 D 的转化

维生素 D 的最佳途径，但过度的阳光照射也会增加皮肤癌的风险。此外，防晒剂可以阻挡大部分 UVB——晒伤和晒黑的根源，但也影响了维生素 D 的合成。相关研究正在进行中，但尚未有定论。一项研究表明，皮肤癌的预防与维生素 D 之间并无关联。在这项研究中，研究人员对年龄、头发颜色一致且无家族史的 165 名黑色素瘤患者和 209 名对照者进行食物频率问卷调查，结果显示没有证据表明维生素 D 可以预防黑色素瘤或降低其风险 [87]。一项队列研究表明，涂抹防晒剂不会降低维生素 D 水平 [88]。相反，Matsuoka 等人的一项研究发现，长期使用含有 PABA 的防晒剂的人维生素 D 水平与正常对照相比显著降低 [89]，故而认为涂抹防晒剂会降低维生素 D 水平。尽管仍存在争议，但人们认为通过饮食和保健品获得足够维生素 D 更安全，而阳光照射弊大于利 [90]。

防晒剂的正确使用

人们常误认为间断使用高 SPF 值的防晒产品与每天使用低 SPF 值的产品效果一样。例如，皮肤科医生常常会听到一些患者自称经常使用防晒霜，但仅限于每次去海滩时涂抹。一项研究证实，为了最大限度地防止紫外线引起的皮肤损伤，防晒霜必须正确、规律且足量使用。有研究发现即使是强效防晒剂，如果涂抹次数或量不够，也不能有效避免紫外线损伤；而且，研究还发现，日常使用 SPF 15 防晒剂比间断使用更高 SPF 值的产品防护效果更好 [91]。因此，建议患者即使不打算外出，也要每天涂抹防晒剂，有助于他们免受透过玻璃照到室内的 UVA 的损害。

市场上可供选择的防晒产品多种多样，应该选择一款合适的产品进行日常防晒。大量研究显示，面部等暴露区域日常涂抹防晒剂利大于弊。

防晒产品的剂型

防晒产品的功效和美观性受到活性成分载体的影响。最常见的防晒剂型是乳液，即油和水的乳化剂型。市场上有很多不同类型的防晒产品，人们通常可以根据个人喜好进行选择。

防晒洁面

市场上有一款名为“IceShield”的由 Freeze 24/7 生产的洁面乳声称可以在洁面的同时将防晒成分与皮肤结合，从而发挥防晒作用。对于那些不喜欢防晒产品油腻感的人来说，这是一个很好的选择。然而，关于这类防晒洁面产品的效果如何，尚缺乏数据。所以目前建议，当长时间暴露在阳光下时，该产品应结合其他更可靠的防晒剂一起使用。

防晒乳液

由于乳液黏度较低，既不那么油腻也更容易涂抹，所以对于正常至油性皮肤的人来说，乳液往往是首选，混合性皮肤也适合使用乳液，而干性皮肤通常更适合霜剂。将有效的防晒活性成分添加入乳液的脂质相中就可以制成理想的防晒乳。SPF 值较高的产品含有的油相组分较多，所以常给人一种厚重、油腻的感觉[92-93]。

防晒油

防晒油的唯一优点是它们很容易涂抹开。然而，因其质地轻薄，防晒效果较差；而且防晒油擦起来比较油腻，常不受人们喜欢。

防晒凝胶

防晒凝胶深受男士和油性皮肤人群的青睐。由于流汗时酒精基凝胶会引起眼睛灼热和刺痛，所以对于准备运动的人来说，水基凝胶更合适。

防晒喷雾

近几年来防晒喷雾很流行（尤其在儿童群体中）。当需要大面积防晒时，防晒喷雾的优势就体现出来，可以使用足够量的喷雾来覆盖身体暴露部位以发挥防晒效果。

防晒棒

防晒棒中含有脂溶性防晒成分，并添加蜡和凡士林以增加稠度。防晒棒适用于如嘴唇、耳朵、鼻子和眼睛周围等狭窄或隆起部位。由于效果持续时间长，且不易融化、不易刺激眼睛，所以在运动或水里活动时，防晒棒防护效果更好。

化妆品和其他护肤品的防晒效果

如今，防晒成分在许多化妆粉底中也很常见。大多数面部粉底液都含有颜料及二氧化钛等成分，因而也具备一定的防晒作用。二氧化钛虽然会使粉底液变得不透明，但能增强其 SPF 值。因此，化妆品中常添加化学防晒成分来提供防晒效果。然而，并非所有防晒成分都适合添加到粉底液中。例如，帕索 1789 在接触氧化铁和化妆品中使用的其他颜料后会失活，从而使 UVA 防护效果降低。此外，如上所述，防晒散粉或面部粉底标签上的 SPF 值并不能准确反映这些产品提供的防晒效果。这是因为普通人涂抹的防晒产品量远少于 FDA 测试中所用的量。

近几年来，出现了一系列含有防晒成分的洗发水、护发素等护发产品。因为有些防晒成分是水溶性的，而很多护发产品最后都需要冲洗掉，所以这些成分可能会随之被冲洗掉而失去防晒效果。或许免洗类护发产品能为发干提供一定的保护，但 FDA 尚未认可任何这些产品具有防晒效果，也没有数据证明其有效性。不应依赖这些产品，应通过戴帽子来阻挡头发受到的紫外线损害。

防晒剂和驱虫剂的相互影响

Montemarano 等人的一项研究发现驱虫剂与防晒剂会相互影响其效果[94]。然而，Murphy 和 Montemarano 随后的一项研究对这一发现提出了质疑，研究表明即使使用了防晒剂，驱虫剂的功效也不受影响[95]。因此，目前建议分开使用这些产品。

衣物的防晒作用

常用的衣物防晒效果测量指标是紫外线防护系数（UPF），类似于防晒剂中使用的 SPF[96]。测定衣物 UPF 的最常见方法是使用紫外线辐照计和光电探测器来记录穿过织物前后的紫外线强度。UPF 就是两次测量值的比值。这一防晒概念已被服装行业广泛接受并使用，甚至在英国已经有 UPF 测量标准[97]。由于衣物不会受到防晒剂涂抹差异的影响，因此 UPF 确实能反映所标识的防晒效果[16]。此外，约 90% 的夏季服装 UPF 高于 10，且能提供与 SPF 30 甚至更高系数防晒剂相同的防晒效果；其中大约 80% 的衣物 UPF 值超过 15，且防晒效果极佳[98-99]。

衣服清洗之后其 UPF 会有所增强。众所周知，棉质衣服洗涤后会缩水，因此可以合理地推断织物纱线之间的空间（也称为“孔隙”）会因洗涤而收缩。Welsh 和 Diffey 研究了织物收缩率（仅用水和洗涤剂洗涤）对 UPF 测量的影响[100]。织物间孔隙的大小在限制紫外线透过衣服方面发挥着重要作用[101]。Wang 等人关于织物孔隙率的研究发现，通过各种方法洗涤的衣物中纤维或纱线之间的孔隙总面积缩小[102]。由此推断，洗涤后衣物的 UPF 测量值之所以会增加，是因为织物孔隙缩小而使得紫外线透过率下降。

使用含有紫外线吸收剂的洗涤剂来洗涤衣物可以进一步提高 UPF。Wang 等人的研究中使用的紫外线吸收剂——Tinosorb 具有二苯乙烯二磺酸三嗪主链，当添加到衣物中时，该化学物质能够与棉织物强力结合[102]，并通过化合物的环状结构吸收紫外线能量来减少紫外线透过。研究结果表明，用含有紫外线吸收剂的洗涤剂多次洗涤后，织物的白度或质地没有明显变化，但 UPF 显著增加。此外，他们认为透过衣物的 UVA 多于 UVB。

衣服显然在防晒方面发挥着不可或缺的作用，帽子也不例外。宽边帽可以提供 SPF 值约为 5 的防晒效果[103]，还可以阻挡其他角度的太阳照射，为太阳镜提供额外的保护（**图 46-7**）。

窗户防护罩

UVA 可以穿透玻璃，而 UVB 则不能。由于 UVB 会导致皮肤发红，所以易受到人们的关注，而 UVA 常常被忽视。对于患有光敏感性皮肤病的患者以及希望进一步防止 UVA 暴露的人来说，市面上有专门阻挡 UVA 射线的窗户防护罩可供选择。"Llumar UV Shield" 已被证实可以阻挡 99.9% 的 320 ~ 380 nm 波长范围内的 UVA，因此受到皮肤癌基金会的大力推荐。这些防护罩可以放置在汽车、船只和房屋的窗户上，以减少 UVA 辐射。

光损伤的化学预防

化学预防是预防日光性皮肤病的另一种潜在选择[104]。化学预防是指通过饮食控制或药物干预来预防疾病。目前有效的化学预防方式是口服维 A 酸类化合物和低脂饮食[105-106]。此外，从绿茶中分离出的多酚成分已被证明在动物模型和体外试验（参见第 9 章"营养与皮肤"）中表现出多种化学预防作用[107-109]。关于其他几种植物和营养成分的潜在化学预防特性正在研究中。

防晒的重要性

为患者推荐防晒剂时，最重要的考虑因素是他们最可能接受哪种产品用于日常防晒。应基于患者的皮肤类型和生活方式来选择，如对于长时间暴露在阳光下的人，应使用较高 SPF 值的防晒产品。应提醒患者，由于面部粉底和散粉实际提供的防晒效果低于标签上列出的 SPF 值，所以不能仅仅依赖这些产品进行日常防晒。

日常使用防晒剂是保护皮肤的一种重要方式。但是，由于没有哪一种防晒剂可以完全阻挡所有紫外线，因此要结合使用防晒剂、防晒服、帽子以及车窗防护罩来减少急性及累积性日晒损害。应在每次就诊时询问患者防晒剂的使用情况并指导患者正确使用防晒剂，通过这种不断的提醒帮助他们认识到防晒的重要性。尽管患者声称了解紫外线辐射的危害并会使用防晒剂，但研究表明他们的防晒做得并不够。事实上，虽然防晒意识随着年龄的增长而增强，但防晒态度和行为往往会从童年到青春期逐渐减弱[111]，母亲为孩子采取的防晒措施比自己更多[110]。而且，即使是认真使用防晒剂的患者也会

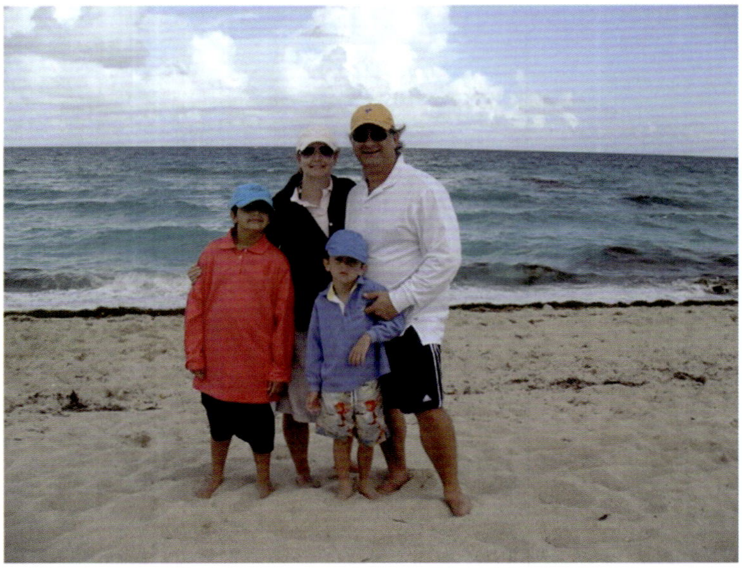

图 46-7 除了防晒剂外，长时间暴露在阳光下时还应佩戴太阳镜、宽边帽和防晒服。

忘记正确的使用规则。例如，一项研究发现352个家庭中有98%的人在到达海滩后涂抹防晒剂，而不是按照最佳防晒建议提前30分钟涂抹[112]。

2013年，Hughes等人对903名55岁以下成年人（从澳大利亚南布尔的1621名成年人中随机抽取）进行了一项基于社区的随机对照干预研究，以确定规律使用防晒剂与偶尔使用防晒剂、使用β-胡萝卜素补充剂与安慰剂相比，在预防或减缓皮肤衰老方面的效果。他们发现，规律使用防晒剂可以减缓健康中年人的皮肤衰老，而补充β-胡萝卜素对皮肤衰老没有影响[113]。

当然，我们都知道过度阳光照射可能导致皮肤癌，而防晒剂是预防它的关键因素。2012年，Chesnut等人开展了一项关于防晒剂在预防基底细胞癌（最常见的恶性肿瘤）中作用的随机对照研究。他们指出，虽然研究发现防晒剂对预防基底细胞癌没有显著作用，但流行病学和直接证据表明紫外线暴露是诱发基底细胞癌的首要危险因素。此外，他们发现，这一研究忽略了防晒剂滥用、防晒剂误用、防晒剂产品类型和紫外线累积暴露量的因素，因此缺乏关于防晒剂实际使用情况的真实观点[114]。

2015年一项关于避免阳光照射和使用防晒剂的中期决策分析表明，评估患者潜在风险观念的情况非常有用，可以帮助医生提高患者遵守防晒行为建议的依从性[115]。

2年后，Pratt等人发现紫外线成像显示易患皮肤癌的面部区域常被不同程度地忽略而未擦防晒剂，因此他们呼吁应采取某种形式的公共卫生公告或其他干预措施来提高人们的防晒意识，同时应将太阳镜作为额外保护措施进行宣传[116]。

防晒须知

美国皮肤病学会推崇多项随机对照试验的结果，这些试验显示防晒剂在预防光化性角化病、鳞状细胞癌、痣、黑色素瘤、光老化和光免疫抑制的发展中发挥着关键作用。此外，学会还呼吁对防晒剂功效的测量方法进行全球标准化，并持续进行公众教育，以便更好地告知人们防晒剂的正确使用方法和最佳的防晒方法[117]。

美黑

尽管人们越来越意识到紫外线的潜在危害，但仍很难阻止人们进行日光浴和美黑。人工美黑剂已经问世半个多世纪了，人们认为它可以抵御可见光和长波UVA的伤害。2004年，Faurschou等人证明DHA（二十二碳六烯酸）具有较小但有显著意义的SPF[118-119]。人工美黑剂是DHA和亚硒酸盐胱氨酸相互作用的产物[120]。研究发现，在DHA配方中添加抗氧化剂可以使美黑剂看起来更自然[121]。然而，医生应提醒消费者，美黑剂不能作为防晒剂的替代品。2008年，Jung等人对三种美黑剂的分析发现，使用含DHA美黑剂的皮肤在阳光照射后产生的自由基增加了180%[122]。

痤疮

此外，日晒还有一个值得注意的缺点是，数十年来，人们一直认为长时间的阳光照射或“日光浴”会通过促进粉刺形成而加剧痤疮[92]。

防晒剂禁令

美国疾病控制与预防中心关于人类接触环境化学物质的第四次国家报告于2018年初透露，约97%的受检者尿液中含有羟苯甲酮[123]。值得注意的是，在世界各地的水道和鱼类中也发现了不同浓度的羟苯甲酮（BP-3），该化学物质会引起珊瑚（白化）和鱼类（死亡）的毒性反应[123]。2018年7月，夏威夷州宣布将禁止使用两种主要的防晒成分，以保护周围的海洋生物，特别是珊瑚礁。该法案于2021年1月1日生效，禁止销售含有羟苯甲酮和甲氧基肉桂酸辛酯这两种常用的化学防晒成分的防晒剂[124]。

随着这项旨在保护环境的新法规的颁布，Raffa等人开始担心人类患皮肤癌的风险是否会随之增加。众所周知，海洋温度和化学成分的变化、病原体、非本地入侵物种的进入、有害的捕捞方法以及污染等多种因素会导致珊瑚礁健康状况下降、白化和死亡。研究表明，防晒剂通过直接或间接影响（例如病毒传播）是造成珊瑚礁白化污染的重要原因之一。Raffa及其同事指出，虽然倡导者在世界各地广泛地推广此类禁令，而反对者谴责可能增加皮肤癌风险，但研究人员正努力开发环保有效的防晒成分[125]。南太平洋群岛国家帕劳、加勒比岛国博奈尔和佛罗里达州基韦斯特也颁布了禁止销售含有羟苯甲酮和甲氧基肉桂酸辛酯的防晒剂的法律，该法律于2021年1月1日生效[126-128]。

结论

市场上的防晒剂种类繁多，为提高人们日常防晒的依从性，帮助患者找到最适合其需求和皮肤类型的防晒剂非常重要。但更重要的是，虽然日常使用防晒剂是保持皮肤年轻健康的关键，但并不能作为抵御光损害的第一道防线，即使涂抹了防晒剂也应避免长时间的户外活动。

光损害会影响皮肤状况，日常使用防晒剂至关重要。通过探讨光损害对皱纹形成的影响来引起患者的关注，也不失为一种提高人们防晒意识的有效策略。作者建议首先要基于个人的皮肤类型来确定防晒方式，其次要正确使用防晒剂。如先在暴露部位涂抹抗氧化剂产品，再使用一种或两种不同类型的含抗氧化剂的防晒剂，以充分阻挡 UVA 和 UVB（特别是物理防晒剂氧化锌或二氧化钛，以阻挡 UVA）。最后，对于通过保健品和饮食不能获取足够维生素 D 的人（考虑到饮食来源有限），建议每天仅将腿和手臂暴露在阳光下约 15 分钟。

（顾华 何黎 廖勇 谢玉霖 杨蓉娅 译校）

参考文献

扫描书末二维码获取

全书参考文献请扫描该二维码获取